U0295252

糖尿病肾病

汪年松 王 锋 范 瑛 主编

第2版

DIABETIC NEPHROPATHY

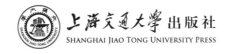

上海交通大学出版社

SHANGHAI JIAO TONG UNIVERSITY PRESS

内容提要

本书主要内容包括糖尿病肾病的流行病学特征、发病机制、病理学和病理生理学特征、临床表现、诊断和鉴别诊断、预防和治疗，以及糖尿病肾病相关基础研究技术和临床研究策略等。本书由国内从事糖尿病肾病临床和基础研究的专家合力编写，全面、系统地整理了国内外糖尿病肾病研究的最新进展，并展示了各位编者的原创性成果。本书旨在为各学科专业医师、科研人员和研究生提供有益的参考和指导。

图书在版编目(CIP)数据

糖尿病肾病/汪年松,王锋,范瑛主编. —2 版
. —上海:上海交通大学出版社,2023.5
    ISBN 978 - 7 - 313 - 28605 - 5

    Ⅰ.①糖⋯　Ⅱ.①汪⋯②王⋯③范⋯　Ⅲ.①糖尿病
肾病—诊疗　Ⅳ.①R692

    中国国家版本馆 CIP 数据核字(2023)第 068312 号

糖尿病肾病(第二版)
TANGNIAOBING SHENBING(DI-ER BAN)

主　　编:	汪年松　王　锋　范　瑛			
出版发行:	上海交通大学出版社	地　　址:	上海市番禺路 951 号
邮政编码:	200030	电　　话:	021 - 64071208
印　　制:	上海锦佳印刷有限公司	经　　销:	全国新华书店
开　　本:	889mm×1194mm　1/16	印　　张:	39.5
字　　数:	1085 千字		
版　　次:	2017 年 3 月第 1 版　2023 年 5 月第 2 版	印　　次:	2023 年 5 月第 2 次印刷
书　　号:	ISBN 978 - 7 - 313 - 28605 - 5		
定　　价:	268.00 元		

编委会

主编

汪年松　王　锋　范　瑛

主编助理

刘　丽　尹建永

编委会成员（按姓氏汉语拼音排序）

陈安群　中南大学湘雅二医院
陈舜杰　同济大学附属上海市第四人民医院
陈玉强　上海交通大学医学院附属第六人民医院
程东生　上海交通大学医学院附属第六人民医院
邓跃毅　上海中医药大学附属龙华医院
丁小强　复旦大学附属中山医院
董　杨　上海交通大学医学院附属第六人民医院
范　瑛　上海交通大学医学院附属第六人民医院
方　艺　复旦大学附属中山医院
傅辰生　复旦大学附属华东医院
桂定坤　上海交通大学医学院附属第六人民医院
郭永平　上海交通大学医学院附属第六人民医院
郭志勇　海军军医大学附属长海医院
胡海洋　上海交通大学医学院附属第六人民医院
胡建军　上海交通大学医学院附属同仁医院
简桂花　上海交通大学医学院附属第六人民医院
姜立新　上海交通大学医学院附属仁济医院
金惠敏　复旦大学附属浦东医院
赖学莉　海军军医大学附属长海医院
李军辉　上海中医药大学附属普陀医院
李　平　北京中日友好医院

林文军　上海交通大学医学院附属第六人民医院
刘　丽　上海交通大学医学院附属第六人民医院
刘丽梅　上海交通大学医学院附属第六人民医院
刘　娜　同济大学附属东方医院
刘玉梅　上海交通大学医学院附属第六人民医院
马坤岭　浙江大学医学院附属第二医院
彭　艾　同济大学附属第十人民医院
任红旗　徐州医科大学附属淮海医院
沈婷婷　上海交通大学医学院附属同仁医院
盛晓华　上海交通大学医学院附属第六人民医院
孙　林　中南大学湘雅二医院
孙兆琦　上海市第八人民医院
汪年松　上海交通大学医学院附属第六人民医院
王　锋　上海交通大学医学院附属第六人民医院
王伟铭　上海交通大学医学院附属瑞金医院
王　翔　上海交通大学医学院附属第一人民医院
王筱霞　上海交通大学医学院附属同仁医院
王彦哲　上海交通大学医学院附属同仁医院
吴　迪　东南大学附属中大医院
吴慧娟　复旦大学基础医学院
吴　睿　汕头大学医学院第一附属医院
肖　力　中南大学湘雅二医院
谢春明　东南大学附属中大医院
许　涛　上海交通大学医学院附属第六人民医院
叶志斌　复旦大学附属华东医院
于浩泳　上海交通大学医学院附属第六人民医院
张金华　东南大学附属中大医院
张敏敏　复旦大学附属华山医院
张志刚　复旦大学基础医学院
章晓燕　复旦大学附属中山医院
赵俊功　上海交通大学医学院附属第六人民医院
赵明慧　上海交通大学医学院附属第六人民医院
赵　清　上海交通大学医学院附属第六人民医院
周　健　上海交通大学医学院附属第六人民医院

前言

糖尿病肾病是糖尿病最严重的微血管并发症之一,已经超过原发性肾小球疾病成为我国慢性肾脏病的首位病因,是患者进展为终末期肾病和死亡的主要原因。根据流行病学研究统计,预计2030年,世界范围内的糖尿病患者数量将达到3.66亿,而糖尿病肾病患者数量将超过1亿。糖尿病肾病造成了巨大的个人和社会经济负担,并且随着时间的推移,与糖尿病肾病有关的成本将随着病情加重而增加。因此,早期诊断和防治对于延缓糖尿病肾病进展的意义非常重大。目前,需要更加有效的方案应用于糖尿病肾病的预防和治疗,进而改善患者的预后,提高生存质量,减轻社会经济负担。

上海交通大学附属第六人民医院内分泌代谢科及上海市糖尿病研究所是我国集糖尿病诊断、治疗、预防、发病机制研究为一体的医疗、科研和教学中心。该院肾内科是上海交通大学医学院的重点学科、院"十四五"规划高原学科。糖尿病肾病的基础和临床研究为学科特色,已连续举办了11届糖尿病肾病规范化诊治国家继续教育学习班和中国糖尿病肾病高峰论坛,获得中国中西医结合科技进步奖一等奖和上海市科技进步奖二等奖,在糖尿病肾病一体化诊治方面积累了相当多的经验。本书共29章,将立足肾内科的基础和临床工作实际,结合国内外糖尿病肾病研究的最新进展,全面系统地介绍糖尿病肾病的流行病学特征、发病机制、病理学和病理生理学特征、临床表现、诊断和鉴别诊断以及中西医结合治疗策略,并从临床研究、动物实验、细胞分子水平等多个层面介绍糖尿病肾病的基础研究技术和临床研究策略,力求为读者详细呈现国内外关于糖尿病肾病的研究进展以及可能出现的问题和解决方法,希望为广大临床医务工作者、科学研究人员以及研究生的学习和工作提供有益的参考,共同为肾脏病学科的发展添砖加瓦。

本书自2016年第一版出版以来,受到同行一致好评。近年来,国内外糖尿病肾病的基础和临床研究方面有诸多新的研究成果,需要进行再版更新。本书的再版得到上海交通大学出版社与各位专家学者的大力支持,在此向所有编写人员和在协助编辑整理过程中付出辛勤劳动的相关人员表示衷心感谢。在编写过程中,虽然力求完美和全面,仍难免有不足之处,敬请读者批评指正,以便再版时修订。

主编 汪年松 王 锋 范 瑛

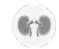

目录

第一章　糖尿病肾病概述

糖尿病是一组以高血糖为特征的代谢性疾病。高血糖是由于胰岛素分泌缺陷或其生物作用受损，或两者兼有引起。杨文英教授等 2010 年发表在《新英格兰杂志》(*The New England Journal of Medicine*)的流行病学调查结果显示，现我国糖尿病人数已经达到了 9 240 万人，其中 20 岁以上人群糖尿病患病率已经达到 9.7%，糖尿病伴有慢性肾脏病变的患病率在中国人群为 25%～60%。糖尿病肾病是糖尿病主要的微血管慢性并发症之一，15%～25% 的 1 型糖尿病、30%～40% 的 2 型糖尿病患者会发展为糖尿病肾病。根据 2015 年我国全国性流行病调查结果，糖尿病肾病已超过肾小球肾炎成为我国住院患者慢性肾脏病(chronic kidney disease，CKD)的首要病因。糖尿病肾病在全球的高发病率带来了全球性的社会经济负担。我国糖尿病肾病已经成为终末期肾病(end-stage renal disease，ESRD)患者透析的第 2 位病因，新增透析患者中达 25% 以上。在上海交通大学附属第六人民医院血液透析患者中糖尿病肾病占近 40%，预计在不久的将来将赶超慢性肾小球肾炎而成为导致 ESRD 的第 1 位病因。在欧美和日本及中国香港、台湾地区，糖尿病肾病已是导致 ESRD 的首位原因，占透析份额的 40%～50%。因此，及时诊断和治疗对于延缓糖尿病肾病的进展意义重大。

第一节　起　　源

随着社会经济发展和生活方式的改变，尤其是人口老龄化进程的加速，糖尿病肾病已成为影响人类健康的一个重大问题，早期诊断和积极治疗糖尿病肾病是我们共同面临的重要课题。虽然早在1836 年，Richard Bright 就已经认识到尿中白蛋白增多是糖尿病肾脏损害的表现，但直到 1936 年Kimmelstiel 和 Wilson 从糖尿病患者肾脏组织中发现肾小球结节样病变(K－W 结节)，才使糖尿病肾病有了一个从临床到病理学比较完整的概念。现在我们认识到糖尿病导致的肾脏损害几乎可以累及肾脏的所有结构，从肾小球、肾小管到肾脏间质和血管。

糖尿病引起的肾脏疾病存在多个相关术语，常用的有"糖尿病性肾小球病(diabetic glomerulopathy，DG)"、"糖尿病肾病(diabetic nephropathy，DN)"和"糖尿病肾脏疾病(diabetic kidney disease，DKD)"。DG 专指经肾脏活检证实的由糖尿病引起的肾小球病变，属于病理学术语。以往常以 DN 表示糖尿病肾病。2007 年，美国肾脏病基金会(National Kidney Foundation，NKF)的肾脏病预后质量倡议(Kidney Disease Outcomes Quality Initiative，KDOQI)将糖尿病导致的肾脏疾病命名为 DKD，并建议用 DKD 代替传统专业术语 DN。因为，DKD 更强调糖尿病所导致的肾脏损害，包括肾小管、间质及血管的损伤，而不仅局限于肾小球病变。2014 年，美国糖尿病协会(American Diabetes Association，ADA)与 NKF 达成共识，认为 DKD 是指由糖尿病引起的慢性肾损伤，主要指标包括肾小球滤过率(glomerular filtration rate，GFR)低于 60 ml/(min·1.73 m²)或持续超过 3 个月尿白蛋白与肌酐比值(urine albumin-to-creatinine ratio，UACR)高于 30 mg/g。因此，糖尿病合并肾脏损害可分为 DKD、非糖尿病肾脏疾病(non diabetic kidney disease，NDKD)、DKD 合并 NDKD 3 种情况。下文中将 DN 和 DKD 统一称为糖尿病肾病。

高血糖、高血压和遗传易感性是糖尿病肾病发生和发展的主要危险因素。高血脂、吸烟、日常饮食中蛋白质的种类和数量也是不可忽视的风险因素。在诊断 1 型糖尿病的 5 年后或更早及代谢控制不佳者，应每年进行蛋白尿筛查。对 2 型糖尿病患者，在诊断后就应该每年进行尿微量白蛋白水平和肾功能检查。有微量白蛋白尿的患者应当全面筛查糖尿病的并发症情况，特别是有无视网膜病变和大血管疾病。生活方式的管理、实现最佳的糖代谢控制、控制高血压、降低蛋白尿、控制血脂紊乱，以及中西医结合治疗等，可以防治糖尿病肾病，延缓其进展。

中医学中称糖尿病为"消渴症"，典籍中很早就有对糖尿病及其并发症的记载:《素问·阴阳别论》中称"二阳结谓之消"，《诸病源候论》称消渴"其久病变，或发痈疽，或成水疾"，《圣济总录》亦有"消渴饮水过度，脾土受湿而不能有所制……聚为浮肿胀满而成水也"，"消渴病久，肾气受伤，肾主水，肾气虚衰，气化失常，开阖不利，水流聚于体内而出现水肿"的记载。《医贯·消渴论》中写到"……故治消渴之法，无分上中下，先治肾为急，……"。"久病不愈，非痰即瘀，水能病血，血能病水。"清《石室秘录》已有"消渴之证虽分上中下，而肾虚以致渴无不同也，治消渴之法，以治肾为主，不必问其上中下三消也"的说法。不仅如此，中医学对其还分出不同的症候，指出早期表现为阴虚内热、燥热，临床期表现为气阴两虚、水湿、湿热、气滞淤血、痰浊，多数气阴两虚兼有阳虚血瘀证。主症:神疲乏力，咽干口燥，腰膝酸冷或手足畏寒，夜尿清长;次症:气短懒言、颜面肢体浮肿、五心烦热、肢体麻木;舌脉:舌质紫暗或有瘀斑。终末期表现为阴阳两虚、浊毒上逆，并提出辨证施治的理念。这些记载虽有时代的局限性，但也表明我国对糖尿病肾病的认知由来已久。

糖尿病肾病的机制至今并不完全明了。近年来，机制研究有很多新的进展，主要有非炎症机制与炎症机制两大类，前者包括代谢紊乱、高血压与相关的血流动力学异常以及晚期糖基化终末产物(advanced glycation end product，AGE)的作用，后者主要是指炎症系统各成分的异常与相互作用。

第二节　发 病 机 制

糖尿病肾病的发病机制比较复杂，至今尚不完全清楚，可能与遗传因素、血流流变学异常、高血糖相关代谢紊乱以及细胞因子表达异常等多因素有关。

一 非炎症机制

1. 遗传因素

糖尿病肾病具有明显的家族聚集性，但发病率在不同种族存在很大差异，且并非所有糖尿病患者都会发生糖尿病肾病。因此，遗传在决定糖尿病肾病易感性方面起着重要作用。研究表明:血管紧张素原基因(AGT 基因)、血管紧张素 1 转换酶基因(ACE 基因)、醛糖还原酶基因(ALR 基因)、GLUT1 基因及内皮型一氧化氮合酶基因(eNOS 基因)、细胞受体重链固定区基因(TCR2 基因)等基因多态性与糖尿病肾病的发生有关。

2. 肾小球血流动力学异常

糖尿病肾病患者肾小球毛细血管处于高滤过和高灌注状态。当毛细血管压力升高时，可使系膜

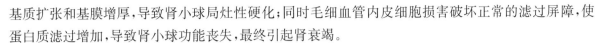

基质扩张和基膜增厚,导致肾小球局灶性硬化;同时毛细血管内皮细胞损害破坏正常的滤过屏障,使蛋白质滤过增加,导致肾小球功能丧失,最终引起肾衰竭。

3. 代谢异常

高血糖可激活多元醇旁路,使大量山梨醇和果糖在细胞内堆积,形成细胞内高渗状态,使细胞肿胀破坏。持续的高血糖还可以激活蛋白激酶C(protein kinase C,PKC),引起肾小球基膜(glomerular basement membrane,GBM)增厚、通透性增高及血管新生等病变。葡萄糖分子还可与循环蛋白在非酶促条件下形成AGE,同时刺激Ⅳ型胶原蛋白等。细胞外基质聚集致基膜增厚,促进肾小球硬化的形成。

4. 其他因素

包括氧化应激、脂代谢紊乱、血管活性物质(如血管紧张素-内皮素等)、生长因子与化学趋化因子等异常。此外,入球小动脉内皮细胞一氧化氮(NO)合成增加、胰岛素样生长因子受体上调、细胞间黏附分子过度表达等也与糖尿病肾病的发生和发展有关。

炎症机制

1. 糖尿病肾病炎症机制中的损伤因素

代谢紊乱和AGE是糖尿病肾病炎症机制的主要初始损伤因素。高血糖可直接刺激系膜细胞活化而产生单核细胞趋化蛋白1(monocyte chemoattractant protein-1,MCP-1)、活性氧以及转化生长因子-β(transforming growth factor-β,TGF-β)等物质,同时会导致内皮细胞损伤,引起炎症细胞浸润。AGE可直接作用于单核/巨噬细胞,使之与内皮细胞黏附,还能直接上调内皮细胞黏附分子表达而促进炎症过程。AGE能直接与白细胞表面的受体结合而致其活化,造成炎症细胞浸润和细胞外基质沉积。此外,高血糖和AGE可刺激其他多种肾脏固有细胞产生炎症介质介导损伤。

代谢紊乱可直接或间接导致反应性氧中间代谢产物活性氧(reactive oxygen species,ROS)增多,通过氧化应激造成细胞损伤。有学者认为氧化应激可能是糖尿病肾病"一元化"发病机制,如氧化应激激活糖醛还原酶活性,增加二酰甘油(diacylglycerol,DAG)产生与活化PKC,引起AGE形成并激活核因子κB(nuclear factor-κB,NF-κB),上调纤维化相关基因表达,致细胞外基质积聚,参与糖尿病肾病的发生与进展。损伤一旦开始,相关细胞与分子及其编码基因会网络化相互作用,充当进一步损伤的致炎因素。

2. 参与糖尿病肾病炎症机制的细胞

肾脏的固有细胞与进入肾脏的外来细胞均可以参与糖尿病肾病的炎症损伤。前者包括肾小球与血管内皮细胞、肾小管上皮细胞、肾小球系膜细胞、足细胞、成纤维细胞以及其他间质细胞,他们既是肾损伤的受害者又是积极参与者。后者包括巨噬细胞、中性粒细胞、血小板、淋巴细胞以及肥大细胞等。

肾小球内皮细胞具有一般内皮细胞的表面标志和生物学特性,其表面表达许多与白细胞作用的受体如CD62P(P-selectin)、细胞间黏附分子1(intercelluar adhesion molecule-1,ICAM-1)、CD62L以及CD146等,既是炎症主体,又是免疫应答的抗原呈递细胞,其功能障碍及其导致的炎症反应与糖尿病肾病有密切关系。研究发现,糖尿病微血管病变与内皮细胞活化介导的细胞黏附、血栓形成及促进炎症反应有关。

足细胞损伤与蛋白尿的发生机制关系密切。研究表明,高血糖可能通过其表面的CD74与巨噬细胞移动抑制因子(macrophage migration inhibition factor,MIF)结合而损伤足细胞。高血糖可刺激肾小球系膜细胞等分泌MCP-1,后者诱导单核/巨噬细胞浸润与活化。

人肾小管上皮细胞可表达天然P-selectin,受到某些炎症因子如脂多糖(lipopolysaccharide,

LPS)、肿瘤坏死因子-α(tumor necrosis factor-α，TNF-α)等刺激后高度表达，进而介导中性粒细胞、单核/巨噬细胞与肾小球细胞的黏附级联反应，参与小管-间质损伤，造成肾间质纤维化而肾功能丢失。高血糖、AGE以及糖尿病肾脏分泌的各种细胞因子，均可调节黏附分子合成，参与肾小球硬化机制。

研究发现，糖尿病肾病与肾间质内浸润的巨噬细胞有关，而巨噬细胞浸润数量与高血糖严重程度、肾功能(血肌酐)以及肾纤维化(肌成纤维细胞数量与Ⅳ型胶原沉积)进展程度呈显著正相关，已经证实单核/巨噬细胞浸润是糖尿病肾病发生(早期)与进展的重要特点。活化巨噬细胞是体内活性氧的主要来源之一，某些还原性物质如视黄酸可明显抑制的MCP-1表达，减少巨噬细胞在糖尿病肾组织的浸润，减轻纤维化而保护肾功能。

血小板在糖尿病与糖尿病肾病中过度活化，而炎症与高凝是相互促进的病理过程，许多凝血相关的物质与细胞因子也是炎症介质。新近文献报道，肥大细胞在糖尿病肾病的肾组织明显增多，其脱颗粒及其相关的活性物质可能与糖尿病肾病的炎症机制有关。

3. 参与糖尿病肾病炎症机制的分子

糖尿病肾病的炎症机制涉及多种分子，包括纤溶酶原激活物抑制物1(plasminogen activator inhibitor-1，PAI-1)、前列腺素(prostaglandin，PG)、ROS等许多小分子炎症介质和细胞因子、黏附分子、小分子激素以及核转录因子等。

血管紧张素Ⅱ(angiotensin Ⅱ，Ang Ⅱ)在糖尿病肾病发生机制中罪魁祸首的地位已经得到广泛认同，除了可通过血流动力学机制作用以外，还可直接激活NF-κB，介导TNF-α、白细胞介素-6(interleukin-6，IL-6)以及MCP-1等炎症介质的合成。

TNF-α在糖尿病肾病中的作用机制研究较多，其与胰岛素抵抗的关系已经得到公认；还可直接刺激系膜细胞收缩、增生、分泌炎性介质；损伤内皮细胞，激活凝血与炎症机制；诱导肾小管上皮细胞凋亡；动物实验证实TNF-α参与糖尿病肾病的发生与发展。

C反应蛋白(C-reactive protein，CRP)是一种肝脏产生的非糖基化的聚合蛋白，高敏CRP是机体存在亚临床炎症的标志之一。CRP可直接或间接介导肾脏血管内皮细胞和系膜细胞损伤，促进糖尿病肾病的发生和发展。炎症标志物IL-6在糖尿病肾病明显升高，并与尿白蛋白排泄率明显相关。内皮素为促炎因子，除了介导血管收缩导致缺血以外，还可刺激肾脏固有细胞产生活性氧造成损伤。

研究发现，在糖尿病肾病患者肾脏中，P选择素沿肾小球、间质毛细血管分布，与其他肾病如微小病变病、IgA肾病及狼疮性肾炎等相比，组织表达显著增加。肾小球和肾间质中P选择素高度表达，与肾小球硬化、间质纤维化均有密切关系。研究发现P选择素在糖尿病肾病明显升高，推断其与内皮功能障碍与血小板过度活化有关。

ROS在糖尿病时产生显著增加，其相关的氧化应激作用是包括糖尿病肾病在内的微血管并发症的重要机制。TGF-β与器官纤维化的关系已经得到学界公认，其尚可调节免疫细胞与炎症细胞的功能，参与细胞黏附与细胞外基质沉积。

免疫球蛋白超家族成员CD146表达于内皮细胞与肾小管上皮细胞，高血糖可上调其表达。研究发现糖尿病肾病腹膜透析患者外周血CD146水平显著升高；研究发现，糖尿病患者的血浆可溶性CD146水平高于非糖尿病患者，而糖尿病肾病患者的CD146水平更高，推断其可能是高血糖导致肾损伤的机制之一。

此外，对脂肪细胞因子、其他趋化因子、Toll样受体以及ICAM-1等黏附分子也有许多研究。

4. 糖尿病肾病炎症机制的信号通路

糖尿病肾病的炎症机制涉及多细胞、多分子以及多条信号通路。选择素可诱导单核与中性粒细胞内Ca^{2+}增加，蛋白质酪氨酸激酶(protein tyrosine kinase，PTK)抑制剂genistein能阻断该过程。

因此，PTK激活—Ca^{2+}浓度增加是P选择素—单核细胞信号转导通路之一；促分裂原活化的蛋白激酶（mitogenactivated protein kinase，MAPK）在选择素依赖的单核细胞活化与黏附中亦起关键作用，P选择素和抗P选择素糖蛋白配体1（P-selectin glycoprotein ligand1，PSGL‐1）单抗处理中性粒细胞，能快速增加MAPK家族成员胞外信号调节激酶（extracellular signal-regulated kinase，ERK）的磷酸化；以上信号转导最终导致核因子激活与炎症分子基因转录启动。

AngⅡ可参与巨噬细胞的招募，是MCP‐1的强激活剂，诱导其基因转录，该过程与活化NF‐κB有关，血管紧张素转化酶抑制剂（angiotensin converting enzyme inhibitor，ACEI）可减少NF‐κB活化，调节AngⅡ诱导的MCP‐1、T细胞激活性低分泌因子（reduced upon activation，normal T cell expressed and secreted factor，RANTES）等的表达。研究发现，糖尿病肾病肾脏组织有大量p38‐MAPK的活化，认为p38磷酸化与糖尿病肾病巨噬细胞浸润、间质纤维化进展有密切关系。研究发现，糖基化血白蛋白可提高巨噬细胞活化程度，提高ERK活性，激活NF‐κB从而诱导TGF‐β产生，促进糖尿病肾病进展。此外，糖尿病肾病的内皮细胞、小管上皮细胞与足细胞的信号通路亦是研究的热点。

5. 抗炎治疗对糖尿病肾病防治的价值

随着对糖尿病肾病炎症机制的认识，人们试图通过抗炎治疗达到防治糖尿病肾病的目的，包括许多实验和临床探索。实验研究证明，对于糖尿病肾病初期的动物，霉酚酸酯（mycophenolate mofetil，MMF）能抑制其肾脏组织的炎症细胞浸润，抑制MCP‐1、IL‐6以及TNF‐α的表达，减少细胞外基质的沉积，延缓糖尿病肾病进展。秋水仙碱也在试验中显示了对糖尿病肾病的防治作用。有研究发现，中药辛夷对糖尿病大鼠有明显的肾保护作用，其机制与抗炎作用有关；还发现低分子肝素对防治糖尿病肾病有显著效果，其作用机制除了抗凝外，更与肝素类药物的强大抗炎效应有关；获取肝素修饰物用以抗炎治疗一直是近年来新药开发与细胞生物学研究的热点，取得了令人鼓舞的成绩。随着对糖尿病肾病炎症机制的认识，对ACEI/血管紧张素Ⅱ受体阻滞剂（angiotensinⅡ receptor blocker，ARB）（ACEI/ARB）、他汀类、噻唑烷二酮类、雷公藤、维甲酸以及大黄等药物的研究发现，抗炎效应是它们的肾保护作用之一。

总之，糖尿病肾病的发病机制错综复杂，炎症机制与非炎症机制相互影响，参与因素很多，其信号转导途径尚在研究之中。我们相信，随着对糖尿病肾病炎症机制的揭示，抗炎治疗可能成为糖尿病肾病的新型治疗途径。

第三节 | 诊 断 进 展

2014年，ADA与NKF达成共识，认为糖尿病肾病是指由糖尿病引起的慢性肾病（CKD），主要包括GFR低于$60\,ml/(min \cdot 1.73\,m^2)$或UACR高于$30\,mg/g$持续超过3个月。肾活检证实的由糖尿病引起的肾小球病变则诊断为糖尿病性肾小球病。

凡怀疑糖尿病肾病的患者应做以下4项检查：①测定尿白蛋白；②测量血肌酐（serum creatinine，Scr）浓度和GFR；③测量血压；④眼科检查。在大部分糖尿病患者中，符合以下三项之一可以诊断糖尿病肾病：①大量白蛋白尿；②糖尿病视网膜病变伴任何1期（CKD）；③在10年以上糖尿病病程的1型糖尿病中出现微量白蛋白尿。对于1型糖尿病患者，自然病程和进展时间线有助于糖尿病肾病的诊断。对于2型糖尿病患者，还应结合其他器官的糖尿病微血管病损情况。对于伴有糖尿病和肾病证据（例如蛋白尿、血尿或GFR下降）的患者，最重要的是鉴别是否为糖尿病肾病或/合并其他肾脏疾病，鉴别困难时需要通过肾脏穿刺病理学检查来鉴别。

肾穿刺活检对于鉴别糖尿病肾病与糖尿病合并非糖尿病肾病具有意义。2 型糖尿病患者可合并原发性或继发性肾小球疾病,如膜性肾病、IgA 肾病、局灶节段性肾小球硬化、急性间质性肾炎、感染后肾小球肾炎、新月体肾炎、狼疮肾炎和血管炎相关肾损害等。糖尿病患者出现下列情况应考虑肾活检:①1 型糖尿病患者有蛋白尿或中度肾功能损害但不存在视网膜病变;②突然、快速出现的蛋白尿,特别是病程不足 5 年、没有通过微量白蛋白尿期的 1 型糖尿病的肾病综合征患者。③肉眼血尿或活动性血尿、异型红细胞多者;④肾功能快速下降,或无显著蛋白尿的肾功能障碍。

临床上,糖尿病肾病的诊断是根据糖尿病史,有微量白蛋白尿或蛋白尿并能排除其他肾脏疾病后作出的。参照 Mogensen 对 1 型糖尿病肾病的病程和病理生理学演变过程分期,可以将糖尿病肾病可分为 5 个阶段。1 期:肾小球肥大,呈高滤过状态,肾小球滤过率升高,光学显微镜(光镜)下本期常不能发现病理组织学改变;2 期:正常白蛋白尿期,尿蛋白排泄率正常或运动后增高,可有 GBM 增厚和系膜扩张;3 期:持续微量白蛋白尿期,此期 GFR 仍正常,病变仍为可逆性,若不积极治疗,大多数患者病情逐渐进展;4 期:临床糖尿病肾病期,肾小球滤过率下降,有典型的弥漫性肾小球硬化病理改变;5 期:终末期(肾衰竭期),此时尿蛋白排泄可减少。并非所有糖尿病患者均经过 5 个阶段,不少患者只停留在开始 2 个阶段,有部分患者即使到了 CKD 3 期以上,仍没有白蛋白尿,称为无白蛋白尿的糖尿病肾病特殊类型。糖尿病肾病一旦发展到 3 期就很有可能继续发展,出现典型糖尿病肾病表现。一旦进展到 4 期,病情呈不可逆性,绝大多数患者会进入 ESRD。因此,在临床工作中要强调对糖尿病患者定期检测尿微量白蛋白,以早期诊断和及时治疗。目前,推荐 1 型糖尿病患者应于诊断后 5 年进行筛查,2 型糖尿病患者则在确诊时即筛查。由于尿白蛋白排泄率(urinary albumin excretionrate,UAE)的变异较大,因此应多次检测 UAER。如果 UAER 在 6 个月内连续测 3 次,其中有 2 次达到 20~200 $\mu g/min$ 才可诊断,但同时要排除其他可能引起 UAER 增高的原因,如严重高血糖、酮症酸中毒、泌尿系统感染、严重高血压、心力衰竭、动脉粥样硬化及其他肾脏病等。必要时可做肾穿刺活检。

目前认为微量白蛋白(albumin,ALB)尿检测是诊断糖尿病肾病的最简单有效的方法,被国内外学者公认为糖尿病肾病早期诊断最有价值的指标之一。β_2-微球蛋白是相对分子质量为 11 800 的低分子蛋白质,血清和尿 β_2-微球蛋白的测定,对糖尿病肾病的早期诊断亦有重要价值。血 β_2-微球蛋白是反映糖尿病肾损害的早期指标,而尿 β_2-微球蛋白是反映糖尿病患者肾小管损害的敏感指标。IgG_4 是血浆大分子 IgG 之一,被称为阴离子性免疫球蛋白。在糖尿病时,由于肾小球滤过膜上带负电荷的硫酸肝素,唾液酸等物质减少,导致蛋白滤过电荷选择性的损伤,而首先出现阴离子性蛋白尿,致尿 IgG_4 在尿中大量排泄,因而可作为糖尿病肾病的早期诊断。临床研究结果显示:尿 IgG_4 和 IgG_4/总 IgG 比值在 ALB 组达高峰,是识别早期糖尿病肾病的敏感指标。α_1-微球蛋白是相对分子质量为 26 000~33 000 的糖蛋白,广泛分布于多种体液中,糖尿病肾病既有肾小管病变,也有肾小球病变,故血尿 α_1-微球蛋白均呈上升趋势,可作为早期糖尿病肾病诊断的敏感指标。高转铁蛋白(transferrin,Tf)/Scr 组患者尿中 ALB 的排泄量较正常 Tf/Scr 组明显增加,且 Tf/Scr 和 ALB/Scr 呈正相关,表明微量转铁蛋白尿是诊断糖尿病早期肾病的敏感指标。早期糖尿病肾损害时,由于滤过压增高,滤过膜负电荷减少和裂孔变化等,使蛋白质从肾小球滤出增加,然而在肾小管重吸收后,尿蛋白排泄可不增加。但细胞溶酶体被激活,致尿 N-乙酰-β-D 氨基葡萄糖苷酶(N-acetyl-β-D-glucosaminidase,NAG)升高,有助于糖尿病肾病的早期诊断。激发试验(如蹬车运动)使肾血流量及 GFR 增加,肾小管排出 β_2-微球蛋白亦增加,故此也不失为早期糖尿病肾病的检测方法之一。内皮素可能参与了肾损害的发生和发展,糖尿病尿内皮素水平随糖尿病肾病的严重程度而明显增高,其可作为糖尿病早期肾损害的敏感指标。尿视黄醇结合蛋白 4(retinolbinding protein 4,RBP4)是一种相对分子质量为 21 000 的低分子蛋白,正常情况下,尿 RBP4 排泄量甚微,当肾小球近曲小管受损时,

RBP4 排泄量明显增加,由于 RBP4 在酸性尿中的稳定性能强,是一种较 β_2 -微球蛋白更实用的肾近曲小管功能判断指标,有望作为早期糖尿病肾病的诊断指标。

第四节 │ 临床分期和特点

在 20 世纪 80 年代早期,欧洲的一些研究显示,用通常传统的检测方法都难以检测的微量白蛋白尿,也可以起到预测 1 型和 2 型糖尿病患者肾脏病变发展的作用。这一阶段被称为微量白蛋白尿期或早期糖尿病肾病期。当糖尿病患者出现蛋白尿且排除了其他疾病引起的蛋白尿,如果蛋白定量大于>0.5 g/24 h 则称为大量蛋白尿,提示糖尿病已引起显性肾病或临床肾病。根据 EURODIAB(European Diabetes Prospective Complications Study)数据,1 型糖尿病患者诊断后 7.3 年内微量白蛋白尿累积发生率为 12.6%,丹麦的一项随访研究则提示 18 年后发生率为 33%。UKPDS(United Kingdom Prospective Diabetes Study)显示:2 型糖尿病患诊断后微量白蛋白尿的年发生率为 2%,10 年后微量白蛋白尿发生率则高达 25%;蛋白尿在 1 型糖尿病发生率高达 15%～40%,其发病高峰期出现在诊断糖尿病后 15～20 年;在 2 型糖尿病患者,患病率高度可变,为 5%～20%。

有趣的是,糖尿病肾病似乎更流行于非洲裔美国人、亚洲人和美国原住民,而白种人相对要少些。1991—2001 年,开始肾脏替代治疗的患者中糖尿病肾病所占百分比不断增加,10 年来几乎翻了一番。幸运的是,该增长速度似已有所减缓,这可能是由于通过临床的一系列干预措施,尤其是糖尿病肾病的早期诊断和预防减缓了糖尿病肾病的进展,尽管这些措施的效果还远远低于理想目标。

现阶段基于尿白蛋白排泄率(UAER),糖尿病肾病被机械的分为微量白蛋白尿期和大量白蛋白尿期。由于 UAER 变异性较大,故需要在 3～6 个月内收集 3 次,如果其中 2 次均异常方认为尿蛋白排泄异常。注意 24 h 内曾参加剧烈运动、感染、发热、心力衰竭、血糖、血压过高、脓尿和血尿等均会使测出的尿白蛋白较基础值高。

然而,越来越多的证据表明,在尿白蛋白尚正常时糖尿病肾病和发生心血管事件的风险已经开始逐渐增加。2 型糖尿病患者基线 UAER 若高于参考值的中位数(2.5 mg/24 h),其进展为微量或大量白蛋白尿的概率明显增加。

10 年随访数据表明,2 型糖尿病患者若 UAER 大于 10 μg/min,其糖尿病肾病风险 29 倍于 UAER 小于 10 μg/min 者。在 1 型糖尿病患者也存在类似的状况,提示可能需要采取更低的 UAER 作为微量白蛋白尿的评判标准。

尽管微量白蛋白尿被认为是进展到大量白蛋白尿的一个重要的风险因素,但并不是所有患者都会进展到大量白蛋白尿;相反,有些患者还可以恢复到正常蛋白尿期。

20 世纪 80 年代早期的研究表明,约 80% 的 1 型糖尿病患者在 6～14 年内从微量白蛋白尿进展到大量白蛋白尿。在更近的研究中,10 年内只有 30%～45% 的患者从微量白蛋白尿进展到大量白蛋白尿,这可能得益于更为严格和有效的血糖和血压控制策略。事实上,糖化白蛋白<8%、收缩压<115 mmHg(1 mmHg＝0.133 kPa)、总胆固醇<0.51 mmol/L(198 mg/dl)、甘油三酯(triglyceride, TG)<5.03 mmol/L(145 mg/dl)都有可能使患者获益。

糖尿病肾病的筛查必须在 2 型糖尿病刚诊断时就开始,因为有 7% 的 2 型糖尿病患者在刚诊断时就已经有微量白蛋白尿。对 1 型糖尿病患者,糖尿病肾病的筛查建议在诊断糖尿病后 5 年进行。然而,5 年内微量白蛋白尿患病率在 1 型糖尿病患者组可以达到 18%,尤其是伴随血糖、血脂控制不佳或高血压者。此外,青春期发病也是糖尿病肾病的一个独立风险因素。因此,对血糖、血脂控制不佳或伴高血压或青春期发病的 1 型糖尿病患者,筛查尽可能在糖尿病诊断 1 年后进行。如果此时没有微量白蛋白尿,以后必须每年筛查 1 次。

第五节 肾脏的病理学改变

糖尿病肾病的肾脏病理学改变以肾小球病变为主,还可存在肾小管萎缩、肾间质纤维化、肾乳头坏死、伴发其他类型的肾小球肾炎以及泌尿道感染等相应的病理变化。其中最具有特征性的是肾小球硬化症。肾小球硬化症于 1936 年由 Kimmelstiel 和 Wilson 首次提出。包括结节型、渗出型和弥漫型 3 种类型,以结节型最具有特征性。糖尿病肾病的血管病变包括出球、入球小动脉透明变性和间质小动脉硬化。均质的嗜伊红性物质在血管内膜或中膜内沉积,导致出、入球小动脉增厚,呈透明样变性,是糖尿病肾病患者最常见、最早出现的血管病变,其严重程度与肾小球硬化的发生直接相关。肾血管透明变性还见于无明显高血压的老年人或动脉粥样硬化患者;若血管透明变性发生在年轻人,且仅限于出、入球小动脉时,则首先应考虑是否存在糖尿病肾病可能。肾动脉及其主要分支的动脉硬化,在糖尿病患者要比同年龄的非糖尿病患者更加常见。

一 大体改变

早中期糖尿病肾病的肾脏体积增大,皮质增厚苍白,质硬韧;晚期出现严重血管病变时,可呈现颗粒样或瘢痕样改变,但不会出现类似高血压小动脉硬化肾的颗粒性固缩肾。

二 光镜下的改变

早期因血流动力学的影响,肾小球的毛细血管袢肥大,肾小囊腔狭窄呈裂隙状,基膜轻度增厚,系膜轻度增生,肾小管上皮细胞可呈现空泡和颗粒变性,肾间质和小动脉无明显病变。病变进一步发展,肾小球毛细血管基膜弥漫增厚,系膜细胞和基质增生。而后,病变肾小球的系膜基质重度增生,形成结节状硬化,该结节在 PASM 染色下呈同心圆状排列,称 Kimmelstiel-Wilson 结节或 K - W 结节,K - W 结节主要位于肾小球毛细血管袢中心区,体积大小不一,常与微血管瘤相邻,挤压毛细血管腔,具有较特异的诊断价值。

肾小动脉和细动脉硬化在糖尿病肾病中的发生率极高,主要是由于血浆沉积和凝固于小动脉中层和内皮下造成的,与糖尿病患者的糖代谢障碍诱发的蛋白质和脂类代谢障碍有关。

糖尿病肾病因系膜基质和其他细胞外基质增生、小动脉损伤,最终出现球性硬化,球性硬化的肾小球与其他硬化性肾小球病相比,因系膜基质明显增多,所以体积并不缩小,甚至增大,故糖尿病肾病导致的终末期肾体积也不缩小。

肾小管上皮细胞吸收蛋白质和糖类物质增多,表现为空泡变性,肾小管萎缩,肾间质淋巴细胞和单核细胞浸润和纤维化,小动脉管壁增厚、玻璃样变,管腔狭窄。1 型糖尿病中,间质纤维化和肾小管萎缩出现于肾小球病变之后,不严重或与糖尿病性肾小球病变程度成比例。在 2 型糖尿病中,动脉粥样硬化常见,病变不均匀,慢性肾小管间质损伤可能比糖尿病性肾小球病变更严重。

三 免疫荧光染色

IgG 和白蛋白沿肾小球毛细血管壁和肾小管基膜线状沉积,尤以 1 型糖尿病患者常见。在糖尿病肾病晚期,IgM、C3 和 C1q 在透明均质沉积物或肾小球硬化区的非特异性染色较为常见。

四 电镜下的改变

在电镜下,主要表现为 GBM 均质性增厚和系膜基质增多,非萎缩的肾小管基膜也会增厚。正常的 GBM 厚 300～400 nm,平均 360 nm,早期糖尿病肾病的 GBM 可略增厚,进展期可 10 倍厚于正常 GBM。增厚的 GBM 呈均质状,有时可见细颗粒状和细纤维状(直径 5 nm)物质,无电子致密物。系膜基质增多,甚至呈结节团块状,晚期可见胶原纤维出现,系膜细胞极少。足细胞足突广泛融合。肾小囊玻璃滴状病变、肾小球毛细血管祥纤维蛋白样帽状病变以及小动脉壁的玻璃样物质均呈高电子密度沉积物状,伴有类脂性小滴,但并非免疫复合物沉积导致的电子致密物。

典型的糖尿病肾小球硬化主要出现在 1 型糖尿病,而 2 型糖尿病肾损害不如前者明显和典型,常出现临床指标与光镜下改变不相匹配的情况,但电镜可见基膜弥漫均质增厚、足细胞足突弥漫融合等改变,提示电镜检查在 2 型糖尿病肾损伤诊断中的重要价值。

第六节 | 防治策略及预后

一 防治策略

糖尿病肾病治疗包括非药物干预,药物控制血糖、血压及调节血脂和降低蛋白尿,综合管理进而防治或延缓并发症。所有糖尿病肾病患者应该强调健康的生活方式,以减少糖尿病肾病进展和心血管事件的风险,包括饮食限盐及饱和脂肪酸、减轻体重、适当运动和戒烟;注意预防感染,糖尿病患者抵抗力低下,易发生感染,常可合并细菌、真菌、病毒感染,应积极防治;避免肾毒性药物的使用。

1. 低蛋白饮食

肾病患者尿蛋白排泄量与蛋白质摄入量密切相关。大量蛋白尿可导致肾小球内高压、高灌注及高滤过,促进肾小球硬化。滤过的蛋白质(包括补体及生长因子等)及与蛋白结合的某些物质(包括脂质及铁等)被肾小管重吸收后,可活化肾小管细胞,释放致病因子促进肾间质纤维化。低蛋白饮食对所有糖尿病肾病患者都有益,限制蛋白质摄入可使增高的 GFR 下降,有助于延缓肾功能恶化,在糖尿病肾病早期即应限制蛋白质摄入量。对于肾功能正常的糖尿病肾病患者,饮食蛋白质摄入量为每日 0.8 g/kg,当 GFR 下降后,饮食中蛋白的摄入量进一步降至每日 0.6 g/kg 可能对某些患者更有利。在实施低蛋白饮食治疗方案时需注意防止营养不良发生。防止营养不良的关键是保证患者摄入蛋白质足量及足够热量。患者蛋白质摄入量不能低于每日 0.6 g/kg,热量需达 35 kcal/kg,肥胖或老年患者热量可略少。总热量中脂肪供热应占 25%～30%,蛋白质供热约占 10%,其余热量由碳水化合物氧化供给。目前,还推荐同时补充必需氨基酸底物 α-酮酸,以补充必需氨基酸,同时还能降低血尿素氮浓度和延缓肾衰竭的进展。

2. 戒烟

吸烟的 2 型糖尿病患者比不吸烟者更有可能出现微量白蛋白尿,且进展为 ESRD 的速度也是不吸烟患者的 2 倍。由此可见,吸烟对糖尿病肾病的危害已经非常明显,但这一危害仍没有被广大的糖尿病患者所了解。

3. 纠正脂代谢紊乱

降低胆固醇可减少尿蛋白排泄率、延缓肾小球硬化的发生和发展。成人糖尿病患者理想的总胆固醇(total cholesterol, TC)< 4.5 mmol/L,低密度脂蛋白胆固醇(low density lipoprotein-cholesterol，LDL-C)＜2.5 mmol/L,高密度脂蛋白胆固醇(high density lipoprotein-cholesterol，HDL-C)＞1.1 mmol/L,甘油三酯(TG)＜1.5 mmol/L。ADA 将 LDL-C 作为调脂治疗的首要目标。由于 LDL-C 占 TC 的 60%～70%,随着 LDL-C 的降低,TC 也可降至目标水平。对于调脂药物的选择,多数学者主张首选他汀类药物,最近的研究发现,他汀类药物不仅能直接抑制肾小球系膜细胞 TGF-β_1 的表达,还可减少纤维连接蛋白、层粘连蛋白和Ⅳ型胶原蛋白的生成,这对评价和理解其肾脏保护作用有重要帮助。也有实验和临床研究认为,他汀类药物可通过鸟苷三磷酸(guanosine triphosphate，GTP)酶/P21 信号通路的调节来防止高血糖诱导的增殖作用,对早期糖尿病肾病产生有益的作用。以 TG 增高为主者,应首选贝特类药物,但其不能用于严重肾衰竭的患者。他汀类药物与贝特类药物联合应用会增加肌溶解的风险性,应尽量避免两者联用。

4. 严格控制血糖

DCCT(Diabetes Control and Complications Trial)及 UKPDS 等大型前瞻性研究已证实,良好的血糖控制可显著降低糖尿病肾病发生、发展的危险。应积极采取饮食、运动、药物和血糖监测等多种手段尽可能使患者的糖化血红蛋白(glycosylated hemoglobin，HbA1c)小于 7.0% 以下,对于预期寿命短、肾功能损害严重、经常发生低血糖等患者,要做到个体化降糖,糖化血红蛋白适当放宽松,避免低血糖导致的死亡率增加等严重并发症。在降糖药的选择上应尽量减轻肾脏负担,为避免药物蓄积。口服降糖药有胰岛素促泌剂和胰岛素增敏剂,还有新型降糖药,包括 DDP4 抑制剂、GLP1 激动剂和 SGLT-2 抑制剂等,要根据肾功能调整剂量,大多数口服降糖药在 CKD3 期患者要减量或者禁用。有明显肾功能损害者,最好选用胰岛素治疗,不仅降糖效果好,其不良反应亦较口服降糖药少,还可改善肾脏供血、再灌注,预防和缓解 ESRD 的发生。值得注意的是,肾功能不全时肾脏降解胰岛素减少,且胰岛素敏感性增加,胰岛素用量会有所减少,应根据血糖和肌酐清除率调整剂量,防止低血糖的发生。严重肾衰竭者宜采用短效胰岛素治疗。有少数患者即使停用一切降糖药物,血糖也不会明显高于正常水平。因此,对老年患者和已有肾衰竭的患者应当放宽血糖控制标准,并经常监测血糖。对新诊断的糖尿病患者早期用胰岛素强化控制血糖可明显减轻高糖毒性和脂毒性,抑制炎症反应,保护胰岛 B 细胞功能,进而缓解病情,降低慢性并发症的发病危险。应注意肾功能不全时肾脏胰岛素降解减少,循环胰岛素增加,应根据血糖和肌酐清除率及时调整剂量,防止低血糖。原则上,首选短效胰岛素,其次是中效胰岛素,对血糖波动大、不稳定的 1 型糖尿病肾病患者应使用胰岛素泵或多次短效胰岛素注射进行胰岛素强化治疗。但是,也有部分血糖控制良好的患者同样能发生糖尿病肾病,并且进展至 ESRD。该现象也提示,在严格控制血糖的同时,还应设法在导致细胞损伤的分子途径上采取一些措施加以阻断和干预。胰岛细胞移植和干细胞移植在糖尿病治疗中的潜力也越来越受到人们的关注。

5. 控制高血压

高血压是加速肾衰竭进程的最重要因素,抗高血压治疗在糖尿病肾病早期可减少蛋白尿和延缓 GFR 下降。UKPDS 表明,将糖尿病患者的收缩压从 154 mmHg 降至 144 mmHg,可以使蛋白尿的发生率下降 30%。因此,在糖尿病肾病的治疗中控制血压非常关键。一般认为糖尿病患者血压应控制在 130/80 mmHg 以下,进入临床肾病期的患者更应注意严格控制血压。如果伴蛋白尿和/或肾功能损害者,血压力求控制在 125/75 mmHg 以下。目前,常用于糖尿病肾病降压治疗的药物有 ACEI、ARB、钙通道阻滞剂(calcium channel blocker，CCB)、利尿剂和 β 受体阻滞剂等。目前,多项指南禁止 ACEI 和 ARB 联合使用。长效 CCB 联合 ACEI 或 ARB 是目前最常见的联合降压方法。

6. 药物治疗

限制 AGE 的形成和摄入,研究最多的 AGE 抑制剂是氨基胍,它可阻断从 Amadori 产生到 AGE

的转化,还能改变生长因子的基因表达,抑制促生长因子的产生。动物实验表明,磺胺噻唑衍生物OPB-9195可抑制 AGE 引起的交联以及 AGE 的形成;溶菌酶也可通过减弱 AGE 的作用而减轻肾脏的损伤。

醛糖还原酶抑制剂可避免山梨醇在组织和细胞中堆积,防止肾小球的高滤过状态。目前,在临床上使用的托瑞司他(tolrestat)已见到一定疗效。

由于 TGF-β 在糖尿病肾病的形成中发挥重要的作用,因此有学者提出用基因治疗拮抗 TGF-β。研究者在 STZ 诱导的糖尿病大鼠发病 7 d 后,用 AVJ 脂质体为载体将 TGF-βⅡ/Fc 嵌合体转染糖尿病大鼠骨骼肌,发现转染 14 d 后,肾小球 TGF-β mRNA 表达明显减少,肾小球肥大显著减轻。基因治疗将为糖尿病肾病的治疗开辟一条新途径。

近年来,新型降糖药物,如 DDP4 抑制剂(如捷诺维等)、GLP1 激动剂(如度拉糖肽等)和 SGLT-2 抑制剂(如恩格列净、卡格列净、达格列净等),具有降低蛋白尿和保护肾功能的作用。CANVAS(Canagliflozin Cardiovascular Assessment Study)是评估卡格列净心血管及肾脏终点事件的临床研究,结果表明:与安慰剂相比,卡格列净蛋白尿进展风险下降 27%,蛋白尿分级逆转机会增加 70%,肾脏复合终点事件风险降低 40%。卡格列净将成为首个在肾脏终点研究中证明肾脏硬终点获益的降糖药。DAPA-CKD(the Dapagliflozin and Prevention of Adverse Outcomes in CKD Trial)是首个对伴或不伴有 2 型糖尿病的 CKD 患者评估 SGLT-2 抑制剂有效性和安全性的研究。该研究结果表明:主要复合终点(eGFR 持续降低≥50%,ESRD,肾病或心血管事件死亡)发生率下降 39%,肾脏特异性终点(eGFR 持续降低≥50%,ESRD,或肾脏死亡)下降 44%,心血管事件死亡或心力衰竭住院复合事件终点发生率下降 29%,全因死亡发生率下降 31%。未来可能成为糖尿病合并肾病或者非糖尿病发生率肾病患者的一线用药。

非奈利酮作为新一代非甾体选择性盐皮质激素受体拮抗剂,可有效阻断盐皮质激素受体的过度激活。相较于甾体类盐皮质激素受体拮抗剂,非奈利酮具有更高的结合效力及选择性,可显著降低 CKD 伴 2 型糖尿病患者的蛋白尿水平,同时延缓肾病进展及降低心血管事件发生风险,且高钾血症发生率更低。非奈利酮治疗 CKD 伴 2 型糖尿病的肾心双重获益已在两项大型研究 FIDELIO-DKD 和 FIGARO-DKD 中得以证实,使其成为全球首个在 CKD 伴 2 型糖尿病患者中具肾心双重获益的非甾体选择性盐皮质激素受体拮抗剂。

中西医结合治疗糖尿病肾病有很多的临床研究证实有降低蛋白尿、保护肾功能、延缓肾病发展的作用。研究表明,中药(当归、冬虫夏草、大黄、黄芪以及丹参)可降低 CKD 相关死亡率和全因死亡率。目前,有关中西医结合治疗糖尿病肾病的临床研究,如黄葵胶囊、硝酮嗪等,正在进行全国多中心临床试验。

干细胞移植治疗糖尿病肾病已有报道。利用自体骨髓干细胞或胚胎干细胞诱导分化为多功能干细胞种植于肾脏,使其继续分化为肾实质细胞,重建肾单位。目前干细胞治疗糖尿病肾病仍在临床试验中。

7. 肾衰竭治疗

肾脏替代治疗包括血液透析、腹膜透析和肾移植、肾胰联合移植。当糖尿病患者进入终末期肾衰竭,处理原则与非糖尿病肾病患者类似。目前,尚无证据表明糖尿病肾病患者应首选腹膜透析,还是血液透析。ESRD 患者合并糖尿病的患者开始透析的时机与不合并糖尿病的患者一致,对于合并容量依赖性高血压,或保守治疗难以控制的高钾血症,或尿毒症并胃轻瘫导致厌食、营养不良或难治性呕吐的糖尿病肾病患者,可早期开始透析治疗。目前,尚有学者讨论终末期糖尿病肾病患者肾移植是否应该积极开展。国外数据显示终末期糖尿病肾病患者肾移植后生存率明显低于肾小球肾炎患者,且移植手段常受到器官来源的限制。

二 预后

与遗传背景相同的普通人群比较,患1型糖尿病但无蛋白尿的患者死亡率增加2～3倍,而有蛋白尿的1型糖尿病患者全因死亡率则增加20～200倍。2型糖尿病患者的自然病史与1型糖尿病患者基本相同。但是,2型糖尿病患者的发病时间很难评估,在诊断之前可能就已经出现蛋白尿。

另外,大血管并发症可以发生在2型糖尿病患者病程中的任何时刻。未经治疗的微量白蛋白尿可能会逐渐升高,在5～15年内达到严重的蛋白尿(大量蛋白尿)。GFR开始下降,部分未经治疗患者5～7年内即达到终末期肾衰竭。针对血糖、血脂和血压的多因素干预,包括阻断肾素-血管紧张素系统(renin-angiotensin system,RAS)和生活方式干预,改善了肾脏和心血管预后,降低了50%的病死率。最近的临床研究结果表明,新的降糖药和新一代非甾体选择性盐皮质激素受体拮抗剂对肾脏终点有益。

(汪年松,陈玉强)

参考文献

1. Agarwal R, Filippatos G, Pitt B, et al. Cardiovascular and kidney outcomes with finerenone in patients with type 2 diabetes and chronic kidney disease: the FIDELITY pooled analysis [J]. Eur Heart J, 2022,43(6):474 - 484.

2. Albertoni G, Schor N. Resveratrol plays important role in protective mechanisms in renal disease-mini-review [J]. J Bras Nefrol, 2015,37(1):106 - 114.

3. Andersen S, Tarnow L, Cambien F, et al. Renoprotective effects of losartan in diabetic nephropathy: interaction with ACE insertion/deletion genotype? [J]. Kidney Int, 2002,62(1):192 - 198.

4. Bakris G, White D. Effects of an ACE inhibitor combined with a calcium channel blocker on progression of diabetic nephropathy [J]. J Hum Hypertens, 1997,11(1):35 - 38.

5. Bakris GL, Agarwal R, Anker SD, et al. effect of finerenone on chronic kidney disease outcomes in type 2 diabetes [J]. N Engl J Med, 2020,383(23):2219 - 2229.

6. Choudhary N, Ahlawat RS. Interleukin-6 and C-reactive protein in pathogenesis of diabetic nephropathy: new evidence linking inflammation, glycemic control, and microalbuminuria [J]. Iran J Kidney Dis, 2008,2(2):72 - 79.

7. Heerspink HJL, Stefánsson BV, Correa-Rotter R, et al. Dapagliflozin in patients with chronic kidney disease [J]. N Engl J Med, 2020;383(15):1436 - 1446.

8. Kato M, Natarajan R. MicroRNAs in diabetic nephropathy: functions, biomarkers, and therapeutic targets [J]. Ann N Y Acad Sci, 2015,1353(1):72 - 88.

9. Liuzzo G, Volpe M. FIGARO-DKD adds new evidence to the cardiovascular benefits of finerenone across the spectrum of patients with type 2 diabetes and chronic kidney disease [J]. Eur Heart J, 2021,42(47):4789 - 4790.

10. Navarro-González JF, Jarque A, Muros M, et al. Tumor necrosis factor-alpha as a therapeutic target for diabetic nephropathy [J]. Cytokine Growth Factor Rev, 2009,20(2):165 - 173.

11. Nosadini R, Tonolo G. Relationship between blood glucose control, pathogenesis and progression of diabetic nephropathy [J]. J Am Soc Nephrol, 2004,15 (Suppl 1):S1 - S5.

12. Pang B, Zhao LH, Zhou Q, et al. Application of berberine on treating type 2 diabetes mellitus [J]. Int J Endocrinol, 2015(2015):905749.

13. Perkovic V, Jardine MJ, Neal B, et al. Canagliflozin and renal outcomes in type 2 diabetes and nephropathy [J]. N Engl J Med, 2019,380(24):2295 - 2306.

14. Rivero A, Mora C, Muros M, et al. Pathogenic perspectives for the role of inflammation in diabetic nephropathy [J]. Clin Sci (Lond), 2009,116(6):479 - 492.

15. Sanchez-Niño MD, Sanz AB, Ihalmo P, et al. The MIF receptor CD74 in diabetic podocyte injury [J]. J Am Soc

Nephrol，2009，20(2)：353 - 362.

16. Veelken R，Delles C，Hilgers KF，et al. Outcome survey in unselected hypertensive patients with type 2 diabetes mellitus：effects of ACE inhibition [J]. Am J Hypertens，2001，14(7 Pt 1)：672 - 678.

17. Wang N，Fan Y，Ni P，et al. High glucose effect on the role of CD146 in human proximal tubular epithelial cells *in vitro*[J]. J Nephrol，2008，21(6)：931 - 940.

18. Wheeler DC，Toto RD，Stefánsson BV，et al. A pre-specified analysis of the DAPA-CKD trial demonstrates the effects of dapagliflozin on major adverse kidney events in patients with IgA nephropathy [J]. Kidney Int，2021，100 (1)：215 - 224.

19. Yang G，Zhang M，Zhang M，et al. Effect of Huangshukuihua（Flos Abelmoschi Manihot）on diabetic nephropathy：a meta-analysis [J]. J Tradit Chin Med，2015，35(1)：15 - 20.

20. Yilmaz MI，Axelsson J，Sonmez A，et al. Effect of renin angiotensin system blockade on pentraxin 3 levels in type-2 diabetic patients with proteinuria [J]. Clin J Am Soc Nephrol，2009，4(3)：535 - 541.

第二章 糖尿病肾病的流行病学特征

随着经济高速发展和工业化进程的加速,人类生活方式相应发生改变,人类健康面临的非传染性疾病威胁正日益增加,其中糖尿病及其合并症呈快速上升趋势。根据国际糖尿病联盟(International Diabetes Federation, IDF)统计,2000年全球有糖尿病患者1.51亿,而2015年全球有糖尿病患者4.15亿(20~79岁成人患病率为8.2%),预计到2040年全球将有近6.42亿人患糖尿病,其中印度、中国和美国将占据前3位。2010年,全世界11.6%的医疗卫生费用花费在防治糖尿病上,世界卫生组织估计2005—2015年间中国由于糖尿病及相关心血管疾病导致的经济损失达5577亿美元。

糖尿病肾病是糖尿病最严重的并发症之一。随着2型糖尿病患病率的增加,糖尿病肾病的患病率也不断上升。在过去10年里,美国糖尿病肾病的患病率增加了150%;在欧洲和日本也有相似的升高,糖尿病肾病已经成为终末期肾病(ESRD)病因构成比最高的单个病种。在西方国家糖尿病肾病占ESRD的比例已经超过40%。我国部分地区的调查也显示,糖尿病肾病占ESRD比例接近或超过20%,正逐步改变以原发性肾小球肾炎为主的慢性肾脏病(CKD)疾病谱,医疗费用的支出逐年增加,成为重大的社会公共卫生问题,为全世界各国带来沉重的经济负担。

第一节 │ 概　　述

一 我国糖尿病的流行病学特征

近30年来,我国糖尿病患病率显著增加。1980年全国14省市30万人的流行病学资料显示,全人群糖尿病患病率为0.7%。1994—1995年,全国19省市22.4万人群糖尿病流行病学调查显示,25~64岁年龄段糖尿病的患病率为2.5%(人口标化率为2.2%),为10年前的3倍;糖耐量异常的患病率为3.2%(人口标化率为2.1%)。2000—2001年,亚洲国家心脏病研究协作组选取我国31个地区35~74岁的15 236名居民进行调查,根据美国糖尿病协会(ADA)的糖尿病诊断标准,得到该年龄段的糖尿病患病率为5.5%。2007—2008年,由国内多中心参与完成了一项包括20岁以上47 325人口的糖尿病横断面流行病学调查,通过分阶段分层抽样设计,对中国不同年龄和性别的糖尿病和糖尿病前期患病率进行了分析。研究结果显示:中国20岁以上人群糖尿病发病率为9.7%(男性为10.6%,女性为8.8%),糖尿病前期病变发病率为15.5%(男性为16.1%,女性为14.9%)。据此估算,我国糖尿病患者人数达到9240万,城市患病率(11.4%)显著高于农村(8.2%)。2010年,中国国家疾病预防控制中心(Center for Disease Prevention and Control, CDC)和中华医学会内分泌学分会调查了我国98 658名成年人(年龄≥18岁)糖尿病的患病情况(应用世界卫生组织1999年的诊断标准），得出的糖尿病患病率为9.7%。2010年，对全国18岁以上31个省7个地区98 658名居民（占总人口1%）进行调查，以糖化血红蛋白（HbA1c）≥6.5%作为糖尿病的诊断标准，我国糖尿病患病率为11.6%（男性为12.1%，女性为11.0%），糖尿病前期病变患病率为50.1%（男性为52.1%，女性为48.1%）。2017年《美国医学会杂志》（*The Journal of the American Medical Association*）横断面研究，覆盖全国31个省、直辖市和自治区，对24%的全国人口进行了分层抽样调查，全国抽样170 287例，根据2010年ADA的诊断标准，发现我国18岁及以上人群2型糖尿病患病率为10.4%。各民族人群间存在较大差异，藏族（藏族4.3% *vs* 汉族14.7%，$P<0.001$）和回族（回族10.6% *vs* 汉族14.7%，$P<0.001$）的糖尿病患病率显著低于汉族。肥胖人群糖尿病患病率升高了2倍。

这些证据显示过去30年间，我国糖尿病患病率呈10倍以上增长，远远超出了美国同时期的速度（约2.4倍）。最新估计，全球糖尿病的患病率将由2010年的6.4%上升至2030年的7.7%，36%新增的糖尿病患者将来自印度和中国。根据IDF的最新数据，2014年中国糖尿病的患病人数为9 629万（其中2型糖尿病占93.7%），居全球首位，其次为印度（6 685万），美国居第三位（2 580万）。以上结果说明我国已经成为世界上糖尿病患病人数最多的国家。照此估计，2025年中国和印度糖尿病患者人数将超过1.31亿，其医疗总花费将占到医疗总费用的40%。

根据我国在1998年和2006年的两次横断面调查表明，有90%和73%的2型糖尿病患者HbA1c没有达到理想的控制目标（<6.5%）。2013年研究发现，我国糖尿病患者的糖尿病知晓率只有30.1%，且只有25.8%的患者得到治疗，而接受治疗患者中仅有39.7%患者的血糖达到理想控制目标。糖尿病及其并发症是引起缺血性心脏病、休克、ESRD导致死亡的重要风险因子，2010年，全球有1 290万人死于糖尿病并发症。在中国糖尿病患病率如此高的群体中，患者对糖尿病的认知程度和血糖控制达标率低，势必造成糖尿病肾病及心血管事件等糖尿病并发症的高患病率，糖尿病及其并发症防治形势极为严峻。

全世界糖尿病肾病的流行病学特征

糖尿病肾病是糖尿病患者常见的并发症，20%～40%的1型糖尿病患者在诊断糖尿病后20～25年会出现微量蛋白尿，有3%的2型糖尿病在新发现糖尿病的同时检出蛋白尿，糖尿病肾病患病率占总糖尿病患者的30%～35%，并且糖尿病患者蛋白尿水平持续正常30年以上则糖尿病肾病发生风险显著下降。EURODIAB的数据显示，经过平均7.3年随访，1型和2型糖尿病患者的微量蛋白尿发生率分别为12.6%和33%；NHANESⅢ（National Health And Nutrition Examination Survey Ⅲ）数据显示：美国糖尿病肾病在普通人群的患病率，1988—1994年为2.2%，1999—2004年为2.8%，2005—2008年为3.3%；经人口统计学校正，1999—2004年比1988—1994上升了18%，而2005—2008则比1988—1994上升了34%。KNHANES（Korea National Health and Nutrition Examination Survey）2008—2011年糖尿病登记数据显示，微量蛋白尿、临床蛋白尿及CKD的患病率分别为22.0%、4.7%和8.6%；在过去的20年里，美国2型糖尿病患病人数翻倍，而印度、中国、韩国及泰国分别增加了3～5倍。2型糖尿病患者较1型糖尿病患者的糖尿病肾病发生更为普遍。根据NHANES数据，2007—2012年美国CKD患者中39.2%为糖尿病，其中CKD 3～5期占19.6%，年龄校正后2型糖尿病患者CKD患病率为38.3%，其中年龄>65岁患者CKD患病率58.7%，年龄<65岁患者CKD患病率25.7%；43.5%为非洲裔和墨西哥裔美国人，38.7%为非西班牙裔白人。UKPDS提示，2型糖尿病微量蛋白尿年发生率为2%，10年发生率为25%。JDDM15（Japan Diabetes Clinical Data Management study）2009年报道2型糖尿病的CKD患病率为15.3%。2007—2010年持续3年的中国CKD全国调查显示，中国CKD的总体发病率为10.7%，估计1.195亿中国人是CKD患者，其中

9.4%患者出现蛋白尿,而出现肾损伤的约占1.7%。全国19.1%的CKD 3~5期患者有微量蛋白尿,17.3%蛋白尿人群患有糖尿病。2009年,我国上海报道,在930例2型糖尿病患者中,微量蛋白尿和临床蛋白尿发生率为22.8%和3.4%;而中国南方报道2型糖尿病中CKD的患病率为10.2%。2012年,上海郊区1 487例2型糖尿病患者横断面研究发现,糖尿病肾病患病率为18.51%。2016年,在上海3 301例2型糖尿病患者的横断面研究中,CKD和蛋白尿患病率为27.1%和25.2%,糖尿病肾病根据NKF/KDOQI分型患病率为12.03%。

近年来,由于生活方式的改变,2型糖尿病在年轻人中的发病率逐渐上升,加拿大2 174例1~18岁糖尿病人群的队列研究发现,经过21年随访,27%的2型糖尿病患者发现微量蛋白尿,4.7%的患者糖尿病肾病进展为临床蛋白尿期,1~18岁2型糖尿病发生ESRD的风险是1型糖尿病的4倍;1~18岁2型糖尿病患者的ESRD发生风险为健康对照组的23倍,透析替代治疗风险为39倍。1965—1999年,日本17 256例糖尿病的大型回顾性研究也证实,30岁前诊断为2型糖尿病患者的糖尿病肾病发生率为1型糖尿病的2.7倍,1型糖尿病和2型糖尿病的30年糖尿病肾病累积发病率为44.4%和20.2%。此外,近20年来1型糖尿病由于血糖干预和管理,糖尿病肾病的发生率有下降趋势。

第二节 | 导致终末期肾病的流行病学特征和经济负担

一 流行病学特征

终末期肾病(ESRD)是糖尿病肾病的最终结局。目前,糖尿病肾病占ESRD的比例在世界范围内显著增加,成为ESRD发病率最高的单个病种。2012年,USRDS(United States Renal Data System)报道,CKD在美国人群中的发病率为13.1%。2005—2010年的队列研究发现,CKD进展为ESRD患者中44.2%为糖尿病。由糖尿病肾病导致的ESRD由1980年每百万人口(per million population,PMP)13.7例到2006年的172.9例,2011年下降至156.8例;ESRD患者的5年生存率低于40%。澳大利亚1965—2013年透析和移植登记数据显示,在31 297例肾脏替代治疗患者中,1型和2型糖尿病导致的ESRD分别占5.3%和21.3%;糖尿病肾病导致ESRD患者数量自1986年到2006年以每年5%速度增长,2006年达到PMP 50.19最高峰后2013年降至35.73。澳大利亚和新西兰肾脏登记数据表明,需要肾脏替代治疗的糖尿病肾病患者的比例由1980年的17%升高至2009年的35%。韩国肾脏病协会(Korean Society of Nephrology,KSN)2012年统计了70 211例(1985—2012年)ESRD患者病因,其中糖尿病占50.6%,高血压占18.5%;2011年同期比较糖尿病肾病导致ESRD的发病率,韩国为45.2%,日本为43.3%,中国为19%,美国为44%,澳大利亚为38%。2009年,美国肾脏病数据系统还报道了多个国家和地区的糖尿病肾病占ESRD的比例:马来西亚为58%,墨西哥为60%,泰国、新西兰、中国香港、韩国、日本、中国台湾、以色列和菲律宾均大于40%。2015年,根据欧洲肾脏协会-欧洲移植和透析协会(Europearn Renal Association-Europearn Dialysis and Transplant Association,ERA-EDTA)登记的来自34个国家72 933例肾脏替代治疗患者数据,糖尿病导致ESRD为肾脏替代治疗患者总数的17%,其中14.8%为1型糖尿病,31.2%为2型糖尿病,54%为未确定分型糖尿病。

根据我国部分城市血液透析登记的资料显示,1999年北京市血液透析患者中糖尿病肾病为病因者占9%,2004年统计的结果显示该数字上升至18%,2011年统计的结果显示该数字上升至35.1%;上海地区2010—2014年糖尿病肾病患者占血液透析比例为18%~20%。如果参照其他地区或国家的数据,可以预测未来我国糖尿病导致的 ESRD 患者人数将继续增加。首先是与亚洲人群的横向比较,1996 年,中国台湾的糖尿病患病率为 9.2%,同时期新发透析患者中糖尿病肾病者占 26.5%。日本 1988—1992 年糖尿病的患病率为 10% 左右,2005 年,ESRD 患者中约 40% 的病因为糖尿病肾病,2013 年,日本全国性的统计数据显示,在新的透析患者中糖尿病肾病占比达 43.8%,而同期慢性肾小球肾炎占比为 18.8%。因此,糖尿病患病率的上升势必对我国 ESRD 患者的病因构成产生持续影响,逐步改变以往以肾小球肾炎为主的疾病谱。

■ 经济负担

糖尿病肾病带来的治疗费用是相当巨大的。在澳大利亚,2009—2010 年,由糖尿病导致的 ESRD 患者肾脏替代治疗每人每年为 73 527 美元,保守治疗每人每年 12 174 美元。从 2009—2010 年,澳大利亚 CKD 1~4 期的糖尿病患者的总花费为 2.05 千万美元,而 ESRD 和糖尿病患者的总花费是 4.463 亿美元,预计这一数额到 2020 年将翻倍。美国 2012 年用于糖尿病诊断与治疗总费用为 245 亿美元,其中用于糖尿病所致 CKD 的医疗费用大约为 180 亿美元,糖尿病导致 ESRD 患者替代治疗费用较非糖尿病透析患者和肾移植患者分别增加 30% 和 50%。糖尿病肾病所带来的经济负担给各国人民和政府均造成了极大的压力。

第三节 | 病死率及与心血管事件的相关性

微量白蛋白尿是血管内皮细胞损伤标志,也是糖尿病肾病进展至 ESRD 和心血管事件死亡风险的重要预测因子。ESRD 和心血管事件也是导致糖尿病患者死亡的两大重要病因。80%~90% 的糖尿病患者由微量蛋白尿发展至大量蛋白尿。30%~40% 的 1 型糖尿病患者和 10%~20% 的 2 型糖尿病患者将出现蛋白尿,大多数患者从出现蛋白尿后的 10 年内发展至 ESRD。综合 5 个研究的荟萃分析结果显示,以正常人群为对照,微量蛋白尿增加糖尿病肾病患者进展至 ESRD 风险,$RR=3.6$(95% CI:1.6~8.4)。NHANES Ⅲ 数据显示,糖尿病和非糖尿病心血管事件发生率分别为 11.2% 和 4.0%,病死率分别为 19.1% 和 8.6%;而关于 2890 例 1 型糖尿病的队列研究发现,1 型糖尿病心血管事件死亡率是普通人群的 37 倍。

糖尿病是心血管事件及微血管病变的独立风险因素。UKPDS 通过对 2642 例 2 型糖尿病的横断面研究发现,45% 的患者存在微量白蛋白尿;20% 的患者存在大量蛋白尿;随着病程的延长,蛋白尿患病率持续增加。对 42 761 例糖尿病患者平均随访 4 年的调查研究发现,糖尿病患者 GFR<30 ml/(min·1.73 m²) 和临床蛋白尿(UACR>300 mg/g)可以增加 1000 倍进展为 ESRD 风险,同时病死率增加了 5 倍。加拿大 HOPE 队列研究(The Heart Outcomes Prevention Evaluation Study)选取了 9043 例年龄>55 岁患者(其中 3498 例糖尿病和 5545 例非糖尿病,但至少合并 1 项心血管事件危险因素),随访 4.5 年后发现,32.8% 的糖尿病和 14.8% 的非糖尿病患者出现微量蛋白尿,其中糖尿病患者微量蛋白尿增加心血管事件 $RR=1.97$,非糖尿病患者 $RR=1.61$);糖尿病患者的死亡风险 $RR=2.15$,非糖尿病患者 $RR=2.0$;并且 UCAR 每升高 0.4 mg/mmol 可以增加 5.9% 的总心血管事件风险,从而证实蛋白尿可以作为心血管事件独立风险因子。对澳大利亚 648 例 1 型糖尿病患者队列 20 年随访研究显示,ESRD 的发生率为 5.6%,病死率为 13%。微量蛋白尿和大量蛋白尿患者的死亡风险是正常蛋白尿患者的 2 倍和 4 倍;2014 年,对上述同一队列 30 年随访研究结果显示,ESRD 的发生率为 8.6%,病死率为 24%。2012 年,糖尿病治疗肾功能不全联合会(Diabetes Mellitus Treatment for Renal Insufficiency Consortium，DIAMETRIC)数据库对 3 228 例 2 型糖尿病患者进行的 2.5 年随访研究发现，19.5％的糖尿病肾病患者发展为 ESRD，8.1％的糖尿病肾病患者发生心血管死亡事件，进展为 ESRD 的发病率是心血管事件病死率的 2.4 倍，是各种原因病死率的 1.5 倍。其研究结果和 2003 年 UKPDS 的 5 097 例糖尿病前瞻性研究随访 10 年结果相仿，正常蛋白尿、微量蛋白尿、大量蛋白尿和 ESRD 心血管事件病死率年增长率分别为 0.7％、2.0％、3.5％和 12.1％。对北京市社区人群早期 CKD 患者中心血管事件的研究也提示，在校正了传统的心血管疾病危险因素(包括糖尿病)后，肾功能下降和白蛋白尿是心血管事件的独立风险因素。在早期 CKD 患者中还能观察到颈动脉内膜中层厚度(动脉粥样硬化的早期指标)的增加。由此可见，糖尿病是公认的心血管疾病的独立风险因素，当出现肾损害时患者罹患心血管疾病的风险将进一步增加，成为"极高危"人群。

（丁小强，方艺）

参考文献

1. Afkarian M, Sachs MC, Kestenbaum B, et al. Kidney disease and increased mortality risk in type 2 diabetes [J]. J Am Soc Nephrol, 2013, 24(2):302 - 308.

2. Ahn JH, Yu JH, Ko SH, et al. Prevalence and determinants of diabetic nephropathy in Korea: Korea national health and nutrition examination survey [J]. Diabetes Metab J, 2014, 38(2):109 - 119.

3. American Diabetes A. Economic costs of diabetes in the U.S. in 2012[J]. Diabetes Care, 2013, 36(4):1033 - 1046.

4. Amin AP, Whaley-Connell AT, Li S, et al. The synergistic relationship between estimated GFR and microalbuminuria in predicting long-term progression to ESRD or death in patients with diabetes: results from the Kidney Early Evaluation Program (KEEP) [J]. Am J Kidney Dis, 2013, 61(4 Suppl 2):S12 - S23.

5. Bailey RA, Wang Y, Zhu V, et al. Chronic kidney disease in US adults with type 2 diabetes: an updated national estimate of prevalence based on Kidney Disease: Improving Global Outcomes (KDIGO) staging [J]. BMC Res Notes, 2014(7):415.

6. Collins AJ, Foley RN, Chavers B, et al. US Renal Data System 2013 Annual Data Report [J]. Am J Kidney Dis, 2014, 63(1 Suppl):A7.

7. Couser WG, Remuzzi G, Mendis S, et al. The contribution of chronic kidney disease to the global burden of major noncommunicable diseases [J]. Kidney international, 2011, 80(12):1258 - 1270.

8. Dart AB, Sellers EA, Martens PJ, et al. High burden of kidney disease in youth-onset type 2 diabetes [J]. Diabetes Care, 2012, 35(6):1265 - 1271.

9. Guariguata L, Whiting DR, Hambleton I, et al. Global estimates of diabetes prevalence for 2013 and projections for 2035[J]. Diabetes Res Clin Pract, 2014, 103(2):137 - 149.

10. Guo K, Zhang L, Zhao F, et al. Prevalence of chronic kidney disease and associated factors in Chinese individuals with type 2 diabetes: Cross-sectional study [J]. J Diabetes Complications, 2016, 30(5):803 - 810.

11. Harjutsalo V, Groop PH. Epidemiology and risk factors for diabetic kidney disease [J]. Adv Chronic Kidney Dis, 2014, 21(3):260 - 266.

12. Hill CJ, Fogarty DG. Changing trends in end-stage renal disease due to diabetes in the United kingdom [J]. J Ren Care, 2012, 38(Suppl 1):12 - 22.

13. Holman RR, Paul SK, Bethel MA, et al. Long-term follow-up after tight control of blood pressure in type 2 diabetes [J]. N Engl J Med, 2008, 359(15):1565 - 1576.

14. Jha V, Garcia-Garcia G, Iseki K, et al. Chronic kidney disease: global dimension and perspectives [J]. Lancet, 2013, 382(9888):260 - 272.

15. Jin DC, Han JS. Renal replacement therapy in Korea, 2012[J]. Kidney Res Clin Pract, 2014, 33(1):9 - 18.

16. Li H, Oldenburg B, Chamberlain C, et al. Diabetes prevalence and determinants in adults in China mainland from 2000 to 2010: a systematic review [J]. Diabetes Res Clin Pract, 2012, 98(2):226 - 235.

17. Liu S, Wang W, Zhang J, et al. Prevalence of diabetes and impaired fasting glucose in Chinese adults, China National Nutrition and Health Survey, 2002[J]. Prev Chronic Dis, 2011,8(1):A13.

18. Macisaac RJ, Ekinci EI, Jerums G. Markers of and risk factors for the development and progression of diabetic kidney disease [J]. Am J Kidney Dis, 2014,63(2 Suppl 2):S39-S62.

19. Masakane I, Nakai S, Ogata S, et al. An overview of regular dialysis treatment in Japan (As of 31 December 2013) [J]. Ther Apher Dial, 2015,19(6):540-574.

20. Ogurtsova K, da Rocha Fernandes JD, Huang Y, et al. IDF Diabetes Atlas: Global estimates for the prevalence of diabetes for 2015 and 2040[J]. Diabetes Res Clin Pract, 2017(128):40-50.

21. Park CW. Diabetic kidney disease: from epidemiology to clinical perspectives [J]. Diabetes Metab J, 2014,38(4):252-260.

22. Pippias M, Stel VS, Abad Diez JM, et al. Renal replacement therapy in Europe: a summary of the 2012 ERA-EDTA Registry Annual Report [J]. Clin Kidney J, 2015,8(3):248-261.

23. Prischl FC, Auinger M, Saemann M, et al. Diabetes-related end-stage renal disease in Austria 1965-2013 [J]. Nephrol Dial Transplan, 2015,30(11):1920-1927.

24. Ramachandran A, Snehalatha C, Ma RC. Diabetes in South-East Asia: an update [J]. Diabetes Res Clin Pract, 2014,103(2):231-237.

25. Stadler M, Peric S, Strohner-Kaestenbauer H, et al. Mortality and incidence of renal replacement therapy in people with type 1 diabetes mellitus—a three decade long prospective observational study in the Lainz T1DM cohort [J]. J Clin Endocrinol Metab, 2014,99(12):4523-4530.

26. Wang L, Gao P, Zhang M, et al. Prevalence and ethnic pattern of diabetes and prediabetes in China in 2013[J]. JAMA, 2017,317(24):2515-2523.

27. White S, Chadban S. Diabetic kidney disease in Australia: current burden and future projections [J]. Nephrology (Carlton), 2014,19(8):450-458.

28. Wu B, Bell K, Stanford A, et al. Understanding CKD among patients with T2DM: prevalence, temporal trends, and treatment patterns-NHANES 2007-2012[J]. BMJ Open Diabetes Res Care, 2016,4(1):e000154.

29. Xu Y, Wang L, He J, et al. Prevalence and control of diabetes in Chinese adults [J]. JAMA, 2013,310(9):948-959.

30. Yang W, Lu J, Weng J, et al. Prevalence of diabetes among men and women in China [J]. N Engl J Med, 2010,362(12):1090-1101.

31. Zhang L, Wang F, Wang L, et al. Prevalence of chronic kidney disease in China: a cross-sectional survey [J]. Lancet, 2012,379(9818):815-822.

32. 许嵘,钟一红,陈波,等. 上海市郊区2型糖尿病患者肾脏疾病及其危险因素研究[J]. 中华内科杂志,2012,51(1):18-23.

33. 中华医学会糖尿病学分会. 中国2型糖尿病防治指南(2020年版)[J]. 中华糖尿病杂志,2021,13(4):315-409.

第三章　糖尿病肾病的发病机制

　　糖尿病肾病是糖尿病最严重的慢性微血管并发症,具有很高的致死、致残率,但其发病机制至今尚未得到充分阐明。目前认为,糖尿病肾病是由多种致病因素介导、病理学生理过程复杂的一种慢性代谢性疾病。糖代谢紊乱、脂代谢紊乱、尿酸代谢紊乱、血流动力学异常、遗传因素、免疫及补体系统失调、微炎症、氧化应激、亚细胞器损伤、非编码 RNA 的参与、细胞死亡方式的改变、肾脏固有细胞间的相互作用、肾脏内在保护机制的失调、肾外器官与肾脏的交互作用等贯穿整个糖尿病肾病的发生和发展过程。本章将针对目前已发现的糖尿病肾病发病机制以及一些最新的研究进展加以概述和总结。

第一节 ┃ 概　　述

一 糖代谢紊乱在糖尿病肾病发生中的作用

1. 高血糖的持续作用

　　高血糖通过影响肾组织代谢从而导致肾损害是糖尿病肾病发生的关键。首先,升高的血糖通过刺激肾固有细胞表面的葡萄糖转运体 1(glucose transporter 1, GLUT1)表达,增加葡萄糖转运速率,导致胞内高糖;在胞内高糖的诱导下,TGF-β、低氧、AngⅡ、血小板衍生生长因子(platelet derived growth factor, PDGF)等多种损伤介质增加,促进肾固有细胞葡萄糖转运体活性及表达增加,致胞内葡萄糖进一步增加;其次,高血糖通过 NF-κB 等途径导致肾小球毛细血管内皮细胞凋亡,内皮功能障碍增加了血管对剪切、氧化和其他应激源的易感性,导致毛细血管数目减少甚至发生纤维化。此外,线粒体超氧化物在高血糖刺激下过度产生,导致细胞活性氧(ROS)增加和氧化还原失衡,进一步加重肾固有细胞损伤。

2. 晚期糖基化终末产物的刺激

　　晚期糖基化终末产物(AGE)是葡萄糖与细胞外基质(extracellular matrix, ECM),如Ⅳ型胶原、层粘连蛋白、纤维连接蛋白、蛋白多糖等,不可逆地交联形成的一组多相化合物,可通过多种途径对肾脏产生损害。AGE 与肾小球基底膜(GBM)成分发生交联,导致 GBM 增厚及选择性电荷丧失;通过修饰层粘连蛋白和Ⅳ型胶原蛋白,增加 GBM 的通透性。除了对 GBM 的影响外,AGE 触发 TGF-β 的表达,促进 ECM 表达增加,从而导致肾小球肥大;促进系膜细胞凋亡或血管内皮生长因子(vascular endothelial growth factor, VEGF)表达,导致与蛋白尿或肾脏高滤过相关的血管通透性增加。AGE 与其受体(receptor for advanced glycation end products, RAGE)结合后,可激活炎症细胞,上调趋化因子和单核细胞趋化蛋白 1(MCP-1)等炎症因子,介导炎症反应,激活还原型烟酰胺腺嘌呤二核苷磷酸(nicotinamide adenine dinucleoside phosphate, NADPH)介导的 ROS 产生;ROS 可调节蛋白激酶 C

(PKC)和 MAPK 的活性,诱导氧化应激,激活转录因子,促进 ECM 的表达进一步增加,导致肾脏细胞凋亡以及肾纤维化发生。而 AGE 本身也可以与 ECM 或细胞蛋白共价结合,进一步加剧对肾组织的毒害作用。

3. 蛋白激酶 C

升高的血糖通过影响肾血管舒缩功能、上调近端小管 GLUT 表达、活化 TNF-β 及 NADPH 氧化酶等途径激活 PKC 通路。目前,已证实 AGE、RAGE、Ang Ⅱ 等在 PKC 激活中也起到重要作用。PKC 通路激活后可导致其下游,如血流和毛细血管通透性的改变,这可能是因为内皮型一氧化氮合酶(endothelial nitric oxide synthase,eNOS)和一氧化氮(nitric oxide,NO)的表达减少,以及内皮素 1 (endothelin-1,ET-1)和 VEGF 的上调所致,导致肾小球早期高滤过形成,进而促进 ECM 堆积和肾小球毛细血管基膜增厚;激活的 PKC 通路也可以刺激 TGF-β 产生以及质膜 NADPH 氧化还原酶激活,同时 ECM 的大量积聚可能会加剧血管损害和肾脏纤维化,触发氧化应激,并在多种疾病中诱导足细胞损伤。PKC 诱导的纤溶酶原激活物抑制物 1(PAI-1)的过度表达和伴随的 NF-κB 的激活可能进一步加重血管损伤,导致严重的炎症反应和血管血栓性病变。

4. 多元醇通路活化

正常情况下,葡萄糖通过多元醇通路,在醛糖还原酶(aldose reductase,AR)作用下还原为山梨醇,山梨醇脱氢酶利用 NAD^+ 为辅因子将山梨醇氧化成果糖。而在高糖环境中,多达 30% 的葡萄糖需通过这一途径进行输送。多元醇通路活性增强可导致 NADPH 和还原型谷胱甘肽相对耗竭,$NADH/NAD^+$ 比值增加,NO 水平降低,从而导致细胞氧化还原改变,进一步引起细胞氧化应激增加;过量的山梨醇、果糖以及高水平的葡萄糖致胞内高渗状态形成,造成细胞肿胀、破坏。另外,经多元醇途径吸收的葡萄糖可增加 AGE 的生成,并与 RAGE 结合进一步加重肾损害。

5. 胰岛素抵抗

胰岛素抵抗(insulin resistance,IR)除了与血糖、血压、体重和血脂之间存在关联外,还与慢性肾脏病(CKD)的进展独立相关。在糖尿病患者中,IR 本身会导致更高的盐敏感性,与糖尿病肾病初期的肾小球高灌注、高滤过密切相关,最终导致蛋白尿和肾功能下降。肾固有细胞对胰岛素敏感性存在差异,可表达功能性胰岛素受体。有研究发现,在正常血糖条件下,将小鼠足细胞特异性胰岛素受体基因敲除后可出现蛋白尿和 ECM 生成增加、肾小球硬化、基膜增厚等糖尿病肾病特征。此外,敲除秋田小鼠中的瞬时受体电位通道 6(transient receptor potential channel 6,TRPC6)加重了 IR 并加剧肾小球损伤进展,该作用与高血糖无关。这些研究表明,足细胞 IR 是肾小球疾病的重要驱动因素。近期研究发现,高糖条件下短链脂肪酸受体 G 蛋白偶联受体 43(G protein-coupled receptor 43,GPR43)在糖尿病肾病患者及小鼠模型的足细胞中表达增加,靶向抑制 GPR43 活性可改善足细胞 IR,减轻肾小球损伤。

6. 糖胺生物合成途径异常

高血糖可通过己糖胺生物合成途径(hexosamine biosynthetic pathway,HBP)产生大量果糖-6-磷酸,从而启动葡萄糖的许多毒性效应。HBP 的主要终点是形成尿苷二磷酸酯-N-乙酰氨基葡萄糖胺(uridine diphosphate-N-acetylglucosamine,UDP-GlcNAc),进而使氧连-N-乙醇氨基葡萄糖(O-linked N-acetyglucosamine,O-GlcNAc)糖基化增多,导致组织 IR 形成、TGF-β 表达过多,与肾脏系膜扩张或肥大、肾脏纤维化形成密切相关。研究发现,在糖尿病肾病大鼠足细胞中,细胞骨架蛋白和线粒体蛋白的 O-GlcNAc 增加,导致肾小球足细胞足突和肾小管微绒毛的细胞形态及黏附发生改变。

综上,糖代谢紊乱所致糖尿病肾病发生、发展始于高血糖,当葡萄糖分子通过不同的代谢途径时,可以改变细胞氧化还原环境,导致 IR 的发生,以及产生 DAG、己糖胺、多元醇、AGE 和 ROS 等分子。这些分子反过来通过 PKC、AGE/RAGE、Ang Ⅱ、MCP-1、VEGF 和 TGF-β 等信号通路相互交织在一起,形成一个相互联系的网络,导致肾脏血流异常、血管通透性改变、ECM以及炎症因子增加,进而出现肾小球基膜(GBM)增厚、足细胞减少、间质纤维化等病理学改变。详见图3-1-1。

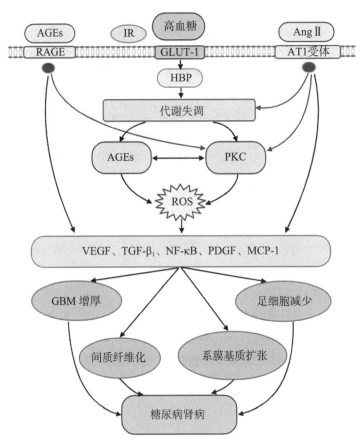

图3-1-1 糖代谢紊乱在糖尿病肾病发生中的作用

二 脂代谢紊乱在糖尿病肾病发生中的作用

近来研究发现,除糖代谢紊乱以外,糖尿病肾病同时伴有脂代谢紊乱,早期主要以血浆甘油三酯(TG)升高为主,低密度脂蛋白胆固醇(LDL-C)升高,高密度脂蛋白胆固醇(HDL-C)降低;进入显性蛋白尿期后,则以TG、TC、LDL-C显著升高为主,HDL-C显著下降;而在终末期糖尿病肾病,脂代谢紊乱进一步加重,极低密度脂蛋白胆固醇(very low density lipoprotein-cholesterol,VLDL-C)亦显著升高。

脂代谢紊乱可导致肾损害。1982年就有学者提出了"脂质肾毒性假说",认为在CKD进展的过程中,GBM通透性的增加可导致脂肪酯酶激活剂丢失,脂质的降解减少。此外,尿液中蛋白的丢失导致肝脏代偿性增加脂蛋白的合成,共同导致高脂血症的发生。高脂血症可诱导肾脏固有细胞脂质沉积增加,刺激系膜细胞等肾固有细胞增殖和ECM形成,分泌细胞因子和炎症因子,并可诱导单核-巨噬细胞浸润,最终导致泡沫细胞的形成。有研究者在此基础上对该假说进行了补充,提出微炎症能够通过加重脂代谢紊乱恶化脂毒性介导的肾损伤,同时会诱导患者对他汀类药物的抵抗。

目前认为,糖尿病肾病脂质肾毒性可能是诸多风险因素共同作用的结果。有学者认为,肾小球滤过率(GFR)下降可诱导CKD患者体内脂质重分布,导致脂质从脂肪组织向肾脏转移、胆固醇由血液循环向肾脏转移、胆固醇由亚细胞器向内质网转移,从而导致肾脏组织内脂质堆积、内质网应激、泡沫细胞形成,肾损伤进一步加重。持续的高血糖亦可导致糖尿病肾病脂质肾损伤的发生,在*db/db*糖尿病小鼠和体外高糖培养的足细胞培养模型亦证实,足细胞低密度脂蛋白受体(low-density lipoprotein receptor,LDLR)表达上调,细胞内脂质沉积增多。此外,AGE 能够诱导系膜细胞 LDLR 及 3-羟基-3-甲基戊二酸单酰辅酶 A 还原酶(3-hydroxy-3-methylglutaryl coenzyme A reductase,HMGCR)表达上调,增加细胞内脂质摄入及合成。而在酪蛋白皮下注射诱导的 *db/db* 糖尿病小鼠微炎症模型及体外炎症因子刺激的足细胞培养模型发现,微炎症可诱导包括肾脏在内的全身多个脏器脂质沉积增加,导致足细胞、肾小管上皮细胞等发生表型转化,ECM 分泌增加。该作用与微炎症诱导的 LDLR 负反馈调节失调及清道夫受体 CXC 趋化因子配体16(CXC chemokine ligand 16,CXCL16)通路活化有关。在糖尿病肾病进展的过程中,肾组织局部肾素-血管紧张素系统(RAS)的过度激活在脂质肾损伤中亦扮演重要作用。研究证实,Ang Ⅱ 能够诱导肾脏系膜细胞 LDLR 负反馈调节失调,导致 LDLR 表达上调,细胞内脂质摄入增加。近年来,肠道菌群与肾脏之间的关系逐渐引起研究者的重视。研究发现,肠道菌群失调能够诱导糖尿病肾病肾间质脂质堆积。与对照组相比,糖尿病大鼠肠道中伯克氏菌属、罗氏菌属、普氏菌属的丰度显著增高,而拟杆菌属的丰度显著下降。而使用广谱抗生素杀灭肠道菌群或菌群杀灭后移植正常大鼠菌群,可以改善糖尿病大鼠肾小管间质的脂质沉积。进一步研究发现,脂质沉积与肠道菌群分泌的代谢产物乙酸相关,肠道菌群失调产生的过量乙酸介导了糖尿病肾病肾间质胆固醇稳态的失调,其机制与肾间质 HMGCR、LDLR、CD36、CXCL16 等脂蛋白受体表达上调有关。而阻断乙酸介导的 GPR43 通路活化,可以显著改善肾小管上皮细胞内胆固醇沉积,减轻糖尿病肾病肾间质损伤。此外,乙酸也可激活足细胞 GPR43 通路,导致足细胞内脂质沉积增加,足细胞发生表型转化和 ECM 分泌;相反,敲除 *GPR43* 后糖尿病小鼠肾脏脂质沉积减少,肾损伤减轻。体外基因沉默 *GPR43* 亦可改善高糖诱导的脂质沉积。进一步研究显示,GPR43 通路活化介导的足细胞内脂质沉积,与其上调核转录因子——早期生长反应基因1(early growth response gene 1,*EGR1*)、增加 LDLR 对胆固醇的摄入和抑制自噬介导的胆固醇降解有关。

越来越多的证据表明,脂毒性在糖尿病肾病的发生中扮演重要角色。GFR 的下降、持续高血糖、AGE 的刺激、微炎症、肾脏局部 RAS 的激活、肠道菌群失调、GPR43 通路活化等因素,可通过破坏肾固有细胞胆固醇稳态,介导脂质肾毒性,促进糖尿病肾病的进展。详见图 3-1-2。

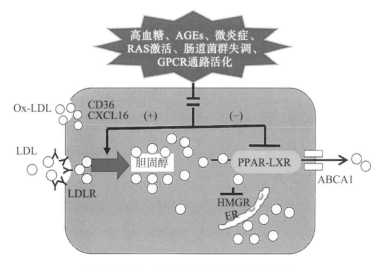

图 3-1-2 细胞胆固醇稳态失调示意图

注 GPCR:G 蛋白偶联受体(G protein-coupled receptor);Ox-LDL:氧化低密度脂蛋白(oxidized low denSity lipoprotein);CD36:白细胞分化抗原36);CXCL16:CXC 趋化因子配体16);PPAR:过氧化物酶体增殖物激活受体(peroxisome proliferators-activated receptor);LXR:肝 X 受体(liver X receptor);ABCA1:腺苷三磷酸结合盒转运体 A1(ATP binding cassette transporter A1);ER:内质网(endoplasmic reticulum)。

三 尿酸代谢紊乱在糖尿病肾病发生中的作用

尿酸是嘌呤代谢的终产物,水溶性较差。当血中尿酸浓度升高时,尿酸盐结晶会沉积于软组织、关节、肾脏等器官并导致疾病。生理情况下,腺嘌呤核苷一磷酸(adenosine monophosphate,AMP)和鸟嘌呤核苷一磷酸(guanosine monophosphate,GMP)经过一系列代谢途径转变为次黄嘌呤和黄嘌呤,然后被黄嘌呤氧化酶进一步催化生成尿酸。人体内嘌呤核苷酸的分解代谢主要在肝脏、小肠及肾脏中进行。因为黄嘌呤氧化酶在这些组织中活性较强。

在糖尿病患者中,葡萄糖被钠-葡萄糖协同转运蛋白(sodium-dependent glucose transporter,SGLT)吸收到近端肾小管上皮细胞中,由于近端小管参与糖酵解的己糖激酶活性低,而果糖激酶活性较高,大量被重吸收的葡萄糖激活多元醇途径,导致醛糖还原酶和山梨醇脱氢酶活性升高,产生内源性果糖。果糖被果糖激酶磷酸化,产生 1-磷酸果糖,腺苷三磷酸(adenosine triphosphate,ATP)是该反应中的磷酸盐供体,并转化为腺苷二磷酸(adenosine diphosphate,ADP),进而刺激 AMP 脱氨酶-2,最终导致尿酸生成。

1. 尿酸介导炎症反应

诸多研究证实,尿酸与许多炎症因子的生成增加相关。尿酸能够诱导肾间质炎症因子和趋化因子的表达。向小鼠血循环中输注尿酸,可增加 TNF-α 水平,并进一步导致 NF-κB 水平升高。尿酸还能够诱导小鼠炎症小体激活,降低胰岛素的敏感性,刺激免疫和炎症反应。在细胞中,尿酸的效应由 MAPK 途径介导,促进 $TGF-\beta_1$ 的基因表达。此外,在一项对健康人群的研究中发现,血清尿酸与 C 反应蛋白(CRP)、IL-6 和 TNF-α 水平呈正相关。而在患有 CKD 的人群中,停用降尿酸治疗会增加尿 $TGF-\beta_1$ 的水平,提示高尿酸血症尚可促进 CKD 的纤维化过程。

2. 尿酸引起氧化应激

尿酸通过增加活性氧的产生对人体造成损害。当尿酸通过有机酸转运蛋白进入细胞后,通过激活 NADPH 氧化酶及其向线粒体的移位,进而导致活性氧的产生增加,如 H_2O_2 和 8-异前列腺素。细胞内氧化应激可诱导炎症蛋白(如膜辅因子蛋白-1 MCP-1)的产生,刺激固有免疫途径,并触发血管平滑肌细胞的增殖。此外,氧化应激可导致胰岛素基因表达所必需的转录因子缺失,导致胰岛素产生和分泌减少。尿酸介导的氧化应激还可导致脂质过氧化、DNA 损伤、酶的氧化和失活以及炎性因子的表达,从而导致细胞稳态的破坏和细胞损伤。另一方面,黄嘌呤氧化酶是次黄嘌呤氧化成黄嘌呤和黄嘌呤氧化成尿酸产生活性氧的主要来源。在糖尿病肾病患者中,炎症因子、趋化因子和缺氧可以诱导黄嘌呤脱氢酶在组织和血管内皮细胞中表达,并刺激黄嘌呤脱氢酶释放到血液循环中。一旦进入血液循环,黄嘌呤脱氢酶会迅速转化为黄嘌呤氧化酶。黄嘌呤氧化酶在生理学酸碱度条件下带负电荷,但在蛋白质表面显示出阳离子氨基酸基序,使其对血管内皮细胞表面带负电荷的糖胺聚糖具有高亲和力。黄嘌呤氧化酶在糖胺聚糖上的螯合产生了具有放大的黄嘌呤氧化酶浓度的微环境,进一步促进活性氧的产生。在次黄嘌呤和黄嘌呤分解代谢为尿酸的过程中,1 个黄嘌呤氧化酶分子可以产生 2 个 H_2O_2 和 2 个 O^{2-}。因此,在糖尿病肾病进展过程中,炎症或缺氧条件导致的黄嘌呤氧化酶的过度产生,可进一步导致活性氧生成增多。

3. 尿酸导致内皮功能障碍

血管内皮能够感知血流动力学的变化,以维持血管的张力和稳态,而左旋精氨酸——氧化氮-环磷酸鸟苷(L-arginine-NO-cGMP)信号通路与血管张力密切相关。内皮型一氧化氮合酶(eNOS)将左旋精氨酸转化为左旋瓜氨酸和 NO,NO 扩散到邻近的平滑肌细胞并激活可溶性鸟苷酸环化酶,导致 cGMP 产生增加,最终使细胞内钙摄取到肌浆网,导致血管舒张。

内皮功能障碍是指内皮依赖性血管舒缩反应的异常,通常以 NO 生物利用度降低为特征。尿酸可通过以下机制导致 NO 水平下降:阻断左旋精氨酸的摄取;通过精氨酸酶或通过氧化应激介导的四氢生物蝶呤的氧化来刺激左旋精氨酸降解;通过与 NO 不可逆反应形成 6-氨基尿嘧啶或通过尿酸诱导的 ROS 与 NO 反应形成高反应性过氧亚硝酸盐中间体来消耗 NO。

4. 尿酸激活 RAS

RAS 在维持动脉压、组织灌注、细胞外液量中起重要作用,但 RAS 的长期激活会导致心血管系统的结构重塑、高血压和炎症反应。有研究表明,尿酸是 RAS 的有效激活剂,高尿酸血症刺激入球小动脉的肌上皮细胞表达肾素,尿酸还刺激近端小管细胞中的前肾素受体,激活肾内 RAS。此外,尿酸导致 ROS 的生成增加,促进了 Ang Ⅱ 的 Ⅰ 型受体基因表达,同时增加血浆 Ang Ⅱ 水平。在高尿酸血症动物模型中,尿酸通过激活 RAS 导致入球小动脉病变和肾小管间质纤维化。在人群中,即使尿酸水平在正常范围内,尿酸与血浆肾素活性呈正相关。在糖尿病背景下,高血糖能够增加患者的尿酸水平,进一步活化 RAS。

综上,炎症、氧化应激、内皮功能障碍、RAS 激活是尿酸导致糖尿病肾病肾损伤的主要机制(图 3-1-3)。因此,在降糖、降压的基础上,降低血尿酸水平可使糖尿病肾病患者进一步获益。

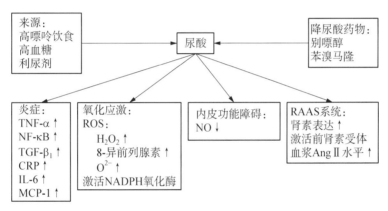

图 3-1-3 尿酸导致糖尿病肾病肾脏损伤的机制

注 ↑表示升高,↓表示下降。

四 血流动力学异常在糖尿病肾病发生中的作用

1. 肾血流量的自身调节

肾脏血流量(renal blood flow,RBF)占心输出量的 20%～25%,肾脏血流分布不均,肾皮质约占肾血流量的 94%,其中 5%～6%供应外髓,其余分布于内髓乳头部。肾血管网具有以下特点:具有两套毛细血管网(肾小球毛细血管网和管周毛细血管网);肾小球毛细血管网压力高,有利于肾小球的滤过;管周毛细血管网血压较低,胶体渗透压高,有利于重吸收。肾脏血流具有自身调节的能力,可保护肾脏在一定程度上免受动脉压变化的影响,还帮助维持肾脏清除代谢废物所需的相对恒定的血流量和 GFR。目前认为有两种机制参与 RBF 的自身调节,一种是肌源性反应机制,另一种是管-球反馈机制。除此之外,神经和体液因素也起到了一定的作用。

(1)肌源性反应调节:肌源性反应是血管平滑肌的固有特性。肾灌注压增高时,血管平滑肌受到刺激使得其紧张性增加,血管收缩,血流阻力增大,从而使肾血流量保持稳定;当肾灌注压减小时则发生相反的变化。当平滑肌达到舒张的极限时灌注压低于 10.7 kPa(80 mmHg),平滑肌达到收缩极限时灌注压高于 24 kPa(180 mmHg)时。因此,当灌注压在 10.6 kPa(80 mmHg)以下或 24 kPa

(180 mmHg)以上时,肾血流量的自身调节便无法维持,肾血流量将随血压的变化而变化。

(2)管-球反馈调节:当 RBF 和 GFR 增加时,远曲小管致密斑小管液中的流量增加,致密斑发出信息刺激颗粒细胞释放肾素,刺激 Ang Ⅱ 合成,引起入球小动脉收缩,血流阻力增加,从而使 RBF 和 GFR 恢复至原来水平。当 RBF 和 GFR 减少时,则发生相反的变化,这种小管液流量变化影响 RBF 和 GFR 的现象称为管-球反馈。前列腺素、腺苷和儿茶酚胺等物质也参与调节管-球反馈。

(3)神经和体液调节:RBF 的神经调节由肾交感神经调控。静息状态下,肾交感神经通过维持一定的交感张力使血管保持在收缩状态;当受到刺激时,肾交感神经活动加强,去甲肾上腺素释放,血管收缩加剧,RBF 减少。体液因素中,去甲肾上腺素、Ang Ⅱ、腺苷、血管升压素以及内皮素(ET)均可收缩肾血管,使 RBF 减少;而 NO、乙酰胆碱和缓激肽等可舒张肾血管,使 RBF 增加。

2. 肾脏血流动力学异常在糖尿病肾病发生中的作用

(1)RAS 激活:糖尿病肾病肾内血流动力学异常包括肾小球内高压力、高灌注、高滤过、入球和出球小动脉扩张等,肾脏局部 RAS 激活被认为在糖尿病肾病早期血流动力学异常中发挥关键作用。肾脏局部 RAS 的含量远高于循环中的水平,RAS 持续激活不仅可以使肾小动脉收缩、外周阻力和肾脏阻力增加、肾小球毛细血管压力升高、氧化应激加剧、内皮功能障碍,还可以促进系膜细胞增殖、触发促炎途径、促进肾脏纤维化,从而导致糖尿病肾病进展。临床研究表明,使用 RAS 阻断剂阻断 Ang Ⅱ 的合成和效应,可在一定程度上延缓糖尿病肾病肾损害进展。血管紧张素转换酶 2(angiotensin-converting enzyme 2,ACE2)可促进 Ang Ⅱ 降解。因此,ACE2 活性下降亦可导致肾小球损伤进展。有研究证实,给糖尿病小鼠注射一种特异性的 ACE2 抑制剂后尿白蛋白与肌酐比值(UACR)升高,肾脏损伤加重。

(2)ET:是由 21 个氨基酸组成的小分子活性肽,有 ET-1、ET-2、ET-3 3 种异构肽,其中 ET-1 活性最强。ET-1 可强烈收缩肾小动脉,尤其是出球小动脉,致使 RBF 减少、GFR 降低。有研究发现,在糖尿病肾病动物模型中编码 ET-1 的基因表达增加,尿中 ET-1 排泄也增加,糖尿病患者血浆中 ET-1 的水平明显高于正常人群。此外,ET-1 尚可通过和足细胞中的 ET_A 和 ET_B 受体结合参与肾小球硬化的进展。体外研究显示,ET-1 可通过上调 PKC 和 TGF-β 的表达刺激系膜细胞增殖和 ECM 产生,ET-1 还能够诱导足细胞的骨架发生改变,进而破坏肾小球滤过屏障。相反,在糖尿病动物模型中,选择性阻断 ET_A 受体可防止肾血管收缩和超滤,阻止蛋白尿和肾脏结构损伤的发生。目前,ET 受体拮抗剂已在糖尿病肾病等蛋白尿性肾小球疾病的患者中应用,并显示出良好的抗蛋白尿作用,保护肾功能。在 2 型糖尿病患者中进行的选择性 ET_A 受体拮抗剂的Ⅲ期临床试验显示,肾脏复合事件的相对风险降低了 35%,间接提示 ET 参与糖尿病肾病的发生、发展。

(3)NO:是由 eNOS 催化产生的一种具有很强舒血管效应的小分子物质,可协助维持内皮细胞的完整性。早在 2000 年就有学者发现,NO 介导的肾血管舒张参与糖尿病大鼠肾小球高滤过发生;NO 生成减少是内皮功能障碍的早期特征,*eNOS* 基因多态性导致的 NO 合成障碍也可引起内皮功能障碍,进而影响 RBF 的自我调节。*eNOS* 多态性与糖尿病肾病进展呈正相关。对 2 型糖尿病患者肾活检标本中 eNOS 的表达研究后发现,发生病变的肾小球中 eNOS 表达增加,NO 活性增强,参与了肾小球高滤过状态及系膜基质增生;而 *eNOS* 敲除小鼠则表现出明显的蛋白尿和肾小球病变,包括系膜扩张、GBM 增厚和肾小球硬化,与糖尿病肾病晚期病变相似。在肾脏中,内皮型 NO 主要由传入小动脉和肾小球内皮细胞合成,小部分由传出小动脉合成。因此,NO 缺乏可引起小动脉病变。在生理学条件下,内皮型 NO 还参与调节肾小球内压力。当 NO 合成被抑制,收缩压升高加之肾脏自身调节被影响,导致向肾小球传递的压力增加、自我调节被打乱,最终导致肾小球内高压、系膜病变。此外,糖尿病状态下 VEGF 表达上调,能够诱导肾脏和视网膜新生血管形成,并可引起蛋白尿。体外研究表明,NO缺乏可增强内皮细胞增殖和巨噬细胞对VEGF的趋化作用,也就是说内皮型NO缺乏可通过增强内皮细胞、巨噬细胞等多种细胞对VEGF的反应从而促进糖尿病肾病进展。糖尿病肾病的发生尚与NO生物学利用度降低有关,其机制涉及AGE、尿酸和氧化应激等。

(4)管-球反馈失调:肾小球高滤过在糖尿病早期普遍存在。一般认为,糖尿病早期的高滤过与后期严重的肾功能受损有关。目前,肾小球高滤过的机制仍未完全阐明。

GFR的变化可以简单地定义为"血管"和"管状"事件的总和。血管事件是指通过影响肾小球前、后阻力血管、肾小球超滤系数或血压使GFR改变的任何事件。管状事件则是指通过改变致密斑处Na^+、Cl^-或K^+浓度从而直接影响重吸收的任何事件($[Na^+/Cl^-/K^+]_{MD}$),并通过管-球反馈介导GFR发生相应的变化。血管事件会导致GFR和$[Na^+/Cl^-/K^+]_{MD}$同向变化,而管状事件则相反,管-球反馈则会让GFR和$[Na^+/Cl^-/K^+]_{MD}$发生相反的变化;当血管事件和管状事件同时发生时,当管状事件为主导时,GFR和$[Na^+/Cl^-/K^+]_{MD}$反向变化。糖尿病状态下,管状事件占主导地位。基于此,有学者根据糖尿病患者中GFR和$[Na^+/Cl^-/K^+]_{MD}$发生反向变化提出了"肾小管假说"来解释肾小球高滤。

肾小球滤液中高浓度的葡萄糖促使近端肾小管中SGLT对葡萄糖和钠的重吸收增加,氯和水的重吸收也会相应增加,钠和氯的过度重吸收通过管-球反馈参与肾小球高滤过形成。此外,致密斑上的SGLT1还会诱导NO产生促进肾小球的高滤过状态。尽管高滤过可恢复钠和氯的排泄,但会对滤过屏障施加额外的压力以促进重吸收。SGLT2抑制剂正是通过抑制钠和葡萄糖在近端肾小管的重吸收,同时抑制RAS,减轻肾脏高滤过从而保护肾脏。尽管SGLT2抑制剂在1型糖尿病患者中的应用潜力尚待明确,但在大型临床研究中已证实SGLT2与2型糖尿病患者肾小球高滤过、糖尿病肾病进展相关。此外,高血糖还可通过刺激SGLT1上调一氧化氮合酶(nitric oxide synthase,NOS)的表达和活性来削弱TGF-β进而促进肾小球高滤过。也就是说,高血糖可通过SGLT1-NOS-TGF-β通路介导肾小球高滤过。

综上,血流动力学异常在糖尿病肾病早期即可出现,RAS、ET、NO、管-球反馈失调等多种因素介导的血流动力学紊乱参与了糖尿病肾病的发生和发展。

五 遗传因素在糖尿病肾病发生中的作用

流行病学研究显示,糖尿病肾病常继发于1型或2型糖尿病,发病具有家族聚集性和种族差异性。糖尿病肾病具有遗传学变异的基础,多条通路上的基因变异参与发病。但基因易感性并不能完全解释糖尿病肾病的发病机制。近年来,代谢控制在糖尿病肾病发病机制中的重要作用也日渐被认识。研究显示,给予2型糖尿病患者早期强化血糖管理,患者可以在干预结束后的相当长一段时间里持续获益,称作"遗留效应"(legacy effect);而早期暴露于高血糖水平的患者,即使后期接受强化血糖控制,与早期控制组达到了相似的HbA1c水平,其糖尿病并发症仍持续进展,存在"代谢记忆"(metabolic memory)现象。这种"代谢记忆"现象与表观遗传机制密切相关,环境刺激影响表观遗传改变水平。表观遗传是指在没有基因序列变化的基础上,发生的基因表达和表型的遗传变化。其在发生过程中需要细胞代谢的中间产物,如乙酰基(acetyl)和甲基(methyl)来修饰组蛋白(histone)和DNA。代谢紊乱,如高血糖、生长因子、氧化应激等环境改变,可引起多种细胞的表观遗传改变,单独和/或协同地调控染色质功能和基因表达,从而影响生物体生理学和病理学过程。表观遗传调控包括:DNA甲基化(DNA methylation)、染色质组蛋白翻译后修饰(histone post-translational modifications in chromatin,PTM)、非编码RNA(non-coding RNA,ncRNA)。DNA和组蛋白上的各种修饰又被称作表观遗传修饰(epigenetic modification),两者可单独或协同作用精确调控基因转录。作为一种具有延长效应的机制,表观遗传调控在糖尿病的发生、发展中扮演重要角色(图 3-1-4)。

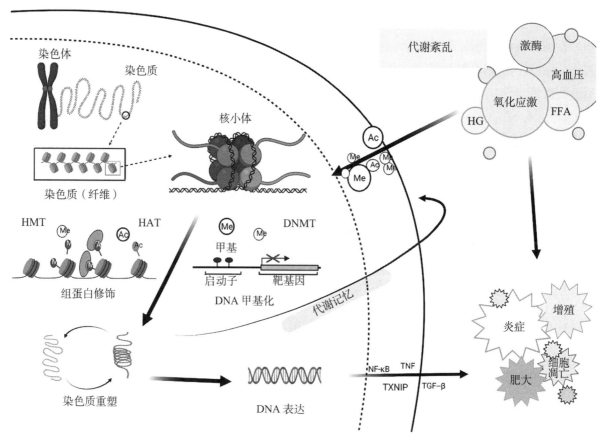

图 3-1-4　表观遗传修饰介导糖尿病肾病的发生发展

注　代谢环境影响分子信号转导,进一步影响表观遗传调控机制,如组蛋白裸露氨基酸修饰、DNA 甲基化等,以调控基因表达。表观遗传调控随代谢环境改变而改变,一过性环境改变,如短暂高糖,即可引起表观遗传改变。但是随着环境刺激消失,引起的表观影响短时并不回归原始水平,存在"代谢记忆"现象。糖尿病中存在环境代谢紊乱,影响多种信号通路。此外,由于"代谢记忆"现象,高糖等环境刺激引起的表观遗传改变长时间处于持续状态,控制基因表达水平,而促进炎症、增生、纤维化等,引起肾脏结构与功能异常,介导糖尿病肾病的发生和发展。DNMT:DNA 甲基转移酶;HAT:组蛋白乙酰转移酶;HMT:组蛋白甲基转移酶;Ac:乙酰基;Me:甲基;HG:高糖;FFA:游离脂肪酸;TXNIP:硫氧还蛋白相互作用蛋白。

1. DNA 甲基化在糖尿病肾病发生中的作用

DNA 甲基化主要发生在 CpG 二核苷酸的 $5'$-胞嘧啶上。在 DNA 甲基转移酶(DNA methyltranferase,DNMT)作用下形成甲基胞嘧啶,甲基化的动态变化对生物体的发育至关重要。糖尿病肾病中存在基因的甲基化模式改变,这种改变引起了相关基因的 mRNA 表达水平变化,后者可通过抑制 DNMT 而逆转。随着对 DNA 甲基化的重视,越来越多的研究发现,DNA 甲基化改变调控糖尿病肾病发生和发展。发现了与糖尿病肾病中肾脏纤维化显著相关的甲基化变化位点,这些位点富集于基因调控区域,与邻近基因的表达显著相关。如启动子区域的 cg20597486 位点,其低甲基化与 γ 干扰素诱导蛋白-16(interferon γ-inducible protein-16,IP-16)表达升高相关,而后者可调节 NF-κB 活化,促进肾脏炎症,加重肾功能损伤。此外,糖尿病条件下的 DNA 甲基化改变还可通过氧化应激、小管上皮细胞损伤及足细胞损伤水平来介导糖尿病肾病进展,逆转其中的甲基化改变可显著改善肾功能。

2. 组蛋白修饰在糖尿病肾病发生中的作用

染色质的单位结构核小体,由组蛋白及包裹其上的 DNA 组成,其中组蛋白八聚体包含一个 H3-

H4 四聚体和 2 个 H2A - H2B 二聚体。组蛋白翻译后修饰主要发生在其裸露的氨基酸残基,如赖氨酸、精氨酸、丝氨酸、酪氨酸和苏氨酸上,通过调控染色质结构影响基因表达。组蛋白修饰相关的酶有组蛋白乙酰转移酶(histone acetyltransferase,HAT)、组蛋白甲基化转移酶(histone methyltransferase,HMT)及对应的组蛋白脱乙酰酶(histone deacetylase,HDAC)和去甲基化酶(demethylase)等,使组蛋白修饰处于动态平衡中。组蛋白乙酰化通常与转录激活相关,因为乙酰基可以减少 DNA 负电荷使染色质更容易被转录因子及其辅助激活物质接触激活,组蛋白甲基化则可影响转录激活或抑制。

目前,组蛋白的乙酰化修饰受到广泛关注。有研究显示,糖尿病肾病患者肾脏中组蛋白赖氨酸乙酰化水平升高,去乙酰化可以保护足细胞、减轻蛋白尿。高糖能够诱导足细胞中氧化还原调节蛋白 p66Shc 启动子的过度乙酰化,增加蛋白 p66Shc 的表达,逆转这种乙酰化可以减少足细胞线粒体活性氧的形成,对足细胞功能产生保护作用。抑制组蛋白赖氨酸的乙酰化水平,则可以预防糖尿病小鼠的肾损伤和功能障碍。

组蛋白甲基化主要作为一种信息标记存储,甲基化修饰包括单甲基、二甲基或三甲基。其基因激活或抑制功能由甲基化程度及不同的修饰残基决定。组蛋白甲基化被认为是最稳定的组蛋白转录后修饰之一。多项研究显示,组蛋白上赖氨酸甲基化水平影响糖尿病肾病进展,调控这种甲基化水平可以减轻肾脏炎症和细胞凋亡。此外,代谢环境影响的组蛋白的其他修饰,如泛素化、磷酸化改变等也参与调控糖尿病肾病的发生发展。

总之,糖尿病肾病是一种多基因遗传病,其发病具有遗传易感性,相关基因变异目前仍在探索中。此外,基于基因序列不变的基础上发生的可遗传改变——表观遗传调控,在糖尿病肾病发病中扮演重要角色,通过影响糖尿病肾病肾固有细胞功能及代谢,介导糖尿病肾病进展;并且这种改变可以在细胞分裂中稳定遗传,在不同群体、不同组织类型中被检测到,甚至可作为预测和改进肾功能预测模型的指标,在未来的研究中值得进一步探索。

六　免疫系统失调在糖尿病肾病发生中的作用

免疫系统是保护人体免受疾病侵害的生物网络,它能够识别各种病原体,使它们区别于健康组织,并作出相应反应。人体免疫系统分为固有免疫系统和获得性免疫系统。其中固有免疫系统由细胞和体液介质组成,是人体抵御病原体和内部风险信号的最初防线。它可以通过模式识别受体(pattern recognition receptor,PRR)识别入侵人体的微生物或毒素并做出即时防御。具有反应快速但无针对性的特点。同时,当细胞受损、凋亡或者发生应激时产生的信号也可以作为 PRR 被识别,从而激活免疫反应。获得性免疫系统的激活需要记忆 B 细胞和 T 细胞,再次遇到相同病原体时能够产生持久的保护性免疫。尽管糖尿病肾病是一种代谢性疾病,但越来越多的证据表明免疫系统的激活在糖尿病肾病的发生和进展中发挥了一定作用。已有研究发现,在糖尿病肾病的所有阶段,肾脏活检标本的肾小球和肾间质中可见广泛的免疫细胞浸润,主要是巨噬细胞。随着糖尿病肾病进展,患者肾脏病理学可见巨噬细胞及活化 T 细胞逐渐增多。

(一)固有免疫

1. 参与固有免疫的主要细胞

(1)巨噬细胞:是糖尿病肾病肾脏中最普遍的浸润性白细胞,与糖尿病肾病患者的肾功能下降有关。对糖尿病肾病啮齿动物模型体内的巨噬细胞进行药理学耗竭研究,结果表明巨噬细胞浸润促进损伤、蛋白尿、纤维化和肾功能丧失的进展。对糖尿病患者的 mRNA 分析发现,糖尿病通过自分泌机制诱导 M2 样巨噬细胞。

肾脏单核巨噬细胞(mononuclear phagocyte,MNP)系统是一群在肾脏局部存在的外周细胞。它们能共表达巨噬细胞和树突状细胞的标志物,并能同时执行巨噬细胞和树突状细胞特征功能。因此,巨噬细胞或树突状细胞参与糖尿病肾病进展的许多证据可能与 MNP 的积累有关。巨噬细胞能够吞噬凋亡细胞产生的碎片,产生有毒代谢物和促炎细胞因子。树突状细胞能够对抗原进行处理并递呈给 T 细胞,调节效应细胞的激活和表型。在健康的肾脏中,MNP 库由常驻的树突状间质细胞组成。然而,在疾病状态下,循环中的单核细胞/巨噬细胞归巢于肾脏并显著促进肾脏 MNP 库的扩张。

在糖尿病状态下,肾脏出现树突状细胞和巨噬细胞浸润。在糖尿病肾病动物模型中,肾小球的树突状细胞浸润与蛋白尿相关。动物模型研究证实,抑制巨噬细胞在肾脏的浸润以及通过中和相应抗体来阻断 MNP 的增殖可以减缓糖尿病肾病进展。

(2)肥大细胞:是一种固有免疫细胞,可以通过脱颗粒向肾小管间质释放类胰蛋白酶、糜蛋白酶、TGF-β_1、肾素、TNF-α 等生物学活性物质,促进肾脏炎症和纤维化,从而促进糖尿病肾病的发生。有研究证实,糖尿病动物肾脏中肥大细胞的数量和活性(脱颗粒)增加,刺激肾脏纤维化,且这种作用与经典的 RAS 通路无关。

(3)中性粒细胞:不仅是炎症细胞,还是具有免疫功能的免疫活性细胞。目前认为,糖尿病患者的全身血管病变导致血管内皮功能障碍和缺血,从而促进糖尿病肾病炎症进展。临床研究显示,肾活检组织中性粒细胞和巨噬细胞的积累与糖尿病患者经历的反复发作型急性肾损伤(acute kidney injury,AKI)有关,并可导致肾功能的进行性丧失。动物研究也表明,对糖尿病肾脏进行短暂的缺血处理会使白细胞和中性粒细胞内流加剧,并在数月内导致肾损伤。因此,糖尿病患者肾脏炎症的进展可能部分取决于这些患者 AKI 发作的频次和严重程度。尽管糖尿病肾病进展与 AKI 相关,但中性粒细胞在糖尿病肾病发生、发展中的整体重要性仍不十分清楚。目前,没有研究表明特异性地耗尽中性粒细胞或阻断其活性会影响糖尿病肾病的发生。

2. 模式识别受体

已有研究显示,免疫系统通过 5 种可能的通路,利用模式识别受体或者细胞表面受体诱导炎症的发生,从而导致糖尿病肾病的发生和发展。5 种通路分别为:①Toll 样受体(Toll-like receptor,TLR)信号通路;②核苷酸结合寡聚结构域样受体蛋白[nucleotide-binding oligomerization domain (NOD)-like receptor protein,NLRP]炎症小体信号通路;③激肽释放酶-激肽系统(kallikrein-kinin system,KKS)信号通路;④蛋白酶激活受体(proteinase-activated receptor,PAR)信号通路;⑤补体级联反应。

(1)TLR 家族信号通路:TLR 是生殖系编码的 PRR,在固有免疫中起着不可或缺的作用。TLR 由多种免疫细胞表达,包括巨噬细胞、树突状细胞、T 细胞、B 细胞和自然杀伤细胞(NK 细胞),以及其他非免疫细胞。它们在内质网中合成,或定植在细胞表面,或留在细胞内的内小体中。细胞表面的 TLR(TLR1、2、4、5 和 6)感知应激或损伤细胞释放的病原体相关分子模式(pathogen associated molecular pattern,PAMP),如脂多糖和细菌鞭毛,以及损伤相关分子模式(damage associated molecular pattern,DAMP),如高迁移率族蛋白 B1(high mobility group protein B1,HMGB1)和热休克蛋白(heat shock protein,HSP)。定位于细胞内的 TLR(TLR3、7、8、9 和 10)能够识别微生物来源的核酸。

在糖尿病相关因素刺激下,如高血糖、血脂异常和缺氧,树突状细胞、巨噬细胞和坏死细胞会将 HMGB1 释放到细胞外液中。细胞表面 TLR4 的表达也随着血糖水平的升高而上调。HMGB1 与表达于肾小管上皮细胞的 TLR4 结合促进 TLR4 二聚化,引发下游炎症级联反应,产生 ROS,募集结合蛋白到 TLR4 的胞内区,导致 NF-κB 移位到细胞核,并编码促炎细胞因子的基因转录,包括 IL-6、IL-1β 和 TNF-α。

(2)NLRP 炎症小体信号通路:是细胞内 PAMP 和 DAMP 的一个 PRR 子组。与 TLR 类似,NLPR 能够感应微生物和代谢应激,激活促炎级联反应,从而在固有免疫中发挥重要作用。人类

NLPR家族由23个蛋白质组成,其中寡聚结构域(Nod)1和Nod2是介导NF-κB依赖的细胞因子产生的特征明确的成员。其他NLR,包括NLRP1、NLRP3、NLRP6、NLRP12和NLRC4,可以寡聚形成炎症体复合物,引发炎症级联反应,导致含半胱氨酸的天冬氨酸蛋白水解酶1(cysteinyl aspartate specific proteinase,Caspase-1)激活,产生IL-1β和IL-18。在糖尿病肾病中,NLRP3炎性体的激活分为2步。糖尿病刺激下免疫细胞释放的HMGB1作为DAMP,与肾小管上皮细胞表达的TLR相结合激活相关通路,诱导NLRP3的转录表达。同时,该过程伴随着钾离子的外流、钙离子的内流、线粒体的功能失调和ROS的产生等。两者相互作用下,产生炎性复合物,最终被释放并引起炎症反应。

(3)KKS信号通路和PAR信号通路:KKS参与肾脏基本的炎症过程。激肽原被血清或组织激肽释放酶转化为激肽(缓激肽和激肽)。这些激肽通过与其各自的受体(B2R和B1R)结合来激活各种细胞内信号通路,从而诱导血管通透性增加、血管舒张和炎症反应。PAR信号通路是跨膜G蛋白偶联受体,在凝血系统中发挥重要作用。如凝血酶(作用于PAR1、PAR3和PAR4)、凝血因子Xa-Ⅶa复合物(作用于PAR2)和胰蛋白酶(也作用于PAR2)可激活PAR。这些酶裂解PAR受体,诱导细胞内信号转导,从而导致血小板聚集和纤维蛋白沉积。越来越多的证据表明,凝血级联反应的激活协调了组织损伤后的伤口愈合过程,而失控的凝血会导致炎症和纤维化反应的失调。

在生理学条件下,缓激肽和激动素与肾小管上皮细胞表面表达的B2R结合,通过产生一氧化氮和前列腺素保护肾脏免受氧化应激、炎症和纤维化。在糖尿病肾病高血糖状态下,血浆和组织激肽释放酶、凝血酶、胰蛋白酶、Xa因子和B1R水平升高。缓激肽和胰激肽代谢物与B1R结合可诱导NF-κB依赖的促炎反应。此外,B2R的刺激通过激活(MAPK)信号通路。组织激肽释放酶和凝血酶,如凝血酶、胰蛋白酶和凝血因子Xa,也可以通过激活PAR来刺激促炎和促纤维化途径。

3. 体液介质

(1)细胞因子及其受体:糖尿病肾脏持续的代谢和血流动力学应激导致细胞损伤。受损或濒临死亡的细胞会释放内源性DAMP,可以与特定的细胞外和细胞内受体相互作用,从而诱导先天免疫反应。

细胞因子是主要由免疫细胞所合成和分泌的小分子多肽或糖蛋白,能够介导细胞间的相互作用,具有多种生物学功能。其中CC、CXC、XC和CX亚群的相应受体在糖尿病肾病患者的单核细胞、巨噬细胞以及足细胞表面表达增加、结合增多,从而引发相应的反应,包括促进单核-巨噬细胞向肾脏的迁移、影响足细胞的肌动蛋白细胞骨架并增加其运动性、增加蛋白尿和晚期肾小管间质病变等等。

(2)转录因子和蛋白激酶:NF-κB是参与糖尿病肾病炎症过程的关键因子之一。它是一种普遍存在的转录因子,可被许多糖尿病肾病促炎介质激活,如AGE、高血糖等。NF-κB能够调节炎性细胞因子、趋化因子和细胞黏附蛋白,从而导致糖尿病肾病肾损伤。由于NF-κB以非活动状态持续存在于细胞中,因此该途径的激活不需要相应的蛋白质合成,使其能够非常快速地被激活。PKC是一类Ca^{2+}、磷脂依赖性的蛋白激酶,在跨膜信号传递过程中起着重要作用。早期糖尿病肾病血流动力学变化、糖代谢异常可以诱导PKC各亚型的表达,导致肾小球纤维化及肾脏体积增大,加速肾小球损伤,导致蛋白尿产生。

(二) 获得性免疫

获得性免疫细胞包括辅助性T细胞($CD4^+$)、毒性T细胞($CD8^+$)和B细胞。其中辅助性T细胞暴露于抗原呈递细胞(如树突状细胞、B细胞和巨噬细胞)所呈递的抗原时被激活,根据细胞因子和环境信号的不同,激活的辅助性T细胞可以分化为不同表型,从而调节获得性免疫反应。B细胞可能通过其在抗原呈递、抗体产生、免疫复合物产生和/或细胞因子产生等方面的作用参与糖尿病肾病的发生和发展。

1. T 细胞

在 IL - 12 刺激下,CD4$^+$ T 细胞分化为辅助性 T 细胞 1(Th1),表达 γ 干扰素(interferon-γ,IFN - γ)和 TNF - α,并激活细胞毒性 CD8$^+$ T 细胞和巨噬细胞。在 IL - 4 刺激下,Th2 细胞分化产生 IL - 4、IL - 5 和 IL - 13,并促进 B 细胞的激活和抗体的产生,从而促进获得性免疫反应。辅助性 T 细胞在 TGF - β、IL - 6 和 IL - 23 存在下被激活,分化为 Th17,产生 TNF - α 和 IL - 6,从而促进炎症和自身免疫。T 细胞在 TGF - β 刺激下分化为下调节细胞(Treg)表型,通过产生 IL - 10 和 TGF - β 促进免疫耐受。Treg 可以诱导巨噬细胞分化为抗炎表型,达到组织修复和维持的作用,这种组织修复功能由 IL - 18/IL - 33 刺激,并由 Treg 产生的双调节蛋白介导。

2. B 细胞

B 细胞在糖尿病肾病发生中的机制尚未明确。根据已有研究探究了几种可能。首先,B 细胞可以通过产生抗体形成免疫复合物,这些免疫复合物沉积在肾脏中时可诱导巨噬细胞产生,并通过释放细胞因子和激活补体促进炎症。与糖尿病肾病相关的慢性炎症通过促进 ECM 分泌,刺激 DAMP 的释放。这些 DAMP 被 Toll 样受体识别后,B 细胞可以被激活,从而分泌细胞因子。例如,效应 B 细胞分泌的 IL - 6 和 TNF - α 已被证明与糖尿病肾病的发生和发展有关。B 细胞在糖尿病肾病中的另一个作用可能与调节性 B 细胞产生 IL - 10 有关,因为 IL - 10 可能在糖尿病肾病中具有致病作用。在糖尿病肾病患者中,IL - 10 水平比血糖控制、血压控制或糖尿病病程更能预测蛋白尿。此外,有研究发现,糖尿病肾病患者表达更高的活化 B 细胞,以及更低的调节 B 细胞和血清 IL - 10。血糖控制不佳是糖尿病肾病公认的风险因素。而在高血糖时,AGE 会刺激 NF - κB 信号转导,这对 B 细胞的发育和功能起重要作用。因此,高血糖环境可能会直接增加产生抗体和产生细胞因子的 B 细胞的产生,从而促进糖尿病肾病进展。

七 补体系统失调在糖尿病肾病发生中的作用

补体系统是免疫系统中不可缺少的一部分,可以促进炎症和吞噬,增强抗体,消除来自身体的致病微生物和受损细胞。补体系统由补体的固有成分,补体调节蛋白和补体受体组成。当组织被损伤或病原体侵入身体时,补体系统通过 3 种途径——经典途径、旁路途径和甘露聚糖结合凝集素(mannan-binding lectin,MBL)途径的激活产生补体成分 3(C3)转换酶,激活 C3,导致 C3b 的生成,最终生成攻膜复合体(membrane attack complex,MAC)。经典途径的激活发生通过 C1 的 C1q 域形成抗原抗体复合物。C1 是由 C1q、C1r 和 C1s 3 种不同蛋白质组成的非共价复合物。复合物形成后,C1q 激活 C1r 和 C1s,然后裂解 C2 和 C4,导致 C4b2b C3 转化酶的形成。由任何补体途径产生的 C3b 片段可以结合因子 B,并且在因子 D 的促进下,可以形成旁路途径 C3bBb C3 转化酶,从而放大补体级联。在 C3 裂解为 C3a 和 C3b 之后,这 3 个途径合并为一条途径。C3b 片段与 C3 转化酶结合以产生 C5 转化酶,进而将 C5 进一步分为 C5a 和 C5b。因此,C6 - 9 与 C5b 结合形成 MAC。最终 MAC 插入细胞膜表面,导致细胞溶解。补体激活过程中产生的多种具有重要生物学效应的片段参与了人体的免疫调节和炎症反应。遗传缺陷、功能障碍或补体过度激活会导致补体功能障碍,导致某些免疫病理学过程的发生和发展。

越来越多的研究证据表明,补体系统失调与糖尿病肾病的发生和发展有关。补体激活过程中产生的多种具有重要生物学效应的片段已经被证实与糖尿病肾病的发生有关。如图 3 - 1 - 5 所示,糖尿病肾病的发生、发展存在 3 种不同的途径:依赖于补体系统和 MAC 的激活途径;独立于补体之外的途径(例如,多元醇通路);由高血糖触发的 ROS 的作用。糖基化水平的增加会导致糖基化诱导的功能障碍或补体调节蛋白 CD59 失活,造成补体过度激活。研究表明,糖基化诱导的补体 CD59 失活和高血糖诱导的补体信号激活联合作用可增加 MAC 的组织沉积,从而激活细胞内信号通路和 NF - κB,进而释放促炎细胞因子和生长因子。

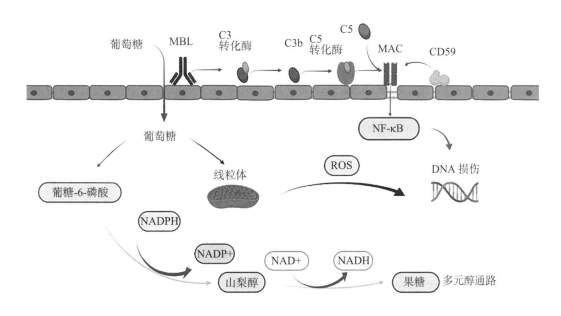

图 3 - 1 - 5　补体系统在糖尿病肾病发生中的作用

注　糖尿病肾病发生和发展的 3 种途径,①依赖于补体系统和 MAC 的激活途径;②独立于补体之外的途径;③由高血糖触发的活性氧化物质(ROS)的作用。MBL:甘露糖结合凝集素;MAC:膜攻击复合体;ROS:活性氧化物质;NADP:烟酰胺腺嘌呤二核苷磷酸;NAD:烟酰胺腺嘌呤二核苷酸;NADH:烟酰胺腺嘌呤二核苷酸。

(1) MBL:被认为是凝集素途径的经典激活剂,尽管过去十年的研究表明,一组称为纤维胶凝蛋白的模式识别分子(pattern recognition molecule, PRM)(包括 H -纤维胶、L -纤维胶和 M -纤维胶)也可以激活凝集素途径。当 MBL 与聚糖相关的甘露糖结合或纤维蛋白与微生物表面上的 N -乙酰氨基葡萄糖、N -乙酰半乳糖胺或 N -乙酰神经氨酸残基结合时,发生凝集素途径的启动。在正常情况下,MBL 和纤维蛋白不与细胞表面的受体结合。然而,对高血糖的反应,蛋白质的高级糖基化(导致 AGE 的产生)产生了新表位,其凝集素途径 PRM 与之结合。诸多研究表明,MBL 与糖尿病肾病之间存在因果关系。MBL 可以通过补体激活加重局部和全身炎症。有研究报告,MBL 和高敏 C 反应蛋白的浓度与 1 型糖尿病肾病的进展有关。此外,有研究发现 MBL 与 2 型糖尿病肾病的发病机制有关,MBL 可能被作为识别糖尿病肾病发生风险的标志物。

(2) C3:是血清中含量最高的补体成分,在补体经典途径和旁路途径激活中均发挥着重要作用。研究发现,糖尿病患者循环和尿液中 C3a 水平升高最为显著,且与糖尿病患者肾损伤的严重程度密切相关。在 141 名 2 型糖尿病患者合并蛋白尿的队列研究中,通过靶向蛋白质谱的方法检测了尿液中 12 种补体成分,发现尿中 C3 的丰度与 eGFR 呈负相关。另一项研究发现,肾组织病理学上 C1q 和 C3c 的沉积与糖尿病肾病患者更严重的肾损害相关。动物实验证实,C3 通过促进巨噬细胞 M1 极化、促炎细胞因子的表达和恶化肾脏中的管周毛细血管稀疏来加剧肾间质纤维化。

(3) C5:作为一种重要的炎症介质,可与 G 蛋白偶联受体 C5aR 结合并激活其下游级联反应以启动炎症反应。近年来,有许多研究显示,C5 与糖尿病肾病相关,C5 的激活与糖尿病肾脏的炎症微环境密切相关,而 C5a 受体拮抗剂对 C5aR 的阻断可防止内皮-间质转化并减轻糖尿病肾病患者肾小球的纤维化,而敲除 C5aR1 可以改善糖尿病肾损伤及炎症。

(4) CD59：是唯一作用于补体系统激活终末阶段的补体膜调控抑制性蛋白，通过与 MAC 装配过程中的 C8a 结合或者 C9 结合，从而阻止 C9 多聚化，最终抑制 MAC 的形成，调节补体活性。糖基化诱导的 CD59 失活和高血糖诱导的补体信号激活的联合作用可增加 MAC 的组织沉积，从而激活细胞内信号通路，进而释放促炎细胞因子和生长因子。一项临床研究在大量白蛋白尿患者的尿液中检测到新的蛋白质，如 CD59、细胞外基质蛋白 1、H 因子和肌红蛋白。这表明 CD59 与糖尿病肾病存在生物学相关性。动物实验结果表明，人类 CD59 中的 Lys41/His44 糖基化基序可能增加人类因高血糖而发生血管疾病的风险。

(5) H-纤维胶凝蛋白：是一种模式识别分子，可在与糖化表面结合时激活补体级联反应。在正常条件下，H-纤维胶凝蛋白不会与它们在细胞表面的受体结合；然而，高血糖下蛋白质的高级糖基化会导致 AGE 的产生，从而产生新表位，H-纤维胶蛋白会与之结合。H-纤维胶蛋白水平与微量白蛋白尿或大量白蛋白尿的发生风险密切相关。在一项 2410 名 1 型糖尿病患者的观察性随访中，研究人员比较了每 10 单位 H-纤维胶凝蛋白增加的病死率。结果表明，H-纤维胶凝蛋白可预测糖尿病患者的相关病死率。此外，H-纤维胶蛋白与糖尿病肾病的进展相关。

(6) MAC：是免疫系统的一种效应物，由 C5a 和 C5b 以及 C5b 介导的 C5b-7、C5b-8 和 MAC(C5b-9)的顺序组装而成，MAC 可以插入质膜的脂质双层(经典途径)，杀死细胞。研究人员对患有不同程度肾功能的患者进行的肾组织评估表明，1 型糖尿病患者的 MAC 水平与肾小球系膜扩张程度存在相关性。此外，有研究证实 MAC 能够在糖尿病肾小球中沉积。

综上，越来越多的证据表明，补体系统失调在糖尿病肾病发病机制中发挥重要作用。循环水平的 MBL、H-纤维胶凝蛋白、MAC、C3、C5 和 CD59 成分都可能导致糖尿病肾病肾损伤，而且血液循环中的 MBL 和 H-纤维胶凝蛋白似乎是人类糖尿病肾病发生和发展的可靠生物标志物。深入研究补体系统在糖尿病肾病发生中的作用，有助于更新糖尿病肾病的治疗策略。

八 微炎症在糖尿病肾病发生中的作用

近年来研究发现，糖尿病肾病是一种慢性炎症性疾病，微炎症在糖尿病肾病的发生和发展中扮演着关键作用。目前，感染性炎症在糖尿病肾病中的作用研究较少，有研究显示胃肠道幽门螺杆菌的感染可能与糖尿病肾病发生相关。但机体在病原体感染后引发的感染性炎症是否对糖尿病肾病的发生发展产生影响，目前尚不十分明确。通常认为糖尿病肾病的炎症多与非感染性的代谢性炎症相关。代谢性炎症是指由机体能量和营养过剩诱发的慢性低丰度炎症，参与了动脉粥样硬化、糖尿病、非酒精性脂肪肝及肥胖等代谢性疾病的发生。尽管代谢性炎症并未表现出经典的炎症反应，但存在与经典炎症发生相似的分子和信号通路。与糖尿病肾病炎症信号通路相关的分子包括转录因子、促炎因子、趋化因子、黏附分子和核受体等，下面针对炎症分子及信号途径在糖尿病肾病中的作用作一概述(图 3-1-6)。

(一) 参与糖尿病肾病的炎症信号通路

1. NF-κB 激活

NF-κB 作为一种转录调控因子，几乎在所有细胞类型的细胞质中表达，在糖尿病肾病的发病机制中起着重要作用，能够调节趋化因子、细胞因子和黏附分子的表达。高血糖可以直接激活细胞内 NF-κB，导致炎症因子表达增加，部分通过氧化应激、AGE、PKC、MAPK 等途径激活。在糖尿病动物模型中检测到肾组织 NF-κB 水平升高，进而激活肾小球和肾小管细胞诱导肾损伤。NF-κB 的下游靶点包括黏附分子和促炎因子，在 1 型糖尿病大鼠模型中，NF-κB 活化可导致巨噬细胞在肾组织的浸润增加以及促炎因子合成增加。在糖尿病肾病患者的肾小管上皮细胞中也观察到 NF-κB 的核

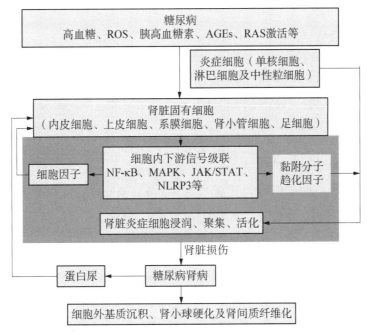

图 3-1-6　微炎症在糖尿病肾病中的作用机制

易位和激活,并且与蛋白尿和肾间质细胞炎性浸润密切相关。与健康对照组相比,糖尿病患者外周血单核细胞中的 NF-κB mRNA 和蛋白表达增加,并与糖尿病肾病的严重程度相关。尽管 NF-κB 抑制剂目前尚未用于肾脏疾病的治疗,但一些研究表明抑制 NF-κB 活化可减少巨噬细胞浸润,降低 TNF-α 和 TGF-β 水平,从而保护 1 型糖尿病大鼠不发生糖尿病肾病,甚至逆转肾功能不全。同样,在 1 型糖尿病大鼠中,糖尿病发病后 4 周内给予 NF-κB 的抗氧化抑制剂或 NF-κB 抑制因子(inhibitor of NF-κB, IκB)磷酸化抑制剂,可减少 NF-κB 活化、巨噬细胞浸润及炎症因子的产生。

2. JAK-STAT 信号通路活化

JAK-STAT 是控制细胞活化、增殖和分化的细胞因子和其他炎症分子的细胞内信号通路。JAK-STAT 家族由 4 种酪氨酸激酶(JAK1-3 和 TYK2)和 7 种转录因子(STAT1-4、5a、5b 和 6)组成,每种受体类型都有特定的细胞特异性组合。JAK-STAT 通路可将来自细胞外配体的信号直接转导至细胞核,以激活多种细胞反应。研究表明,JAK-STAT 信号途径在肾脏细胞中起着关键作用,包括系膜细胞、足细胞和肾小管上皮细胞。JAK-STAT 可通过诱导炎症因子、黏附分子、生长因子、ECM 和促氧化酶的基因转录,介导肾脏细胞对糖尿病环境的反应。

在转录组学分析中,JAK1、2 和 3 以及 STAT1 和 STAT3 在糖尿病患者肾脏中的表达水平比正常受试者高出数倍,并且在早期微量白蛋白尿及肾功能正常的糖尿病肾病患者中,JAK-STAT 表达的增加仅限于肾小球细胞。在进行性糖尿病肾病肾功能减退的受试者中,JAK-STAT 表达的增加主要在肾小管间质细胞中。在糖尿病肾病患者中,JAK-STAT mRNA 和蛋白表达首先在肾小球中升高,随后在皮质肾小管间质中升高,与最初损害肾小球随后进展至肾小管间质组织的病理过程相一致。并且在糖尿病肾病患者中,肾小管间质 JAK-STAT 基因的表达与 eGFR 的下降呈负相关。此外,与对照组相比,足细胞过表达 JAK2 的糖尿病小鼠的蛋白尿增加、系膜基质扩张、GBM 增厚、肾小球纤维连接蛋白表达增加、STAT3 磷酸化增强、足细胞密度降低。相反,使用特异性的 JAK1/2 抑制剂治疗 2 周,可部分逆转糖尿病肾病的主要病理学变化,并使下游 STAT3 依赖的基因表达正常化。这些基因与糖尿病肾病的进展密切相关。上述系列研究提示,JAK-STAT 通路的活化促进糖尿病

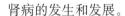
肾病的发生和发展。

3. p38 MAPK 通路活化

p38 MAPK 有 4 种亚型（p38α、β、γ 和 δ），均可在肾脏细胞表达。p38α 的激活与肾脏炎症和损伤密切相关，研究证实，糖尿病肾病发生的过程中肾脏 p38 MAPK 活性增加。在糖尿病动物模型中，p38 MAPK 活性在诱导高血糖后的肾小球和肾小管中迅速增加。体外研究证实，高血糖可刺激人系膜细胞、小鼠足细胞和大鼠近端肾小管上皮细胞 p38 MAPK 通路活化。而糖化白蛋白可以刺激成纤维细胞 p38 MAPK 磷酸化。在 TGF-β 和 AGE 作用下，p38 MAPK 通路活化可诱导小鼠足细胞凋亡，进而促进炎症反应和纤维化反应。p38 MAPK 激活能够刺激血管内皮细胞产生 MCP-1，诱导大鼠肾小管上皮细胞血管紧张素原的产生，刺激 TGF-β 诱导的肾间质成纤维细胞纤维粘连蛋白的增加和小鼠系膜细胞的胶原生成，增加肾小管细胞中 TGF-β 的表达，并促进 Ang Ⅱ 诱导的 VEGF 的合成。相反，在链脲佐菌素（streptozotocin，STZ）诱导的糖尿病大鼠中，p38 MAPK 抑制剂降低肾小球纤维粘连蛋白的表达，减少系膜细胞的凋亡。

4. NLRP3 炎症小体

NLRP3 炎症小体是一种多分子复合物，能够识别外来入侵的微生物的 PAMP 和从受损或垂死的细胞中释放的内源性风险信号 DAMP，并调节 IL-1β 和 IL-18 的产生。研究表明，NLRP3 与肾脏疾病的发病机制有关，能够参与糖尿病肾病的发生及进展。在小鼠糖尿病肾病模型中，血循环中 IL-1β 和 IL-18 水平以及 NLRP3 的肾脏表达增加，并且先于蛋白尿和肾小球 ECM 积聚，表明炎症小体激活可促进糖尿病肾病的发生。更重要的是，NLRP3 缺乏导致的 NLRP3 炎症体失活可使糖尿病小鼠避免蛋白尿和系膜扩张。此外，阻断 IL-1 受体信号可使糖尿病小鼠的蛋白尿和系膜扩张减少。这些数据有力地说明 NLRP3 炎症小体参与了糖尿病肾病的发生。

NLRP3 炎症小体的激活主要发生在巨噬细胞、树突状细胞以及肾固有细胞。在小鼠模型中，髓系免疫细胞中的 NLRP3 炎性体对糖尿病肾病的发展影响较小，而肾脏固有细胞中的 NLRP3 炎症小体在糖尿病肾病发病中发挥更为重要的作用。然而，巨噬细胞在肾组织的浸润随着糖尿病肾病的进展而增加，并且这些细胞的炎症小体可能在糖尿病肾病进展的过程中被激活。因此，巨噬细胞中炎症小体的激活或许能够促进其由骨髓募集至肾脏，从而促进糖尿病肾病进展。有研究显示，高糖能够上调肾小球内皮细胞和足细胞中 NLRP3 和 IL-1β 的表达，提示高糖能够诱导肾小球固有细胞 NLRP3 炎症小体的激活。此外，有研究证实，肾小球中线粒体 ROS 的产生也参与了糖尿病条件下 NLRP3 炎症小体的激活。

（二）参与肾脏炎症反应的炎症介质

在糖尿病患者的肾脏中，AGE 和氧化应激能够激活多种信号级联，继而诱导单核-巨噬细胞浸润。趋化因子及其受体是参与炎症细胞相互作用和募集的关键因素。趋化因子能够促进白细胞激活整合素，使这些细胞与内皮黏附分子相互作用。这种相互作用导致炎症细胞黏附在内皮细胞上，并进一步转移到损伤组织。白细胞一旦浸润至炎症灶，就会通过 2 种不同的机制促进肾损伤：①肾小球和肾小管细胞的直接相互作用和激活；②释放趋化因子、细胞因子和促纤维化因子，激活肾间质细胞。然后，肾间质细胞分泌趋化因子，促进白细胞进一步浸润。上述机制通过正反馈放大炎症反应，进一步促进肾脏损伤。同时，炎症分子能够诱导血管重塑、内皮功能障碍、ECM 沉积、系膜基质增生、足细胞和肾小管细胞死亡、GBM 增厚和肾小球硬化。

1. 细胞黏附分子

免疫细胞迁移到肾组织是早期糖尿病肾病的一个特征，与糖尿病肾病的发生和进展有关。黏附分子参与了这一过程，并在局部组织中启动免疫反应。ICAM-1 是整合素淋巴细胞功能相关抗原 1

(lymphocyte function-associated antigen-1，LFA-1)的配体，由 NF-κB 激活和促炎细胞因子(如 IL-1、IL-6 和 TNF)诱导，促进白细胞与血管内皮细胞的黏附。在 Wistar 肥胖大鼠和 STZ 诱导的糖尿病大鼠等动物模型中 ICAM-1 表达上调，这一过程可通过激活大鼠系膜细胞中的 PKC/NF-κB 途径介导。部分研究证实，在糖尿病肾病从微量白蛋白尿发展为显性肾病的过程中，可溶性的血管细胞黏附分子-1(vascular cell adhesion molecule-1，VCAM-1)、ICAM-1 水平升高。早期糖尿病肾病患者经强化胰岛素治疗后，CC 趋化因子配体 2(chemokine C-C motif ligand 2，CCL2)和 ICAM-1 的尿排泄量显著减少。在不同的糖尿病动物模型中，ICAM1 基因缺失或使用抗 ICAM-1 抗体可减少巨噬细胞浸润以及系膜增生、肾小球Ⅳ型胶原表达和蛋白尿。VCAM-1 在糖尿病肾病的血管内皮和浸润的白细胞中也显著增多。在 2 型糖尿病患者中，VCAM-1 水平升高与蛋白尿相关，并被确定为一个显著的死亡风险因素。

2. 趋化因子

单核细胞黏附于内皮细胞后，趋化因子及其受体在细胞迁移的招募中起着关键作用。根据其 N 端半胱氨酸基序，大致分为 4 个亚家族：CC、C、CXC 和 CX3C 家族。根据其功能，趋化因子也被定义为"稳态"趋化因子和"炎症"趋化因子。体内稳态趋化因子主要参与淋巴细胞运输，炎性趋化因子与促炎机制相关，并诱导白细胞向受损组织募集，参与肾小球和肾小管间质炎症，由肾脏固有细胞募集和激活循环白细胞释放。

一些趋化因子和趋化因子受体在糖尿病小鼠/大鼠的肾脏和糖尿病肾病患者的肾活检中被发现升高。在糖尿病肾脏中，这些趋化因子及其同源受体通过肾小管细胞和足细胞以及浸润性白细胞表达，随着巨噬细胞浸润、蛋白尿和肾功能下降，这些蛋白的肾脏表达逐渐增加。此外，研究表明，尿液中趋化因子水平，在糖尿病肾病后期显著升高。一项针对糖尿病肾病患者的研究表明，尿液中 CXCL9 和 CXCL11 mRNA 水平与 eGFR 下降显著相关。因此，尿液和/或血清中趋化因子水平分析可作为糖尿病肾病患者风险分层的潜在工具。

糖尿病微环境可直接上调趋化因子的表达，高糖和 AGE 可通过系膜细胞 NF-κB 激活 CCL2。CX3CL1(fractalkine)存在于肾小球和管周毛细血管中，而 CX3CR1 由 T 淋巴细胞和活化的单核细胞/巨噬细胞表达。在糖尿病肾病中，CX3CL1 可通过诱导 ROS 生成和 MAPK 信号通路促进系膜细胞增殖，ECM 积聚和足细胞凋亡。在糖尿病肾病动物模型中，靶向激活趋化因子及其受体可减少肾脏炎症和病理改变，包括氧化应激、纤维化和肾小球损伤。研究表明，使用特异性抑制剂 NOX-A12 阻断 CXCL12 可阻止足细胞减少和肾小球硬化。在糖尿病小鼠中，注射 CXCL10 可减少蛋白尿、系膜和管周细胞扩张以及肾小球肥大。在实验性糖尿病小鼠模型中，CCR2 拮抗剂可选择性阻断 CCL2 依赖的单核细胞活化，阻止糖尿病肾病足细胞损伤和蛋白尿。

3. 细胞因子

细胞因子是一组多肽信号分子，作为先天免疫反应的一部分，促进自分泌、旁分泌和旁分泌信号。细胞因子的产生由多种刺激物诱导。在肾脏中，免疫细胞以及各种肾固有细胞都能够合成炎性细胞因子。细胞因子的水平随着糖尿病肾病的进展而增加，这些炎症分子与尿白蛋白排泄之间独立相关，表明它们在糖尿病肾病的发病机制中起关键作用。

(1) IL-1：研究表明，糖尿病肾病小鼠肾脏中的 IL-1 表达增加与其他促炎因子的表达上调相关。部分肾脏细胞受到 IL-1 刺激后，黏附分子 ICAM-1、VCAM-1 和 E 选择素以及趋化因子的表达和合成增加。此外，IL-1 可通过促进前列腺素 E 的产生和磷脂酶 A2 的释放，参与肾小球内血流动力学异常的发生。体外研究证实，IL-1 可通过诱导肾近端小管上皮细胞产生透明质酸，直接增加血管内皮细胞通透性，从而引发肾小球细胞增生。

（2）IL-6：对糖尿病肾病患者肾组织的免疫组织化学分析显示，糖尿病性肾小球病变的严重程度与肾小球细胞（系膜细胞和足细胞）中 IL-6 mRNA 的表达相关，表明 IL-6 可能影响这些细胞周围 ECM 的动态变化。部分研究显示，糖尿病大鼠肾脏中 IL-6 过表达，肾皮质中 IL-6 mRNA 水平的升高与尿液 IL-6 的升高、肾脏质量及尿微量白蛋白排泄率增加等密切相关。这些结果支持先前关于 IL-6 介导肾损伤进展的发现，IL-6 与内皮通透性的改变、系膜细胞增殖和纤维粘连蛋白的表达增加有关。因此，IL-6 在促进小管间质中性粒细胞浸润、影响 ECM 动力学、促进整体肾脏肥大、GBM 增厚、足细胞肥大和蛋白尿形成中发挥作用。

（3）IL-18：是促炎细胞因子 IL-1 的家族成员之一，主要由巨噬细胞和单核细胞产生，在 NK 细胞和 T 细胞中可诱导 IFN-γ 活性，并引起一系列炎症反应。在肾脏疾病的动物模型中，IL-18 可通过激活 iNOS、TNF-α、IFN-γ、MCP-1 和其他趋化因子，导致巨噬细胞和中性粒细胞浸润，从而参与肾脏损伤。据报道，在糖尿病患者血清和尿液中的 IL-18 浓度显著升高，与尿白蛋白和 β_2-微球蛋白独立相关。在一项前瞻性研究中，血清和尿液中 IL-18 的水平与尿微量白蛋白排泄率以及蛋白尿的改变直接相关。IL-18 与肾小球和肾小管间质损害的独立相关性表明，IL-18 可能是糖尿病肾病发生和进展的重要危险因素。IL-18 可促进系膜细胞产生促炎细胞因子和趋化因子，这些介质反过来可激活足细胞和肾小管上皮细胞，产生更多的促炎细胞因子和趋化因子，最终导致间质炎症细胞浸润、肾小管损伤和纤维化。

因此，IL-18 可能通过免疫和非免疫依赖机制诱导肾组织损伤。最近有研究发现，炎症体/IL-1β/IL-18 轴在糖尿病肾病诱导的肾小管间质病变中起着重要作用。在糖尿病动物模型中，血液循环中的 IL-1β、IL-18 及 NLRP3 的肾脏表达显著升高，随即出现肾功能不全，表明该轴在糖尿病肾病的发病机制中起着至关重要的作用。

（4）TNF-α：在糖尿病肾病进展过程中，高血糖和 AGE 能够诱导肾脏固有细胞产生 TNF-α，并与其受体 TNFR1 和 TNFR2 结合发挥生物学作用。研究表明，在糖尿病早期，肾小球和肾小管细胞的 TNF-α mRNA 表达水平均升高，TNF-α 可直接诱导肾损伤，或通过其他炎性细胞因子的表达间接诱导肾损伤。TNF-α 介导的各种生物学效应与糖尿病肾病相关。TNF-α 能够刺激 ET-1 的产生，导致血管张力失调、肾小球血流动力学异常和 GFR 降低，它还可能破坏内皮细胞间连接，从而破坏肾小球滤过屏障的完整性，并导致其通透性增加和蛋白尿。对糖尿病大鼠模型的研究表明，肾小球和近端肾小管上皮细胞中 TNF-α mRNA 和蛋白水平升高，TNF-α 水平与糖尿病肾病初期肾脏肥大和肾功能亢进有关。尿液中 TNF-α 浓度增加与钠重吸收增加和肾脏肥大密切相关。在 1 型糖尿病小鼠模型中，TNF-α 中和抗体可预防肾脏肥大，减少蛋白尿，并延缓糖尿病肾病发生及进展。总之，TNF-α 是肾脏微炎症的主要诱导和驱动因素，在糖尿病肾病进展过程中的促炎分子网络中起着核心作用（见图 3-1-6）。

九 氧化应激在糖尿病肾病发生中的作用

氧化应激是指体内氧化系统与抗氧化系统的一种不平衡状态，取决于细胞和组织中氧化性自由基，主要为 ROS 及活性氮（reactive nitrogen species，RNS）的产生和积累，以及系统的解毒能力。正常浓度的 ROS 能维持细胞功能的稳态，但过量的 ROS 会破坏 DNA、脂质和蛋白质，引起细胞坏死和凋亡。高血糖状态下组织细胞的代谢异常导致氧化物过度产生，抗氧化系统失调，使细胞结构改变，发生凋亡、坏死，ECM 沉积，最终导致肾小球硬化及肾间质纤维化。

1. 氧化系统过度激活

（1）NADPH 氧化酶：内源性 ROS 的常见来源是线粒体、NADPH 氧化酶（NADPH oxidases，

Nox)、未耦合的 eNOS、黄嘌呤氧化酶、细胞色素 P450（cytochrome P450，CYP450）和脂氧合酶等。糖尿病动物模型证实，循环中升高的葡萄糖、游离脂肪酸（free fatty acid，FFA）、AGE 和 RAS 过度活化激活了 NADPH 氧化酶。NADPH 氧化酶有多种亚型，包括 Nox1、Nox2、Nox4 和 Nox5，肾脏中血管平滑肌细胞（vascular smooth muscle cell，VSMC）和内皮细胞主要表达 Nox1 和 Nox4，近端肾小管细胞表达 Nox1、Nox2、Nox4 和 Nox5 同工酶，黄斑区表达 Nox2 和 Nox4，以及调节亚基 p47phox、p67phox 和 p22phox。研究显示，Nox1、Nox2、Nox4 和 Nox5 以及调节亚基的上调导致肾小球系膜细胞肥大、组织扩张、ECM 堆积和足细胞凋亡。其中 Nox - 4 亚型是驱动糖尿病肾病发生和发展的关键亚型。TGF - β_1 刺激 Nox4 表达，选择性敲除 $Nox4$ 可改善高血糖所致的肾小球损伤，并抑制 TGF - β_1 依赖的纤维化。此外，Nox 抑制剂处理后 TGF - β 诱导的 Smad2/3 激活受到抑制，从而减少纤维化蛋白表达，表明 Nox 依赖的 ROS 生成在 TGF - β_1 介导的肾脏纤维化中具有关键作用。Nox 还可通过激活 Akt/蛋白激酶 B 和 ERK1/2 通路，促进肾小球肥大和纤维粘连蛋白产生。Nox - 4/ROS/p38MAPK 信号通路的活化则参与了高糖诱导的足细胞损伤，抑制 p38MAPK 磷酸化，可减少足细胞凋亡。在人的足细胞中，沉默 $Nox4$ 基因减少了 ROS 产生，并下调了与糖尿病肾病有关的促炎和促纤维化标志物的表达。Nox2 也是糖尿病肾病发病机制中的重要一环。Nox2 在糖尿病时高度上调，与肾脏损伤相关，而血管紧张素受体阻滞剂或 PPAR - γ 激动剂可抑制 Nox2 过表达，同时降低氧化应激和肾纤维化。高糖可诱导 PKC - α 转位到肾脏细胞膜上，刺激 Nox2 激活，PKC - α 抑制剂处理减弱了 Nox 依赖的超氧化物的产生，证明 Nox2 被 PKC - α 激活是糖尿病肾病中 AGE/RAGE 信号转导的关键下游事件。

（2）未耦合的 eNOS：NO 的产生异常影响肾脏结构和功能。研究证实，糖尿病肾病早期表现为 eNOS 和神经元型一氧化氮合酶（neuronal nitric oxide synthase，nNOS）介导的 NO 生成增加，导致早期的高滤过和微量白蛋白尿，而晚期则表现为渐进性 NO 缺乏。内皮细胞中低水平的 NO 可诱导抗氧化基因的表达，保护肾内皮细胞和系膜细胞免受凋亡，但高水平 ROS 通过促进 NOS 酶解偶联减少 NO 的产生。在糖尿病小鼠中氧化物产生增加使 eNOS 解耦而加速了 ROS 的产生，导致内皮功能障碍和足细胞脱落。缺乏底物 L - 精氨酸或 eNOS 辅助因子四氢生物蝶呤会导致 eNOS 解耦，产生超氧化物而不是 NO。实验证明，AT - 1 受体阻滞剂和 HMGR 可以阻止 BH4 合成酶 GTP 环化水解酶 1（GTP-cyclohydrolase 1，GCH - 1）的下调，从而降低糖尿病中 eNOS 的解耦，改善氧化应激。

（3）其他：此外，脂氧合酶（lipoxygenase，LOX）催化不饱和脂肪酸的加氧反应，氧化生成过氧化氢，抑制 LOX 可以减少糖尿病引起的氧化应激标志物硫代巴比妥酸活性物质（thiobarbituric acid reactive substance，TBARS）以及 MCP - 1 的增加，并减轻白蛋白尿。细胞色素 P450 系统进一步增强了由 Nox 介导的 ROS 生成。高糖刺激 CYP4A 上调增强了 NADPH 依赖性超氧阴离子的生成，Nox1 和 Nox4 蛋白表达增加，诱导了足细胞凋亡。

2. 抗氧化系统失调

（1）Keap1 - Nrf2：Keap1 - Nrf2 系统是抗氧化反应的细胞内调节器，氧化应激刺激 Keap1 的构象改变，使 Nrf2 免于降解，并使其转位至细胞核，Nrf2 通过与细胞核内 sMAF 蛋白的异源二聚作用，刺激 NADPH 醌氧化还原酶（NADPH quinone oxidoreductase 1，NQO1）、谷胱甘肽硫转移酶（glutathione S-transferase，GST）、血红素加氧酶 1（heme oxygenase-1，HO - 1）和 γ - 谷氨酰半胱氨酸合成酶（γ-glutamylcysteine synthetase，γ - GCS）等抗氧化基因的转录。Nrf2 激活剂可减轻氧化损伤，抑制小鼠体内和人肾小球系膜细胞中 TGF - β_1、ECM 和 p21 的表达，改善肾功能。在高血糖条件下，Nrf2 的激活可以逆转 p21 介导的生长抑制和肾小球系膜细胞的肥大。

（2）血红素加氧酶 1：在正常肾脏中，血红素加氧酶 1（HO - 1）除在肾小管中低表达外，在其余组织不表达。氧化应激、热休克、缺氧、重金属和毒素等因素可上调 HO-1 的表达。在糖尿病模型中，HO-1 表达上调，其部分遗传缺陷使糖尿病小鼠更易发生肾小球微血管病变。研究表明，HO-1 通过抑制足细胞的凋亡和系膜增生，调节肾脏血流动力学，增强胰岛素敏感性和影响肾小球-肾小管串扰等方式发挥肾脏保护作用。

（3）谷胱甘肽过氧化物酶1：谷胱甘肽过氧化物酶1(glutathione peroxidase-1，GPx1)在超氧化物歧化酶(superoxide dismutase，SOD)催化的超氧化物向过氧化氢转化后，催化过氧化氢向水转化，从而中和细胞 ROS，减少肾脏的氧化应激。

（4）AMP 活化蛋白激酶：AMP 活化蛋白激酶(AMP-activated protein kinase，AMPK)是一种应力激活的激酶，在底物利用率降低时保护细胞。AMPK 的激活促进了线粒体底物利用和腺苷三磷酸生成，同时刺激抗氧化基因的表达以确保最佳的氧化还原平衡。在糖尿病中，肾脏 AMPK 表达下调、线粒体功能受损，导致 AMPK 抑制 Nox4 表达作用失衡，NADPH 氧化酶活性增强。

综上，糖尿病肾病时过度产生的氧化物通过激活 p38MAPK、TGF-β1/Smads、Akt/PKB、ERK1/2 等信号通路，调控炎症反应、纤维化进程以及细胞的增殖、分化和凋亡，同时 Keap1-Nrf2、HO-1、GPx1、AMPK 等抗氧化系统功能异常，导致糖尿病肾病患者肾脏功能异常和结构的改变（图 3-1-7）。

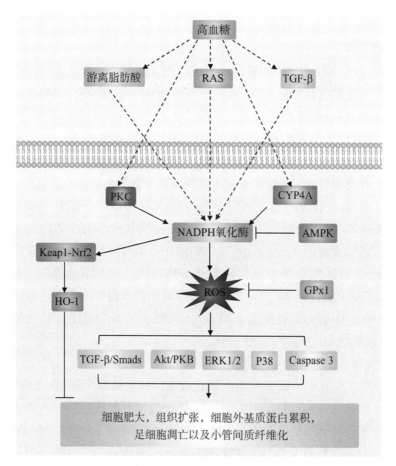

图 3-1-7　糖尿病肾病中 NADPH 氧化酶的激活与抗氧化系统失调

注　循环中升高的葡萄糖，以及进一步代谢介导的游离脂肪酸升高、RAS 活化、PKC 激活及 CYP4A 上调等过度激活 NADPH 氧化酶，导致 ROS 产生增加，激活下游 TGF-β/Smads、Akt/PKB、ERF1/2、P38、Caspase3 等通路，导致肾脏细胞肥大、组织扩张、细胞外基质蛋白累积、足细胞凋亡和小管间质纤维化。肾脏中通过 Keap1-Nrf2、AMPK、GPx1 等通路改善氧化应激带来的损伤。

十 亚细胞器损伤在糖尿病肾病发生中的作用

亚细胞器是组成细胞的基本结构,是细胞质中具有特定功能的超微结构。目前,对其结构功能研究的比较清楚的细胞器,包括线粒体、内质网、高尔基体及溶酶体等。线粒体是细胞内重要的亚细胞器之一,是细胞有氧呼吸的主要场所,通过氧化磷酸化将 ADP 和无机磷酸合成细胞代谢和维持功能所需的 ATP,参与细胞的生长、分化、凋亡和细胞间的信息传递等过程。此外,线粒体是高度动态变化的细胞器,处于不断融合和分裂状态。线粒体融合实现了线粒体间的协作、信号交流及能量传递,使线粒体 DNA 和线粒体基质蛋白通过网络状结构进行交换。内质网含有大量的伴侣蛋白,糖基化酶以及氧化还原酶,主要负责蛋白质的合成、折叠、装配、转运等功能。高尔基体的主要功能将内质网合成的蛋白质进行加工、对比分类与包装,然后分门别类地送到细胞特定的部位或分泌到细胞外。溶酶体是哺乳类动物降解大分子物质、参与细胞代谢的主要细胞器,内含有 60 多种酶。溶酶体通过自噬将长寿命蛋白质和细胞器在内的细胞质成分转运到溶酶体中,或通过内吞途径将细胞外或细胞表面分子转运到溶酶体中并水解成细胞所能吸收和利用的小分子,从而维持细胞稳态,被称为细胞的"加工车间"。上述亚细胞器分工协作,在维持细胞正常的生物学功能中发挥重要作用。

1. 亚细胞器稳态失调在糖尿病肾病发生中的作用

(1) 线粒体损伤在糖尿病肾病发生中的作用:在不同糖尿病肾病模型中,线粒体稳态失调呈现不同的变化。既往研究表明,在糖尿病肾病大鼠模型中,线粒体在糖尿病肾病成模后 4 周即开始出现明显的 ATP 合成减少,ROS 合成增加,线粒体 DNA 合成减少,胞质 DNA 增加,线粒体融合蛋白 Mfn1/2(mitofusin-1/2)和视神经萎缩蛋白 1(optical atrophy 1,OPA1)下调。而在 STZ 诱导的糖尿病小鼠模型,成模 16 周后开始出现线粒体动力相关蛋白 1(dynamin-related protein-1,Drp1)上调,线粒体形态破裂,线粒体自噬受到抑制。而在体外研究中,HK-2 细胞在高糖处理 24 h 即出现线粒体促融合蛋白 Mfn1/2、OPA1 的明显下调和促分裂蛋白 DRP1 的明显上调,线粒体形态由扁长变为短圆,线粒体膜电位减少,胞内细胞色素 C 上调,自噬受抑制,凋亡增加。并且体外高糖刺激肾小管上皮细胞,尚可导致线粒体通透性转换孔(mitochondrial permeability transition pore,MPTP)开放。MPTP 的开放导致一系列的事件,包括溶质渗透性的增加,线粒体膜电位的耗散,以及通过诱导 Caspase-3 活性导致外膜破裂,最终引发细胞凋亡。亲环蛋白 D(cyclophilin D,CypD)是 MPTP 的功能成分,其允许线粒体和细胞质之间的离子和溶质交换,从而诱导线粒体肿胀、细胞凋亡。在 STZ 诱导的 *CypD* 基因敲除糖尿病小鼠模型中发现,*CypD* 基因敲除可以明显改善肾脏肥大。此外,脂质组学调查显示,在 STZ 诱导的 I 型糖尿病肾病小鼠模型中发现异常的心磷脂重塑,目前已知,心磷脂是线粒体内膜的一种标志性磷脂,对氧化磷酸化、线粒体结构和线粒体自噬至关重要。而在脂质组学发现的 38 种心磷脂中,有 9 种在糖尿病肾病肾脏中下调,除了典型的亚油基酰基链(18:2)外,还含有 Ω-3 多不饱和脂肪酸酰基链(22:6);有 6 种增加,主要是亚油酸、单不饱和脂肪酸(18:1)。这表明线粒体内膜中心磷脂中 Ω-3 多不饱和脂肪酸的丢失,并在该部位被单不饱和脂肪酸取代(图 3-1-8)。

(2) 内质网应激在糖尿病肾病发生中的作用:内质网应激(endoplasmic reticulum stress,ERS)与糖尿病肾病的发生、发展密切相关。研究证明,高血糖、蛋白尿、AGE 和 FFA 的增加,都可以触发肾脏细胞中的未折叠蛋白反应(unfolded protein response,UPR)。适应性 UPR 通路主要受 3 个内质网传感器调控,如需肌醇酶 1(inositolrequiring protein 1,IRE1)、蛋白激酶 R 样内质网激酶(protein kinase R-like endoplasmic reticulum kinase,PERK)和激活转录因子 6(activating transcription factor 6,ATF6)。这些传感器在正常情况下是不活动的。当 ERS 时,这些转导蛋白在高尔基体中被磷酸化或裂解激活。随即激活下游 UPR 转录因子,如 X 盒结合蛋白 1(X box-binding

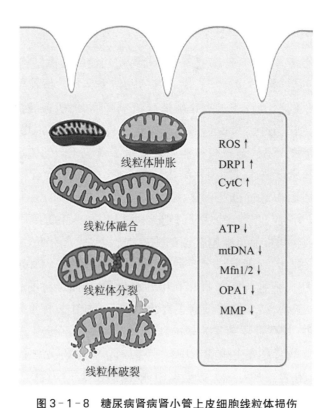

图 3-1-8　糖尿病肾病肾小管上皮细胞线粒体损伤

注　ROS:活性氧;DRP1:线粒体促分裂蛋白;线粒体融合蛋白:Mfn1/2、OPA1;MMP:线粒体膜电位;CytC:细胞色素 C。

protein 1, XBP1)、内质网应激转录激活子 4(activating transcription factor-4, ATF4)和 cleaved ATF6,然后加速维持内质网蛋白稳定相关基因的表达。当 ERS 严重或延长时,凋亡 UPR 通路,如增强子结合蛋白同源蛋白(CEBP-homologous protein, CHOP),也会被诱导,最终导致细胞凋亡。在 STZ 诱导的 1 型糖尿病的模型中,肾小球和肾小管细胞中 GPR78、p-PERK、p-JNK、CHOP/GADD153 和 Caspase-12 表达水平升高。在 2 型糖尿病肾病的 db/db 小鼠模型中,ERS 通过 XBP1 触发炎症基因的表达。研究表明,GRP78/IRE1-α/PKC-δ/Caspase-12 信号通路参与了 ERS,增加白蛋白超负荷诱导的足细胞损伤和凋亡。脂毒性是糖尿病肾病恶化的主要原因之一,可通过 PERK 和 ATF6 信号通路诱导肾小球系膜细胞凋亡。在糖尿病肾病患者肾活检的肾小管间质中未折叠蛋白相关基因显著上调,肾损伤程度伴随着 Caspase-12 活化和肾小管细胞凋亡。在高糖处理的肾小管上皮细胞中,ATF6 的抑制会阻止上皮间质转化的发生。

　　甾醇 O-乙酰转移酶 1(sterol O-acyltransferase-1, SOAT1)位于内质网,负责将游离胆固醇转化为胆固醇酯,并储存在脂滴中。在糖尿病肾病和奥尔波特综合征(Alport Syndrome)中,抑制 SOAT1 可以增加 ATP 结合盒转运蛋白 A1(ATP binding cassette transport protein A1, ABCA1)表达和 ABCA1 介导的胆固醇外流,从而减少脂毒介导的足细胞损伤(图 3-1-9)。

　　(3) 溶酶体功能紊乱在糖尿病肾病发生中的作用:在自噬相关基因 Atg5 或 Atg7 突变的小鼠体内,自噬通量明显低于正常小鼠,而且小鼠 2 个月时足细胞功能出现障碍,足突广泛消失,4 个月时便出现了局灶段硬化性肾小球肾炎,6 个月后表现出肾衰竭。在高脂饮食诱导的糖尿病小鼠模型中,足细胞特异性自噬基因缺失可致溶酶体降解减少,导致足细胞凋亡并产生大量蛋白尿。在单侧输尿管梗阻模型中,自噬抑制剂 3-甲基腺嘌呤(3-methyladenine, 3-MA)促进肾小管凋亡和间质纤维化。

自噬可通过影响胆固醇调节元件结合蛋白 1 (sterol regulatory element binding protein-1, SREBP-1) 表达参与高糖诱导的足细胞脂质蓄积过程,抑制自噬可有效改善高糖诱导的足细胞脂质聚集。目前研究证实,AGE 参与糖尿病肾病的进展。经肾小球过滤或从血液循环输送的 AGE 在肾近端小管上皮细胞的溶酶体中被内吞和降解。在培养的肾近端小管上皮细胞中,高糖和外源性 AGE 刺激都逐渐减少了自噬流。在 AGE 处理的足细胞中观察到血浆溶酶体相关膜蛋白 1 颗粒不规则,伴有组织蛋白酶 D 表达的扩散和吖啶橙的重新分布,提示溶酶体膜通透性增加。恢复溶酶体功能以激活自噬可能有助于减轻糖尿病肾病进展。

2. 亚细胞器间的相互作用在糖尿病肾病发生中的作用

内质网与线粒体之间存在着紧密的物理联结,即线粒体相关内质网膜(mitochondria-associated endoplasmic reticulum membrane, MAM)。多种内质网及线粒体相关蛋白相互

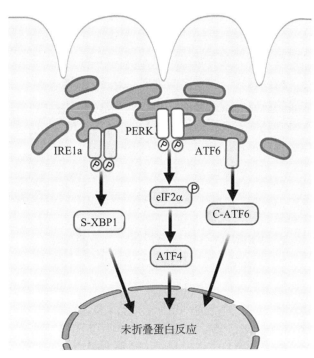

图 3-1-9 糖尿病肾病肾小管上皮细胞内质网发生未折叠蛋白反应

注 IRE1:肌醇酶 1;PERK:胰腺真核翻译起始因子 2a(eIF-2a)激酶;ATF6:活化转录因子 6;S-XBP1:剪切型 X 盒结合蛋白 1;C-ATF6:分裂型活化转录因子 6。

作用构成蛋白复合物,参与维持 MAM 结构及功能的完整性。近来研究发现,MAM 的主要细胞功能包括参与 Ca^{2+} 交换,调节细胞与线粒体自噬,参与脂质代谢、炎症、氧化应激及细胞凋亡等。在 STZ 诱导的糖尿病肾病小鼠中发现,肾小管上皮细胞内 MAM 明显减少,并与凋亡和肾损伤相关。体外研究证实,过表达二硫键氧化还原酶类似蛋白(disulphide-bond A oxidoreductase-like protein, DsbA-L)可以明显改善高糖诱导的 MAM 缺损和肾小管上皮细胞凋亡;而过表达 FATE-1(fetal and adult testisexpressed 1),一种 MAM 解偶联蛋白,可以逆转该作用。DsbA-L 在糖尿病肾病患者肾脏中的表达与 MAM 完整性呈正相关,与细胞凋亡和肾损伤呈负相关。足细胞是高度耗氧的细胞,其维持多级足突结构的正常功能,需消耗大量的能量和氧气。因此,对氧化应激敏感,更容易产生线粒体功能障碍。由于内质网-线粒体连接区域的存在,两者之间的交互作用共同促进了糖尿病肾病足细胞损伤。辣椒素激活瞬时受体电位香草酸亚型 1(transient receptor potential vanilloid 1, TRPV1)可以缓解高血糖诱导的足细胞线粒体功能障碍,同时减少 MAM 的形成,减少从内质网到线粒体的 Ca^{2+} 运输。TRPV1 介导的瞬时 Ca^{2+} 内流激活了 AMPK,从而减少了线粒体自噬受体蛋白 FUNDC1 的表达,减少 MAM 的形成。

十一 非编码 RNA 在糖尿病肾病发生中的作用

(一) microRNA 在糖尿病肾病发生中的作用

microRNA(miRNA)是一类调控基因表达的非编码小分子 RNA,在肾脏发育、稳态和疾病过程中发挥重要作用。为了确定 miRNA 表达的变化是否与糖尿病肾病有关,有学者检测了糖尿病肾病患者肾组织中 miRNA 的表达,发现 miR-192 在糖尿病肾病晚期[eGFR<15 ml/(min·1.73 m²)]肾

组织中的表达明显降低,此外还发现肾小管间质纤维化和 eGFR 减低与低水平 miR-192 相关。另有研究发现,糖尿病小鼠及糖尿病肾病患者肾脏中 miR-21 表达上调,且在病情进展快和纤维化程度高的糖尿病肾病患者肾组织中 miR-21 的表达显著上调;除此之外,还有诸多研究证明 miRNA 确实参与了糖尿病肾病的发生与进展。此外,尿液中的 miRNA 在糖尿病肾病整个进展过程中也有着差异化表达。有学者对健康人和患有严重糖尿病肾病患者尿液中 miRNA 进行分析后发现,miRNA 在每个阶段都有差异性特征。类似地,对 1 型糖尿病患者尿液中 miRNA 表达进行分析表明,与进展至糖尿病肾病的患者相比,疾病早期患者的 miR-130a 和 miR-145 表达水平较高,而 miR-155 和 miR-424 表达水平较低。这为 miRNA 作为糖尿病肾病进程的预测因子提供了支持。因此,深入研究 miRNA 在糖尿病肾病发病机制中的作用,对延缓糖尿病肾病进展及改善糖尿病肾病患者预后具有重要意义。

(二) miRNA 在糖尿病肾病发生中的作用

1. 促进糖尿病肾病进展的 miRNA

(1) 参与肾小球系膜细胞增殖及 ECM 沉积:有研究证实,高糖状态下 miR-15b-5p 的表达增加能够诱导肾小球系膜细胞凋亡,并且糖尿病小鼠及 2 型糖尿病患者尿中 miR-15b-5p 水平升高,高水平的 miR-15b-5p 与随访期内肾功能迅速恶化相关。同样,高糖状态下肾脏中 miR-21 也显著升高,升高的 miR-21 会促进系膜细胞增殖及肾间质纤维化。有学者还发现,糖尿病小鼠肾皮质中 miR-214 表达上调,抑制 miR-214 可减轻肾小球系膜细胞增殖及系膜扩张。类似地,miR-382 在糖尿病小鼠肾组织中明显上调,而抑制 miR-382 可抑制糖尿病肾病小鼠肾小球系膜细胞增殖和 ECM 积累。糖尿病肾病动物模型中肾小球系膜细胞中 miR-27a 表达增加,miR-27a 表达被抑制后肾小球系膜细胞增殖及 ECM 沉积减轻,同时肾脏纤维化减轻。另一项研究同样发现,抑制 miR-21 可抑制系膜细胞增殖和 ECM 沉积。有研究发现,抑制正常小鼠中 miR-25 的表达可导致蛋白尿增加、ECM 堆积、足细胞足突肿胀、RAS 激活,同时发现糖尿病动物模型和糖尿病患者中 miR-25 水平较低,提示 miR-25 与糖尿病肾病相关。在糖尿病肾病中,miR-192 的表达与 EGR1 的表达相关,而 EGR1 可促进系膜细胞增殖、肾小管上皮细胞向间充质细胞转化,参与肾脏纤维化过程,这间接提示 miR-192 与肾脏纤维化相关。

(2) 参与肾小球足细胞损伤:有研究显示,高糖能够刺激 miR-27a 表达,而 miR-27a 负向调控 PPAR-γ,最终导致足细胞结构完整性遭到破坏,且 miR-27a 的表达与血肌酐升高、蛋白尿和肌酐清除率降低有关。另有研究发现,高糖可通过下调 miR-29a 表达进而影响足细胞结构的完整性,诱导小鼠足细胞凋亡。另有报道,高糖能够诱导 miR-29c 过表达,过表达的 miR-29c 可通过抑制 Spry-1(miR-29c 的特异性基因靶点)促进细胞凋亡和纤维连接蛋白合成。高糖状态下足细胞中 miR-218 表达也会增加,增加的 miR-218 可通过一系列复杂的信号通路诱导足细胞凋亡。miR-21 则是通过上调 VEGF 的表达促进足细胞凋亡及炎症反应。此外,糖尿病肾病患者中 miR-138 的表达显著上调,抑制 miR-138 表达可减轻足细胞损伤,并在糖尿病肾病小鼠模型中显示出一定的治疗作用。

(3) 参与肾小管间质损伤:有学者发现,尿液中 miR-19b-3p 的浓度与糖尿病肾病患者肾小管间质炎症的严重程度呈正相关,提示 miR-19b-3p 可能参与了肾小管间质炎症的发生。另一项研究则证实,糖尿病患者肾活检组织中 miR-21 的表达与肾小管间质纤维化程度呈正相关,提示 miR-21 可促进肾间质纤维化。此外,有研究显示,自噬在糖尿病肾病动物模型和糖尿病肾病患者中均受到抑制,糖尿病小鼠肾脏近曲小管自噬相关基因 7(Atg7)的缺失会使自噬缺乏,进而导致肾小管损伤。而 miR-155 可通过下调近端小管上皮细胞中的自噬蛋白从而破坏自噬,造成小管上皮细胞损伤。对小管上皮细胞 miRNA 表达谱进行研究发现,高糖可显著抑制 miR-29a 表达,而 miR-29a 可以负向调控Ⅱ型胶原的表达。因此,miR-29a 水平降低可能会增加近端肾小管上皮细胞胶原过度沉积的风险。高糖还可抑制小鼠足细胞、肾小血管内皮细胞和肾小球中 miR-93 的表达,而低水平的 miR-93 与 VEGF-A 及其靶点的表达增加相关,提示 miR-93 可能具有抗纤维化和抗血管生成作用。另有研究证实,miR-184 可促进肾小管间质纤维化。有研究证实,二甲双胍可通过 MBNL1/miR-130a-3p/STAT3 途径减轻糖尿病肾病肾小管上皮细胞的衰老,提示 miRNA-130a-3p 与肾小管上皮细胞损伤相关。

2. 抑制糖尿病肾病发展的 miRNA

(1)保护肾小球系膜细胞:有研究发现,miR-378 可通过 MAPK 信号通路在肾小管损伤、系膜细胞增殖和纤维化进展中发挥保护性作用。类似地,糖尿病肾病大鼠肾组织中 miR-424 表达显著降低,上调 miR-424 可改善糖尿病肾脏病变,其机制可能与 miR-424 具有保护肾小球系膜细胞的作用有关。另有研究发现,miR-181b 可抑制系膜细胞凋亡,或可成为判断糖尿病肾病患者预后的生物标志物。

(2)保护肾小管上皮细胞:目前已知,高迁移率族蛋白 A2(high mobility group protein,HMGA2)参与了细胞凋亡、衰老、DNA 损伤修复等过程。研究发现,当 miR-23b 过度表达时会抑制 HMGA2 表达,从而抑制 PI3K-AKT 信号通路的激活,减轻高糖诱导的上皮间充质转化,提示 miR-23b 可能有延缓肾间质纤维化进展的作用。此外,有研究表明,miRNA-199b-3p 同样可保护肾小管上皮细胞免受高糖诱导的损伤。另有研究发现,miR-130b 可通过抑制上皮间充质转化改善肾间质纤维化。

(3)保护足细胞功能:组蛋白脱乙酰酶(histone deacetylase,HDAC)是一类与细胞迁移、增殖、分化相关的酶,miR-29a 过表达能抑制 HDAC 的信号转导,从而抑制足细胞蛋白去乙酰化,防止足细胞功能障碍。异黏蛋白可促进足细胞凋亡,而 miR-30 可抑制异黏蛋白表达,从而抑制高糖诱导的足细胞凋亡。在糖尿病肾病大鼠模型中,miR-218 过表达可减轻肾损伤,进一步研究发现,miR-218 通过抑制足细胞凋亡坏死减轻肾损伤,miR-218 过表达也显著抑制糖尿病肾病动物模型的炎症反应。miR-874 在糖尿病肾病大鼠足细胞中明显下调,而 miR-874 过表达能够减轻糖尿病肾病大鼠肾损伤。进一步研究发现,过表达的 miR-874 可抑制足细胞中的 Toll 样受体 4(TLR4),提示 miR-874 过表达或通过 TLR4 减轻足细胞损伤从而保护肾脏。另有学者发现,miR-15b-5p 可通过抑制细胞凋亡、氧化应激和炎症反应,减轻高糖诱导的足细胞损伤。

(4)抑制肾脏纤维化:一些 miRNA 可起到抑制肾脏纤维化的作用。在 CKD 小鼠模型中观察到 miR-192 表达增加,而增加的 miR-192 又可抑制肾间质纤维化。因此,miR-192 或可作为肾脏纤维化的保护性因素。另外研究发现,抑制 miR-29b 表达可致肾小球硬化、肾间质纤维化;相反,上调 miR-29b 可保护肾脏。在糖尿病小鼠中,相对于对照组,敲除 miR-146a 基因的小鼠表现出严重的蛋白尿、巨噬细胞浸润、肾小球肥大和肾纤维化;miR-146a 敲除小鼠肾组织促炎和促纤维化基因也显著上调,提示 miR-146a 可保护肾脏。类似地,抑制正常小鼠中 miR-23b 的表达可导致肾脏纤维化、足细胞裂解和蛋白尿加重,提示 miR-23b 同样具有保护肾脏的作用。

综上,近年来 miRNA 在肾脏的发育、生理及病理调控中已成为研究热点。然而,miRNA 在肾脏疾病进展中的研究仍处于早期阶段,相信随着科研工作的进一步深入,miRNA 在糖尿病肾病发病机制中的作用也会更加清晰。

(三)长链非编码 RNA 在糖尿病肾病发生中的作用

长链非编码 RNA(long noncoding RNA,lncRNA)是指长度>200 个核苷酸的不具有编码蛋白质功能的 RNA,通常由 RNA 聚合酶Ⅱ催化转录而生成。lncRNA 可以在多种水平上调节基因表达,包括表观遗传、转录及转录后水平,参与体内多种病理生理过程。近年来,lncRNA 在糖尿病肾病中的作用被广泛研究。下文就 lncRNA 在糖尿病肾病中的作用机制进行综述,希望对 lncRNA 有更深刻的了解。

1. 参与糖尿病肾病肾小球系膜细胞的增殖和纤维化

肾小球系膜细胞的增殖和纤维化在糖尿病肾病的发展中起重要作用。有研究发现,在高葡萄糖的环境下,小鼠系膜细胞中 $ENSMUST$0000147869 的表达水平下降,lncRNA $ENSMUST$00000147869 可影响 ECM 的合成,显著降低纤维粘连蛋白和 Ⅳ 型胶原水平。在糖尿病小鼠肾组织中,lncRNA $CYP4B1-PS1-001$ 是最显著下调的 lncRNA 之一。慢病毒介导的 $CYP4B1-PS1-001$ 基因转导减弱了高糖诱导的小鼠系膜细胞增殖,同时,在高糖环境下,$CYP4B1-PS1-001$ 的过度表达也减少了 ECM 成分如纤维粘连蛋白和 Ⅰ 型胶原的过度产生。而 lncRNA 牛磺酸上调基因 1(taurine-upregulated gene 1,$TUG1$)可以下调 miR-377 的表达水平,从而减轻对靶基因 PGC-1α 的抑制,减轻系膜细胞中 ECM 的积累。另有研究证实,在糖尿病肾病小鼠模型和培养的系膜细胞中,lncRNA $NONHSAG$053901 的水平显著升高。lncRNA $NONHSAG$053901 直接与 $EGR1$ 结合,显著促进系膜细胞的炎症、纤维化和增殖,而在 $EGR1$ 被敲除后,lncRNA $NONHSAG$053901 的促炎作用被显著抑制。

LncRNA $LINC$00968 在糖尿病小鼠的肾脏以及高糖培养的系膜细胞中高度表达。抑制 $LINC$00968 的表达水平可以抑制高糖培养的系膜细胞增殖,并减弱 ECM 的堆积。这些效应是通过 lncRNA $LINC$00968 招募 Zeste 同系物 2(Zeste homolog 2,$EZH2$)介导野生型 p53 激活片段 1(wild-type p53-activated fragment 1,$WAF1$)的抑制实现的。另有研究发现,非编码 RNA 浆细胞瘤可变易位基因 1(plasmacytoma variant translocation 1,$PVT1$)在高糖环境下的人类肾脏系膜细胞中高表达,并显著促进纤维粘连蛋白、Ⅳ 型胶原和 PAI-1 的表达。而敲除系膜细胞中 $PVT1$ 则显著降低了 ECM 蛋白的表达。PAI-1 是肾小球 ECM 降解的主要抑制剂,提示 $PVT1$ 可能通过调节 ECM 的堆积参与糖尿病肾病发生和发展。一些研究还表明,$PVT1$ 对 ECM 的作用还可能通过 miRNA 的作用介导,如 miR-1207-5p 和 miR-1207-3p。

LncRNA Gm4419 是 NF-κB 的调节因子,它可直接与 p50 亚基相互作用,调节 NF-κB/NLRP3 炎症体信号通路,介导系膜细胞中的炎症分子表达,与高糖条件下系膜细胞的炎症、纤维化和增殖的发展有关。lncRNA NR_033515 在糖尿病肾病患者血清中显著上调,其表达水平与糖尿病肾病不同阶段相关,并与糖尿病肾病诊断标志物如肾损伤分子 1(kidney injury molecule-1,KIM-1)和中性粒细胞明胶酶相关脂质运载蛋白(neutrophil gelatinase associated lipocalin,NGAL)呈正相关。NR_033515 的过度表达促进系膜细胞增殖并抑制系膜细胞凋亡。它还通过调节 miR-743b-5p 的表达增加了增殖相关基因(增殖细胞核抗原和细胞周期蛋白 D1)、纤维化相关基因蛋白(p38、凋亡信号调节激酶 1、纤维连接蛋白和 α-平滑肌肌动蛋白)和上皮间质转化生物标志物(E-钙黏蛋白和波形蛋白)的表达。因此,lncRNA NR_033515 可能是糖尿病肾病早期诊断和治疗的关键靶点。

2. 在糖尿病肾病足细胞损伤中的作用

lncRNA 肺腺癌转移相关转录本 1(metastasis associated in lung adenocarcinoma transcript 1,$MALAT1$)广泛表达于哺乳动物组织,其在早期糖尿病肾病中也异常上调。β-联蛋白是 Wnt 信号通路中的关键介质,它的异常可导致足细胞功能障碍、蛋白尿以及肾纤维化。lncRNA $MALAT1$ 可通过增强丝氨酸/精氨酸富集剪接因子 1(serine/arginine-rich splicing factor 1,$SRSF1$)促进 β-联蛋白向细胞核移位,进而导致足细胞损伤并最终促进糖尿病肾病的发展。研究发现,lncRNA $TUG1$ 与糖尿病小鼠足细胞的代谢也密切相关。在糖尿病肾病小鼠模型中,lncRNA $TUG1$ 能够通过调节氧化物酶体增殖物激活受体 γ(peroxisome proliferator-activated receptor γ PPARγ)辅激活因子 1α(PPARγ coactivator-1α,PGC-1α)参与足细胞线粒体功能的调节。通过慢病毒介导的基因转导,糖尿病小鼠足细胞特异性过表达 *TUG*1，从而改善了线粒体功能，表现为线粒体含量增加，线粒体呼吸增强，细胞 ATP 水平增加，线粒体 ROS 减少。

研究发现，在糖尿病肾病患者的肾活检组织中 *LINC*01619 表达下调，且与蛋白尿和肾功能受损相关。lncRNA *LINC*01619 可以作为 miR－27a 的"海绵"，通过 miR－27a/FOXO1（叉头盒蛋白 O1）和内质网应激介导足细胞损伤，表现为足细胞的凋亡增加、足细胞足突弥漫性消失和肾功能受损。另有研究表明，血清和肾组织中 lncRNA 癌症易感候选基因 2（cancer susceptibility candidate 2，*CASC*2）的低表达对糖尿病合并慢性肾功能不全具有诊断价值。血清中低水平的 lncRNA *CASC*2 通过抑制 Jun 激酶（Jun kinase，JNK）通路而显著增加慢性肾功能不全的发病率，而 *CASC*2 的过度表达则可以显著抑制足细胞凋亡。此外，使用 JNK 激活剂可显著降低因 *CASC*2 的过度表达对足细胞凋亡的抑制作用。

3. 在糖尿病肾病肾小管损伤中的作用

在很多肾脏疾病（包括糖尿病肾病）中，均可见慢性肾小管缺氧。缺氧诱导因子 1（hypoxia-inducible factor-1，HIF－1）是一种受缺氧调节的主转录因子，可作用于许多下游基因。研究人员在缺氧环境下的人肾小管 HK－2 细胞和原代大鼠肾近端肾小管细胞中，发现了一种新的 lncRNA 天冬氨酸－tRNA 合成酶反义 1 基因（aspartyl-tRNA synthetase antisense 1，*DARS*－*AS*1），HIF－1 能够结合到 *DARS*－*AS*1 的启动子区域。此外，在缺氧条件下，敲除 *DARS*－*AS*1 可导致肾小管细胞死亡，表明 *DARS*－*AS*1 在抑制肾小管细胞死亡中起着重要作用。在 STZ 诱导的糖尿病大鼠模型中，*MALAT*1 在肾小管上皮细胞中的表达也显著增加，导致 miR－23c 的表达降低。这一现象在高糖处理的 HK－2 细胞中也可以观察到。miR－23c 能够直接抑制 ELAV 样 RNA 结合蛋白 1（ELAV Like RNA binding protein 1，ELAVL1）的表达，从而降低炎症小体 NLRP3 的表达。因此，LncRNA *MALAT*1 通过 miR－23c 调节 ELAVL1 表达，促进 NLRP3 介导的肾小管上皮细胞凋亡。另有研究发现，在糖尿病大鼠中，lncRNA 心肌梗死相关转录本（myocardial infarction-associated transcript，*MIAT*）水平较低，其表达与血肌酐和血尿素氮水平呈负相关。lncRNA *MIAT* 可以通过稳定核因子 E2 相关因子 2（nuclear factor erythroid 2-related factor 2，*Nrf*2）的表达来调节近曲小管细胞的活力，*Nrf*2 是细胞抵抗高血糖诱导的氧化应激的关键分子，可保护肾脏免受糖尿病损害。

综上，越来越多的证据支持 lncRNA 在糖尿病肾病发病机制中发挥重要作用，它参与了系膜细胞增殖、足细胞损伤、肾小管损伤及纤维化过程。lncRNA 在糖尿病肾病中的作用是复杂的，涉及诸多信号通路及相互作用。目前，应进一步研究来识别具有临床应用潜力的 lncRNA，以期实现对糖尿病肾病更精准的诊断和治疗。

十二 不同细胞死亡方式在糖尿病肾病发生中的作用

在一个复杂的有机体中，细胞死亡非常普遍，是细胞命运不可逆的终结。细胞死亡主要分为两大类，细胞凋亡与细胞坏死。坏死与凋亡的区别在于质膜是否破裂，坏死的细胞死亡伴随着未加工的高免疫原性的细胞内容物的释放。例如，细胞器的释放。在以前的研究中，人们认为细胞坏死属于被动死亡，而最近的研究表明，细胞坏死中也存在可调控的死亡方式。目前，研究者已经发现了几种特殊形式的调节性坏死。例如，铁死亡、焦亡、线粒体通透性转变依赖性调节性坏死（mitochondrial permeability transition-dependent regulated necrosis，MPT－RN）、氧死亡、多聚二磷酸腺苷核糖聚合酶 1[poly(ADP-ribose)polymerase-1，PARP－1]依赖性程序性细胞死亡（parthanatos）和中性粒细胞的炎性细胞死亡方式（NETosis），一个基于快速释放所谓的中性粒细胞外陷阱（neutrophil extracellular traps，NET）的过程等。糖尿病肾病肾细胞损伤往往是由多种细胞死亡方式共同作用的结果，最终导致肾衰竭。其中，凋亡、焦亡和铁死亡研究较多，现就不同细胞死亡方式的具体作用做一概述。

1. 凋亡通路的激活促进糖尿病肾病进展

糖尿病引起的持续性代谢异常，会通过促凋亡途径导致细胞信号转导水平失衡、细胞周期紊乱，进而加快糖尿病肾病进展。在细胞凋亡中，研究人员已经描述了各种形态学损伤，其中包括细胞皱缩（细胞体积减小、细胞质浓缩和细胞器致密）、核固缩（核被膜解体、核碎裂、染色质凝集、DNA 断裂）。细胞骨架的破裂会导致细胞膜向外扩张（起泡），并可能导致部分细胞质脱离，从而产生凋亡小体。凋亡小体被特化细胞或邻近细胞迅速吞噬。因此，细胞质成分会在内容物泄漏之前被清除。胱天蛋白酶（caspase）是细胞凋亡的主要介质，caspase 介导的细胞凋亡途径可分为线粒体途径和死亡受体途径。

肾组织细胞的异常和过度凋亡会引起正常肾细胞的减少，是肾脏纤维化发展的关键致病机制之一。炎症、高血糖和长期细胞应激可导致细胞信号通路失去平衡，AKt 信号通路下调，MAPK 介导的细胞凋亡在肾细胞水平上激活，同时一些血管活性介质维持 p38 MAPK 活化，并通过刺激炎症和促纤维化因子，如 ROS、RNS，导致糖尿病患者的肾脏损伤。同时，促凋亡和抗凋亡的 Bcl‑2 家族成员之间发生失衡，介导线粒体释放出细胞色素 C 从而促进固有凋亡通路引起肾脏细胞死亡。

足细胞凋亡已被证明是由高血糖诱导的，同时是导致糖尿病早期肾小球高滤过率的原因。此外，由于足细胞耗竭也会在糖尿病肾病后期导致结节性和弥漫性肾小球硬化。因此，足细胞凋亡可能在糖尿病肾病早期和晚期都起关键作用。有研究证实，TGF‑β 可以通过刺激 p38 MAPK 信号转导和经典效应 caspase‑3 通路诱导培养的足细胞凋亡。足细胞凋亡最近还被证明可以由血管紧张素Ⅱ通过 C 端 Src 激酶（一种酪氨酸激酶）依赖性途径诱导。

2. 焦亡经典途径参与糖尿病肾病细胞损伤

细胞焦亡是一种特殊类型的裂解性程序性细胞死亡，表现为细胞肿胀、破裂、细胞内容物释放和显著的促炎作用。目前的研究报道了高血糖诱导的细胞应激在肾脏细胞焦亡中的刺激作用，并且不同的信号通路已被证明可以调节焦亡的发生。此外，由细胞焦亡引起的炎症和细胞损伤与糖尿病肾病进展、加重肾纤维化、肾小球硬化和肾小管损伤密切相关。

细胞焦亡分为经典炎症小体途径和非经典途径。在经典途径中，NLRP3 炎症小体被证明是与细胞焦亡发生联系最紧密的分子，NLRP3 炎症小体可以被多种刺激激活并参与多种信号转导机制。敲除小鼠 NLRP3 基因可延缓糖尿病肾病发展，NLRP3 的缺乏会显著阻断 caspase‑1 介导的 IL‑1β 分泌并通过抑制炎症反应减轻肾损伤。研究人员还观察到，糖尿病肾组织中焦亡相关蛋白 ELAVL1、NLRP3 和 caspase‑1 的表达明显上调。同时血清 NLRP3 mRNA 还能作为用于识别糖尿病肾病患者的生物标志物。这些证据显示 NLRP3 在调节糖尿病肾病的发生和进展中发挥着重要作用。体外研究结果表明，在糖尿病肾病进展过程中，细胞焦亡相关蛋白，如裂解的 caspase‑1、消皮素 D（gasdermin D，GSDMD）和 GSDMD 的 N 末端（GSDMD-N terminal，GSDMD‑NT）的表达增强，并且还观察到炎症因子的显著释放。细胞焦亡的非经典途径在人类中由 caspase‑4 和 caspase‑5 介导，在小鼠中由 caspase‑11 介导，然而目前关于糖尿病肾病的研究大多集中在 caspase‑1 介导的经典细胞焦亡通路上。随着更深入的研究，细胞焦亡机制已被证明参与糖尿病肾病进展，所有这些都与肾脏中复杂的代谢变化相互作用。

3. 细胞铁死亡促进糖尿病肾病进展

铁死亡是一种新型的程序性细胞死亡。其特征是铁离子过载、毒性脂质过氧化物积累导致细胞死亡。形态学主要表现为胞膜破裂，无染色质凝集，线粒体膜密度增加、体积减小等。

研究显示，在糖尿病肾病进展过程中，活性氧的积累和铁超载是促进糖尿病肾病进展的重要决定因素。研究人员发现，糖尿病肾病小鼠中长链脂酰 CoA 合成 4(long-chain-fatty-acid—CoA ligase synthetase-4，ACSL4)的表达水平增加,磷脂氢过氧化物谷胱甘肽过氧化物酶 4(GPx4)的表达水平下降,同时脂质过氧化产物和铁含量也增加。而 ACSL4 抑制剂罗格列酮可通过减少脂质过氧化产物丙二醛(malondialdehyde，MDA)和铁含量,阻断肾小管细胞铁死亡而抑制促炎性细胞因子的产生,阻止糖尿病肾病的发展。在高糖诱导的 MPC5 细胞中,Sp1 介导的过氧化物还原酶 6(peroxiredoxin-6，Prdx6)表达上调可以增加胱氨酸/谷氨酸转运蛋白溶质载体家族 7 成员 11(SLC7A11)和 GPx4 的表达,且抑制细胞中 ROS 的产生,减轻铁死亡和氧化应激来预防糖尿病肾病足细胞的损伤。研究人员还发现,在糖尿病肾病动物模型中 $Nrf2$ 降低,特异性敲低 HK‐2 细胞的 $Nrf2$,可以增加高糖条件下其对铁死亡的敏感性。铁死亡也可能通过 HIF‐1α/HO‐1 途径增强糖尿病动物模型肾小管损伤。糖尿病肾病发病机制复杂,铁死亡可能会为我们提供一个新的思路。

细胞死亡领域是糖尿病肾病发病机制研究的一个重要组成部分,并在不断地发展,随着对这些机制更深入的研究,将为糖尿病肾病治疗干预提供新的可能。图 3‐1‐10 为焦亡、凋亡及铁死亡示意图。

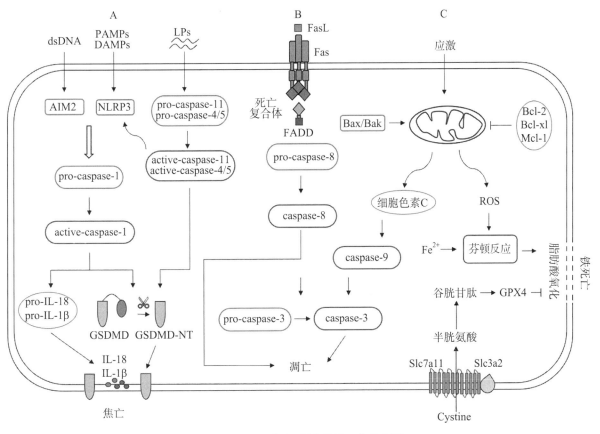

图 3‐1‐10　焦亡、凋亡及铁死亡示意图

注　A. 焦亡的典型途径和非典型途径;B. 凋亡的线粒体和死亡受体途径;C. 调节铁死亡的分子机制。PAMPs:病原相关分子模式;DAMPs:损伤相关分子模式;dsDNA:双链 DNA;FADD: FAS 相关死亡结构域;AIM2:黑素瘤缺乏因子 2;Slc7a11:溶质载体家族 7 成员 11;Slc3a2:溶质载体家族 3 成员 2;GSDMD:消皮素 D;GSDMD‐NT:消皮素 D N 末端效应结构域。

十三　肾脏固有细胞互相作用对糖尿病肾病发生的影响

肾脏固有细胞主要包括肾小球内皮细胞(glomerular endothelial cell，GEC)、足细胞(podocyte)、

肾小球系膜细胞(glomerular mesangial cell，GMC)、肾小管上皮细胞(renal tubular epithelial cell，RTEC)以及肾间质成纤维细胞(renal interstitial fibroblast，RIF)等。研究发现，除了高血糖、AGE、炎症、氧化应激等危险因素的作用外，肾脏固有细胞间的异常相互作用在糖尿病肾病的发生和发展中也发挥重要作用。

1. 肾小球内皮细胞与足细胞间的相互作用

GEC 与足细胞具有相同的 ECM，即 GBM。两者之间平衡的相互作用维持正常的肾小球滤过膜。但是一种细胞功能障碍则可引起另一细胞损伤，促进糖尿病肾病的进展。如 GEC 可通过线粒体氧化应激、外泌体、eNOS、自噬、Kruppel 样因子 2(kruppel-like factor 2，KLF2)等影响足细胞功能，而足细胞则可通过 VEGF－A、血管生成素(angiopoietin，AGP)等引起 GEC 损伤。

(1) 肾小球内皮细胞对足细胞的作用：线粒体损伤以及氧化应激在糖尿病肾病发生和发展中发挥重要作用。一项研究发现，糖尿病肾病小鼠 GEC ET1/ETA 通路激活导致线粒体功能障碍，而抑制内皮细胞氧化应激后可减轻内皮细胞损伤、足细胞丢失、蛋白尿以及肾小球硬化。高糖或者糖尿病肾病小鼠血清处理的 GEC 存在线粒体功能障碍以及超氧化物的释放，上清液干预和细胞共培养体系证明，存在线粒体功能障碍的 GEC 可分泌相关因子引起足细胞凋亡。

KLF 是剪应力诱导的转录因子，具有内皮保护作用。研究表明，内皮细胞 *klf2* 特异性敲除的糖尿病肾病小鼠，足细胞损伤更为明显，提示 KLF2 参与糖尿病肾病中 GEC 与足细胞之间的交互作用。

eNOS 是一种介导 GEC 与足细胞之间相互交流的重要分子。研究发现，*eNOS* 缺失的糖尿病小鼠早期发生急性足细胞病变以及严重的蛋白尿。在体外，*eNOS* 缺失的糖尿病小鼠血清可以加重足细胞肌动蛋白丝的重排。此外，用高糖以及 Ang Ⅱ 共同刺激的 GEC 培养上清可激活足细胞 *Ras* 同源基因家族成员 A(Ras homolog gene family member A，*RhoA*)。这些结果提示在糖尿病状态下，内皮细胞向足细胞传递某种信号，介导糖尿病肾病进展。

自噬是利用溶酶体降解途径清除受损的细胞，在维持肾脏细胞稳态中发挥重要作用。在糖尿病小鼠中，特异性敲除内皮细胞自噬相关基因 5(autophagy-related gene 5，*ATG5*)抑制细胞自噬，可引起内皮细胞损伤、足细胞足突增厚、丢失以及微量白蛋白尿。提示内皮细胞自噬功能障碍可引起足细胞损伤。

外泌体来源于宿主细胞，携带蛋白质、脂质、遗传物质等信息，可被受体细胞识别或摄取，介导细胞间交流。近来研究发现外泌体参与糖尿病肾病的病理生理学过程，介导肾脏细胞间的相互作用，并可作为糖尿病肾病的诊断标志物。研究发现，高糖处理的 GEC 分泌富含 TGF－β₁ mRNA 的外泌体，被足细胞摄取后，通过激活经典的 Wnt/β－联蛋白(catenin)信号通路，促进足细胞表型转化。

(2) 足细胞对肾小球内皮细胞的作用：VEGF－A 是血小板来源的分泌型糖蛋白，足细胞是肾脏 VEGF－A 的主要来源，在 GEC 迁移、分化、存活中发挥重要作用。关于 VEGF－A 在糖尿病肾病中的作用存在争议。有研究表明，早期糖尿病肾病肾脏中 VEGF 及其受体 VEGF－R2 表达明显增加。而在足细胞 *VEGF－A* 特异性敲除的糖尿病小鼠中，肾小球内皮细胞发生凋亡。

AGP 是可以促进血管生成的重要生长因子，并参与糖尿病肾病的病理生理学过程。AGP1 和 AGP2 通过与受体内皮特异性酪氨酸激酶 2(Tie－2)结合发挥不同的作用。AGP1 主要在足细胞表达，促进细胞存活，降低内皮细胞通透性，并调控 VEGF 的作用。而 AGP2 通过自分泌形式与内皮细胞 Tie－2 结合，拮抗 AGP1 的作用。AGP1/AGP2 比例的降低可促进糖尿病肾病的进展。最近研究发现，在早期糖尿病肾病小鼠，足细胞特异性过表达 AGP1，可通过增加 Tie－2 的磷酸化减轻蛋白尿以及糖尿病诱导的 GEC 增殖；并发现可溶性 VEGF－R1 水平增加、VEGF－R2 磷酸化降低以及内皮细胞 eNOS 磷酸化增加。

2. 肾小球内皮细胞对肾小球系膜细胞的作用

细胞间可通过缝隙连接相互交流,如毛细血管祥近系膜区内皮细胞与系膜细胞之间的作用。GEC 功能紊乱时,可通过 PDGF-B、ET-1、外泌体影响 GMC 的增殖与 ECM 沉积,从而影响糖尿病肾病进展。

PDGF-B 由 GEC 分泌,作用于系膜细胞上的受体 PDGF-Rβ,从而调控肾小球发育过程中系膜细胞的生成和修复。在糖尿病小鼠中,肾小球和肾小管中 PDGF-Rβ 信号通路被激活,可能增加氧化应激以及系膜增生,促进糖尿病肾病的进展。

ET-1 作为一种缩血管多肽,通过与受体 ETA 和 ETB 结合发挥不同作用。在正常生理学情况下,ETA 受体促进血管收缩、细胞增殖以及基质沉积,而 ETB 受体的激活则发挥舒张血管、抗增殖以及抗纤维化作用。ET-1 主要由 GEC 表达,在糖尿病肾病中发挥重要作用。在高糖背景下,GEC 分泌大量的 ET-1,与系膜细胞上 ET-1 受体 ETAR 结合,激活 RhoA/ROCK 通路,从而促进系膜细胞增殖以及 ECM 沉积。

高糖处理的 GEC 分泌富含 circRNA 的外泌体,促进系膜细胞上皮间充质转分化。另一项研究也证明,高糖处理的 GEC 分泌富含 TGF-β_1 mRNA 的外泌体,被系膜细胞摄取后,通过 TGF-β_1/Smads 通路促进系膜细胞增殖和 ECM 沉积。

3. 其他肾固有细胞间的相互作用

糖尿病肾病细胞间相互作用的研究主要涉及 GEC 与足细胞、GEC 与 GMC 间对话。此外,RTEC 与足细胞、GMC 与足细胞、RTEC 与 RIF 间的异常相互作用在糖尿病肾病中也发挥重要作用。

(1) 肾小管上皮细胞与足细胞间的相互作用:B 细胞淋巴瘤-2 促细胞凋亡基因(B cell lymphoma 2-interacting mediator of cell death,*BIM*)在高糖诱导的 RTEC 凋亡中发挥重要作用。研究发现,高糖诱导 RTEC 中 *BIM* 表达增加,激活 *NFAT* 2 转录因子,下调足细胞 lncRNA *NONHSAT* 179542,导致足细胞骨架损伤。而高糖刺激足细胞分泌的细胞外囊泡(extracellular vesicle,EV),可促进近端小管上皮细胞发生凋亡反应,miRNA 测序发现 EV 中含有的 5 种 miRNA 与糖尿病肾病的发病机制密切相关。

(2) 肾小球系膜细胞对足细胞的作用:有研究证实,高糖刺激的系膜细胞培养基上清可抑制足细胞内质网相关降解通路,抑制 nephrin 磷酸化,促进足细胞凋亡。另一项研究发现,高糖刺激下的系膜细胞可分泌富含 TGF-β_1 的外泌体,同时增加足细胞表面 TGF-β_1 受体的表达,与之结合激活足细胞 PI3K-AKt 信号通路,引起足细胞损伤。

(3) 肾小管上皮细胞对肾间质成纤维细胞的作用:研究发现,外泌体可介导 RTEC 与 RIF 间的相互作用。高糖处理的小管上皮细胞分泌的外泌体可促进成纤维细胞增殖和形态改变,增加纤维化表型的发生。另一项研究表明,近端小管上皮细胞产生的 EV 可被成纤维细胞摄取,促进 ECM 的生成,其内含的 RNA 在其中发挥重要作用。此外,研究发现,富含 miR-196b-5p 的 EV 调节近端小管上皮细胞和成纤维细胞间的交互对话,在糖尿病肾病肾脏纤维化中发挥重要作用。

综上,明确的旁分泌介质如 ET-1、PDGF-B、Ang I、VEGF-A 等或外泌体可介导细胞间的相互作用,参与糖尿病肾病的发病机制(图 3-1-11)。此外一些研究表明,一种细胞特定蛋白如 KLF2、eNOS、ATG5、BIM 等表达变化可引起另一种细胞结构功能改变,而具体的致病机制还需要进行更深入的研究。

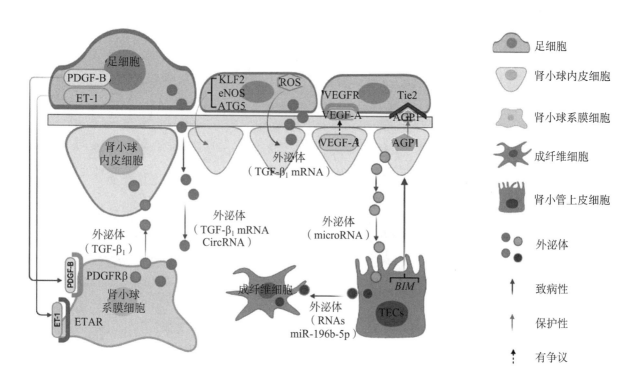

图 3-1-11　肾脏固有细胞间相互作用在 DN 中的作用

注　在糖尿病肾病或高糖刺激下,GEC 产生过多的 ROS 或富含 TGF-β₁ mRNA 的外泌体,引起足细胞凋亡或间充质转分化;内皮细胞 *klf2*、*eNOS*、ATG5 缺失,可引起足细胞损伤以及严重的蛋白尿。反之,VEGF-A/VEGFR、Ang/Tie2 通路介导足细胞对肾小球内皮细胞(GEC)的作用,调控糖尿病肾病进展。GEC 受损时,通过释放 PDGF-B、ET-1 或富含 CircRNA、TGF-β₁ mRNA 的外泌体,与系膜细胞相互作用,促进系膜细胞增殖以及细胞外基质沉积。此外,高糖可诱导肾小管上皮细胞(TEC)中 BIM 表达增加,导致足细胞的骨架损伤;反之,高糖刺激足细胞分泌的细胞外囊泡,可促进近端小管上皮细胞发生凋亡反应,其中含有的 5 种 miRNA 与糖尿病肾病的发病机制密切相关。高糖刺激下的系膜细胞可分泌富含 TGF-β₁ 增加的外泌体,引起足细胞损伤。而外泌体也可介导 RTEC 与肾间质成纤维细胞间的相互作用。eNOS:内皮型一氧化氮合酶;KLF2:Kruppel 样因子 2;VEGF-A:血管内皮生长因子 A;AGP1:血管生成素 1;ATG5:自噬相关基因 5;Tie-2:内皮特异性酪氨酸激酶 2;PDGF-B:血小板衍生生长因子 B;ET-1:内皮素 1;*BIM*:B 细胞淋巴瘤-2 促细胞凋亡基因。

十四　肾脏内在保护机制失调在糖尿病肾病发生中的作用

在生理学条件下,肾脏主要是通过多种复杂的动态平衡和稳态调节机制维持自身的功能和正常运转。这些维持动态平衡的相互拮抗的调节系统,包括 RAS 与 ACE2/Ang(1-7)/Mas 轴、氧化与抗氧化系统、增殖与自噬降解系统、炎症与抗炎系统等。糖尿病状态下,高糖造成的稳态失调,除加速损伤性因素的致病作用外,还会导致内源性的保护性机制的失调、毁损和缺失。

1. 自噬功能的缺失

自噬是哺乳类动物细胞吞噬自身细胞质蛋白或细胞器,进而将其包被进入囊泡,并与溶酶体融合形成自噬溶酶体,降解其所包裹的内容物的过程,借此实现细胞本身的代谢需要和某些细胞器的更新。自噬通过降解和回收受损的大分子和细胞器等对细胞产生保护效应。但当细胞自噬功能发生障碍时,可导致细胞损伤。近期有证据表明,自噬功能的缺陷会导致肾小管细胞内未降解产物沉积、足细胞缺失、肾小球硬化和蛋白尿形成等改变。

自噬的调控受多种因素影响。当肾脏细胞受到内外界压力时,如缺氧、毒性损伤、氧化应激等,自噬被激活并且发挥保护作用;而当细胞处于营养/能量过剩的条件下,自噬被下调,长期的自噬缺陷最终导致代谢相关肾病的形成。在 1 型和 2 型糖尿病中,肾小球和肾小管细胞的自噬均受到了损伤和破坏,主要涉及哺乳动物雷帕霉素靶蛋白(mammalian target of rapamycin, mTOR),AMP 活化蛋白激酶(AMPK)和 Sirtuins(SIRT)等信号通路。其中 mTOR 通路活化对自噬有抑制作用,而 AMPK 和 SIRT 通路对自噬有激活作用。糖尿病患者 mTOR 过度激活,AMPK 和 SIRT 的表达受到抑制,导致自噬受损,促进肾脏损伤和纤维化。

自噬调节系统受营养/能量状态影响(图 3-1-12),在生理学条件下 AMPK 可通过 Rag 和 Rheb 抑制 mTORC1。当处于高血糖状态时,mTORC1 激活,AMPK 和 SIRT 受抑制,且对 mTORC1 的抑制减弱。在葡萄糖不足的条件下,AMPK 被激活,抑制 mTORC1 的磷酸化,随后 Unc 样激酶 1(Unc-like kinase,ULK1 可以与 AMPK 相互作用并被 AMPK 磷酸化,活化的 ULK1 启动自噬。

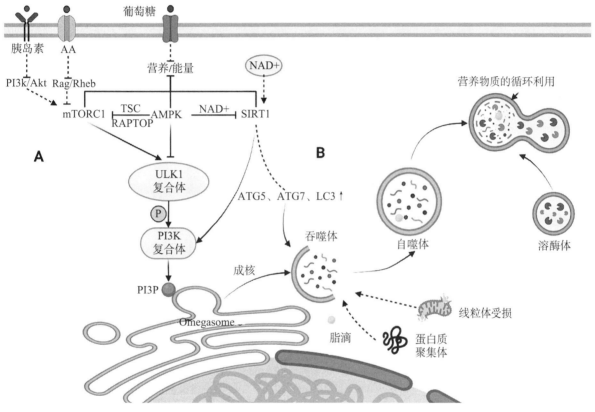

图 3-1-12　自噬调节系统示意图

注　A. 营养能量感知通路调控自噬:①mTOR 通路:氨基酸可通过小 G 蛋白 Rag 和 Rheb 的级联作用直接激活 mTORC1,进而调节自噬;胰岛素与受体结合,通过激活 PI3K-AKT 通路,间接激活 mTORC1。活化后的 mTORC1 抑制自噬启动关键酶 ULK1 复合物,进而抑制自噬。②AMPK 通路:AMPK 受细胞内能量调控,响应 AMP/ADP 变化,当 ADP 和 AMP 升高时,AMPK 激活,磷酸化 ULK1 并促进自噬;AMPK 与 mTORC1 和 SIRT 的串扰:AMPK 通过磷酸化 mTORC1 上游的抑制因子 TSC2 和 RAPTOR,抑制 mTORC1,通过上调 NAD+激活 SIRT1。③SIRT 通路:受 NAD+调控,当能量耗竭,NAD+增加时 SIRT1 激活,可去乙酰化自噬相关蛋白 ATG5、ATG7 和 LC3,也可通过级联作用上调 PI3KC3,进而促进自噬。B. 自噬过程:当细胞受到各类应激(饥饿、缺氧及氧化应激等)后活化自噬,各项信号通路的共同靶点是 ULK1 复合物,自噬启动后 ULK1C 磷酸化 PI3KC3 复合物,后者在粗面内质网激活磷脂酰肌醇 3 磷酸(phosphatidylinositol 3-phosphate,PI3P),形成自噬前体 omegasome,并诱导吞噬体(phagosome)成核;吞噬体继续扩增,胞内物质如损伤的线粒体、蛋白质聚合物、脂滴和核酸等物质进入吞噬体,最终形成自噬体(autophagosome),之后与溶酶体融合进行消化降解,并释放出营养物质供细胞代谢使用。AA:氨基酸;ULK1 复合物由蛋白激酶 Unc-51-like kinase 1(ULK1)、蛋白 RB1-inducible coiled-coil protein 1(FIP200)、自噬相关蛋白 autophagy-related protein(ATG13)和 ATG101 组成;PI3K 复合物由蛋白 PI3K、VPS34、Beclin 1、ATG4、AMBRA1 和 p115 组成。

2. ACE2/Ang(1-7)/Mas 轴功能失调

RAS 的过度激活是糖尿病肾病一个主要的病理生理学特征,是导致肾小球内高压、高灌注、高滤过等血流动力学异常及促进肾脏氧化应激、炎症反应、肾间质纤维化的重要风险因素。近年来研究发现,ACE2、Ang(1-7)、Mas 组成的 ACE2-Ang(1-7)-Mas 轴具有拮抗 RAS 的作用,Ang(1-7)可抑制 Ang Ⅱ 对肾血管的收缩反应,并可抑制肾固有细胞 ROS 的产生和促纤维化因子的生成。然而有研究显示,在糖尿病肾病患者足细胞 ACE2 表达降低,而 ACE 表达增强,糖尿病肾小球中 ACE/ACE2 比值的增加可促进 Ang Ⅱ 的生成,降低 Ang(1-7) 的水平,导致下游炎症反应、氧化应激、纤维化的过度激活,糖尿病肾病进展。提示 ACE2-Ang(1-7)-Mas 轴的失活,致使其无法有效拮抗 RAS 过度激活,导致糖尿病肾病进展。图 3-1-13 为 ACE2-Ang(1-7)-Mas 轴拮抗 RAS 示意图。

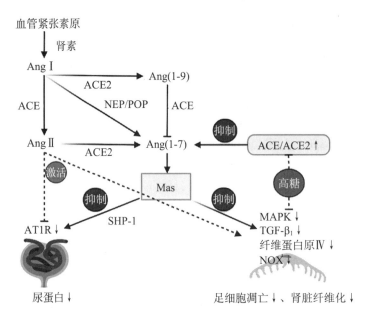

图 3-1-13 ACE2-Ang(1-7)-Mas 轴拮抗 RAS 示意图

注 血管紧张素由肾素转化为 Ang Ⅰ, Ang Ⅰ 分别在 ACE 和 ACE2 的作用下转化为 Ang Ⅱ 和 Ang(1-9);Ang Ⅱ 和 Ang(1-9)分别可由 ACE2、ACE 转化为 Ang(1-7)。Ang(1-7)具有拮抗 Ang Ⅱ 的作用,通过 SHP-1 抑制 AT1R,对肾小血管起扩张作用,减少肾小球滤过压,从而减少尿蛋白;Ang(1-7)/Mas 通过抑制 MAPK 信号通路、TGF-β_1、纤维蛋白原Ⅳ和 NOX,减少炎症、氧化应激、足细胞凋亡和肾脏纤维化。高糖状态下,ACE2/ACE 比例降低,Ang1-7 减少,Ang Ⅱ 表达增加,增强肾脏血管收缩作用,激活 MAPK 信号通路、TGF-β_1、纤维蛋白原Ⅳ表达,促进肾脏纤维化进展。Ang Ⅰ:血管紧张素;ACE:血管紧张素转换酶;NEP:脑啡肽酶;POP:脯氨酰寡肽酶;SHP-1:Src 同源区 2 蛋白酪氨酸磷酸酶 1;AT1R:血管紧张素受体 1。

3. apelin 系统功能失调

apelin 系统是一种内源性信号调节系统,包括 apelin 受体及其两个内源性配体 apelin 和 elabela/toddler。apelin 受体配体是内皮依赖性的血管扩张剂和强效收缩剂,apelin 系统对 RAS 具有拮抗作用。apelin 可直接调节肾脏血流动力学和体液平衡。apelin 通过产生 NO 逆转 Ang Ⅱ 诱导的肾小球传入和传出小动脉收缩,增加肾髓质血流量促进利尿。在肾小管中,apelin 拮抗垂体加压素的作用,阻止了垂体加压素诱导的水通道蛋白 2 通道向顶端膜的转运,减少了水的重吸收。在糖尿病肾病进展过程中,apelin 系统受到抑制。体外研究显示,高糖条件下,小鼠足细胞 apelin 受体的基因表达下调,apelin 受体表达上调。而在 1 型及 2 型糖尿病动物模型中,对 apelin 受体在肾脏中的表达情况尚存在争议。在 1 型糖尿病小鼠模型中,apelin 具有维持肾小球结构、减少蛋白尿、抑制炎症的作用,而在 2 型糖尿病小鼠模型中,apelin 通过对肾脏血流的不良影响导致蛋白尿升高、肌酐清除率下降、足细胞凋亡,从而加重糖尿病肾病进展。目前,关于 apelin 系统的认知还非常有限,其对糖尿病肾病肾脏的保护作用仍需进一步研究。

4. 维生素 D 及其受体的缺乏

维生素 D(vitamin D，VitD)通过与维生素 D 受体(vitamin D receptor，VDR)结合来实现其生物学效应，具体包括维持矿物质稳态、调节炎症和免疫反应等。近年来研究发现，VitD/VDR 通路的活化对肾脏具有保护作用。

有研究发现，VitD 诱导足细胞 VDR 的表达，VDR 与 VitD 反应元件的结合可增加 *nephrin* 的基因表达，改善足细胞损伤。此外，VitD 是 RAS 的负性调节剂，可以通过与 VDR 结合调控 RAS，降低高糖暴露下细胞内升高的肾素活性、细胞外释放的 Ang Ⅱ 水平和 AT1 受体的表达，阻断肾组织局部 RAS 的激活来减弱高糖诱导的足细胞凋亡。有学者还发现，VitD 可以阻断足细胞中的 Wnt/β-联蛋白(catenin)信号，从而改善足细胞损伤。VitD 尚可通过阻止 ERK 磷酸化、抑制 p38 的表达和 NF-κB 通路的激活、升高 Bcl2 水平、降低促凋亡蛋白 Bad 和 Bak 的水平，减少高糖诱导的足细胞凋亡。在糖尿病肾病患者中，VitD 缺乏症的患病率极高，随着糖尿病肾病的进展，VitD/VDR 系统功能失调进一步加重。其机制可能与肾小管上皮细胞中 *CYP27b1* 的活性降低，抑制了 $1,25(OH)_2D_3$ 的产生及重吸收有关。综上，VitD/VDR 的功能缺乏，降低了其对肾脏的保护作用，导致糖尿病肾病进展。图 3-1-14 为 VitD/VDR 系统糖尿病肾病肾脏保护效应示意图。

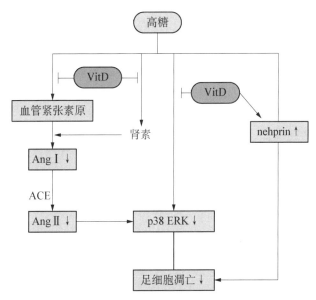

图 3-1-14 VitD/VDR 系统糖尿病肾病肾脏保护效应示意图

注 VitD 可上调足细胞狭缝隔膜蛋白 nephrin 的表达，减少足细胞损伤；VitD 可下调肾素和血管紧张素表达，抑制 p38 ERK 通路，减少炎症和足细胞凋亡。ERK：细胞外调节蛋白激酶。

5. 内源性大麻素系统失调

内源性大麻素系统(endocannabinoid system)与糖尿病肾病发病相关，正常肾脏中存在内源性大麻素和内源性大麻素 1 型受体(endocannabinoid receptors of type 1，CB1R)和 2 型受体(CB2R)。近年来研究发现，CB1R 可通过调节 RAS、ERK 和 PPAR-γ2 信号通路介导高糖诱导的系膜细胞炎症和纤维化。而 CB2R 的激活则可减少肾小球和肾小管间质中单核细胞的浸润，抑制细胞间黏附分子 ICAM-1 的表达，并降低 TNF-α、iNOS 以及 MCP-1 的表达。在动物模型中，选择性的 CB2R 激动剂 AM1241 能够降低蛋白尿和肾素水平；反之，下调 CB2R 则会导致足细胞缝隙隔膜蛋白的表达减少、蛋白尿增加，进而出现系膜基质的扩张和肾功能的丧失。在糖尿病肾病肾脏中，CB1R 表达上调，

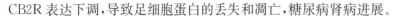

CB2R 表达下调，导致足细胞蛋白的丢失和凋亡，糖尿病肾病进展。

6. 腺苷-嘌呤能受体通路受损

现认为，糖尿病肾病还是一种慢性炎症性疾病。高糖背景下，炎症通路的过度活化，促炎细胞因子的产生和分泌增加导致糖尿病肾病进展。近来研究发现，糖尿病肾病炎症信号通路的活化可能与机体的抗炎信号通路受到抑制密切相关。有学者发现，在糖尿病肾病患者中，具有抗炎作用的腺苷-嘌呤能受体通路失衡。这些机制的失调共同促进了糖尿病肾病炎症反应。

腺苷系统在生理和病理学条件下调节组织稳态。腺苷是一种重要的细胞外信号分子，其受体包括 4 个 G 蛋白偶联受体（A1，A2A，A2B 和 A3 受体），广泛表达于代谢调节器官（胰脏、肝脏、肌肉、脂肪组织）、心血管、肾脏和各种免疫细胞，腺苷信号可影响胰岛素的分泌，对促炎和抗炎反应、免疫系统和氧化应激具有重要的调节作用。研究发现，A1 受体信号活化具有促炎作用。有研究证实，缺乏 A1 受体的小鼠中促炎细胞因子 IL - 1β、IL - 6、TNF - α 和 IL - 12 的水平降低。相反，激活 A2A 受体信号可以增加调节性 T 细胞（Tr 细胞）的表达，刺激抗炎细胞因子 IL - 10 的产生，抑制巨噬细胞浸润，抑制促炎细胞因子的产生，对肾脏具有保护作用。在动物模型中发现，A2A 受体的激活可显著预防糖尿病大鼠的肾功能障碍。A2B 受体主要在单核细胞和巨噬细胞上表达，影响免疫细胞功能、炎症介质的产生和吞噬作用，在 A2B 敲除小鼠的巨噬细胞中，IL - 10 介导的信号通路显著减弱。目前，A2B 受体在糖尿病中调节免疫和炎症的具体作用尚存在争议，有学者认为，在 2 型糖尿病中 A2B 的激活增加炎症标志物，如 IL - 6 和 CRP 的产生，促进胰岛素抵抗。A3 受体对免疫的调节作用比较复杂，可能同时存在促炎和抗炎作用。在 STZ 诱导的糖尿病大鼠模型中，肾皮质 A1 和 A3 受体表达增加，而 A2A 和 A2B 受体表达减少。总之，在糖尿病肾病进展过程中，腺苷系统抗炎与促炎调节的失衡，参与了糖尿病肾病的发病机制。

7. 糖皮质激素受体表达失调

糖皮质激素受体（glucocorticoid receptor，GR）是核受体（nuclear receptor，NR）超家族的成员之一，在多数细胞中普遍表达。GR 通过与其内部配体糖皮质激素的结合，参与分化、发育和代谢稳态的过程。GR 的缺失会导致经典 Wnt 信号通路上调，造成炎症趋化因子水平升高，抑制 PPAR - α 的表达和脂肪酸氧化，促进肾脏内皮细胞发生间充质转化，加速肾脏纤维化的进展。目前，糖皮质激素受体在糖尿病肾病发生及演变过程中的作用尚不十分明确，但 GR 的缺失会加重糖尿病肾病进展。

8. 雌激素受体表达失调

雌激素受体（estrogen receptor，ER）包括两大类。一类是核受体包括 ERα 和 ERβ；另一类是膜性受体。ER 分布在骨、神经系统、生殖系统、肾脏等组织，两种雌激素核受体都在肾脏中发现。其中 ERα 是主要的亚型，除了定位于细胞核外，ER 还定位于质膜和分散的细胞器，如线粒体和内质网，可介导快速的非基因组功能。ER 具有肾脏保护作用，能够抑制细胞增殖，降低 TGF - β 的表达，减少 ECM 的积累，增加 eNOS 活性，增加 VEGF 的表达。与雌二醇结合后，ERα 二聚体作用于 DNA 雌激素受体元件，刺激靶基因的转录和蛋白质合成。在足细胞中，雌激素刺激导致 ERK1/2 磷酸、p38 MAPK 磷酸化增加，稳定线粒体膜电位。这些作用最终导致足细胞损伤和凋亡的减少。

ER 对非糖尿病性肾病的保护作用已经得到证实，但对糖尿病肾病的肾保护作用尚不十分明确。临床研究发现，绝经前的非糖尿病女性与同龄的非糖尿病男性相比，患肾脏疾病的风险更低，然而糖尿病女性患糖尿病肾病的水平通常与男性糖尿病患者相当，补充雌二醇或选择性雌激素受体调节剂可降低糖尿病的发生率，并减缓糖尿病肾病进展。

9. PPAR - γ 受体通路失调

PPAR 是一种配体激活的核转录因子核受体，包括 3 种亚型 PPAR - α、- β/δ 和 - γ，调节许多重要的生理学过程,包括代谢稳态、炎症、免疫、细胞分化和增殖。其中 PPAR - γ 在肾脏病理生理学中起重要作用,PPAR - γ 在肾小球细胞中均有表达,其中足细胞中表达较为显著。PPAR - γ 发挥多种生物学效应,在足细胞中,激活的 PPAR - γ 与过氧化物酶体增殖物反应元件(peroxisome proliferator response element,PPRE)结合,诱导 Nrf2、Klotho 蛋白和 nephrin 蛋白的水平,而 PPAR - γ 与其他共调节因子结合导致环氧合酶 2(cyclooxygenase 2,COX2)和 TRPC6 的抑制。这些改变将导致下游级联反应,如促纤维化因子 TGF - β 表达下降,凋亡相关蛋白酶 caspase - 3 活性下降和足细胞骨架相关蛋白 synaptopodin 的表达增加,进而增加细胞骨架完整性,减少细胞凋亡和氧化应激,最终减少蛋白尿和肾小球硬化,阻止 GFR 下降。PPAR - γ 被证实对糖尿病患者具有肾脏保护作用,PPAR - γ 在糖尿病肾病患者肾组织中表达减少,PPAR - γ 在 DN 肾脏纤维化中与肾脏病理评分呈负相关,提示 PPAR - γ 表达减少可能会导致糖尿病肾病进展。图 3 - 1 - 15 为 PPAR - γ 在糖尿病肾病肾脏保护效应中的作用示意图。

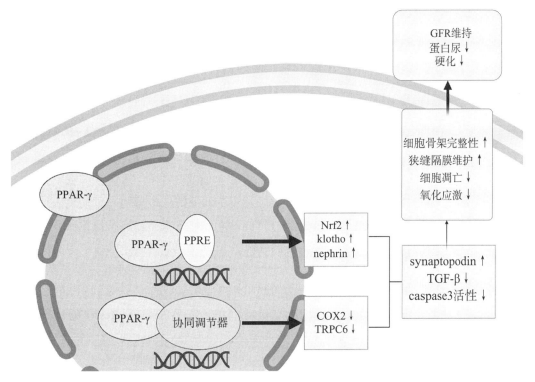

图 3 - 1 - 15　PPAR - γ 在糖尿病肾病肾脏保护效应中的作用示意图

注　①PPAR - γ 与 PPRE 结合,提高 Nrf2、klotho 蛋白、nephrin 蛋白水平;②PPAR - γ 与其他共调节因子结合,抑制 COX2 和 TRPC6。这些改变将导致下游级联反应,如促纤维化因子 TGF - β 表达下降,凋亡相关蛋白酶 caspase - 3 活性下降和足细胞骨架相关蛋白 synaptopodin 表达增加,进而增加细胞骨架完整性,减少细胞凋亡和氧化应激,最终减少蛋白尿和硬化,维持肾小球滤过率(GFR)。PPRE:过氧化物酶体增殖的反应元件;Nrf2:核因子红系 2 相关因子 2;COX2:cyclooxygenase - 2 环氧合酶 2;TRPC6:短瞬时受体电位通道 6。↑表示上升,↓表示下降。

十五　肾外器官与肾脏互作在糖尿病肾病发生中的作用

除了肾内因素对糖尿病肾病的影响外,近来研究还发现,肾外器官的生理学状态的改变也可能导致糖尿病肾病肾脏功能失调。在此过程中,外周组织脏器如肠道、脂肪、肝脏、心脏、脑和骨骼等所释放的 EV、调控因子、代谢产物均可能参与糖尿病肾病肾脏病变的调控。这些研究结果也为糖尿病肾病的治疗提供了新的思路与靶点。现就糖尿病肾病肾脏与远端多个器官间的相互作用进行概述。

1. 肠道微生物失调对糖尿病肾病进展的影响

近来研究发现,肠道菌群产生的内毒素和其他分解代谢产物,包括短链脂肪酸(short-chain fatty acid,SCFA)、氧化三甲胺(trimetlylamine oxide,TMAO)、尿毒症毒素、胆汁酸、支链氨基酸(branched-chain amino acid,BCAA)和血管紧张素抑制肽等,可以对糖尿病肾病发生、发展产生影响。在20世纪90年代早期,一项使用不同分子量的聚乙二醇的研究表明,CKD患者的肠壁通透性会增加,可能的原因是尿素从血液扩散到肠腔,被肠道细菌脲酶代谢为氨,随后被水解成腐蚀性的氢氧化铵,侵蚀上皮屏障并刺激炎性白细胞的募集,最终导致肠道屏障的破坏。这种渗漏的肠道屏障有助于肠道细菌的分解代谢产物通过循环系统对远端器官产生影响。近年来,代谢组学的相关数据也表明糖尿病肾病患者的微生物代谢谱发生改变,越来越多的证据支持肠道菌群在糖尿病肾病进展中发挥着关键作用。

肠道菌群代谢产生的SCFA可以经由G蛋白偶联受体和组蛋白去乙酰化酶介导对宿主糖尿病肾病进展产生影响。研究表明,乙酸能抑制由高糖和脂多糖诱导的小鼠肾小球系膜细胞的氧化应激和炎症。最近的研究显示,肠道菌群产生的乙酸盐能通过G蛋白偶联受体43(GPR43)的激活介导胆固醇稳态失调,从而导致糖尿病肾病肾小管间质损伤。外源性丁酸钠能够保护人肾小球系膜细胞抵抗高糖诱导的细胞焦亡,直接使用丁酸钠治疗还可以通过减少炎症和氧化应激,减轻纤维化、细胞凋亡和DNA损伤来改善糖尿病肾病。TMAO水平的升高会导致肾功能障碍,研究表明,补充TMAO的小鼠肾小管间质纤维化程度和胶原沉积增加。在高脂饮食诱导的肥胖小鼠模型中,发现TMAO水平升高会促进肾脏氧化应激和炎症,随后导致肾间质纤维化和功能障碍。尿毒症毒素的累积也增加了2型糖尿病患者进展为终末期肾病的风险,对甲酚硫酸盐和吲哚酚硫酸盐是被研究最广泛的肠原性尿毒症毒素,随着肾功能下降而浓度增加且对人体组织有多种有害影响,包括肾小管细胞损伤、凝血障碍、内皮功能障碍、白细胞活化、心脏纤维化和肥大以及胰岛素抵抗。最近的一项研究表明,糖尿病大鼠的苯基硫酸酯水平与糖尿病肾脏并发症的进展相关,在肾脏中过表达尿毒症毒素转运体SLCO4C1可以显著促进大鼠足细胞损伤。胆汁酸可以在肠道通过肠道菌群发生各种反应,如解偶合、去羟基化、氧化和表异构化,生成非结合胆汁酸及次级胆汁酸,促进胆汁酸受体的活化。肠道菌群通过法尼醇X受体(farnesol X receptor,FXR)和G蛋白偶联胆汁酸受体(G-protein coupled bile acid receptor 1,GPBAR1/TGR5)调节机体脂代谢、葡萄糖稳态和胆汁酸合成,FXR和TGR5在糖尿病肾病中均被证明具有保护作用。支链氨基酸,包括亮氨酸、异亮氨酸和缬氨酸,属于肠道微生物合成的9种必需氨基酸之列,高血清BCAA水平与GFR下降相关。一些研究表明,BCAA可能是预防和治疗糖尿病肾病的有效手段。有研究发现,适量摄入富含BCAA的蛋白质可以改善高脂饮食小鼠的葡萄糖稳态。另一项研究表明,BCAA可以保护肾系膜细胞免受高糖诱导的应激。不可忽略的是,细菌产生的内毒素也会进入体循环,可以通过介导炎症反应,激活RAS等途径参与糖尿病肾病进展。另外,随着糖尿病病程的发展,患者肠道有益细菌的丰度降低以及有益代谢物的减少会加重肠道微生态失调。有研究表明,糖尿病患者肠道乳酸杆菌数量减少,酵解过程中释放的血管紧张素Ⅰ抑制肽减少,导致其降压作用减弱,加速了机体能量代谢和葡萄糖稳态的紊乱。

2. 其他远端器官病变加重糖尿病肾病的肾损伤

除了肠道菌群以外,越来越多的其他脏器也被认为与糖尿病肾病进展相关,其中肝脏和脂肪组织受到研究者的较多关注。在2型糖尿病中会发生一系列肝脏疾病,包括肝酶异常、非酒精性脂肪肝病(non-alcoholic fatty liver disease,NAFLD)、肝硬化和肝癌等。NAFLD在2型糖尿病中的患病率为34%~74%,在伴有肥胖的糖尿病患者中,患病率几乎为100%。据报道,NAFLD进展过程中的脂质堆积可加剧胰岛素抵抗、炎症、高血压和内脏肥胖,其中高果糖的消耗还可能导致脂肪组织合成更高水平的尿酸,导致肾衰竭,提示肝脏损伤与肾脏存在关联。脂代谢紊乱也是糖尿病肾病进展的重要因素,脂质在肾脏的异位积聚会加重糖尿病肾病进展,过度的脂质积累会改变细胞的稳态,激活脂原性和糖原性细胞信号通路。最近的证据表明,脂代谢紊乱通过激活炎症、氧化应激、线粒体功能障碍和细胞死亡参与了与脂毒性相关的肾脏损害。

既往研究认为,肾脏损伤会增加患脑卒中、神经退行性疾病和心血管疾病的风险,而近年来的研究发现,这些远端器官对肾脏也会有影响。慢性心衰伴随的心脏收缩或舒展功能障碍导致机体长期处于低血容量状态,使得 RAS 和交感系统过度激活从而影响肾功能。最近的一项研究显示,心力衰竭会激活 Wnt/β-联蛋白信号介导肾脏损伤。脑卒中也被发现可能通过中枢神经自主网络、神经内分泌系统和细胞外囊泡促进 CKD 的进展。此外,关节炎患者 T 细胞活化和血液循环免疫复合物水平的增加也可导致肾小球损伤,进而出现微量白蛋白尿。当前,肾外器官对糖尿病肾病进展的影响,我们尚知之甚少。

随着对糖尿病肾病认识的深入,人们越来越意识到这是一个全身系统性疾病,其发病机制十分复杂,涉及全身多个器官与系统,这些发现可能为我们治愈该疾病提供新的思路。图 3-1-16 为肾外器官与糖尿病肾病肾脏的交互作用示意图。

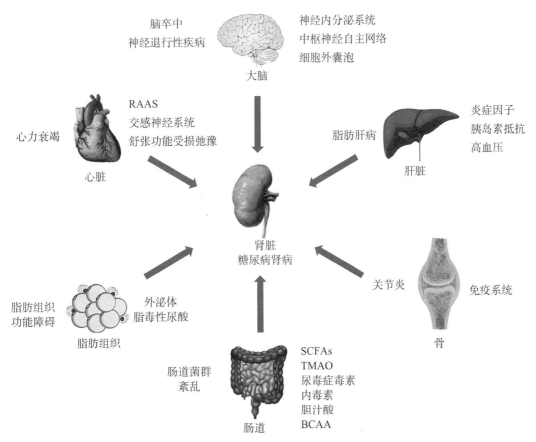

图 3-1-16　肾外器官与糖尿病肾病肾脏的交互作用示意图肾脏的交互作用示意图

　　注　脂肪、肝脏、骨骼、大脑、心脏和肠道等远端器官通过各种途径影响糖尿病肾病的进展。RAAS:肾素-血管紧张素-醛固酮系统;SCFAs:短链脂肪酸;TMAO:三甲胺氧化物;BCAA:支链氨基酸。

（马坤岭）

第二节 | 遗 传 机 制

提起疾病的遗传因素,人们想到的是呈孟德尔遗传方式的遗传病,而糖尿病的微血管并发症如糖尿病肾病等所谓的常见病,遗传并不采取孟德尔遗传方式;遗传对于疾病的贡献是参与,而不是决定因素。由此看来,与单基因病遗传因素决定遗传病的发生不同,常见病的遗传因素不过是致病风险因素,也就是说,糖尿病微血管并发症尽管持有特定的遗传因素,但仅凭此因素未必发病。在体质量指数、应激、年龄老化、吸烟、高血压、糖尿病病程等环境因素的共同作用下,方可导致发病。而且常见病的遗传因素并非单一因素;即便是同一种疾病,参与的遗传因素组合不同,亦表现出遗传异质性。因此,确定糖尿病微血管并发症的遗传因素极其困难,此所谓该类疾病研究与诊疗的现状。

尽管大量的候选基因及染色体位点与糖尿病肾病相关,人们所发现的大部分关联没有被重复,它们可能导致疾病的发展,这些尚待确定。新的全基因组研究方法为我们发现与肾病相关的基因提供了新的机会。然而,这些方法有很多局限性。基因表达的表观遗传学调控可能是糖尿病肾病遗传易感性的重要促进者。尽管糖尿病肾病的基因检测很有可能在近期不会有大的发展,但遗传学研究可以为肾病的病理生理学及其治疗的潜在靶点提供有价值的信息。新的糖尿病肾病易感基因的发现可能有助于紧缺动物模型的发展,而这些动物模型可以被用于研究疾病机制和临床试验新药。

一 流行病学特征

近30年来,糖尿病在全球范围内迅速流行。世界卫生组织(WHO)数据预测显示,全世界范围的糖尿病患者人数由1980年的1.08亿上升到2014年的4.2亿,预计到2030年该数字将超过5亿。目前,糖尿病已影响了全球人群的3%~4%。而在中国,2021年最新流行病学研究表明18岁以上成年人糖尿病患病率为12.4%。因此,糖尿病防治形势十分严峻。糖尿病影响很多器官和系统,其中对肾脏影响最为显著。国外流行病学研究结果表明,至少一半的2型糖尿病患者和1/3的1型糖尿病患者发生不同程度的肾功能异常。一项荟萃分析显示,中国2型糖尿病患者糖尿病肾病的发病率为21.8%。糖尿病肾病是糖尿病患者的全因和心血管死亡的独立风险因素,在发达国家中,糖尿病肾病已成为欧美人群ESRD的首要原因。与白种人相比,亚洲人发展为终末期肾病(ESRD)的风险性更高。糖尿病肾病是中国ESRD患者进行透析的第二大常见原因。糖尿病肾病所带来的医疗与社会经济学的负担不仅表现为透析或肾移植,每个糖尿病个体其肾脏疾病的出现及其严重程度均影响其健康生活、提高患病负担,并增加其提前死亡的风险。而且,事实上与糖尿病相关的大部分1型糖尿病患者的死亡几乎都与肾病相关,因此,糖尿病肾病的防治形势不容乐观。

二 遗传背景

糖尿病肾病是一种复杂的表型,是由于遗传易感基因与环境因素的相互作用所致,遗传易感性是其发生和发展的重要因子。无论1型糖尿病还是2型糖尿病,其肾脏并发症均呈现明显的家族聚集性。1型糖尿病的研究证明,患有肾病的糖尿病患者的同胞发生糖尿病肾病的风险是未患肾病的糖尿病同胞的3倍。同样,肾病的家族聚集性在2型糖尿病中亦被观察到,而且该风险在不同种族群体中各不相同。此外,不同的糖尿病患者,肾病发病亦不相同。虽然长期病程、代谢障碍和血压控制不良可以解释这些情况,但即便糖尿病患者血糖控制良好,仍会发生肾脏并发症。而有些患者尽管有多年显著的高血糖,甚至缺乏有效的治疗,仍能长期存活,表明这些患者具有"保护肾脏的因素"。因此,肾病发病率的显著不同,不能用经典的风险因子来解释。最可能的解释是糖尿病肾病具有遗传易感性。虽然一些家族患肾病的风险增加,而其他有着糖尿病易感性的家族并无糖尿病肾病增加的风险,提示糖尿病肾病发病机制中存在有别于糖尿病本身的遗传因素的参与。

因此,进行糖尿病肾病发病的分子机制研究,鉴定影响糖尿病肾病表型遗传风险标志,确定能够通过合适的治疗使遗传易感个体受益,是对糖尿病肾病进行发病前诊断、早期预防及实现个体化治疗的重要前提。

遗传因素的研究现状

全世界范围内都在开展以糖尿病肾病为首的糖尿病微血管并发症的遗传因素研究。研究方法包括:就某些与糖尿病肾病发病相关的特殊基因进行的候选基因解析和不特定相关基因而进行的全基因组解析。全基因组解析除经典的微卫星多态标志进行的连锁分析外,还有最近应用单核苷酸多态性(single nucleotide polymorphism,SNP)进行的全基因组关联分析(genome wide association study,GWAS)。

近年的研究除发现了与糖尿病肾病相关的部分候选基因外,最近全基因连锁研究还确定了易感基因的染色体位点,包括 3q、7q、10p、14q 和 18q;GWAS 也发现了一些新的位点。然而这些基因在分子病理学上的作用尚待研究。此外,他们各自对于导致糖尿病肾病发生的独立风险作用较小。

新的全基因组研究提供了发现与糖尿病肾病相关基因的机会,但这些探索也有局限性。目前,基因检测尚不能明确单个基因或基因的联合效应在发现高风险糖尿病肾病患者中的作用。基因表达的表观遗传调控对于糖尿病肾病遗传易感的作用可能更大。遗传研究能够为糖尿病肾病病理学及其潜在治疗靶点提供有价值的信息。

1. 候选基因解析

是根据可能参与发病的功能蛋白的编码基因突变/变异与疾病关联与否所进行的分析。迄今为止,基因检测技术的制约阻碍了我们对能够预测糖尿病肾病的特殊遗传基因的探索和发现。遗传研究仅限于称为"候选基因"的关联研究,选择原则是根据其致糖尿病肾病的作用而确定。因为对糖尿病肾病病理生理学的了解不多,所以难以对候选基因进行"有根据的推测"。在病例-对照的关联研究中人们发现了很多假定的候选基因,如研究分析糖尿病肾病与血管紧张素转换酶基因(ACE)插入/缺失(I/D)多态 rs179975、醛糖还原酶基因(AR)转录起始点上游二核苷酸重复序列(AC)n 多态、过氧化物酶体增殖物激活受体基因(PPARγ)Pro12Ala 多态、溶质载体家族 12 成员 3 基因(SLC12A3)的 Arg913Gln、锰超氧化物歧化酶基因(MnSOD)的 Val16Ala、前促生长激素释放多肽原基因(preproghrelin)的 Leu72Met、载脂蛋白 E 基因(ApoE)基因的 E2/E3/E4 多态和晚期糖基化终末产物受体基因(RAGE)的 Gly82Ser、肾胺酶基因的 rs2576178 变异和 PRKCB1 基因的 rs3760106 变异等。曾报道过的代表性基因如表 3-2-1 所示。

表 3-2-1　糖尿病肾病的候选基因

中文名称	英文名称	英文缩写
与血流动力学相关的基因		
血管紧张素转化酶	angiotensin-converting enzyme	ACE
血管紧张素酶-Ⅱ受体Ⅰ	angiotensin Ⅱ receptor	AGTR1
血管紧张素原	angiotensinogen	AT1
溶质蛋白运载家族成员 12	solute carrier family 12 (sodium-chloride cotransporter) member (SLC12A3)	SLC12A3

(续表)

中文名称	英文名称	英文缩写
内皮型一氧化氮合酶	endothelial nitric oxide synthase	*eNOS*
纤溶酶原激活物抑制剂-1	plasminogen activator inhibitor-1	*PAI*1
心钠素	atrial natriuretic peptide	*ANP*
与胶原代谢相关的基因		
Ⅰ型胶原 A1	collagen Type Ⅰ A1	*COL*1A1
Ⅳ型胶原 α₁ 链	type Ⅳ collagen α₁ chain	*COL*4A1
基质金属蛋白酶组织抑制因子	tissue inhibitor of Metalloproteinase	*TIMP*
基质金属蛋白酶-9	matrixMetalloproteinase-9	*MMP*9
与糖、脂、氨基酸代谢相关基因		
醛糖还原酶	aldose reductase	*AR*
胆固醇酯转运蛋白	cholesterol ester transfer protein	*CETP*
亚甲基四氢叶酸还原酶	methylene tetrahydrofolate reductase	*MTHFR*
载脂蛋白 E	apolipoprotein E	*ApoE*
胰岛素	insulin	*INS*
葡萄糖转运蛋白 1	glucose transporter 1	*GLUT*1
过氧化物酶体增殖物激活受体 γ	peroxisome proliferator-activated receptor γ	*PPARγ*
晚期糖基化终末产物受体	receptor for advanced glycation end products	*RAGE*
外核苷酸焦磷酸酶/磷酸二酯酶 1	ectonucleotide pyrophosphatase/phosphodiesterase 1	*ENPP*1/*PC*1
脂蛋白脂酶	lipoprotein lipase	*LPL*
脂联素	adiponcetin	*APM*1
与细胞因子信号传递相关的基因		
转化生长因子-β₁	transforming growth factor-β₁	*TGFβ₁*
转化生长因子受体	transforming growth factor receptor	*TGFR*
白细胞介素-6	interleukin-6	*IL*6
肿瘤坏死因子	tumor necrosis factor	*TNF*
白细胞介素-1	interleukin-1	*IL*1
血管内皮生长因子	vasculuar endothelial growth factor	*VEGF*
蛋白激酶 C-β	protein kinase C-β	*PKC-β*
与氧化应激相关的基因		
超氧化物歧化酶	superoxide dismutase	SOD
锰超氧化物歧化酶	manganese superoxide dismutase	MnSOD
血红素氧合酶	heme-oxygenase	*HO*1
谷胱甘肽转硫酶	glutathione S transferase	GST
谷胱甘肽过氧化物酶-1	glutathione peroxidase-1	*Gpx*1
对氧磷脂酶 1	paraoxonase 1	PON1
对氧磷脂酶 2	paraoxonase 2	PON2
髓过氧化物酶	myeloperoxidase	MPO
其他		
维生素 D 受体	vitamin D receptor	*VDR*
吞噬和细胞运动蛋白 1	engulfment and cell motility 1	*ELMO*1

(续表)

中文名称	英文名称	英文缩写
G 蛋白 β3 亚单位	G-protein β3 subunit	*GNB3*
趋化因子受体 5	chemokine receptor 5	*CCR5*
人类白细胞抗原 DR/DQ	human leukocyte antigen DR/DQ	*HLA DR/DQ*
N 乙酰化转移酶	*N*-acetyltransferase	*NAT*
血色病	hemochromatosis gene	*HFE*
钙调蛋白结合蛋白	caldesmon	*CLD*
肝细胞核因子-1β	hepatocyte nuclear factor-1 beta	*HNF1β*
调节正常 T 细胞表达和分泌的细胞因子	Regulated Upon Activation, Normal T Cell Expressed and Secreted	*RANTES*
硫酸乙酰肝素蛋白多糖	heparan sulfate proteoglycan	*HSPG*
甘露糖结合凝集素	mannose-binding Lectin	*MBL*

　　ACE 是肾素-血管紧张素-醛固酮系统(renin-angiotensin-aldosterone systems，RAAS)的关键酶,它使无活性的血管紧张素 Ⅰ 转化为活性的血管紧张素 Ⅱ,调节血压和电解质平衡。人类 *ACE* 基因是糖尿病肾病的致病易感基因,它位于染色体 17q23,全长 21 kb,由 26 个外显子和 25 个内含子组成,其中第 16 个内含子含有一段 287 bp 的 Alu 重复序列 I/D 多态,I/D 多态与糖尿病肾病的发生和进展显著相关,携带 D 等位基因或 DD 基因型的 2 型糖尿病患者更易进展为糖尿病肾病。*ACE* 插入/缺失(I/D)多态与至少一半的血清 ACE 活性的表型改变有关。上海地区汉族人群的研究表明 *ACE* I/D 变异的 DD 基因型可能与更高的血压和 HbA1c 相关。因此,可能预测中国 2 型糖尿病血液透析患者 ESRD 的发展、进展和严重程度。

　　等位基因删除纯合子(DD 型)的患者 ACE 活性最高,而插入多态纯合子型(Ⅱ型)的活性最低。最初研究还发现,D 等位基因与 1 型糖尿病患者的肾病和过早死亡有关。例如,在 499 名 1 型糖尿病患者的研究中发现,D 等位基因与肾病的发生率和严重性有关。这一关联在部分而非全部人群中得到验证,而对相关出版的数据进行荟萃分析发现,尽管其 *OR* 值不大,但关联仍然显著. 而在糖尿病肾病治疗中还发现,*ACE* 不同基因型者对于 ACE 抑制剂(ACEI)的疗效反应不同,即:对Ⅱ型或 ID 型的糖尿病肾病患者疗效好,而 DD 型者疗效不好,提示不同基因型不仅在预测糖尿病肾病的发病、进展方面有意义,而且对于治疗药物的选择和预测药物疗效即药物基因组学方面意义重大。图 3-2-1 为 *ACE* 基因 I/D 多态 PCR 产物的基因分型。

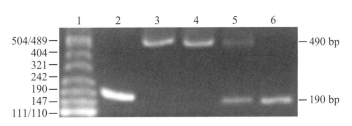

图 3-2-1 *ACE* 基因 I/D 多态 PCR 产物基因分型

注　条带 1:DNA 分子质量标记;2、6:DD 分型;3、4:Ⅱ分型。

　　高血压是糖尿病肾病发生、进展的独立风险因素。在日本大规模 2 型糖尿病人群中进行 56 648 个 SNP 全基因组筛查的病例-对照关联研究中,确定 *SLC12A3* 即 Na⁺-Cl⁻ 共同转运体为糖尿病肾病的易感基因。溶质载体家族 12 成员 3（SLC12A3），即噻嗪类敏感性 Na⁺-Cl⁻ 共同转运体蛋白，该基因位于 16q13 染色体。研究发现该基因外显子 23 的 Arg913Gln 多态等位基因 Gln913 在无肾病组中的频率显著高于糖尿病肾病组，表明该位点可能降低了日本 2 型糖尿病患者发生肾病的风险性，具有防止糖尿病肾病发病与进展的保护效应。SLC12A3 基因编码钠、氯同向转运体，在肾脏远端调节钠、氯的重吸收，因而具有血压调节作用，同时该分子是广泛用于高血压治疗的噻嗪类利尿剂的靶目标。由于高血压是糖尿病肾病发生、进展的独立风险因素，等位基因 Gln913 携带者可能通过该离子转运体活性的轻度下降，降低 2 型糖尿病患者的动脉血压，最终降低了糖尿病肾病的发病风险。韩国 2 型糖尿病人群的研究发现，Arg913Gln 多态与糖尿病肾病引起的 ESRD 显著相关，意味着该多态的 Gln913 等位基因可能促进了 ESRD 的发展，因而与日本人的结果似乎相反。高加索 2 型糖尿病的研究表明，该多态不是高加索晚期糖尿病肾病的风险因素。上海地区汉族人群研究表明 SLC12A3 基因 Arg913Gln 变异可能与血压升高和尿白蛋白排泄率（UAER）有关，提示可用于预测中国 2 型糖尿病血液透析患者的糖尿病肾病-ESRD 的发生和发展。图 3-2-2 显示 SLC12A3 基因 Arg913Gln 多态 PCR 产物及 PCR 直接测序分型。

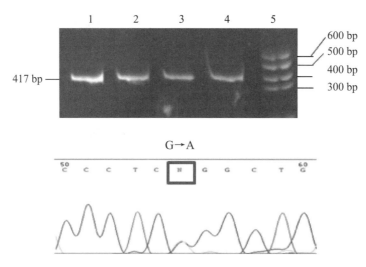

图 3-2-2 SLC12A3 基因 Arg913Gln 多态 PCR 产物及 PCR 直接测序分型

注 条带 1~4：PCR 产物；条带 5：DNA 分子量标记。

氧化应激是糖尿病肾病发生、进展的主要机制。高血糖状态下，ROS 过度生成与抗氧化防御系统间平衡的破坏导致氧化应激的产生。最近的研究相继表明，MnSOD 基因功能性多态 Val16Ala（V16A）与日本人和朝鲜人 2 型糖尿病无关，但与糖尿病肾病（微量白蛋白尿、大量白蛋白尿）显著相关，Ala16 起到防止蛋白尿肾病进展的保护作用。吸烟增加了氧化应激，并与糖尿病肾病风险增加有关。瑞典、芬兰大样本 1 型糖尿病研究证实：高风险因素（吸烟加上 V16V 基因型）显著增加了糖尿病肾病的风险，而低风险因素（不吸烟加上 A16A+V16A 基因型）则防止了糖尿病肾病的进展。中国人群的研究结果支持 MnSOD 基因功能性多态 Val16Ala（V16A）（图 3-2-3）与防止 2 型糖尿病肾病的发生相关。机制研究表明，Val 替换为 Ala 导致靶序列构象从 β 折叠转变为 α 螺旋，并且体外研究显示 Val 而不是 Ala 导致 MnSOD 转运至线粒体基质的效率显著降低，使得 MnSOD 清除细胞中 ROS 的能力下降。因此，Val 替换为 Ala 可以通过改变靶序列构象来提高靶效率，进而提高 MnSOD 清除线粒体 ROS 的能力。据此可期待开发以 MnSOD 为靶点的抗氧化应激药物，并应用于基因型为 Val/Val 的糖尿病肾病个体。

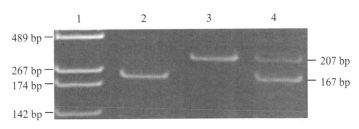

图 3 - 2 - 3　PCR - RFLP 法（Bsaw Ⅰ）检测 MnSOD 基因 Val16Ala 基因型

注　条带 1：DNA 分子量标记；条带 2：VV 型；条带 3：AA 型；条带 4：VA 型。

胰岛素抵抗是促进糖尿病肾病发病和进展的重要风险因素。生长激素释放多肽胃促生长素（ghrelin，GHRL）是促生长激素分泌素受体（growth hormone secretagogue receptor，GHSR）的内源性配体，它除了释放下垂体生长激素、调节食欲和体重的作用外，还调节葡萄糖和胰岛素的代谢。最近的研究表明，前生长激素释放多肽原（preproghrelin）基因 *Leu72Met* 多态与血肌酐浓度较低相关，但与 2 型糖尿病发病无显著相关。有研究结果提示 Met72 在防止糖尿病肾病肾功能不全进展方面具有保护作用，Met72 可能被作为预测糖尿病肾病患者难以发生或很少发生肾功能不全的一个标志。中国人群的研究表明，*GHRL* 基因 *Leu72Met*（图 3 - 2 - 4～图 3 - 2 - 6）有助于维持正常肾功能，通过减少白蛋白尿和改善肾功能从而抵御中国人群 2 型糖尿病肾病的发生。Preproghrelin 基因编码促生长激素释放多肽（ghrelin）和肥胖抑素（obestatin）两种蛋白，Leu72Met 位于成熟 ghrelin 与 obestatin 之间。该突变的功能尚不清楚，虽然该多态并未改变成熟 ghrelin 的序列，但通过 mRNA 稳定性或蛋白加工过程的改变，可能改变了 ghrelin 的分泌或活性，这与前胰岛素原相似。研究表明，Met72Met 患者的 ghrelin 的水平显著高于 Leu72Met 基因型，而其稳态模型评估胰岛素抵抗指数（Homeostasis model assessment for insulin resistance，HOMA - IR）、甘油三酯（TG）及空腹胰岛素水平又显著低于后者，表明 Met72 可防止胰岛素抵抗，可解释其肾功能保护作用的部分机制。我们通过病例-对照研究，评估了 Leu72Met 多态性与中国人非糖尿病对照组和 2 型糖尿病患者胰岛素敏感性的关系，以及这种变异是否有助于 2 型糖尿病患者糖尿病肾病的发展。与 Leu/Leu 2 型糖尿病患者相比，Leu/Met 和 Met/Met 2 型糖尿病患者尿白蛋白排泄率（UAER）和血肌酐（Scr）水平显著降低，eGFR 水平显著升高（P＜0.001）。*GHRL* Leu72Met 多态性可能在中国 2 型糖尿病患者中，通过减少蛋白尿和改善肾功能，有助于维持正常肾功能，并可能预防糖尿病肾病的发展。

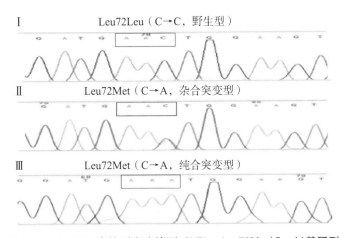

图 3 - 2 - 4　PCR 直接测序法检测 *GHRL* - Leu72Met(C→A)基因型

注　Ⅰ：Leu72Leu 野生型；Ⅱ：Leu72Met 杂合突变型；Ⅲ：Leu72Met 纯合突变型。

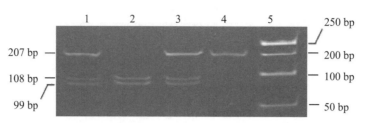

图 3-2-5　PCR-RFLP 法检测(*Bsr*Ⅰ)*GHRL*-Leu72Met(C→A)

注　条带 1、3：CA 型；条带 2：CC 型；条带 4：AA 型；条带 5：DNA 分子量标记。

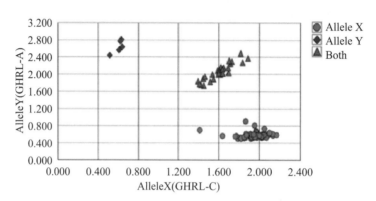

图 3-2-6　*Taq*man 探针 PCR 法检测 *GHRL*-Leu72Met(C→A, rs696217)

无论是胰岛素敏感性下降导致的胰岛素抵抗，还是 ROS 过度生成导致的氧化应激，均为促进糖尿病肾病发病和进展的重要风险因素。*PPARγ*2 基因常见多态 Pro12Ala，既能增加胰岛素敏感性，又能对抗氧化应激，其肾保护作用值得研究和期待。Pro12Ala 位于 *PPARγ*2 外显子 B 的第 12 号密码子，其频率分布具有显著的种族异质性。加拿大原住民社区，特别是 Oji-Cree 社区的 2 型糖尿病发病率很高，居世界前三位，而该社区 2 型糖尿病患者中微量和大量白蛋白尿的患病率高达 60%。最新研究显示：Oji-Cree 社区原住民中 2 型糖尿病患者的 *PPARγ*2 基因 Pro12Ala 多态与微量白蛋白尿和大量白蛋白尿的降低相关，Ala12 携带者糖尿病肾病风险显著降低。该结果证实了德国高加索及巴西人群的发现。*PPARγ*2 基因 Pro12Ala 多态还能显著降低高加索人群 2 型糖尿病的发病，对 2 型糖尿病也有抑制和保护作用。中国人群的研究表明，*PPARγ* 基因 Pro12Ala 变异的 Pro12Pro 基因型与环境因素-吸烟相互作用通过提高氧化应激促进中国人 2 型糖尿病肾病的发生与进展(图 3-2-7~图 3-2-9)。*PPARγ*2 是配体依赖性核转录因子，噻唑烷二酮类(thiazolidinedione, TZD)药物是其受体激动剂，已广泛用于 2 型糖尿病患者的治疗。但 TZD 对 Pro12Ala 基因型的 *PPARγ*2 的转录活性激活作用较对 Pro12Pro 基因型降低。这意味着 TZD 对大多数糖尿病肾病应该是有效的，因仅有少数糖尿病肾病患者携带 Pro12Ala 杂合子。此外，由于 TZD 的抗动脉硬化作用、降低早期糖尿病肾病的尿白蛋白作用，进一步的临床和实验研究可望其对糖尿病血管并发症发挥预防及治疗作用。虽然 PPARr2-Ala12 蛋白与 TZD 具有相似的降低 2 型糖尿病肾病微量和大量白蛋白尿的作用，但其机制可能不同，有待进一步研究阐明。Ala12 肾保护机制的研究指出，由于 *PPARγ*2 是脂肪细胞特异性的转录因子，没有发现其在肾脏中表达，推测对肾脏应激和不可逆损伤的保护作用可能是由于 *Ala* 等位基因通过对游离脂肪酸从脂肪组织释放的抑制或对脂肪因子释放的调节，引起胰岛素敏感性增加所致。此外，最近研究结果表明，*PPARγ*2 基因杂合小鼠及 *Ala*12 等位基因携带者与纯合野生型 Pro12Pro 相比，其抗氧化应激能力显著提高。

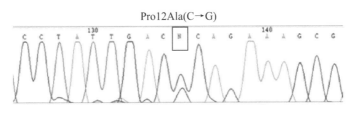

图 3-2-7 PCR 直接测序法检测 Pro12Ala(C→G)变异

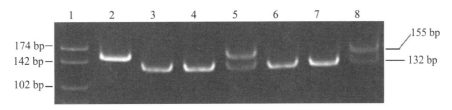

图 3-2-8 PCR-RFLP(Hae Ⅲ)法检测 PPARγ 基因 Pro12Ala 变异(C→G)

注 条带 1:DNA 分子量标记;条带 2:PCR 产物;条带 3、4、6、7:GG 型;条带 5、8:CG 型。

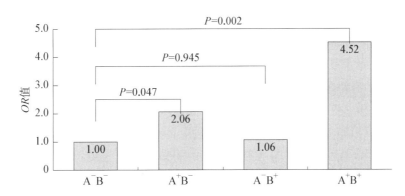

图 3-2-9 PPARγ 基因 Pro12Ala 变异与吸烟相互作用促进 2 型糖尿病肾病发病

注 A^+:Pro/Pro;A^-:Pro/Ala;B^+:smoker;B^-:non-smoker。

最近研究发现,吞噬细胞运动蛋白 1(engulfment and cell motility 1,ELMO1)与纤维增生有关,参与诱导关键的 TGF-β 和基质的合成。ELMO1 基因变异与不同种族糖尿病肾病相关。此外,还发现组蛋白赖氨酸甲基转移酶 SET7 蛋白在基因转录的表观遗传调控上发挥重要作用。人类内皮细胞体外研究证实,SET7 是对代谢记忆起作用的、组蛋白甲基化中改变高血糖调节的关键因素,这使其成为颇受关注的候选基因。一些数据显示,由于 SET7 对于糖尿病肾病的遗传易感性,在 1 型糖尿病的研究中已经证实,SET7 多态与糖尿病肾病的发生显著相关。

此外,3 号染色体长臂(3q)是糖尿病肾病易感基因的重要位点。丹麦、芬兰、法国人群中检测 3q 位点的 14 个候选基因与糖尿病肾病发病的关联研究发现,脂联素基因(ADIPOQ)多态与糖尿病肾病强烈相关。

ADIPOQ 基因编码脂肪细胞因子,具有抗炎的特性,是主要的调节胰岛素抵抗和血脂异常的因子。ADIPOQ 内含子 1 的 rs182052 位点最小等位基因(A)与非洲裔美国人的糖尿病肾病相关。ADIPOQ 启动子区 rs17300539 多态与糖尿病肾病具有相关性,A 等位基因增加了糖尿病肾病的风险,G 等位基因却具有保护作用,这种相关在丹麦和法国人群中显著,但在芬兰人群中则不显著。而另一研究发现,ADIPOQ rs17300539 与糖尿病肾病之间不存在相关性。

载脂蛋白 E 基因(*ApoE*)与糖尿病肾病的易感性增加有关,它由 3 个等位基因 E2、E3 和 E4 变异型组成,单个氨基酸的置换发生在 2 个位点上。在这些等位基因中,*ApoE* 的 E2 和 E4 等位基因与糖尿病肾病相关,E2 引起糖尿病肾病的发病风险增加,E4 等位基因则被发现具有肾脏保护的作用。但是,*ApoE* 基因上 3 个等位基因变异型对糖尿病肾病发展的影响可能较弱或中等,但不会较强。中国人群的研究支持这个结论(图 3-2-10)。

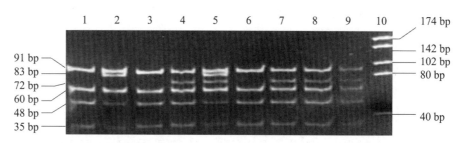

图 3-2-10　PCR-RFLP(*Hha* Ⅰ)法检测 *ApoE* 基因 E2/E3/E4 等位基因基因型

注　条带 1、3、6:E3/3 型;条带 2:E2/3 型;条带 4、7、8、9:E3/4 型;条带 5:E2/4 型;条带 10:DNA 分子量标记。

醛糖还原酶(AR)在葡萄糖代谢多元醇通路的第一步反应中,催化还原葡萄糖转变为山梨糖醇。*AR* 基因上游的二核苷酸重复序列(AC)$_n$ 位点有 7 个等位基因。一些研究已经证明,Z-2 等位基因(*n*=AC23)与 1 型和 2 型糖尿病肾病风险增加相关。研究发现,与不携带 Z+2 等位基因者相比,携带 Z+2 等位基因的个体发生糖尿病肾病风险减少 7 倍。一项荟萃分析发现,(AC)$_n$ 多态与高加索人群 1 型糖尿病肾病发病相关,但在 2 型糖尿病人群患者中,无论 Z-2 等位基因或保护性 Z+2 等位基因对 2 型糖尿病人群都没有作用。中国人群的研究表明 *AR* 基因的 Z-2 等位基因是促进中国人 2 型糖尿病并发严重肾病(肾功能不全)的危险因子,而 Z+6 等位基因则是 2 型糖尿病患者发生肾病和视网膜并发症的保护因子(图 3-2-11、图 3-2-12)。该基因的第 2 个多态在其启动子区域的-106 位置,*AR* 基因上的这个多态与 1 型或 2 型糖尿病肾病都相关。这个多态被发现与芬兰早发 2 型糖尿病患者尿微量白蛋白的进展有关,被提议是血糖控制不佳的 2 型糖尿病患者进展为肾病的一个危险因素。

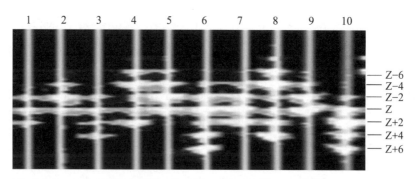

图 3-2-11　荧光标记-基因扫描法检测 AR 基因(AC)$_n$ 串联重复序列多态基因型

注　条带 1:Z-2/Z+2 型;2:Z/Z-2 型;3:Z/Z+4 型;4:Z-4/Z+2 型;5:Z/Z-2型;6:Z-2/Z+6 型;7:Z-2/Z+2 型;8:Z-4/Z+4 型;9:Z/Z-2 型;10:Z+2/Z+6 型;Z=(AC)24=138 bp。

最近,荟萃糖尿病肾病 671 个遗传相关的病例-对照研究数据,发现 34 个基因变异与糖尿病肾病相关,并具有可重复性。其中 3 个遗传变异符合显著性意义的严格指征,即 *ACE* I/D 多态(*ACE* rs179975)、脂蛋白多态（*ApoE* E2/3/4）及多元醇通路多态（*AR* 的 AC 重复序列 Z－2），但以上这些基因仅能解释糖尿病肾病变异的一小部分。另一个与糖尿病肾病发生和发展有关的遗传区域方法的研究，是在病例-对照中采用 GWAS。例如，发现染色体 3q 是糖尿病肾病易感基因存在的主要位点；对丹麦、芬兰和法国人群与 3q 位点的 14 个候选基因的关联研究发现，脂联素基因（*ADIPOQ*）多态与糖尿病肾病强烈相关。

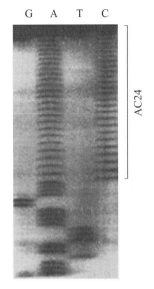

图 3－2－12　*AR* 基因 AC24 纯合子测序（γ－²²P－ATP 标记）

尽管候选基因的方法看起来很吸引人，但受到对疾病分子机制理解的限制（通路如何驱动糖尿病肾病）。此外，即使最有致病可能逻辑性的候选基因，当一起进行分析时，也仅解释了肾病遗传变异的 5%。这些候选基因研究的另一个问题是检测对于疾病风险仅轻度增加的常见基因变异的效力有限，尽管这些多态可能解释患者间肾病发生的更多临床表型的变化。

迄今为止，考虑到患者间普遍的代谢表型和临床管理的不同，候选基因研究的最重要问题之一在于多数研究的检测结果差异显著性小，且效力不足。该方法尽管名义上有显著意义，但过于重视假阳性的发现，而假阴性结果则不被出版或发表。此外，一些研究首先没有试图复制发现或不能调整影响因素用以多重比较。这导致大家一致认为，所有遗传变异研究需要具备对结果进行认证的重复性实验作为出版的首要条件。

小规模研究的另一个问题在于效力不足的弥补。一些研究合并结果，如合并微量白蛋白尿和 ESRD 的研究结果，除了增强结论，可能引发更多的困惑。例如，RAS 阻断剂在 1 型糖尿病患者中预防微量白蛋白尿的作用并不明显，而预防 ESRD 的作用则较明显。因此，即使 RAS 阻断剂作用不同，但遗传易感性可能具有相似的作用。同样，合并大量白蛋白尿和 ESRD 的病例也存在问题，如果大量白蛋白尿发生的死亡超过发生 ESRD，则意味着 ESRD 患者是"存活者"。

近期一项方法试图克服个体研究的缺陷，通过一些研究判断遗传变异的合并效应，这与荟萃回归分析应用于临床试验的效果相同。这些研究受出版偏向和不同人群中不同研究设计引起的遗传异质性影响，但也对更大患者人群有益。最近糖尿病肾病研究合并了来自 671 个遗传关联研究的数据（大多数为病例-对照研究），发现 34 个可重复的与糖尿病肾病相关的遗传变异。其中，只有 3 个遗传变异符合显著性的严格指征，即 *ACE* 基因的 I/D 多态（*ACE* rs179975），脂蛋白多态（*ApoE* E2/3/4）以及多元醇通路多态（*AKRB1* CA 重复 Z－2）。这些基因变异一起仅占糖尿病肾病变异的一部分。

2. 全基因组连锁和关联研究

（1）运用微卫星多态标志的全基因组连锁解析：新的基因测序技术和计算机资源的发展，已经显著改变了遗传疾病的结果分析方法。除了聚焦于一些连锁分析，探索与家族聚集性相关的有限数目遗传变异的小研究外，遗传流行病学提供了在中等规模和大规模人群中，通过全基因组来重复检测常见变异的方式。GWAS 有一些优势，然而也有一些关键点的限制，包括需要大量样本、潜在的统计学偏差、研究对象相关表型的偏向，以及病例和对照的选择不同造成的结果差异。虽然 GWAS 规模更大也更加昂贵，队列研究仍比选择性的病例-对照研究具有更大的代表性，尤其是在研究糖尿病肾病上具有优势。理论上，对全基因组或大部分基因组进行测序的研究，不受之前的遗传与疾病关联假说的限制。连锁分析和 GWAS 本身是"无偏向"和"产生假说"的研究，而不是"受假说驱动的"研究。GWAS 是基于"常见疾病、常见变异"的假说。该假说认为有限的常见等位基因变异能够影响常见疾病的遗传,其频率在人群中超过 1%～5%。每种变异各自都有相对风险的轻度增加,它们共同构成易感倾向的表型。虽然这种研究有利于检测普遍的遗传-疾病相关性,但不能发现可能与疾病或疾病病理学呈强烈相关的罕见变异和结构变异。成功的 GWAS 后,选择病例进行更详细深入的测序克隆以扩展结果可发现额外的、罕见的和/或高功能的变异。

十几年来,运用全基因组连锁分析发现了部分与糖尿病肾病相关的关键位点,也找到了与糖尿病肾病发生和发展有关的染色体区域,其中可能包含了与糖尿病病理生理学相关的一些基因。最近全基因组连锁研究发现染色体 3q 是糖尿病肾病易感基因的主要位点。此外,研究尚证实该染色体区域上的包括酪氨酸激酶非催化区衔接蛋白 1(NCK1)和跨膜蛋白 22(TMEM22)在内的 3 个基因与糖尿病肾病显著相关。NCK1 和 TMEM22 蛋白均在肾小球表达,特别是 NCK1 在足细胞足突发育过程中以及肾小球损伤后足突修复再生中,是磷酸化的肾病蛋白与肌动蛋白细胞骨架间的重要连接。

不同人群中其他染色体区域也与糖尿病肾病相关。例如,一项聚焦于糖尿病同胞和糖尿病家系是否易感肾病的研究(FIND)发现了糖尿病肾病与染色体 7q、10p、14q 和 18q 呈强烈连锁的证据。随后该结果在其他人群的全基因组连锁研究中得到了重复。例如,FIND 研究证实在非洲裔美国人的糖尿病患者中,染色体 18q 位点与糖尿病肾病连锁。该位点有 2 个肌肽酶基因,肌肽二肽酶 1(CNDP1)和肌肽二肽酶 2(CNDP2)。肌肽酶降解肌肽(b-丙氨基-L-组氨酸),在肾脏具有抗氧化作用,并且是糖基化的抑制剂。CNDP2 基因 3′-非翻译区的 SNP(rs7577)与瑞典 2 型糖尿病患者的糖尿病肾病风险增加相关。

此外,关于皮马(Pima)印第安人糖尿病肾病的研究表明,在 3、7、9、20 号染色体上存在与糖尿病肾病相关的基因位点。在高加索人 1 型糖尿病研究中发现,3 号染色体长臂(3q)包含血管紧张素Ⅱ的Ⅰ类受体(AT1 受体)基因区域存在肾病相关基因位点。另外,18 个土耳其家系的大规模连锁解析报告提出,18 号染色体长臂(18q 22.3-23)上存在 lod score 值为 6.1 的史上最强相关基因位点。该报告应用 Pima 印第安人患病同胞对解析确认,再现了该位点与糖尿病肾病的强相关性。最近应用非洲裔美国人进行的 2 型糖尿病肾功能不全的病例研究指出:根据肾功能不全的诊断年龄、糖尿病诊断后到肾功能不全的间隔时间或加上糖尿病的诊断年龄,染色体 3 号长臂(3q:LOD=4.55)、7 号染色体短臂(7P:LOD=3.59)、18 号染色体长臂(18q:LOD=3.72),分别是其易感、候选区域,但是不是肾病本身的相关位点尚需进一步研究。

因此,虽然见到一些以糖尿病肾病为中心的糖尿病微血管并发症全基因组扫描的报告,但结果多种多样,尚无定论。而且人种不同,即使同一人种如 Pima 印第安人,其结果也未必一致,尚缺乏各相关基因领域的进一步翔实的报告。此外,中国人尚未进行这类相关解析。因此,以这些报告为线索推测中国人糖尿病肾病相关染色体基因易感区域还十分困难。

(2) 应用 SNP 的 GWAS:最近几年,GWAS 进一步阐释了常见复杂疾病的遗传学,包括 1 型糖尿病和 2 型糖尿病。最近研究重点转向糖尿病并发症,包括视网膜病变、神经病变和肾病。研究表明,仅有 25%～40% 的 1 型糖尿病患者会发生显性肾病,而几乎所有的 1 型糖尿病患者最终会发生视网膜病变。

应用 GWAS 对 1 型糖尿病肾脏病的遗传学研究结果发现,4 个遗传位点的 13 个 SNP 与糖尿病肾病相关($P<1\times10^{-5}$),其中关联最强的为与糖基化终末产物调节蛋白有相互作用 FRMD3 位点($OR=1.45$,$P=5.0\times10^{-7}$);另一个强烈相关的位点为 CARS(半胱氨酰-tRNA 合成酶)位点($OR=1.36$,$P=3.1\times10^{-6}$)。CARS 是半胱氨酸代谢及其并入蛋白的胞质调节因子,其代谢对于肾脏健康很重要,溶酶体储存疾病(胱氨酸病)最终引起肾损伤是因为游离半胱氨酸在细胞溶酶体中积聚所致。半胱胺能够消耗细胞内的半胱氨酸,也是潜在的肾脏抗氧化剂。这些数据表明,CARS 与糖尿病

肾病的关联应该是有病理学意义的。

随人类基因组计划的进行和完成,以 SNP 为遗传标志的全基因组系统的探索受到关注,许多大型研究机构设立了基因多态研究中心,对于多数的生活习惯病,不同种族使用其 SNP 数据库及高通量 SNP 基因分型系统,开始了全基因组与疾病相关联基因的探索。迄今为止,很多疾病的新相关基因被鉴定出来。在糖尿病肾病的研究中,选择病例、对照各 94 例,完成了 80 000 个 SNP 的解析,确定约 1 600 个 SNP 作为糖尿病肾病的候选易感位点。

另外,根据更详细的解析结果,又确定了与 3 个研究的糖尿病肾病呈强烈相关的区域($P <$ 0.000 01),其中 SLC12A3、ELMO1 两个基因为新的糖尿病肾病相关基因。因此,糖尿病微血管并发症的遗传因素的探索正在全力推进,候选基因不断被确定,但仍有很多遗传因素尚未确定。

3. 相关基因基因多态的意义

即便特定基因和疾病显示相关,但该基因内的多态对基因表达和功能有何影响未必明确。如图 3 - 2 - 13 和图 3 - 2 - 14 所示,根据基因多态存在的位置可以进行分类,如根据多态因参与基因的转录以及稳定性调节而与基因表达量的控制有关、根据因氨基酸替换等影响了基因功能本身,或者根据与 mRNA 的剪切有关等进行分类。

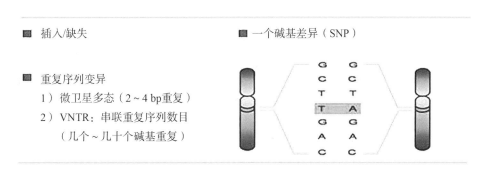

图 3 - 2 - 13 基因变异分类

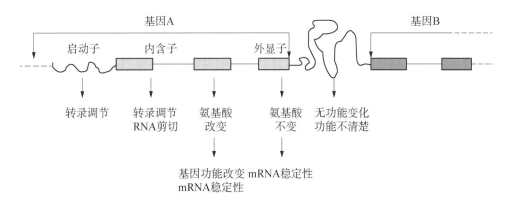

图 3 - 2 - 14 根据变异位置对基因表达与功能的影响分类

另外,即使确认了与疾病相关的基因多态,也不一定该多态一定与功能相关。事实上,该多态附近的其他多态往往才是真正的功能性多态。这种情况就是最初确认的多态具有遗传标志意义的由来。

特别是与疾病相关尚不十分明确的新相关基因,确定是否功能性多态十分重要,因常见病的遗传因素多态间存在差异,所以确证这一点十分困难。在以判定疾病易感性为目的的研究中,标志性多态还是功能性多态都可被使用。

4. 表观遗传学

表观遗传学作为理解复杂的非孟德尔遗传疾病的理论日益受到关注。从本质上讲,它体现了"通过染色体区域结构的适应性调整,来储存、保持并回忆起过去的经历,从而达到塑造现在和将来行为的目的"。染色体的这种调整是完全可能的,因为 DNA 不是裸露地存在于真核细胞中,而是特定长度的 DNA 被仔细包裹于 DNA -蛋白复合体(染色质)后进入细胞核的紧密区域。染色质结构和其所处无障碍环境,显著影响基因表达的调节,甚至可能超过了 DNA 序列本身的作用。表观遗传学修饰有几种,公认的包括 DNA 甲基化、组蛋白修饰和基于 RNA 的机制,因修饰类型、位置及组合的不同,它们对基因表达的影响也不相同。如对组蛋白无结构的尾部进行乙酰化、甲基化、磷酸化、泛素化、类泛素化和/或其他共价修饰,产生一个组蛋白"密码",该密码被阅读和转化为信号后激活或抑制相关基因。某些组蛋白修饰如 H3K9 和 H3K27 的甲基化,作为抑制标记通常与抑制基因相关;而组蛋白 H3K4 和 H3K36 的甲基化则与转录激活的基因相关,如内皮细胞瞬间暴露于高血糖,触发了与 NF -κB 亚单位 $p65$ 基因相邻的启动子区域转录激活标记 H3K4 的甲基化,导致 $p65$ 表达增加及激活 $p65$ 炎性通路的下游效应。重要的是,这一"表观遗传标记"非常特异,$p65$ 基因启动子相邻处未见其他组蛋白修饰。而且,该特异的甲基化的抑制,阻止了葡萄糖介导的 $p65$ 及与其相关的炎症体的上调。一些表观遗传学修饰也是遗传的,与 Lamarckian 的"获得性性状的遗传理论"相一致,即"如果生命过程中有机体通过改变以适应环境,那么这些改变可能传给其后代"。最著名的例子是刺鼠 Avy 基因表观遗传学变化的永久性跨代遗传:如果该基因很少或没有甲基化,它活跃于所有细胞中,小鼠毛色为黄色;而如果 Avy 基因高度甲基化,导致其表达关闭,小鼠毛色为黑褐色。介于非甲基化和甲基化这两极之间,Avy 基因可以发生不同程度的甲基化,产生系列杂色谱的小鼠,该鼠的细胞间 Avy 活性亦不相同。孕鼠喂食的甲基化供体越多,子鼠的褐色化就越严重。更重要的是,这一环境刺激也以相同方式影响下一代。

理论上,表观遗传学印记对于复杂疾病如糖尿病肾病的遗传易感性很重要。如,ACE 表达受基因多态的调节,与 1 型糖尿病患者的肾病发生相关。在邻近 ACE 启动子区域包含 2 个 CpG 岛,当 DNA 脱甲基化且相关的组蛋白乙酰化,ACE 表达显著上调;但当 CpG 岛发生甲基化,ACE 表达则沉默。这些数据使得遗传和表观遗传学表型的一致成为可能。遗传关联研究告诉我们,什么序列的表观遗传学改变一定影响从而导致疾病的发生。高通量测序技术远远超出单纯的 DNA 测序,也包括了全基因组胞嘧啶和组蛋白修饰的甲基化,代表了实现肾病遗传易感性的新的进程。研究者最近在非洲裔美国人和西班牙人合并 ESRD 的糖尿病患者与无肾病的糖尿病患者中,发现了 187 个基因差异甲基化。有趣的是,这些基因中几乎每 5 个基因就有 1 个(21%)曾在基因组相关研究中被发现参与糖尿病肾病的发病。这些数据表明,我们一直以来已经发现、确认过正确的糖尿病肾病相关基因,但是没有意识到其表达的变化受基因多态性的影响其微。

尽管已经明确糖尿病肾病存在遗传易感倾向,也发现了一些致病因素,但迄今为止仍不能解释为何一些个体及家庭易患该病。不会有简单的基因检测可以发现糖尿病肾病。遗传研究具有潜在的、更重要的作用,它告诉科学家哪条特定的通路发生改变,从而改变了糖尿病肾病的病理生理学。当然,遗传学研究可以发现基因上或基因外的调控元件的变异,这些变异可能调节了糖尿病肾病的患病风险,当然,迄今为止发现的大多数基因变异尚未进行功能验证。糖尿病肾病相关的 DNA 变异的发现,发展了模拟人类糖尿病肾病的合适的动物模型。最后,遗传学研究能够给人们提供机制通路发生改变从而改变糖尿病肾病病理生理学的信息;随后这些通路的靶向选择性药理学治疗可能提供预防疾病的机会。虽然其总体效应微弱,但 ACE 基因多态与糖尿病肾病相关。对 RAS 进行药理学阻断可以改变 RAS,提供比 ACE 保护性多态更完美、更强大的肾脏保护作用。如果发现它起的作用较小,可以进行放大,并与其他干预联合作用,取得我们最终想要的理想的临床效果。

尽管大量的候选基因及染色体位点与糖尿病肾病相关,人们所发现的大部分关联没有被重复,它们可能导致疾病的发展,这些尚待确定。新的全基因组研究方法为我们发现与肾病相关的基因提供了新的机会。然而,这些方法有其局限性。基因表达的表观基因学调控可能是糖尿病肾病遗传易感性的重要促进者。尽管糖尿病肾病的基因检测很有可能在近期不会有大的发展,但遗传学研究可以为肾病的病理生理学及其治疗的潜在靶点提供有价值的信息。新的糖尿病肾病易感基因的发现可能有助于紧缺动物模型的发展,而这些动物模型可以被用于研究疾病机制和试验新药。

人类基因组序列全貌已渐清晰,推测人类基因数目为约 22 000 个。在阐明这些基因功能的基础上,人们正在致力于研究人类基因组上个体间有差异的 SNP 等与疾病易感性间的关系。为了更有效地解析全基因组,有必要完成相邻 SNP 单倍体图的制作。国际上,正在开展人类基因组单倍体图制作的计划。中国华大基因也是该国际组织的主要承担单位。国际人类基因组单体型图计划的目的是确定人类基因组中 DNA 序列变异的常见模式,以及使这一信息免费向公众开放。国际组织通过对非洲、亚洲和欧洲的祖先的 DNA 样本进行研究,以确定百万或者更多的序列变异的基因型、基因频率和这些基因型之间的关联度,正在构建整个基因组中这些模式的地图。单倍型图谱(haplotype map,HapMap)将有助于发现常见基因的序列变异,开发新的诊断工具,增强我们选择靶向治疗干预的能力。

如前所述,糖尿病肾病微血管并发症易感基因已经报道了若干个,但每个候选基因在临床医疗实践中尚不能独立发挥作用。因此,兼顾患者临床表型、日常生活习惯和环境因素,综合判断个人的遗传信息,是未来个体化治疗方法选择的不可或缺的原则。

（刘丽梅）

第三节　足细胞损伤

糖尿病肾病是终末期肾病(ESRD)的主要病因,也是糖尿病患者的主要死因之一。糖尿病肾病足细胞损伤表现为:足细胞形态改变(足突融合)和功能障碍(白蛋白尿)、足细胞数量减少和密度降低等。足细胞病变的严重程度与尿蛋白排泄量、肾功能下降密切相关,足细胞丢失程度与肾小球硬化密切相关并加速糖尿病肾病进展。

白蛋白尿是目前公认的糖尿病肾病足细胞损伤最早的临床指标,根据 2020 年《改善全球肾脏病预后组织(Kidney Disease：Improving Global Outcomes，KDIGO)指南》,UAER 30～299 mg/24 h 或 UACR 30～299 mg/g 被定义为微量白蛋白尿(A2 级白蛋白尿);UAER 大于 300 mg/24 h 或 UACR 大于 300 mg/g 被定义为大量白蛋白尿(A3 级白蛋白尿)。

1 型和 2 型糖尿病患者均易发生足细胞损伤,其临床表现为白蛋白尿。2019 年,全球成人糖尿病患者人数已达 4.63 亿,推测 2030 年全球成人糖尿病患者人数将增至 5.78 亿,其中约 10% 为 1 型糖尿病患者。1 型糖尿病患者中,25%～40% 的患者在病程 10 年后发展为微量白蛋白尿,其中 8%～22% 的患者在病程 10～15 年发展为大量白蛋白尿。2 型糖尿病合并微量白蛋白尿的比例为 25%～48%,合并大量白蛋白尿的比例为 12.6%～58%。在日本的一项对 2 型糖尿病合并微量白蛋白尿患者平均 6 年的随访研究中,28% 进展为大量白蛋白尿,51% 转变为正常蛋白尿。在丹麦的一项对 2 型糖尿病合并微量白蛋白尿的患者平均 7.8 年的随访研究中,31% 进展为大量白蛋白尿,30% 转变为正常蛋白尿。

足细胞的解剖结构及生理学功能

足细胞又称为脏层上皮细胞,是一种增殖能力非常有限的终末分化细胞。足细胞贴附于肾小球基膜(GBM)外侧,与内皮细胞、GBM 一起构成肾小球滤过屏障。内皮细胞排列在肾小球毛细血管的内表面,表面覆有带负电荷的富含唾液酸的糖蛋白(糖萼),内皮细胞间的孔径为 $70\sim100$ nm。GBM 是由结构蛋白组成的细胞外基质,为内皮细胞和足细胞提供物理支架,其主要成分包括胶原蛋白、层粘连蛋白和硫酸乙酰肝素蛋白聚糖。这些蛋白所带的负电荷是肾小球电荷屏障的重要组成部分。GBM 的孔径为 $250\sim300$ nm。高密度的具有栅栏状交叉的足细胞附着在基膜外侧,由包含细胞核的细胞体、从胞体分出的初级突起以及再依次分出的次级突起(足突)3 部分组成。足细胞富有肌动蛋白-肌球蛋白收缩装置,肌动蛋白与 GBM 相紧密连接。细胞骨架及其与 GBM 的相互作用不仅有助于维持足细胞与基质的正常位置,还可调节毛细血管宽度,毛细血管的宽度是决定 GFR 的一个关键因素。

足细胞有 3 个特殊的膜区:顶部、裂孔隔膜和基底部。podocalyxin 是带负电荷的跨膜蛋白,其除了组成足突顶端质膜结构及电荷屏障外,还以受体形式协助细胞内信号传递。电镜下不同足细胞来源的足突相嵌形成栅栏状交叉,足突间形成 $30\sim50$ nm 的裂孔,孔上覆盖着一层厚 $4\sim6$ nm 的裂孔隔膜,即肾小球足突裂孔隔膜。肾小球足突间裂孔隔膜是由 nephrin、podocin、CD2AP(CD2-associated protein,CD2AP)、NEPH1、NEPH2 等组成的复合结构。nephrin 是一种跨膜蛋白,连接相邻的足突形成独特的拉链结构,参与细胞间的相互作用。podocin 将 nephrin 锚定于胞膜上,NEPH 蛋白家族稳定 nephrin 的构象使其发挥正常的功能。CD2AP 是一种调节蛋白,可传递 podocin 蛋白从胞外转导的信号,并桥接 nephrin 和肌动蛋白细胞骨架上。CD2AP 和 nephrin 与磷酸肌醇 3 - 激酶(phosphatidylinosit 3-kinase,PI3K)的一个亚基相互作用可激活 PI3K 依赖的胞内 Akt 激酶途径,以调节肌动蛋白细胞骨架的动态、维持细胞功能。TRPC6 是裂孔隔膜处的阳离子传感通道,响应各种刺激(包括机械力)而打开,以释放 Ca^{2+} 调节细胞反应,肌动蛋白可以通过 TRPC6 从外部接收信息以调整其功能。总之,裂孔隔膜蛋白对足细胞肌动蛋白细胞骨架的运动调节起关键作用,控制足细胞的形状、保持结构完整性。裂孔隔膜蛋白的变化与肾脏疾病的发生密切相关,其组成变化可导致大量蛋白尿。

足细胞通过基底部的整合素 $\alpha_3\beta_1$ 与 GBM 相连。整合素 $\alpha_3\beta_1$ 在足细胞、鲍曼氏囊的壁层上皮细胞和远端小管上皮细胞高度表达,主要存在于细胞基底部,与基膜层粘连蛋白相互结合。足细胞特异性缺乏整合素 $\alpha_3\beta_1$ 的小鼠,足细胞与 GBM 解离,并出现局灶性肾小球硬化及大量蛋白尿。来自基底部尤其是 GBM 和内皮细胞的信息,决定足突中肌动蛋白细胞骨架的收缩或舒张。整合素与尿激酶型纤溶酶原激活物受体(urokinase-type plasminogen activator receptor,uPAR)相互连接,通过其调节肌动蛋白细胞骨架的收缩或舒张。当 uPAR 和整合素 $\alpha V\beta_3$ 或 $\alpha_3\beta_1$ 的结合被激活时,下游小 GTP 酶 Cdc42 和 Rac1 被激活,肌动蛋白开始收缩,足突运动状态改变,导致足突融合消失及蛋白尿,表明 uPAR 在调节肾小球滤过功能中发挥重要作用。

足细胞可以合成多种 GBM 的主要成分蛋白,如层粘连蛋白 β 和 Ⅳ 型胶原等,以维持 GBM 的正常结构和功能;还可以合成多种细胞因子,如 VEGF - A 和 Ang Ⅰ 等,这些因子以旁分泌的形式作用内皮细胞、维持内皮细胞的正常结构和功能。

足细胞复杂的足突结构不仅最大限度地扩大了水和小分子溶质的滤过面积,而且和 GBM 一起对抗血管内滤过压力,使其保持渗透选择性,防止白蛋白和其他物质的丢失。因此,足细胞结构及功能的完整对于维持肾小球滤过屏障至关重要。

糖尿病足细胞损伤的病理生理学改变

足细胞为维持正常的生理学功能,需要承受巨大的工作压力。人类每天大约有200 L的血液被肾小球过滤,按照正常血清白蛋白浓度(3.5~5)g/dL进行估算,足细胞每天需要避免约9 kg的白蛋白从尿中丢失。足细胞的特殊解剖位置和功能及其增殖能力非常有限的特性,决定其面临各种环境刺激时,会发生一系列病理生理学改变。目前,对于足细胞损伤的评估主要局限在对其形态观察上,光镜下很难观察到足细胞损伤的形态异常,偶可在高倍镜下观察到含非整倍体胞核的足细胞。扫描电镜下观察到足突融合是早期糖尿病肾病患者出现的足细胞损伤特征,表现为足突增宽、回缩、变短、融合,甚至消失。足细胞损伤的病理生理学改变主要有几下几种。

1. 细胞骨架重排

在糖尿病肾病患者肾活检组织中观察到足细胞发生细胞骨架重排,表现为足突扁平、增宽和回缩,这种现象被称为足突融合。足突融合减少了足细胞的滤过表面积,并破坏裂孔隔膜,是肾小球滤过屏障发生功能障碍的最早形态结构特征之一,最终导致蛋白尿。最新的研究表明,裂孔膜滤过长度变短、足突增宽导致其无法抵消滤过压力,从而使GBM的纤维基质松弛,导致白蛋白的渗透性增加,这种形态改变可能发生在白蛋白尿出现之前。

nephrin是裂孔隔膜重要的组成成分,其胞内结构域作为信号支架募集蛋白(如PI3K、Src家族激酶Fyn和磷脂酶Cγ1),协助nephrin调节细胞骨架。在糖尿病肾病患者及动物模型中均发现nephrin表达降低,导致肌动蛋白异常重排及裂孔膜破裂,诱发足突消失。在糖尿病状态下,RhoA、Cdc-42和Rac1表达增加,导致细胞骨架重排、足突消失和蛋白尿。在糖尿病肾病患者及动物模型中,TRPC6阳离子通道过度激活,其激活可导致3个结果:首先,Ca^{2+}流入足细胞并作为第二信使影响肌动蛋白-肌球蛋白组装;其次,TRPC6通过调节RhoA、Rac1导致肌动蛋白细胞骨架重排;最后,TRPC6通过钙调神经磷酸酶激活活化T细胞核因子NFAT(nuclear factor of activated T cells)、进而降低裂孔膜蛋白podocin、synaptopodin和nephrin的表达,最终导致足细胞的骨架重排并引发蛋白尿。

2. 足细胞肥大

足细胞肥大是一种适应性变化,与肾小球肥大相关。当足细胞丢失时,部分GBM处于裸露状态,而相邻足细胞的肥大有助于覆盖GBM裸露的区域。

正常分化成熟的足细胞处于G0静止期,几乎不表达细胞周期蛋白依赖性激酶(如cyclin A、B1和D1等),高度表达周期蛋白依赖性激酶的抑制剂(如p27和p57等)。足细胞在多种刺激物作用下(如局部机械压力增高、高血糖、TGF-β等),重新表达细胞周期蛋白依赖性激酶,使足细胞重新进入细胞周期G期、细胞器和蛋白质合成增加,但是足细胞被阻滞在G2/M期,不能完成有丝分裂,最终导致足细胞肥大。在糖尿病肾病的发生和发展过程中,多种因素与足细胞肥大相关。高血糖可诱导肾脏局部肾RAAS的激活,引起血管紧张素Ⅱ(AngⅡ)表达增加,进一步上调甲状旁腺激素相关蛋白(parathyroid hormone-related protein,PTHrP)、TGF-$β_1$和细胞周期调节因子$p27^{Kip}$的水平,加剧高糖条件下足细胞肥大。mTOR复合物1(mTOR complex 1,mTORC1)在糖尿病小鼠中被激活,与足细胞肥大密切相关。mTORC1可以引起p27在细胞质的错误定位,导致细胞重新进入G1期。mTORC1还可以通过诱导细胞周期蛋白依赖性激酶抑制因子表达,引起足细胞停滞在G1/M期,导致足细胞肥大。此外,高糖刺激足细胞合成并分泌IL-6,进一步激活Janus激酶2/信号转导和转录激活因子3(Janus kinase 2/signal transducer and activator of transcription 3,JAK2/STAT3)信号通路,引起足细胞肥大。

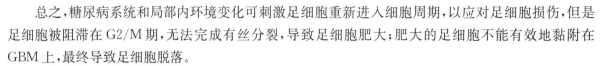

总之,糖尿病系统和局部内环境变化可刺激足细胞重新进入细胞周期,以应对足细胞损伤,但是足细胞被阻滞在 G2/M 期,无法完成有丝分裂,导致足细胞肥大;肥大的足细胞不能有效地黏附在 GBM 上,最终导致足细胞脱落。

3. 足细胞上皮间质转分化

当上皮细胞发生上皮-间充质转化(epithelial-mesenchymal transition,EMT)时,上皮细胞失去原有细胞的特征、细胞间接触消失、细胞极性受损,重新表达间充质细胞的标志物,如 vimentin、desmin、α 平滑肌肌动蛋白(α-smooth muscle actin, α-SMA)和成纤维细胞特异性蛋白 1(fibroblast specific protein-1, FSP-1)等。足细胞暴露于高糖条件下,48~72 h 内即可出现细胞间接触蛋白[如 E-cadherin、ZO-1(zonula occludens-1)]表达下降,足细胞裂孔膜蛋白 nephrin 和 podocalyxin 表达受抑制,同时转分化蛋白(如 α-SMA、vimentin、desmin 等)的表达增加。一项涉及 109 名 2 型糖尿病患者的调查研究中,尿沉渣中 86% 的足细胞表达 FSP-1;合并有大量蛋白尿的糖尿病患者,尿沉渣中 FSP-1 阳性足细胞的数量明显多于蛋白尿正常的糖尿病患者;对其中 43 名糖尿病患者的肾活检标本染色发现,表达 FSP-1 的足细胞选择性表达 snail 和整合素连接激酶(integrin linked kinase, ILK),而 snail 和 ILK 在诱导 EMT 中起关键作用。足细胞发生 EMT 后,裂孔膜蛋白(nephrin、podocin、P-cadherin 和 ZO-1)表达下降、细胞骨架肌动蛋白重排、足突融合消失,最终导致足细胞凋亡或脱落。

4. 足细胞死亡

细胞死亡包括程序性细胞死亡(如细胞凋亡)、程序性非凋亡细胞死亡(如自噬性细胞死亡)、免疫反应性细胞死亡(如细胞焦亡),以及其他类型的细胞死亡(如坏死、有丝分裂灾难导致的死亡)。既往在糖尿病肾病的动物模型、进展性肾小球硬化、TGF-β_1 转基因小鼠模型中,均发现肾小球足细胞原位凋亡的证据,因此认为凋亡是足细胞死亡的常见方式。高血糖引起足细胞凋亡的机制主要如下。①高糖激活 TGF-β 信号通路:TGF-β 可选择性上调 Smad2/3 对 $Nox4$(NADPH oxidase 4)基因的转录,上调线粒体 Nox4 蛋白水平、促进氧化应激和线粒体功能障碍;TGF-β 也可以通过 Smad-ERK1/2-mTORC1 轴增加 Nox4 的翻译,引起 ROS 过多和线粒体功能障碍;TGF-β 还可以降低抗凋亡基因 $Bcl2$ 的表达、增加促凋亡基因 Bax 和 cleaved-caspase-3 的表达,导致足细胞凋亡。②高糖促进 AngⅡ表达,后者通过其受体 AT1R 引起 $CD2AP$ 表达降低及重新定位,进一步抑制 CD2AP-PI3K 信号通路,导致足细胞凋亡。③高糖抑制 AMPK 活性,AMPK 失活可激活 mTOR 通路,诱导 $p53$ 的表达及磷酸化,后者作用于 Nox4 诱导产生 ROS,ROS 激活 p38 MAPK 及 caspase-3,促进足细胞凋亡。④在糖尿病肾病大鼠中,Notch1 信号通路激活,通过激活 $p53$ 引起足细胞凋亡。然而足细胞凋亡的证据主要基于体外实验和体内实验中原位 TUNNEL 染色和活性 caspase-3 染色。由于 TUNNEL 染色和活性 caspase-3 染色对细胞凋亡诊断的特异性受到挑战,且缺乏人类糖尿病肾病患者肾组织中关于足细胞凋亡的直接证据(如电镜观察到凋亡小体等)。因此,足细胞凋亡的地位受到质疑。

自噬维持终末分化足细胞生理和压力状态下的细胞稳态,足细胞的自噬缺乏导致细胞蛋白稳态失衡和肾小球疾病的急剧恶化。在糖尿病患者及糖尿病合并大量蛋白尿的啮齿动物模型中,足细胞自噬受抑制并伴随足细胞大量丢失。用这些患者及动物的血清体外培养足细胞,会抑制足细胞的自噬并导致其发生自噬性细胞死亡。给予足细胞自噬基因缺失的小鼠高脂饮食,小鼠表现为足细胞丢失、大量蛋白尿,而高脂饮食对照小鼠仅表现为轻度蛋白尿。这些均提示糖尿病时足细胞自噬功能障碍所致的足细胞自噬性死亡在足细胞丢失和蛋白尿的发生和发展中发挥关键作用。

在糖尿病小鼠和高糖刺激的足细胞中,细胞焦亡通路相关蛋白如 GSDMD-N、NLRP3、cleave-caspase-1 和 cleaved-IL-1β 表达增加。进一步阻断炎症小体 NLRP3 激活或抑制 caspase-1 可减轻糖尿病小鼠的足细胞损伤。提示细胞焦亡可能在糖尿病足细胞损伤中也发挥作用。

5. 足细胞有丝分裂灾难

有丝分裂灾难是 DNA 损伤或任何影响有丝分裂过程的因素导致的异常有丝分裂的结果。细胞有丝分裂灾难的主要特征为多核（非整倍的细胞核）、细胞核形态不规则、微核等。糖尿病状态下,足细胞可以在多种刺激物的作用下进入细胞周期,当足细胞被阻滞在 G2/M 期时足细胞发生肥大。某些情况下,足细胞可以通过双微体 2 基因（murine double minute 2,MDM2）失活 p53 介导的细胞周期阻滞以及降低 p21 的表达,绕开 G2/M 限制检查点进入有丝分裂期。由于有丝分裂纺锤体形成不完整和复杂的解剖结构导致细胞质分裂不完全,最终引起细胞有丝分裂灾难的发生。抑制 MDM2 表达可以通过诱导足细胞发生 G2/M 期阻滞从而阻止足细胞发生有丝分裂灾难。

一些研究表明糖尿病患者尿液中足细胞绝大部分不具有凋亡特征。近来的一项研究在 41 名 2 型糖尿病患者的 184 份尿标本和 54 名 2 型糖尿病患者的肾穿刺标本中,发现尿液中的 53.5％的足细胞具有有丝分裂灾难的特征,而不是细胞凋亡的特征;电镜在肾穿刺标本中发现足细胞的有丝分裂灾难现象。在多种足细胞损伤明显的肾小球疾病（如膜性肾病、局灶节段肾小球硬化、糖尿病肾病、IgA 肾病等）的临床肾组织标本中均可见足细胞有丝分裂灾难的证据,提示足细胞的有丝分裂灾难可能在足细胞的死亡中发挥重要作用。足细胞发生有丝分裂灾难后,不能有效地组装肌动蛋白从而有效形成有丝分裂纺锤体和支撑足突的细胞骨架结构,容易从 GBM 上脱落。此外,发生有丝分裂灾难的足细胞可以导致凋亡。总之,有丝分裂灾难在糖尿病足细胞损伤中发挥重要作用。

6. 细胞脱落

足细胞数量和密度减少是早期糖尿病肾病患者足细胞损伤的另一个特征。足细胞主要通过整合素 $\alpha_3\beta_1$ 黏附在 GBM 上,足细胞局部的剪切力增加或其与 GBM 的黏附力变弱,均可促进其脱落。糖尿病时足细胞的细胞骨架重排、足突融合,使足突对抗肾小球滤过压的支持力减弱,导致肾小球的有效滤过压增加以及随之而来的局部剪切力增加、基膜的纤维成分收缩方向改变,从而促进足细胞脱落。TGF-β_1 和机械拉伸刺激均显著减少体外培养足细胞的整合素 $\alpha_3\beta_1$ 的表达,导致足细胞的黏附功能减弱,促进足细胞脱落和细胞凋亡。在糖尿病患者或动物模型早期即可出现整合素 $\alpha_3\beta_1$ 表达的明显抑制,并且随着糖尿病患病时间延长,整合素 $\alpha_3\beta_1$ 表达逐渐减少,导致足细胞从 GBM 上脱落。在多种肾小球疾病类型的患者和动物模型的尿液中收集到存活的足细胞,这些足细胞还具有一定的增殖能力,且其生长形态和原代足细胞类似,并可被改造成永生化的足细胞系,这些证据有力地支持了足细胞因为局部黏附障碍导致脱落。糖尿病肾病患者中足细胞标志蛋白 synaptopodin、podocin 和 nephrin 的表达显著降低,可引起足细胞的骨架功能紊乱,使其黏附能力减弱并最终从 GBM 上脱落。此外,高糖诱导细胞内 ROS 产生,进一步增加 ILK 表达及活性。肾小球 ILK 活性增加促进 β-catenin 从足细胞膜进入细胞内,足细胞的表型发生改变,促进足细胞从 GBM 上脱落。

以上足细胞的病理学改变,如细胞骨架重排、足细胞肥大、足细胞上皮间充质转化、足细胞死亡、足细胞有丝分裂灾难等均可以导致足细胞脱落。因此,糖尿病肾病时足细胞数量减少和密度明显降低。

三　足细胞损伤的发病机制

糖尿病肾病足细胞损伤的发病机制复杂,可能与遗传和表观遗传因素、糖代谢紊乱、氧化应激、RAAS 激活、内皮细胞与足细胞的交叉对话、细胞因子及激素异常等多方面综合作用相关。

1. 遗传和表观遗传因素

糖尿病肾病的发生发展在不同种族、不同性别群体中存在显著的差异,受遗传和环境因素的综合影响。并不是所有的糖尿病患者都进展为糖尿病肾病，即使是那些血糖长期控制不良的患者人群也不一定发生糖尿病肾病；然而有高血压或心血管疾病家族史的糖尿病患者更加容易发生糖尿病肾病，存在家族聚集性，这表明遗传学因素可能在糖尿病肾病的发生、发展中起重要作用。研究发现 ApoE 基因多态性（epsilon2、epsilon3、epsilon4）与 2 型糖尿病肾脏病变密切相关：epsilon2 基因携带者发生微量白蛋白尿的风险增加，且与 epsilon2 基因型相关的基因型（epsilon2/epsilon2、epsilon2/epsilon3、epsilon2/epsilon4）均可增加糖尿病肾病发生的风险。近年来，GWAS 的发展及运用使得糖尿病肾病遗传易感性的研究取得了重大进展。迄今为止，已经确定了 100 多种与 2 型糖尿病及其诱发的糖尿病肾病相关的遗传变异。最近一项针对欧洲和亚洲人种 2 型糖尿病肾病相关的 GWAS 研究发现，GABRR1 附近的新信号（rs9942471）与欧洲 2 型糖尿病受试者发生微量白蛋白尿相关，但在亚洲受试者中未观察到此种关联。另外一项针对 1 型糖尿病肾病的 GWAS 研究发现了 16 个全基因组风险位点；其中关联信号最强的是 rs55703767 变体，位于 COL4A3 基因（编码 GBM 的主要结构成分），与糖尿病肾病的发生及蛋白尿显著相关。最近对 2 型糖尿病及合并糖尿病肾病患者的基因测序发现，SLC12A3 rs11643718 的 G 等位基因和 GG 基因型与 2 型糖尿病患者糖尿病肾病的发生和发展有关。尽管这些已鉴定的大多数基因座或基因与糖尿病肾病的发病密切相关，但无法解释糖尿病肾病的遗传性，这反映了遗传序列变异之外的风险因素的存在，例如表观遗传学。

表观遗传修饰是一种广泛研究的"代谢记忆"机制，已被证明与糖尿病肾病发生发展相关。"代谢记忆"是指即使糖尿病诊断后期血糖控制严格，早期的血糖环境可能对视网膜病变、肾脏病变和大血管疾病产生长期的程序化影响。表观遗传修饰包括染色质组蛋白修饰、DNA 甲基化和非编码RNA 等。

组蛋白修饰在糖尿病肾病的发病机制中具有关键作用。组蛋白 H3K27me3（H3 lysine 27 trimethylation，H3K27me3）在足细胞 Notch 配体 Jag1 的启动子区域富集，足细胞特异性缺失组蛋白甲基化酶 EZH2（enhancer of zeste homolog 2）会下调 H3K27me3 的表达、加重肾小球损伤。抑制组蛋白去甲基化酶 UTX（ubiquitously transcribed tetratricopeptide repeat on chromosome X，UTX）可以上调 H3K27me3 的表达、缓解局灶节段性肾小球硬化（focal segmental glomerulosclerosis，FSGS）的肾小球损伤。在糖尿病肾病患者的肾小球足细胞中 UTX 含量升高、H3K27me3 表达减少，引起 Jag1 的上调表达，后者通过激活足细胞中的 Notch 信号转导参与糖尿病肾病肾小球功能障碍的发展。

DNA 甲基化由 DNA 甲基转移酶 DNMT1、DNMT2 和 DNMT3 家族成员（DNMT3a、DNMT3b 和 DNMT3）介导催化。多项临床研究和动物实验表明：DNA 甲基化与糖尿病肾病之间存在联系。STZ 诱导的糖尿病合并白蛋白尿的小鼠肾脏组蛋白去乙酰化酶 SIRT1 表达减少。肾小管特异性敲除 Sirt1 的小鼠表现出 claudin-1 甲基化降低、组蛋白乙酰化增强和 claudin-1 表达增加，导致蛋白尿加重。相反，肾小管特异性过表达 SIRT1 通过诱导 claudin-1 基因高甲基化引起足细胞紧密连接蛋白 claudin-1 表达下降，可预防白蛋白尿。在糖尿病小鼠中，足细胞 KLF4 表达受抑制，引起编码nephrin 的启动子甲基化增加，导致 nephrin 表达下降、足细胞凋亡及蛋白尿发生。进一步研究发现，糖尿病小鼠足细胞表达 DNMT1 升高，使用 5-azacytidine、5-aza-2'-deoxycytidine 干预足细胞或敲低足细胞 Dnmt1 的表达可以抑制甲基化，恢复裂孔隔膜蛋白的表达、减轻足细损伤，表明抑制 DNA 甲基化可能是治疗糖尿病肾病的新途径。

非编码 RNA，包括 miRNA 和 lncRNA，是一种没有或具有低编码潜力的转录本。miRNA 参与调节糖尿病肾病的关键特征表型，如足细胞凋亡、肾小球和肾小管肥大、细胞外基质累积及纤维化。miRNA-30a 主要在人足细胞中表达，可以通过直接靶向 Notch1 和 p53 减少足细胞凋亡，还参与调节肌动蛋白细胞骨架稳态。糖尿病肾病时,激活的 Notch1、TGF-β 信号通路抑制 miRNA-30a 表达,导致足细胞损伤及凋亡;纳米复合物将 miRNA-30a 靶向传递至足细胞可抑制足细胞 Notch1 信号转导,减轻足细胞损伤及肾纤维化。miRNA-34a 受 $p53$ 调节,直接靶向调节其下游分子 $SIRT1$ 促进糖尿病肾病进展。在糖尿病肾病小鼠模型中,$p53$ 和 miRNA-34a 的表达增加,$SIRT1$ 表达下降、自噬受抑制;miRNA-34a 拮抗剂可增加自噬水平、减少足细胞丢失、减轻蛋白尿。miRNA-193a 可特异性靶向足细胞的关键调节因子 $WT1$ 的编码区域;当 miRNA-193A 与该编码区域结合可抑制 $WT1$ 的翻译,下调足细胞 $WT1$ 的活性,并导致广泛的足突消失、FSGS 病情进展恶化。miR-135 通过抑制糖原合酶激酶-3β(glycogen synthase kinase 3β,GSK-3β)激活 Wnt/β-catenin 信号通路,导致严重的足细胞损伤。此外,还有 miRNA-29c、miRNA-195 及 miRNA-124 等多种 miRNA 参与糖尿病肾病足细胞损伤的调节。

lncRNA 在糖尿病肾病的发病中也发挥重要作用。lncRNA $MALAT1$ 在糖尿病肾病小鼠足细胞中表达升高,并通过与 β-catenin 相互作用,导致足细胞损伤。lncRNA $Gm5524$ 在糖尿病肾病小鼠肾脏高表达,而 $Gm15645$ 在糖尿病肾病小鼠肾脏表达下降。高糖条件下,敲减 $Gm5524$ 和过表达 $Gm15645$ 均可以降低足细胞的自噬、诱导足细胞凋亡。lncRNA-1619 在糖尿病肾病患者及大鼠中表达降低,并可通过引起氧化应激致足细胞损伤、细胞凋亡增加及肾功能下降。

总之,宿主的遗传易感性及表观遗传修饰在糖尿病肾病的发生和发展中发挥非常重要的作用,且遗传变异与表观遗传修饰相互影响,共同导致糖尿病肾病的发展。

2. 糖代谢紊乱

持续的血糖升高是糖尿病肾病发生发展的关键因素。高血糖可通过代谢或非代谢依赖的途径诱导多种信号通路,引起足细胞结构或功能的异常。

(1) mTOR 信号通路:该信号通路可将营养、能量和生长因子相关信号连接在一起,以调控细胞生长、增殖以及细胞代谢。mTOR 形成两种不同的复合物发挥作用,mTORC1 和 mTORC2。高糖可诱导足细胞 mTORC1 异常激活,引起细胞肥大、足突消失,进而从 GBM 上脱落,最终导致足细胞数量减少和肾小球硬化。mTOR 信号通路在糖尿病肾病患者和动物模型中高度激活,mTORC1 在小鼠足细胞特异性激活可重现糖尿病肾病的许多特征,包括足细胞丢失、GBM 增厚、系膜扩张和蛋白尿;特异性抑制足细胞 mTORC1 可预防糖尿病小鼠足细胞肥大和进行性肾小球硬化。因此,mTORC1 活性对糖尿病肾病小鼠足细胞损伤有关键调节作用。mTORC1 引起足细胞损伤的机制主要有以下几个方面:首先,异常的 mTORC1 激活导致裂孔膜蛋白的错误定位,并诱导足细胞 EMT。其次,足细胞 mTORC1 激活可抑制 ULK1(Unc-51 like autophagy activating kinase 1,ULK1)的磷酸化从而干扰足细胞自噬。足细胞在生理学条件下维持高水平的自噬以维持细胞内环境的稳态。在糖尿病肾病患者及动物模型中,足细胞自噬水平明显降低。特异性敲除足细胞自噬相关基因明显加重糖尿病小鼠的足细胞损伤;但特异性抑制足细胞 mTOR 信号通路或使用雷帕霉素激活自噬可预防肾小球硬化,显著减缓糖尿病肾病的进展。最后,异常的 mTOR 通路激活可诱导足细胞内质网应激增加,内质网应激与糖尿病足细胞、内皮细胞、系膜细胞的损伤密切相关,参与多种肾脏疾病发生和发展,可导致肾小球硬化,在糖尿病肾病患者及动物模型中内质网应激高度激活。

(2) TGF-β 信号通路:该信号通路是公认的糖尿病肾病发病和肾小球硬化的关键,TGF-β 配体与细胞膜上的受体(TGF-βR)结合后,可以通过经典的 Smad 依赖途径和 Smad 非依赖途径诱导靶基因的转录,调节细胞增殖、分化,并诱导凋亡。糖尿病时 TGF-β_1 介导多条足细胞损伤的信号通路,其中经典的 TGF-β_1/Smad 信号通路最为重要。在高糖环境下,AGE、ROS、AngⅡ和 PKC 等多种物质共同参与上调 TGF-β,通过与其在足细胞膜上的受体相结合,诱导其下游的 Smad2/3 磷酸化,并与 Smad4 结合形成复合物移位至细胞核中,从而刺激足细胞分泌 VEGF,最终导致 GBM 增厚、细胞骨架合成紊乱、足细胞肥大以及 EMT。TGF-β 还可以通过促进 Smad7 的合成而抑制核转录因子的转录活性,诱导足细胞凋亡。同时,TGF-β 还可通过激活 p38 MAPK、Notch-1 和 Wnt 通路引起足细胞损伤及足细胞凋亡。此外,TGF-β 可刺激足细胞发生 EMT,促进细胞外基质合成并抑制胶原降解,在糖尿病肾病的发生和发展中发挥关键作用。

最近研究发现,TGF-β 对足细胞和内皮细胞存在差异调节现象:通过激活经典的 ALK5/Smad2/3 信号促进足细胞凋亡,而通过激活 ALK1/Smad1/5/8 信号通路导致内皮细胞功能障碍和血管新生。*BAMBI* 是 TGF-βR2 的诱饵受体,可抑制 TGF-β 信号转导。内皮细胞特异敲除 *BAMBI* 的糖尿病小鼠和足细胞特异敲除 *BAMBI* 的糖尿病小鼠足细胞损伤的程度相似,进一步表明内皮细胞与足细胞的交叉对话在糖尿病肾病足细胞损伤中的重要作用。

(3) AMPK 信号通路:AMPK 不仅是一种丝氨酸蛋白激酶,还是一种能量状态传感器,可通过葡萄糖转运体 4(GLUT4)促进葡萄糖的摄取、协助维持细胞内能量稳态。在糖尿病条件下,AMPK 磷酸化受到抑制而失活,进而影响其下游信号通路。首先,高血糖抑制足细胞 AMPK 磷酸化、下调 SIRT1 表达,导致 AMPK/SIRT1/PGC-1α 通路抑制,最终促进细胞内线粒体功能障碍及细胞凋亡。葡萄籽原花青素提取物(一种强抗氧化剂)可激活 AMPK/SIRT1/PGC-1α 通路,减轻高糖引起的足细胞损伤。其次,AMPK 活性下降导致乙酰辅酶羧化酶激活和肉碱棕榈酰转移酶-1 受抑制,进而阻碍脂肪酸氧化并导致游离脂肪酸堆积,进一步诱发胰岛素抵抗、细胞凋亡;相反,激活 AMPK 可防止脂质代谢异常引起的足细胞损伤。再次,AMPK 活性抑制引起裂孔膜蛋白 ZO-1 定位异常;激活 AMPK 可活化小 GTP 酶 Rac1(肌动蛋白重塑的关键调节因子)并恢复裂孔膜蛋白 ZO-1 定位,改善足细胞对白蛋白的通透性、减轻足细胞损伤。最后,AMPK 参与调节自噬。一方面,AMPK 作为 mTOR 信号通路的上游分子,可通过磷酸化 tuberin 来抑制 mTOR 的活性。在糖尿病患者中,AMPK 活性受抑制,引起下游 mTOR 活性增加,导致足细胞自噬水平下降、足细胞损伤。另一方面,AMPK 还可以通过不依赖 mTORC1 的方式调控足细胞的自噬。AMPK 和 mTORC1 都可以通过磷酸化自噬调节蛋白 ULK1 调节自噬功能,mTORC1 通过磷酸化 ULK1-Ser757 抑制自噬,而 AMPK 通过磷酸化 ULK1-Ser555 和 ULK1-Ser317 激活自噬。

(4) Wnt/β-catenin 信号通路:该信号通路在细胞发育时高度激活,但在分化成熟的足细胞中几乎没有活性。当 Wnt 被各种刺激物(如高血糖等)激活后,Wnt 配体激活 frizzled 和脂蛋白受体相关蛋白(lipoprotein receptor-related protein, LRP),进一步募集细胞溶质蛋白 disheveled 及去磷酸化 GSK-3β,抑制 β-catenin 磷酸化、导致 β-catenin 聚集,随后发生核转位、激活 T 细胞因子(T cell factor, TCF)和淋巴增强因子(lymphocyte enhancer factor, LEF)以调节 *Wnt* 靶基因的表达。Wnt/β-catenin 通路异常激活是引起足细胞功能障碍的关键因素。过表达 *Wnt* 可加剧足突融合和蛋白尿,抑制 Wnt 则可改善足细胞损伤;同样,激活足细胞的 β-catenin 导致显著的蛋白尿,而使用 Dickkopf-1(Wnt 信号通路的拮抗剂)或足细胞特异敲除 β-catenin,可改善足细胞损伤并防止蛋白尿的发展。在糖尿病肾病患者的肾组织中,Wnt 和 β-catenin 表达明显增加。体外研究提示:高糖可诱导足细胞表达 Wnt 及 β-catenin,诱导其下游靶基因 Snail 的表达,进而抑制 nephrin 的表达、诱导足细胞 EMT,促进足细胞功能障碍。

(5) JAK/STAT 信号通路:在糖尿病肾病患者和动物模型中,该信号通路高度激活。JAK 蛋白转导来自许多不同类型的非酪氨酸激酶质膜受体的信号,包括许多细胞因子和趋化因子受体。在糖尿病肾病早期患者中,JAK1、JAK2、JAK3 以及 STAT1、STAT3 的表达水平是正常受试者的数倍,且这些蛋白表达上调主要集中在肾小球(包括足细胞)。小鼠足细胞特异性过表达 JAK2,可导致白蛋白尿、肾小球系膜扩张、肾小球硬化、肾小球纤连蛋白积聚、GBM 增厚以及足细胞数量的显著下降；而应用 JAK1/2 抑制剂可以逆转部分糖尿病肾病变化。该通路激活并损伤足细胞的机制可能包括以下两方面：其一，高糖刺激足细胞分泌 IL-6，IL-6 通过自分泌或旁分泌方式激活 JAK2-STAT3 通路，促进 $p21^{Cip}$ 和 $p27^{Kip}$ 的表达，参与细胞肥大过程。其二，JAK/STAT 通路激活与足细胞自噬功能障碍相关。足细胞在高糖环境中自噬受损、细胞凋亡增加、JAK/STAT 通路激活；抑制足细胞的 JAK/STAT 通路可以上调自噬相关蛋白的表达、增强自噬活性，从而减轻足细胞损伤。

（6）AGE：葡萄糖等还原糖分子中的醛基与大分子末端的还原性氨基酸形成可逆的 Schiff bases，经过重排反应形成 amadori 产物，再经过一系列的反应，与氨基酸、蛋白质等物质的氨基端反应生成 AGE。糖尿病肾病患者血清、肾小球和肾小管中的 AGE 浓度明显升高。足细胞和内皮细胞表达特定的 AGE 受体（RAGE），AGE-RAGE 通路激活导致多种病理生理学效应，包括细胞肥大、细胞周期停滞和细胞凋亡、炎性细胞因子增多等。在 2 型糖尿病患者中，AGE 积累与 podocin 表达降低、足细胞足突消失有关。体外使用 AGE 和高糖孵育分化的足细胞，可诱导其表达 $p27^{Kip1}$，引起足细胞的细胞周期停滞、细胞肥大和细胞坏死等。AGE 干预的啮齿动物硫氧还蛋白相互作用蛋白（thioredoxin-interacting protein，TXNIP）表达增加、H3K27me3 和 miR-29a 含量下降，导致肾小球滤过屏障损伤、足细胞功能障碍、足细胞数量明显减少。AGE 也可激活转录因子 FOXO4，后者通过 p38MAPK 信号通路诱导足细胞凋亡。AGE 还可以通过激活 RAGE 促进细胞产生 ROS、诱导足细胞表达 MCP-1，引起足细胞损伤。此外，AGE-RAGE 信号通路可激活 NLRP3 炎症小体，导致足细胞和肾小球损伤。AGE 可通过激活 NF-κB 信号级联反应和 Notch 信号转导，诱导足细胞 EMT。糖尿病动物服用氨基胍可减少 AGE 沉积、系膜基质扩张和蛋白尿，但氨基胍的临床试验发现其不良反应较重而未能临床转化。

3. 氧化应激

氧化应激被定义为由 ROS 引起的损伤。正常情况下少量 ROS 对于维持正常细胞功能是必不可少的，但高血糖会诱导产生过多的 ROS，引起组织损伤。Nox4 被认为是足细胞内 ROS 产生的主要来源，Nox4 衍生的 ROS 在细胞凋亡中起关键作用。足细胞特异性敲除 *Nox4* 基因可以改善 STZ 诱导的糖尿病小鼠的蛋白尿及肾功能。抑制 NADPH 氧化酶活性可缓解多种糖尿病动物模型（如 db/db、Akita 小鼠、OVE26 小鼠）的足细胞损伤、减轻蛋白尿、减少系膜基质扩张。高糖主要通过失活 AMPK 和激活 mTORC1 诱导 Nox4 表达。Nox4 引起细胞损伤的机制主要有以下几方面：①Nox4 通过激活 p53 和 PUMA 依赖的细胞凋亡途径促进足细胞死亡。②Nox4 诱导的 ROS 激活 p38MAPK、NADPH 氧化酶信号通路及 TRPC6 通道，导致足细胞损伤。③足细胞中过量的 ROS 不仅可以促进足细胞凋亡，还可诱导足细胞肌动蛋白丝聚合，引起细胞骨架重排，足突和裂孔隔膜结构改变。

4. RAAS 激活

RAAS 的主要功能是调节和维持人体血压，维持人体内环境的相对稳定，但其过度激活导致肾实质病变逐渐加重、肾脏纤维化和肾功能丧失。成熟的足细胞能够产生血管紧张素原、肾素、ACE 和 Ang Ⅱ，同时也表达 Ang Ⅱ 受体（AT1R）和盐皮质激素受体（mineralocorticoid receptor，MR）。在糖尿病肾病患者及动物模型中，RAAS 在肾组织高度激活，肾细胞过表达肾素和 Ang，同时高糖诱导体外培养的小鼠足细胞表达血管紧张素原、AT1R 和 Ang Ⅱ。Ang Ⅱ 参与多种病理生理学反应：①Ang Ⅱ 收缩出球小动脉、诱发炎症反应、激活 NADPH 氧化酶和减少小血管数量，最终导致肾组织慢性缺氧及纤维化。②Ang Ⅱ 加重高糖诱导的足细胞肥大，与足细胞的 AT1R 结合诱导其凋亡。③Ang Ⅱ 激活 TRPC6 通道引起钙内流增加，导致足细胞凋亡、肾小球滤过屏障功能障碍、蛋白尿。④Ang Ⅱ 可激活 Rac1,促进 F-actin 重排,导致 a-actin4 表达下降,引起足细胞的骨架重塑。⑤Ang Ⅱ 可激活 NLRP3 炎症小体引起足细胞损伤。⑥Ang Ⅱ 可以通过抑制足细胞表达 ATP 结合盒转运蛋白 A1(ATP-binding cassette transporters subfamily A member 1,ABCA1)、诱导胆固醇在足细胞堆积、导致足细胞损伤。ABCA1 参与调节细胞内胆固醇外排,其表达下降导致细胞内脂质堆积。高剂量血管紧张素受体阻滞剂可减少足细胞中的胆固醇积累并改善蛋白尿。糖尿病小鼠的 ABCA1 表达下调,足细胞脂质堆积。足细胞特异性敲除 ABCA1 的小鼠易患糖尿病肾病,而诱导 ABCA1 表达可减轻糖尿病肾病小鼠的足细胞损伤。

RAAS 激活促进盐皮质激素醛固酮的合成。醛固酮除了通过调节肾小管钠的重吸收和钾的排泄来调节血压外,还在调节炎症、胶原蛋白形成、纤维化和细胞坏死方面具有更广泛的作用。因此,盐皮质激素受体的过度激活是慢性肾脏疾病进展的主要因素。研究表明,醛固酮可引起足细胞裂孔膜蛋白 nephrin 和 podocin 表达降低,导致足细胞损伤和蛋白尿增加;而醛固酮受体拮抗剂治疗可有效防止大鼠的足细胞损伤和缓解蛋白尿。在糖尿病肾病啮齿动物模型中,使用盐皮质激素受体拮抗剂可改善足细胞病变、减少肾纤维化和蛋白尿,保护肾小球结构。给予糖尿病肾病患者 ACEI 或 ARB 联合盐皮质激素受体拮抗剂的治疗,可减少蛋白尿、缓解肾脏炎症和纤维化。

5. 内皮细胞与足细胞的交叉对话(cross-talk)

内皮细胞作为肾小球滤过膜的第一道屏障,与血液中的循环物质直接接触,更容易遭受高糖诱发的细胞损伤。在 2 型糖尿病合并大量白蛋白尿的患者队列中,发现内皮细胞功能障碍较足细胞损伤与尿白蛋白排泄增加的关系更密切,表明内皮细胞损伤可能对糖尿病肾病的肾小球滤过功能障碍更为关键。此外,糖尿病肾病易感品系小鼠在高血糖早期肾小球内皮细胞形态改变发生在足细胞足突融合之前,表明内皮细胞损伤先于足细胞足突融合。对糖尿病早期系统性评估发现内皮细胞损伤可能先于足细胞损伤,且足细胞损伤继发于内皮细胞损伤和功能障碍。

高血糖激活了很多有害信号通路(如多元醇途径、己糖胺通路、AGE/RAGE 轴和 PKC 通路等)导致内源性 ROS 产生过量、eNOS 失活,引起内皮细胞损伤的同时诱导细胞因子和 MCP-1 的表达,进一步导致足细胞损伤;而清除内皮细胞 ROS 可以防止足细胞损伤。内皮细胞特异性敲除 eNOS 导致糖尿病小鼠内皮细胞功能障碍,同时引起足细胞损伤及大量白蛋白尿。eNOS 基因敲除转基因小鼠的 1 型和 2 型糖尿病模型都可再现人类糖尿病肾病的肾小球病变特征,如系膜扩张、足细胞损伤和耗竭、白蛋白尿等。用 eNOS 基因敲除糖尿病小鼠的血清培养足细胞,观察到细胞发生明显的细胞骨架重排。这些结果表明内皮细胞-足细胞的交叉对话在糖尿病肾病发生和发展中的关键作用。内皮细胞还可以通过多种途径影响足细胞功能:内皮细胞合成分泌的 Slit2 通过作用足细胞表达的受体 ROBO2(roundabout receptor 2)有助于维持足细胞足突的正常结构。内皮细胞形成的活化蛋白 C(activated protein C,APC)通过蛋白酶激活受体 1(protease-activated receptor1,PAR-1)和内皮细胞蛋白 C 受体(endothelial protein C receptor,EPCR)在维持足细胞正常功能中起重要作用。在糖尿病状态下,APC 形成障碍诱导足细胞凋亡和肾小球损伤。KLF2 是一个剪切力诱导的转录因子,对足细胞有保护作用。糖尿病状态下,内皮细胞敲除 KLF2 导致内皮细胞糖萼减少以及足细胞损伤。此外,内皮细胞来源的外泌体富含 TGF-β₁ 信使 RNA,通过旁分泌的形式激活经典 Wnt/β-catenin 信号通路介导足细胞 EMT、诱导足细胞功能障碍。

同时,足细胞损伤通过多种信号通路反过来加重内皮细胞功能障碍。比如血管内皮细胞生长因子及其受体 VEGFR-1 和 VEGFR-2、血管生成素及其受体 Tie2/Tek、内皮素(endothelin)及其受体等。VEGF-A 主要由足细胞产生,与内皮细胞产生的 VEGFR1 和 VEGFR2 结合,在内皮细胞存活、分化、增殖和迁移中起关键作用。VEGF 水平降低会引起内皮细胞损伤,导致足细胞丢失和 GBM 增厚;而过量的 VEGF 促进血管新生、导致病理性微血管病、促进肾脏损害进展加重。VEGFR2 被抑制可引起内皮细胞损伤,并最终导致足细胞功能障碍。在糖尿病肾病晚期,由于足细胞丢失,导致 VEGF 产生减少,引起血管稀疏和肾纤维化。另外,足细胞表达血管生成素 1(angiopoietin-1, Angpt1),肾小球内皮细胞表达其受体 Tie2/Tek。Angpt1 和 Angpt2 都与 Tie2 受体结合:Angpt1 与 Tie2 结合促进血管的成熟和稳定,抑制血管生成并对抗 VEGF 的部分作用;Angpt2 以竞争方式与 Tie2 受体结合并拮抗 Angpt1 的作用。Angpt1 可保护内皮细胞,延缓蛋白尿的发展;但 Angpt2 具有相反的作用。糖尿病状态下,Angpt1/Angpt2 比例下降,引起内皮细胞损伤、细胞凋亡和蛋白尿增加。内皮素 1(ET-1)是足细胞表达的又一重要因子,并通过结合内皮素 A 受体(endothelin receptor type A, ETRA)调节内皮细胞功能。在糖尿病肾病患者及动物模型中,ET-1 产生增加,导致内皮细胞线粒体氧化损伤和功能障碍、细胞凋亡,ETRA 抑制剂则对肾脏损伤具有保护作用。

总之,内皮细胞与足细胞之间复杂的交叉对话,互相促进加重糖尿病肾病足细胞损伤、破坏肾小球滤过屏障。

6. 细胞因子和生长激素表达异常

糖尿病状态下,细胞因子表达异常、内环境激素水平紊乱在糖尿病肾病发生、发展中发挥重要作用,除了上述的 TGF-β、VEGF 外,以下细胞因子、生长激素异常也参与糖尿病肾病的发生和发展。

(1) TNF-α:是一种具有显著促炎症作用的细胞因子,主要由单核细胞、巨噬细胞和 T 细胞等免疫细胞产生,肾脏固有细胞也可产生 TNF-α。TNF-α 具有两种受体:TNF-α 受体 1(TNFR1)、TNF-α 受体 2(TNFR2)。足细胞可同时表达 TNFR1 和 TNFR2。在糖尿病早期,肾小球和肾小管细胞内 TNF-α 基因和蛋白水平增加。TNF-α 在糖尿病肾病足细胞损伤过程中发挥重要作用。首先,TNF-α 可能对肾细胞产生直接的细胞毒性,导致直接的细胞凋亡和坏死性细胞死亡。其次,TNF-α 可改变内皮细胞的通透性,引起肾小球内血流动力学改变,降低 GFR。最后,TNF-α 可直接刺激足细胞 ROS 的产生,引起肾小球毛细血管壁改变,导致白蛋白渗透性增加。最近研究发现,TNF-α 还可以通过诱导视黄酸受体应答蛋白 1(retinoic acid receptor responder 1, RARRES1)的表达和剪切,抑制细胞内 RIO 激酶 1(RIO kinase 1, RIOK1)的活性,诱导 $p53$ 磷酸化,促进足细胞凋亡。

(2) 单核细胞趋化蛋白 1(MCP-1):CCL2 是趋化因子 CC 亚族中的重要一员,能够趋化单核细胞、记忆 T 细胞、树突状细胞到达组织损伤或感染的部位以及活化巨噬细胞。其受体 CCR2 主要表达在肾脏单核巨噬细胞,在分化的足细胞中也有表达。在糖尿病肾病患者的肾活检组织和尿液中均检测到 MCP-1 表达增加,且尿液中 MCP-1 水平与蛋白尿程度存在显著的相关性。MCP-1 缺失或阻断 MCP-1 可以减轻 STZ 诱导糖尿病小鼠和 db/db 小鼠肾脏巨噬细胞的浸润和肾脏损伤。高糖可以通过激活足细胞 NF-κB 信号通路,诱导 AngⅡ、TGF-β、TNF-α 等的表达,进而上调 MCP-1 的表达。在体内及体外实验中,高糖诱导足细胞 MCP-1 的表达,通过 Rho 依赖的机制抑制足细胞中 nephrin 的表达,降低足细胞活性、增加足细胞对白蛋白通透性、促进白蛋白尿形成、加速糖尿病肾病的进展。

(3) 肝细胞生长因子(hepatocyte growth factor,HGF):是一种多功能蛋白质,其生物学活性由单一受体 c-met 介导,在器官发育、组织稳态、损伤修复和再生的调节中具有重要作用。HGF 还是一种有效的抗纤维化因子,可预防多种慢性肾脏病的发生和进展,包括糖尿病肾病、阻塞性肾病等。尽管 HGF 仅表达于肾脏中的非上皮细胞,如成纤维细胞、系膜细胞和内皮细胞,但 c-met 蛋白在几乎所有类型的细胞中都普遍表达,如足细胞。在 2 型糖尿病小鼠模型中发现循环和肾脏 HGF 水平降低;而补充 HGF 可减轻足细胞损伤、改善蛋白尿。HGF 可能通过抗凋亡、稳定肌动蛋白细胞骨架、维持 nephrin 和 synaptopodin 的表达来发挥足细胞保护作用。

(4) 生长激素水平异常:生长激素(growth hormone,GH)与生长激素受体(GHR)结合可激活 JAK2 及其下游信号蛋白,包括 STAT、MAPK、胰岛素受体底物 1(insulin receptor substrate-1, IRS‐1)、IRS‐2 和 PI3K。GH 和 GHR 组成一个通路轴发挥作用。该通路轴的多种成分包括 GHR、胰岛素样生长因子 1(insulin-like growth factor 1, IGF‐1)、IGF‐1 受体、IGF 结合蛋白(IGF-binding protein, IGFBP)在肾脏中表达并有精确的定位,其中足细胞表达 GHR。在血糖控制不佳的 1 型糖尿病患者中,循环 GH 分泌增加至对照组的 2～3 倍。GH 可通过与足细胞 GHR 结合激活 JAK/STAT 和 MAPK 信号通路,导致足细胞多方面的损害。首先,GH 刺激足细胞去分化,促进 EMT,导致细胞外基质增加、GBM 增厚,致使足细胞与 GBM 黏附作用减弱,引起足细胞脱落。其次, GH 可刺激足细胞内 ROS 产生,引起足细胞凋亡。最后,GH 可能通过激活足细胞中的 mTORC1 信号通路,引起足细胞肥大。

四 足细胞损伤的临床表现

足细胞损伤最常见的临床表现为白蛋白尿。肾小球滤过屏障的破坏(尤其是足细胞损伤)是造成白蛋白尿的主要原因。尽管微量白蛋白尿(尿白蛋白 30～299 mg/24 h)是一种非特异性标志物,但它仍是早期诊断糖尿病肾病足细胞损伤的重要指标。EURODIAB 的研究表明,1 型糖尿病患者诊断后 7.3 年内微量白蛋白尿累积发生率为 12.6%;UKPDS 发现,2 型糖尿病患者诊断后微量白蛋白尿的年发生率为 2%,10 年后微量白蛋白尿发生率则高达 25%。UACR>300 mg/g 的大量白蛋白尿患者比一般的患者发生心血管事件风险高 3.2 倍、肾脏事件风险高 22.2 倍,是糖尿病患者发生心血管事件和肾脏不良事件的独立危险因素。1 型糖尿病患者每年约有 10%～20% 的微量白蛋白尿群体在 10～15 年后发展为大量白蛋白尿,一旦发生大量白蛋白尿,约 50% 患者在 10 年内发展为 ESRD;2 型糖尿病患者中 20%～40% 的微量白蛋白尿病例会较快发展为持续性蛋白尿(尿蛋白>0.5 g/24 h),20 年后约 20% 持续性蛋白尿患者会发展为 ESRD。

糖尿病肾病足细胞数量和密度明显减少,且与蛋白尿、肾小球硬化高度相关,是糖尿病肾病进展的最强预测因子之一。在糖尿病肾病晚期,足细胞数量减少可导致肾小球硬化。当肾小球中足细胞数量减少超过 20% 时,系膜细胞开始增殖并扩张;当足细胞数量减少超过 40% 时,节段性肾小球硬化随之发生;当足细胞数量减少超过 60% 时,会出现整体性肾小球硬化,肾小球硬化加重致使 GFR 不断下降,最终发展为 ESRD。

五 足细胞损伤的诊断

目前,临床上对于糖尿病肾病足细胞损伤的早期诊断主要依据微量白蛋白尿,但这存在明显的局限性。因为约有 30% 的糖尿病肾病患者的尿白蛋白水平正常,且并非所有伴有微量白蛋白尿的糖尿病患者都会进展为终末期肾病。糖尿病肾病足细胞损伤的"金标准"是肾活检组织的电镜观察,但是受肾穿刺活检的条件限制,很多糖尿病肾病的足细胞损伤被漏检或延迟检测。近年来发现了许多新的足细胞损伤生物标志物,这些标志物在尿微量白蛋白出现之前即有明显改变,可能在糖尿病肾病的早期诊断中发挥重要作用。

1. 足细胞尿

在表现为微量白蛋白尿和大量蛋白尿的糖尿病患者尿液中均检测到足细胞,且足细胞尿先于蛋白尿出现。因此,尿液足细胞检测可作为糖尿病肾病早期诊断的标志物。尿液中的足细胞可通过免疫组织化学和免疫荧光、PCR 以及流式细胞术的方式进行检测。

鉴于肾小球足细胞数量与肾小球硬化密切相关,因此足细胞在尿液中丢失的数量在一定程度上可以预测肾小球损伤的程度。在成人肾脏中,每个肾小球约有 500 个足细胞,尽管丢失的足细胞可以通过一些包曼囊壁层上皮细胞或骨髓来源的干细胞分化得到一定的补充,但数量极其有限,且周期慢,当肾小球失去其足细胞总数的 20%～40%(100～200 个足细胞)时,会出现肾小球的硬化和闭塞。

足细胞尿的基线水平可作为肾功能损伤评估常规参数的补充,可能有助于评估患者的病情变化。在疾病的初始阶段,尿足细胞的数量可能很少,随着病情的发展,尿足细胞数量会增加到一个顶峰;接着,尿足细胞数量开始减少,这是由于病情本身的发展而不是因为治疗得到改善。在糖尿病早期,蛋白尿与足细胞脱落之间存在正相关关系,即足细胞脱落减少可能意味着蛋白尿下降;但是,一旦肾小球足细胞的数量减少到一定程度,足细胞尿会减少,此时蛋白尿增加及肾功能下降。总之,足细胞尿在诊断糖尿病肾病足细胞损伤及预测肾功能变化方面具有重要意义。

2. nephrin 尿

正常情况下,尿液中几乎没有 nephrin 蛋白,尿液中出现 nephrin 蛋白提示肾小球滤过屏障破坏。通过酶联免疫吸附试验(ELISA)、免疫印迹和 RT - PCR 等方法检测尿液中 nephrin 蛋白含量,可以早期发现肾小球滤过屏障损伤。有研究者分离提纯 1 型糖尿病患者的尿液,运用免疫印迹检测 nephrin 蛋白(出现蛋白条带即定义为 nephrin 尿),发现 30% 正常白蛋白尿、17% 微量白蛋白尿、28% 大量白蛋白尿的患者出现 nephrin 尿,但在非糖尿病对照受试者中没有出现 nephrin 尿的患者。另有研究者通过 ELISA 方法检测尿液中 nephrin/肌酐比值,发现在 54% 蛋白尿正常的 2 型糖尿病患者,以及所有合并微量和大量白蛋白尿的 2 型糖尿病患者的尿液中出现 nephrin 尿。其中 nephrin 尿定义为 nephrin/肌酐比值≥0.1 mg/g。研究发现,nephrin 尿与足细胞损伤程度、蛋白尿成正相关。糖尿病肾病患者尿液中 nephrin 蛋白表达明显增加,并且尿液中 nephrin 水平与 UACR、eGFR 呈正相关。此外,有研究表明,尿 nephrin/肌酐比值是一种有用且可靠的生物标志物,可用于预测糖尿病肾病治疗效果。由于尿中 nephrin 表达改变先于微量白蛋白尿,可能是早期诊断糖尿病肾病的良好生物标志物。

3. podocalyxin 尿

podocalyxin 是一种带负电荷的唾液酸糖蛋白,是裂孔膜和足细胞糖萼的主要成分,可防止足突塌陷。在早期受损的足细胞表面可观察到含有 podocalyxin 的微绒毛,且微绒毛可转化为囊泡并脱落到尿液中;正常尿液中几乎没有 podocalyxin 蛋白,尿液检测到 podocalyxin 蛋白表明足细胞发生微绒毛脱落,且这种现象在肾小球疾病中很常见。尿液中总的 podocalyxin 含量可通过 ELISA、免疫印迹、免疫荧光和 RT - PCR 等方法检测。有研究者利用高敏的 ELISA 试剂盒检测糖尿病患者尿液中 podocalyxin 含量,发现与对照组相比,2 型糖尿病患者尿液 podocalyxin 含量显著增加;且尿液 podocalyxin 含量与 HbA1c、尿 β_2-微球蛋白、α_1-微球蛋白和尿 N-乙酰-β-D-氨基葡萄糖苷酶等存在正相关,提示 podocalyxin 可能是检测糖尿病患者早期足细胞损伤的重要生物标志物。进一步研究发现,尿液总的 podocalyxin 蛋白水平与微量白蛋白尿、血肌酐和 eGFR 相关,是足细胞损伤和糖尿病肾病进展的重要标志物。然而 podocalyxin 表达不仅限于足细胞,在内皮细胞、壁层上皮细胞和各种非肾脏固有细胞(如血小板和造血干细胞)中也有表达。因此,尿液中 podocalyxin 表达水平变化不能特异地反映足细胞损伤。

4. 尿液外泌体 WT - 1

WT - 1(Wilms tumor-1)是一种特异表达在足细胞的锌指样转录因子,对维持分化足细胞的表型和功能起重要作用,是成熟足细胞的特异标志物。100% 合并蛋白尿的 1 型糖尿病患者和 50% 尿蛋白正常的 1 型糖尿病患者的尿外泌体 WT-1 阳性,且非糖尿病患者尿外泌体几乎没有阳性 WT-1,表明 WT-1 可能作为糖尿病患者足细胞损伤的特异性生物标志物。此外,尿外泌体 WT-1 蛋白的表达水平随着肾功能的下降而增加,可以预测未来几年 eGFR 的下降,提示尿外泌体 WT-1 可作为糖尿病肾病非创伤性早期诊断标志物。

5. 尿液 VEGF

VEGF 主要由肾小球足细胞产生。因此,尿液中 VEGF 可被视为足细胞生物标志物。有微量白蛋白尿的 2 型糖尿病患者的尿中 VEGF 蛋白水平和 VEGFR-1 可溶性蛋白表达均增加,并且尿 VEGF 蛋白水平与 UACR、尿可溶性 FMS 样酪氨酸激酶 1(soluble FMS-like tyrosine kinase-1, sFLT-1)水平、尿 α_1-微球蛋白呈正相关,与肌酐清除率呈负相关。此外,在尿蛋白正常的糖尿病患者中,VEGF 排泄率高于对照组,提示尿 VEGF 可作为糖尿病肾病早期足细胞损伤诊断标志物。

6. 血液可溶性 TNF-α 受体

TNF-α 的受体 TNFR-1/TNFR-2 均是 I 型跨膜蛋白,其被肿瘤坏死因子-α 转换酶(tumor necrosis factor α-converting enzyme, TACE)裂解后,胞外段从细胞膜脱落、进入血液循环成为可溶性 TNFR(soluble TNFR, sTNFR)。糖尿病肾病进展与 TNF-α/TNFR 信号轴相关,血清 sTNFR 水平与糖尿病患者 GBM 宽度、足突宽度、肾小球硬化百分比、蛋白尿呈显著正相关,与 eGFR 呈负相关。sTNFR 是糖尿病患者发生 ESRD 强有力的预测因子,并且其特异预测糖尿病肾病进展风险作用与混杂因素和已知风险因素无关(如 HbA1c、UAER 和 eGFR 等。一项纳入 410 例 2 型糖尿病患者、随访 12 年的前瞻性研究发现,无论是否有蛋白尿,基线血浆 sTNFR-1 和 sTNFR-2 水平均是 ESRD 的强有力预测因子。该团队的另一项研究纳入 1 型糖尿病患者 628 例、随访 12 年后发现,血浆 sTNFR-1 和 sTNFR-2 的水平与早期 eGFR 下降密切相关。此外,SGLT2 抑制剂(SGLT2i)卡格列净可以剂量依赖性方式降低血液 sTNFR-1 水平,并且与 eGFR 下降密切相关。因此,sTNFR-1 可能作为治疗反应的生物标志物。

7. 体液 miRNA 检测

miRNA 广泛存在于体液中,包括血液和尿液,可以使用 RT-PCR、RNA 测序的方法进行检测分析。一些血液中的 miRNA 可能作为糖尿病肾病早期诊断的敏感生物标志物。miRNA192 和 miRNA126 在 2 型糖尿病肾病患者血液中的表达水平较对照组低,且能准确诊断糖尿病肾病,两者诊断糖尿病肾病的敏感度分别为 90% 和 91%,特异度分别为 94% 和 68%。在 1 型糖尿病患者中,4 种 miRNA(let-7c-5p、miR-29a-3p、let-7b-5p、miR-21-5p)的水平可预测 ESRD 的发展,且不受其他混杂因素影响。另一项研究利用 RNA 测序技术,发现 8 种 miRNA(miR-1246、miR-642a-3p、let-7c-5p、miR-1255b-5p、let-7i-3p、miR-5010-5p、miR-150-3p、miR-4449)在糖尿病肾病患者中特异性增加,是糖尿病肾病诊断的潜在生物标志物。

与血液中的 miRNA 相比,尿液中 miRNA 的诊断价值可能更大。在 1 型糖尿病患者发展为微量白蛋白尿、持续性蛋白尿和大量蛋白尿的病程中,检测尿液细胞外囊泡 miRNA,发现尿液中 miR-145、miR-192、miR-194、miR-215、let-7i-3p、miR-24-3p、miR-27b-3p、miR-362-3p 表达随着糖尿病肾病进展而增加;而 miR-15b-5p 和 miR-30b-5p 的表达则随着糖尿病肾病进展而下降。其中 miR-145 尿液水平增加与肾小球内 miR-145 过表达平行,提示 miR-145 可能成为糖尿病肾病足细胞损伤的新的生物标志物。此外,在蛋白尿正常与持续性蛋白尿患者中,尿液细胞外囊泡 miRNA 表达不同,其中 miR-200c-3p、miR-31-5p、miR-10a-5p 和 miR-200a-3p 在持续性蛋白尿患者中显著增加。与未合并肾脏疾病的糖尿病患者相比,糖尿病肾病患者尿液中 miR-126 的表达增加,但在糖尿病控制较好的糖尿病肾病患者尿液中 miR-126 水平显著降低,提示 miR-

126 可能成为糖尿病肾病诊断和监测治疗反应的生物标志物。

8. 尿液 CKD‑273

CKD‑273 是一种蛋白质组学生物标志物。研究人员使用毛细管电泳结合质谱在慢性肾脏病(CKD)患者的尿液中发现了 273 种氨基酸多肽。这些氨基酸多肽在 CKD 患者和健康对照之间存在显著差异,并被组合在一起,称为 CKD‑273。CKD‑273 诊断 CKD 的敏感度为 85%,特异度为 100%,其也是诊断糖尿病肾病的重要生物标志物。CKD‑273 可以预测蛋白尿的发生和进展:在一项包含 737 名糖尿病患者、平均随访时间为 4.1 年的前瞻性研究中,发现 CKD‑273 是微量白蛋白尿的独立预测因子,这有助于从正常白蛋白尿糖尿病患者中识别发生微量白蛋白尿的高风险人群,从而制订糖尿病肾病的预防策略。另外,涉及糖尿病患者的大型临床研究发现,CKD‑273 在预测 eGFR 下降方面优于蛋白尿,若将 CKD‑273 与蛋白尿组合可提高对 eGFR 下降的预测能力。总之,这些证据表明 CKD‑273 可用于识别糖尿病发生微量白蛋白尿和 CKD 的风险。

9. 其他足细胞损伤相关标志物

足细胞损伤的其他生物标志物,如 synaptopodin、CD2AP、α‑actinin‑4 和 podocin 在糖尿病患者尿液中的水平随着糖尿病肾病的进展而增加。糖尿病肾病患者尿液中 CD2AP、α‑actinin‑4 和 podocin 的表达水平与血肌酐呈正相关,可能适用于评估糖尿病肾病的进展。此外,糖尿病患者肾小球足细胞高表达上皮特异性转录因子 3(epithelium-specific transcription factor-3,Elf3),且只在糖尿病患者的尿液外泌体中检测到 Elf3 蛋白,Elf3 蛋白水平与 eGFR 下降相关,提示尿外泌体 Elf3 蛋白可作为糖尿病足细胞损伤的生物标志物。

鉴于足细胞损伤在糖尿病肾病发生发展中的关键作用,寻找足细胞损伤早期诊断和精准预测糖尿病肾病进展的生物标志物具有非常重要的意义。虽然上述生物标志物仍在研究阶段,单独使用某种生物标志物诊断糖尿病足细胞损伤尚存在某些不足之处,但生物标志物的联合应用有望提高糖尿病足细胞损伤诊断的敏感度和特异度,对指导糖尿病肾病足细胞损伤的治疗有重要作用。

六　足细损伤的治疗手段

目前,临床上针对糖尿病肾病的治疗为综合性治疗,包括生活方式干预、控制血糖、控制血压、调节血脂、降低蛋白尿、保护肾功能和防止并发症等多个环节。

1. 生活方式干预

(1) 减轻体重:生活方式的改变对糖尿病肾病的预防和治疗均起重要作用。首先,患者可根据自身的情况进行合理、规律及适度的运动;控制脂肪摄入量为 1.3～1.7 g/(kg·d),调整脂肪构成比例,减少饱和脂肪酸和反式脂肪酸的摄入,适当提高 ω‑3 多不饱和脂肪酸和单不饱和脂肪酸的摄入,控制其身体重量指数(body mass index,BMI)在 18.5～24.9 kg/m² 。肥胖是 CKD 发展的重要风险因素,肾脏中的脂肪因子和异位脂质积累引起足细胞的胰岛素抵抗和适应不良,导致足细胞肥大、足突增宽及足细胞丢失,引发蛋白尿及肾间质纤维化;特征病理学表现为肾小球肥大、局灶节段性肾小球硬化和足细胞损伤。肾脏脂毒性是糖尿病相关肾病以及肥胖相关肾病的致病因素,引起足细胞脂质空泡化、足细胞密度降低和足突消失。研究发现,通过各种措施(低热量饮食、运动、减肥药物、减肥手术等)减轻体重的患者其蛋白尿显著减少,且体重减轻越多、蛋白尿下降幅度越大,其减轻蛋白尿的效果与运用 RAAS 阻断剂治疗效果类似。此外,利用降脂药物(阿托伐他汀、瑞舒伐他汀)治疗可以缓解糖尿病肾病患者的足细胞尿、nephrin 尿,降低蛋白尿水平。

(2) 控制糖分摄取:葡萄糖代谢紊乱是糖尿病的主要病理生理学变化,控制血糖在预防肾脏损伤和 GFR 下降中起关键作用。碳水化合物是人体能量的主要来源,会转化为单糖被人体吸收利用。饮食中摄入过多的果糖(可被人体直接吸收的单糖)会导致高代谢综合征,加速肾功能恶化。因此,建议糖尿病肾病患者选择升糖指数较低的食物(如糙米、燕麦等)。

(3) 保持充足睡眠:一项研究不同睡眠时间与糖尿病肾病进展风险的关联性前瞻性研究发现,与标准睡眠时间相比($6 \sim 8$ h/d),睡眠不足与糖尿病肾病蛋白尿进展风险显著相关,提示睡眠不足可能是早期糖尿病肾病进展的危险因素。因此,提倡糖尿病肾病患者保持充足的睡眠。

(4) 运动:糖尿病肾病患者根据自身的情况保持长期、规律、适度的锻炼既可以减轻体重、控制血糖、血压及血脂,又可以提高糖尿病肾病患者的心肺耐力、肌肉强度和生活质量,减轻机体炎症,降低心血管疾病风险,延缓肾功能损害等。因此,建议糖尿病肾病患者根据自身状况保持长期、规律且适度的身体锻炼。

2. 降糖药物

两项标志性研究证实了血糖控制在 1 型(DCCT)和 2 型(UKPDS)糖尿病肾病中的重要性,严格的血糖控制明显减少糖尿病肾病的发生和延缓疾病的进程。目前,独立于血糖控制、对足细胞损伤有保护作用的降糖药物有以下几种。

(1) 二甲双胍:是一种经典的降糖药物,其通过抑制肝糖异生、抑制肠道中葡萄糖吸收、改善胰岛素抵抗、增强肌肉和脂肪组织摄取葡萄糖等多方面机制降低血糖。*PTEN* 基因(phosphatase and tensin homolog deleted on chromosome ten gene)和 *SHIP*2(Src homology 2 domain-containing inositol-5-phosphatase 2)调节足细胞的胰岛素信号,二甲双胍不仅可通过 AMPK - PTEN 信号通路调节 PTEN 的表达、改善足细胞胰岛素敏感性,还可以通过降低 SHIP2 的活性增加葡萄糖的摄取、减轻足细胞损伤、发挥肾脏保护作用。此外,二甲双胍还具有不依赖降糖作用的肾脏保护作用:其一,可以恢复裂孔膜蛋白 nephrin、podocalyxin、synaptopodin 和 TRPC6 的表达,调节肌动蛋白细胞骨架,有助于恢复足细胞结构完整性;其二,通过抑制 NADPH 氧化酶、激活 AMPK,减少足细胞 ROS 的产生,改善蛋白尿;其三,通过 AMPK - SIRT1 - FOXO 通路激活肾脏的自噬,发挥肾脏保护作用。

(2) 噻唑烷二酮类(thiazolidinediones, TZD):作为 PPARγ 的激动剂,对 PPARγ 有高度亲和性,能改善外周组织对胰岛素的敏感性、降低血糖。肾小球足细胞高度表达 PPARγ。有研究发现,TZD 和地塞米松的联合治疗可以保护足细胞免受嘌呤霉素氨基核苷引起的足细胞损伤,提示 TZD 对足细胞具有保护作用。罗格列酮和吡格列酮可显著降低糖尿病患者的尿白蛋白排泄,有效降低糖尿病患者发生微量白蛋白尿的风险。在体外实验中,罗格列酮促进人类足细胞对葡萄糖的摄取,直接保护足细胞免受高糖损伤;在体内实验中,罗格列酮增加糖尿病肾病小鼠肾小球的 nephrin 表达,抑制磷酸化 STAT1 信号通路,改善肾小球硬化及炎症细胞浸润,对糖尿病肾病小鼠有肾脏保护作用。

(3) 肠促胰岛素类药物:包括胰高血糖素样肽 1(glucagon peptide 1,GLP - 1)和二肽基肽酶 4(dipeptidyl peptidase-4,DPP - 4)抑制剂,两者在糖尿病肾病的治疗中可改善肾脏功能。

CLP - 1 通过抑制晚期糖基化终末产物受体(RAGE)表达,减轻高级氧化蛋白产物(advanced oxidative protein product,AOPP)引起的足细胞凋亡;还可以增加 nephrin 和 podocin 表达,下调 caspase - 3、caspase - 9 的表达,减少高糖引起的足细胞凋亡。CLP - 1 类似物 exendin - 4 通过抑制 TGF - β_1 表达,缓解糖尿病小鼠的肾小球肥大、系膜基质扩增,从而改善肾脏功能;且 exendin - 4 联合胰岛移植治疗可明显减轻糖尿病大鼠的足细胞病变。CLP - 1 受体激动剂利拉鲁肽(liraglutide)治疗显著降低糖尿病患者糖尿病肾病发生率、延缓糖尿病肾病进展,减轻糖尿病啮齿动物的足细胞损伤、减轻蛋白尿、改善肾脏功能。

DPP - 4 抑制剂利格列汀(linagliptin)通过增强 IRS - 1/Akt 胰岛素信号转导,缓解高糖引起的足细胞凋亡。在一项为期 12 周的双盲、随机、安慰剂匹配的临床研究中,纳入了 31 名服用二甲双胍和/

或胰岛素治疗的受试者,发现利格列汀治疗减少患者尿液外泌体中 podocalyxin、WT-1 和 nephrin 的表达,但仍需大样本的临床试验证实。体内研究发现利格列汀可恢复糖尿病小鼠足细胞 podocalyxin、nephrin 的表达,减轻足细胞损伤、延缓糖尿病肾病进展。DPP-4 的另一个抑制剂沙格列汀(saxagliptin)治疗糖尿病大鼠 12 周后,能降低 p38 MAPK 的表达、增加 nephrin 和 podocin 的表达、改善 GBM 平均宽度和足突融合率、明显降低 UACR,表明沙格列汀对糖尿病大鼠足细胞和肾功能的保护作用。新型 DPP-4 抑制剂吉格列汀(gemigliptin)也被证明对 db/db 小鼠有抗细胞凋亡、抗氧化、保护足细胞、改善肾功能的作用。

(4) 钠-葡萄糖协同转运蛋白 2 抑制剂:(sodium glucose cotransporter 2 inhibitor, SGLT2i):是一种新型的降糖药物,其通过抑制肾小管管腔对葡萄糖及钠的重吸收而降低血糖。SGLT2i 具有不依赖于降糖的肾脏保护作用。在以心血管事件为主要终点事件的随机、双盲、安慰剂、对照研究中, SGLT2i 治疗降低 2 型糖尿病患者的肾脏不良结局事件[肌酐翻倍、出现大量蛋白尿、透析和/或肾移植或死亡]发生率为 40%～70%。在一项纳入了 4 401 例合并 CKD 的成年 2 型糖尿病患者[eGFR 30～90 ml/(min·1.73 m^2),UACR 300～5 000 mg/g,规律使用 ACEI 或 ARB],以肾脏事件(血肌酐翻倍、进入 ESRD、肾性死亡等)为主要终点事件的 CREDENCE 临床研究中,卡格列净治疗降低肾脏不良结局事件发生率约 34%。因此,美国食品药品监督管理局批准了卡格列净治疗糖尿病肾病的适应证。

SGLT2i 除了通过抑制葡萄糖和钠的重吸收调节管球反馈、改善肾小球高滤过发挥对足细胞的保护作用外,对足细胞还有直接保护作用。足细胞在生理状态下表达少量 SGLT2,但是在蛋白尿性肾脏疾病中,足细胞表达 SGLT2 显著增加。达格列净干预糖尿病小鼠可恢复肾小球 nephrin 的表达、防止足细胞损伤及丢失、减轻蛋白尿、缓解肾小球硬化、改善肾脏组织病变,表明 SGLT2i 可能通过直接保护足细胞来减缓糖尿病肾病进展。此外,达格列净还可以通过增强足细胞的脂肪酸氧化、降低足细胞的脂质堆积发挥足细胞保护作用。恩格列净可以增强糖尿病肾病小鼠的足细胞自噬、增加 nephrin 表达、缓解足突丢失、降低 UACR、减轻系膜基质扩增及肾小球肥大。

3. RAAS 阻断剂

目前,ACEI 和 ARB 已经是糖尿病肾病治疗的一线推荐药物。关于肾素阻断剂和醛固酮受体拮抗剂(mineralocorticoid receptor antagonist, MRA)的临床试验正在进行中。

RAAS 阻断剂通过降低肾小球滤过压、阻断 RAS 诱导的单核巨噬细胞浸润、直接的足细胞保护等机制保护肾脏功能。动物实验表明,喹那普利(quinapril)治疗的 2 型糖尿病大鼠足细胞损伤明显改善、尿蛋白排泄减少、肾小球硬化减轻。群多普利(trandolapril)治疗糖尿病大鼠 6 个月,可明显改善足细胞肥大和丢失、减轻足细胞损伤并防止蛋白尿进展。雷米普利(ramipril)或缬沙坦(valsartan)可有效阻止糖尿病大鼠足细胞足突增宽,缬沙坦还可以通过缓解足细胞损伤、减轻肾脏氧化应激及炎症反应延缓 2 型糖尿病肾小球硬化的进展。培哚普利(perindopril)和抗氧化剂儿茶素(catechin)联合使用更加有效防止糖尿病大鼠的足细胞病变,预防肾小球损伤。依那普利(enalapril)在治疗糖尿病小鼠过程中具有抗炎症、抗氧化作用,可有效减轻足细胞损伤及肾纤维化。在临床研究中发现,ACEI 和 ARB 联合使用可明显降低糖尿病患者尿液中足细胞标志物 synaptopodin 含量。尽管双重 RAAS 阻断治疗显著降低血压及蛋白尿,但是在 2013 年的 VA NEPHRON-D 研究中发现,ACEI 和 ARB 联合使用不能减少肾脏终点事件的发生(ESRD 或死亡),但会增加高血钾和急性肾损伤(AKI)的风险。因此,不推荐两者的联合使用。

长期使用 ACEI 或 ARB 类药物可导致血浆中肾素水平增加,部分抵消 ACEI 或 ARB 的作用。阿利吉伦(aliskiren)是一种口服的直接肾素抑制剂(direct renin inhibitor, DRI),在 AVOID(Air

Versus Oxygen in Myocardial Infarction)研究中发现,给予 2 型糖尿病患者氯沙坦联合阿利吉伦的治疗,较氯沙坦联合安慰剂的对照治疗 UACR 降低超过 50%;但两组之间的血压差异很小,表明当阿利吉伦联合氯沙坦治疗时,可能具有不依赖降压机制的肾脏保护作用。阿利吉伦治疗的糖尿病小鼠足细胞损伤减轻、促纤维化生长因子和促炎细胞因子表达受抑制、内质网应激和脂质堆积得到改善,蛋白尿显著降低、尿 nephrin 的排泄及肾小球硬化明显减轻。此外,阿利吉伦与 ACEI、ARB 在减缓糖尿病肾病进展中具有类似的效果,但是阿利吉伦与 ACEI 或 ARB 联合应用并不能进一步减少肾纤维化和足细胞损伤。

长期使用 ACEI 或 ARB 类药物可引起患者血浆醛固酮代偿性增高。依普利酮(eplerenone)是一种醛固酮拮抗剂。依普利酮干预糖尿病小鼠后,足细胞数量增加、肾小球 WT-1 和 podocin 表达上升,足细胞损伤和肾小球硬化得到明显改善。螺内酯(spironolactone)是首批评估为辅助 ACEI 类药物减少 CKD 患者蛋白尿的 MRA 之一。随机对照临床试验发现,服用螺内酯 1 年后 CKD 患者 UACR 从(2.1±0.08)g/g 降至(0.89±0.06)g/g。在糖尿病患者中,螺内酯单用或与 ACEI 或 ARB 联合使用可减少患者的蛋白尿。以上两种 MRA 均可引起血钾升高,如在肾功能不全患者中应用则高钾血症风险进一步增加。Finerenone 最初称为 BAY94-8862,是一种新型强效选择性 MRA,与依普利酮和螺内酯相比,具有更强的盐皮质激素受体结合潜力,发生高血钾的风险较低。研究发现,在应用 ACEI 或 ARB 类药物基础上加用 finerenone 可降低糖尿病患者的心血管事件风险、降低 UACR、减少尿蛋白排泄,表明 finerenone 可用于治疗糖尿病肾病;但是,finerenone 对糖尿病肾病患者的足细胞保护作用有待进一步探究。

4. 内皮素受体拮抗剂

近年来,内皮素受体拮抗剂(endothelin receptor antagonist,ERA)越来越受到重视。阿曲生坦(atrasentan)是一种选择性 ERA。有研究者将 89 名糖尿病肾病受试者(均接受 ACEI 或 ARB 治疗)随机分为安慰剂组和阿曲生坦(1.75 mg/d)治疗组,经过治疗 8 周后,阿曲生坦治疗组 UACR 较基线水平下降 35%(安慰剂组为 11%),肾功能明显改善。Avosentan 是另一种 ERA,有研究者将 1392 名 2 型糖尿病参与者(均接受 ACEI 或 ARB 治疗)随机分配到口服 avosentan(50 mg/d)或安慰剂组,治疗随访 4 个月后发现 avosentan 治疗组 UACR 降低 49.3%(安慰剂组为 9.7%)。体外研究发现,阿曲生坦通过调节足细胞 FOXO1 的表达,增强细胞自噬,减少高糖引起的足细胞凋亡。在体内研究发现,阿曲生坦联合氯沙坦治疗的糖尿病小鼠,相比单用氯沙坦治疗的糖尿病小鼠,肾小球足细胞数量明显增多、蛋白尿明显减少,表明阿曲生坦治疗改善糖尿病肾病引起的足细胞数量减少,改善肾脏功能。SONAR Ⅲ期临床试验在 2 型糖尿病肾病患者中比较了阿曲生坦与安慰剂的治疗效果,结果显示与安慰剂相比,阿曲生坦治疗组发生复合肾脏事件的相对风险降低了 35%;但是由于发生与体液潴留相关的不良事件,试验提前终止。尽管 ERA 联合 ACEI 或 ARB 治疗是糖尿病肾病患者治疗蛋白尿的有效方法,但是 ERA 可能会引起严重不良事件如心力衰竭、贫血和低血糖等,临床应用上需注意。

5. 免疫抑制剂

近来的研究表明,糖尿病不仅是代谢性疾病,也是一种免疫性疾病。他克莫司(tacrolimus,FK506)是一种钙调神经磷酸酶抑制剂,可干扰钙依赖性信号通路,并通过抑制 IL-2 等细胞因子的产生来阻断 T 细胞的活化和增殖,主要用于预防器官移植后的免疫排斥反应。活化 T 细胞核因子(NFAT)激活是蛋白尿和肾小球硬化的原因,而钙调神经磷酸酶抑制剂可以通过抑制 NFAT 减少细胞因子的产生,保护足细胞。在糖尿病肾病研究中发现他克莫司对足细胞损伤的保护作用可能有如下机制:首先,他克莫司可上调糖尿病大鼠足细胞特异性蛋白(nephrin 和 podocin)的表达,并抑制巨噬细胞活化以防止足细胞损伤。其次,他克莫司可通过抑制 Wnt/β - catenin 信号通路,防止糖尿病肾病大鼠足细胞发生 EMT,减轻肾小球肥大和系膜扩张,减少蛋白尿、缓解肾功能。然后,他克莫司还可以通过上调细胞自噬水平和抑制氧化应激来保护糖尿病肾病足细胞损伤。最后,他克莫司通过抑制足细胞 TRPC6 的表达,减少足细胞凋亡、减轻蛋白尿和延缓糖尿病肾病肾功能恶化。

环孢素 A(cyclosporine A)是另一种钙调神经磷酸酶抑制剂,广泛应用于肾移植预防免疫排斥反应、治疗以蛋白尿为主要临床表现的肾脏疾病等。研究发现,高糖可诱导足细胞 NFAT 发生核易位,进而促进 Bax 表达,导致足细胞凋亡;而环孢素可抑制足细胞 NFAT 核易位,防止足细胞凋亡。此外,高糖可显著降低足细胞 synaptopodin 表达,雷公藤和环孢素联合治疗可极大程度恢复 synaptopodin 的表达,改善肌动蛋白细胞骨架的完整性,维持足细胞滤过屏障的功能。以上研究结果提示,环孢素具有防止糖尿病足细胞损伤的潜能,但是其在糖尿病肾病患者的治疗作用尚需进一步的研究证实。

6. 正在进行临床试验的新型治疗靶点

(1) APOL1 抑制剂:$APOL1$(apolipoprotein L1,APOL1)基因编码载脂蛋白 1,且仅存在于人类、大猩猩和狒狒中。$APOL1$ 编码区基因变异(风险等位基因变异 G1 和 G2)是肾脏疾病发展的遗传学风险因素,当变异包含 2 个等位基因($APOL1$ G1/G1,G1/G2 和 G2/G2)时肾脏疾病进展的风险高达正常人群的 20 倍。G1 和 G2 突变体具有肾脏毒性,在小鼠肾脏足细胞特异性诱导人 $APOL1$ 风险等位基因表达可导致足突消失、肾小球硬化,小鼠出现白蛋白尿及氮质血症。进一步研究发现,$APOL1$ 遗传变异(G1 和 G2)在足细胞线粒体中形成寡聚物,该聚合物可以作为阳离子孔道导致阳离子跨膜泄漏;寡聚体还与线粒体内膜蛋白结合,激活线粒体通透性转换孔,使线粒体去极化从而导致其功能障碍。此外,$APOL1$ 风险等位基因的表达会阻断自噬流,最终导致炎症介导的足细胞死亡和肾小球瘢痕形成。一项 GWAS 和跨种族荟萃分析确定了 22 号染色体 q12.3 上的 $MYH9$ 和 $APOL1$ 基因与欧洲裔美国人、非洲裔美国人和美洲印第安人人群中的糖尿病肾病显著相关。此外,$MYH9$ -$APOL1$ 在非洲裔美国人人群中与糖尿病肾病的关联最强。因此,抑制 APOL1 肾毒性可能是治疗糖尿病肾病的新方法。目前,两种抑制 APOL1 毒性的疗法正在进行临床试验:①VX - 147 是一种 APOL1 的口服抑制剂,在进行 FSGS 和 $APOL1$ G1/G1、G1/G2 或 G2/G2 基因型的成人 Ⅱ 期试验;②一种反义寡核苷酸(antisense oligonucleotide,ASO),通过全身注射给药可以抑制肾脏中 $APOL1$ 的产生。目前,计划在 FSGS 患者中进行临床试验。

(2) 辅酶 Q10 及其类似物:辅酶 Q10(coenzyme Q10,CoQ10)主要存在于线粒体内膜以及高尔基体和质膜中,在线粒体氧化磷酸化中起关键作用,还具有重要的抗氧化作用。对儿童孤立性类固醇抵抗性肾病综合征以及包括激素耐药型肾病综合征(steroid-resistant nephrotic syndrom,SRNS)在内的综合征进行的全外显子组测序研究,确定了超过 50 个被认为导致肾小球滤过屏障分解的突变基因;其中一些突变基因参与调节 CoQ10 生物合成,引起 CoQ10 水平降低,导致电子传递链复合物功能障碍和线粒体功能障碍。在小鼠足细胞中插入人突变的 COQ 基因或特异性破坏足细胞的 COQ 基因后,小鼠出现肾病综合征及 FSGS 的表现;并且足细胞的骨架蛋白表达减少、线粒体形态异常、电子传递链功能障碍和线粒体内膜点位丧失。CoQ10 和其类似物艾地苯醌已经在临床部分使用。研究发现在儿童患者肾小球病变早期给予口服 CoQ10 和其类似物艾地苯醌可减少或稳定 SRNS 和 FSGS 病情。另外,CoQ10 生物合成的中间体 2,4 -二羟基苯甲酸可以恢复线粒体内膜中 CoQ10 的水平,并逆转具有 $COQ6$ 基因突变小鼠的肾脏疾病进展。2,4 - diHB 天然存在于某些食物中,未来可能开展更加全面的临床研究。

(3) TRPC6 和 TRPC5 抑制剂:肾小球足细胞表达 TRPC6 和 TRPC5。TRPC6 一方面作为一种非选择性阳离子通道,可促进 Ca^{2+} 进入细胞并激活钙调神经磷酸酶;另一方面可激活小 GTP 酶(RhoA 和 Rac1),RhoA 和 Rac1 参与调节足细胞的细胞骨架动力学。在糖尿病肾病中,TRPC6 被过度激活,一方面通过激活钙调神经磷酸酶来进一步激活 ERK1/2 和 NFATc1,引起足突消失和蛋白尿;另一方面通过调节 RhoA 和 Rac1 的作用破坏肌动蛋白细胞骨架,导致足细胞-GBM 黏附作用减弱,引起足细胞脱落和细胞死亡。目前,除了上述钙调神经磷酸酶抑制剂(他克莫司、环孢素)外,还有一种新型高效且特异的 TRPC6 抑制剂 AM-1473,但还没有宣布对患者进行临床研究。

TRPC5 在足细胞的钙和钙调神经磷酸酶信号转导中也发挥重要作用,并与 Rac1 形成分子复合物促进足细胞迁移。尽管肾脏疾病状态下 TRPC5 表达水平无变化,但小鼠中 TRPC5 功能丧失可在足细胞损伤的环境中保护足细胞和肾小球滤过屏障。TRPC5 钙离子通道的小分子抑制剂(AC1903)可抑制 FSGS 转基因大鼠模型发展为严重的蛋白尿并防止足细胞丢失,同时延缓肾脏疾病的进展、保持肾小球滤过屏障的完整性。GFB-887 是另一种选择性 TRPC5 抑制剂,目前正处于Ⅱ期临床研究试验阶段,以评估其在 SRNS、FSGS 或糖尿病肾病患者中的治疗效果。

(4)可溶性尿激酶型纤溶酶原激活物受体(uPAR):是一种糖基磷脂酰肌醇锚定受体,可裂解为可溶形式,即可溶性 uPAR(soluble uPAR,suPAR),后者具有肾毒性,并破坏肾移植后复发患者的肾小球滤过屏障,引起新移植肾脏发生肾衰竭。血液中 suPAR 水平升高,特别是含有 D2 和 D3 结构域的片段,可以结合并激活足细胞的整合素 $\alpha v\beta 3$,进而重塑肌动蛋白细胞骨架,导致足突消失、蛋白尿和足细胞功能障碍。糖尿病肾病患者血浆中高水平的 suPAR 与糖尿病肾病进展风险增加相关。目前研制出一种可以阻断整合素 $\alpha v\beta 3$ 信号转导的抗体 VPI-2690B。该抗体的临床研究已经在 2017 年完成,被评估可用于保护糖尿病肾病患者的肾小球滤过屏障,但结果尚未公布。

(5)抑制 Robo2-Slit2 信号轴:肾小球内皮细胞与足细胞交叉对话在维持肾小球滤过屏障完整性中发挥重要作用。肾小球的神经生长导向因子 Slit2 和 Slit3 主要由内皮细胞和系膜细胞合成并分泌,而其受体 Robo2(roundabout homologue 2)仅表达于足细胞。内皮细胞衍生的 Slit2 激活足细胞中的 Robo2,Robo2 通过与 Slit-Robo GTP 酶激活蛋白 1(slit-robo GTPase-activating protein 1,SRGAP1)的相互作用,下调 CDC42 的 GTP 酶活性,从而负向调节肌动蛋白聚合和非肌肉肌球蛋白活性,并抑制足突延伸、延长。PF-06730512 是 Robo2 和抗原结合片段的融合蛋白,静脉给药时会阻断 Robo2 与 Slit2 的相互作用并抑制 Robo2 的激活,进一步可增强 nephrin 的功能。目前,PF-06730512 正处于Ⅱ期临床研究中,以评估其对成人 FSGS 的治疗效果。

7. 其他

(1)维生素 D:维生素 D 不足可引起普通人群蛋白尿患病率增加,糖尿病肾病患者常伴有维生素 D 水平低下,补充维生素 D 或其活性衍生物可以改善内皮细胞损伤、减少蛋白尿、减轻肾纤维化和延缓糖尿病肾病进展。维生素 D 主要通过足细胞上的维生素 D 受体(VDR)发挥药理学作用,通过抑制肾素-血管紧张素系统发挥肾脏保护作用。维生素 D 受体激活剂帕立骨化醇(paricalcitol)通过调节 Wnt 信号通路减轻足细胞损伤、减少糖尿病小鼠尿白蛋白排泄。帕立骨化醇还可增加足细胞 VDR 的表达,促进 VDR 转位至细胞核,恢复 nephrin 和 podocin 水平,从而改善糖尿病肾病足细胞损伤、降低蛋白尿。骨化三醇(维生素 D 类似物)还可以通过降低糖尿病肾病大鼠 TRPC6 的表达,减轻足细胞损伤。

(2)西地那非:主要用于治疗勃起功能障碍和肺动脉高压,通过抑制磷酸二酯酶 5A 来增加细胞内环磷酸鸟苷(cGMP)的水平,升高的 cGMP 水平会激活 PKG,进一步激活 PPARγ、下调 TRPC6 表达,最大限度地减少 Ca^{2+} 流入,从而减轻足细损伤。西地那非治疗可减少蛋白尿、改善肾功能,延缓疾病进展。尽管西地那非具有治疗肾小球疾病的潜力,作为第一个磷酸二酯酶 5(phosphodiesterase type 5,PDE-5)抑制剂,西地那非可引起轻微但常见的不良反应。因此,临床上应用西地那非治疗糖尿病肾病仍需大样本的临床研究证据。

（3）中药治疗：雷公藤制剂由于其免疫抑制和抗炎作用，多年来一直用于治疗 CKD。雷公藤内酯是雷公藤提取物的主要活性成分，在糖尿病小鼠中应用雷公藤内酯可以抑制肾脏炎症反应和氧化应激，改善肾小球肥大和足细胞损伤，减轻蛋白尿。雷公藤多苷通过上调自噬以减轻糖尿病肾病小鼠足细胞损伤、增加 nephrin 和 podocin 表达。糖尿病肾病患者接受雷公藤制剂治疗 6 个月后，患者的平均尿蛋白水平较基线下降 34.3%。

小檗碱是从中草药中提取的异喹啉生物碱，广泛用于治疗腹泻和糖尿病。小檗碱具有降血糖、降血脂、改善胰岛素抵抗和氧化损伤的作用。新近的研究发现，小檗碱可以恢复糖尿病肾病小鼠的 PGC-1α 活性并维持线粒体稳态、改善脂质紊乱，减轻足细胞损伤。此外，小檗碱通过抑制 Drp1 的表达和易位，减少糖尿病肾病小鼠足细胞线粒体的断裂、改善线粒体功能，同时其可减轻系膜基质扩张、缓解 GBM 增厚、减轻足细胞损伤和减少蛋白尿等。综上，小檗碱具有治疗糖尿病肾病的潜能。

此外，在高糖处理小鼠足细胞前加入麻黄附子参灼汤，可以显著上调 nephrin、podocin 和 podocalyxin 表达，并下调 β-catenin 蛋白水平。表明麻黄附子参灼汤可抑制 Wnt/β-catenin 信号通路的激活，有助于减轻糖尿病肾病足细胞损伤。但是，以上的治疗措施均缺乏大样本的临床试验来证实。因此，仍需积极深入探索糖尿病肾病足细胞损伤的治疗方法。

（孙林，陈安群）

第四节 | 内皮细胞损伤

糖尿病肾病初期表现以微量白蛋白尿为主要表现，随着病程进展，逐渐发展为大量蛋白尿，肾功能恶化，最终可发展为终末期肾病（ESRD）。在我国，继发性肾脏病引起的 ESRD 中，糖尿病肾病占据主要地位。而肾小球内皮细胞（GEC）是肾小球滤过膜的第一道屏障，在形成蛋白尿过程中有着重要意义，研究证实内皮细胞损伤可促进临床上的大量蛋白尿生成、肾小球硬化、肾纤维化的进展以及全身并发症的发生，在糖尿病肾病发生过程中有着重要影响。现对引起内皮功能损伤在糖尿病肾病中的作用进行简要概述如下。

一 内皮细胞生理学结构

GEC 是肾小球固有细胞之一，作为肾小球滤过膜的第一道屏障，GEC 与血液中的循环物质直接接触，更容易受到有害物质的侵害。肾脏包含多种内皮细胞群，主要包括肾小球内皮细胞、管周毛细血管中的微血管内皮细胞以及大小血管内皮细胞，不同内皮细胞群具有不同的生理学功能，GEC 的内环境稳态对于保护肾小球结构和功能、抗炎和抗血栓及预防肾纤维化有重要意义。不仅如此，内皮细胞构成血管和淋巴管的细胞内层，是血液和血管壁分离的屏障，也是运输通道，炎症期间可以调节血管通透性和免疫细胞的渗出。除了这些功能，肾小球的内皮细胞含有一种直径为 60~80 nm 的跨膜孔称为窗孔，和内皮细胞表面的一层物质糖萼共同保护肾小球滤过屏障。

GEC 除了作为屏障外，还具有分泌功能，分泌的物质主要包括调控血管舒张收缩功能的多种血管活性因子。如内皮素 1（ET-1）、前列环素和一氧化氮（NO）；参与免疫应答及炎症反应等的黏附分子，如血小板内皮细胞黏附分子 1（platelet endothelial cell adhesion molecule-1，PECAM-1）、细胞间黏附分子 1（ICAM-1）、血管细胞黏附分子-1（VCAM-1）；参与凝血、抗凝与纤溶的血栓调节因子，如血栓调节素、组织因子（tissue factor，TF）、组织因子通路阻抑因子、纤溶酶原激活物和凝血调节蛋白等。

1. 窗孔

与其他部位的内皮细胞结构不同的是,肾小球内皮细胞拥有异常丰富的窗孔,占细胞表面的20%~50%,在毛细血管壁过滤水和小分子溶质中起关键作用,协助机体达到内环境稳态。正常的窗孔大小有利于过滤小分子物质,阻拦如蛋白质、血细胞等大分子物质的通过,维持良好的肾小球滤过功能。窗孔结构改变会形成蛋白尿,造成组织间隙水肿,肾组织灌注不足,肾功能进一步恶化,高血糖诱导内皮细胞表面窗孔进行性减少,主要通过以下 3 种途径:①活性氧(ROS)诱导的 caspase - 3 活化;②抑制血栓调节蛋白对蛋白激酶 C 的激活;③肾素-血管紧张素-醛固酮系统(RAAS)的激活。

2. 糖萼

内皮细胞的管腔表面覆盖了一层厚厚的黏稠物质称为糖萼(glycocalyx),是内皮细胞的保护层。破坏糖萼层的完整性会导致肾小球滤过屏障功能受到影响。糖萼结构复杂,主要由蛋白聚糖,如多配体蛋白聚糖、磷脂酰肌醇聚糖、蛋白聚糖、多功能蛋白聚糖等,以及它们的糖胺聚糖侧链、硫酸肝素和硫酸软骨素 6 组成。内皮细胞的糖胺聚糖维持着糖萼的连续性,通过其电荷选择性发挥屏障保护作用。糖萼不仅控制血管通透性,还可以阻碍细胞与内皮细胞的黏附,防止微血管血栓形成,同时还可维持血管张力稳态平衡,糖萼可以感受血流剪切张力,张力增大时,通过释放 NO 来扩张血管。高糖环境对糖萼有明显的破坏作用,在一项健康人类志愿者的研究中发现,短期血糖浓度>15 mmol/L 会导致人体内糖萼总体积损失 50%,糖萼的损伤对糖尿病肾病的蛋白尿形成至关重要,在一项比较糖尿病患者蛋白尿组及对照组的研究中发现,蛋白尿组的炎症因子增加,炎症介导的内皮糖萼减少与蛋白尿相关。所以,修复糖萼完整性也成为治疗糖尿病肾病的新靶点。近期的研究发现,阿曲生坦、阿魏酸哌嗪等药物可以通过保护糖萼厚度来降低蛋白尿水平。

二 内皮细胞损伤机制

糖尿病肾病内皮损伤机制主要包括 NO 生物利用度的降低、多元醇通路的激活、氧化应激、糖基化终产物的过度累积,ROS 的产生,肾素-血管紧张素-醛固酮系统激活,蛋白激酶 C(PKC)通路激活,内皮细胞和其他细胞之间的通信串扰,以及内皮间充质转化等方面。

1. NO 和 eNOS

在糖尿病患者中可以看到 NO 的生物利用度降低。NO 具有调节内皮功能和调节血管舒张的作用,并且具有降低血小板的活性,减少血小板聚集等作用,有助于血管抗血栓和抗动脉粥样硬化。NO 是由底物 L -精氨酸和辅酶因子四氢生物蝶呤(tetrahydrobiopterin, BH4)在 eNOS 催化作用下生成的。eNOS 表达减少和糖尿病肾病严重程度呈正相关,与蛋白尿、肾小球硬化和 GFR 下降有关。高糖环境下,二聚体形式的 eNOS 会出现解偶联,同时产生 $ONOO^-$,$ONOO^-$ 可以破坏 BH4 的活性,使 NO 生成减少,舒张血管能力下降,血管张力增加,肾小球灌注压升高,进而使肾小球内压增加。并且 $ONOO^-$ 产生的高氮氧化应激可触发级联式氧化还原事件,使内皮细胞损伤进一步加重。此外,高糖环境可以直接抑制 eNOS 活性,使 NO 生成减少。

因此,改善 NO 的生物学利用度也成为治疗糖尿病肾病的一个研究方向,有研究表明,爱帕琳肽-13(apelin - 13)通过增强 NO 的产生和抑制肾脏组织纤维化来减轻糖尿病肾病症状。还有一些药物(黄芪甲苷、梓醇、阿魏酸哌嗪)通过调节 NO 的生成,减轻糖尿病肾病中内皮细胞功能障碍。

2. 多元醇通路激活

多元醇途径是指在醛糖还原酶(AR)催化作用下,将葡萄糖还原成果糖的过程。在正常机体内,仅少量葡萄糖代谢涉及该途径,在高糖环境下,该途径被过度激活,葡萄糖通过 AR、NADPH 作用下转化为山梨醇,然后山梨醇通过山梨醇脱氢酶(sorbitol dehydrogenase,SDH)以 NAD^+ 作为辅助因子氧化为果糖。不仅糖尿病肾病,多元醇途径活化在其他糖尿病并发症(如糖尿病视网膜病变、动脉粥样硬化心血管疾病、周围神经病变等)发病机制中也发挥重要作用。对 AR 缺陷小鼠的研究表明,多元醇途径有助于糖尿病诱导的氧化应激,可能由于该途径的异常激活消耗了过多的 NADPH 和 NAD^+,NADPH 是再生还原性谷胱甘肽所需的辅助因子,还原性谷胱甘肽是重要的 ROS 清除剂,NADPH 的缺乏造成氧化还原失衡。在 SDH 将山梨醇转化为果糖的过程中,辅助因子 NAD^+ 被还原为 NADH,NADH 氧化酶随后氧化 NADH,导致 NADH 和 NAD^+ 水平失衡,加重氧化应激。总的来说,高血糖状态下,醛糖还原酶活化会造成内皮细胞损伤,主要机制包括以下 4 种:①导致较低水平的 $NADPH/NADP^+$,NADPH 的过度消耗会引起细胞氧化还原电位的变化,并损害 eNOS,导致 NO 合成减少。②使山梨糖醇增多、果糖增多,代谢产物增多会导致渗透失衡、细胞膨胀、膜通透性改变,引起细胞水肿、坏死。此外,还会使细胞内 AGE 的形成增加,AGE 受体及其激活配体的表达增加,加重了细胞氧化应激;③较高比例的 $NADH/NAD^+$ 诱导氧化途径的激活,损伤内皮细胞;④醛糖还原酶还可以诱导 PKC、JNK 等信号通路,诱发 $TNF-\alpha$ 等细胞因子的生成,诱导氧化应激和炎症反应。

针对抑制醛糖还原酶活性的药物试验证实,给予糖尿病肾病小鼠一种醛糖还原酶抑制剂苯并噁唑酮后,多元醇途径的关键产物山梨醇和脂质过氧化物显著降低,谷胱甘肽水平和超氧化物歧化酶活性显著升高,改善氧化还原失衡,减少糖尿病肾病小鼠的蛋白尿水平,对肾衰竭也有缓解作用。另外一种醛糖还原酶抑制剂依帕司他已被证明可减轻糖尿病患者尿白蛋白排泄的增加,且无明显毒性。有实验显示依帕司他下调 db/db 小鼠肾皮质中的醛糖还原酶以及影响间质纤维化的物质纤连蛋白、胶原Ⅲ和 $TGF-\beta_1$,减轻糖尿病肾病小鼠的蛋白尿水平及组织损伤。

3. 氧化应激

在正常情况下,人体内 ROS 和抗 ROS 处于动态平衡,当 ROS 超出正常需要时,就是氧化应激,高糖可以引起线粒体功能紊乱,使 ROS 生成增多,损伤肾小球内皮细胞。

ROS 主要包括超氧阴离子(O_2^-)、过氧化氢(H_2O_2)、脂自由基($ROO\cdot$)和活性极强的羟基自由基(OH^-)。通常认为这些物质具有细胞毒性。一般来说,氧化应激发生在非酶类的抗氧化剂(如茶多酚、褪黑素、维生素 C、维生素 E、谷胱甘肽、α-硫辛酸、类胡萝卜素、矿物质硒等)或各种其他自由基清除酶(如超氧化物歧化酶、过氧化氢酶、谷胱甘肽过氧化物酶)不能中和这些自由基时。氧化还原动态平衡会引起氧化应激,从而损伤内皮。

氧化应激在糖尿病肾病发展中占据关键地位,参与糖尿病并发症发病机制的其他几条主要途径的上游机制,这几条机制包括:多元醇通路激活、晚期糖基化终末产物及其受体形成的增加、PKC 的激活,以及己糖胺途径的过度活性。同时,ROS 也是上述糖尿病肾病发病机制的许多途径的共同产物,高糖环境下,在肾脏产生 ROS 的机制中,通过激化 PKC 活化的 NADPH 氧化酶表现更为突出。高血糖诱导的氧化应激会促进局部和全身炎症,直接损伤内皮细胞和肾小球滤过屏障。除了 ROS 的直接增加,体内抗氧化物质减少也会影响内皮细胞。近期的研究发现,在培养的肾小球内皮细胞中,血小板微粒诱导 ROS 的产生,降低 NO 水平,抑制 eNOS 和超氧化物歧化酶的活性,增加肾小球内皮屏障的通透性,并减少内皮表面糖萼的厚度,损伤内皮细胞。

4. 糖基化终产物

AGE 是由过量的还原糖和相关代谢物与蛋白质和氨基酸的非酶促反应形成的一组化合物。高糖浓度环境中 AGE 的形成可以通过 3 种主要的生化机制发生:①非酶糖基化,即葡萄糖与蛋白质结合发生非酶促反应;②多元醇途径,经醛糖还原酶等转化的山梨醇/果糖与蛋白质结合;③糖氧化途径,葡萄糖氧化生成的乙二醛和甲基乙二醛与多种蛋白质反应生成 AGE。AGE 的受体(RAGE)在内皮细胞中因高血糖而上调,RAGE 表达增加介导氧化应激和炎症的持续激活,如 NF-κB 信号通路。

AGE 和 RAGE 结合可以激活细胞内其他信号通路,如 PI3K/Akt、MAPK、JAK-STAT 等,促进炎症反应,损伤内皮细胞,并且 AGE 可以上调内皮细胞的内质网应激,加重损伤。另外,通过激活 NADPH 氧化酶途径刺激 ROS 的合成,同时激活超氧离子和过氧化氢,使黏附因子(如 VCAM-1)过度表达,以及促进细胞因子释放(IL-2,IL-6,TNF-α、TF、VEGF),同时也会影响 eNOS 的生成。以上因素会使肾组织结构发生变化,细胞外基质生成过多,血流动力学改变,以及凝血功能、血管舒缩功能异常,血管通透性增加,促进内皮功能障碍,导致糖尿病肾病血管病变的发生。近期也有研究证实,AGES 的异常积累会导致内皮细胞衰老。

5. RAAS

RAAS 的主要作用包括调节水和电解质平衡、控制血压、组织灌注等方面,其对血管内皮的影响也不容忽视,特别是糖尿病肾病患者的 RAAS 失衡。在高血糖环境下会异常激活 RAAS,持续的 RAAS 激活使肾出球小动脉收缩,血流动力学改变,肾小球毛细血管压力增加,造成蛋白漏出,激活 NAPHD 氧化酶,诱导氧自由基生成,增加氧化应激,改变水钠平衡,增加肾小管对钠的滞留,从而导致高血压,引起内皮功能障碍异常,肾功能进行性下降。血管紧张素 Ⅱ(Ang Ⅱ)是 RAAS 的重要部分,其调节血管舒缩功能,刺激肾上腺球状带细胞分泌盐皮质激素醛固酮。醛固酮促进钠潴留并增高血压,损害内皮细胞,并且醛固酮在多种糖尿病并发症靶器官的血管中发挥促纤维化、促炎症和氧化作用。此外,醛固酮通过 NADPH 氧化酶增强血管系统中 ROS 的产生,并增强 Ang Ⅱ 介导的信号通路。越来越多的证据表明醛固酮是一种促纤维化物质,通过增加胶原沉积使肾组织重塑。因此,盐皮质激素受体拮抗剂可通过减少重塑、纤维化和肥大来改善氧化损伤。因此,抑制高血糖引起的过度的 RAAS 活动将大大改善肾功能。药物抑制 RAAS 可通过减少 AGE 生成,减少 NADPH 氧化酶,减轻氧化应激,以及下调 TGF-β,改善糖尿病肾病患者的间质纤维化和肾小球硬化。此外,也有研究证实 RAAS 会调控单核细胞聚集,巨噬细胞极化为促炎表型,诱发炎症。RAAS 抑制剂在糖尿病肾病患者的治疗中占据重要地位。

6. PKC 通路

高糖可诱导二酰甘油合成,进而激活 PKC 通路,PKC 被激活后可引起丝氨酸和苏氨酸残基发生磷酸化,促进炎症因子等生成,加重炎症反应和氧化应激,进一步损伤内皮细胞,还可以使近端小管 GLUT2 表达上调和 TGF-β 表达增加,导致糖尿病肾病患者 ECM 积累及间质纤维化。并且 Ang Ⅱ 和 AGE 也都对 PKC 激活有影响,互相促进,使糖尿病肾病进一步恶化。PKC 在多种细胞中广泛表达,有多个亚型,包括 PKCα、PKCβ Ⅰ/Ⅱ、PKCλ、新型 PKC 和非典型 PKC。实验表明 PKCα、PKCβ 的抑制剂可以改善糖尿病肾病的蛋白尿及肾功能下降,使细胞外基质生成减少,这些都提示 PKC 参与了糖尿病肾病的发病过程。

7. 内皮-足细胞交互作用

内皮细胞和足细胞之间的交互作用可以影响滤过屏障,并且两者促进对方发育成熟,GEC 损伤导致足细胞损伤,而足细胞丢失则进一步加剧 GEC 损伤,形成恶性循环。足细胞分泌的 VEGF-A 对内皮细胞发育成熟有正向作用,在糖尿病肾病期间,足细胞损伤导致 VEGF 分泌减少,使内皮细胞异常发育,结构和功能发生变化,造成内皮细胞损伤。此外,也有研究发现,转基因小鼠足细胞选择性 TGF-β 受体 1 信号的激活导致足细胞释放 ET-1 增加,通过旁分泌 ET-1 受体 A(ETA)激活,使线粒体 ROS 增加,导致 GEC 损伤、糖萼减少和早期蛋白尿形成。足细胞产生的血管生成素 1(Angpt1)可以通过肾小球内皮特异性酪氨酸激酶受体 2(Tie2)促进微血管生长,而 Tie2 的天然拮抗剂 Angpt2

起反作用,在糖尿病肾病患者中可以看到 Angpt2 上调,和 Angpt1 竞争与 Tie2 结合,Angpt2/Angpt1 比例失衡,促进内皮细胞损伤,刺激 ET-1 的合成,激活足细胞 Wnt/β-联蛋白和 NF-κB 通路,引起组织重塑,GBM 增厚。内皮细胞和足细胞产生的 ET-1 也可能增加氧化应激,破坏糖萼,使内皮细胞被暴露,直接和血细胞接触,易出现炎症反应、异常凝血等情况,形成恶性循环,内皮细胞通过 TGF-β 介导的信号转导对足细胞产生有害影响,造成组织纤维化。此外,GBM 因细胞外基质蛋白沉积而增厚,将足细胞和内皮细胞之间的物理距离加大,可能影响两者分泌物质的信号传递。有实验证实,足细胞中的糖皮质激素受体缺乏会通过调节 Wnt 信号及脂肪酸代谢来加快糖尿病肾病小鼠的内皮-间质转化,加重组织纤维化。

8. 内皮-系膜细胞交互作用

先前的研究表明,血小板衍生生长因子 B(PDGF-B)在肾小球内皮细胞和附近系膜细胞之间的交换信号中起着关键作用。内皮细胞表达 PDGF-B,而其受体位于系膜细胞上,两者结合有助于系膜细胞结构和功能的完整。但是 PDGF-B 的过表达对肾脏结构是有害的,在高糖环境中,血小板的异常激活和聚集使 PDGF-B 表达失衡,增加细胞外基质生成,促进肾脏纤维化,影响肾脏血液灌注。此外,可以使系膜细胞增殖和 ECM 增多的 ET-1 在内皮细胞中广泛表达,在高糖环境下,ET-1 通过结合其受体(ETAR)促进 RhoA/ROCK 途径,积累更多的结缔组织生长因子和胶原蛋白,产生一系列病理生理学变化。最新研究表明,经高糖处理后的内皮细胞会释放大量外泌体,激活系膜细胞,加重肾组织纤维化。

9. 内皮细胞-肾小管上皮细胞交互作用

肾小管上皮细胞(RTEC)和 GEC 之间有密切联系,互相影响,在糖尿病肾病中,受损的 GEC 可以分泌细胞外囊泡(extracellular vesicle,EV)、肝细胞生长因子(hepatocyte growth factor,HGF)、胰岛素样生长因子结合蛋白(insulin-like growth factor binding protein,IGFBP)和 KLF 等物质作用于 RTEC,导致 RTEC 结构和功能不同程度的改变,而糖尿病肾病患者的 RTEC 可以产生大量促炎因子如 CRP 等,诱导炎症反应,反过来使 GEC 损伤、凋亡和 EMT。最近的研究表明,降糖药物利格列汀通过抑制 DPP4/CD32b/NF-κB 信号通路来减轻 CRP 造成的糖尿病肾病的临床表现及病理学变化,可以观察到利格列汀组糖尿病小鼠肾组织的巨噬细胞浸润减少,减轻肾脏炎症及纤维化。高糖环境会激活肾脏中的 RAAS,使 Angpt1/Angpt2 比例失衡,RTEC 产生 Ang Ⅰ,它与 RGEC 的 Tie2 位点结合,保护 GEC 的稳态,而 GEC 生成 Angpt2,和 Angpt1 争夺结合位点,减低 Angpt1 保护 GEC 结构的能力。在肾脏中,Angpt2 抑制 Klotho 的表达。Klotho 是一种抗衰老分子,在糖尿病肾病中可以通过抑制 NF-κB 活化抗炎,抑制 IGF-1 信号和 NLRP3 炎症小体激活来降低氧化应激,Klotho 缺乏也会导致钙超载,Ca^{2+} 依赖的蛋白酶过度激活,在以上因素的影响下,造成 GEC 进一步损伤。连接 RTEC 和 GEC 的还有 VEGF 及其受体,敲除 RTEC 表达 *VEGF* 的糖尿病肾病小鼠,会看到 GEC 损伤、eNOS 减少,而 eNOS 对 RTEC 的稳态也起调节作用,eNOS 缺乏导致 RTEC 损伤,进一步减少 VEGF 的生成,加重 RTEC 和 GEC 损伤。

10. 上皮间充质转化

内皮表型的维持是一个生理活性过程,外界刺激下,内皮细胞可以变为间充质样细胞,这个过程称为上皮间充质转化(EMT)。最新的细胞实验表明,高糖通过增加一种肌动蛋白结合蛋白 profilin 2 在人脐静脉内皮细胞中的表达诱导 EMT,并且实验证实,是原癌基因 1(*Ets1*)和赖氨酸甲基转移酶 5A(lysine methyltransferase 5A,*KMT5A*)协同转录 profilin2 完成的。用足细胞特异性糖皮质激素受体敲除糖尿病肾病小鼠分离出的足细胞,使用其条件培养基处理肾小球内皮细胞,可以看到 α-平滑肌肌动蛋白(α-SMA)、TGF-β R1 和 β-联蛋白水平的表达增加,病理学表现为内皮细胞向间充质细胞转变的特征。不仅仅是糖尿病肾病，其他类型的内皮损伤（缺血、感染等因素）也会诱导内皮细胞进行 EMT，最终导致肾血流减少、组织纤维化和肾功能障碍。由 TGF-β、AKT 和/或 mTOR 通路激活驱动，使 α-平滑肌肌动蛋白和 N-钙黏蛋白的表达增加，完成内皮细胞向间充质细胞的部分或完全表型转换导致 EMT。此外，也有研究证实其他信号通路在 EMT 中发挥作用，NOD2 通过在高糖处理的 GEC 中激活 MEK/ERK 通路促进 EMT 的发生。

在一些肾损伤的实验模型中，如缺血再灌注损伤、单侧输尿管梗阻和链脲佐菌素诱导的糖尿病肾病模型中，都可以看到 EMT 造成的内皮障碍，可导致肾微血管稀疏、血流量下降、组织供氧不足，造成肾功能进一步恶化。实验证明，链脲佐菌素诱导的糖尿病肾病小鼠纤维化肾间质中存在内皮来源的 α-SMA，提示 EMT 参与肾纤维化。在这些小鼠的传入和传出肾小球小动脉中也观察到少量内皮来源的肌成纤维细胞，表明 EMT 可能参与肾小球硬化。可见 EMT 在糖尿病肾病内皮损伤中的重要作用，大量的实验研究证实 TGF-β 信号和 EMT 在调节肾损伤血管生成和纤维化反应中发挥重要作用，TGF-β$_2$ 诱导 Smad2/3 活化和 p38MAPK 的磷酸化激活，以及间充质转录因子 Snail 和 FoxC2 的表达增加，TGF β$_2$ 在所有 TGFβ 亚型中是 EMT 最有效的诱导剂。近期的实验通过测定内皮标志细胞（VE-cadherin 和 CD31）和间充质细胞（α-SMA 和 snail）的表达，确定褪黑激素对 TGF-β$_2$ 诱导的人肾 GEC 中 EMT 的影响。结果显示褪黑激素通过调节糖尿病肾病中的 miR-497/ROCK 信号转导减弱 GEC 的 EMT，有望成为新的治疗靶点。

（刘娜）

第五节 | 炎 症 机 制

炎症是一种在有害条件下激活的机制，以维持组织内稳态和完整性。长期的炎症反应的慢性激活会造成机体损伤。大量证据表明炎症在糖尿病并发症的发展和进展中起着关键作用。主要包括炎症反应中的免疫细胞、黏附分子、趋化因子和细胞内信号通路等因素。

一 免疫细胞

1. 巨噬细胞

巨噬细胞是单核吞噬细胞系统的关键成员，是维持机体平衡的重要免疫组成部分，当机体遇到有害物质损伤时，巨噬细胞可以起到吞噬、溶解等作用。在糖尿病肾病患者的肾活检样本中我们常常可以看到巨噬细胞的浸润，且和血肌酐、间质肌成纤维细胞累积相关，巨噬细胞来源的产物，包括 ROS、促炎因子、生长因子，可在糖尿病环境中加重肾损伤。最新研究证实，糖酵解酶丙酮酸激酶 M2 会激活巨噬细胞的炎症小体，加重肾脏损伤。

目前根据其激活机制和细胞功能，将巨噬细胞归类为经典激活的 M1 型巨噬细胞和选择性激活的 M2 型巨噬细胞，M1 型和 M2 型巨噬细胞发挥着相反的作用，M1 型参与抗原呈递和释放促炎因子，而 M2 型巨噬细胞主要释放抑制炎症的细胞因子，帮助抗体抗炎及修复。位于糖尿病肾损伤部位的巨噬细胞主要为 M1 型。研究表明，抑制 M1 型巨噬细胞活化和促进 M2 型巨噬细胞转化可预防足细胞损伤，且在糖尿病肾病患者中，可以看到 M1 型和 M2 型共存，这提示 M1 型和 M2 型比例失衡也是发病机制之一。而巨噬细胞表型转化机制尚未完全清楚。目前有研究证实，在高糖环境下，线粒体、Sirt6 的过表达、活性维生素 D 等因素调节巨噬细胞表型转化。

在终末期糖尿病肾病患者的病理组织中可以见到大量的肾纤维化，肌成纤维细胞导致肾纤维化，而巨噬细胞被确定为巨噬细胞-肌成纤维细胞转变过程中肌成纤维细胞的主要来源。巨噬细胞产生趋化物质,通过招募更多的 M1 型巨噬细胞来增强炎症反应,随后,外界变化影响巨噬细胞表型,M2 型巨噬细胞增多,帮助组织抗炎症反应,通过吞噬作用去除纤维组织,介导包括胶原蛋白重塑在内的愈合溶解阶段。但是在吞噬后的 M2 型巨噬细胞可能会促纤维化,机制尚不清楚。目前也有研究证实,M2 型巨噬细胞对糖尿病肾病缓解的益处,法舒地尔可以通过增加 M2 型巨噬细胞缓解糖尿病肾病小鼠的肾损伤。

2. 树突状细胞

树突状细胞是一种抗原呈递细胞,根据局部微环境的不同,这些抗原呈递细胞表现出不同的表型和功能,向其他免疫细胞传达信息。在糖尿病肾病进展过程中参与肾小管间质免疫细胞的相互作用。成熟的树突状细胞产生细胞因子和共刺激分子,大量聚集在淋巴结抗原呈递区,激活 T 淋巴细胞和巨噬细胞,从而介导炎症和肾损伤。此外,在糖尿病肾病大鼠模型中,使用间充质干细胞移植可以减少树突状细胞的数量和成熟度,改善炎症,减少肾损伤和肾纤维化。这也证明了树突状细胞在糖尿病肾病发病过程中发挥作用。

3. T 淋巴细胞

在肾活检样本的免疫组织化学检测中可以看到糖尿病患者肾间质中激活的 $CD4^+$、$CD8^+$ T 细胞显著浸润,提示 T 淋巴细胞在糖尿病肾病中发挥着作用。高糖环境下,T 淋巴细胞由细胞黏附因子、趋化因子介导迁移到肾脏,分泌炎症介质,启动炎症反应。在实验中发现,糖尿病肾病小鼠的 IFN-γ 和 TNF-α mRNA 表达显著增加,通过活化巨噬细胞,促进内皮细胞炎症反应,且 $CD4^+$、$CD20^+$ T 细胞数量与蛋白尿水平呈正相关,尤其是 $CD4^+$ T 细胞还可通过激活成纤维细胞来增加肾组织纤维化。糖尿病肾病中 T 淋巴细胞活化的机制尚未完全明确,T 淋巴细胞可以通过抗原呈递细胞表面的 B7 蛋白与 T 淋巴细胞表面的 CD28 结合来启动激活,而 B7 蛋白与细胞毒性 T 淋巴细胞相关抗原 4(cytotoxic T lymphocyte-associated antigen-4,CTLA-4)的相互作用可以下调 T 淋巴细胞功能,也有研究发现 CTLA-4 水平与糖尿病肾病患者的蛋白尿进展相关,可预测糖尿病肾病早期的中度蛋白尿。$CD4^+$ T 细胞可以分化为不同的细胞亚型,包括辅助 T 细胞亚群(Th1/Th2/Th17)和调节性 T 细胞。在糖尿病肾病中,Th1 和 Th17 细胞与肾损害特异性相关。厄洛替尼可以通过减少 T 淋巴细胞浸润来改善糖尿病小鼠的肾组织变化。

4. B 淋巴细胞

糖尿病肾病中 B 细胞的致病作用主要是基于其产生免疫球蛋白 IgG 和 IgM 的能力。这些免疫球蛋白激活特异性 Fc 受体和补体系统,诱发免疫反应。在实验性糖尿病肾病中观察到 IgG 和 C3 肾小球沉积增加。此外,糖尿病患者肾活检中如果 IgG 阳性,提示更差的预后。缺乏 IgG Fc 受体的糖尿病小鼠和对照组相比,减少了肾损伤、炎症浸润和组织纤维化。在糖尿病肾病患者中,调节 B 淋巴细胞数量与肾功能、血清 IL-10 水平呈正相关,与尿蛋白定量呈负相关。

5. 肥大细胞

肥大细胞是骨髓来源的免疫细胞,在许多自身免疫和炎症性疾病中起重要作用。在糖尿病肾病发病进展过程中,可以看到肥大细胞的数量和脱颗粒水平随着患者疾病的进展而增加。高糖环境上调肾小管间质中纤连蛋白(fibronectin,FN)、Ⅰ型胶原蛋白(type Ⅰ collagen,Col-Ⅰ)、干细胞因子(stem cell factor,SCF)和原癌基因 $c-kit$ 的表达,SCF 和 $c-kit$ 的表达水平与 C3a 受体阳性的肥大细胞浸润呈正相关,高糖触发肥大细胞活化和向炎症灶的趋化性,肥大细胞可能通过 SCF/$c-kit$ 信号通路促进肾纤维化,并通过增加炎症介质(如糜蛋白酶、肾素、TGF-β_1 和 TNF-α)的产生而诱导肾小管间质损伤。此外,研究发现,抑制肥大细胞来源的糜蛋白酶,可以改善 db/db 小鼠的蛋白尿。

6. 中性粒细胞

中性粒细胞是机体中最丰富的白细胞,当受到外界有害因素干扰时,会启动免疫反应。这些吞噬细胞被迅速招募到感染或急性组织损伤的部位。中性粒细胞的升高常常提示机体处于急性病变期,但在慢性炎症中同样发挥重要作用,在糖尿病肾病的发病机制尚未完全清楚,目前已知 2 型糖尿病患者血液中性粒细胞/淋巴细胞比值(serum neutrophil-lymphocyte ratio, NLR)较高,与微量白蛋白尿相关。在实验中将糖尿病肾病患者根据 NLR 中位数分为两组,可以观察到 NLR 水平较高组的肾功能下降显著,提示糖尿病肾病长期处于慢性炎症状态,中性粒细胞在这个过程中起到重要作用。与正常蛋白尿患者相比,1 型和 2 型糖尿病患者的中性粒细胞黏附内皮的能力更高。此外,中性粒细胞释放细胞因子和 ROS,加重炎症及氧化应激,损伤肾小球滤过屏障,加速糖尿病肾病介导的肾损伤。

趋化因子

趋化因子(chemokines)是一种在炎症反应中管理免疫细胞定向迁移的一种细胞因子。比如,在糖尿病肾病患者中,单核细胞黏附于内皮细胞后,通过趋化因子可以在内皮细胞中迁移。对糖尿病肾病患者的研究表明,趋化因子可以促使巨噬细胞浸润肾组织,如 MCP-1,也被称为 CCL2,在单核细胞招募到组织损伤和炎症部位中发挥作用,CCL2 和 CC 趋化因子受体 2(CCR2)与许多炎症有关,不仅仅是糖尿病肾病,还包括动脉粥样硬化、肿瘤等疾病,CCL2/CCR2 通路促进释放炎症因子,促使肾小球硬化、组织纤维化等改变。此外,研究证实,TGF-β/Smad3 信号转导在糖尿病肾病中发挥着作用,一种新型 Smad3 依赖性长链非编码 RNA(lncRNA)(LRNA9884)在糖尿病肾病中显著上调,通过增强 MCD-1 的启动子活性促进炎症反应。LRNA9884 的肾脏特异性沉默有效地减轻了 db/db 小鼠的肾脏病理学改变和临床表现。有研究表明,血浆中 MCP-1 水平的升高与糖尿病患者肾功能进展风险相关,提示 MCP-1 水平可能是远期预测糖尿病肾病发展至 ESRD 的一个有用的生物标志物。马钱素抑制糖尿病肾病中 RAGE/MCP-1/CCR2 信号通路的巨噬细胞浸润和活化来改善糖尿病肾病肾损伤,并且研究者发现,当 RAGE 被沉默时,马钱素仍然可以下调 MCP-1 缓解糖尿病肾病,这提示可能存在未知的靶点。

在肾脏中,TNF-α 被证明参与了 MCP-1 的产生,各种肾脏疾病患者的血清 TNF-α 浓度和尿排泄增加,提示体循环中 TNF-α 的过量可能导致肾脏中 MCP-1 的上调。此外,一项关于来自 3 个独立 1 型和 2 型糖尿病队列的 194 个循环炎症因子显示了极其强大的肾脏风险炎症特征,包括 17 个富含 TNF-R 超家族成员的蛋白。这些蛋白与进展为 ESRD 的风险相关。

细胞黏附分子

细胞黏附分子与免疫细胞向组织浸润的过程。这些分子介导白细胞在血管内皮细胞上的滚动,并将它们紧密黏附在内皮细胞上,以进一步被招募到炎症灶。

VCAM-1 也被称为 CD106,是一种跨膜糖蛋白,在糖尿病肾病患者被激活的内皮细胞中表达增加。VCAM1 与 $\alpha_4\beta_1$ 整合素结合,介导淋巴细胞、单核细胞和嗜酸性粒细胞等黏附于血管内皮,促进炎症反应。随着血清中 VCAM-1 水平的升高,尿白蛋白排泄水平逐渐升高且肾功能持续恶化,死亡风险上升。研究表明,牙周病可能是糖尿病患者出现肾损害的原因;牙周病原菌可能会加重 VCAM-1 过表达,诱导炎症。黑桑果提取物可以通过下调 VCAM-1,缓解糖尿病肾病。

血管黏附蛋白 1(vascular adhesion protein-1,VAP-1)是一种胺氧化酶,参与白细胞的迁移、浸润,可诱导氧化应激和细胞毒性,并且加速 AGE 的生成。糖尿病患者血浆 VAP-1 水平升高,会加重炎症和氧化应激,进而损伤内皮细胞,形成蛋白尿,影响肾功能。

四　信号通路

1. TLR 信号通路

所有 Toll 样受体（TLR）由氨基末端结构域构成，诱导炎性分泌因子。最新研究发现，特别是 TLR2 和 TLR4 在糖尿病肾病中的重要作用。TLR 主要激活转导介质转接信号髓样分化因子 88 （myeloid differentiation factor 88，MyD88）依赖性途径，从而活化 NF-κB 信号通路、IRF3/5-IFNα/β 或 IRF7/5-IFNα/β 通路、MAPK 通路，其中 NF-κB 信号通路明确诱导肾损伤和纤维化。敲除 *TLR2* 或 *TLR4* 可缓解糖尿病肾病临床表现和炎症改变，改善足细胞、肾小管间质等损伤。因此，减少与 TLR 相关的炎症反应为糖尿病肾病提供一种新的治疗方法。在糖尿病肾病小鼠模型中，TLR4 拮抗剂 CRX526 显著降低蛋白尿、改善肾功能、减轻肾小球硬化和小管间质损伤。研究证实，MyD88 抑制剂可以改变糖尿病肾病小鼠的肾脏炎症。糖尿病肾病的特点是肾功能逐渐恶化，最终可发展为 ESRD，研究发现，与健康对照组相比，ESRD 患者的单核细胞中 TLR2 和 TLR4 的表达增加，ESRD 组的中性粒细胞中 TLR4 的表达也上调，ESRD 是一个慢性炎症状态，可能和 TLR 信号通路有关，对于已经接受腹膜透析的患者，他们和 CKD 患者的 TLR4 表达不同，CKD 患者的单核细胞 TLR4 水平明显高于透析患者和健康对照组，在 CKD 患者的骨骼肌中 TLR4 也被激活，增强下游 MAPK、NF-κB 和 TNF-α 的表达，加重炎症反应，使肾功能恶化。

2. NF-κB 信号通路

NF-κB 是一个调节炎症信号的核心转录因子家族，可调节趋化因子、细胞因子和黏附分子的表达。在转录因子中，NF-κB 是糖尿病肾病发病机制中最重要的一种。当外界刺激时，如细胞因子、离子射线、化疗药物、吸入颗粒、紫外线照射和细菌或病毒产物可以刺激 NF-κB 表达，当接受外界刺激后，NF-κB 抑制蛋白 α（IκBα）磷酸化暴露核定位信号，核磷脂蛋白 β 对 NF-κB 的识别将其引导到核孔复合体进行核易位，启动炎症反应，诱导免疫细胞，消除有害物质。在糖尿病实验模型的肾脏中检测到肾脏 NF-κB 水平升高，促进下游靶点如黏附分子和促炎细胞因子表达，加重炎症反应。在糖尿病肾病中，蛋白尿刺激 NF-κB 表达，也会刺激肾小管细胞发生炎症反应。糖尿病患者常伴随脂代谢紊乱，载脂蛋白 C3 也可以通过活化 NF-κB，加重 1 型糖尿病肾病。此外，有研究发现高糖诱导足细胞 NF-κB 受体激活剂并通过 *p65* 引起 NADPH 氧化酶 4 和 P22phox 的增加，加重氧化应激，可能与细胞因子 TNF-α、MAC-2 和 IL-1β 一起导致足细胞损伤。实验证实，多硫化物介导的 SIRT1 硫化作用诱导 p65 NF-κB 的去磷酸化和去乙酰化可以减少高糖引起的氧化应激、细胞凋亡、炎症反应和上皮间质转化进展。目前在一些研究中发现，IKKα/β 抑制剂、miR-451miR、小檗碱、G 蛋白偶联胆汁酸受体、硫酸化多糖等可通过抑制 NF-κB 通路来降低蛋白尿，改善糖尿病肾病。

3. PKC 信号通路

PKC 的激活剂包括葡萄糖本身、Ang Ⅱ 和 AGEs 这些激活剂在糖尿病肾脏中广泛存在。PKC 激活通过调节内皮通透性、血管收缩、细胞外基质维持、细胞生长、血管生成、细胞因子激活和白细胞黏附来影响血管功能。在高糖的环境中，PKC 同种型 α 和 β 有着不同的细胞效应，PKCα 参与蛋白尿的发展，PKCβ 诱导的肾基质产生；此外，PKCη 型调控肾小管间质纤维化。目前，已知一些药物如褐藻糖胶钠-葡萄糖协同转运蛋白 2 抑制剂等通过调控 PICC 来治疗糖尿病肾病。

4. p38 MAPK 信号通路

p38MAPK 参与多种细胞应激反应，并介导与糖尿病肾病发展的相关信号。高糖或 AGE 刺激的人类活检和细胞培养研究表明，足细胞、肾小管和间质细胞中可见到 p38MAPK 通路的磷酸化和激活，p38MAPK 在丝氨酸和苏氨酸残基处磷酸化多种转录因子，包括 cAMP 反应元件结合蛋白（cAMP response element binding protein，CREB)转录因子 1(TF-1)等，可以调节纤维连接蛋白的转录和蛋白质积累。抑制 p38MAPK 通路可减少线粒体依赖性足细胞凋亡、ECM 积累、肾小球硬化和肾小管间质纤维化，缓解糖尿病肾病。激活的 p38MAPK 将促进炎症介质如(TNF-α、IL-1β、IL-8)的释放，引起炎症级联反应，造成肾损伤。此外，最新研究证明一种新型足细胞表达基因 R3hdml 可以抑制 p38MAPK 通路改善蛋白尿。

塞隆塞替布是一种 MAP3K5(ASK1)抑制剂，苏氯二肽是一种硫酸化糖胺聚糖，在实验中证实可以通过靶向 p38MAPK 通路来改善肾脏损伤。

5. PI3K/AKT/mTOR 信号通路

PI3K/Akt/mTOR 是蛋白质合成的主要信号调节通路，通过代谢、增殖、细胞周期和蛋白表达参与多种疾病的发生和发展。PI3K 是一个脂酶，当细胞受到刺激后，细胞内的 P13K 活化使底物磷酸化，活化的 P13K/Akt 可以激活下游分子 mTOR，参与细胞增殖、分化等的调节。最近的研究表明，高血糖激活 PI3K/Akt/mTOR，导致肾小球肥大、足细胞损伤和肾功能的进行性恶化。足细胞中特异性的 PI3K/Akt/mTOR 激活产生蛋白尿和系膜细胞扩增。有研究表明，白藜芦醇也被证明可以通过调节肾组织中的 PI3K/Akt 成分来预防糖尿病肾病的发生和发展。在一项关于胰岛移植联合肠促胰岛素药物 Exendin-4 的实验证实，两者联用比其他单一组或空白组都更有效地改善糖尿病肾病，可以观察到氧化应激、纤维化改善，以及 PI3K/Akt/mTOR 通路下调。黄芩苷和黄芪等药物可以通过抑制 PI3K/Akt/mTOR 通路来对抗糖尿病引起的足细胞损伤。

6. NOD 样受体

NOD 样受体(NOD-like receptor，NLR)是模式识别受体，位于细胞质，可以识别入侵的病原体(如细菌细胞壁的肽聚糖)。NLR 有以下 4 种功能：自噬、信号转导、转录激活和炎症小体形成。细胞内 NLR 构成炎症小体，炎症小体被激活后可以释放 caspase-1 诱导细胞凋亡，IL-1β 和 IL-18 引发炎症反应，与介导炎症介质的表达和糖尿病、糖尿病肾病的发生和发展有关。NOD1 和 NOD2 是导致糖尿病肾病炎症的信号转导通路的关键成员。在糖尿病患者肾活检样本中，也可以看到 NOD2 过度表达，且与疾病的严重程度相关。高血糖激活了肾小球血管内皮细胞中 NOD2 的表达，经过 MEK/ERK 信号转导途径介导，促进内皮细胞向间充质细胞的转变。

NLRP 家族由 NLRP1、NLRP3、NLRP6 和 NLRC4 组成，它们是不同炎症小体的关键成分。炎症小体与糖尿病、肥胖和动脉粥样硬化等代谢紊乱有关，NLRP3 炎症小体的激活参与了糖尿病肾病中炎症反应的产生和进展。在高糖或 TGF-β1 刺激的肾小管上皮细胞中，敲除 NLRP3 通过抑制 Smad3、p38MAPK 和 ERK1/2 的磷酸化来降低 ROS 的产生，并阻止 EMT。同样也有研究证实 NLRP3 炎症小体在糖尿病肾病中的作用，用 NLRP3 炎症小体特异性抑制剂 MCC950 处理 db/db 小鼠，在体外高糖条件下，可观察到 NLRP3 siRNA 或 MCC950 通过干扰高糖诱导的炎症、氧化应激、脂质积累等来防止足细胞损伤以及组织重塑。

NLRP3 在糖尿病小鼠中的基因阻断改善了肾功能、减轻了组织学改变和炎症反应。最新的研究表明，抑制或敲除 NLRP3 可减轻因 S-腺苷高半胱氨酸水解酶被抑制而加重的足细胞损伤和糖尿病肾病。实验发现在 STZ 诱导的糖尿病大鼠模型中过表达肾炎症小体成分 NLRP3、凋亡相关斑点样蛋白和 caspase-1 导致炎症级联反应；糖尿病肾病患者常伴随尿酸升高，有研究指出降尿酸药物别嘌醇也可以降低这些炎症标志物的表达，改善肾脏损伤。

7. JAK-STAT 信号通路

JAK-STAT 途径从细胞外配体(细胞因子、趋化因子、生长因子和激素)直接作用于细胞核，参与细胞增殖、分化、凋亡等多种细胞反应，参与多种疾病的发生。Janus 激酶(JAK)家族有 4 个亚型

JAK1、JAK2、JAK3 和 TYK2,信号转导因子和转录激活因子(STAT)家族成员分别为 STAT1-4、5a、5b 和 6，JAK-STAT 信号在系膜细胞、足细胞和肾小管上皮细胞中发挥关键作用,临床和实验研究表明,JAK1-3、STAT1 和 STAT3 在糖尿病肾病的进展中被过度激活。该途径由高血糖状态诱导的 ROS 激活,并与肾小球肥大相关。JAK-STAT 激活是糖尿病肾病的关键细胞信号通路。

JAK-STAT 也可以和其他细胞信号通路如 PI3K/Akt/mTOR 轴和 MAPK/ERK 轴相互关联,使其细胞内活性更复杂。可以使 JAK-STAT 过度激活的物质,在糖尿病肾病环境中很常见,如 AGE、高糖、ROS、细胞因子、血管紧张素等,激活后表现为炎症、氧化应激、脂质积累、脂肪毒性和纤维化,一些靶向 JAK 蛋白酪氨酸激酶家族的口服小分子抑制剂因为可以防止 STAT 磷酸化的特点,被视为自身免疫病和炎症性疾病的潜在治疗靶点。如靶向 JAK-STAT/SOCS 轴的药物 PLK1 抑制剂(BI-2536)可以减少肾脏炎症、氧化应激、肾小球和间质纤维化。

8. Nrf2/ARE 信号通路

Nrf2 是氧化还原平衡的关键蛋白。Nrf2/ARE 信号通路在机体抗炎和抗氧化应激中发挥了重要作用。Nrf2 激活可以使抗氧化和细胞保护性基因上调(多达 250 个以上)。由于氧化应激和糖尿病肾病的炎症密切相关,Nrf2 通路可能是重要防御机制。Nrf2 激活在其他疾病中也发挥作用。例如,可改善胰腺细胞损伤,对 Nrf2 的抑制可加重糖尿病小鼠的细胞死亡。Nrf2 激活通过降低氧化应激、TGF-β 表达和细胞外基质蛋白来改善注射 STZ 的糖尿病小鼠肾小球的病理变化。同样也有其他实验证实 Nrf2 激活对糖尿病肾病恢复的好处,在对 2 型糖尿病大鼠模型和高糖脂肪刺激的人肾小球系膜细胞(hGMC)模型中,使用人脐带间充质干细胞,人脐带间充质干细胞(human umbilical cord mesenchymal stem cell, hUCMSC)处理后,*Nrf*2 表现出增加的表达和核易位。研究人员发现 Nrf2 是 hUCMSC 治疗糖尿病肾病的关键,在 hGMC 中 *Nrf*2 被特异性敲除后,hUCMSC 对糖尿病肾病的修复作用下降。PI3K 信号通路的激活可能有助于使用 hUCMSC 改善糖尿病肾病。此外,有很多研究再次证明 Nrf2 可以改善糖尿病肾病。例如,通过上调 Nrf2 抑制铁死亡延缓了糖尿病肾病的进展。

9. Wnt 信号通路

Wnt/β-联蛋白(catenin)信号通路是一个较为复杂的信号转导通路,包括典型通络和非典型通路。典型的联蛋白途径通过参与细胞生长、分化和增殖,在肾脏发育过程中起重要作用。在糖尿病肾损伤中起着关键作用,尤其是对系膜细胞、足细胞和肾小管细胞的损伤。Wnt/β-联蛋白信号通路的激活和抑制在糖尿病肾病进展中起双重作用,其平衡对于肾组织的病理改变至关重要。在高糖浓度或糖尿病状态下,Wnt4、Wnt5a、Wnt6 等 Wnt 蛋白分泌减少,导致 β-联蛋白向细胞核的转运减少。而上调 Wnt/β-联蛋白信号通路在高糖环境下对系膜细胞有保护作用,可以减少组织重塑。另一方面,有文献证明糖尿病导致 Wnt1/β-联蛋白信号过度激活,引起钙超载、氧化应激,促进足细胞损伤,诱导足细胞 EMT,使肾功能恶化。Wnt 信号也参与了肾间质纤维化和肾小球硬化,这是糖尿病肾病的病理学特征。在糖尿病肾病中,蛋白尿是其临床特点,足细胞损伤可以导致蛋白尿形成。据报道,糖尿病肾病患者和小鼠足细胞中 Wnt/β-联蛋白途径成分的表达增加。在糖尿病小鼠中,抑制 Wnt 信号可减少肾脏炎症、纤维化和蛋白尿。与健康人相比,糖尿病肾病患者肾脏中 Wnt5a 和 CD146 的表达以及血清和尿液样本中可溶性 CD146 的水平上调,Wnt5a 直接结合 CD146 诱导的非经典信号转导促进糖尿病肾病肾小管炎症,通过 Wnt5a 的抑制剂可改善糖尿病肾病小鼠的血糖水平、eGFR、病理学改变,并且研究者发现,该过程中巨噬细胞浸润减少。随着高血糖导致 TGF-β 信号的增加,Wnt 通路的激活已被证明有助于足细胞的 EMT。在近曲小管上皮细胞中,Wnt 激活也参与了 EMT 和纤维化的发展。在 *db*/*db* 小鼠和 STZ 诱导的 1 型糖尿病大鼠中用 2F1 抗体阻断 Wnt 通路已被证明可减少蛋白尿和肾纤维化。

(刘娜)

第六节 | 其他发病机制

糖尿病肾病致病机制非常复杂,尚未完全明确,目前已知与遗传、足细胞损伤、内皮细胞损伤、炎症等因素相关。近年来陆续有新的发现,越来越多的证据提示自噬、表观遗传、外泌体等因素也发挥着重要作用。

一 自噬和糖尿病肾病

自噬(autophagy)是一种保守的细胞自我保护机制。在饥饿条件下,自噬可以通过溶酶体降解大分子、细胞器、蛋白质和终产物来提供营养,维持细胞功能。此外,自噬可清除受损的细胞器、错误折叠的蛋白质和脂滴。因此,在维持细胞内环境稳定方面起着至关重要的作用。自噬的步骤主要有起始、延伸、成熟、融合和降解。开始时,吞噬体在细胞质成分周围形成,然后被双层膜隔离,形成自噬体。自噬体随后与溶酶体融合形成自溶酶体;随后降解。细胞自噬主要有以下 3 种形式:微自噬(microautophagy)、巨自噬(macroautophagy)和分子伴侣介导的自噬(chaperone-mediated autophagy,CMA)。自噬涉及的细胞内稳态营养感应途径,主要包括 mTORC1、AMPK 和 SIRT1 途径,饥饿期间,AMPK 和 SIRT1 的激活和 mTORC1 的抑制强烈诱导自噬。目前认为自噬是多种疾病的致病因素。研究表明,糖尿病患者的肾脏缺少自噬活性。

1. 足细胞自噬和糖尿病肾病

足细胞在维持肾小球滤过屏障的结构和功能方面起着至关重要的作用。在正常生理学条件下,足细胞有着较为活跃的自噬活性,这表明自噬在维持足细胞内环境平衡中起着重要作用。

有研究发现,自噬在体外保护足细胞免受高糖诱导的细胞凋亡。在小鼠肾脏的足细胞中,根据高糖环境暴露的时间不同,调控自噬活性的结果也不同,短期暴露机体会刺激自噬,长期暴露会抑制自噬。足细胞中表皮生长因子受体(epidermal growth factor receptor,EGFR)信号的激活可以通过增加 rubicon 表达,使自噬被抑制,造成足细胞损伤,而选择性的足细胞 EGFR 缺失可以显著降低蛋白尿和肾小球硬化,肾脏促炎细胞因子、趋化因子表达,减少了促纤维化和纤维化成分。

营养和能量感应途径的失调以及包括 ROS、内质网应激和缺氧在内的细胞内应激信号都与糖尿病肾病足细胞自噬的调节有关。研究表明,AGE 通过诱导溶酶体功能失调来损害足细胞的自噬。

2. 内皮细胞自噬和糖尿病肾病

先前的研究表明,内皮细胞自噬在糖尿病期间对肾小球具有保护作用。最近的实验证明,自噬对终止生理炎症的内皮细胞白细胞运输机制起正向作用,防止急性白细胞介导的组织损伤,减少潜在慢性炎症。在急性炎症的微血管小静脉内皮细胞连接处可以表现出自噬诱导,自噬基因 *Atg*5 缺陷的内皮细胞表现出异常的结构特征,并且会加快中性粒细胞转内皮细胞迁移,过度的中性粒细胞外渗,有缺陷的内皮细胞会导致血小板内皮细胞黏附分子 1(platelet endothelium cell adhesion molecular-1,PECAM - 1)的异常积累,介导免疫反应,而由 Atg5 主导的内皮细胞的自噬机制会调节 PECAM - 1 的细胞内转运及降解,减少组织损伤。也有研究报道,西那卡塞可以通过促使钙调蛋白依赖性蛋白激酶激酶 β -肝激酶 B1 - AMPK(Ca/calmodulin-dependent protein kinase kinase β-liver kinase B1 - AMPK)的磷酸化,来调节 EC 自噬缓解糖尿病肾病小鼠临床症状。

3. 近端肾小管上皮自噬和糖尿病肾病

在糖尿病肾病中,近端肾小管上皮细胞(proximal tubular epithelial cell,PTEC)自噬被抑制,自噬通过抗炎、抗氧化、抗纤维化作用保护 PTEC,自噬活性主要由胰岛素通过 mTOR 途径调节。近期研究表明 PTEC 自噬抑制虽然在 1 型和 2 型糖尿病中都存在,但是他们的致病方式不同。1 型糖尿病小鼠 PTEC 的自噬通量增强,但在饥饿状态下停滞,长期高糖暴露而无胰岛素导致 PTEC 溶酶体应激,使其活性降低,最终造成溶酶体过载,自噬下调。而在 *db/db* 小鼠中,自噬本身就受到抑制。在这项实验中发现,雷帕霉素治疗显著改善了 *db/db* 小鼠的肾损伤,但显著加重了 STZ 诱导糖尿病小鼠的肾损伤,研究者认为对于 1 型糖尿病小鼠来说,抑制 mTOR 激活自噬反而消耗溶酶体,使自噬刺激能力降低,而在 *db/db* 小鼠中雷帕霉素通过恢复自噬减轻了糖尿病小鼠的肾损伤。

有研究发现,unc51 样自噬激活激酶 1(unc-51-like autophagy-activating kinase 1,ULK1)的下调可以造成糖尿病肾病中的自噬损伤,这是在高糖环境下,肾组织中 miR-214 的上调介导的。同时研究还发现,p53 在糖尿病肾病中诱导 miR-214,抑制 ULK1,下调自噬。通过对糖尿病肾病患者的肾活检样本的线性回归分析发现,p53/miR-214 与糖尿病肾病的纤维化呈正相关,而 ULK1/LC3 与糖尿病肾病的纤维化呈负相关。LC3 是自噬的关键调节因子,在多种肾脏疾病中也发挥作用,LC3 酯化促进转录因子 EB 的激活,从而促进溶酶体损伤修复来保护溶酶体损伤诱导的组织损伤。

此外,有研究表明 *ATG5* 介导的 PTEC 自噬可以防止 G2/M 细胞周期停滞和肾纤维化。*ATG5* 基因切除显著损害 PTEC 自噬,导致 NF-κB 激活增强、炎症细胞浸润以及促炎细胞因子的产生,诱导炎症反应,损伤内皮细胞、足细胞等,使肾小球滤过屏障受损,造成蛋白尿。研究者也发现一种 NF-κB 核易位的特异性抑制剂 JSH-23,在 *ATG5* siRNA 处理的细胞中可以抑制 Ang Ⅱ 诱导的炎症因子,降低了 G2/M 期细胞的比例。最新研究表明,维生素 D 受体可以通过 AMPK 途径调节 STZ 诱导的糖尿病小鼠 PETC 的自噬缺陷,从而减少肾脏损伤。

二 表观遗传和糖尿病肾病

越来越多的证据表明,表观遗传机制在糖尿病肾病中发挥重要作用。表观遗传的调控,包括染色质组蛋白修饰、DNA 甲基化和非编码 RNA。根据环境因素的影响改变基因表达。表观遗传修饰使基因功能发生有丝分裂和/或减数分裂可遗传的变化,而不会改变潜在的核苷酸序列。

表观遗传修饰通过共价修饰 DNA 或组蛋白影响转录调节因子与 DNA 的结合,或通过非编码 RNA 的作用,影响染色质结构和基因表达。在糖尿病的背景下,基因表达的表观遗传控制可以介导细胞对环境因素的反应,同时在高糖环境下,会留下"代谢记忆"。表观遗传引起的"代谢记忆"是处理糖尿病肾病时的棘手问题。

与糖尿病有关的后天因素,包括环境、生活方式、运动情况和不当饮食会影响表观遗传状态。此外,由于表观遗传标记是可遗传的,孕妇的行为和营养状况可诱发宫内和产后早期表观遗传变化,如果母体营养状况差,造成幼崽体重过轻,肾单位数量减少,并且子宫内高糖环境会进一步加重肾单位减少,既往研究中也发现宫内受限的实验模型中,DNA 甲基化显著降低,整体 DNA 低甲基化干扰了祖细胞调控网络,导致启动肾发育的关键基因 WT1 及其靶标 Wnt4 下调。

1. DNA 甲基化

DNA 甲基化是指 CpG 双核苷酸的胞嘧啶和 S-腺苷甲硫氨酸在 DNA 甲基转移酶的催化作用下,形成一个甲基基团。DNA 甲基化转移酶包括 DNMT1、DNMT2 和 DNMT3 家族成员 DNMT3a、DNMT3b 和 DNMT3L。基因启动子区域的 DNA 甲基化可通过各种机制抑制基因表达,包括招募转录抑制子和干扰转录因子结合,而基因体/转录区域的 DNA 甲基化可调节转录延伸和选择性剪接。

越来越多的证据表示,DNA甲基化与糖尿病肾病有关。2019的一项研究证实,异常的DNA甲基化可以导致糖尿病肾病的炎症,主要通过免疫细胞中DNA甲基化转移酶的上调,诱导mTOR上游调控因子的异常胞嘧啶甲基化,使mTOR致病通路激活,诱发炎症反应。

TGF-β_1通过DNMT1促进其启动子处的DNA甲基化,从而抑制Ras蛋白样激活物类似物1(Ras protein activator like 1,RASAL1)的表达,*Rasal*1是RAS信号的负调节因子,DNMT1对*RASAL*1启动子的高甲基化可进一步加重肾脏组织重塑、纤维化。无论是否采用TGF-β_1处理,糖尿病肾病PTEC显示出持续的基因表达和表观遗传变化,DNA甲基化造成纤维化和转运相关基因的失调。总的来说,糖尿病肾病患者有明显的甲基化变化,不仅损害肾脏,也可以造成视网膜等其他部位损害。

2. 染色质组蛋白修饰

染色质中核小体组蛋白的PTM调节基因表达,是表观遗传调节的重要组成部分。其表观遗传调控在糖尿病肾病中起着关键作用,对修饰的组蛋白进行全基因组分析表明,特定的不同类型的组蛋白修饰富集在特定的基因组位置,如调控区(增强子和启动子)、转录抑制区、转录起始点和活跃转录区。主要的组蛋白PTM是赖氨酸乙酰化、甲基化和泛素化;丝氨酸和苏氨酸磷酸化;精氨酸甲基化。组蛋白乙酰化可通过疏松染色质结构,核小体重塑,影响基因转录,从而增强基因表达。

组蛋白PTM也可调节关键糖尿病肾病相关非编码RNA表达的变化。TGF-β_1诱导的肾细胞中miR-192启动子区域的组蛋白乙酰化(H3K9ac、H3K14ac和H3K27ac)诱导Smads和原癌基因Ets-1的表达。miR-29b调控组蛋白脱乙酰酶-4(histone deacetylase-4,HDAC4)的表达减轻糖尿病肾病的临床表现,HDAC4是组蛋白调节剂之一,它可促进足细胞的损伤并上调TGF-β_1,加重肾纤维化。HDAC3同样也在糖尿病肾病中发挥作用,而且在肾脏发育和其他的肾脏疾病(如多囊肾肾细胞病等)中也产生影响。

3. 非编码RNA

非编码RNA(non-coding RNA,ncRNA)包括miRNA、lncRNA和环状RNA(circular RNA,circRNA)。研究发现,miRNA调节糖尿病肾病的组织学改变,如足细胞凋亡、ECM的积累、肾小球肾小管损伤以及纤维化。最先发现在糖尿病肾病中发挥作用的miRNA是miR-192,它通过靶向关键抑制因子来促进ECM和胶原的表达,并增强TGF-β_1的促纤维化作用。

lncRNA具有不同的细胞作用,包括基因转录、剪接、翻译、mRNA稳定性、表观遗传调节、细胞周期控制、分化和免疫反应。lncRNA通过结合和靶向组蛋白修饰复合物到各种位点以影响染色质状态和调节转录。lncRNA也作为miRNA的宿主RNA,可以与DNA、RNA、蛋白质特异性结合,从而影响基因表达。lncRNA可以靶向调节多种影响糖尿病肾病的信号通路(如JAK2/STAT3、NF-κB等),控制炎症介质TNF-α、IL-6、IL-1β、MCP-1的释放,调节糖尿病肾病中肾组织结构重塑。目前已经有多项研究证实多项非编码RNA在糖尿病肾病中发挥作用,非编码RNA——MEG3在体外和体内通过miR-181a/Egr-1/TLR4轴促进糖尿病肾病疾病进展,加重纤维化和炎症反应,长链非编码RNA CASC2可以通过抑制JNK通路来改善糖尿病肾病。在糖尿病肾病中近期的研究发现,敲除lncRNA-H19可以抑制miR-29介导的内皮间质转化,从而改善糖尿病小鼠的肾纤维化。一些lncRNA,通过调节炎症途径和炎症因子,介导ECM积累,促进糖尿病肾病进展,有研究发现高糖环境下,12个lncRNA在小鼠系膜细胞中异常表达,然而,只有Gm4419启动子含有NF-κB的结合位点。Gm4419通过与NF-κB p50结合NLRP3而显著上调,NLRP3参与肾小球炎症、ECM积聚和纤维化。此外,牛磺酸上调基因1(taurine upregulated gene 1,*TUG1*)被鉴定为糖尿病环境中差异表达的lncRNA,*TUG1*通过激活PI3K/AKT和失活NF-κB途径调节miR-223和Sirt1表达,保护肾小管上皮细胞免受损伤。

三 外泌体和糖尿病肾病

外泌体是直径为 $40\sim160\,nm$ 的细胞外囊泡,是一种异质膜纳米颗粒,几乎由所有细胞类型分泌。外泌体可以携带多种货物,包括 RNA、DNA、脂质、蛋白质和代谢物。外泌体在细胞间穿梭,它和它的分子货物在细胞间和器官间传递信号。外泌体分泌的 miRNA 和多种疾病相关,包括糖尿病肾病。

miRNA 与信使 RNA 靶标的 3′非翻译区(3′UTR)结合来负向调节基因表达,导致翻译停滞或降解。早在 2017 年一项研究发现,来自脂肪组织巨噬细胞的外泌体中的 miRNA 可以转移到胰岛素的靶细胞中,这种细胞间通讯对调节机体的胰岛素敏感性以及糖代谢稳态有着重大影响。miRNA 和 mRNA 的结合导致 RNA 诱导的沉默复合物(RISC)募集到靶 mRNA,导致翻译阻滞和 mRNA 的降解,限制靶 mRNA 的蛋白表达。外泌体 miRNA 糖尿病进展中的关键调节因子,主要表现在胰腺 β 细胞损伤和胰岛素抵抗(insulin resistance,IR)方面。miR - 690 在 M2 型巨噬细胞衍生的外泌体中大量表达,研究人员证实这种细胞通讯可以直接改善细胞内胰岛素敏感性,并且对于肥胖小鼠来说,可以逆转 IR/葡萄糖耐受不良。外泌体在肥胖引起的 IR 过程中表现不同,初期,外泌体代偿缓解 IR 的进展,在慢性肥胖下,外泌体则促进 IR 进展。也有研究报道,脂肪来源的干细胞来源的外泌体 miR - 2155p 通过直接靶向 ZEB2 的表达,有效地抑制高糖环境下诱导的足细胞凋亡,改善糖尿病肾病的临床症状和病理学表现。

外泌体 miR - 192 被用作早期糖尿病肾病的生物标志物,还有一些尿液中外泌体 miRNA 也可以作为生物标志物来监测 2 型糖尿病肾病的病情发展和治疗效果。糖尿病肾病患者尿液中的外源性 miRNA 与尿蛋白含量密切相关,2 型糖尿病肾病患者尿液外显体中 miR30a、miR - 342 和 miR - 133b 的高表达与 HbA1c、血压、低密度脂蛋白、血肌酐、eGFR 相关。临床上,患者的尿液外泌体中的 miR - 19b - 3p 显著增加和肾小管间质炎症的严重程度相关。肾小管上皮细胞的外泌体 miRNA - 19b - 3p 通过直接靶向 NF - κB/SOCS - 1 轴激活 M1 型巨噬细胞,诱发肾小管间质炎症。

(刘娜)

参考文献

1. Afsar B, Afsar RE, Demiray A, et al. Deciphering nutritional interventions for podocyte structure and function [J]. Pharmacol Res, 2021(172):105852.

2. Bansal A, Balasubramanian S, Dhawan S, et al. Integrative omics analyses reveal epigenetic memory in diabetic renal cells regulating genes associated with kidney dysfunction [J]. Diabetes, 2020,69(11):2490 - 2502.

3. Barrera-Chimal J, Jaisser F. Pathophysiologic mechanisms in diabetic kidney disease: a focus on current and future therapeutic targets [J]. Diabetes Obes Metab, 2020,22 (Suppl 1):16 - 31.

4. Benzing T, Salant D. Insights into glomerular filtration and albuminuria. N Engl J Med, 2021,384(15):1437 - 1446.

5. Bischoff J. Endothelial-to-mesenchymal transition [J]. Circ Res, 2019,124(8):1163 - 1165.

6. Blaine J, Dylewski J. Regulation of the actin cytoskeleton in podocytes [J]. Cells, 2020,9(7):1700.

7. Butt L, Unnersjö-Jess D, Höhne M, et al. A molecular mechanism explaining albuminuria in kidney disease [J]. Nat Metab, 2020,2(5):461 - 474.

8. Casalena GA, Yu L, Gil R, et al. The diabetic microenvironment causes mitochondrial oxidative stress in glomerular endothelial cells and pathological crosstalk with podocytes [J]. Cell Commun Signal, 2020,18(1):105.

9. Chen SJ, Lv LL, Liu BC, et al. Crosstalk between tubular epithelial cells and glomerular endothelial cells in diabetic kidney disease [J]. Cell Prolif, 2020,53(3):e12763.

10. DeFronzo RA, Reeves WB, Awad AS. Pathophysiology of diabetic kidney disease: impact of SGLT2 inhibitors [J]. Nat Rev Nephrol, 2021,17(5):319 – 334.

11. Dimke H, Sparks MA, Thomson BR, et al. Tubulovascular cross-talk by vascular endothelial growth factor a maintains peritubular microvasculature in kidney [J]. J Am Soc Nephrol, 2015,26(5):1027 – 1038.

12. Dou L, Jourde-Chiche N. Endothelial toxicity of high glucose and its by-products in diabetic kidney disease [J]. Toxins (Basel), 2019,11(10):578.

13. Frimodt-Møller M, Persson F, Rossing P. Mitigating risk of aldosterone in diabetic kidney disease [J]. Curr Opin Nephrol Hypertens, 2020,29(1):145 – 151.

14. Gao Z, Zhong X, Tan YX, et al. Apelin-13 alleviates diabetic nephropathy by enhancing nitric oxide production and suppressing kidney tissue fibrosis [J]. Int J Mol Med, 2021,48(3):175.

15. García-Carro C, Vergara A, Bermejo S, et al. How to assess diabetic kidney disease progression? From albuminuria to GFR [J]. J Clin Med, 2021,10(11):2505.

16. Jannapureddy S, Sharma M, Yepuri G, et al. Aldose reductase: an emerging target for development of interventions for diabetic cardiovascular complications [J]. Front Endocrinol (Lausanne), 2021(12):636267.

17. Jourde-Chiche N, Fakhouri F, Dou L, et al. Endothelium structure and function in kidney health and disease [J]. Nat Rev Nephrol, 2019,15(2):87 – 108.

18. Kang Q, Yang C. Oxidative stress and diabetic retinopathy: molecular mechanisms, pathogenetic role and therapeutic implications [J]. Redox Biol, 2020(37):101799.

19. Ke G, Chen X, Liao R, et al. Receptor activator of NF – κB mediates podocyte injury in diabetic nephropathy [J]. Kidney Int, 2021,100(2):377 – 390.

20. Kidney Disease: Improving Global Outcomes (KDIGO) Diabetes Work Group. DIGO 2020 clinical practice guideline for diabetes management in chronic kidney disease [J]. Kidney Int, 2020,98(4S):S1 – S115.

21. Kitada M, Koya D. Autophagy in metabolic disease and ageing [J]. Nat Rev Endocrinol, 2021,17(11):647 – 661.

22. Korakas E, Ikonomidis I, Markakis K, et al. The endothelial glycocalyx as a key mediator of albumin handling and the development of diabetic nephropathy [J]. Curr Vasc Pharmacol, 2020,18(6):619 – 631.

23. Leoncini G, Viazzi F, De Cosmo S, et al. Blood pressure reduction and RAAS inhibition in diabetic kidney disease: therapeutic potentials and limitations [J]. J Nephrol, 2020,33(5):949 – 963.

24. Liu HQ, Li J, Xuan CL, et al. A review on the physiological and pathophysiological role of endothelial glycocalyx [J]. J Biochem Mol Toxicol, 2020,34(11):e22571.

25. Liu X, Ducasa GM, Mallela SK, et al. Sterol-O-acyltransferase-1 has a role in kidney disease associated with diabetes and Alport syndrome [J]. Kidney Int, 2020,98(5):1275 – 1285.

26. Li Y, Teng D, Shi X, et al. Prevalence of diabetes recorded in mainland China using 2018 diagnostic criteria from the American Diabetes Association: national cross sectional study [J]. BMJ, 2020(369):m997.

27. Lu L, Zhong Z, Gu J, et al. ets1 associates with KMT5A to participate in high glucose-mediated EndMT via upregulation of PFN2 expression in diabetic nephropathy [J]. Mol Med, 2021,27(1):74.

28. Maezawa Y, Takemoto M, Yokote K. Cell biology of diabetic nephropathy: Roles of endothelial cells, tubulointerstitial cells and podocytes [J]. J Diabetes Investig, 2015,6(1):3 – 15.

29. Mahtal N, Lenoir O, Tharaux PL. Glomerular endothelial cell crosstalk with podocytes in diabetic kidney disease [J]. Front Med (Lausanne),2021(8):659013.

30. Malek V, Suryavanshi SV, Sharma N, et al. Potential of renin-angiotensin-aldosterone system modulations in diabetic kidney disease: old players to new hope! [J]. Rev Physiol Biochem Pharmacol, 2021(179):31 – 71.

31. Natarajan R. Epigenetic Mechanisms in diabetic vascular complications and metabolic memory: the 2020 Edwin Bierman Award Lecture [J]. Diabetes, 2021,70(2):328 – 337.

32. Niimi N, Yako H, Takaku S, et al. Aldose reductase and the polyol pathway in Schwann cells: old and new problems [J]. Int J Mol Sci, 2021,22(3):1031.

33. Ni L, Yuan C, Wu X. Endoplasmic reticulum stress in diabetic nephrology: regulation, pathological role, and therapeutic potential [J]. Oxid Med Cell Longev, 2021(2021):7277966.

34. Oe Y, Miyazaki M, Takahashi N. Coagulation, protease-activated receptors, and diabetic kidney disease: lessons

from eNOS-deficient mice [J]. Tohoku J Exp Med, 2021,255(1):1 - 8.

35. Oshima M, Shimizu M, Yamanouchi M, et al. Trajectories of kidney function in diabetes: a clinicopathological update [J]. Nat Rev Nephrol, 2021,17(11):740 - 750.

36. Parwani K, Mandal P. Role of advanced glycation end products and insulin resistance in diabetic nephropathy [J]. Arch Physiol Biochem, 2020, undefined:1 - 13.

37. Reglero-Real N, Pérez-Gutiérrez L, Yoshimura A, et al. Autophagy modulates endothelial junctions to restrain neutrophil diapedesis during inflammation [J]. Immunity, 2021,54(9):1989 - 2004. e9.

38. Rogacka D, Piwkowska A. Beneficial effects of metformin on glomerular podocytes in diabetes [J]. Biochem Pharmacol, 2021(192):114687.

39. Samsu N. Diabetic nephropathy: challenges in pathogenesis, diagnosis, and treatment [J]. Biomed Res Int, 2021 (2021):1497449.

40. Schrauben SJ, Shou H, Zhang X, et al. Association of multiple plasma biomarker concentrations with progression of prevalent diabetic kidney disease: findings from the chronic renal insufficiency cohort (CRIC) study [J]. J Am Soc Nephrol, 2021,32(1):115 - 126.

41. Srivastava SP, Zhou H, Setia O, et al. Podocyte glucocorticoid receptors are essential for glomerular endothelial cell homeostasis in diabetes mellitus [J]. J Am Heart Assoc, 2021,10(15):e019437.

42. Sun L, Sun C, Zhou S, et al. Tamsulosin attenuates high glucose-induced injury in glomerular endothelial cells [J]. Bioengineered, 2021,12(1):5184 - 5194.

43. Tang PM, Zhang YY, Hung JS, et al. DPP4/CD32b/NF - κB Circuit: A novel druggable target for inhibiting CRP-driven diabetic nephropathy [J]. Mol Ther, 2021,29(1):365 - 375.

44. Thakur S, Gupta SK, Ali V, et al. Aldose Reductase: a cause and a potential target for the treatment of diabetic complications [J]. Arch Pharm Res, 2021,44(7):655 - 667.

45. Torres Á, Muñoz K, Nahuelpán Y, et al. Intraglomerular monocyte/macrophage infiltration and macrophage-myofibroblast transition during diabetic nephropathy is regulated by the A(2B) adenosine receptor [J]. Cells, 2020,9(4):1051.

46. Typiak M, Piwkowska A. Antiinflammatory actions of klotho: implications for therapy of diabetic nephropathy [J]. Int J Mol Sci, 2021,22(2):956.

47. van den Berg BM, Wang G, Boels MGS, et al. Glomerular function and structural integrity depend on hyaluronan synthesis by glomerular endothelium [J]. J Am Soc Nephrol, 2019,30(10):1886 - 1897.

48. Wang H, Huang X, Xu P, et al. Apolipoprotein C3 aggravates diabetic nephropathy in type 1 diabetes by activating the renal TLR2/NF - κB pathway [J]. Metabolism, 2021(119):154740.

49. Wang Q, Tian X, Wang Y, et al. Role of transient receptor potential canonical channel 6 (TRPC6) in diabetic kidney disease by regulating podocyte actin cytoskeleton rearrangement [J]. J Diabetes Res, 2020,2020:6897390.

50. Wu M, Yang Z, Zhang C, et al. Inhibition of NLRP3 inflammasome ameliorates podocyte damage by suppressing lipid accumulation in diabetic nephropathy [J]. Metabolism, 2021(118):154748.

51. Wu XQ, Zhang DD, Wang YN, et al. AGE/RAGE in diabetic kidney disease and ageing kidney [J]. Free Radic Biol Med, 2021(171):260 - 271.

52. Xie F, Lei J, Ran M, et al. Attenuation of diabetic nephropathy in diabetic mice by fasudil through regulation of macrophage polarization [J]. J Diabetes Res, 2020,2020:4126913.

53. Xu J, Wang Y, Wang Z, et al. Fucoidan mitigated diabetic nephropathy through the downregulation of PKC and modulation of NF - κB signaling pathway: in vitro and in vivo investigations [J]. Phytother Res, 2021,35(4):2133 - 2144.

54. Yilmaz O, Afsar B, Ortiz A, et al. The role of endothelial glycocalyx in health and disease [J]. Clin Kidney J, 2019, 12(5):611 - 619.

55. Yumnamcha T, Guerra M, Singh LP, et al. Metabolic dysregulation and neurovascular dysfunction in diabetic retinopathy [J]. Antioxidants (Basel), 2020,9(12):1244.

56. Zhang L, Wang Z, Liu R, et al. Connectivity mapping identifies BI - 2536 as a potential drug to treat diabetic kidney disease [J]. Diabetes, 2021,70(2):589 - 602.

57. Zhang X，Chen H，Lei Y，et al. Multifunctional agents based on benzoxazolone as promising therapeutic drugs for diabetic nephropathy［J］. Eur J Med Chem，2021,215:113269.

58. Zhang XX，Kong J，Yun K. Prevalence of diabetic nephropathy among patients with type 2 diabetes mellitus in China：a meta-analysis of observational studies［J］. J Diabetes Res，2020(2020):2315607.

第四章 糖尿病肾病的肾脏病理学

糖尿病肾病是糖尿病疾病的一个常见而又严重的并发症。无论是 1 型糖尿病,还是 2 型糖尿病,其肾病的病理学改变特点是基本相似的,主要为肾小球肥大、肾小球内细胞外基质在肾血管基膜及系膜区过多沉积和渗出性病变形成,导致肾小球硬化和间质纤维化,故又称糖尿病肾小球硬化症(diabetic glomerulosclerosis)。最早有关糖尿病肾病病理学的描述是 Kimmelstiel 和 Wilson(1936年)对 8 例糖尿病尸检病例中肾脏病变的报道,除了肾小球硬化症表现,还首次描述了肾小球系膜区因基质大量增生扩大,形成特殊结节状形态,称为 Kimmelstiel-Wilson 结节(简称 K-W 结节)。晚期常因弥漫性肾小球硬化而导致肾衰竭。

第一节 肾 活 检

肾活检组织的病理学检查在寻找发病原因/探索发病机制、明确肾脏疾病诊断、指导临床治疗、评估临床试验终点及判断疾病预后等多方面都起着极其重要的作用。目前使用最为广泛的肾活检技术是超声引导下的经皮肾穿刺活检。此外,还有开放式肾活检、腹腔镜肾活检和经颈静脉肾活检。尽管肾活检在疾病诊疗中非常有价值,但并非所有患者适合或愿意进行肾活检或者进行经皮肾穿刺活检术。

一 肾活检适应证

肾活检的临床应用往往因国家、地区和肾病医生的不同而差异很大。日常临床工作中,单纯的蛋白尿、镜下或肉眼血尿、肾病综合征、肾炎综合征、急性肾损伤(AKI)或慢性肾功能不全,以及血清生物标志物[如抗中性粒细胞胞质自身抗体(anti-neutrophil cytoplasmic antibody, ANCA)或抗双链DNA 抗体(anti-double strand DNA antibody, dsDNA)]等系统性疾病指标异常,均是肾活检的适应证(表 4-1-1)。少量蛋白尿(<1 g/d)和孤立性肾小球源性血尿并不一定需要进行肾活检;对于已知原因的慢性进行性肾衰竭(如糖尿病、高血压),或有明确原因[如低血容量(灌注不足)、肾后性梗阻]的急性肾衰竭,也可以不做肾活检。

表 4-1-1 肾活检适应证

肾活检适应证	特 征
蛋白尿	每天 1~3 g 蛋白尿常常是无症状性的;大量蛋白尿可引起水肿和肾病综合征
肾病综合征	每天蛋白尿>3.5 g、低白蛋白血症、水肿、高脂血症、脂质尿

(续表)

肾活检适应证	特 征
血尿	镜下血尿或肉眼血尿,无症状性或伴有症状(肉眼血尿)
肾炎综合征	血尿、高血压、肌酐升高,伴有不同程度的蛋白尿和水肿
急性肾损伤或慢性肾功能不全	肌酐清除率或 eGFR 需根据患者的年龄、性别、体重和种族进行评估
血清学指标异常	当血清学指标异常伴有蛋白尿、血尿等尿液改变时,要警惕系统性疾病的肾损害

■ 肾病综合征和蛋白尿患者的肾活检

肾病综合征是成人肾活检最常见的适应证。与成人原发性肾病综合征相关的最常见疾病为膜性肾病、局灶节段性肾小球硬化和微小病变病,而糖尿病肾病、肾淀粉样变、狼疮性肾炎等则是成人继发性肾病综合征的常见病因。在诊断以肾病综合征为主要临床表现的疾病时,肾活检还可以同时对疾病进行分型,观察疾病活动度和慢性化程度以指导治疗和评估预后。例如,诊断为膜性肾病的患者通过肾活检可以检测肾小球内是否有 PLA2R、THSD7A、NELL1、PCDH7、EXT1/2 或 SEMA3B 等抗原的阳性;局灶节段性肾小球硬化可以进行组织学分型,塌陷型预后差,顶端型预后好;肾淀粉样变可以通过免疫荧光/免疫组织化学检测、观察淀粉样物质在肾内的沉积部位、免疫电镜以及质谱等方法对疾病进行分型;狼疮性肾炎同样需要通过肾活检分型。在肾活检病理中观察到的肾小球硬化、小管萎缩/间质纤维化、细动脉玻璃样变等都是不可逆过程,提示病变的慢性化程度,这些病变对治疗的反应性差;反之,毛细血管襻坏死、细胞型/细胞纤维型新月体、毛细血管内细胞增多、白金耳现象、透明血栓形成等则是可逆过程,提示病变为活动性,对这些病变应积极治疗,以减少疾病的急性进展从而阻止或延缓进入慢性期。

与成人相比,关于儿童肾病综合征的肾活检适应证范围相对较窄。据统计,儿童中约 90% 的特发性肾病综合征为微小病变病,绝大多数患者对激素的治疗反应好,进展至终末期肾病(ESRD)的风险非常低。因此,普遍的观点认为肾活检并非是儿童肾病综合征所必需的,只有对激素治疗反应不佳或怀疑遗传性疾病时才需要进行肾活检。

孤立性非肾病综合征范围的蛋白尿是否需要进行肾活检目前尚有争议。有学者认为,对于表现为无症状蛋白尿的儿童来说,UACR≥0.5 g/g 可能是区分轻微肾小球病变和严重肾小球病变的最佳分界点;也有学者认为,在没有其他血清学或尿液异常的情况下,每天孤立性蛋白尿<1 g 不是进行肾活检的有效指征;但如果每天蛋白尿≥1 g,则推荐进行肾活检以明确潜在的肾病性质,如果这一水平的蛋白尿持续存在,则应定期随访。

■ 肾炎综合征患者的肾活检

感染相关性肾小球肾炎、狼疮性肾炎、ANCA 相关性血管炎和抗 GBM 肾病等多种肾小球疾病或血管炎是临床上导致肾炎综合征的主要疾病类型,虽然此类疾病依靠临床表现和血清学检查基本可以明确诊断,但进行肾活检仍然是有必要的,一方面是对疾病类型和特殊病理学变化的确诊,另一方面是对疾病活动性和慢性程度的评估,从而及时调整治疗方案。此外还发现有一小部分血管炎表现为 ANCA 阴性,此时依靠血清学检查难以识别这类血管炎以及是否造成肾损伤,需进行肾活检以明确诊断。

四　血尿患者的肾活检

儿童孤立性镜下血尿最常见的原因为高钙尿、高尿酸血症和肾小球疾病(如 IgA 肾病和薄基膜肾病)。在病理学上,孤立性镜下血尿患儿的肾小球病变大多非常轻微,如患儿有 IgA 肾病等慢性肾小球肾炎,临床上常表现为血尿伴有蛋白尿。因此,由于绝大多数孤立性镜下血尿患儿的中长期预后良好,对这些患儿是否进行肾活检是具有争议的。然而,如果患者除了血尿,还有蛋白尿、肾功能下降或是肉眼血尿病史,则肾活检对于诊断疾病和预测疾病进展就非常重要了。

如果成年患者临床表现为孤立性镜下血尿,首先要排除感染、结石或肿瘤等非肾小球疾病,而后再考虑肾小球原因,如 IgA 肾病、Alport 综合征、薄基膜肾病等。与指导临床治疗相比,孤立性镜下血尿患者肾活检的意义可能更在于评估肾脏疾病进展的风险或提示患者亲属进行基因筛查。

五　急性肾损伤患者的肾活检

尽管急性肾损伤(AKI)患者肾活检后出血的风险比较高,但是在没有明确肾前性疾病或梗阻性疾病的证据时,对这类患者进行肾活检是非常重要的。截至目前,大家普遍认为对不明原因的 AKI、AKI 持续时间超过 3~4 周或存在肾外表现(提示系统性疾病)的患者需进行肾活检。多项研究表明,接受肾活检的 AKI 患者中,肾小球疾病以寡免疫复合物型新月体性肾小球肾炎、感染后肾小球肾炎、抗 GBM 肾病和 IgA 肾病为多见,肾小管间质疾病以小管间质性肾炎和急性肾小管损伤为多见。

六　慢性肾功能不全患者的肾活检

肾活检在慢性肾功能不全患者中的应用更具有争议性。首先,这些患者活检后出血风险更高;其次,随着肾脏纤维化越来越广泛、体积越来越小,穿刺所获肾组织能提供的有价值信息就会越来越少。那么,病理学诊断的成功率也随之下降。尽管如此,在肾病综合征和慢性肾脏病(CKD)患者中,肾活检对于免疫抑制剂的使用策略调整和肾移植候选患者的病理学诊断还是非常有价值的。此外,不明原因的 CKD,也有必要进行肾活检以明确诊断。

七　糖尿病患者的肾活检

糖尿病患者是否需要进行肾活检又是一个极具争议的问题。既往认为,糖尿病患者出现蛋白尿和/或 GFR 降低,或有其他微血管并发症,例如,视网膜病变,则非常可能有典型的糖尿病肾病。因此,肾活检对于临床管控来说不能提供更多有价值的信息。但最新的研究则提示,糖尿病肾病的最终诊断只能通过组织学检查给出,因为相当一部分糖尿病患者(尤其是 2 型糖尿病)虽然临床表现相同,但在组织学表现上的差异却很大,并且可能患有非糖尿病肾病。非糖尿病肾病可单独发生,也可与糖尿病肾病合并发生。近来,新增的糖尿病肾病的临床表型之一——独立于蛋白尿的 GFR 下降也提示我们仅仅依赖于临床评估的局限性。以上这些情况下,蛋白尿或白蛋白尿等临床指标可能无法准确反映肾脏组织学的变化。因此,我们需要肾活检进行组织学评估并制订恰当的治疗方案。文献报道,糖尿病患者中最常见的非糖尿病肾病是 IgA 肾病,其次是膜性肾病和局灶节段性肾小球硬化,急性间质性肾炎也是报道的常见非糖尿病肾病。

此外,具有典型临床表现的糖尿病患者,即:10~15 年糖尿病史、中度蛋白尿(非肾病综合征范围)、GFR 缓慢下降、伴有视网膜病变或神经病变等、无其他泌尿系统相关指标的异常;或是 1 型糖尿病(发现蛋白尿时病程＜5 年,无其他糖尿病并发症)患者,也是进行肾活检的适应证,主要用于患者的预后评估。但在活检前,需要仔细评估患者的出血风险和肾穿刺价值。

综上,以下归纳了糖尿病患者肾活检的适应证:①所有临床存在以下一个或多个特征的患者需进行肾活检:肾综范围的蛋白尿,糖尿病病程少于 5 年(1 型糖尿病),或肾功能正常;肾综范围的蛋白尿,无糖尿病视网膜病变(尤其是 1 型糖尿病);突然出现蛋白尿或肾病综合征;不明原因的镜下血尿(尤其是出现畸形红细胞和红细胞管型);不明原因的肾功能快速下降,伴或不伴有蛋白尿(过往患者的肾功能稳定);使用 ACEI/ARB 2～3 个月,GFR 下降超过 30%;临床怀疑其他肾病(无糖尿病视网膜病),伴或不伴有系统性疾病。②对临床怀疑糖尿病肾病的特定患者进行预后评估。

此外,还需注意的是老年人群的肾活检。总体来说,老年人肾活检的适应证与非老年成年人群相同,最常见的两个适应证是 AKI 和快速起病的肾病综合征。但是老年患者总体健康状况更差,出现心血管系统、呼吸系统或血液系统疾病合并症的可能性更大。因此,对这些风险因素必须做谨慎而全面的评估,以决定是否进行肾活检以及如何进行。

八 肾活检禁忌证

肾活检的绝对禁忌证包括:明显的出血倾向;不配合操作者;固缩肾、小肾和孤立肾;肾脏血管瘤、海绵肾或多囊肾。相对禁忌证包括:未控制的严重高血压;肾脏感染;肾脏解剖异常;过度肥胖;重度腹水;其他还包括:严重氮质血症、抗凝、妊娠或高龄、心功能不全、严重贫血、剧烈性咳嗽、腹痛、腹泻等。但是,随着肾穿刺技术的进步和医疗技术水平的提高,过去认为的一些相对禁忌证和绝对禁忌证经过积极治疗和管控也是可以进行肾穿刺的。比如,严重高血压和出血倾向。

(吴慧娟)

第二节 | 肾脏病理学特征

一 肾单位正常组织结构

1. 光镜下结构

正常肾小球结构主要是以肾球囊包围的以系膜为支撑的毛细血管球袢。肾小球内有较多淡伊红基质部分为系膜区,内有 1～3 个系膜细胞核(超过 4 个称为增生),系膜细胞是合成基质的主要细胞,受到高血糖、炎症因子或高灌注等因素刺激被激活,发生增生并合成、分泌大量细胞外基质,是引起糖尿病肾病病理改变中基质增多沉积的主要细胞。系膜区的四周围绕部分开放的毛细血管管腔,部分可见贴附管腔内壁的内皮细胞及在毛细血管管壁外侧的脏层上皮细胞。在血管极常见开放的入球动脉管腔,并有较多的基质及系膜细胞呈灶性分布。肾小球外包绕薄层结缔组织的肾球囊结构,内壁衬有扁平状壁层上皮细胞。受炎症因子刺激,壁层上皮细胞可发生局部的增生而形成新月体。肾小球体之间是大量肾小管结构,包括近曲小管和远曲小管。肾皮质处主要是近曲小管,上皮细胞体积较大,胞质丰富。少量远曲小管交错散在分布在近曲小管及肾小球体之间;远曲小管上皮细胞体积较小,立方形,排列紧密。

2. 电镜下结构

肾小球系膜区为大量基质形成,内有 2～3 个系膜细胞,又称为轴心部。在系膜区外围是由血管基膜围成的多个毛细血管腔,即周边部。毛细血管腔内壁可见贴壁散在分布的单个内皮细胞,毛细血管基膜外则有脏层上皮细胞分布。因此,由内向外由内皮细胞、基膜、脏层上皮细胞三者共同组成了肾小球滤过膜结构。滤过膜中间是毛细血管基膜,为一均质的带状结构,厚 300～350 nm,主要由 Ⅳ 型胶原,包括 a3(Ⅳ)、α4(Ⅳ)、α5(Ⅳ)链 3 条链组成的三螺旋结构,通过分子间的相互作用形成网状结构,构成基膜最基本的骨架,同时有层粘连蛋白(laminin)和硫酸肝素等蛋白多糖分子与Ⅳ型胶原相互混合形成一层滤过网膜样结构。传统认为肾小球基膜(GBM)是血浆中大分子物质滤过的主要机械和电荷屏障,目前人们逐渐认识基膜在肾小球滤过中主要作为一种粗滤装置。基膜内侧为连续单层内皮细胞衬贴。内皮细胞质上有多个孔状的窗孔,直径70~100 nm。基膜外侧则覆盖有相互平行交错排列的上皮细胞足突,足细胞足突通过整合素复合物等分子作用黏附于GBM上,其间有狭窄的足突间隙,20~50 nm,足突间隙之间还有一薄片状裂孔膜。裂孔膜是一种跨膜结构,宽4~15 nm,主要由nephrin、podocin、CD2相关蛋白(CD2AP)、FAT及ZO-1等多种蛋白质分子组成(又称为裂孔膜蛋白复合体),从而阻止大分子物质通过,使得肾小球滤过膜对血浆中物质的通透具有高度选择性,是肾小球滤过的最后一道屏障。近年来,在糖尿病肾病的研究中发现足细胞在发病机制中起重要作用。特别是随着一些足细胞裂孔膜相关蛋白包括nephrin,CD2AP和podocin等的发现及相应蛋白功能的研究,足细胞的病理损伤改变及在蛋白尿机制中的作用越来越受到重视。

二 病理学改变

(一)肾脏大体改变

糖尿病肾病早、中期肾脏出现体积增大,在有些患者可比正常人肾脏大30%左右,肾皮质增厚,色苍白,质地较韧。动物实验证实,糖尿病肾病发生后4 d内即可观察到肾脏增大。大部分1型糖尿病肾病患者在诊断时肾脏已经增大。这种增大主要是由于肾小球和肾小管肥大、肾血流量增高和间质基质增多等引起,可能是肾脏对血糖升高和血流滤过及其重吸收增加的代偿反应。2型糖尿病肾病肾脏增大多见于早期高渗性患者中。临床上,患者没有任何异常表现。若病程在2~5年,会伴有轻度尿白蛋白排泄率增加。如果在糖尿病肾病的早期得到及时控制和治疗,可以使肾脏恢复正常。随着病程延长,若病情继续发展,则会进入糖尿病肾病的病理改变晚期。

糖尿病肾病晚期,肾脏体积缩小,表面可出现轻微颗粒样或瘢痕样改变。但不如高血压细动脉硬化肾(原发性细颗粒固缩肾)那样明显。切面皮质变薄,皮髓交界不清,近肾门处也可见多个肾小动脉粥样硬化形成的血管腔开口。

此外,在糖尿病肾病晚期患者,尤其是在女性患者中,常伴发较大肾瘢痕形成和肾乳头坏死。肾脏表面有大小不等不规则凹陷的瘢痕,切面在皮质凹陷处有灰白色纤维组织,肾乳头及肾盂常变形,肾盂黏膜增厚粗糙,肾盂周围脂肪组织常见增多。肾实质的瘢痕主要与尿路感染的高发率有关。在一些2型糖尿病肾病患者中,也可同时伴有严重的肾动脉粥样硬化。在肾切面肾门处,可见肾动脉管壁灰白色增厚,管腔呈圆形开放。严重者管腔可见狭窄。

(二)肾组织光镜检查

糖尿病肾病病理学改变的特点根据病程的早期、进展期或晚期不同阶段而有不同的表现。

1. 糖尿病肾病早期

肾小球的毛细血管襻体积增大,但形态结构大致正常。肾小球毛细血管基膜可轻度增厚,血管管腔大多数开放。系膜基质轻度增多,但细胞不增生,光镜下肾小球内细胞呈较均匀分散分布(图4-2-1)。肾小管多数上皮细胞肿胀,胞质中出现空泡和颗粒变性。多数近曲小管管腔因上皮肿胀而呈裂隙状。肾间质和小动脉无明显病变。

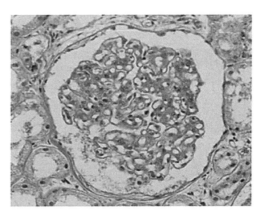

图4-2-1 肾小球毛细血管襻管腔开放,血管基膜轻度增厚 HE染色×400

糖尿病动物模型的观察也证实,血糖升高后的数天内,即可发生肾小球扩大。肾小球增大主要是由于毛细血管长度和直径的增加引起,其次是系膜容量的轻度增加。同时,部分病例可见增大的肾小球球囊腔也有扩张。在此期,肾小球毛细血管基膜增厚不明显。但随着病程延长,肾小球毛细血管基膜的增厚会逐渐明显,并与患者临床蛋白尿增多相一致。

2. 糖尿病肾病进展期

随着病程的发展,糖尿病肾病进入中期及晚期,通常患者糖尿病病史 5 年以上。此时肾小球内出现大量细胞外基质沉积,形成糖尿病性肾小球硬化症,这是糖尿病肾病最具有诊断意义的病理学改变阶段。病理学改变主要形成弥漫性硬化和结节性硬化两种形态。一般认为,前者发生在前(常为早期阶段),后者发生在后(晚期病变)。但在晚期病变中,两种形态常同时存在。也有部分患者不出现结节性病变。此外,肾小球中还常伴有渗出性病变。

(1)弥漫性病变:表现为多数肾小球系膜基质广泛增多,系膜区扩张。有时可见节段性系膜细胞轻度或中度增生。肾小球毛细血管基膜也有不同程度增厚,系膜区增生基质及肾小球毛细血管基膜均为过碘酸希夫(periodic acid Schiff, PAS)和过碘酸-银-乌洛托品(periodic acid-silver-methenamine, PASM)染色阳性。此时,基膜增厚要注意与膜性肾病区别。PASM 染色可有助于糖尿病肾病的基膜增厚与膜性肾病基膜增厚的鉴别。前者是连续性光滑线性增厚,而后者线性增厚基膜外侧常有连续细刺状突起形成。肾小管上皮细胞肿胀,有颗粒感,或有较多空泡,并可见蛋白管型。有少量肾小管萎缩,上皮细胞脱落,管腔变得很小或消失。肾间质可有少量淋巴细胞非特异性浸润,及少量纤维组织增生。间质小动脉多无明显病变。随着病程进展,肾小球毛细血管基膜更显著弥漫增厚,及大量增加的系膜基质呈广泛均质淡伊红色分布,压迫毛细血管腔,使其变窄,或部分管腔闭锁,此时系膜细胞反而因受到沉积的基质挤压,增生不多,形成一些系膜区玻璃样改变或硬化。并有部分肾小球完全球性硬化。同时,肾小管也较多发生灶性萎缩,及间质出现中度纤维组织增生,称为弥漫性糖尿病肾小球硬化症(diffused diabetic glomerulosclerosis)。

弥漫性硬化病变在多数患者中存在,约 90% 病例有 10 年以上糖尿病病史。如同时伴有高血压、重度动脉粥样硬化和小动脉硬化患者,病变则加重。

(2)结节性病变:表现为肾小球中形成多个或单个大小不等的圆形的 K-W 结节,为糖尿病肾病特征性改变。其特点是在上述系膜区基质弥漫增生的基础上,部分系膜区显著扩大至 1～1.5 倍或更大,形成圆形结节状结构(图 4-2-2),其直径>40 μm,结节中央为均匀一致淡伊红色基质,有时可呈分层性基质。结节内系膜细胞一般不增生,并因中央基质的排挤,系膜细胞常排列在结节周边部,似栅栏状。但程度较轻的系膜细胞增生还是比较常见的。结节 PAS 染色呈阳性(图 4-2-3),PASM 染色则可显示结节为分层状同心圆结构。免疫组织化学染色显示,在早期结节中,主要是纤联蛋白(fibronectin)、层连蛋白(laminin)和Ⅳ型胶原及部分Ⅴ型胶原沉积。但到了晚期,结节中则只有Ⅴ型胶原沉积。K-W 结节在肾小球内常为多个,大小不一,但偶尔也可形成单个大结节。受累肾小球数量在不同的病例中不同。结节型损害是糖尿病肾病较为特异性的病理学改变,对糖尿病肾病有诊断意义。两种不同的结节表型被认为可能为不同的形成过程。多结节性表现可能发生于弥漫性系膜扩张的基础上发展所致。而孤立性大结节则可能与微血管瘤形成有关。在系膜区基质大量沉积扩张的过程中,个别小结节周围的毛细血管常受压,或有节段性扩张形成微血管瘤。这是由于病变的系膜区与毛细血管分离或部分系膜溶解,使局部毛细血管失去支撑,导致血管扩张。以后微血管瘤基膜进一步增厚及内侧结节扩大压迫,使微血管瘤也被闭塞,与结节融合,使结节增大。继后周围血管再出现扩张,及发生微血管瘤和闭塞,使结节不断发展增大,形成单个大结节,这种 K-W 结节的基质常呈分层状。

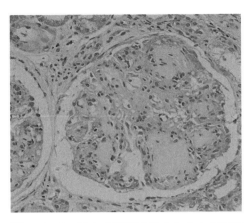

图4-2-2 肾小球系膜区形成几个大小不等的 K-W 结节 HE 染色×400

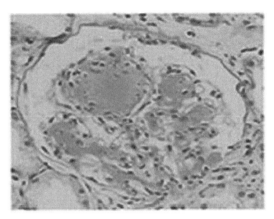

图4-2-3 PAS 染色显示系膜区结节阳性 PAS 染色×400

（3）渗出性病变或透明变性：渗出性病变（exudative lesion）或透明变性（hyalinosis）是糖尿病肾病的较为特殊的病理学表现，多见于糖尿病肾病中、晚期。主要发生在弥漫性硬化的肾小球及其出、入球动脉壁，可出现均质、强嗜伊红性渗出物的积聚和分布。免疫荧光显示其病灶内有非特异性 IgM 和 C3 沉积，有时也可伴有其他免疫球蛋白和白蛋白成分。其发生机制可能与糖代谢异常、肾血流动力学改变而致血管内皮细胞损伤，或乙酰胆碱酯酶（acetylcholineslerase，AChE）与血管内皮细胞 AChE 受体结合，引起血管壁通透性增强，使血浆蛋白成分局部渗出有关。根据分布的部位不同，分别给予不同的名称：①渗出蛋白位于肾小球毛细血管襻者，尤其是毛细血管内皮下者，称其为纤维蛋白帽（fibrin cap）；光镜显示肾小球内的纤维蛋白帽多为椭圆形或半月形状，圆形突起向外，呈嗜伊红均质状，染色略深（图4-2-4）。似一帽状覆盖在毛细血管襻边缘外侧，有时内部可伴有脂滴或泡沫细胞。常位于毛细血管襻节段的外侧，严重者可导致毛细血管管腔狭窄或与肾球囊粘连。②另一种渗出性病变位于球囊壁，也是均质、强嗜伊红性渗出物呈圆形或椭圆形，贴附于球囊壁内壁，PAS 染色也阳性，称为球囊滴（capsular drop）。③渗出物分布于出、人球细动脉的管壁，称其为细动脉透明变性（arteriolar hyalinosis）。细动脉渗出物使管壁增厚，呈均匀透明变性，与高血压肾细动脉玻变相似，呈嗜伊红均质状，染色略深（图4-2-5）。肾细动脉的透明变性也是糖尿病肾病患者的重要病理学特点。特别是糖尿病肾病中肾小球的出球细动脉都会发生明显的增厚玻变。有研究认为，肾小球出球

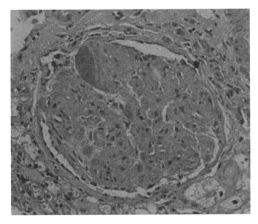

图4-2-4 肾小球毛细血管襻一侧边缘的外侧有易半圆形的嗜伊红均质蛋白渗出物 HE 染色×400

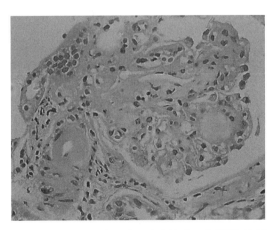

图4-2-5 肾小球入球细动脉管壁显著增厚、均质玻变，管腔狭窄 HE 染色×400

动脉透明变性是糖尿病肾病的常见病理学改变,并在肾小球毛细血管内压增加中起重要作用,而肾小球毛细血管压力增加被认为是糖尿病中肾小球病变的关键因素之一。

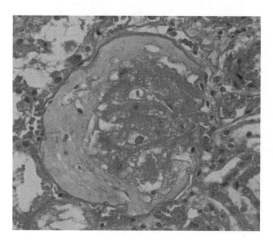

图4-2-6　肾小球囊壁增厚纤维化　HE染色×400

在糖尿病肾病进展期时,还常可见到肾小球缺血性改变,这是因为上述的肾小动脉及细动脉常有管壁增厚,并有团块渗出物浸润,使管腔狭窄。如果再合并高血压,则使肾缺血更明显,常表现在弥漫性基膜增厚的基础上。许多肾小球的球囊壁出现一侧性的纤维性增厚,但细胞增生不多,主要是大量基质沉积,形成类似月牙状或半月状均质淡染囊壁增厚。而肾小球球祥则受压缩小(图4-2-6)。这时要注意与纤维性新月体区别,其鉴别要点是所有增厚的球囊壁不论大小新旧,都是均质状似玻璃样变,细胞很少。同时,周围肾小管萎缩及间质的纤维化也比相似病程但血管病变轻的其他肾病患者要明显和广泛。这类糖尿病肾病的病理改变很快会发展到全小球硬化及晚期肾病阶段。

(4)肾小管间质病变:肾小管的改变与肾小球病变程度一致。肾小管细胞的萎缩是进展性肾病的特点之一。糖尿病肾病中期可有少量肾小管萎缩,并有肾小管再生现象。有些病例偶尔可见肾小管Armanni-Ebstein病变(Armanni-Ebstein lesion),即肾小管上皮细胞呈富含大量较大糖原颗粒或空泡的泡沫状细胞改变,灶性分布,是糖尿病肾病较具特征的改变。但在胰岛素广泛应用后已很少见了。随着糖尿病病程的发展,萎缩肾小管比例增多,光镜下萎缩肾小管的上皮细胞多脱失,残留少量上皮细胞,管腔缩小,而外围的肾小管基膜则明显增厚。有时这种小管基膜增厚的表现在镜下显得很突出,PAS及PASM染色阳性,主要是大量Ⅳ型胶原沉积,对诊断有辅助意义(图4-2-7)。间质纤维组织也随着肾小管萎缩的增多而增生,伴有程度不等的炎症细胞浸润。

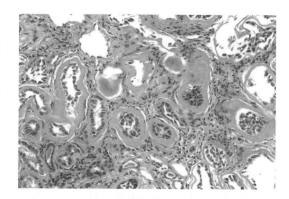

图4-2-7　糖尿病肾病中有灶性肾小管萎缩,光镜下见萎缩肾小管的基膜侧明显增厚　HE染色×200

3. 终末期糖尿病肾病

与其他类型肾炎的终末期病理学相似,肾组织内多数肾小球因大量基质增生闭塞、硬化,形成玻璃样小体。但与其他硬化性肾小球病变相比,由于糖尿病肾病肾小球硬化系大量基质增多所致,所以硬化小球体积并不缩小,甚至增大。故糖尿病肾病导致的终末肾的体积相对无明显缩小。残留肾小球仍然有不同程度的弥漫性或结节性增生改变。少数肾小球可出现代偿肥大,球囊壁增厚或纤维化。与肾小球损伤相对应,硬化肾小球周围的肾小管大量萎缩,伴有间质纤维组织增生。残留肾小管再生扩张,部分肾小管有蛋白管型。间质有较多炎症细胞浸润。多数肾小动脉有明显内膜增生纤维化。细动脉管壁玻变,管腔狭窄。晚期糖尿病肾病的肾小管萎缩及间质的纤维化也比相近病程但血管病变轻的其他肾病要明显和广泛。这类糖尿病肾病的病理学改变很快会发展到全小球硬化及晚期肾病阶段。

三 糖尿病肾病的病理学分型

糖尿病肾病病理学改变在我国长期以来一直沿用上述的病理学早期、进展期、终末期的病理形态分期描述。但近年来,随着肾病理学的发展,许多肾脏病学者提出糖尿病肾病也可以像其他肾炎如IgA肾病、狼疮性肾炎等把病理学改变进一步分型,以便大家学术交流时有统一的定量指标,以利交流。其中美国 Tervaert 等研究小组 2010 年发表了一个有关糖尿病肾病的病理学分型,在肾病领域有一定的影响。这个分型将糖尿病肾病肾小球病理学改变分为 4 型。

Ⅰ型:轻微改变,光镜下肾小球形态基本正常,或仅有轻度非特异性系膜区基质轻度增多,没有符合以下其他亚型的表现。电镜下也仅见 GBM 轻度增厚,男性>430 nm,女性>395 nm。虽然电镜下还可以见到足细胞足突融合,但这不是诊断 1 型糖尿病所必需的条件。

Ⅱa 型:中度系膜扩张,所见肾小球中<25%的系膜区可见有基质沉积,系膜区中度增生扩大,伴有基膜轻度增厚。没有 K‐W 结节形成。

Ⅱb 型:系膜区弥漫增生扩大,受累系膜区占所见肾小球的系膜区>25%,系膜区基质明显增多,伴有基膜中度增厚。也没有典型 K‐W 结节形成,类似以往称为的"弥漫性糖尿病性肾小球硬化"改变。

Ⅲ型:结节硬化,至少有一个以上小球有 K‐W 结节,球性硬化也少于 50%。

Ⅳ型:晚期肾小球硬化,弥漫系膜增生伴 K‐W 结节,大于 50%的肾小球硬化。

在肾小球病变的过程中,肾小管间质及血管病变也有不同的形态的改变,如肾间质纤维化及肾小管萎缩(interstitial fibrosis and tubular atrophy,IFTA),小动脉内膜增厚纤维化及细动脉管壁增厚玻璃样变等。但这些改变在不同程度糖尿病肾病中的表现是没有规律和特异性的,与肾小球病变类型并不相应地一致。所以作者又把肾小管间质及血管病变另行做计分处理,附于肾小球病理学类型之后。其计分标准见表 4‐2‐1。

表 4‐2‐1　糖尿病肾病的肾小管间质和血管病变计分

病变	观察标准	评分/分
间质病变(IFTA)	无病变	0
	IFTA<25%	1
	IFTA 25%~50%	2
	IFTA>50%	3
间质炎症	无炎症	0
	炎症细胞仅限在 IFTA 病灶内浸润	1
	炎症细胞浸润在 IFTA 病灶外区域	2
血管病变	无病变	0
(细动脉玻璃样变)	至少有 1 个细动脉壁玻璃样变	1
	2 个或以上细动脉壁玻璃样变	2
小动脉硬化	无内膜增厚	0
	内膜增厚,但小于动脉中膜厚度	1
	内膜明显增厚,大于动脉中膜厚度	2

此外,在上述肾小球病变及小管间质病变分型基础上,还要加上其他渗出性改变等。

Tervaert 分型把糖尿病肾病的病理学改变按病变范围进行详细分类,有利于资料统计的量化。但也有一些问题,如在实践中病理学改变要分为四部分论述,不够简便易记。如何界定典型 K－W 结节也有不一致的标准。特别是间质与肾小球病变不一致,使病理学分型对指导临床的意义受影响。因此,这些病理学分型的应用还不够广泛,有关糖尿病的病理学分型标准细化还需要进一步的实践和探讨。

四 免疫病理学检查

肾组织免疫荧光各项指标一般为阴性,少数病例可以出现 IgG 阳性,沿肾小球毛细血管基膜呈线性沉积,尤以 1 型糖尿病患者常见。但同时用白蛋白做对照检查,也见肾小球内线性分布,表明 IgG 的线性分布是非特异性沉积。同时肾小球囊也可有 IgG 非特异性阳性。在肾小球渗出性病变如纤维帽或球囊滴中,常有非特异性 IgM 和 C3 阳性。说明在这些病变中有血浆多样成分包括免疫球蛋白等沉积。一般来说,免疫病理学检查对糖尿病肾病的诊断无特异性。

五 电镜检查

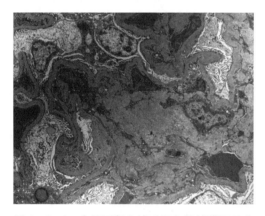

图 4－2－8 电镜下肾小球毛细血管基膜可显著增厚,增厚的基膜呈均质状。系膜区基质大量沉积扩大,上皮足突广泛融合及部分微绒毛形成

与光镜改变相一致,电镜下肾小球改变也主要是毛细血管基膜增厚和系膜区基质明显增多。正常成人的肾小球毛细血管基膜厚 300～400 nm。早期糖尿病肾病的毛细血管基膜可略显增厚,约为 450 nm。伴有脏层上皮足突广泛融合。其余结构可无明显改变。随着病程到进展期,毛细血管基膜可持续不断增厚,严重者,甚至可达正常基膜的 10 倍。增厚的基膜呈均质状,似连续蜿蜒的条带。上皮足突仍然广泛融合,有些病例可同时伴有多量微绒毛形成(图 4－2－8)。

以往认为糖尿病肾病中初期起病时出现蛋白尿主要是基膜增厚所致。随着近年来足细胞的研究进展,发现足细胞损伤在糖尿病肾病蛋白尿的发生机制中起重要作用。足细胞早期就出现足突融合、胞质肿胀及空泡形成,以及出现许多微绒毛。进而许多足细胞发生凋亡及脱落。研究表明足细胞数量是影响糖尿病肾病血管基膜通透性的一个重要因素。糖尿病肾病早期就出现足细胞的减少,可导致进行性的蛋白尿发展,并与肾硬化发展有关。有研究发现患有 2 型糖尿病的印第安人,足细胞数量减少与糖尿病肾病的最早指标——微量白蛋白尿密切相关。已有报道糖尿病肾病患者不仅肾小球足细胞数目减少,而且尿液中也能检出脱落的足细胞。其发生机制可能为糖尿病肾病发生时,高糖导致的肾足细胞内 nephrin 和 podocin 等重要分子表达下调,一方面引起裂孔膜蛋白质复合体的组成发生改变,足突间的分子连接减少或中断,最终导致足突形态改变和产生蛋白尿;或足突融合甚至消失后,nephrin 和 podocin 在足细胞表面的分布减少,导致蛋白尿排泄增多。另一方面,nephrin 和 podocin 等在肾组织表达下调,使得细胞外到细胞内 CD2 相关蛋白及细胞骨架蛋白的信号传递发生障碍,足细胞结构进一步被破坏。同时足细胞与基膜相互连接松动,加之有些足细胞发生凋亡,使部分足细胞从基膜剥离、脱落,滤过膜的完整性遭到破坏,导致蛋白尿产生。目前,检测肾小球足细胞数量和分布可用足细胞相关标记蛋白如 WTI、podocaltxin 或 synaptopodin 等做免疫组织化学标记,进行统计定量。

伴随毛细血管基膜的增厚,系膜区基质也明显增多,系膜区扩大,为大量均质灰白色基质物质分布,通常系膜细胞增生不明显,或偶见个别节段系膜细胞轻度增生。如在结节病变为主的肾小球则可见形成较大的结节状病灶,与光镜中 K - W 结节结构相符。系膜细胞也通常排列在结节的边缘处。周围毛细血管管腔多因受压,开放不畅。肾小球系膜区及基膜内均无电子致密物沉积,有时在扩大的系膜区内发现一些非特异的细丝状物沉积,其直径为 10～20 nm。有研究者认为其可能是与晚期糖基化终末代谢产物(AGE)相关的基质蛋白交联的产物。与糖尿病肾病相关的渗出性病变包括纤维蛋白帽、肾囊滴和细动脉壁的透明变性在电镜下均呈高电子密度沉积物结构,有时内部伴有类脂性小滴。

肾小管基膜(tubular basement membran,TBM)与肾小球毛细血管基膜有相同的成分和结构,但其宽度为肾小球毛细血管基膜的 2 倍。电镜下糖尿病肾病的 TBM 可比正常肾组织 TBM 增厚 2～3 倍,与光镜所见的病理学改变一致。其机制尚不清楚,但研究发现大分子的渗透可以刺激间质纤维化,而 TBM 的破坏可使大分子物质更易于通透。研究表明,晚期糖基化终末代谢产物(AGE)能使牛肾 TBM 孔隙增大,导致蛋白漏出增多,从而引起 TBM 增厚及周围间质纤维组织增生。

六　糖尿病肾病的并发症

1. 伴发其他类型的非糖尿病肾小球肾炎

糖尿病患者常由于体内的抵抗力低下及免疫功能异常,在糖尿病肾病的发展过程中,也可能会伴发其他肾小球肾炎,这种合并症临床并不少见。一旦合并其他肾小球肾炎或肾病时,临床表现可变得多样化,症状也会加重。根据已有的文献报道表明,大多数常见的肾小球疾病均可在糖尿病肾病基础上并发,如急性弥漫性增生性肾小球肾炎、膜性肾病、新月体肾炎、IgA 肾病、膜增生性肾炎、狼疮性肾炎、乙肝病毒相关性肾炎、冷球蛋白肾病和肾小管间质肾病等。

要确定糖尿病肾病伴发其他肾炎,首先要根据病史、肾活检组织的光镜检查、免疫病理学检查及电镜检查,明确糖尿病肾病的病理学诊断。在此基础上再进一步找到其他肾炎的病理学改变证据。如合并急性弥漫性增生性肾小球肾炎,在系膜基质大量增多及基膜增厚的基础上,可进一步发现系膜细胞及内皮细胞明显增生,免疫荧光有 C3 粗颗粒状阳性,及电镜下可发现毛细血管基膜上皮下有"驼峰样"电子致密物沉积;如合并膜性肾病,可进一步发现免疫荧光 IgG 细颗粒性阳性,沿肾小球毛细血管祥连续分布,电镜下肾小球毛细血管基膜的上皮下有连续的细颗粒电子致密物沉积,基膜增厚形成"钉突样"结构;如合并 IgA 肾病,则可进一步发现系膜细胞明显增生,增生的系膜基质中常有嗜伊红物沉积,免疫荧光 IgA 阳性,在肾小球系膜区呈块状分布,电镜下则见系膜区增生的基质中有不同程度的电子致密物沉积。

2. 伴发泌尿道感染和肾盂肾炎

由于糖尿病患者尿内的糖类物质适于细菌生长,加上患者免疫功能和抵抗力下降,因此糖尿病患者常出现反复发作的泌尿道感染及肾盂肾炎。长期反复的慢性肾盂肾炎可加重糖尿病肾病的肾功能损伤,加速肾衰竭的进展。

肾小球仍以糖尿病肾病的病理学改变为主,同时出现肾盂肾炎的表现。急性肾盂肾炎主要为肾盂黏膜和肾间质有大量中性粒细胞的弥漫性浸润,并有小脓肿形成,肾小管部分坏死,结构破坏或消失。部分肾小管腔内充满脓细胞和菌落。糖尿病患者急性肾盂肾炎时容易并发肾乳头坏死而导致急性肾功能不全。如果反复发作,形成慢性肾盂肾炎。病理学改变为肾间质慢性非特异性炎症,肾盂黏膜增厚,肾间质和肾盂纤维组织增生和淋巴细胞、浆细胞浸润,部分肾小球在原糖尿病肾病基础上进一步硬化纤维化。部分尚未硬化的肾小球出现囊壁纤维化并增厚,或肾小球代偿性肥大。大量肾小管萎缩及坏死,部分肾小管扩张,腔内出现蛋白管型。间质小动脉内膜增厚,管腔狭窄。这些病变和晚期糖尿病肾病的间质改变常混合在一起。在肾脏大体表面也会出现不规则的凹陷性瘢痕,肾盂和肾盏因瘢痕收缩而变形。

3. 伴发肾乳头坏死

正常肾乳头的血液供应主要来自髓旁肾单位的出球小动脉,而且此处的小动脉呈直小血管分布,与肾皮质的肾小管周围毛细血管网的分布不同。因此,如果糖尿病肾病患者出现广泛的肾小球硬化、肾小动脉硬化或间质肾炎所致的炎症细胞浸润及炎性水肿等均可引起肾乳头部位的缺血缺氧,易引起肾乳头缺血性坏死。据文献报道,伴有急性肾盂肾炎的糖尿病肾病中 1/4～1/3 出现肾乳头坏死。而无感染者,肾乳头坏死的发生率仅为 5%。肾乳头坏死由乳头顶端开始直至皮质和髓质交界处。坏死的肾乳头表面苍白、松脆,易脱落,肾切面可见一个或几个肾乳头消失,有时在尿液中见有坏死无细胞结构的肾组织碎片。光镜下可见肾乳头黏膜组织局部形成凝固性坏死,坏死周围的黏膜层及黏膜下层中有较多的中性粒细胞、巨噬细胞和浆细胞浸润。

4. 伴发肾动脉粥样硬化和小动脉粥样硬化

糖尿病肾病合并肾动脉及其主要分支的动脉粥样硬化很常见,而且动脉粥样硬化的病理学改变比无糖尿病的病例更严重,常常引起肾动脉管腔狭窄,可导致整个肾缺血,甚至产生灶性肾梗死。此外,肾小动脉硬化不仅累及肾小球的入球细动脉,同时也会累及出球细动脉。动脉壁由于血浆蛋白渗出和玻璃样变物质沉积而显著增厚,管腔非常狭窄或完全堵塞。肾小球出球细动脉在非糖尿病性肾中很少出现硬化。所以如发现非特异性的弥漫性肾小球硬化病变和渗出性病变中合并有出球细动脉硬化,可认为是糖尿病的特异性病变。

七 鉴别诊断

糖尿病肾病的病理学形态有其特异性,典型病例根据光镜、免疫荧光及电镜检查,可做出明确诊断。但仍应注意与其他肾小球肾炎鉴别。弥漫性肾小球硬化应注意鉴别的肾炎如轻度系膜增生性肾炎、膜增生性肾炎和狼疮性肾炎等。而结节性糖尿病肾小球硬化症,应与其他有类似系膜结节性病变的肾小球疾病相鉴别,如淀粉样变性肾病、轻链肾病及膜增生性肾炎等。在肾病理学检查工作中,应根据各自不同的病史、临床表现,以及光镜、免疫荧光检查,和电镜检查的特点,找出相应的病理学改变特点。糖尿病肾病的病理学特点还是很明确的,应不难对其做出诊断和鉴别诊断。

八 临床病理学联系

糖尿病肾病的病理学改变虽然是一个逐步发展渐进的过程,但由于不同患者的发病因素、病程及环境因素差异很大。因此,不同患者的临床表现也是变化不一的。

1. 蛋白尿

蛋白尿糖尿病肾病的第一个标志。与肾脏病理学改变密切相关。初期一般是微量白蛋白尿。这是足细胞损伤后,滤过膜的通透性增强所致。当病理学改变增强,有系膜基质增多扩张,基膜增厚,其通透性也增大,患者出现持续性蛋白尿,直至出现大量蛋白尿。尿蛋白量与肾脏病变严重程度相一致。

2. 肾病综合征和水肿

肾病综合征和水肿一般出现在糖尿病肾病进展期,主要由大量蛋白尿引起低蛋白血症所致。大约有一半的患者出现水肿。20% 左右的患者会发生肾病综合征。

3. 高血压

高血压一般出现在糖尿病肾病进展期的后阶段或晚期的症状,发生于有蛋白尿时间较长的患者。这主要由于晚期多数肾小球出现结节性硬化病变的肾小球缺血明显,血中释放缩血管物质增多,使血压增高。如原有高血压、动脉粥样硬化病史,则血压升高更明显。高血压的出现又进一步加重了糖尿病肾病肾小球的缺血改变,加剧了肾功能的恶化。

4. 肾衰竭

在糖尿病肾病晚期,大量肾小球硬化毁损,肾功能严重下降,血尿素氮和血肌酐浓度增高,出现肾功能不全的表现,在数年之内可发展到终末期肾衰竭。这是糖尿病肾病死亡的主要原因。

糖尿病肾病的临床变化复杂多变。特别是有些患者的症状会出现迁延反复的改变。因此,不能单凭糖尿病病史的长短来评估病程进展。要结合临床与病理学多方面检查,综合评判患者的病程发展。曾有病理学专家尝试结合临床及病理学特点,将糖尿病肾病进行病理学分期。但目前尚没有取得令人满意的公认结果。

临床上,糖尿病一般分为肾小球滤过率(GFR)增高期、蛋白尿期、肾病综合征期和慢性肾衰竭期。1987 年,Mogenson 结合病理学改变将糖尿病肾病分为 5 期。Ⅰ期:血糖升高,临床无肾病表现。病理学检查仅见肾小球体积增大,出现了肾小球的高灌注高滤过现象。Ⅱ期:病程约 5 年以上,尿中出现少量蛋白尿。病理上肾小球系膜区基质增多,毛细血管袢基膜增厚。Ⅲ期:临床蛋白尿增多,但尚未达到肾病综合征。病理学检查肾小球出现弥漫性病变。Ⅳ期:临床出现肾病综合征,肌酐清除率下降,高血压。病理学检查肾小球以结节性病变为主,并有部分肾小球硬化。Ⅴ期:临床出现了慢性肾衰竭。病理学检查为肾小球结节性硬化的背景下,多数肾小球硬化及间质纤维化。

临床实践研究显示,临床表现及实验室检查指标与病理学改变并不完全一致。通过病理学分期对临床病程进展及肾功能改变的评估有重要的指导意义。因此,有关糖尿病肾病临床及病理的相关性还有待进一步更深入的临床病理学研究。

(张志刚)

参考文献

1. Alicic RZ, Rooney MT, Tuttle KR. Diabetic kidney disease: challenges, progress, and possibilities [J]. Clin J Am Soc Nephrol, 2017,12(12):2032 - 2045.

2. Anders HJ, Huber TB, Isermann B, et al. CKD in diabetes: diabetic kidney disease versus nondiabetic kidney disease [J]. Nat Rev Nephrol, 2018,14(6):361 - 377.

3. Dai H, Liu Q, Liu B. Research progress on mechanism of podocyte depletion in diabetic nephropathy [J]. J Diabetes Res, 2017(2017):2615286.

4. Di Paolo S, Fiorentino M, De Nicola L, et al. Indications for renal biopsy in patients with diabetes. Joint position statement of the Italian Society of Nephrology and the Italian Diabetes Society [J]. Nutr Metab Cardiovasc Dis, 2020,30(12):2123 - 2132.

5. Fiorentino M, Bolignano D, Tesar V, et al. Renal biopsy in 2015—from epidemiology to evidence-based indications [J]. Am J Nephrol, 2016,43(1):1 - 19.

6. Kitterer D, Gürzing K, Segerer S, et al. Diagnostic impact of percutaneous renal biopsy [J]. Clin Nephrol, 2015, 84(6):311 - 322.

7. Oh SW, Kim S, Na KY, et al. Clinical implications of pathologic diagnosis and classification for diabetic nephropathy [J]. Diabetes Res Clin Pract, 2012,97(3):418 - 424.

8. Qi C, Mao X, Zhang Z, Wu H. Classification and differential diagnosis of diabetic nephropathy [J]. J Diabetes Res, 2017(2017):8637138.

9. Tervaert TW, Mooyaart AL, Amann K, et al. Pathologic classification of diabetic nephropathy [J]. J Am Soc Nephrol, 2010,21(4):556 - 563.

10. Umanath K, Lewis JB. Update on diabetic nephropathy: Core Curriculum 2018[J]. Am J Kidney Dis, 2018,71 (6):884 - 895.

第五章　糖尿病肾病的临床表现

社会经济的持续发展给人们带来了很多生活习惯的改变,如营养过剩、高脂饮食、运动减少及生活节奏加快等,由此导致糖尿病的发病率在全世界范围内呈上升趋势,伴随着糖尿病肾病的发病率也在显著上升。2010 年,美国 USRDS 统计的最新数据显示,糖尿病肾病的发病率约为 44%,居肾衰竭发病原因之首。而在一些亚洲国家接受肾脏替代治疗的患者中,将近 50% 的患者为糖尿病肾病。值得关注的是,糖尿病肾病的发病年龄在逐步趋于年轻化,不再限于老年患者。糖尿病肾病是糖尿病最常见的微血管并发症,同时也是导致糖尿病患者死亡的主要原因之一。1 型糖尿病患者发生糖尿病肾病的时间多在起病后 10~15 年;而 2 型糖尿病患者发生糖尿病肾病的时间则较短,与年龄大、同时合并较多其他基础疾病有关。在我国的糖尿病患者中,93% 的患者是 2 型糖尿病,其糖尿病肾病的发生率约为 40%。糖尿病肾病的典型特征是尿白蛋白排泄率逐渐增加,通常会发展至临床蛋白尿,并伴有肾功能的进行性损害。在发生糖尿病肾病时,往往也同时合并其他器官或系统的微血管病,如糖尿病视网膜病变和外周神经病变。本章将着重阐述糖尿病肾病的临床特征。

第一节 │ 病 程 进 展

一 自然病程

在糖尿病中最早的功能变化之一是肾小球滤过率(GFR)的增加或者高滤过状态,通常伴有肾脏的增大。随后可以观察到的临床指标就是逐渐增加的白蛋白尿。我们把尿白蛋白在 0~30 mg/d 称为正常白蛋白尿,30~300 mg/d 称为微量白蛋白尿。有持续微量白蛋白尿的糖尿病患者罹患糖尿病肾病的风险非常高。此类患者平均有 15 年的糖尿病病程,以大量蛋白尿(即尿白蛋白>30 mg/d)为先驱表现,并伴有着尿蛋白和血压进行性增高以及慢性肾脏疾病的进展。Mogensen 根据病程及病理生理学演变过程将糖尿病肾脏改变分为 5 期,轻重与肾小球硬化程度相关。

Ⅰ期:肾小球高滤过期。以 GFR 增高和肾体积增大为特征,GFR 可高达 150 ml/min;尿白蛋白排出率(UAER)正常(<20 μg/min,或<30 mg/24 h);血压正常。病理学改变:肾小球肥大,基膜和系膜正常。这种糖尿病肾脏受累的初期改变与高血糖水平一致,是可逆的,经过治疗可以恢复,但不一定能完全恢复正常。此期没有明显的病理组织学损害。

Ⅱ期:正常白蛋白尿期。GFR 增高或正常;UAER 正常(<20 μg/min,或<30 mg/24 h),应激后可升高,休息后可恢复;血压可正常或轻度升高。病理学改变:肾小球毛细血管基膜增厚和系膜基质增加。

Ⅲ期:早期糖尿病肾病期。GFR 大致正常;UAER 持续 20~200 μg/min(或 30~300 mg/24 h),

初期 UAER 20～70 μg/min 时,GFR 开始下降至接近正常(130 ml/min);血压轻度升高,降低血压可部分减少尿微量白蛋白的排出。病理学改变:基膜增厚和系膜基质增加更明显,已有肾小球结带型和弥漫型病变以及小动脉玻璃样变,并开始出现肾小球荒废。此期多发生在病程>5 年的糖尿病患者。

Ⅳ期:临床糖尿病肾病期或显性糖尿病肾病期。GFR 下降(早期为130～70 ml/min,后期为70～30 ml/min),平均每个月下降 1 ml/min;大量白蛋白尿,UAER>200 μg/min,或持续尿蛋白>0.5 g/24 h,为非选择性蛋白尿,约 30% 的患者可出现典型的糖尿病肾病"三联征"——大量尿蛋白(>3.0 g/24 h)、水肿和高血压的肾病综合征特点;血压增高。病理学改变:基膜明显增厚,系膜基质增宽,萎缩的肾小球增加(平均占 36%),残余肾小球代偿性肥大。

Ⅴ期:肾衰竭期。GFR 进行性下降,<10 ml/min;尿蛋白量增多或可因肾小球硬化而减少,血尿素氮和血肌酐增高;伴严重高血压、低蛋白血症、水肿以及尿毒症症状。病理学特征为肾小球广泛硬化和荒废、肾小管萎缩及肾间质纤维化、肾动脉硬化等。

上述 Mogensen 分期在一定程度上也适用于 2 型糖尿病肾病。1 型糖尿病肾病患者在初诊时一般均有肾脏肥大和 GFR 升高,起病时症状就较为明显,多能及时诊断。然而,由于 2 型糖尿病发病时症状隐匿,患者在早期很容易被漏诊。一些患者初次往往因糖尿病的并发症就诊,因此很多患者在诊断糖尿病肾病时已经达到 Mogensen Ⅲ期。因此,目前临床上更常用的时将糖尿病肾病分为 4 期,即正常白蛋白尿期、微量白蛋白尿期、临床期糖尿病肾病和晚期糖尿病肾病。

临床表现的多样性

尿微量白蛋白是目前公认的应用最广泛的诊断糖尿病肾病的临床指标,然而近年来的研究发现,尿微量白蛋白的程度与肾功能的进展并不平行。一方面,相当一部分糖尿病患者发展为糖尿病肾病并不伴随尿微量白蛋白的变化,或尿微量白蛋白稳定时仍出现肾功能的减退,甚至在尿微量白蛋白出现前已经出现肾功能损伤;另一方面,部分进展期糖尿病肾病患者微量白蛋白尿亦可转归至正常范围。

此外,运动、饮食、血脂、血糖等因素也可影响糖尿病肾病的病程进展。血肌酐和 eGFR 虽然是目前临床常用的评估肾功能的指标,但是血肌酐容易受年龄、体重、蛋白质摄入量及体内代谢水平等多种因素的影响,而 eGFR 也只能在肾功能失代偿的情况下反应肾脏的损伤。因此,目前常用的诊断糖尿病肾病的临床指标存在很大的局限性,肾活检穿刺有助于明确诊断。

病理学特征与临床表现的不平行性

2010 年,美国肾脏病理协会对糖尿病肾病进行了规范化的病理学分级和定量评分,此后肾脏病理学指标逐渐被用于评估糖尿病肾病的病情进展和疾病预后。国内刘志红院士团队纳入 396 名肾活检穿刺确诊的糖尿病肾病患者的分析发现,肾小球病变越重,糖尿病肾病患者肾脏预后越差;随着 IFTA 评分的增高,糖尿病肾病进展至 ESRD 的风险也越大。然而,也有研究发现糖尿病肾病的临床表现与肾脏病理学之间存在不一致性。日本的一项研究观察了 10 名 2 型糖尿病患者并且在平均随访 6.1 年后再次行肾活检穿刺发现,肾小球病变的进展与蛋白尿的程度和有无糖尿病视网膜病变无明显相关性。近年来,不少研究也关注了肾脏病理学和临床指标之间的相关性。例如,刘志红院士团队的研究发现,随着小球病变的加重,蛋白尿逐渐增多,eGFR 也逐渐下降;且小球分级与 IFTA、间质炎症、小动脉透明样变性之间存在着正相关关系,间质炎症和小动脉透明样变性之间也存在着正相关关系。日本的一项纳入 29 名 2 型糖尿病患者的小样本研究的 8 年随访发现,小动脉透明样病变评分越高,蛋白尿越多,eGFR 越低。然而,一项包含 50 名肾穿刺确诊糖尿病肾病的小样本研究,发现 eGFR 的下降速率与 IFTA 无明显相关性。因此,未来我们需要更多、更敏感的生物标志物与临床指标和病理学特点相结合,对糖尿病肾病进行早期诊断,以此来提高患者的生存质量。

第二节 | 并发症及其临床特征

一 高血压与糖尿病肾病

1型糖尿病患者中的高血压通常是由于肾脏的间质病变产生的。少数老年1型糖尿病患者可在没有肾脏损害的情况下发生原发性高血压。2型糖尿病患者中,高血压通常在糖尿病发生的许多年前就已经作为代谢综合征的一个特征而存在。在2型糖尿病确诊时,可以在80%的患者中发现血压的异常以及其昼夜节律的紊乱。糖尿病前期的高血压会增加糖尿病肾病发生及进展的概率。并且在最终罹患肾脏病变的2型糖尿病患者中,先前的高血压史会使得血压升高更明显,但是这种联系在1型糖尿病中更明显。2型糖尿病高血压的发病机制较为复杂,其中包括了RAAS的激活,交感神经的直接兴奋以及大血管的改变。此外,有证据表明,决定原发性高血压和糖尿病的遗传学因素是息息相关的。

大量研究表明在糖尿病肾病中,夜间血压下降幅度的减少常常在微量白蛋白尿出现之前就存在。动脉顺应性降低以及主动脉硬化会导致收缩压峰值增加和舒张压降低,从而使得血压的变化幅度增大。这种变化也解释了为什么在2型糖尿病患者中单纯的收缩压增高如此常见。由于冠状动脉的灌注仅发生在舒张期,因此舒张压的下降增加了冠状动脉事件的发生。波动的脉压和血压昼夜节律的消失是2型糖尿病中肾脏病变的独立预测指标。相关临床荟萃分析研究发现,强化降压治疗可以降低蛋白尿的进展,甚至降低全因死亡的风险,糖尿病肾病患者进展到肾衰竭期时,患者收缩压常常升高。当存在大量白蛋白尿时,仅有67.8%的患者能将收缩压控制在140 mmHg以下,这可能是由于肾功能下降导致的容量负荷过多所引起的。而血压控制不佳与心血管事件的发生紧密关联,因此在糖尿病肾病患者中,早期就需要密切关注患者的血压情况并及时调整。

二 糖尿病肾病的肾外血管病变

1. 微血管病变与糖尿病肾病

作为糖尿病重要的微血管并发症之一,糖尿病视网膜病变(diabetic retinopathy,DR)实际上存在于所有患有肾脏病变的1型糖尿病患者中。与之相反的是,视网膜病变仅存在于50%的患有蛋白尿的2型糖尿病患者中。因此,在没有视网膜病变的2型糖尿病患者中,糖尿病肾病的诊断并不能被排除。由严重的增殖型视网膜病变导致失明的情况在有糖尿病肾病的患者中更常见。在有糖尿病肾病的患者中,由于视网膜病变进展得很快,因此半年至一年的眼科检查是必不可少的。近年的大量研究表明,糖尿病视网膜病变与糖尿病肾病的发病程度存在一定的相互关联,但也并非完全平行。根据对照临床试验(controlled clinical trial,CCT)的研究发现,入组时就有糖尿病视网膜病变的患者,即便病变很轻微,其中10%的患者已有尿蛋白排泄率的升高。FIND(Family Investigation of Nephropathy and Diabetes)研究发现,非洲裔美国人、美国印第安人、欧洲人、墨西哥人糖尿病视网膜病变的发病率在罹患糖尿病肾病的患者中均接近70%;而在无糖尿病肾病的患者中,糖尿病视网膜病变的发病率均未超过17%。因此,糖尿病视网膜病变与糖尿病肾病的关系密切。有研究表明,糖尿病视网膜病变是糖尿病肾病的独立风险因素,能够预测糖尿病肾病的预后;并且糖尿病视网膜病变越重,糖尿病肾病的预后越差。ACCORD(Action to Control Cardiovascular Riskin Diabetes)研究也显示,中重度糖尿病视网膜病变患者的血肌酐翻倍的风险度是无糖尿病视网膜病变或者轻度糖尿病视网膜病变患者的 2.31 倍。因素分析提示,有视网膜病变者发生肾病的风险度为没有视网膜病变患者的 5.54 倍。表明一旦出现糖尿病视网膜病变,糖尿病导致的微血管病变可能对肾小球造成损伤,应及早对肾脏的损害因素加以控制。有荟萃分析显示,2 型糖尿病增殖型视网膜病变有蛋白尿者的比例是 2 型糖尿病无视网膜病变有蛋白尿者的 3 倍,也说明通过视网膜病变可以评估肾脏病变。但在病程早期,糖尿病视网膜病变与糖尿病肾病不一定同时存在。因此,糖尿病视网膜病变及糖尿病肾病之间有相互提示作用。尤其是对于甘油三酯高、尿酸高、血压高的糖尿病视网膜病变患者,要注意糖尿病肾病的筛查及预防。对病程长或有糖尿病周围神经病变的糖尿病肾病患者,也要注意糖尿病视网膜病变的防治。

2. 大血管病变与糖尿病肾病

2 型糖尿病大血管病变主要是动脉粥样硬化,涉及的血管有主动脉、冠状动脉、脑动脉等弹性动脉和肌性动脉。和糖尿病肾病相关的大血管病变主要是脑卒中,冠心病和周围血管病变。这些并发症在合并糖尿病肾病的患者的人数是没有糖尿病肾病患者人数的 5 倍。肾脏缺血(肾动脉硬化狭窄或胆固醇栓塞)在糖尿病患者中很常见。有相当比例的 2 型糖尿病患者可以在没有白蛋白尿的情况下出现肾脏缩小和 GFR 下降,这一现象可能是由于大血管病变导致的。RIACE(Renal Insufficiency and Cardiovascular Events)研究发现,糖尿病患者心血管事件的发生和 GFR 的下降、尿白蛋白的增多均存在独立相关性,并且冠状动脉事件的发生率和 GFR 的下降关联更强,而脑血管事件和尿白蛋白的增加的联系更显著。日本、韩国近年的研究也得出类似结论。可见,糖尿病血管病变及糖尿病肾病之间有相互提示作用。

三 糖尿病肾病的神经病变

许多糖尿病肾病患者同时还患有多发性神经病。感觉性神经病变是"糖尿病足"非常重要的一个部分。糖尿病足与肾功能存在明显的负相关性。运动和感觉神经病变可能会导致反射消失和感觉紊乱,如感觉异常、感觉丧失和痛触觉减少。我国一项临床研究表明,蛋白尿与糖尿病患者心血管自主神经病变密切相关。回顾性研究发现,尿白蛋白对于有足部溃破的糖尿病患者入院后死亡率有预测作用。近期的一项队列研究发现,在 2 型糖尿病患者中,较高的尿白蛋白和较低的 GFR 与糖尿病周围神经病变密切相关。可见,糖尿病肾病的控制对糖尿病足的治疗起了相当重要的作用。自主神经病变是临床遇到的棘手问题。因为在这种情况下,心脏的神经支配存在缺陷,当冠状血管堵塞导致心肌缺血时,患者感觉不到疼痛。自主神经的病变还会导致胃轻瘫(即胃内容物排空的延迟)以及腹泻或便秘(通常是两者互相交替的)。这些问题是由于肠道神经功能紊乱而导致的,而且还常常会产生肠道菌群紊乱。此外,泌尿生殖系统的问题也很常见,包括勃起功能障碍、逼尿肌瘫痪和膀胱排尿不全。

(范瑛)

参考文献

1. An Y, Xu F, Le W, et al. Renal histologic changes and the outcome in patients with diabetic nephropathy [J]. Nephrol Dial Transplant, 2015,30(2):257-266.

2. Anderson AH, Yang W, Townsend RR, et al. Time-updated systolic blood pressure and the progression of chronic kidney disease: a cohort study [J]. Ann Intern Med, 2015,162(4):258-265.

3. Anderson RJ, Bahn GD, Emanuele NV, et al. Blood pressure and pulse pressure effects on renal outcomes in the Veterans Affairs Diabetes Trial (VADT) [J]. Diabetes Care, 2014,37(10):2782-2788.

4. Aragón-Sánchez J，Lázaro-Martínez JL，García-Álvarez Y，et al. Albuminuria is a predictive factor of in-hospital mortality in patients with diabetes admitted for foot disease［J］. Diabetes Res Clin Pract，2014，104(1)：e23 - e25.

5. Bouchi R，Babazono T，Mugishima M，et al. Arterial stiffness is associated with incident albuminuria and decreased glomerular filtration rate in type 2 diabetic patients［J］. Diabetes Care，2011，34(12)：2570 - 2575.

6. Cao X，Gong X，Ma X. Diabetic nephropathy versus diabetic retinopathy in a Chinese population：a retrospective study. Med Sci Monit，2019，25：6446 - 53.

7. Hill CJ，Cardwell CR，Patterson CC，et al. Chronic kidney disease and diabetes in the national health service：a cross-sectional survey of the U. K. national diabetes audit［J］. Diabet Med，2014，31(4)：448 - 454.

8. Iyengar SK，Sedor JR，Freedman BI，et al. Genome-wide association and trans-ethnic meta-analysis for advanced diabetic kidney disease：family Investigation of nephropathy and diabetes（FIND）［J］. PLoS Genet，2015，11(8)：e1005352.

9. Klein R，Klein BE，Moss SE，et al. Retinal vessel caliber and microvascular and macrovascular disease in type 2 diabetes：XXI：the Wisconsin Epidemiologic Study of Diabetic Retinopathy［J］. Ophthalmology，2007，114(10)：1884 - 1892.

10. Klein R，Knudtson MD，Klein BE，et al. The relationship of retinal vessel diameter to changes in diabetic nephropathy structural variables in patients with type 1 diabetes［J］. Diabetologia，2010，53(8)：1638 - 1646.

11. Liyanage P，Lekamwasam S，Weerarathna TP，et al. Prevalence of normoalbuminuric renal insufficiency and associated clinical factors in adult onset diabetes［J］. BMC Nephrology，2018，19(1)：200.

12. Moriya T，Yamagishi T，Matsubara M，et al. Serial renal biopsies in normo- and microalbuminuric patients with type 2 diabetes demonstrate that loss of renal function is associated with a reduction in glomerular filtration surface secondary to mesangial expansion［J］. J Diabetes Complications，2019，33(5)：368 - 73.

13. Mottl AK，Pajewski N，Fonseca V，et al. The degree of retinopathy is equally predictive for renal and macrovascular outcomes in the ACCORD Trial［J］. J Diabetes Complications，2014，28(6)：874 - 879.

14. Nah DY，Lee CG，Bae JH，et al. Subclinical renal insufficiency range of estimated glomerular filtration rate and microalbuminuria are independently associated with increased arterial stiffness in never treated hypertensives［J］. Korean Circ J，2013，43(4)：255 - 260.

15. Saran R，Robinson B，Abbott KC，et al. US Renal Data System 2019 Annual Data Report：epidemiology of kidney disease in the United States［J］. Am J Kidney Dis，2020，75(1 Suppl 1)：A6 - A7.

16. Shikata K，Kodera R，Utsunomiya K，et al. Prevalence of albuminuria and renal dysfunction，and related clinical factors in Japanese patients with diabetes：The Japan Diabetes Complication and its Prevention prospective study 5［J］. J Diabetes Investig，2020，11(2)：325 - 332.

17. Thomas MC，Cooper ME，Zimmet P. Changing epidemiology of type 2 diabetes mellitus and associated chronic kidney disease［J］. Nat Rev Nephrol，2016，12(2)：73 - 81.

18. Wang J，Chen Y，Xu W，et al. Effects of intensive blood pressure lowering on mortality and cardiovascular and renal outcomes in type 2 diabetic patients：a meta-analysis［J］. PLoS One，2019，14(4)：e0215362.

19. Yamanouchi M，Mori M，Hoshino J，et al. Retinopathy progression and the risk of end-stage kidney disease：results from a longitudinal Japanese cohort of 232 patients with type 2 diabetes and biopsy-proven diabetic kidney disease［J］. BMJ Open，2019，7(1)：e000726.

20. Ye X，Luo T，Wang K，et al. Circulating TNF receptors 1 and 2 predict progression of diabetic kidney disease：a meta-analysis［J］. Diabetes Metab Res Rev，2019，35(8)：e3195.

21. Zhang L，Long J，Jiang W，et al. Trends in chronic kidney disease in China［J］. N Engl J Med，2016，375(9)：905 - 906.

22. Zhang Y，Jiang Y，Shen X，et al. Can both normal and mildly abnormal albuminuria and glomerular filtration rate be a danger signal for diabetic peripheral neuropathy in type 2 diabetes mellitus［J］. Neurol Sci，2017，38(8)：1381 - 1390.

23. 宋雯婧，蒋伏松，肖元元，等. 2 型糖尿病患者尿白蛋白与心血管自主神经病变的相关性分析［J］. 中华糖尿病杂志，2020，12(10)：797 - 801.

第六章　正常白蛋白尿的糖尿病肾病

中国成人糖尿病患病率高达 12.9%，其中糖尿病肾病作为糖尿病重要微血管并发症，患病率为 10%～40%。糖尿病肾病自然病程为微量白蛋白尿期、大量白蛋白尿期，并伴随肾小球滤过率(GFR)进行性下降，最终发展为终末期肾病(ESRD)。目前，国内外糖尿病肾病相关共识或指南均将尿微量白蛋白与肌酐的比值(UACR)≥30 mg/g，或尿白蛋白排泄率(UAER)≥30 mg/24 h 作为临床诊断糖尿病肾病的"金标准"。然而在临床实际工作中，部分糖尿病患者 UACR＜30 mg/g，但估算的肾小球滤过率(estimated glomerular filtration rate, eGFR)＜60 ml/(min·1.73 m²)。对这种糖尿病尿白蛋白排泄正常，但并发肾功能减退的患者，或称特殊类型糖尿病肾病，如何命名国内外尚无统一认识。1994 年，Tsalamandria 等首次报道糖尿病患者发展至糖尿病肾病时，可表现为无临床意义的蛋白尿伴/不伴肾功能不全(progressive decline in renal function in diabetic patients with and without albuminuria)。近年来，不同的研究者将此特殊类型糖尿病肾病分别称为：无白蛋白尿 2 型糖尿病肾功能不全(nonalbuminuric renal insufficiency in type 2 diabetes)、糖尿病肾病有或无白蛋白尿肾病(diabetic kidney disease with and without albuminuria)、正常白蛋白尿糖尿病肾病(normoalbuminuric diabetic nephropathy)。2019 年 11 版 Brenner & Rector's The Kidney 则称为正常白蛋白尿糖尿病肾病(normoalbuminuric diabetic kidney disease, NADKD)，新近也有称非蛋白尿或非蛋白尿性糖尿病肾病。最近中华医学会肾脏病专业委员会制定的《糖尿病肾脏疾病临床诊疗中国指南》将此命名为"正常白蛋白尿糖尿病肾脏疾病(normoalbuminuric diabetic kidney disease, NADKD)"。

第一节 ｜ 流行病学特征和发病机制

一 流行病学特征

NADKD 的发病率报道不一，DCCT/EDIC(Epidemiology of Diabetes Interventions and Complications)研究发现，eGFR＜60 ml/(min·1.73 m²)的 1 型糖尿病患者中，22.47% 的患者表现为正常白蛋白尿。另外，在 2 型糖尿病中 NADKD 发病更为常见，已报道其患病率为 14.29%～63%，如美国第三次全国健康及营养状况调查(National Health And Nutrition Examination Survey Ⅲ, NHANE Ⅲ)显示，2 型糖尿病患者 NADKD 患病率为 14.29%(171/1 197)。英国 UKPDS 研究组通过 15 年随访(1977—1991 年)，发现 28% 的 2 型糖尿病患者表现为 NADKD。全球多中心 DEMAND (Developing Education on Microalbuminuria Awareness of Renal and Cardiovascular Risk in

Diabetes)研究显示,在 11 315 例肾功能损伤的 2 型糖尿病患者中有 20.5% 表现为正常白蛋白。肾功能不全和心血管事件(Renal Insufficiency And Cardiovascular Events,RIACE)的横断面分析发现,在慢性肾脏病(CKD)3~5 期的 2 型糖尿病患者中有 21.66% 的患者无白蛋白尿。另外,一项国外资料显示 NADKD 发病率高达 63%。对 2018—2021 年中南大学湘雅二医院糖尿病肾病患者的临床资料进行回顾性分析发现,NADKD 患者约占糖尿病肾病患者总人数的 10%(未发表资料),可见 NADKD 在临床中并不少见。患病率存在差异的原因与白蛋白尿的检测方法不同,以及 RAS 阻滞剂、降糖、降压和降血脂治疗所取得的进展可能有关。另外,临床试验表明新型降糖药物 SGLT2 抑制剂和 GLP-1 激动剂具有减轻蛋白尿的效应,随着这些药物在临床实践中的应用增加,可能导致 NADKD 在临床中实际患病率的改变。

■ 发病机制

研究表明,糖尿病肾病发病主要与肾脏血流动力学异常、代谢异常、氧化应激、免疫炎症激活以及遗传易感因素等有关,近年来,我们与其他学者研究发现,亚细胞器如线粒体质量控制失衡、内质网应激,线粒体和内质网自噬通路异常,以及线粒体相关内质网膜(MAM)等变化在上述过程中发挥重要作用。目前研究认为,NADKD 发病可能与遗传和表观遗传因素、小管间质损伤、急性肾损伤(AKI)、肾血管病变、免疫炎症和降尿蛋白治疗等有关。

1. 遗传学和表观遗传因素

NADKD 的患病率因种族而异。研究发现,糖尿病患者蛋白激酶 C-b 的基因多态性与 eGFR 下降有关;ATR1 基因 mRNA 水平增加与 A1166C 多态性的 C 等位基因相关;ATR1 基因的 A1166C 多态性与糖尿病肾病显著关联。我们最近研究发现 SLC12A3(rs11643718)及 ELMO1 基因(rs10951509,rs1345365)SNP 的等位基因以及基因型在糖尿病肾病及糖尿病人群中分布具有差异,rs11643718 的 GG 基因型在糖尿病肾病人群中分布较多,携带 rs11643718-GG 基因型的糖尿病患者可能对糖尿病肾病更易感。另有学者报道 AGTR1 A1166C 受体基因多态性与正常白蛋白尿糖尿病肾病也存在显著关联,提示 NADKD 发生可能与遗传易感性有关。随着 DNA 甲基化在糖尿病肾病患者中研究的深入,近年有证据表明,肾功能进行性丧失与糖尿病肾病患者异常 DNA 甲基化密切相关。研究发现,mTOR 通路基因异常 DNA 甲基化促进糖尿病肾病免疫细胞的炎症激活。一项对 500 名糖尿病肾病受试者 DNA 甲基化全基因组分析表明,DNA 甲基化与糖尿病患者血糖控制、蛋白尿和肾功能下降密切相关,提示 DNA 甲基化介导的基因修饰异常也可能参与 NADKD 的发生。

2. 肾小管间质损伤

小管间质病变主要包括肾小管基膜增厚、间质纤维化、肾小管萎缩和动脉硬化。研究发现,间质扩张与 1 型糖尿病患者肾功能下降独立相关;2 型糖尿病肾病患者小管损伤程度与肾脏存活率相关。有研究表明,与肾小球损伤相比,间质纤维化导致肾功能下降,并与蛋白尿无明显相关。肾损伤分子 1(kidney injury molecule-1,KIM-1)作为近端肾小管损伤的特异标志物,在 1 型糖尿病所致早期糖尿病肾病患者中的表达即明显升高。同时,尿液中 KIM-1 和中性粒细胞明胶酶相关脂质运载蛋白(NGAL)在白蛋白尿正常或轻度增加的 2 型糖尿病患者中也增加,提示在糖尿病肾病早期即存在肾小管损伤。这些研究提示肾小管和间质损伤可能与 NADKD 的发病密切相关。

3. 肾血管病变

研究表明,微血管病变常常为糖尿病肾病的重要病理学改变和机制,但微血管病变在 NADKD 患者中并不常见。文献报道,NADKD 患者视网膜病变发生率为 28%,明显低于微量白蛋白尿糖尿病肾病患者的 45%。提示 NADKD 发病机制可能与经典的糖尿病肾脏疾病可能有所不同。2 型糖尿病患者 eGFR 降低与颈动脉内膜中层厚度、颈动脉僵硬和肾内动脉阻力指数的增加有关。相较于 eGFR>60 ml/(min • 1.73 m²)的糖尿病肾病患者,eGFR<60 ml/(min • 1.73 m²)的患者肾动脉阻力指数常常较高,且与蛋白尿无关。对 36 例糖尿病患者进行叶间动脉阻力指数测量发现,肾内动脉硬化是 2 型糖尿病患者肾功能受损的主要原因,但对白蛋白排泄率无明显影响。这些研究提示,肾血管病变和肾内动脉硬化是 2 型糖尿病患者表现为 NADKD 的重要原因之一。

4. AKI 向 CKD 的转化

糖尿病是发生 AKI 的重要危险因素之一。一项 16 700 名患或不患 2 型糖尿病患者的回顾性队列研究发现,糖尿病患者 AKI 发生率约为非糖尿病患者的 5 倍。传统观点认为,AKI 后肾功能恢复的患者远期预后较好,但近年研究发现,AKI 发生后可引起和促进 CKD 的发生和发展。AKI 向 CKD 转化(AKI‐CKD)的病理生理学特点主要包括肾小管上皮细胞修复障碍、管周毛细血管稀疏、间质纤维化、持续炎症反应等;其发生分子机制可能与线粒体损伤、自噬、表观遗传、缺氧诱导因子和 Wnt/β‐catenin 或 p53 等信号通路激活有关。对 4 082 例糖尿病患者进行队列研究的结果表明,单次或反复发生 AKI 可显著增加 CKD 的发病风险,而与蛋白尿无关。另有研究发现,在发生 CKD 之前,糖尿病肾病患者 AKI 的发生率是非糖尿病的 CKD 患者的 2 倍以上。因此,缺血、感染、肾毒性或梗阻性等各种原因引起反复或不易察觉的 AKI‐CKD 转化,也可能是导致 NADKD 发生的一个重要因素。

5. 免疫炎症

近年,已证实,糖尿病肾病发病与糖脂代谢紊乱引发的免疫炎症密切相关,大量炎症因子激活与肾脏持续慢性炎症是糖尿病肾病发生和进展的一个重要发病机制。肾功能早期下降与尿液中 IL‐6、IL‐8、MCP‐1 等炎症因子增加有关;外周血 TNF‐α 可溶性受体水平升高与 NADKD 肾功能下降明显相关。另有研究发现,2 型糖尿病患者出现白蛋白尿之前,血清、尿液中促炎性白细胞介素包括 IL‐1α、IL‐8、IL‐18 增加,并与足细胞损伤和肾小管功能障碍相关;而且血清 IL‐6 与 MCP‐1 与无白蛋白尿患者的肾功能不全进展明显相关。这些研究提示免疫炎症在 NADKD 肾功能下降中起重要作用。

6. 降尿蛋白治疗

RAAS 阻滞剂已广泛用于糖尿病肾病患者蛋白尿和高血压的治疗。研究表明,多数 NADKD 患者曾接受过 RAAS 阻滞剂治疗。该类患者在停止使用 RAAS 阻滞剂后,部分患者出现微量白蛋白尿。提示 NADKD 可能与糖尿病患者使用 RAAS 阻滞剂治疗后蛋白尿获益减少,但 eGFR 未明显改善有关。除 RAAS 抑制剂外,新型降糖药物,如 SGLT2 抑制剂和 GLP‐1 激动剂可有效改善糖尿病肾病患者白蛋白尿。它们的广泛应用将更有助于观察降低蛋白尿是否与 NADKD 发生率的增加有关。

第二节 | 病理学和临床特征

一 病理学特征

糖尿病肾病的基本病理学包括光镜下早期肾小球体积肥大、系膜基质增多、系膜溶解、小球系膜基质增生,形成结节状硬化,即 K‐W 结节;微血管瘤样扩张;血浆蛋白和脂质沉积;出入小动脉玻璃样改变以及小管间质病变。荧光染色可见 IgG 及白蛋白沿肾小球基膜(GBM)和鲍曼囊壁及肾小管基膜线状沉积。电镜下可见系膜基质增多,基膜均质性增厚,上皮细胞足突早期节段融合,随病变进展,可见弥漫融合。但 NADKD 有其另外的病理学特点:①肾小球:Ekinci 等发现仅 37.5% NADKD 患者表现出典型的糖尿病肾病的肾小球变化,而间质和血管病变更常见。Cohen 糖尿病敏感大鼠(一种 NADKD 动物模型)病理学上除上述肾小球变化外,肾间质中Ⅳ型胶原蛋白表达也增加。对 11 例 NADKD 患者肾活检仅发现肾小球轻到中度的肾小球系膜基质增生,而小管损伤较严重。②小管与间质损伤:主要表现为小管基膜增厚、呈分层状改变,伴随以单核淋巴细胞为主的炎性细胞浸润,肾间质萎缩间质纤维化、肾小管萎缩和动脉硬化(图 6-2-1)。另外,糖尿病患者 AKI 发生率约为非糖尿病患者的 5 倍。AKI 发生后可引起和促进 CKD 的发生和发展。其病理生理学特点主要包括肾小管上皮细胞修复障碍、管周毛细血管稀疏、间质纤维化和持续炎症反应等。对 4 082 例糖尿病患者进行队列研究发现,单次或反复发生 AKI 可以显著增加 CKD 的发病风险,而与蛋白尿无关。提示缺血、感染、肾毒性或梗阻性等各种原因引起的 AKI,也可能是 NADKD 的病因,并出现相关的小管损伤病理学特征。③肾血管病变:如在发病机制部分所描述,NADKD 肾脏病理可表现小血管病变,包括肾内动脉阻力指数的增加有关及小动脉粥样硬化。

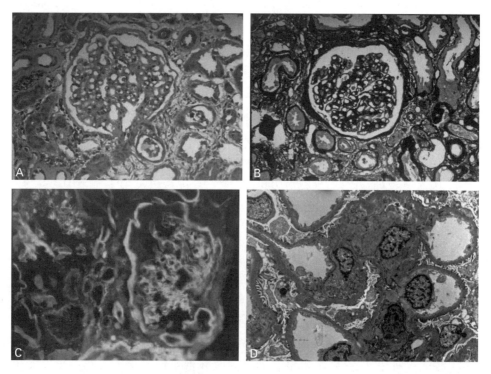

图 6-2-1　NADKD 患者肾活检病理学检查:慢性肾小管间质病变,结合电镜考虑糖尿病肾脏疾病

注　A. HE 染色×200;B. PASM×200;C. 免疫荧光×400;D. 电镜×400(中南大学肾脏病研究所/湘雅二医院未发表资料)。

临床特征

近年,多个研究分析了 NADKD 患者的临床特征。如 RIACE 研究发现,NADKD 在 2 型糖尿病女性中更为常见,且与合并心血管疾病有关。另一项回顾性研究发现,在 eGFR<30 ml/(min·1.73 m^2)的 2 型糖尿病患者中,女性和不吸烟的患者常表现为正常白蛋白尿。与经典糖尿病肾病患者相比,NADKD 患者往往年龄较大、血糖控制较好。国内一项队列研究将 2 型糖尿病患者按照 eGFR 水平,分为 eGFR≥90、60~89 和 30~59 ml/(min·1.73 m^2)组,结果发现,有蛋白尿的糖尿病肾病患者糖尿病视网膜病变

发生率分别为 42.5％、56.6％和 66.7％,而在无白蛋白尿糖尿病肾病患者中分别为 29.4％、33.0％和 50.0％,表明 NADKD 患者中视网膜病变较经典糖尿病肾病发生率低,这可能与 NADKD 发展不依赖于微血管病变有关。另外,NADKD 患者较经典糖尿病肾病患者具有更高的心血管疾病、血脂异常、代谢综合征的发生率等临床特点。尽管蛋白尿是糖尿病肾病患者心血管疾病的独立风险因素,但有研究发现 NADKD 患者既往心肌梗死,脑卒中,足溃疡、坏疽或截肢等的发生率更高。

NADKD 与经典糖尿病肾病的临床及病理学特征详见表 6-2-1。

表 6-2-1　糖尿病肾病及 NADKD 的临床和病理学特征

| 相关因素 | 经典糖尿病肾病（eGFR 下降） | 糖尿病肾病表型 | | | |
		UACR 升高	尿微量白蛋白	快速 eGFR 下降	NADKD
人口因素	老龄 APOL1 易感基因型	老龄 男性	未知	老龄	女性
生活方式因素	肥胖	肥胖 吸烟	未知	未知	吸烟
临床风险因素	高血压 HbA1c 蛋白尿 胰岛素使用	高血压 HbA1c 糖尿病病程 甘油三酯 HDL 胆固醇	未知	较高的 eGFR 高血压 蛋白尿	高血压 无糖尿病视网膜病变 RAAS 抑制剂的使用
病理学特征	系膜扩张与 GBM 增厚 伴有系膜溶解的结节性病变 IFTA 动脉粥样硬化 血管极病变	系膜扩张与 GBM 增厚 肾小球毛细血管内皮细胞裂隙窗孔减少;足细胞从 GBM 上脱离以及肾小球-肾小管连接异常	减少 GBM 增厚、系膜基质扩张和肾小球硬化 清除结节性病变	伴有系膜溶解的结节性病变 小动脉玻璃样变 IFTA	非典型肾小球改变 CBM 的宽度增加和系膜的扩张弥漫性和结节性病变;肾小管间质和血管病变
预后的生物标志物	TNFR1 或 TNFR2 TGF-β 和 BMP-7 抗 EPOR 抗体 血浆生物标志物(β₂-微球蛋白、胱抑素 C、NGAL、骨桥蛋白) 血清蛋白标志物(几丁质酶 3 样蛋白 1、生长激素 1、HGF、MMP-2、MMP-7、MMP-8、MMP-13、酪氨酸激酶、TNFR1) 血清生物标志物(FGF21、对称与不对称二甲基精氨酸比率、β₂-微球蛋白、C16 酰基鸟嘌呤、KIM-1) 尿蛋白质组学风险分类器(CKD273)	尿蛋白质组学风险分类器(CKD273)	未知	血浆生物标志物(载脂蛋白 A4、CD5 抗原样、补体 C1q 亚单位 B) 血清 CD27 和 KIM-1	IL-17A 和巨噬细胞炎性蛋白 1α

(续表)

相关因素	经典糖尿病肾病(eGFR 下降)	糖尿病肾病表型			
		UACR 升高	尿微量白蛋白	快速 eGFR 下降	NADKD
干预措施	中等强度体力活动 控制血压 脂质管理(他汀类、非诺贝特、LDL 单采) RAAS 抑制剂 SGLT2 抑制剂 GLP1 受体拮抗剂 MRA	钠摄入量限制 RAAS 抑制剂 强化血糖控制 非诺贝特 他汀类药物联合应用非诺贝特 SGLT2 抑制剂 GLP1 受体拮抗剂 DPP4 抑制剂 MRA	未知	未知	未知

引自 Oshima M, Shimizu M, Yamanouchi M, et al. Trajectories of kidney function in diabetes: a clinicopathological update [J]. Nat Rev Nephrol, 2021, 17(11): 740 - 750.

第三节 | 诊断、治疗和预后

■ 诊断

根据中华医学会肾脏病专业委员会 2021 年制定的《中国糖尿病肾脏病疾病临床诊治指南》，eGFR 和白蛋白尿水平作为 NADKD 的重要诊断要素，在诊断 NADKD 过程中，患者首先符合世界卫生组织或美国糖尿病协会糖尿病的临床诊断标准，同时排除其他原发性、继发性或系统性疾病，有下列情况可考虑 NADKD 诊断：①糖尿病患者 6 个月内 3 次肾功能检查，至少 2 次 eGFR＜60 ml/(min·1.73 m^2)，并排除 AKI 及其他原因引起的 eGFR 降低。②6 个月内至少 2 次以上尿检正常：UACR＜30 mg/g 或 UAER＜30 mg/24 h 或 UAER＜20 μg/min。③肾活检符合糖尿病肾病病理改变。

生物标志物对糖尿病肾病早期诊断、疗效监测及预后评估具有重要意义。糖尿病肾病新型生物标志物主要包括：炎症标志物(肿瘤坏死因子-α、肿瘤坏死因子受体 1/2、白细胞介素 6/18、成纤维细胞生长因子 21、血浆肾上腺髓质素前体中段肽，氨基末端 B 型钠尿肽原，单核细胞趋化蛋白-1、转化生长因子 β)；肾小管损伤相关标志物(脂肪酸结合蛋白、尿结合珠蛋白、血清尿调节蛋白)；尿液蛋白质组学发现的多种蛋白质和多肽组合如 CKD273；遗传基因分析提示 *COL6A3*、*MS4A6A*、*PLCE1*、*TNNC1*、*TNNI1/2* 和 *VSIG4* 可能参与糖尿病肾病进展。但值得注意的是，由于 NADKD 的病理学改变主要是肾小管及间质受累，故 NGAL 被认为是 NADKD 诊断的重要指标，具有高灵敏度和特异性。与非糖尿病相比，正常白蛋白尿的 2 型糖尿病患者尿液 NGAL 明显升高，并出现在微量白蛋白尿之前。另有研究表明，锌-α(2)-糖蛋白也可能是 NADKD 的重要尿液生物标志物。新近有研究发现，泌尿细胞外囊泡中 α$_1$-抗胰蛋白酶含量在 NADKD 的患者中显著上升，并随糖尿病肾病进展而渐增加，提示泌尿细胞外囊泡 α$_1$-抗胰蛋白酶可作为潜在 NADKD 生物标志物。此外，前述提及的 CKD273 也可用于预测 NADKD 的发生。其次，代谢组学分析在糖尿病并发症的筛查中具有独特的重要价值。对 NADKD 组和传统糖尿病肾病组之间的尿液代谢组学特征的比较发现，两组间具有不同水平的亚油酸、γ-亚麻酸、L-苹果酸、L-脯氨酸、L-赤型-4-羟基谷氨酸、-氨基甲酰腐胺和亚精胺水平,提示尿代谢组学的相关成分也可能作为 NADKD 的潜在生物标志物。

在蛋白尿正常的情况下,肾功能下降的预测将有助于 NADKD 的早期诊断和发现。对2533名2型糖尿病患者的回顾性观察研究结果表明,1年eGFR下降>7.5%是肾衰竭预后的重要预测指标。尿白蛋白与肌酐比值(UACR)新近被发现是2型糖尿病肾病发生和进展的可靠预测指标。炎症因子常常被认为是 NADKD 预测的重要标志物。如研究发现,较高的循环 TNF-α 可溶性受体与糖尿病肾病有关,在 NADKD 患者中是肾功能下降的独立预测因子;高敏感性C反应蛋白和视黄醇结合蛋白4(肾小管损伤的标志物)是2型糖尿病患者 eGFR 下降的独立预测因子。循环成纤维细胞生长因子21的表达水平可预测 eGFR≥60 ml/(min·1.73 m²)和 NADKD 的进展。另外,研究尚发现内源性抗衰老肽 N-乙酰-丝氨酰-天冬氨酰-赖氨酰-脯氨酸下降也是 NADKD 患者 eGFR 下降的另一个重要预测因子。

近年来,"omix"技术和系统生物学方法被用于监测和预测 CKD 的进展。一项研究结果表明,不管基线的肾功能如何,系统生物学方法鉴定的血浆蛋白组包括几丁质酶3样蛋白1、生长激素1、肝细胞生长因子、基质金属蛋白酶2、7、8和3、酪氨酸激酶和肿瘤坏死因子受体α,与临床变量相结合后,可有助预测2型糖尿病和 CKD 患者的肾功能丧失。对2672例 CKD 患者(包括2044名糖尿病受试者)尿蛋白谱的分析表明,在基线 GFR>70 ml/(min·1.73 m²)的患者中,尿液蛋白质组学分析较蛋白尿能更好地预测肾功能下降。这些方法在 NADKD 发生和进展的预测中也引发关注和后续的进一步验证。

治疗

目前 NADKD 尚无特殊有效的治疗方法,但作为糖尿病肾病的一个特殊类型,在 NADKD 治疗方面,我们认为仍然应该遵循糖尿病肾病治疗原则,改善生活方式,即降糖、降压和降脂。因为控制血糖、血压、血脂等可有助降低糖尿病肾病患者尿蛋白、保护肾功能,延缓糖尿病肾病进展至 ESRD。当然这些措施虽然对糖尿病肾病治疗是公认有效的方法,但是否对 NADKD 患者有效,仍有待进一步观察。如有学者提出 RAAS 抑制剂通过降低蛋白尿,可能对 NADKD 进展起到保护作用,但仍需要临床与实验验证。近年,多个新型药物被证实可减少糖尿病肾病患者蛋白尿、延缓肾功能进展、减少心血管事件,整体改善糖尿病肾病患者远期预后。如多个研究表明,SGLT2 抑制剂对大量白蛋白尿2型糖尿病肾病患者,可降低尿白蛋白、改善 eGFR 持续下降≥50%、ESRD、肾病致死或心血管死亡的主要终点事件。LEADER(liraglutide)和 SUSTAIN-6(semaglutide)研究分别评估了 GLP-1 受体激动剂利拉鲁肽和司美格鲁肽对2型糖尿病肾病患者肾脏结局的影响,发现其与安慰剂相比,可显著降低肾脏复合终点的发生风险,特别是进展为大量白蛋白尿的风险。另有研究发现,新型盐皮质激素受体拮抗剂非奈利酮可显著降低糖尿病肾病患者尿蛋白水平和主要肾脏事件(首次发生肾衰竭、eGFR 在至少4周内自基线持续降低≥40%或肾病死亡);内皮素-1受体拮抗剂阿伏生坦对2型糖尿病肾病患者,可降低尿蛋白排泄。但这些新型药物对 NADKD 治疗效果尚需进一步临床研究证实。另外,NADKD 患者存在不同的 eGFR 变化模式,其中部分可表现为 eGFR 水平快速下降,后者可能与较少使用降脂、肾素-血管紧张素系统阻滞剂和积极控制高血压等有关。其次,我们认为对于 NADKD 患者,应更多注重患者的肾脏进展和心血管的保护。根据 NADKD 临床特征,加强对小管及间质损伤的保护、控制炎症细胞因子的释放与分泌、减少吸烟对 NADKD 防治可能有所帮助。总之,NADKD 治疗尚缺乏有效手段,应该在今后的临床工作中引起重视。

预后

多数研究认为较经典糖尿病肾病,NADKD 的临床预后可能更好。芬兰糖尿病肾病(FinnDiane)

研究发现,1型糖尿病患者中NADKD不显著增加ESRD的风险;13年随访表明,ESRD发生率在基线UACR和eGFR正常、NADKD、单纯蛋白尿以及UACR升高和eGFR降低同时发生的患者中分别为0.3%、1.3%、13.9%和63%。新近CRIC(Chronic Renal Insufficiency Cohort)研究发现,与蛋白尿糖尿病肾病患者相比,NADKD患者ESRD、CKD进展或eGFR快速下降的风险更低。基线时UACR正常/轻度升高的515名糖尿病患者中,仅26人(5%)在中位随访6.3年进展至ESRD,且仅5%发生ESRD,而基线蛋白尿为中度和重度患者中,分别有21.7%和56.1%进展为ESRD。另一项回顾性研究,采用倾向评分匹配方法比较无或有蛋白尿的糖尿病肾病队列,结果表明,与蛋白尿糖尿病肾病患者(UACR≥300 mg/g)相比,82名非蛋白尿糖尿病肾病患者收缩压较低、病理学病变较轻、5年CKD无进展发生率(86.6% vs 30.3%)以及全因死亡率更低(98.3% vs 82.6%)。一项日本研究也表明,与其他糖尿病肾病表型相比,NADKD病死率、心血管疾病事件或肾功能下降风险较低,大血管并发症可能是预后的主要决定因素。另外,控制糖尿病心血管风险行动ACCORD(Action to Control Cardiovascular Risk in Diabetes)研究纳入了10 185名2型糖尿病患者,结果也提示NADKD的eGFR下降速度相对较慢。这些研究提示NADKD相比经典糖尿病肾病,其eGFR下降和肾脏预后相对较好。

(孙林,肖力)

参考文献

1. Araki S, Haneda M, Sugimoto T, et al. Polymorphisms of the protein kinase C-beta gene (PRKCB1) accelerate kidney disease in type 2 diabetes without overt proteinuria [J]. Diabetes Care, 2006,29(4):864 - 868.

2. Chen C, Wang C, Hu C, et al. Normoalbuminuric diabetic kidney disease [J]. Front Med, 2017,11(3):310 - 318.

3. Chen G, Chen H, Ren S, et al. Aberrant DNA methylation of mTOR pathway genes promotes inflammatory activation of immune cells in diabetic kidney disease [J]. Kidney int, 2019,96(2):409 - 420.

4. Dwyer J, Lewis J. Nonproteinuric diabetic nephropathy: when diabetics don't read the textbook [J]. Med Clin North Am, 2013,97(1):53 - 58.

5. Dwyer JP, Parving HH, Hunsicker LG, et al. Renal dysfunction in the presence of normoalbuminuria in type 2 diabetes: results from the DEMAND study [J]. Cardiorenal Med, 2012,2(1):1 - 10.

6. Ekinci EI, Jerums G, Skene A, et al. Renal structure in normoalbuminuric and albuminuric patients with type 2 diabetes and impaired renal function [J]. Diabetes Care, 2013,36(11):3620 - 6.

7. Feng Q, Li Y, Yang Y, et al. Urine metabolomics analysis in patients with normoalbuminuric diabetic kidney disease [J]. Front Physiol, 2020(11):578799.

8. Klisic A, Kavaric N, Ninic A. Retinol-binding protein 4 versus albuminuria as predictors of estimated glomerular filtration rate decline in patients with type 2 diabetes [J]. J Res Med Sci, 2018(23):44.

9. Macisaac R, Jerums G. Diabetic kidney disease with and without albuminuria. Curr Opin Nephrol Hypertens, 2011,20(3):246 - 257.

10. Ning J, Xiang Z, Xiong C, et al. Alpha1-antitrypsin in urinary extracellular vesicles: a potential biomarker of diabetic kidney disease prior to microalbuminuria [J]. Diabetes Metab Syndr Obes, 2020(13):2037 - 2048.

11. Nojima J, Meguro S, Ohkawa N, et al. One-year eGFR decline rate is a good predictor of prognosis of renal failure in patients with type 2 diabetes [J]. Proc Jpn Acad Ser B Phys Biol Sci, 2017,93(9):746 - 754.

12. Nowak N, Skupien J, Niewczas MA, et al. Increased plasma kidney injury molecule-1 suggests early progressive renal decline in non-proteinuric patients with type 1 diabetes [J]. Kidney Int, 2016,89(2):459 - 467.

13. Oshima M, Shimizu M, Yamanouchi M, et al. Trajectories of kidney function in diabetes: a clinicopathological update[J]. Nat Rev Nephrol. 2021,17(11):740 - 750.

14. Remuzzi G, Schieppati A, Ruggenenti P. Clinical practice. Nephropathy in patients with type 2 diabetes [J]. N Engl J Med, 2002,346(15):1145 - 1151.

15. Shimizu M, Furuichi K, Yokoyama H, et al. Kidney lesions in diabetic patients with normoalbuminuric renal insufficiency [J]. Clin Exp Nephrol, 2014,18(2):305 - 312.

16. Sun L, Kanwar YS. Relevance of TNF-alpha in the context of other inflammatory cytokines in the progression of diabetic nephropathy [J]. Kidney Int, 2015,88(4):662 - 665.

17. Viswanathan V, Krishnamoorthy E, Kumpatla S, et al. Clinical and biochemical characteristics and the association of angiotensin type 1 receptor with normoalbuminuric chronic kidney disease among South Indian type 2 diabetes population [J]. Int J Diabetes Dev Ctries, 2019(39):254 - 261.

18. Xiao L, Wang M, Yang S, et al. A glimpse of the pathogenetic mechanisms of Wnt/beta-catenin signaling in diabetic nephropathy [J]. Biomed Res Int, 2013(2013):987064.

19. Yang J, Xiong X, Xiao Y, et al. The single nucleotide polymorphism rs11643718 in SLC12A3 is associated with the development of diabetic kidney disease in Chinese people with type 2 diabetes [J]. Diabet Med, 2020,37(11): 1879 - 1889.

20. Zhang S, Wang H, Liu Y, et al. Tacrolimus ameliorates tubulointerstitial inflammation in diabetic nephropathy *via* inhibiting the NFATc1/TRPC6 pathway [J]. J Cell Mol Med, 2020,24(17):9810 - 9824.

21. Zhu X, Xiong X, Yuan S, et al. Validation of the interstitial fibrosis and tubular atrophy on the new pathological classification in patients with diabetic nephropathy: a single-center study in China [J]. J Diabetes Complications, 2016;30(3):537 - 41.

22. Zurbig P, Mischak H, Menne J, et al. CKD273 enables efficient prediction of diabetic nephropathy in nonalbuminuric patients [J]. Diabetes Care, 2019,42(1):e4 - e5.

23. 孙林,陈超. 加强对正常蛋白尿糖尿病肾脏疾病的认识[J]. 中华肾病研究电子杂志,2016,5(4):145 - 51.

24. 孙林,赵浩. 糖尿病肾病现状与挑战[J]. 中华肾病研究电子杂志. 2019,8(2):49 - 54.

25. 中华医学会肾脏病学分会. 糖尿病肾脏疾病临床诊疗中国指南[J]. 中华肾脏病杂志,2021,37(3):255 - 304.

26. 中华医学会糖尿病学分会微血管并发症学组. 中国糖尿病肾脏疾病防治临床指南[J]. 中华糖尿病杂志,2019,11(1):15 - 28.

第七章　糖尿病肾病的肾小管间质病变

糖尿病患者中慢性肾脏病(CKD)的患病率为20%～40%,且随着患者年龄和糖尿病病程的增加而增加。肾小球、肾小管间质和血管性疾病可加剧糖尿病肾病的发生和进展。经典糖尿病肾病模型认为早期以肾小球高灌注、高压力、高滤过为主,逐步进展为大量蛋白尿和ESRD。目前,糖尿病肾病肾功能的主要估测指标是估算的肾小球滤过率(eGFR)[推荐使用基于肌酐和胱抑素C的慢性肾脏病流行病学协作公式(CKD-EPI公式)]和白蛋白尿[尿微量白蛋白/肌酐比值(UACR)],但两者均为肾小球损伤的标志,在识别早期慢性肾损伤和预测糖尿病肾病进展方面都存在一定局限。近年来,在针对1型和2型糖尿病患者的多项研究中,发现了许多例外情况,包括部分2型糖尿病和CKD患者蛋白尿阴性或仅有微量蛋白尿,GFR下降可能早于蛋白尿。此外,非蛋白尿途径导致的糖尿病肾病进展也逐步被认识。尽管肾小球被认为是糖尿病的主要损伤部位,但肾小管间质在糖尿病肾病的各个阶段都发挥着关键作用。

第一节 | 病变早期近端肾小管与肾小球的相互作用

肾小球机械和电荷屏障受损表现为白蛋白尿,与肾小球高滤过同样,是糖尿病患者GFR超生理性增加的病理生理学特征。这也是早期糖尿病肾病的主要结构和功能变化。虽然目前尚难以明确糖尿病患者出现高滤过的具体原因,但是糖尿病肾病中肾小管与这些经典的早期生物标志物关系密切。

既往普遍认为,糖尿病肾病早期肾小球高滤过和/或肾小球屏障受损导致了微量白蛋白尿;然而,在1980年代后期,学者通过对糖尿病病程相对较短的早发型1型糖尿病患者的临床观察,发现除了肾小球滤过受损,肾小管的早期受累也会导致微量白蛋白尿,并发现尿白蛋白排泄与肾小管功能障碍标志物之间呈强相关。此后,大量研究构建了多种动物模型,试图阐明这一发现的潜在机制。日本学者2001年构建链脲佐菌素(STZ)诱导糖尿病大鼠模型,通过肾脏显微穿刺和异硫氰酸荧光素(fluorescein isothiocyanate,FITC)标记白蛋白,以及免疫电镜检测,发现与对照组相比,糖尿病大鼠近端小管对白蛋白的重吸收减弱,部分由于肾小管细胞膜表面巨蛋白(megalin)表达减少从而降低对白蛋白的内吞作用。更重要的是,在这项研究中,糖尿病大鼠GFR没有明显增加。随后,其他学者发现,胰岛素依赖型糖尿病大鼠与对照相比,尽管存在白蛋白尿,但肾小球筛分系数(glomerular sieving coefficient,GSC)无显著差异。尿白蛋白排泄增加归因于近端小管对白蛋白重吸收的变化,突出了近端小管在产生白蛋白尿中的重要作用。

有学者认为在肾脏疾病蛋白尿的产生,主要是由于近端小管的重吸收功能缺陷,而非肾小球的滤过屏障损伤。根据这种"恢复假说",正常的肾小球滤过高水平的白蛋白,肾病范围蛋白尿只有在肾小管停止重吸收的情况下发生,这意味着白蛋白尿主要源于肾小管的损伤。2007 年,Russo 等进行的一项研究,为肾小球后重吸收对尿白蛋白排泄的贡献提供了新的见解。他们的检测结果显示非蛋白尿大鼠的肾白蛋白 GSC 比以前测量的高约 50 倍(0.034),大量过滤的白蛋白被近端小管细胞吞快速重吸收;并且,在嘌呤霉素氨基核苷(puromycin aminonucleoside, PAN)诱导的肾病大鼠模型中,观察到近端小管对白蛋白的摄取率降低。虽然该研究不能排除 PAN 肾病大鼠白蛋白 GSC 的变化,但先前的研究表明,与白蛋白相同大小的分子在 PAN 肾病大鼠的肾小球通透性没有改变。但是,他们对大鼠 GSC 的估计值远高于在大鼠中报告的其他测量值。但一项临床研究显示,正常个体的估计值要低得多(8×10^{-5})。也有学者提出,在具有如此高 GSC 的大鼠,完全重吸收过滤的白蛋白是无法实现的。

尽管如此,肾小管摄取受损和肾小球渗漏增加并不矛盾,两者可能共同导致早期糖尿病肾病中的微量白蛋白尿。如果功能正常的近端肾小管可以从肾小球滤过液中去除多余的白蛋白,那么早期肾小球疾病以及伴白蛋白渗漏增加的糖尿病中,机械屏障和电荷屏障受损也可能不会引起微量白蛋白尿。近端小管可能确实储备有一定的重吸收功能,尽管在人类其具体储备能力尚不清楚,这一观点已在大鼠模型研究的结果中得到支持。研究发现,近端小管通过减少白蛋白重吸收以应对急性外源性白蛋白过负荷;而在诱导的肾小球渗漏性白蛋白暴露增加后,近端小管增加了白蛋白的摄取比例。研究者证实近端小管调节白蛋白排泄率,具有重吸收肾小球滤过白蛋白的巨大潜力储备。临床研究表明,糖尿病患者肾小球渗漏增加与微量白蛋白尿之间存在关联;而针对 2 型糖尿病患者的一项研究中,发现近端小管功能障碍与足细胞生物标志物之间存在关联,这与蛋白尿水平和肾功能无关。

有研究重新回顾了滤过白蛋白在近端小管的重吸收和代谢步骤,以明确哪些阶段发生异常,指出肾单位对所通过蛋白的处理具有复杂性。糖尿病中由于肾小管损伤导致蛋白尿的证据归纳见表 7-1-1。

表 7-1-1　糖尿病中由于肾小管损伤导致小管性蛋白尿和白蛋白尿的研究

作者,时间	主要发现	可能机制	病理生理学过程	研究模型
Tojo, 2011	糖尿病早期白蛋白尿的部分原因是肾小管对白蛋白内吞作用减弱	近端小管中 Megalin 表达减少和脂质过氧化增加	吸收过程	STZ 诱导 SD 大鼠糖尿病
Thrailkill, 2009	微量白蛋白尿组尿液 megalin 和 cubilin 水平显著高于其他组;megalin 和/或 cubilin 配体升高或仅在微量白蛋白尿组尿液中检测到	糖尿病肾实质和/或肾小管腔的基质金属蛋白酶活性增强可能导致 megalin/cubilin 复合物从近端小管细胞表面脱落	吸收过程	非糖尿病、1 型糖尿病正常白蛋白尿和 1 型糖尿病微量白蛋白尿受试者
Russo, 2009	糖尿病组与对照组近端小管中内吞的白蛋白分布不同;糖尿病组的白蛋白摄取显著降低;肽尿(包括滤过和细胞来源的其他蛋白)的变化早于白蛋白尿的变化	白蛋白尿的处理显著改变;肽尿可能是糖尿病肾病早期更敏感的标志物	白蛋白的摄取过程和近端小管的处理	Munich Wistar 大鼠 1 型糖尿病模型

作者,时间	主要发现	可能机制	病理生理学过程	研究模型
Tojo,2012	白蛋白通过受体介导的内吞作用重吸收到内体中,必须发生配体-受体解离以将白蛋白结合受体再循环回胞膜;H^+-ATPase、氯通道CLC-5、钠水交换体NHE-3引起的囊泡酸化对于pH依赖性解离具有重要功能	糖尿病患者肾组织血管紧张素Ⅱ水平升高;肾血管紧张素Ⅱ抑制H^+-ATPase减少内体的酸化,导致白蛋白重吸收减少	内吞过程和血管紧张素Ⅱ的作用	不适用(综述)
Liu,2015	糖尿病肾病进展过程中自噬体在近端小管上皮细胞中积累;自噬抑制归因于暴露于AGE后溶酶体活性受损	溶酶体膜透化和溶酶体功能障碍由AGE引发;组织蛋白酶泄漏-从溶酶体释放的细胞质活性组织蛋白酶可能引发近端小管上皮细胞凋亡;溶酶体相关膜蛋白1(LAMP1)表达异常;发生溶酶体膜透化,引起氧化应激易感性	溶酶体介导的降解减少	体内和体外模型(糖尿病患者和活检证实的DN)
Long,2016	近端小管无法处理胞内白蛋白,从而导致蛋白堆积;这与白蛋白摄取受损有关	近端小管上皮细胞吸收白蛋白的能力高于其处理能力;当超过处理能力时,近端小管上皮细胞无法抑制过度摄取,白蛋白继续堆积	处理能力	OVE26糖尿病小鼠(重度早发性1型糖尿病转基因模型)

　　动物模型研究发现,megalin-cubulin介导的内吞是肾近端小管蛋白重吸收的主要机制,而肾单位其他部分对蛋白质重吸收的作用很小。其他途径的作用和临床意义仍有待研究,特别是当肾小球超微结构损伤和近端小管蛋白摄取受损时。

　　不论肾小球或近端小管对糖尿病肾病尿白蛋白排泄的单一贡献如何,有学者提出肾小球的蛋白质渗漏增加具有肾小管毒性,这可能是蛋白尿性肾脏疾病中肾小球损伤和肾小管间质损伤的致病机制联系。肾小球通透性受损,滤过蛋白超过肾小管重吸收负荷,导致小管细胞溶酶体内蛋白异常堆积,理论上可能上调许多NF-κB依赖或非依赖炎症因子(趋化因子、细胞因子和内皮素),可能进一步引发间质炎症反应。因此,近端小管具有促纤维化和促炎作用,导致细胞外基质的合成和沉积,最终肾脏纤维化。Nielsen等的研究表明,在局灶性节段性肾小球硬化症(FSGS)小鼠模型中,存在拮抗近端小管蛋白质超负荷的抵消机制。蛋白超负荷早期,近端小管上皮细胞产生炎症介质;然而,溶酶体系统通过增加对溶酶体蛋白水解因子的合成,表现出对蛋白质负荷良好的适应性。是否还有其他损伤传感器刺激近端小管的炎症和纤维化以响应蛋白超负荷?尽管许多蛋白尿性肾病研究已经证实了蛋白尿作为肾脏疾病标志物和始动因素的重要性,但有研究发现肾小管损伤仅取决于足细胞损伤的程度,而不取决于蛋白尿本身。

　　尽管肾小球高滤过尚无明确定义或阈值,但作为其临床标志性指标GFR的增加发生在糖尿病肾病的病程早期,并被认为是肾损伤开始和进展的重要因素。其机制被认为是由于控制肾小球入球和出球小动脉张力的血管活性介质失衡导致的肾小球高压力和高灌注。显然,肾小球高静水压导致高滤过压,通过肾小球屏障的蛋白量增加。因此,单位时间输送到近端小管以进行重吸收的蛋白量随着超滤而增加。

肾小球高滤过的发病机制十分复杂。其中"肾小管理论"提出几种肾小管变化抑制管球反馈,这种负反馈机制通常由转运至远曲小管致密斑的钠和氯来控制。糖尿病患者血糖升高,葡萄糖滤过增加,刺激近端小管的葡萄糖重吸收,后者与钠离子转运耦合,因此降低了通过致密斑的钠浓度,从而减弱管球反馈。这导致入球小动脉血管舒张、肾血流量增加和高滤过。一项探索肾小球高滤过对肾小管功能障碍影响的研究发现,肾小球高滤过患者尿液中的两种肾小管损伤标志物——中性粒细胞明胶酶相关脂质运载蛋白(NGAL)和肾损伤分子1(KIM-1)在尿液的排泄增加,且与 GFR 水平呈正相关。这些研究表明,肾小球高滤过与糖尿病患者的肾小管功能改变有关。

研究表明,抑制远端小管对葡萄糖的重吸收导致输送到致密斑的钠浓度增加,刺激管球反馈并减少肾小球高滤过,而不伴有血糖浓度改变。糖尿病肾小球高滤过的肾小管假说表明,除了通过葡萄糖重吸收控制血糖外,近端小管在调节肾小球高滤过方面也有重要作用。除了糖尿病滤过葡萄糖超负荷外,肾小管肥大和钠-葡萄糖协同转运蛋白2(sodium-glucose cotransporter 2,SGLT2)和钠/氢交换体3(sodium/hydrogen exchange 3,NHE3)的上调也可能有助于增加超滤。此外,近端小管重吸收增强可能降低肾小管内压力,从而增加肾小球滤过静水压。

总之,糖尿病肾病导致的肾小球滤过屏障受损和肾小球高滤过,增加了原尿中的白蛋白;肾小管受损,对白蛋白的内吞作用减弱,重吸收减少;两者共同作用下,转运至近端小管的白蛋白超过其重吸收能力,导致微量白蛋白尿的发生。同时,高血糖引起的葡萄糖在近端小管过负荷和 SGLT2 的表达上调,加强近端小管的钠-葡萄糖重吸收,通过抑制管球反馈和降低鲍曼囊的静水压,加重肾小球高滤过;血管调节因子失衡也参与肾小球滤过压的增高。尽管了解肾单位不同结构损伤之间的关系并明确原发部位是一项重大挑战,但已有证据表明,糖尿病肾病早期存在肾小管受累及其在微量白蛋白尿和高滤过的发病机制中的作用。

第二节　肾小管的致病作用

有研究结果表明,近端小管在引起肾单位损伤和功能障碍方面起重要作用,有术语"糖尿病肾小管病"定义。由于近端小管上皮细胞在肾单位内的位置和主要重吸收作用,其暴露于源自肾小球滤液、管周毛细血管血液供应和间质中的危险因素。因此,它们可能会受到各种潜在的损伤性物质的伤害。这些物质可以引发促炎和促纤维化反应,导致组织损伤。有学者指出,糖尿病肾小管细胞损伤中涉及的非肾小球机制,强调了肾小管间质损伤不能仅用肾小球损伤来解释。

与葡萄糖代谢直接相关并与糖尿病肾病中肾小管的促炎和促纤维化表型有关的因素,包括高葡萄糖浓度和 AGE 的形成。其涉及主要机制的总结见表7-2-1。为什么近端小管是上皮细胞易受葡萄糖损伤?近端小管上皮细胞顶部暴露于来自超负荷的葡萄糖滤过液,基底外侧暴露于间质组织升高的葡萄糖浓度。当暴露于高葡萄糖浓度时,近端小管上皮细胞不能减少葡萄糖转运以防止细胞内葡萄糖的过度变化。

然而,不仅限于血糖,其他刺激也可能会影响近端小管。例如,局部血管活性激素系统激活导致血流动力学变化。肾小管的内皮素和局部血管紧张素 Ⅱ 过表达,血管内皮生长因子(VEGF)激活,和一氧化氮(NO)减少可能引起入球和出球小动脉以及小叶间动脉的收缩。血管性和代谢性作用可能

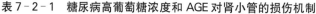

表 7 - 2 - 1　糖尿病高葡萄糖浓度和 AGE 对肾小管的损伤机制

刺激	损伤途径	对近端小管的影响
高糖	促纤维化细胞因子 TGF - β 的表达增加	产生对间质细胞具有自分泌和旁分泌作用的 Ⅰ 型和 Ⅳ 型胶原蛋白
	加速多元醇途径代谢和山梨糖醇的积累	刺激细胞外基质表达
	葡萄糖摄取增加诱导血管紧张素 Ⅱ、TGF - β 和细胞周期蛋白依赖性激酶抑制剂	细胞周期停滞、小管肥大、向衰老表型转化
	促进血管紧张素原和 AT1 表达	TGF - β₁ 表达上调、近端小管上皮细胞肥大、氧化应激
	部分通过 MAPK、PKC、TLR 信号产生 VEGF、TGF - β、IL - 6、CCL - 2	新生血管形成、促纤维化和促炎近端小管上皮细胞发生转分化
	MIP - 3α 的上调	细胞内氧化应激
	KLF6 过表达和激活 p38 信号和激活蛋白-1	促进上皮间质转分化
	细胞内(线粒体)ROS 的产生	减少 NO 和管周血管的收缩、促炎基因上调、氧化应激
	SGK - 1 过表达	增加近端肾小管细胞生长、细胞周期进展并抑制细胞凋亡
	抑制缺氧诱导的 HIF 激活和 VEGF 表达	减少对缺氧组织的保护
AGE	细胞内第二信使促有丝分裂活化蛋白激酶的激活	TGF - β₁ 表达增加
	细胞溶质磷脂酶 A2 α 活性和细胞磷酸肌醇 4,5 二磷酸生成增加	细胞内 ROS 产生和氧化应激
	促进循环,促进分解代谢	白细胞浸润
	增加近端小管的 AGE 结合→通过 NF - κB、MAPK 和 STAT - 1 依赖性途径和小管基膜糖基化刺激 IL - 8 和 ICAM - 1 表达	
	肾小管 CTGF、TGF - β、VEGF 表达上调	新生血管形成、促纤维化和促炎
	刺激 IL - 6 和 CCL - 2 的表达	PTEC 转移
	NF - κB 的激活	

共同导致近端小管上皮细胞的缺血性损伤,其机制包括由于葡萄糖、AGE 和蛋白质的重吸收增加,导致肾小管能量需求增加;球后血管收缩和随着肾小管间质扩张导致的毛细血管丢失,导致管周血流量减少。此外,血压升高通常与血糖控制受损有关,可能在管周毛细血管网中引起机械应力,血压升高和机械剪切应力。上述血管因素的所有变化都会降低糖尿病患者的肾小球后血流量,并进一步减少输送到肾小管的氧,导致肾小管缺氧。

除了血流动力学变化外,其他途径也可能参与糖尿病肾病肾小管损伤的发病机制,包括嘌呤能信号转导。已经证明该途径是炎症级联反应的一部分,导致包括糖尿病肾病在内的各种炎症性肾病中的肾小球、肾小管和血管细胞损伤。高血糖和其他调节因素的慢性刺激上调局部趋化因子、黏附分子和炎性细胞因子产生。在患有肾病的 2 型糖尿病患者中,肾小管 P2X4R 嘌呤受体表达上调,并且与 NLRP3 炎症小体的激活和肾间质炎症关系密切。

近期的研究表明,内源性大麻素系统在正常近端小管细胞功能中的重要性。Jenkin 等构建糖尿病模型,通过增加循环内源性大麻素调节近端小管上皮细胞大麻素受体的表达,这些受体可能参与炎症和细胞肥大的激活以及肾小管细胞功能障碍。在糖尿病肾病中,嘌呤能和内源性大麻素系统作为治疗干预的潜在靶标值得进一步研究。最后,在糖尿病病程中,许多促炎因子经损伤的肾小球异常过滤,可能会破坏近端小管上皮细胞功能,包括 IL-6、IL-8、IL-1β、ROS、MCP-1 以及调节激活正常 T 细胞表达和分泌细胞因子(RANTES)。

鉴于对其发病机制的不确定性和推测,糖尿病肾小管病变在糖尿病肾病中真实存在吗?它对治疗有何影响呢?已经证明,在多种原发性肾小球疾病中,肾小管间质损伤的程度与远期肾功能密切相关。此外,肾功能不全的程度通常与肾小球形态变化的相关性较差,而与慢性肾小管间质损伤相关。一项对早期糖尿病肾病组织学变化的综述描述了肾小管细胞肥大、肾小管基膜增厚和间质炎症伴单核细胞浸润。这些早期肾小管异常的进展可导致肾间质纤维化和肾小管萎缩(IFTA)。

有研究报道,在 1 型糖尿病中肾小管基膜厚度与肾小球基膜(GBM)厚度和系膜扩张密切相关,这是糖尿病肾病肾小球中两个最重要和特征性的发现。该研究同时指出,与其他肾脏结构测量相比,肾小管基膜和 GBM 厚度与糖化血红蛋白的关系更为密切。在糖尿病肾病病程早期(1.5~2.5 年),即可检测到第一个可测量的变化,即肾小管基膜增厚。因此,肾小管基膜的平行变化也可能发生得很早,是原发性异常,并非继发于肾小球血流动力学变化。

在 STZ 诱导的糖尿病大鼠模型早期近端肾小管即发生变化:早期增生期,随后转变为肥大或细胞衰老。在 2 型糖尿病肾病患者的肾小管细胞中也发现了加速衰老表型。近端小管上皮细胞显示出脂褐素色素和空泡化增加,这可能是由于小管的溶酶体高负荷和细胞对压力刺激(如高血糖、糖原积累和核周脂质空泡化)的适应性反应。

在 1 型糖尿病和 2 型糖尿病患者的糖尿病肾病后期,已经观察到肾小球小管连接的异常,肾小球没有连接的小管结构,称为"无管小球(atubular glomerulus,AG)",它是无功能的或萎缩的小管。有研究表明糖尿病患者萎缩性肾小管体积分数、无管小球的百分比和具有顶端病变的肾小球的百分比解释了糖尿病患者 94% 的 GFR 改变,突显了 AG 和肾小球小管连接异常在糖尿病肾病发展和进展中的重要性。

第三节 | 肾小管生物标志物的临床应用

在糖尿病患者中,糖尿病肾病的发病率和患病率显著增加,微量白蛋白尿在临床应用中的局限性逐渐突显。对用于糖尿病肾病临床诊断和管理的新型生物标志物的需求更加急迫,以提供及时的诊断和更准确的预后。

微量白蛋白尿在筛查糖尿病患者是否合并 CKD 方面仍然具有重要价值。其优点包括:微量白蛋白尿是全身内皮功能障碍的器官特异性标志物,对心血管和肾脏终点事件具有重要的预后意义;并且测量方法已被广泛应用;它还反映肾小球损伤以及肾小管功能障碍。然而,它的发展难以预测,因为微量白蛋白尿可恢复到正常值,或进展为大量白蛋白尿,或多年保持稳定。此外,有证据表明正常白蛋白尿时糖尿病肾病仍可进展,尽管目前微量白蛋白尿是糖尿病肾脏受累的一线筛查,但肾小球可能会在其发生之前出现结构变化。

为克服微量白蛋白尿的局限性,研究人员正不断寻找新的糖尿病肾病生物标志物,希望其在疾病的病理生理学过程的早期即可检测到,具有高灵敏度和特异度,并提供高诊断和预后价值。目前已发现几种新型尿液生物标志物提示糖尿病肾病早期肾损伤,具有临床应用前景。糖尿病肾病中的尿液生物标志物可以提示肾单位受损部位、肾单位功能或潜在的病理生理学过程受损。表 7-3-1 中总结了糖尿病肾病中的尿液生物标志物,其中概述了可能有助于早期检测糖尿病肾病的主要肾小管生物标志物。

表 7-3-1　糖尿病肾病患者尿液中的肾小管生物标志物

标志物分类	损伤部位或因素	标志物名称
结构受损标志物	肾小球内皮细胞和足细胞损伤	α-actinin-4、glycosaminoglycans、lipocalin-type prostaglandin-D synthase、nephrin、podocalyxin、podocin、synaptopodin、vascular endothelial growth factor A、Wilms' tumor-1
	肾小球、肾小管基膜和细胞外基质蛋白改变	fibronectin、laminin、matrix metalloproteinase-9、trasforming growth factor-β-induced protein h3、type Ⅰ collagen fragments、type Ⅳ collagen
	肾小管上皮细胞损伤	alkaline phosphatase、γ-glutamyltransferase、cubilin、megalin、glycoprotein non-metastatic melanoma protein B、kidney injury molecule-1、liver-type fatty acid binding protein、neutrophil gelatinase-associated lipocalin、N-acetyl-β-D glucosaminidas
功能受损标志物	肾小球屏障功能损伤	albumin、angiotensinogen、ceruloplasmin、immunoglobulin G、transferrin
	肾小管重吸收功能损伤	α1-microglobulin、β2-microglobulin、albumin、cystatin C、retinol binding protein 4
病理生理学过程标志物	氧化应激	advanced glycation end products、heart fatty acid binding protein、pentosidine、8-hydroxy-2′-deoxyguanosine、8-oxo-7，8-dihydro-2′-deoxyguanosine
	炎症	interleukin 6、monocyte chemoattractant protein-1、nitric oxide、orosomucoid、tumor necrosis factor-α
	肾内 RAS	urine/plasma renin ratio
	生长因子	connective tissue growth factor、trasforming growth factor β1

　　适合临床评估糖尿病肾病近端小管功能障碍的指标包括功能和结构受损的标志物。一种方法是通过评估滤过蛋白的重吸收障碍来评估近端小管功能障碍。滤过蛋白的重吸收主要部位在近端小管,假设这些蛋白在肾小球后没有明显降解或分泌,且在肾小球自由滤过,当肾小管重吸收过程被破坏时,随尿排泄增加。这一类功能性肾小管生物标志物包括小分子量蛋白(low molecular weight protein,LMWP)。它们可以被肾小球自由滤过并几乎被近端小管完全重吸收。另一种方法是识别由于肾小管的损伤或再生而从尿液中排出的物质。这些结构性肾小管生物标志物是尿液中直接来源于肾小管细胞而非血浆的酶类。

　　在小管性蛋白尿中,近端小管的内吞功能受损,尿液中出现大量 LMWP。例如,在许多单基因肾小管疾病,当内吞功能完全消失时,RBP4 升高约 1 000 倍。LMWP 排泄增加的传统解释是肾小管疾病,然而,糖尿病中 LMWP 排泄增加还有另一种可能的机制。来自至少一种动物模型的证据表明,蛋白质之间可竞争近端小管的重吸收。也有临床证据表明,相同的途径用于人体重吸收滤过的白蛋白和 LMWP,这表明两种或多种蛋白质可能会竞争性重吸收。由于其他蛋白质(例如,白蛋白)的过滤增加,这将导致自由滤过的血浆蛋白的排泄增加。当糖尿病肾病中肾小球的机械和电荷屏障渗透选择性受损时,可能会发生这种情况。然而,如果正常的肾小管可以从肾小球滤液中重吸收过量的白蛋白,那么即使是早期肾小球疾病,包括伴随白蛋白渗漏增加的糖尿病,肾小球分子大小选择性和电荷渗透选择性的丧失,也不会引起微量白蛋白尿。近端小管吸收蛋白质的储备能力未知,但小管可能具有一定的重吸收储备能力。然而，如前所述，可能会发生白蛋白和 LMWP 之间的重吸收竞争。最后，早期糖尿病中通过肾小球的白蛋白泄漏的小幅增加可能不会导致微量白蛋白尿，但可以通过测定增加的 LMWP 排泄量来间接检测到。其他学者也提出肾小球滤过白蛋白增加与微量白蛋白尿之间并不完全平行。功能性肾小管生物标志物应用受血清水平的改变（血浆水平超负荷）和/或 GFR 改变的影响。

表 7-3-2 简要描述了糖尿病肾病中的主要肾小管生物标志物。其主要优势包括：①肾小管间质水平的损伤程度与肾功能恶化之间具有良好的相关性；②早期发现糖尿病肾病过程中的肾小管损伤；③1 型糖尿病和 2 型糖尿病均累及肾小管；④存在于正常白蛋白尿患者中；⑤与糖尿病的持续时间、严重程度和控制相关；⑥在微量和大量白蛋白尿患者中进行性增加。

表 7-3-2　主要的结构性和功能性肾小管生物标志物在尿液中表达升高及其在糖尿病肾病中的临床意义

生物标志物	临床意义
功能性肾小管生物标志物	
RBP4	LMWP（未甲状腺素运载蛋白结合时相对分子质量约为 21 000），被肾小球自由过滤，并在近端小管几乎被完全重吸收。无肾小管分泌。在鉴别患者的近端肾小管异常方面，检测游离 uRBP4 明显优于之前的总 uRBP4
胱抑素 C	相对分子质量为 13 000 的胱氨酸蛋白酶抑制剂，可被肾小球自由过滤，并几乎完全在近端小管中重吸收。无肾小管分泌
α_1-微球蛋白	相对分子质量为 26 000～31 000 的糖蛋白。未结合的形式被肾小球基膜自由过滤，并被近端小管上皮细胞重新吸收。无肾小管分泌
β_2-微球蛋白	LMWP（相对分子质量为 11 800）被肾小球过滤并通过 megalin 依赖途径在近端小管中降解。在尿液中不稳定
白蛋白	相对分子质量 65 000；正常情况下很少被肾小球滤过，肾小球屏障受损时发生，然后被肾小管重吸收。因此，产生的蛋白尿反映了这两个过程的综合作用。近端小管重吸收的储备能力未知
结构性肾小管生物标志物	
NGAL	一种相对分子质量为 25 000 的蛋白质，与来自中性粒细胞和部分脂质运载蛋白家族明胶酶共价结合。缺血再灌注等损伤后数小时内 NGAL 在肾小管大量产生。它在近端小管中自由过滤和重吸收。虽然它同时可以被认为是功能性或结构性肾小管生物标志物，但它主要被认为是后者
KIM-1	在近端小管细胞顶端膜上表达的 1 型跨膜蛋白。其胞外域被切割并释放到小管管腔，而出现在尿液中。KIM-1 通过从受损的小管间质中去除细胞碎片和凋亡小体来促进损伤修复。急性肾损伤（AKI）时升高
NAG	在近端小管细胞中发现的溶酶体刷状缘酶。由于其相对较高的分子质量（>130 000），血浆 NAG 不会通过肾小球过滤。肾小管损伤后 NAG 释放到尿液中
L-FABP	在人近端小管细胞的细胞质中表达的细胞内载体蛋白。相对分子质量 14 200。可能有保护作用。其排泄与结构性和功能性肾小管损伤有关。可以在近端小管自由过滤和重吸收。虽然它同时可以被认为是功能性或结构性肾小管生物标志物，但它主要被认为是后者
Cubulin 和 Megalin	两个顶端膜受体，通过网格蛋白包被的囊泡介导内吞作用，这是近端小管蛋白重吸收的核心机制。Megalin 是一种相对分子质量约 600 000 的跨膜蛋白，属于 LDL 受体家族，而 cubilin 是一种稍小的外周膜蛋白，相对分子质量约为 460 000。大多数通过肾小球过滤的蛋白质已被鉴定为两者的配体

生物标志物	临 床 意 义
结构性肾小管生物标志物	
ALP 和 GGT	ALP 是一种相对分子质量为 70 000～120 000 的酶,与近端小管细胞膜有关,尤其是在上皮细胞的刷状缘,来源于受损的肾小管,其水平与受损程度有关。GGT 是一种相对分子质量约为 90 000 的酶,存在于近端小管,尿液中 GGT 排泄增加反映了刷状缘膜的损伤和微绒毛的丢失。这些酶/蛋白质的尿液水平不受其血浆水平的影响
GPNMB	在肾小管细胞上表达的跨膜糖蛋白。肾缺血-再灌注损伤后修复期间增加,可能是肾小管再生的标志。在蛋白尿性肾病包括糖尿病肾病中升高

肾小管生物标志物应用的主要限制是对 GFR 下降和白蛋白尿发展的独立预测价值较差。一项研究评估了 NAG 和 β_2 微球蛋白 2 种肾小管损伤的生物标志物,发现两者对 2 型糖尿病患者进行性肾功能损害(定义为 eGFR 从基线下降≥50％或进入透析)方面没有增加任何预后益处,而对 IFTA 的组织学发现具有预后益处。事实上,IFTA 评分是肾脏预后的良好预测指标,并且独立于其他进展指标。然而,这项回顾性分析超过 25 年,在如此长的时间内,生物标志物测量的敏感性和准确性以及临床管理可能都发生了变化。另一项为期 3 年的前瞻性干预试验发现,具有高水平尿 NGAL 和 KIM-1 的 1 型糖尿病患者的 GFR 下降更快,这表明肾小管损伤对疾病进展十分重要,即使这些标志物没有联合其他有进展可能的标志物。这项研究的局限性是其样品在−20℃下储存了 10 年,而肾小管生物标志物对其处理和储存条件很敏感,甚至在−70℃环境下也会在几年内降解。研究发现,uKIM-1/Cr 和 uGPNMB/Cr 的比值在 2 型糖尿病引起的早期糖尿病肾病患者中升高,表明存在持续的肾小管损伤,且两种肾小管生物标志物都与蛋白尿的严重程度和肾功能更快下降相关。然而,在 4 年的随访中,无论是 uKIM-1/Cr 还是 uGPNMB/Cr 比值都没有显著增加单纯应用 UACR 的预后价值,可能因为轻度肾小管损伤需要很多年时间才导致 eGFR 下降。

其他研究发现,一些肾小管生物标志物在预测糖尿病肾病的演变中起作用。2010 年,有研究者发现 NAG 的基线排泄及其随时间的增加独立预测了 1 型糖尿病患者的微量和大量白蛋白尿。2011 年,一项针对 2 型糖尿病患者和健康对照的研究发现,从对照到正常白蛋白尿、微量白蛋白尿和大量白蛋白尿患者的 4 组中,NGAL 显著增加;NGAL 和 NAG 与正常白蛋白尿组的 UACR 相关,可能预测微量白蛋白尿并证明与大量白蛋白尿组的 eGFR 呈负相关。此外,一些研究探索了肾小管生物标志物在糖尿病肾病中的预测价值。2012 年,有研究者证明,微量白蛋白尿患者尿 RBP4 和 α_1 微球蛋白增加,这些结果还显示 LMWP 的增加与白蛋白尿呈正相关,增加的 RBP4 和 α_1 微球蛋白的排泄可预测 1 型糖尿病的早期肾脏受累。有研究表明,在中位随访 5.8 年的大型 1 型糖尿病患者队列中,通过从正常白蛋白尿到微量白蛋白尿、从微量白蛋白尿进展到大量白蛋白尿,以及从大量白蛋白尿到 ESRD 进行评估,肝型脂肪酸结合蛋白(liver-type fatty acid binding protein, L-FABP)是糖尿病肾病演变的独立预测因子。韩国的一项研究还公布了 2008 年 5 月—2009 年 12 月入组的 237 名 2 型糖尿病患者的结果,每年随访至 2012 年 3 月,并筛查胱抑素 C 和非白蛋白蛋白(non-albumin protein, NAP),在调整年龄等临床混杂因素后,这两项指标均与 eGFR 下降显著相关。

Phanish 等研究了近端小管损伤、炎症和纤维化的尿液生物标志物在伴和不伴蛋白尿的糖尿病肾病患者的 CKD 检测和进展中的作用。他们在英国的 388 名糖尿病患者(其中近 85％患有 2 型糖尿病)和 10 名健康志愿者中进行了一项单中心前瞻性队列研究。参与者在 5 年的随访期内至少进行 3

次 eGFR 测量。在基线时,研究人员测量了肾小球损伤(白蛋白)、近端肾小管损伤(RBP 和 NAG)、炎症(MCP-1、IL-1β、IL-6 和 TNF-α)和纤维化(TGF-β_1、TGF-β_2、TGF-β_3)。约一半参与者伴白蛋白尿(UACR>3 mg/mmol)。研究人员对疾病进展使用了 3 种定义:①进展至 CKD 3 期或以上;②CKD 分期的变化;③eGFR 下降30%或更多。在整个队列中 UACR、RBP、NAG 和 NGAL 与较高的 CKD 患病率相关;而在无白蛋白尿的患者中,只有 NAG 与 CKD 显著相关,尽管它也是 eGFR >90 ml/(min·1.73 m²)且无白蛋白尿的人群唯一升高的生物标志物,但表明它可能有助于识别"临床前"糖尿病肾病患者,如先前数据所示,它与更晚期的 CKD 或肾病无关。除白蛋白外,最有希望的尿液标志物是 RBP 和 MCP1,它们均与 CKD 的发生率、分期变化以及整个队列中 eGFR 下降30%显著相关。单独的炎症标志物与 CKD 进展无关;但是,当结合 MCP-1、IL-6 和 NGAL 时,发生 CKD 3 及以上的风险增加20%。总体而言,没有个体或生物标志物组合可显著增加对肾脏疾病的预测价值。

MCP-1 是一种特定的趋化因子,它响应炎症刺激而分泌,已发现在患有多种肾小球疾病(包括糖尿病肾病)的患者的尿液中具有生物学活性。与 SPRINT(Systolic Blood Pressure Intervention Trial)研究中不伴糖尿病的 CKD 患者的结果相似,其中 MCP-1 与 eGFR 下降50%的较高风险相关,近端肾小管功能障碍的标志物(α₁-微球蛋白)导致未来 AKI 风险增加。这项研究表明了近端肾小管功能障碍在糖尿病肾病中的作用。RBP 是一种由肝脏合成的低分子量蛋白质,是维生素 A 的载体蛋白。它在肾小球自由过滤,并被近端小管主动摄取,类似于尿白蛋白。因此,尿液 RBP 水平升高可能是近端肾小管功能障碍的标志,尤其是在 GFR 相对保留的情况下。然而,它是否显著增加蛋白尿或现有的近端肾小管生物标志物(如 α₁-微球蛋白)对肾脏疾病的预测价值尚需要确定。

Phanish 等的研究结果与 ACCORD 数据的二次分析结果一致,其中与尿肌酐相关的 MCP-1 与 2 型糖尿病患者的肾功能下降密切相关,与白蛋白尿和 eGFR 无关。MCP-1 或其他尿液生物标志物的任何组合都没有显著增加传统的风险因素(如 eGFR、白蛋白尿和尿肌酐)在根据蛋白尿状态分层后对肾功能下降事件的预测价值(C 统计量为 0.71~0.74),这与当前研究中看到的相似(0.71)。目前,已经存在多种模型来预测糖尿病患者和非糖尿病患者 CKD 的发生和进展。最大的研究包括来自 CKD 预后协会(CKD Prognosis Consortium)的超过 800 000 名糖尿病患者的数据,使用常规测量的临床变量预测肾功能丧失的 C 统计量为 0.80。

为阐明它们在临床糖尿病患者中的效用,需要从疾病的早期阶段开始对生物标志物进行纵向和前瞻性研究。鉴于尿液中大多数蛋白质的不稳定性,减少分析前影响因素的措施对于获得可靠结果至关重要。尽管目前尚无理想的肾小管生物标志物预测糖尿病肾病的进展,但它们有助于进一步了解病理生理学变化和机制。单一生物标志物不太可能准确捕获与 CKD 发生和进展相关的复杂机制,使用一组生物标志物(包括滤过、重吸收、分泌和合成功能(激素产生)对"整体肾功能"的快照,可以提供对潜在病理生理学的全面了解。考虑到大量标志物正处于研究阶段,使用汇总统计技术(如因子分析)可能提高预测能力并减少冗余。

最后,越来越多的证据表明蛋白组学和 miRNA 谱分析可能为糖尿病肾病寻找新的生物标志物。从本质上讲,蛋白质组学和 miRNA 方法都可以以更加动态和横断面的方式探索糖尿病肾病,将肾单位内的结构、功能和病理生理学途径视为一个整体。

蛋白组学方法可能提供肾细胞功能和功能障碍的动态表型特征,反映糖尿病肾病不同阶段的复杂性和病理生理变化。这种方法可能为糖尿病肾病进展的发病机制提供新的见解,并可能成为早期诊断的生物标志物,特别是提供一些具有可靠临床预后价值的功能性或致病性见解或标志物的关联模式(例如,CKD273),但目前还不能替代蛋白尿。

miRNA 是一类非编码 RNA 单链分子,普遍存在于体液中(循环 miRNA、尿液 miRNA,以及在唾液、母乳、脑脊液中也发现了 miRNA),并且它们的表达异常与其调节蛋白在许多疾病中表达改变有关改变调节蛋白在许多疾病中的表达。miRNA 具备几个主要特征,使它们适合在许多临床环境中被认为是理想的生物标志物。首先,miRNA 在细胞中大量表达,可以成为组织和疾病特异性标志物。其次,尿液一直是广泛使用的生物标志物来源之一,但是尿液环境不利于标志物的稳定保存;miRNA 比蛋白质和 mRNA 更能抵抗降解,这一特征在肾脏疾病中具有重要价值,miRNA 在极端处理和储存条件下的高稳定性可能克服这一缺点,成为肾脏疾病中发现新的尿液生物标志物。miRNA 已被证明是急慢性肾损伤的生物标志物,例如 AKI、各种形式的 CKD、急性同种异体移植排斥和慢性同种异体移植功能障碍。

目前,关于糖尿病肾病的认识表明 miRNA 可以反映系膜细胞外基质的扩张和纤维化。在 2015 年发表的一项研究中,研究者通过比较在 18 年随访中出现肾病体征的个体与未出现肾病体征的个体,研究了仍处于正常白蛋白尿阶段的 1 型糖尿病患者的尿液特征。结果表明,早在一些从正常白蛋白尿演变为微量白蛋白尿之前,两组之间的 miRNA 谱就存在差异。强调 miRNA 谱的变化与糖尿病肾病的不同阶段相关。差异表达 miRNA 的预测靶标可以映射到导致糖尿病肾病进展的某些途径。例如,胶原形成、炎症、固有免疫、TLR 信号转导和新血管形成,支持 miRNA 调节多种功能并作为潜在的治疗靶点。在尿液外泌体而非无细胞的循环 miRNA 的研究中发现,与不伴肾病的 2 型糖尿病患者和健康对照组相比,伴有肾病的 2 型糖尿病患者的 miRNA 表达发生了改变。然而,与 1 型糖尿病中发现的 miRNA 模式不同,两项研究均未显示 miR - 192 表达上调,后者是糖尿病肾病中研究最充分的 miRNA 之一,与肾纤维化增加相关。

鉴于在 1 型糖尿病患者中发现的 miRNA 的性别相关差异、1 型和 2 型糖尿病中表达的不同 miRNA,以及使用不同来源的 miRNA(即肾组织、游离尿 miRNA 或尿外泌体)的结果往往并不一致,需要进一步研究深入了解它们在临床实践中的确切作用。

第四节 | 靶向近端肾小管的治疗

在血糖正常的人群,SGLT2 以 1∶1 比例回收滤过后的葡萄糖和钠,承担了近端小管约 97% 的葡萄糖重吸收;近端小管后的 SGLT1 重吸收小管腔内剩余葡萄糖。两个小管外侧基膜面的葡萄糖转运蛋白 GLUT1 和 GLUT2 将重吸收的细胞内葡萄糖返回至血液循环。近端小管不同结构协同工作共同维持血糖水平。

近端小管的葡萄糖负荷随着糖尿病患者的高血糖而升高,并超过肾小管的最大重吸收能力,导致血糖控制不佳的糖尿病患者出现糖尿。阻断近端小管中的葡萄糖重吸收,增加尿液中的葡萄糖排泄,并可以降低循环中血糖水平。例如,SGLT2 抑制剂卡格列净,于 2013 年被美国食品和药品监督管理局(Food and Drug Administration, FDA)批准为用于成人 2 型糖尿病的新型降糖药物。

阻断 RAS 的药物对糖尿病患者显示出一些肾脏保护作用,而 SGLT2 抑制剂的临床应用为近端小管葡萄糖重吸收的复杂机制带来了新的见解。近年来,寻求改善糖尿病肾病肾脏结局的治疗策略获得了新的突破,并且在 EMPA - REG OUTCOME(Empagliflozin, Cardiovascular Outcomes, and Mortality in Type 2 Diabetes)研究中,另一种选择性 SGLT2 抑制剂恩格列净显著延缓了糖尿病肾病的进展,并降低了 2 型糖尿病患者发生临床相关肾脏事件以及心力衰竭的风险。这种新型药物的治疗前景已在临床应用中有重要体现。除了 EMPA - REG OUTCOME 研究之外,包括 DECLARE

(Dapagliflozin Effect on Cardiovascular Events)、CANVAS(Cerebellar Ataxia with Neuropathy and Bilateral Vestibular Areflexia Syndrome)和 CREDENCE 试验在 SGLT2 抑制对心血管和肾脏结果的影响中也取得了较好的结果。SGLT2 抑制对肾脏和心血管的有益作用也可能是由于游离脂肪酸产生的酮体增加,其潜在的尿酸排泄和血浆尿酸降低作用与肾小管或尿葡萄糖输送增加有关,并对 URAT1 有抑制作用。SGLT2 抑制剂的上述作用许多可以独立于降低血糖而发生,这表明 SGTL2 抑制剂可能对血糖正常的患者发挥有益作用。事实上,DAPA－HF(Dapagliflozin and Prevention of Adverse Outcomes in Heart Failure)试验表明,与安慰剂相比,达格列净降低了射血分数降低的心力衰竭患者心力衰竭恶化或心血管原因死亡的风险,无论其糖尿病状态如何。CREDENCE 试验数据的二次分析表明,在基线 HbA1c 范围内,包括基线 HbA1c 为 $6.5\%\sim7.0\%$ 的患者,卡格列净降低了 2 型糖尿病和 CKD 患者心血管和肾脏事件的风险。正在进行的试验正在进一步评估 SGLT2 抑制剂对患有心力衰竭和/或 CKD 的非糖尿病患者的影响。

靶向 SGLT2 除了糖尿病中的许多代谢和心血管并发症外,为什么还能改善肾脏结局? SGLT2 抑制剂的短期和长期影响首次在 EMPA－REG OUTCOME 研究中得到证实,在 2 型糖尿病和保留肾功能的患者中进行的试验中,在治疗的前 4 周内,与安慰剂相比,恩格列净引起了 eGFR 的早期降低;在研究的后期直到第 192 周,使用恩格列净治疗患者的 eGFR 保持稳定,而接受安慰剂的患者的 eGFR 逐渐下降。因此,接受 SGLT2 抑制剂治疗患者的肾功能得到更好的保护。在卡格列净和达格列净的临床试验中观察到了类似的 GFR 变化时间过程。目前认为抑制 SGLT2 的有益作用主要是对肾血管的直接作用。管球反馈的激活是对远端钠离子输送的肌源性反应,诱导肾小球小动脉血管收缩和 GFR 降低。伴有高血糖的糖尿病与肾钠潴留和近端肾小管重吸收增加有关,从而减少远端输送、减弱管球反馈,最终降低高滤过。因此,EMPA－REG OUTCOME 试验中强调的恩格列净的肾脏保护作用被认为是降低肾小球内压力和足细胞压力性损伤的结果。这种机制可能与 SGLT2 抑制相关的尿白蛋白排泄减少的基础。

除了肾小球高滤过和足细胞应激减少,SGLT2 抑制剂还有其他潜在的肾脏保护机制,可能是针对肾脏或全身性的。对于前者,已经报道了与糖尿病相关的肾单位的一些重要病理生理学变化。

已经在人类细胞和一些 1 型和 2 型糖尿病动物模型中证实了肾脏 SGLT2 的表达上调。目前尚不清楚这种现象是否是糖尿病近端小管肥大和/或早期近端小管下游葡萄糖传感器的"能量/葡萄糖节省"反应的结果。这种 SGLT2 上调的适应不良过程有助于维持高血糖。因此,靶向这种上调的协同转运,可以更好地促进糖尿和降血糖作用,可能还可以预防葡萄糖对近端小管上皮细胞的毒性。

SGLT2 的上调已在 1 型和 2 型糖尿病的人类和动物模型中得到证实,但 SGLT1 活性的变化更具争议性。在高糖条件下,SGLT1 表达增加、减少或不变。在 STZ 诱导的糖尿病大鼠和糖尿病肥胖 Zucker 大鼠中,SGLT1 mRNA 表达增加,而在 1 型糖尿病小鼠模型中,以及在药理学或遗传性 SGLT2 抑制下的正常血糖大鼠中,肾脏 SGLT1 蛋白表达降低。因此,这些动物研究显示了不同啮齿动物糖尿病模型中 SGLT1 水平的变化不同。当 SGLT2 功能因糖尿病导致的葡萄糖超负荷而饱和,或者受到药理学或遗传学抑制时,SGLT1 是否会增加其活性以防止尿液中葡萄糖的流失? 相关研究表明,在非糖尿病小鼠中通过遗传或药理学抑制 SGLT2、SGLT1 介导的转运发生代偿性增加,这解释了为什么肾脏部分葡萄糖重吸收保持在 $40\%\sim50\%$。根据这一推测,Powell 等证明在 *SGLT2* 基因敲除小鼠中,尿葡萄糖排泄量约为过滤葡萄糖的 30%。2013 年,Abdul-Ghani 等应用 SGLT2 抑制剂使得 SGLT1 以最大能力重吸收葡萄糖,揭示了其重吸收储备全貌。与此相一致,在人体的观察显示,在使用最大有效剂量的 SGLT2 抑制剂后,葡萄糖重吸收分数为 $40\%\sim50\%$。SGLT1 的代偿作用也得到了沿 Sglt2$^{-/-}$ 小鼠近端小管末段的微穿刺研究的支持。因此,当主要协同转运蛋白 SGLT2 功能缺失时,SGLT1介导的葡萄糖重吸收增加。当SGLT1的活性代偿性增加以响应过多的葡萄糖被重吸收时,人们会推测这种转运蛋白的上调。然而,在1型糖尿病(Akita小鼠)的遗传模型中进行*SGLT2*基因敲除,和非糖尿病小鼠中*SGLT2*的药理学抑制,发现SGLT1蛋白表达降低。如何解释这种差异? SGLT1的表达下调将减弱葡萄糖重吸收的增加并促进糖尿,这已被提出作为肾脏的保护机制。一般而言,近端小管末段极易发生缺氧和急性损伤,下调SGLT1表达可减轻或抑制这些肾单位的糖毒性。

大鼠研究表明糖尿病中GLUT2从近端小管基底外侧向顶端膜刷状缘易位。类似的机制也发生在小肠中,其中GLUT2的易位需要SGLT1敏感性。肾脏中的SGLT2是否与SGLT1在小肠中的传感器作用相同,以介导GLUT2易位呢? 此外,即使SGLT2被药理学抑制,易位也会发生吗? 此外,尚不清楚GLUT2的易位是否也发生在人类,以及当近端小管管腔暴露于高葡萄糖浓度时,GLUT2对促进葡萄糖重吸收的贡献是否具有生理学相关性。

最近的证据表明,SGLT2和钠氢交换体NHE 3之间存在功能联系,因为抑制SGLT2的同时也抑制了近端小管中的NHE3。综合所有证据,SGLT2抑制剂的肾保护作用与钠重吸收减少直接或间接相关。然而,有学者提出了另一种解释。首先,Wakisaka提出SGLT2抑制剂可能会增加近端小管的钠重吸收,与目前被广泛接受的SGLT2抑制和肾保护的解释相反。其依据是在SGLT2被抑制后,SGLT1在葡萄糖重吸收中的作用更大,葡萄糖钠比为1∶2,而不是SGLT2为1∶1。其次,Wakisaka提出SGLT2抑制剂的肾脏保护作用并不完全依赖于管球反馈。事实上,在1990年代,SGLT2和GLUT1的存在也在肾小球系膜细胞中被发现。鉴于系膜收缩能力的丧失被认为是肾小球高滤过的另一种潜在机制,Wakisaka探索了高葡萄糖浓度对系膜细胞的影响,发现大鼠系膜细胞在20 mmol/L葡萄糖中孵育6 d后,系膜细胞对血管紧张素Ⅱ的收缩反应出现减弱现象。因此,作者提出,SGLT2抑制剂的肾保护作用部分是由其对系膜细胞的直接细胞作用驱动的。

肾脏结构与功能之间关系复杂,肾脏保护作用机制尚未完全阐明。从这个意义上说,已经假设了SGLT2抑制剂的多方面作用。鉴于近端小管是肾单位的一个主动运输部分,大量转运蛋白需要持续的能量供应,并且近端小管上皮细胞中有大量线粒体,我们应该在这种情况下考虑"节省底物假说"。根据这一假设,通过轻度酮症抑制SGLT2可促进心肌和肾脏对β-羟基丁酸的摄取。这种底物选择性提高了线粒体效率和ATP生成。此外,SGLT2抑制剂治疗后适度的血液浓缩可能会增加组织氧输送。另一种可能有助于SGLT2抑制剂肾脏保护的机制是肾组织的缺氧诱导因子- 1α(HIF - 1α)增加。

SGLT1表达的下调是否是进一步的肾脏保护机制? 钠-葡萄糖协同转运蛋白SGLT1能否成为糖尿病肾病的第2个肾脏治疗靶点? 尽管已经考虑过这一点,其主要目标和潜在益处仍将是抑制肠道对葡萄糖的吸收和餐后血糖波动。肾脏保护作用对系膜细胞的影响有多大? SGLT2抑制剂是否有其他作用可以解释糖尿病患者的阳性肾脏结果? 综合考虑现有证据,糖尿病患者肾脏对葡萄糖重吸收"失衡",迄今为止的数据表明,SGLT2抑制剂对肾脏的保护作用可能有多种机制。需要更多的研究来更好地了解近端小管对于糖尿病葡萄糖的处理。

糖尿病肾小管病变虽然与肾小球损伤密切相关,但它也有独立于肾小球病变的病理生理学机制参与。代谢和非代谢因素均会损害肾小管功能,并导致糖尿病肾病早期和晚期的一些特定的肾小管组织学变化。微量白蛋白尿作为糖尿病肾病的早期生物标志物,对预测疾病进展具有一定的局限性;新型的功能性或结构性肾小管生物标志物可能具有更好的临床预后价值。靶向肾小管的治疗也为糖尿病肾病患者带来新的曙光。

(王伟铭)

参考文献

1. Anders HJ，Davis JM，Thurau K. Nephron protection in diabetic kidney disease［J］. N Engl J Med，2016，375 (21)：2096 - 2098.

2. Dickson LE，Wagner MC，Sandoval RM，et al. The proximal tubule and albuminuria：really！［J］. J Am Soc Nephrol，2014，25(3)：443 - 453.

3. Guo JK，Marlier A，Shi H，et al. Increased tubular proliferation as an adaptive response to glomerular albuminuria ［J］. J Am Soc Nephrol，2012，23(3)：429 - 437.

4. Malhotra R，Katz R，Jotwani V，et al. Urine markers of kidney tubule cell injury and kidney function decline in SPRINT trial participants with CKD［J］. Clin J Am Soc Nephrol，2020，15(3)：349 - 358.

5. McMurray JJV，Solomon SD，Inzucchi SE，et al. Dapagliflozin in patients with heart failure and reduced ejection fraction［J］. N Engl J Med，2019，381(21)：1995 - 2008.

6. Menzies RI，Tam FW，Unwin RJ，et al. Purinergic signaling in kidney disease［J］. Kidney Int，2017，91(2)：315 - 323.

7. Mori KP，Yokoi H，Kasahara M，et al. Increase of total nephron albumin filtration and reabsorption in diabetic nephropathy［J］. J Am Soc Nephrol，2017，28(1)：278 - 289.

8. Nadkarni GN，Rao V，Ismail-Beigi F，et al. Association of urinary biomarkers of inflammation，injury，and fibrosis with renal function decline：The ACCORD trial［J］. Clin J Am Soc Nephrol，2016，11(8)：1343 - 1352.

9. Nielsen R，Mollet G，Esquivel EL，et al. Increased lysosomal proteolysis counteracts protein accumulation in the proximal tubule during focal segmental glomerulosclerosis［J］. Kidney Int，2013，84(5)：902 - 910.

10. Phanish MK，Chapman AN，Yates S，et al. Evaluation of urinary biomarkers of proximal tubular injury，inflammation，and fibrosis in patients with albuminuric and nonalbuminuric diabetic kidney disease［J］. Kidney Int Rep，2021，6(5)：1355 - 1367.

11. Pourghasem M，Shafi H，Babazadeh Z. Histological changes of kidney in diabetic nephropathy［J］. Caspian J Intern Med，2015，6(3)：120 - 127.

12. Simpson K，Wonnacott A，Fraser DJ，et al. MicroRNAs in diabetic nephropathy：from biomarkers to therapy［J］. Curr Diab Rep，2016，16(3)：35.

13. Slyne J，Slattery C，McMorrow T，et al. New developments concerning the proximal tubule in diabetic nephropathy：in vitro models and mechanisms［J］. Nephrol Dial Transplant，2015，30 (Suppl 4)：iv60 - iv7.

14. Tonneijck L，Muskiet MH，Smits MM，et al. Glomerular hyperfiltration in diabetes：mechanisms，clinical significance，and treatment［J］. J Am Soc Nephrol，2017，28(4)：1023 - 1039.

15. Wagner MC，Campos-Bilderback SB，Chowdhury M，et al. Proximal tubules have the capacity to regulate uptake of albumin［J］. J Am Soc Nephrol，2016，27(2)：482 - 494.

16. Zeni L，Norden AGW，Cancarini G，et al. A more tubulocentric view of diabetic kidney disease［J］. J Nephrol，2017，30(6)：701 - 717.

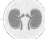

第八章 糖尿病肾病合并急性肾损伤

糖尿病是一组以慢性高血糖为特征的代谢性疾病,引起糖代谢紊乱的同时伴有脂质和蛋白质代谢紊乱。糖尿病肾病是糖尿病常见而难治的慢性并发症,为糖尿病的主要死因之一,发病机制复杂,影响因素众多。患病率常随种族、地域、经济状况、生活方式不同而有很大的差别。据美国的统计资料:欧洲裔糖尿病患者的糖尿病肾病发病率最低,约为1%,而非洲裔糖尿病患者的糖尿病肾病发病率是欧洲裔的3~6倍,亚洲裔及太平洋岛国后裔的糖尿病肾病发病率介于两者之间。即使同为欧洲国家糖尿病肾病的发病率也仍有差别,终末期肾病(ESRD)的发病率也有明显的地域差异。

急性肾损伤(AKI)指多种原因引起的肾小球滤过率(GFR)急剧下降,导致代谢产物在血液中蓄积的一种综合征,是临床常见危重症之一,发病率逐年升高,普通住院患者中发病率为3%~5%,ICU中可高达30%~50%。远期预后研究发现,与未发生AKI的糖尿病患者相比,发生AKI的糖尿病患者进展为慢性肾脏病(CKD)和ESRD的风险显著升高。

第一节 | 急性肾损伤的诊断标准和分期

既往AKI的诊断和分期标准并不统一。目前,多采用2012年改善全球肾脏病预后组织(Kidney Disease:Improving Global Outcomes,KDIGO)制定的《AKI诊断和分期标准》。①诊断标准:48 h内血肌酐升高≥0.3 mg/dl(26.5 μmol/L),或者7 d内血肌酐较基础值升高≥50%;或者尿量减少(尿量<0.5 ml/(kg·h),持续时间≥6 h)。②分期标准:详见表8-1-1。

表8-1-1 急性肾损伤(AKI)的分期标准

分期	血肌酐标准	尿量标准
1期	绝对升高≥0.3 mg/dl(26.5 μmol/L)或相对升高≥50%,但<1倍	<0.5 ml/(kg·h)(时间6~12 h)
2期	相对升高≥1倍,但<2倍	<0.5 ml/(kg·h)(时间≥12 h)
3期	相对升高≥2倍;或绝对值≥354 μmol/L;或开始肾脏替代治疗;或年龄<18岁的患者,eGFR下降率<35 ml/(min·1.73 m²)	<0.3 ml/(kg·h)(时间≥24 h);或无尿超过12 h

注 血肌酐和尿量标准只要满足1项即可诊断。

第二节 │ 糖尿病肾病合并急性肾损伤的流行病学特征

对 2002—2004 年 449 524 例心脏手术患者的回顾性分析发现,糖尿病患病率为 33%,6 451 例患者术后必须接受透析治疗。在需要透析的患者中,糖尿病的诊断率高于未接受肾脏替代治疗的患者(49% vs 33%,$P<0.0001$)。进一步多元回归分析显示,糖尿病是心脏术后发生 AKI 的独立危险因素。另一项研究对 980 例氨基糖苷类药物治疗的患者进行了前瞻性评估,主要终点是肾小球滤过率(GFR)降低 20% 或以上。达到终点的患者中糖尿病患病率为 19.6%,对照组中糖尿病患病率为 9.3%($P=0.007$),进一步多元回归分析提示 AKI 危险因素包括:基线 GFR<60 ml/(min·1.73 m²)、使用碘对比剂、低血压、同时使用肾毒性药物和糖尿病(OR:2.13;95% CI:1.01~4.49;$P=0.046$)。对英国的全科医学研究数据库的回顾性调查比较了 119 966 例 2 型糖尿病患者和 1 794 516 例非糖尿病患者的 AKI 发病率,AKI 发病率分别为 198/100 000 患者年和 27/100 000 患者年。即使调整了其他已知的 AKI 危险因素和共患病后,差异仍然具有统计学意义。需要指出的是,虽然糖尿病患者总体上表现出较高的 AKI 发病率,但两组在以下方面仍存在差异:肥胖、充血性心力衰竭、高血压、吸烟和饮酒、既往 AKI 发生、CKD、ACEI/ARB 治疗、其他抗高血压药物治疗、他汀类药物治疗和非甾体抗炎药(nonsteroidal antiinflammatory drug,NSAID)使用($P<0.001$)。对 1 746 例需要透析的 AKI 住院患者的分析发现,AKI 的独立危险因素包括入院前糖尿病、高血压和蛋白尿。

前瞻性研究证实,AKI 是 2 型糖尿病患者进展至 CKD 4 期的危险因素。CKD 进展的危险因素包括高血压、肥胖和高龄,肾脏相关危险因素包括初始蛋白尿、研究开始时 GFR 较低和 AKI。随着 AKI 发作次数的增加,患者的生存率也逐渐降低;随着初始 GFR 降低,病死率进一步增加。有研究对 318 例糖尿病患者与 746 例非糖尿病进行了前瞻性比较,两组患者均患有严重脓毒症或脓毒症休克。有趣的是,两组之间 AKI 的发生率虽没有差异,但存活的糖尿病患者出院时需要透析的更多,平均血肌酐水平也更高,肾功能恢复率也较非糖尿病患者低。

综上,尽管目前的数据有限,但仍提示糖尿病患者存在较高的 AKI 风险,AKI 发病率和死亡风险升高。

第三节 │ 病因和发病机制

一 糖尿病酮症酸中毒

糖尿病酮症酸中毒(diabetic ketoacidosis,DKA)是糖尿病最常见的急性并发症之一,是体内胰岛素严重缺乏引起高血糖、高血酮、酸中毒的一组临床综合征。DKA 常发生于 1 型糖尿病患者,2 型糖尿病患者在某些情况下亦可发生。未经治疗、病情进展急剧的 1 型糖尿病患者,尤其是儿童或青少年,DKA 可作为首发症就诊。

1. DKA 的诱因

诱发 DKA 的主要原因主要为感染、饮食或治疗不当及各种应激因素。

(1)急性感染:感染是 DKA 的重要诱因,以呼吸系统、泌尿系统及皮肤感染常见,冬春季发病率较高。急性感染又可以是 DKA 的并发症,与 DKA 互为因果,形成恶性循环,增加诊治的复杂性。

（2）治疗不当：如中断药物(尤其是胰岛素)治疗、药量不足及抗药性产生等。尤其是 1 型糖尿病患者停用或减少胰岛素治疗剂量,常可引起 DKA。2 型糖尿病患者长期大量服用苯乙双胍,尤其是肝、肾功能不佳时易诱发 DKA;也有报道大剂量噻嗪类利尿剂诱发者。近年来,有些患者轻信并无确切疗效的治疗手段或"药物",放弃了科学的、公认的正规治疗方案,尤其是 1 型糖尿病患者,甚至停用了胰岛素,更易诱发 DKA。

（3）饮食失控和/或胃肠道疾病：如饮食过量、过甜,酗酒,或呕吐、腹泻等,均可加重代谢紊乱而诱发 DKA。

（4）其他应激：如严重外伤、麻醉、手术、妊娠、分娩、精神刺激以及心肌梗死或血管意外等情况。由于应激造成的升糖激素水平的升高,交感神经系统兴奋性的增加,加之饮食失调,均易诱发 DKA。

2. DKA 的临床表现

DKA 的临床表现以发病急、病情重、变化快为其特点。多数患者在发生意识障碍前数天,有多尿、烦渴、多饮和乏力,随后出现食欲缺乏、恶心、呕吐、常伴头痛、嗜睡、烦躁、呼吸深快,呼气中有烂苹果味等;病情进一步发展出现严重失水(尿量减少、皮肤弹性差、眼球下陷、脉细速、血压下降);至晚期,各种反射迟钝甚至消失,嗜睡以至昏迷。感染等诱因引起的临床表现可被 DKA 的表现所掩盖,少数患者表现为腹痛,酷似急腹症,易误诊,应予注意。本症主要是由于糖代谢紊乱,体内酮体产生过多,导致血中 HCO_3^- 浓度减少,失代偿时,血液 pH 值下降,引起酸中毒。据国外统计,本病的发病率约占住院患者 1 型糖尿病患者的 14%,国内为 14.6%。近年来,随着糖尿病知识的普及和胰岛素的广泛应用,DKA 的发病率已明显下降,其病死率在 2% 左右,但若并发 AKI 等多系统器官功能衰竭,病死率可高达 50%。新近,一项大型回顾性研究结果显示,DKA 患者 28 d 病死率为 6.10%,低于糖尿病非酮症高渗性昏迷(hyperosmolar nonketotic diabetic coma, HNDC)的 18.83%,其相关危险因素包括高龄和脑卒中,而 HNDC 患者与死亡相关危险因素为肺炎、心肌梗死及高的 Charlson 指数。AKI 是 DKA 比较少见的严重并发症之一,其发病与年龄有关,患者年龄越大,发生 AKI 的风险越大。糖尿病肾病患者由于肾脏功能受损,AKI 较易发生,以肾前性多见,主要为低血容量和低血压。

3. DKA 发生 AKI 的主要原因

（1）高血糖：DKA 时血糖常明显升高,严重高血糖引发渗透性利尿而大量失水、电解质紊乱,且呕吐等使进水量减少,从而导致有效循环血量减少。

（2）酸中毒：严重的酸中毒可明显减弱心肌收缩力,周围血管扩张使血压下降,循环血量下降。

（3）感染：严重感染可引起微循环障碍,血流量减少,GFR 降低。

（4）多器官功能衰竭：DKA 严重时常发生多器官功能衰竭,而其他器官功能衰竭与肾衰竭互为因果,进一步加重肾功能损伤。

（5）横纹肌溶解症(rhabdomyolysis)：DKA 患者可出现,并发 AKI。

以上因素常相互交织,共同导致了 AK1 的产生。

■ 糖尿病非酮症高渗性昏迷

糖尿病非酮症高渗性昏迷(HNDC),简称高渗性昏迷,是糖尿病急性代谢紊乱的另一临床类型,是因高血糖引起的血浆渗透压升高、严重脱水和进行性意识障碍,无显著的 DKA,常伴有不同程度的神经系统表现的临床综合征。本病多见于老年 2 型糖尿病患者,好发年龄为 50～70 岁,约有 2/3 患者于发病前无糖尿病史,或仅有轻度症状。HNDC 是糖尿病一种较少见的严重急性并发症。其临床特征为严重的高血糖、高血钠、脱水、血浆渗透压升高而无明显的 DKA 表现,需有不同程度的意识障碍或昏迷。据报道其病死率为 5%～20%。新近,一项大型回顾性研究结果显示,HNDC 患者 28 d 病死率为 18.83%,相关危险因素包括肺炎、心肌梗死及高的 Charlson 指数。

1. HNDC 的发病诱因

临床上,几乎所有的 HNDC 患者都有明显的发病诱因。

(1)应激和感染:如脑血管意外、急性心肌梗死、急性胰腺炎、消化道出血、外伤、手术、中暑或低温等应激状态,感染尤其是上呼吸道感染和泌尿系统感染等是最常见的诱因。

(2)摄水不足:常见于口渴且中枢敏感性下降的老年人、卧床患者、精神失常或昏迷患者及不能主动摄水的幼儿等。

(3)失水过多和脱水:如严重的呕吐、腹泻,大面积烧伤,神经内、外科脱水治疗,透析治疗等。

(4)高糖摄入和输入:如大量摄入含糖饮料、高糖食物,诊断不明时或漏诊时静脉输入大量葡萄糖液,完全性静脉高营养,以及使用含糖溶液进行血液透析或腹膜透析等情况,尤其是在某些内分泌疾病合并糖代谢障碍的患者,如甲状腺功能亢进症、肢端肥大症、皮质醇增多症和嗜铬细胞瘤患者等易诱发。

(5)药物:许多药物均可成为诱因,如大量使用糖皮质激素、噻嗪类或呋塞米(速尿)等利尿剂,普萘洛尔、苯妥英钠、氯丙嗪、西咪替丁、甘油、硫唑嘌呤及其他免疫抑制剂等,均可造成或加重机体的胰岛素抵抗而使血糖升高、脱水加重,有些药物如噻嗪类利尿剂还有抑制胰岛素分泌和减低胰岛素敏感性的作用,从而可诱发 HNDC。

2. HNDC 的临床表现

HNDC 与 DKA 都是由于胰岛素不足而引起的糖尿病急性并发症,两者均有高血糖、脱水和不同程度的电解质丢失,但典型的 HNDC 与典型的 DKA 在临床表现上有所不同。一般而言,前者多见于中老年人,高血糖、脱水和高血浆渗透压情况较酮症酸中毒严重,但常无或仅有轻度 DKA;后者则常见于年轻的 1 型糖尿病患者,高血糖和脱水程度较轻,但常有中度或严重的 DKA,造成 HNDC 和 DKA 的这些差别的机制尚未完全阐明。DKA 和 HNDC 这两种并发症多单独存在,但有研究报道约有 30% 的糖尿病患者可以同时出现 DKA 和 HNTC。最近,Galtrey 等报道了 1 例 52 岁男性横纹肌溶解症患者,同时有 DKA 和 HNDC 的表现,最后确诊为葡萄糖-6-磷酸脱氢酶(G6PD)缺乏症。

3. HNDC 导致 AKI 的原因

HNDC 有时可导致 AKI,主要与严重脱水和血容量减少有关,既往有肾损伤者较易发生。HNDC 时,高血糖和高尿糖造成渗透性利尿,尿渗透压约 50% 由尿液中葡萄糖来维持,故患者失水常远较电解质丢失严重,加之患者多有主动摄水以维持体内水平衡能力下降及肾功能不全,致使高血糖和脱水更加严重,后者加之常伴低血钾,一则能引起皮质醇、儿茶酚胺和胰高糖素的分泌增加;另则进一步抑制胰岛素的分泌,继续加重高血糖,形成恶性循环。有报道患者在开始治疗后发生低血压、休克和尿量减少,这可能是血浆渗透压下降过快所致。因此,治疗不当可致 AKI 发生。HNDC 患者可发生横纹肌溶解症,伴有横纹肌溶解症的 HNDC 患者中 1/4 可发生 AKI。

三　糖尿病乳酸性酸中毒

糖尿病乳酸性酸中毒是由不同原因引起血乳酸持续增高达 5 mmol/L 以上和 pH 值降低(<7.35)的异常生化改变所致的临床综合征,可发生 AKI。糖尿病有肾功能损害者,可在长期大量服用苯乙双胍治疗中出现,二甲双胍所致的乳酸酸中毒也可发生,但少见,治疗中要警惕。本病大多发生于老年糖尿病患者,发病率、诊断率低,而病死率极高。常发生于有心肺疾病、缺氧、休克、肝、肾衰竭及极度消瘦或营养不良的糖尿病患者。其发病机制:乳酸是糖酵解的中间代谢产物,葡萄糖在无氧条件下分解成为乳酸。为维持体内平衡,可由肝脏的糖原异生作用和肾脏的排泄加以清除,但当肝肾功

能障碍时则易发生乳酸堆积而致酸中毒。

1. 常见诱因

(1)糖尿病患者胰岛素分泌不足可导致丙酮酸氧化障碍及乳酸代谢缺陷。因此,平时即存在高乳酸血症。

(2)糖尿病患者合并大血管和微血管病变,使组织器官灌注不良;患者糖化血红蛋白水平增高,血红蛋白携氧能力下降,均可造成局部缺氧而引起乳酸生成增加。

(3)肝肾功能障碍影响乳酸的代谢、转化及排出,亦可导致乳酸性酸中毒。

(4)糖尿病急性并发症,如感染、DKA、HNDC 时,可造成乳酸堆积,乳酸性酸中毒可与 DKA 中毒同时存在。

(5)不适当服用双胍类降糖药物(降糖灵等)。

2. 临床表现

患者常有感染、失血、休克、缺氧、饮酒或大量使用苯乙双胍(降糖灵)史,多为原有心血管、肝肾疾病者。发病较急,表现为不同程度的酸中毒症状,如恶心、呕吐、腹痛、腹胀,酸中毒呼吸,倦怠、乏力以及逐渐出现意识障碍和循环不良等。或当 DKA 抢救中酮症已消失,但 pH 值仍低时要考虑乳酸性酸中毒存在,尤其是在抢救中有休克、意识丧失、肾功能损害者更要警惕。血气分析:pH 值<7.0,二氧化碳结合力(carbondioxide combining power,CO_2 - CP)、HCO_3^- 明显降低,HCO_3^- 常<10 mmol/L;血乳酸升高(常>5 mmol/L),血丙酮酸>0.2 mmol/L,乳酸/丙酮酸比值>3;血浆阴离子间隙(anion gap,AG)[$(Na^+ + K^+) - (HCO_3^- + Cl^-)$]扩大(常$>18$ mmol/L);血糖:正常或升高,但一般≤ 13.9 mmol/L;尿酮:阴性或弱阳性;血浆渗透压:正常。

3. 诊断标准

(1)病史:多有服用双胍类药物史。

(2)临床症状及体征:典型的代谢性酸中毒的症状,包括有 Kussmaul 呼吸、不同程度的意识障碍、呕吐及非特异性的腹部疼痛。

(3)实验室检查:血乳酸>5 mmol/L,血 AG 值>18 mmol/L,血 HCO_3^- 明显降低(常<10 mmol/L)。

四 横纹肌溶解症

横纹肌溶解症是由于横纹肌损伤引起细胞的溶解,释放大量肌红蛋白、肌酸激酶和乳酸脱氢酶进入外周血所造成的一组综合征。

1. 病因及可能机制

横纹肌溶解症的病因复杂,有研究指出获得性病因就有 190 余种,遗传性相关的病因 40 余种。

(1)常见获得性病因:①过量运动:如过度训练、癫痫持续状态、谵妄、精神病、破伤风、哮喘持续状态、长时间肌阵挛、肌张力障碍、键盘操作、舞蹈病、狂欢;②肌肉挤压伤:如重物挤压、暴力损伤、手术体位、被动体位(昏迷、醉酒时自身体质量压迫)、抗休克充气外衣致伤;③电损伤:如雷电或高压电击伤、电休克治疗、心脏电复律;④缺血;⑤代谢紊乱:如低钾血症、甲状腺功能减退、糖尿病 DKA、HNDC;⑥极端体温:如高热、低热;⑦肌缺血缺氧:如动脉阻塞、弥散性血管内凝血、肌间隔室综合征、镰状细胞病、心房黏液瘤、空气栓塞、溺水;⑧药物:如羟甲基戊二酰辅酶- A 还原酶抑制剂等;⑨毒物:如甲醇、甲苯、砷剂、铬剂、氯化汞、四氯化碳、一氧化碳、乙二醇、汽油、除草剂、去污剂、染料、蛇毒液;⑩自身免疫疾病,如多发性肌炎、皮肌炎、血管炎;⑪肿瘤;⑫感染。

(2)遗传相关因素:如糖酵解缺陷、脂肪酸氧化缺陷、三羧酸循环缺陷、线粒体呼吸链缺陷、磷酸戊糖旁路缺陷、恶性高热易感体质(如周期性低钾性瘫痪患者)及其他(包括家族性反复肌红蛋白尿)。

（3）病理生理学机制：主要有缺血损伤和 ATP 耗竭、肌浆网钙调节受损、低钾、组织氧化应激。横纹肌溶解症患者 10% 以上会发生 AKI。有报道称，在 DKA 或 HNDC 患者中约有 50% 可合并非创伤性横纹肌溶解症。

（4）DKA 或 HNDC 导致 RM 的机制：①高血糖或低血压，致肌组织缺氧或糖利用障碍，使糖的有氧氧化转向无氧糖酵解。由于 ATP 产生低下，氧化磷酸化障碍，使细胞膜通透性增加。②电解质紊乱：患者食欲缺乏、恶心、呕吐，高血糖及高酮血症引起高渗性利尿，导致体内多种物质代谢紊乱、电解质失衡，最终导致肌肉能量代谢严重障碍而出现横纹肌溶解症。③酸中毒：可直接导致组织氧化损伤，使肌肉利用无氧酵解产生 ATP 并同时产生乳酸，引起低钾血症，肌肉组织局部缺血、缺氧，发生横纹肌溶解症。④感染：DKA 及 HNDC 常见诱因即为感染，同时糖尿病常并发各种感染。感染是造成横纹肌溶解症的常见原因之一。⑤其他：如药物。

2. RM 导致 AKI 的原因

横纹肌细胞受损后使细胞膜的完整性改变，细胞内物质如蛋白、离子、酶等物质释放入血，肾小管内肌红蛋白浓度升高，超过肾脏排泄阈值形成管型阻塞肾小管，管腔内压力增高阻碍了肾小球滤过。此外，在尿液酸性环境下，肌红蛋白分解为珠蛋白和亚铁血红素，后者可诱发氧自由基的形成，对肾小管上皮细胞产生脂质过氧化损伤；亚铁血红素还是血管舒张因子一氧化氮（NO）的清除剂，可引起肾小管缺血性损伤；有效循环血量不足、血液重新分配等导致肾脏缺血亦为导致 AKI 的重要因素；低血容量或脱水、酸性肌红蛋白尿是导致 AKI 的诱因和加重因素。

3. 临床表现

横纹肌溶解症临床表现为疼痛、压痛、肿胀及无力等肌肉受累的情况，亦可有发热、全身乏力、白细胞和/或中性粒细胞比例升高等炎症反应的表现。尿外观：呈茶色或红葡萄酒色尿。当 AKI 病情较重时，可见少尿、无尿及其他氮质血症的表现。

4. 诊断标准

肌酸激酶（creatine kinase，CK）是反映肌细胞损伤最敏感的指标，不仅用于诊断，还可反映预后。CK 一般在肌肉损伤后 12 h 内开始升高，1～3 d 达到高峰，3～5 d 后开始下降。一般认为 CK 超过正常峰值 5 倍以上对诊断横纹肌溶解症有意义，而且 CK 值与血糖及血渗透压和血钠的高低密切相关。横纹肌溶解症合并 AKI 的患者，血肌酐、血尿素氮、尿酸均可升高，尤以血肌酐增高为主。正常情况下血尿素氮与血肌酐的比例约为 10∶1，发生横纹肌溶解时会降至 6∶1 或更低。血电解质酸碱平衡的变化，急性期主要表现为高钾血症、高磷血症、低钙血症及代谢性酸中毒，恢复期可发生高钙血症。当肌红蛋白水平 >5 mg/L 时，开始从肾脏排出，出现肌红蛋白尿症，"黑茶色"小便提示肌红蛋白尿。

五 对比剂所致 AKI

近年来，随着心血管造影和经皮冠脉介入治疗的数量逐年上升，对比剂肾病（contrast induced nephropathy，CIN）已成为院内获得性 AKI 的第三位发病原因，在高危人群中的发病率高达 20% 以上。CIN 不仅对患者的临床预后不利，而且增加患者的医疗费用。由于接受造影检查和介入手术的患者不断增加，因此会有更多的患者应用碘对比剂。与此同时，作为 CIN 最主要的危险因素是 CKD，患病率在世界范围内不断增加，仅美国就有 11% 的成人患有 CKD。所以，目前 CIN 已经成为放射学家、心脏病学家和肾脏病学家共同关注的问题。

1. 发病情况

由于患者人群和基础危险因素不同，CIN 的发病率在不同文献中的报道存在很大差异。另外，由于不同研究对临床事件的定义标准不同也导致了这种差异的存在。最近报道的多数文献中对 CIN 的定义为血肌酐水平在应用碘对比剂后 24 h 内升高,并在随后的 5 d 内达峰值,其中血肌酐绝对值升高 44.2～88.4 μmol/L(0.5～1.0 mg/dl),或者比基础值升高 25%～50%。在临床试验中最常用的 CIN 的定义是应用碘对比剂后 48 h 内血肌酐水平升高 44.2 μmol/L(0.5 mg/dl)或比基础值升高 25%。少数几个研究应用了更严格的定义,把 CIN 定义为血肌酐水平较应用造影前升高 88.4 μmol/L (1.0 mg/dl)或比基础值升高 50%。对目前文献中 CIN 定义的回顾发现,在过去的 5 年中,CIN 的定义逐渐应用了较低的界限水平,即血肌酐水平升高 44.2 μmol/L(0.5 mg/dl)或比基础值升高 25%。这种转变可能主要是由于在临床试验中为了使终点事件的发生率更高,从而使临床研究结果更容易达到统计学意义。欧洲的泌尿生殖放射协会的对比剂安全委员会把 CIN 定义为血管内注射碘对比剂后 3 d 内,在排除其他病因的前提下,肾功能发生损害,血肌酐水平升高 44.2 μmol/L(0.5 mg/dl)或比基础值升高 25%。虽然也有其他文献把 CIN 定义为除血肌酐水平升高外,同时伴有 GFR 或肌酐清除率下降及血尿素氮升高 20%～50% 等,但是,临床上血肌酐的变化仍是 CIN 最常用的衡量指标。

大规模研究显示医疗措施对 CIN 有重要影响。最近 10 年,由于对 CIN 认识不断深入,采用了降低风险的措施,以及碘化对比剂的肾毒性逐渐降低,CIN 的发生率已从约 15% 下降至 7%。然而,由于依赖对比剂的操作不断增加,CIN 病例数目也在不断增长。有研究发现在 4 622 名综合医院住院患者中,肾功能不全的发生率为 7.2%,其中 CIN 是仅次于肾灌注不足和肾毒性药物引起的医院获得性 AKI 的第三大常见原因,占全部病例的 11%,CIN 病死率为 14%。由对比剂引起的医院获得性 AKI 的比例(11%)与 1979 年的报告 12% 是一致的。但是在随后的研究中发现,不同操作引起 CIN 发生的比例是不同的:心脏造影后 CIN 发生率较高,非心脏造影后 CIN 发生率较低。如果血肌酐升高 25% 即定义为发生 CIN,那么在非选择性心脏病患者中使用对比剂后,CIN 的发生率可能高达 15%。对于有基础肾功能不全的患者,风险会更高。新近,我们前瞻性研究了 69 例冠脉造影高危人群[对比剂危险积分≥6 分或 eGFR≤60 ml/(min·1.73 m^2)],所有患者均经碳酸氢钠水化,严密监测肾功能,结果显示 AKI 发病率为 8.7%。同时,我们沿用 Mehran 危险积分对于冠脉造影前的患者进行 AKI 风险评估,发现对比剂导致的急性肾损伤(contrast-induced acute kidney injury, CI - AKI)发生率随对比剂危险积分增高而升高。

在 CI - AKI 病例中,大多有 CKD 病史,而且其中约半数是由糖尿病所致的肾功能不全。有研究者认为,糖尿病如不伴有肾功能不全,对比剂的使用可不成为危险因素,但如果伴有肾功能不全,即使轻微,也可成为 AKI 的危险因素,加之高龄或有 NSAID 应用史、充血性心力衰竭及脱水等,这些都可成为 CI - AKI 危险因素。在一个纳入 16 000 例使用对比剂住院患者的大型回顾性研究中,有 183 人发生 CIN(诊断标准为血肌酐升高 25%)。虽然 CIN 的发生不足 2%,但是 CIN 的病死率却高达 34%,而未发生 CIN 的对照组死亡率仅为 7%。在去除了致死性疾病后,以 AKI 为表现的 CIN 患者病死率增加了 5.5 倍。在一项纳入 7 586 名患者的回顾性分析中,3.3% 的患者在使用对比剂后发生 CIN。发生 CIN 的患者住院病死率为 22%,而未发生 AKI 的患者病死率仅有 1.4%。发生 CIN 后,死亡风险的增加会持续很长时间,CIN 后 1 年病死率为 12.1%,5 年病死率 44.6%;而没有发生 CIN 的患者病死率分别为 3.7% 和 14.5%(P<0.001)。另一项研究也证实了 CIN 患者的高病死率:住院 CIN 患者病死率 7.1%,而需要透析的 CIN 患者病死率高达 35.7%。需要透析的 CIN 患者的 2 年病死率为 81.2%。另一项包含 439 例经皮冠脉介入术(percutaneous coronary intervention, PCI)术后肾损伤[血肌酐≥159 μmol/L(≥1.8 mg/dl)]患者的研究中,37% 的患者诊断为 CIN(诊断标准为血肌酐升高 25%)。CIN 患者住院病死率为 14.9%;而无 CIN 的患者病死率只有 4.9%(P=0.001)。累积的 1 年病死率,两者分别为 37.7% 及 19.4%。需要透析的 CIN 患者 1 年病死率为 45.2%,无须透析的 CIN 患者病死率为 35.4%。因心肌梗死行 PCI 治疗后发生 CIN 的患者,其短期、长期病死率也

显著增高：住院期间病死率 16.2%，1 年病死率 23.3%；与之相比，非 CIN 患者病死率分别为 1.2% 及 3.2%（两者 $P<0.0001$）。另外一项研究统计了 PCI 术后 CIN 患者住院病死率为 31%，而非 CIN 患者病死率为 0.6%（$P=0.0001$）。最近，一项研究比较了糖尿病与非糖尿病患者发生 CI - AKI 的危险因素，共有 290 例行冠脉造影/PCI 手术的住院患者入组，结果显示，糖尿病患者 AKI 发生率明显高于非糖尿病患者，高胆固醇血症是其最强相关的危险因素，其次是 eGFR<90 ml/(min·1.73 m^2)，而非糖尿病患者的危险因素为 eGFR<60 ml/(min·1.73 m^2)。可见，糖尿病患者中血脂水平与 CI - AKI 的发生密切相关。

2. 发病机制

对比剂引起 AKI 的机制有：对比剂对肾脏的毒性包括分子直接的化学毒性（离子性、含碘物质）、渗透毒性、组分中与黏度相关的毒性。关于对肾毒性的相关影响，目前尚无足够证据达成最终共识。但有一点可以确定，对比剂的渗透负荷是导致 CIN 发生的重要因素。

(1) 肾血流影响：在对犬进行选择性肾造影后，可见肾血流量短暂增加（数秒钟），随后血管持续收缩（数分钟至数小时）。注射对比剂后，实验动物肾髓质外层血流量减少。人静脉肾盂造影后，高渗对比剂（high osmolar contrast media，HOCM）与肾血浆流量减少有关（取决于对氨基马尿酸清除率），影响最重时为 60 min，120 min 恢复正常。HOCM 的致血管收缩作用比低渗对比剂（low osmolar contrast media，LOCM）强。血浆内皮血管收缩肽与肾内血管收缩一致，在对比剂注射后 5 min 增加，30 min 回复至基线水平。其他研究显示一氧化氮的效用减弱。

(2) 直接肾小管毒性：渗透性肾病变常用来描述组织学图片的特征，这些特征可见于使用 HOCM 后肾损伤患者的肾组织活检中。最主要的特征是近端肾小管细胞质的空泡形成，这种改变可以是局灶性或是弥漫性。对 211 例患者 10 d 内行肾动脉造影或静脉肾盂造影，肾组织活检发现，其中 47 例发现有渗透性肾病证据；29 例伴有肾小管萎缩和/或坏死。对 34 例应用 HOCM 行心导管术后死亡的儿童进行肾脏尸体解剖，3 例发现肾髓质坏死，4 例发现邻近肾小管上皮细胞胞质空泡形成。毒性还可导致渗透性利尿和肾性贫血。另外，尿酸的沉积和 Tamm-Horsfall 蛋白堵塞肾小管加重了组织损伤。行选择性肾脏造影的患者肾小球通透性短暂增加，导致对比剂注射后的最初几个小时出现蛋白尿。尿 β_2 -微球蛋白的增加造成肾小管重吸收的负担。含碘对比剂的其他毒性作用还包括细胞能量耗竭、细胞凋亡、钙离子紊乱和小管细胞极性的变化。

(3) 氧化应激：氧化应激在肾损伤中的作用不可忽视。氧化应激发生在慢性肾衰竭和糖尿病患者中，是导致内皮功能损伤的重要因素。它可以调控与年龄相关的肾细胞损伤和细胞死亡，特别是细胞凋亡。最近的研究显示，氧自由基可提高受损肾脏的基础血管张力，球管平衡反馈调节，使得受损内皮舒张。其他肾毒性药物，如顺铂或庆大霉素，导致的肾损伤与氧自由基产物和由半胱天冬酶内切核酸酶介导的小管上皮细胞死亡有关。因此，虽然目前的证据有限，但是仍有理由关注氧化应激在 CIN 中的作用。注射对比剂后发现尿丙二醛（氧化应激标志物）/肌酐比值增加，表明肾脏自由基产物增加。进行心导管术后的患者游离的 3-硝基酪氨酸（一种过氧化产物标志物）水平的增加提示：对比剂可促发氧化应激。这种标志物的血浆水平早期轻度增高，但 72 h 后会显著增高，而尿中的峰值出现在术后，且与对比剂剂量相对应。另一氧化应激标志物尿 F2-异前列烷水平，在冠脉造影后肾损伤的患者中迅速升高。

(4) 对比剂的肾脏滞留：很多调查报告了对比剂的肾脏滞留与 CIN 的关系。一项研究显示，相较于 24 h 血肌酐水平，24 h 内肾皮质的对比剂滞留（CT 显示）在预测 CIN 发展方面有更高的价值。在具有肾损伤和/或年龄>73 岁的患者中，对比剂肾皮质滞留比率和 CIN 发生率都更高。研究发现，在 22～26 h 进行 CT 扫描显示肾皮质平均衰减时间与血尿素氮和血肌酐水平密切相关。另一项研究显示，重度肾皮质滞留者发生 CIN 的可能性更高，但是肾皮质滞留并非与 CIN 的发生率相平行。

六 非糖尿病肾病

糖尿病患者可以合并不是糖尿病肾小球硬化引起的肾脏疾病,并可发生 AKI。糖尿病肾病是糖尿病的主要肾脏并发症,但这些患者所伴有的肾脏疾患并非都是糖尿病肾病。实际上,这些患者可以伴发非糖尿病肾病,特别是伴发原发性肾小球肾炎。

1. 发病情况

根据既往尸检结果的研究,糖尿病合并非糖尿病肾病相当少见。但近年来的糖尿病患者肾穿刺活检研究报告认为,非糖尿病肾病并不少见。国内有研究显示,52 例 2 型糖尿病患者经肾活检,32 例确诊为糖尿病肾病,占 61.5%,其中 3 例为糖尿病肾病合并非糖尿病肾病;余 20 例为非糖尿病肾病,占 38.5%。肾活检前后诊断符合率 46.15%,误诊率 19.23%。两组间除血尿素氮、血肌酐、糖尿病病程和是否伴有糖尿病性视网膜病变有显著差异外,其他临床表现和实验室检查的差异均无统计学意义。一般认为,在糖尿病病史超过 10 年的非选择性病例中,伴发原发性肾小球肾炎的发病率约为 3%,肾活检发现的比例较高(66.7%)。各种非糖尿病肾病都可见于糖尿病患者,包括 IgA 肾病、局灶性节段性肾小球硬化症(FSGS)、间质性肾炎等,但在不同人群中,病理类型分布存在较大差异。欧美人群中膜性肾病(membranous nephropathy, MN)是 2 型糖尿病最常合并的原发性肾小球肾炎,而日本人非糖尿病肾病以轻中度系膜增生性肾小球肾炎(mesangial proliferative glomerulonephritis, MSPGN)最多,占 10.4%,MN 仅占 4.9%。我国有报道显示 IgA 肾病占较大比例,也有报道以轻度 MsPGN 为主、其次为 MN。这一现象可能与各国、各地区肾脏病构成不同及观察者所采用的标准不同有关。在这些疾病过程中均可发生 AKI。

2. 临床表现

糖尿病患者伴发非糖尿病肾病时,临床表现各异,需根据其病史、体征和有关实验室检查去分析,找出线索。伴肾小球肾炎时,单纯根据血尿、蛋白尿等表现常难以确诊,而确诊则主要依赖于肾穿刺活组织病理学检查。由于肾穿刺是一种创伤性检查,一般并不主张进行穿刺活检来诊断糖尿病肾病,故需要根据临床表现的特点,掌握好肾穿刺病例的选择标准。北京中日友好医院回顾分析了 2003—2010 年住院肾活检证实的 202 例糖尿病并发非糖尿病肾病患者的临床表现和病理学类型。根据年龄将患者分为青年组(年龄≤35 岁)、中年组(36~59 岁)和老年组(年龄≥60 岁),对比分析 3 组患者的临床表现和病理学特点。结果显示,青年组临床表现主要为慢性肾炎综合征,占 42.4%;肾脏病理主要为 IgA 肾病,占 36.4%。中年组临床表现多样化,依次为慢性肾炎综合征(35.3%)、肾病综合征(27.2%)、慢性肾衰竭(17.6%)、隐匿性肾炎(14.7%)和急性肾衰竭(5.1%);肾脏病理主要为 IgA 肾病,占 42.6%。老年组临床表现为肾病综合征(30.3%)、慢性肾衰竭(30.3%);肾脏病理学主要为膜性肾病,占 27.3%。可见,糖尿病并发非糖尿病肾病患者临床表现方面,青年人以慢性肾炎为主,中年人临床表现多样化,老年人以肾病综合征和慢性肾衰竭为主;病理学类型方面,中青年人以 IgA 肾病为主,而老年组以膜性肾病为主。

3. 诊断与鉴别诊断

(1)血尿:根据糖尿病肾病的病理学特征,糖尿病肾病患者一般很少出现血尿或者仅有轻微血尿。因此,如果糖尿病患者出现明显血尿,往往预示患者可能伴发非糖尿病性肾脏疾病,需进一步检查,必要时进行肾穿刺活检明确诊断。

(2)蛋白尿:典型的糖尿病肾病,蛋白尿的发展很缓慢,最初为间断性蛋白尿,以后逐渐发展为持续性蛋白尿且尿蛋白量逐渐增加;至临床糖尿病肾病阶段,可出现大量蛋白尿,甚至出现肾病综合征,发展至此阶段一般需要 10~15 年以上糖尿病史,且出现大量蛋白尿时往往合并肾功能损害。如果糖尿病同时合并糖尿病视网膜病变,且未发现其他肾脏疾病的证据,则一般可排除非糖尿病肾病,也不需要进行肾穿刺活检。而对于糖尿病史少于 10 年,肾功能良好的糖尿病患者,如突然出现大量血尿,常常不能以糖尿病肾病解释,此时应考虑可能有非糖尿病肾病,尤其是肾小球肾炎,需进行穿刺活检以明确诊断。

(3)快速进展的肾衰竭:糖尿病早期无肾功能改变,发展至糖尿病肾病出现持续大量蛋白尿,将可出现肾功能不全,并可能持续进展,逐渐发展为 ESRD 和尿毒症。如果原来病情稳定的糖尿病患者突然出现肾功能急剧恶化,特别是无持续蛋白尿患者,则需要考虑伴发其他肾脏疾病的可能,特别是出现急进性肾炎的可能。虽然这种病例很少见,但由于该病需要迅速诊断,及时给予强有力的免疫抑制治疗,所以避免误诊至关重要。

(4)糖尿病视网膜病变与肾脏病变的关系:糖尿病肾病是糖尿病全身微血管病变在肾脏的表现,一般糖尿病史在 10~15 年以上,多合并有其他脏器微血管损害。为了解有关脏器损害性质,临床简便易行的方法是眼底检查,以了解是否存在糖尿病视网膜病变。有研究认为,如果合并糖尿病周围神经病更支持糖尿病肾病诊断;合并糖尿病视网膜病变且糖尿病史在 10 年以上的蛋白尿患者,95% 以上有典型的糖尿病肾小球病变;而在无视网膜病变的蛋白尿患者,其中 25% 以上的病例伴发非糖尿病肾病的其他肾脏病变。多数研究结果与此相似。还有研究显示,糖尿病肾病中 61%~73% 无糖尿病视网膜病变,故认为无糖尿病视网膜病变不能除外糖尿病肾病;但多数研究表明:病理学检查有糖尿病肾病的患者中,约 1/3 无糖尿病视网膜病变。对于糖尿病史少于 10 年,出现肾脏疾病表现而又无糖尿病视网膜病变的患者,应仔细进行检查,以排除非糖尿病肾病,必要时应进行肾活检。

(5)肾脏病理学检查:肾脏病理学检查是鉴别糖尿病肾病和非糖尿病肾病的主要手段。早期糖尿病肾病光镜下往往无明显异常表现,以后随病程增加,可逐渐出现系膜基质增加、肾小球毛细血管基膜增厚等,中晚期糖尿病肾病则可见肾小球结节型和弥漫型硬化、小动脉玻璃样变。有时可见纤维冠和肾小囊滴,个别病理可见系膜细胞数增多;免疫荧光学检查可见 IgA 呈细线状沉积于肾小球毛细血管壁、肾小管及肾小囊基膜,而补体及其他免疫球蛋白并不明显。目前认为这种表现是非特异性血浆球蛋白在变性的基膜上附着的结果。典型的肾小球肾炎大多是由于免疫复合物在肾小球毛细血管壁或系膜区沉积,免疫荧光学检查常常可以看见各种不同的免疫球蛋白或补体,结合光学显微镜所见各种特征的肾小球损伤多可诊断。例如,IgA 肾病、膜性肾病、膜增殖性肾小球肾炎、系膜增殖性肾小球肾炎等,很容易与糖尿病肾病区别。但对于少数无明显免疫复合物沉渣的膜增殖性肾小球肾炎和微小病变,则需在病理学上与早期糖尿病肾病仔细加以鉴别。IgA 肾病在非糖尿病肾病中所占比例较高的原因目前还不清楚。研究发现,糖尿病患者血液中 IgA 水平较高,而合并肾损害的糖尿病患者血清中的 IgA 水平更高,因而容易沉积在肾组织内。糖尿病患者血中 IgA 水平升高的机制尚不清楚,值得进一步研究。

因此,正确诊断糖尿病肾病很重要,特别是有少见的一些临床表现时,不要忘记非糖尿病肾病的可能性。包括肾功能的迅速恶化、无视网膜病变、突然发生肾病综合征、含有红细胞管型的非典型尿沉淀物和短期的胰岛素依赖性糖尿病患者发生肾脏损害等。

七 肾乳头坏死

肾乳头坏死(renal papillary necrosis,RPN),又称坏死性肾乳头炎或肾髓质坏死,是因肾内髓区缺血和/或严重感染导致的肾实质毁损性并发症,通常局限于肾乳头部。本症虽可视为暴发过程的急性肾盂肾炎,但其本质上应归属于慢性间质性肾炎。本病于 1877 年由 von Friedreich 首先报道。1948 年,Gunther 报道 1 例 29 岁患者,并指出肾乳头坏死可见于许多疾病,如糖尿病、尿路梗阻、镇痛药肾病、肾盂肾炎、镰状细胞病、肾结核、巨球蛋白血症和流行性出血热等,其中以糖尿病合并肾盂肾炎的发生率最高,占肾乳头坏死病因的 $50\%\sim60\%$。本症多见于 40 岁以上老年人。发病率尚不清楚,各地报道也不一致,美国为 $0.16\%\sim0.26\%$,英国为 $0.8\%\sim1.3\%$,而澳大利亚为 4%。乳头型也称为全乳头坏死,以乳头的坏死、分界和分离为特点。坏死早期,可见乳头肿胀,黏膜正常,肾盏正常。进行性坏死,则是黏膜丧失,造影见乳头不规则、边缘模糊;随着坏死乳头的分离,开始形成窦;肾盂造影见窦成弧形。当整个坏死乳头与正常组织分离开时,造影可见围绕窦内坏死乳头的环形影。在少数病例,坏死乳头脱落至肾盂,可在尿中发现。但在多数病例,坏死的乳头不脱落,而是被吸收或保持在远处,之后坏死的乳头被钙化或形成结石的核心。如坏死乳头被吸收或脱落造影可见正常乳头部位形成"杵状肾盏";如坏死乳头在原处被钙化,造影可见围绕窦内坏死乳头的环形影。脱落的坏死乳头及由此形成的结石,可造成尿路梗阻。肾乳头坏死可局限于少数几个乳头或发生在许多乳头,可累及单侧或双侧肾脏,多数患者双肾受累有报道在一侧肾脏发生乳头坏死的患者,在之后的 4 年内发生另一侧肾脏的乳头坏死。

1. 常见病因

(1) 糖尿病:是最常见的与肾乳头坏死相关的疾病,肾乳头坏死复发的病例多数为糖尿病患者,在肾乳头坏死的病例中,糖尿病的发病率为 $4\%\sim60\%$。尸检发现,$2.7\%\sim7.2\%$ 的糖尿病有肾乳头坏死,而非糖尿病仅为 $0.16\%\sim0.6\%$。诱发肾乳头坏死的其他情况也常与糖尿病有关,特别是肾盂肾炎和继发于自主神经病的膀胱-尿道反流。老年女性糖尿病更常受累,通常表现为反复发热、血尿与尿中坏死乳头排泄有关的腰痛。也可能发生 AKI 及难治性脓毒症,患者也可能单独表现为尿毒症性脑病。当糖尿病患者有 AKI 时,常要考虑到肾乳头坏死的可能性。

(2) 梗阻性肾病:在大宗报道中梗阻性肾病占 RPN 病因的 $15\%\sim40\%$。

(3) 肾盂肾炎:严重的肾盂肾炎是肾乳头坏死的常见病因之一,特别是发生在糖尿病或尿路梗阻患者的肾盂肾炎。由于感染既可以是肾乳头坏死的病因,也常常并发于 RPN 又可继发于糖尿病。因此,感染在肾乳头坏死病因中所占的比例难以确定。

(4) 镇痛药滥用:镇痛药滥用,特别是含有非那西汀的镇痛合剂以及大剂量的其他镇痛药的应用,可引起肾乳头坏死。在美国镇痛药占 RPN 病因的 $15\%\sim20\%$;而在镇痛药滥用普遍的国家,镇痛药可占 RPN 病因的 70%。接受镇痛药治疗的儿童也可发生肾乳头坏死。

(5) 血管炎:①移植肾血管炎:移植肾排斥引起的血管炎可使供应乳头的血管阻塞,导致乳头缺血坏死。②Wegner 肉芽肿。③坏死性血管炎:包括结节性多动脉炎、变应性血管炎和微血管炎等。

(6) 镰状细胞血红蛋白病:镰状细胞血红蛋白病也是引起肾乳头坏死的病因之一。

(7) 肝脏疾病:肝脏疾病尤其是酒精性肝病,可引起肾乳头坏死。

2. 发病机制

肾乳头坏死的主要发病机制可能是由于各种病因所致的肾髓质血流量不足导致缺血性坏死。如糖尿病引起的微血管病变或镰状细胞病引起的血流障碍等。本病的发生与肾脏髓质锥体血供的解剖生理特点及肾缺血髓质乳头血管病变与感染有关。肾脏血流量的 $85\%\sim90\%$ 分布在皮质,髓质仅占 $10\%\sim15\%$,越近肾乳头血供越少且皆源于髓旁肾单位的出球小动脉经直小血管而来。受髓质中溶质浓度和渗透压梯度的影响,血液黏稠度逐渐增高,血流缓慢,是缺血性坏死的常见部位;伴发的基础疾病如糖尿病、镇痛药肾病、高尿酸血症等本身即可引起慢性间质性肾炎和肾小血管病变。镇痛药肾病、镰状细胞性贫血或球蛋白血症等致乳头区受高浓度酸性物质刺激及血液异常高黏滞尿路梗阻时肾盂、肾盏及肾小管内压增加,这些因素均可导致髓质乳头部严重缺血和坏死,兼之患者全身及局部对细菌侵袭易感性增加容易并发肾脏与泌尿道感染,进一步加重肾锥体血供障碍和组织坏死。临床发现约半数以上肾乳头坏死病例存在 2 种或更多(如糖尿病合并尿路感染)的致病因素,易患因素越多,发生率越高。

3. 临床表现

肾乳头坏死按起病急缓可分为急性、亚急性和慢性;按病理学部位可分为肾髓质型和肾乳头型,患者年龄多在 40 岁以上,女性多于男性。儿童罕见慢性经过的肾乳头坏死,但有低氧血症、脱水或败血症引起急性肾乳头坏死的报道。肾乳头坏死的临床表现取决于坏死累及的部位、受累的乳头数及坏死发展的速度。

(1)急性肾乳头坏死:常在上述慢性疾病的基础上突然起病,寒战高热,肉眼血尿或不同程度血尿及脓尿,多伴有尿路刺激征和腰痛等急性肾盂肾炎的表现。如肾乳头坏死组织脱落或血块阻塞输尿管,则引起绞痛及少尿甚至无尿,严重双侧广泛性肾乳头坏死者可出现 AKI 病情进展迅速,预后差,患者多死于败血症或 AKI 的并发症。这类患者往往由于严重的全身情况而使局部症状不明显,尤其在有糖尿病、尿路梗阻及心血管病变时更不易及时诊断,临床上此型居多。

(2)亚急性肾乳头坏死:病情不如急性者严重或迅速,病程较长,可达数周或数月坏死的乳头脱落产生尿路梗阻。肾绞痛较多见并伴有排尿困难等肾组织坏死、脱落、经过尿路的症状,以及少尿和进行性肾功能不全。

(3)慢性肾乳头坏死:多在慢性间质性肾炎的基础上发生,起病隐袭病程可达数年,临床上表现类似慢性间质性肾炎或反复发作性慢性肾盂肾炎,并出现肾小管功能障碍,如多尿、夜尿、尿浓缩功能及酚红排泌率降低,尿酸化功能障碍而引起肾小管酸中毒等,可有持续镜下血尿和脓尿及进行性肾功能减退终致慢性肾衰竭尿毒症;也可无临床症状多偶然在排泄性尿路造影时,或在死后尸体解剖时发现。部分病例常伴有尿路上皮肿瘤。

4. 诊断

本病诊断主要根据病史、症状、尿液中找到脱落的肾乳头坏死组织以及 X 线片检查结果,并应与非坏死型急性肾盂肾炎、肾结核、肾结石及放线菌病鉴别方可诊断。诊断标准如下:①有慢性间质性肾炎肾盂肾炎、集合管出口受阻、上尿路梗阻等病变;②尿液检查可见坏死的乳头组织;③静脉肾盂造影(intravenous pyelogram,IVP)显示肾乳头部位有环状阴影或缺损,髓质或乳头钙化阴影,肾影缩小和轮廓不规则。

在有引起肾乳头坏死的原发疾病的患者,特别是在尿路梗阻或严重的小管间质性肾病的基础上出现发热、血尿、急性腰痛、尿路绞痛和尿路梗阻或长期多尿和夜尿,应考虑肾乳头坏死糖尿病患者出现长期多尿和夜尿,不应笼统考虑为糖尿病性多尿,应注意发生肾乳头坏死的可能,表现为长期多尿和夜尿的病例应与其他慢性小管间质性肾病(包括肾髓质囊性病)、肾小管酸中毒、尿崩症等进行鉴别。

5. 实验室检查

(1)尿液化验:有血尿,肉眼血尿占 20%,显微镜下血尿为 20%~40%;如大量血尿合并失血性贫血者需要做肾切除手术。50%~60% 的患者发生白细胞尿;80% 的患者存在中度蛋白尿、菌尿,可出现泌尿系感染者,菌尿呈阳性。尿中可找到脱落的肾乳头坏死组织。

(2)急、慢性肾衰竭则有相应的实验室检查指标的改变。

6. 其他辅助检查

(1)B 超检查:其检查的价值有限,除非是梗阻性肾病其引起的肾乳头坏死或继发的坏死乳头残留在肾盏。

(2)X 线检查:①肾、输尿管及膀胱平片。早期放射线学检查可能是阴性静脉肾盂造影发现对比剂进入未完全脱落的肾乳头周围和/或肾乳头区发现有杵状或斑状充盈点,对比剂进入乳头脱落后的空洞内和/或肾小盏边缘有"虫蚀样"改变。②X 线片检查。乳头坏死型:最早是肾盏穹隆部比较模糊进而由于肾盏穹隆部形成盲管两个盲管逐渐联合,造影时呈现"弓形"或"环形"影像;坏死的肾乳头脱入肾盂内出现充盈缺损而乳头出现棒状空腔,坏死乳头在输尿管内产生充盈缺损及近端扩张、坏死乳头周围有钙盐沉着时在平片上可见环形钙化影。髓质坏死型:当坏死组织深在锥体之内未与肾盏相通时造影无改变,而瘘管形成与肾盏相通后才出现上述现象。

(3)静脉内推注(IVP):是本病最有价值的诊断方法。①肾乳头部位有环状阴影或缺损;②髓质或乳头钙化阴影;③肾影缩小和轮廓不规则。

八 药物

糖尿病患者合并用药较多,其中青霉素类、头孢菌素类、磺胺类及非甾体抗炎药等药物可导致急性间质性肾炎(acute interstitial nephritis,AIN)。患者通常表现为血肌酐的急性或亚急性升高和全身过敏性炎症反应。前者主要表现为乏力、厌食或恶心、呕吐等非特异性症状,多伴有尿检异常。后者表现为发热、皮疹、关节痛和嗜酸性粒细胞增多,目前统称为 DRESS 综合征(drug rash with eosinophilia and systemic symptoms),可见于 40% 以上的药物相关性 AIN。绝大多数患者有轻至中度蛋白尿,通常在 2 g/d 以下,镜下血尿为主,肉眼血尿少见,可有无菌性白细胞尿。尿液涂片染色如嗜酸性粒细胞超过 5%,支持急性过敏性间质性肾炎。药物性 AIN 常为非少尿性 AKI,滤过钠排泄分数(fractional excretion of filtrated sodium,FENa)>1。少尿性 AKI 多提示间质炎症病变严重,已引起小管梗阻和尿流阻断。尿 N-乙酰-β-D 氨基葡萄糖苷酶(NAG)升高,提示肾小管上皮细胞损伤;尿 β_2-微球蛋白、α_1-微球蛋白和维生素 A 结合蛋白增高提示可能有近端肾小管重吸收功能障碍;尿比重和尿渗透压降低提示远端肾小管浓缩功能减退。患者有时还出现肾型糖尿,甚至 Fanconi 综合征(肾性糖尿、氨基酸尿和磷酸盐尿等)和肾小管酸中毒。药物所致 AIN 发病机制主要为Ⅳ型变态反应,肾间质出现 T 淋巴细胞、单核细胞及巨噬细胞等炎症细胞浸润,继而引起肾间质损伤,病变呈弥散或片状分布。

RAAS 阻滞剂和钠-葡萄糖协同转运蛋白 2 抑制剂(SGLT2i)一度被认为可能增加糖尿病患者的 AKI 风险,但目前看来证据并不充分。理论上来说,在肾脏灌注减少时,如低血容量或肾动脉狭窄时,RAAS 阻断可通过优先扩张出球小动脉而降低肾小球内压,从而导致 AKI 的发生。目前,尚无支持 RAAS 阻滞剂是 AKI 危险因素的数据。但 RAAS 双重阻断会增加 AKI 风险,不推荐使用。

关于 SGLT2i 和 AKI 之间的关系,目前的证据提示 SGLT2i 似乎与 AKI 事件减少有关。已有 3 项荟萃分析证实 SGLT2i 降低 AKI 风险。同样,在对 2 个队列的倾向匹配分析中,研究人员发现使用 SGLT2i 的 2 型糖尿病患者发生 AKI 的风险没有增加,且有降低风险的趋势。即使在对高 AKI 风险个体的随机对照试验中,也没有发现 SGLT2i 与 AKI 发生率的增加相关。

九 其他

败血症、充血性心力衰竭、高血压等都是糖尿病患者常见的并发症,这些因素均可诱发或加重 AKI 的发生和发展,尤其是老年人发生 AKI 的危险更大。

老年糖尿病患者患病时间较长,同时亦并发多种疾病,病情稳定时期各器官处于代偿阶段,临床表现平稳,肾功能为正常或轻度损害,不易为临床医生发现。但在应激等情况下,肾功能迅速衰竭,造成氮质血症和尿毒症。其原因可能为:①老年糖尿病患者多存在凝血机制失调、血小板功能异常、血液流变学改变、组织缺氧等因素,这些均与肾功能的恶化有关。②老年人肾脏随增龄对药物和代谢产物的排泄时间延长。这增加了药物产生毒性作用的可能性,特别是老年人患者有多种疾病,许多药物同时合用、长期使用会对肾功能造成不利影响。③在应激等情况下,拮抗胰岛素的激素分泌增多,也可能对肾功能产生不良影响。

第四节 ｜ 治 疗 方 法

糖尿病患者的 AKI 治疗与非糖尿病患者基本相同,但有其特殊性。对高危糖尿病肾病患者,尽早识别和纠正可逆因素和危险因素,如控制感染、止血、补充血容量等,并采取预防措施。应在对患者的血容量状态作出慎重评估后进行适当的补液治疗,维持水、电解质平衡。对 AKI 风险增加的患者进行血肌酐与尿量的个体化监测以及时发现 AKI。避免接触肾毒性药物,对于已有基础肾脏疾病的患者应根据肾功能调节用药剂量,预防二次打击及再次损伤,防止发生多器官功能障碍综合征。

一 血糖控制

AKI 患者常伴有糖耐量下降和胰岛素抵抗,机体对葡萄糖的吸收可能会下降 50% 以上,而且肝脏糖异生增加,即使外源性葡萄糖输注亦不能将其有效抑制。因此,对于 AKI 重症患者来说控制血糖十分重要,可有效改善预后,降低病死率。同时,患者常有食欲缺乏和呕吐。此外,当 GFR 降低时,尿的胰岛素排出减少,因此也要注意防止低血糖的发生。同时,应积极监测血糖、尿量、肾功能和电解质变化。使用胰岛素降血糖,依据血糖情况调整胰岛素用量,血糖可用胰岛素控制在 6.11 ～ 8.27 mmol/L,必要时使用小剂量胰岛素持续静脉滴注或胰岛素泵降血糖。

二 对症支持治疗

1. 营养支持

营养支持不仅要考虑 AKI 及糖尿病引起的代谢紊乱,还要考虑所应用的治疗模式,首选胃肠道营养。各期 AKI 患者总热量摄入应为 83.7～126 kJ(20～30 kcal)/(kg·d),非高分解代谢、不需透析患者的蛋白质摄入量为 0.8～1.0 g/(kg·d),行肾脏替代治疗(renal replacement therapy, RRT)患者的蛋白质摄入量为 1.0～1.5 g/(kg·d),存在高分解代谢或接受连续性肾脏替代治疗(continuous renal replacement therapy, CRRT)患者的蛋白质摄入最多可达 1.7 g/(kg·d);根据需要补充微量元素和水溶性维生素。全肠外营养可作为胃肠道营养补充或应用于胃肠道无功能的情况。

2. 水、电解质、酸碱平衡

少尿期应严格"量出为入",必要时可通过测定中心静脉压和导尿管测定尿量密切监测出入量。控制钠、水摄入。每日给液体量＝尿量＋显性失水(呕吐物、粪便和引流量)＋不显性失水－内生水。同时应纠正代谢性酸中毒及电解质紊乱。在多尿期,仍应密切监测容量状态,防止容量不足、电解质紊乱,慎重使用降压药和利尿剂。AKI 时,高钾血症常见,特别是高分解代谢的患者更是如此。但在 DKA 和 HNDC 时,总体钾减少,胰岛素使用和葡萄糖输注也能使血清钾下降,因此,有必要定期测定血钾,补充钾时应加倍小心。乳酸酸中毒时,pH 值<7.0,给予 5% 碳酸氢钠 400～800 ml 静脉滴注,总量及输液速度应根据血 pH 值、CO_2-CP、HCO_3^- 及心功能而定,直到血 pH 值>7.2,再停止补碱。补碱也不宜过多、过快,否则可加重缺氧及颅内酸中毒。

三 药物治疗

尚缺乏有效的药物治疗低灌注损伤或败血症导致的 AKI。襻利尿剂不应常规用于 AKI 的预防和治疗,除非存在容量过多的情况。多巴胺等升压药物也不应常规用于 AKI 的预防和治疗,除非存在血管源性休克的情况。甘露醇预防继发于横纹肌溶解症的 AKI 尚临床证据不足。

四 血液净化

目前,对 AKI 的治疗手段种类繁多,但主要的治疗方式仍然以肾脏替代治疗(RRT)为主的支持性疗法。目前可采用的模式有多种,如间歇性血液透析(intermittent hemodialysis,IHD)、腹膜透析(peritoneal dialysis,PD)、连续性肾脏替代治疗(CRRT)及杂合式肾脏替代治疗(hybrid renal replacement therapy,HRRT),如持续低效每日透析(sustained low-efficiency daily dialysis,SLEDD)和延长的每日透析(extended daily dialysis,EDD)等。糖尿病患者出现少尿、无尿、严重代谢性酸中毒及电解质紊乱、血流动力学不稳定等重症 AKI 表现时,单纯药物治疗难以取得满意效果。此时,应及时采取血液净化治疗。但是常规血液透析的效果不甚理想,主要是由于糖尿病并发症,重症患者常因为血流动力学不稳定、意识障碍或脱水等严重并发症不能耐受。连续性血液净化(continuous blood purification,CBP)由于血流动力学较稳定,符合机体内环境,能够持续缓慢地脱水,低血压的发生率低,一般不会造成肾缺血。因此,它能减少缺血再灌注的发生,对肾功能的恢复及机体的其他脏器都有很好的保护作用。另外,CBP 血滤器生物学相容性好,通透性及吸附能力强,除了能清除血肌酐、血尿素氮、电解质等小分子溶质外,还可以清除许多导致危重疾病发生、发展的炎性介质和毒性物质等中、大分子溶质,截断炎症介质的瀑布效应,保持酸碱平衡、离子稳定以及细胞内外和血管内外的渗透压稳定。不同 RRT 模式比较见表 8-4-1。有研究显示,早期积极的 CBP 干预治疗 DKA 合并 AKI,可稳定血流动力学、迅速改善内环境,为补液及营养支持及后续的药物治疗创造条件,并建议对于严重 DKA 合并 AKI 患者应作为首选辅助治疗方法。

表 8-4-1 治疗 AKI 的不同 RRT 模式比较

模 式	血流动力学稳定性	溶质清除率	容量控制	抗 凝
腹膜透析	较好	中等	中等	无
IHD	较差	高	中等	可能不需要
杂合技术	可能较好	高	较好	可能不需要
CVVH	较好	中/高	较好	可能不需要
CVVHD	较好	中/高	较好	可能不需要
CVVHDF	较好	高	较好	可能不需要

注 CVVH:连续性静脉-静脉血液滤过;CVVHD:连续性静脉-静脉血液透析;CVVHDF:连续性静脉-静脉血液透析滤过。

1. 对比剂致 AKI 的处理

临床上,对存在 AKI 风险的患者做造影检查前应进行风险评估,对确实需要使用对比剂的患者,应采取足够的预防措施,包括无禁忌的情况下暂停使用利尿剂、血管紧张素转换酶抑制剂或血管紧张素 Ⅱ 受体拮抗剂,暂停二甲双胍和非甾体抗炎药物,尽量选择等渗或低渗对比剂,剂量应最小化,以及预防性静脉注射等渗碳酸氢钠或 0.9% 氯化钠溶液进行扩容。造影后 48~72 h 内应密切监测肾功能,必要时继续给予扩容治疗。水化是目前公认唯一有效的预防对比剂肾病的方法,但是临床上面临急性左心衰竭、肺水肿、慢性心功能不全的情况,而水化是否带来的利大于弊是值得探讨的,碳酸氢钠水化可以预防肾小管酸中毒。有文献报道,有肾功能不全的 119 例患者进行 PCI 后,接受 154 mmol/L 碳酸氢钠组与 154 mmol/L 氯化钠组的 CIN 发病率分别为 1.7% 和 13.6%;另有荟萃分析提示,碳酸氢钠水化与其他水化没有太大的区别。

2. 横纹肌溶解症致 AKI 的处理

治疗上首先针对不同病因进行相应处理,如解除挤压、降温、停用可疑药物、治疗皮肌炎等。此外,及时并积极地补液、充分水化,维持生命体征和内环境的稳定,清除对机体有害的物质,维持水电解质酸碱平衡,必要时行血液滤过、血液透析等肾脏替代、器官支持治疗。横纹肌溶解症最重要的治疗是尽早、尽快地补液,适当采用碳酸氢钠碱化尿液,促进肌红蛋白和代谢废物从尿中排出。血液净化治疗不仅是肾损伤的替代治疗,同时也是心、肺等重要器官的支持治疗。持续性的血液滤过,不仅可以清除尿素氮、肌酐等代谢废物和多余的钾离子,还可以清除肌红蛋白、炎症因子等有害物质,有助机体内环境的稳定。合并多器官功能衰竭需要其他器官支持治疗的患者,CRRT 治疗更为恰当。发生筋膜间室综合征时,有创口的,要积极、干净地清创;没有创口的,尽量保守治疗;筋膜切开要慎重,因为筋膜切开很容易导致大量渗液、出血、感染。同时给予抗感染及营养支持治疗等。如果合并弥散性血管内凝血(disseminated intravascular coagulation,DIC)或其他器官损害,给予相应的处理。

五　腹膜透析

近年来,腹膜透析已普遍用于治疗糖尿病患者的肾衰竭者,也可用来治疗 AKI。腹膜透析利用腹膜充当天然透析膜达到清除体内有毒物质的目的。腹膜不仅面积较大,且透析过程中容量波动小,因而在代谢产物的清除及保持血液稳定性等方面均与 CBP 相似,且无须抗凝,费用也相对低廉。因此,对糖尿病肾病患者来说较血液透析有一定益处。有研究还表明,相比血透,腹膜透析除对中大分子代谢产物的清除作用更占优势外,对清除体内炎性介质也具有一定作用,尤其是对 AKI 患者,腹膜透析较血液透析的肾功能恢复得更快。随着自动化腹膜透析机(automated peritoneal dialysis,APD)进入临床,APD 对 AKI 的治疗优势更加突出,它不仅可以更方便自由地选择或调整剂量,还可有更多的透析模式供其选用,从而使整个治疗方案更加个体化,大大提高了腹膜透析对 AKI 的治疗效果,也缩短了与其他 CBP 模式在治疗 AKI 上差距。新近,有研究者对 ICU 中 150 例 AKI 患者应用大剂量的腹膜透析来治疗 AKI,2 L 透析液,留腹 30~60 min,每天交换 18~22 次,总透析剂量 36~44 L/d,每周总的 Kt/V 3.56。通过对水分、毒素、蛋白质代谢等监测,结果显示腹膜透析对水分、毒素的清除效果较好,且病死率明显降低。以下情况适合行腹膜透析治疗:原有严重心血管疾病、心功能欠佳、心律失常或血压偏低患者;非高分解代谢型、有明显出血倾向或活动性出血、血管通路建立困难、年龄>80 岁的高龄老人、儿童患者。透析方式的决定建议根据患者临床状况、当地资源及医师和护士的经验等因素综合考虑。总之,腹膜透析对保护机体残余肾功能、维持机体内环境稳定有非常独特的疗效。与其他 CBP 比较,腹膜透析不仅技术简单、操作方便、价格便宜,特别是可以居家治疗,故应作为一些轻至中度 AKI 患者的首选治疗方案。

糖尿病肾病合并 AKI 在临床较为常见,尤其是老年人,患者存在明显血糖升高,短时期内出现肾功能恶化,如治疗不及时,预后差。肾脏替代治疗是目前治疗重症 AKI 的有效手段,早期积极的连续性血液净化及腹膜透析有较好的疗效。

(丁小强,章晓燕)

参考文献

1. Advani A. Acute kidney injury: a bona fide complication of diabetes [J]. Diabetes, 2020,69(11):2229 - 2237.
2. Al-Jaghbeer M, Dealmeida D, Bilderback A, Ambrosino R, Kellum JA. Clinical Decision Support for In-Hospital AKI [J]. J Am Soc Nephrol, 2018,29(2):654 - 660.

3. Azzalini L, Spagnoli V, Ly HQ. Contrast-Induced nephropathy: from pathophysiology to preventive strategies [J]. Can J Cardiol, 2016,32(2):247 - 255.

4. Chen HF, Wang CY, Lee HY, et al. Short-term case fatality rate and associated factors among inpatients with diabetic ketoacidosis and hyperglycemic hyperosmolar state: a hospital-based analysis over a 15-year period [J]. Intern Med, 2010,49(8):729 - 737.

5. Erdogmus S, Kiremitci S, Celebi ZK, et al. Non-diabetic kidney disease in type 2 diabetic patients: prevalence, clinical predictors and outcomes [J]. Kidney Blood Press Res, 2017,42(5):886 - 893.

6. Girman CJ, Kou TD, Brodovicz K, et al. Risk of acute renal failure in patients with type 2 diabetes mellitus [J]. Diabet Med, 2012,29(5):614 - 621.

7. Huerta-Alardín AL, Varon J, Marik PE. Bench-to-bedside review: rhabdomyolysis: an overview for clinicians [J]. Crit Care, 2005,9(2):158 - 169.

8. MacIsaac RJ, Lee LY, McNeil KJ, et al. Influence of age on the presentation and outcome of acidotic and hyperosmolar diabetic emergencies [J]. Intern Med J, 2002,32(8):379 - 385.

9. Mehran R, Nikolsky E. Contrast-induced nephropathy: definition, epidemiology, and patients at risk [J]. Kidney Int Suppl, 2006(100):S11 - S15.

10. Orban JC, Maizière EM, Ghaddab A, et al. Incidence and characteristics of acute kidney injury in severe diabetic ketoacidosis [J]. PloS One, 2014,9(10):e110925.

11. Pakfetrat M, Nikoo MH, Malekmakan L, et al. Comparison of risk factors for contrast-induced acute kidney injury between patients with and without diabetes [J]. Hemodial Int, 2010,14(4):387 - 392.

12. Ponce D, Berbel MN, Regina de Goes C, et al. High-volume peritoneal dialysis in acute kidney injury: indications and limitations [J]. Clin J Am Soc Nephrol, 2012,7(6):887 - 894.

13. Sani MA, Campana-Salort E, Begu-LeCorroller A, et al. Non-traumatic rhabdomyolysis and diabetes [J]. Diabetes Metab, 2011,37(3):262 - 264.

14. Schneider S. Hyperglycemic crisis in patients with diabetes mellitus [J]. Med Klin Intensivmed Notfmed, 2012, 107(6):435 - 439.

15. Talwar M, Krishnamurthy S, Parameswaran N, et al. Severe acute kidney injury owing to rhabdomyolysis and intravascular haemolysis in an 11-year-old child with G6PD deficiency [J]. Paediatr Int Child Health, 2019,39(2): 150 - 153.

16. Toprak O, Cirit M, Ersoy R, et al. New-onset type Ⅱ diabetes mellitus, hyperosmolar non-ketotic coma, rhabdomyolysis and acute renal failure in a patient treated with sulpiride [J]. Nephrol Dial Transplant, 2005,20 (3):662 - 663.

17. van den Berghe G, Wouters P, Weekers F, et al. Intensive insulin therapy in critically ill patients [J]. N Engl J Med, 2001,345(19):1359 - 1367.

18. Weisbord SD, Palevsky PM. Contrast-induced acute kidney injury: short- and long-term implications [J]. Semin Nephrol, 2011,31(3):300 - 309.

19. Woodrow G, Brownjohn AM, Turney JH. Acute renal failure in patients with type 1 diabetes mellitus [J]. Postgrad Med J, 1994,70(821):192 - 194.

20. Yang W, Lu J, Weng J, et al. Prevalence of diabetes among men and women in China [J]. N Engl J Med, 2010, 362(12):1090 - 1101.

21. Yu SM, Bonventre JV. Acute kidney injury and progression of diabetic kidney disease [J]. Adv Chronic Kidney Dis, 2018,25(2):166 - 180.

22. 杜勇,杨念生,李幼姬,等. 2型糖尿病患者合并非糖尿病肾损害的临床病理分析[J]. 中华糖尿病杂志,2004(6): 28 - 31.

23. 李军辉,王锋,王强庆,等. 慢性肾病并发急性肾衰竭75例临床分析[J]. 上海医学,2009,32(3):218 - 220.

24. 李军辉,宣昶有,简桂花,等. KIM - 1检测冠脉造影后对比剂肾病的前瞻性研究[J]. 中华全科医学,2012,10(10): 1513 - 1515.

25. 岳荣铮,张凌,刘芳,等. 连续性血液净化治疗糖尿病肾病酮症酸中毒合并急性肾损伤临床分析[J]. 四川大学学报 (医学版),2012,43(3):434 - 437.

第九章　糖尿病肾病的诊断技术

糖尿病肾病是糖尿病常见的微血管并发症,也是导致终末期肾病(ESRD)的重要原因,目前尚缺乏有效的早期诊断方法。因此,积极寻找新的糖尿病肾病早期诊断生物标志物迫在眉睫,且具有重要的科学意义和临床应用价值。同时,组学、表观遗传学和细胞外囊泡等新技术在糖尿病肾病诊断中的应用也越来越多。

第一节 │ 生 物 标 志 物

一、与肾脏结构和功能损伤相关的生物标志物

1. 足细胞相关蛋白标志物

足细胞在维持肾小球滤过屏障中起着关键性的作用。足细胞凋亡、缺失参与了糖尿病肾病的发病机制。

(1) nephrin:是肾小球滤过屏障发挥正常功能所必需的裂隙隔膜的跨膜蛋白质。足细胞在糖尿病肾病时功能障碍,因此也被认为是足细胞病。部分 1 型糖尿病患者在出现微量白蛋白尿之前就可观察到尿液 nephrin 升高,而在部分 UAER 正常的 2 型糖尿病患者中,也可发现尿液 nephrin 升高。在 UAER 升高的患者中,尿 nephrin 与 UAER 呈正相关,与 eGFR 呈负相关。在一项横断面研究中,根据尿液白蛋白/肌酐值将受试者分为正常白蛋白尿糖尿病肾病组、微量白蛋白尿糖尿病肾病组以及大量蛋白尿糖尿病肾病组,测量各组患者尿液 nephrin 的水平,研究表明在所有的大量蛋白尿糖尿病肾病患者、88% 微量白蛋白尿糖尿病肾病患者以及 82% 正常白蛋白尿糖尿病肾病患者中,发现尿液 nephrin 显著升高,并且尿液 nephrin 与 eGFR 呈负相关,表明相较于尿液微量白蛋白,尿液 nephrin 可更特异、更敏感地检测糖尿病肾病。

(2) podocalyxin:是跨膜唾液酸糖蛋白 CD34 家族的一个蛋白质成员,是肾小球足细胞糖萼的主要成分。在正常白蛋白尿的糖尿病患者中,尿液 podocalyxin 与肌酐比值高于对照组。随着糖尿病肾病进展,尿液 podocalyxin 的 mRNA 表达逐渐升高。在糖尿病肾病患者的尿液胞外囊泡中发现 podocalyxin 显著升高。此外,研究发现糖尿病肾病患者体内 podocalyxin 表达水平与肾脏预后相关。与对照组相比,糖尿病肾病患者肾脏组织中 podocalyxin 的表达显著降低,尿液 podocalyxin/肌酐比值升高。根据肾组织中 podocalyxin 的表达,将糖尿病肾病患者分为高表达组和低表达组。与高表达组相比,低表达组患者的糖尿病持续时间更长,血浆白蛋白和 eGFR 更低,糖化血红蛋白更高,24 h 尿蛋白、血肌酐和尿 podocalyxin/肌酐比值更高,肾小球和肾小管间质炎症更严重。低表达组的肾脏存

活率明显低于高表达组。单因素 Cox 回归分析显示,podocalyxin 表达减少和尿液 podocalyxin 排泄增加与肾功能不良相关。测量肾组织和尿液中的足细胞 podocalyxin 表达水平有助于评估糖尿病肾病的进展。此外,尿液 podocalyxin 水平与尿液微量白蛋白/肌酐比值呈正相关。当尿液 podocalyxin 临界值为 43.8 ng/ml 时,则预测早期糖尿病肾病的敏感度和特异度分别为 73.3% 和 93.3%。当临界值为 30 mg/g 时,预测糖尿病肾病的敏感度为 41.5%,特异度为 90%。表明尿液 podocalyxin 是一种更敏感、更特异的糖尿病肾病早期检测指标。

(3) CD2 相关蛋白质:随着糖尿病肾病的进展,podocalyxin、synaptopodin、CD2 相关蛋白质(CD2-associated protein,CD2AP)、α-肌动蛋白-4 和 podocin 的尿 mRNA 谱平行增加,反映了蛋白尿和肾损害的严重程度。突触蛋白通过破坏足细胞中 Cdc42:IRSp53:Mena 信号复合物来预防蛋白尿,从而在足细胞收缩器的发育和维持中发挥关键作用。CD2AP 是一种衔接蛋白,与 nephrin 和 podocin 结合,将这些狭缝隔膜蛋白锚定到足细胞骨架的肌动蛋白丝上,并参与细胞内和细胞外信号转导。糖尿病患者足细胞 CD2AP 通过激活 PI3K/Akt 信号而下调 α-肌动蛋白 4 表达,从而降低足细胞黏附能力。足细胞素参与足细胞足突间紧密连接的组装。尿液中 α-肌动蛋白 4 和 podocin 定量可用于评估糖尿病肾病的进展。

(4) 微粒小泡:通过对 3 种不同的 1 型糖尿病小鼠模型(OVE26、STZ 诱导和 Akita 小鼠)和 2 型糖尿病 *db/db* 小鼠研究发现,在糖尿病肾病的早期阶段,足细胞在高糖条件下或拉伸时会释放一种微粒小泡,其释放先于尿白蛋白水平的变化。这种微粒小泡是 $0.1\sim1~\mu m$ 的细胞外小泡,表面为磷脂酰丝氨酸组成,这些小泡在细胞应激或损伤时从细胞表面释放。因此,尿足细胞衍生的微粒小泡可以作为糖尿病肾病肾小球损伤的早期标志物。

(5) 甘氨聚糖 5(glypican-5,Gpc5):是肝素依赖生长因子和黏附因子活化的共受体或调节剂,主要表达在足细胞,具有强化碱性成纤维细胞生长因子 2 信号转导,影响足细胞的分化和功能,从而影响白蛋白通透性的功能。糖尿病肾病患者尿 Gpc5 水平明显高于糖尿病和正常对照。在对 37 例糖尿病肾病患者长达 52 周的随访中,患者尿 Gpc5 水平与 24 h 尿蛋白、UAER 增加以及 eGFR 下降显著相关,而且 eGFR 下降独立于 24 h 尿蛋白和 UAER。足细胞作为肾小球重要的滤过屏障,Gpc5 作为足细胞结构和功能的重要调节者,糖尿病肾病患者中 Gpc5 特异性升高,可能是糖尿病肾病进展的一种有用的非侵入性标志物。

2. 其他肾小球损伤相关生物标志物

(1) 胱抑素 C:是一种低分子量蛋白,是一种与肾小球滤过率(GFR)高度相关的内源性半胱氨酸蛋白酶抑制剂。胱抑素 C 相对于其他肾功能下降标志物的优势在于其不含结合蛋白,可通过肾小球过滤,并在近端小管中几乎完全被重吸收,没有或只有少量经肾小管排泄。研究发现患有糖尿病前期或存在微量白蛋白尿的 2 型糖尿病患者的尿液胱抑素 C 水平较高。使用尿液胱抑素 C 诊断糖尿病肾病的 AUC 值为 0.803,诊断糖尿病微量白蛋白尿的 AUC 值为 0.805,在 UACR<30 mg/g 的正常白蛋白尿患者中尿液胱抑素 C 高于健康对照者,提示尿液胱抑素 C 可能是诊断糖尿病肾病和糖尿病微量白蛋白尿的有前途的生物标志物。2 型糖尿病患者在出现微量白蛋白尿之前,尿液胱抑素 C 即可能升高。

(2) 触珠蛋白(haptoglobin,Hp):也称为结合珠蛋白,是一种在人体血浆中循环的糖蛋白。其基因位于 16 号染色体的长臂上(16q22),有 2 个主要的等位基因 Hp1 和 Hp2,可形成 3 种主要基因型:Hp1-1(Hp1 等位基因纯合)、Hp2-2(Hp2 等位基因纯合)及 Hp2-1(杂合子)。这 3 种基因型表现出不同结构的多聚体,进而产生结合游离血红蛋白、抗氧化活性、促进血管生成、调节免疫功能等不同的生物学效应。Hp 与糖尿病肾病关系的早期研究主要集中在基因多态性方面,大多数研究在西方人群中进行,在亚洲人群中缺乏确凿的证据。基因型研究表明,Hp2-2 基因型与 1 型及 2 型糖尿病肾病易感性相关。对以色列 110 例血压正常的糖尿病患者进行研究发现,糖尿病肾病的患病率及严重程度与 Hp2-2 基因型明显相关,Hp2-2 基因型可能是糖尿病肾病发生的主要易感基因,对糖尿病模型小鼠的肾脏活检证实,Hp2-2 基因型小鼠较 Hp1-1 基因型小鼠的肾近曲小管(proximal convoluted tubule, PCT)溶酶体铁沉积量明显增加,并可进一步导致溶酶体膜损伤及氧化应激所致的肾细胞损伤。Hp2-2 基因型中 PCT 过量铁的来源为 Hb,且氧化应激增加是糖尿病肾病潜在的致病机制。然而,并非所有 Hp2-2 基因型与糖尿病肾病的研究均发现这种相关性。在巴西 265 例 Hp 基因型队列研究及西班牙 114 例糖尿病人群研究中,并未发现 Hp2-2 基因型与糖尿病肾病风险相关。以上矛盾的观点可能与种族、病例选择标准、样本量、代谢控制或其他可能影响糖尿病肾病演变的混杂因素(如吸烟、高血压、经济状况等)有关。近年来,尿 Hp 被认为是中国人群肾脏损害的生物标志物。有研究对增殖型糖尿病视网膜病变(proliferative diabetic retinopathy, PDR)队列随访 5.3 年后发现,PDR 组的尿 Hp 水平是正常对照组的 8.7 倍,基线尿 Hp≥20 ng/min 的患者慢性肾功能不全的发生率高于基线尿 Hp<20 ng/min 的患者,表明尿 Hp 是 PDR 的特异性标志物,可作为尿白蛋白的补充预测 2 型糖尿病患者的肾损害。对 30 例 2 型糖尿病患者尿中 7 种标志物的研究显示,尿 Hp 是早期肾功能减退的最佳预测因子。有研究在 204 例尚未出现严重肾脏疾病的 2 型糖尿病患者中验证了尿 Hp 对早期肾功能下降(early renal functional decline, ERFD)的预测作用,结果表明尿触珠蛋白/肌酐比值(urine haptoglobin to creatinine ratio, UHCR)可预测早期肾功能下降,且早于白蛋白尿。另一项研究发现,患者的 UHCR 与 UACR 呈正相关,与 eGFR 呈负相关,且 ROC 曲线分析显示 UHCR 对早期糖尿病肾病的诊断具有较高的敏感性和特异性。同时,研究发现,在中国汉族人群中 2 型糖尿病合并糖尿病肾病的患者血清 Hp 水平明显高于无糖尿病肾病者,且血清 Hp 水平与血肌酐、蛋白尿均呈正相关,与 eGFR 呈负相关,提示血清 Hp 水平可作为 2 型糖尿病患者糖尿病肾病早期诊断和监测的潜在生物标志物。但此研究缺乏患者的 Hp 基因型信息,不能排除糖尿病肾病组与对照组之间 Hp 基因型分布的差异,而这很可能影响糖尿病肾病患者的血清 Hp 水平,以及糖尿病肾病发展过程中的炎症及氧化应激状态。

(3) Ⅳ型胶原:是系膜基质、近端管状细胞和足细胞的组成成分。高糖可刺激Ⅳ型胶原合成,并可能减少其在弥漫性肾小球硬化的糖尿病肾脏系膜基质中的分解。糖尿病前期的高血压患者尿Ⅳ型胶原排泄增加与脑钠肽(brain natriuretic peptide, BNP)呈正相关,而糖尿病患者尿Ⅳ型胶原排泄增加与 HbA1c 呈正相关。研究报道,在对 1 型和 2 型糖尿病患者的随访研究中,正常白蛋白尿患者尿Ⅳ型胶原排泄显著减少,而微量白蛋白尿患者Ⅳ型胶原排泄显著增加。此外,有研究者认为尿Ⅳ型胶原可能反映细胞外基质更新的持续变化,可能是早期糖尿病肾病的预测指标。

(4) 血管紧张素原(angiotensinogen, AGT):也称为肾素底物,由 453 个氨基酸长度的 α_2-球蛋白组成。尿液 AGT(uAGT)可用作机体 RAS 激活的生物标志物。研究表明,在 STZ 诱导的 1 型糖尿病小鼠和 1 型糖尿病患者体内,包括 AGT 在内的多种 RAS 成分的尿液浓度与酶活性一致性增加。与非糖尿病肾病的 1 型糖尿病患者相比,糖尿病肾病患者 uAGT 显著升高。在高脂饮食诱导的 2 型糖尿病小鼠中,uAGT 可在肾功能受损之前即升高。此外,研究表明糖尿病患者 uAGT 水平与肾脏预后相关。在 2 型糖尿病患者中,基线 uAGT 水平较高的患者 eGFR 快速下降,ESRD 发生率更高。并且 eGFR 的年变化与 uAGT 呈显著负相关,当根据 uAGT 将患者分为四分位数时,uAGT 最高的患者 eGFR 进展性下降,表明基线 uAGT 水平升高可以预测糖尿病肾病患者的肾功能损害。此外,研究发现 AGT 基因多态性与糖尿病肾病易感性相关。AGT M235T 纯合突变显著增加高加索糖尿病人群和 1 型糖尿病患者的糖尿病肾病的风险。AGT 基因 T174M 多态性与亚洲人糖尿病肾病相关。

(5) 类黏蛋白(orosomucoids):是酸性糖蛋白,主要在肝脏合成,其相对分子质量为 41 000~43 000。Orosomucoids 是维持肾小球基膜(GBM)电荷屏障的主要成分,因此尿 orosomucoids 的排泄量是评价肾损伤,影响肾小球选择通透性的指标。其排泄量无年龄,性别差异。正常人尿液中 orosomucoids 的排泄量很低。有学者用蛋白质组学研究方法研究发现糖尿病肾病患者尿 orosomucoids 排泄量增加。研究发现糖尿病患者的尿 orosomucoids 排泄量明显高于健康对照者。此外,尿中 orosomucoids 排泄率的增加被一些研究者视为糖尿病肾病的一个独立危险因素。尿 orosomucoids 可以作为早期诊断糖尿病肾病的指标,比尿微量白蛋白更敏感。相关分析表明,尿 orosomucoids 与尿微量白蛋白、血肌酐,血尿素氮呈正相关,与肌酐清除率呈负相关;而尿微量白蛋白、血肌酐、血尿素氮反映肾脏功能,为尿 orosomucoids 替代尿微量白蛋白作为糖尿病肾损伤的早期诊断指标提供依据。因此,尿 orosomucoids 可为一个新的糖尿病肾病早期诊断标志物。

3. 肾小管间质损伤相关生物标志物

肾小管损伤在糖尿病肾病的发生、发展中也发挥了重要作用。因此,对小管间质损伤的标志物的研究具有重要的临床价值。

(1) 尿液非白蛋白性蛋白/肌酐比值(urina non-albumin protein-to-creatinine ratio, uNAP):最近被认为是反映肾小管损伤的一个生物标志物,uNAPs 包括 α_1-微球蛋白、β_2-巨球蛋白、IgG、胱抑素 C、转铁蛋白、nephrin、基质金属蛋白酶-9(matrix metalloproteinase-9,MMP-9)。研究表明,在 2 型糖尿病,由于糖尿病性肾小管病变,而非肾小球病变,导致了 uNAP 的升高。有研究证明,uNAP 可用于预测 2 型糖尿病患者 CKD 3 期或更晚期的进展,表明 uNAP 可被认为是早期 2 型糖尿病患者糖尿病肾病病程的有用的预测和/或诊断工具。

(2) 肾损伤分子 1(KIM-1):是一种 1 型上皮跨膜糖蛋白,具有细胞外、免疫球蛋白和粘蛋白样结构域,具有 N-和 O-糖基化部分。发现于近端小管,是近端小管损伤的敏感标志。KIM-1 在急性肾缺血时上调。对 74 例 CKD 患者肾脏活检中尿 KIM-1(uKIM-1)的表达研究发现,其主要表达在去分化的近端肾小管区域的腔侧,纤维化和炎症状态下表达增加。在所有糖尿病患者中都发现了这种标志物水平的增加,与白蛋白尿无关;KIM-1 与糖尿病肾病的进展有关。uKIM-1 升高的非白蛋白尿 2 型糖尿病患者在疾病早期出现近端小管损伤,非白蛋白尿和微量白蛋白尿患者的 uKIM-1 值低于大量白蛋白尿患者。有研究报道,在非白蛋白尿或微白蛋白尿的人群中,uKIM-1 值正常或轻度升高,并且在随访期间逐渐增加。

(3) 中性粒细胞明胶酶相关脂质运载蛋白(NGAL):是一种含有 178 个氨基酸的相对分子质量为 25 000 的蛋白质,属于脂质运载蛋白家族。它主要在肾小管对结构性肾损伤做出反应时产生,但也在较小程度上在肺、气管、胃和结肠产生,通过尿液排出体外。NGAL 很容易被肾小球过滤,并在近端小管被依赖于巨蛋白的内吞作用重新吸收。尿 NGAL(uNGAL)被认为是区分固有急性肾损伤(AKI)和肾前 AKI 的标志,也是预后较差的预测因子。在一项队列研究中,从患者队列中得出的有效临界值证实 uNGAL<47 mg/L 发生固有 AKI 的可能性较低,而 uNGAL>104 mg/L 则发生固有 AKI 的可能性较高。此外,糖尿病前期或存在微量白蛋白尿的 2 型糖尿病患者,uNGAL 水平更高。5 岁以后,血清 NGAL(sNGAL)和 uNGAL 不受年龄的影响,婴儿的 NGAL 值高于儿童,儿童的 NGAL 值实际上与成人相似。与常规标志物(如血肌酐、血尿素氮或血清胱抑素 C)相比,NGAL 不被认为是肾功能的标志物,而是反映了肾脏细胞的结构损伤。NGAL 在肾损伤中可快速检测到,其水平升高可能与功能缺陷无关。最近的研究进一步支持了非蛋白尿糖尿病患者早期肾小管间质损伤与 sNGAL 之间的关系。研究发现 sNGAL 在心血管疾病中具有重要的预后价值。研究表明,在非白蛋白尿的 1 型糖尿病儿童和青少年中,sNGAL 与肾功能下降以及收缩压升高之间存在显著关联,表明该标志物是预测糖尿病肾病进展的有效标志。动物研究发现,在糖尿病肾病,NGAL 和 MMP-9 的表达升高先于微量白蛋白尿。

(4) 骨膜素:是一种首先在骨中表达的细胞外基质蛋白,包括肾脏在内的其他主要器官中未被检测到,可参与纤维化、组织重塑、肾脏发育以及肾小管去分化等过程。研究发现,糖尿病小鼠肾脏骨膜素表达升高,并且尿液骨膜素排泄增加。进一步研究发现骨膜素表达于糖尿病肾脏的肾小球和肾小管上皮细胞。骨膜素是肾小管损伤的标志,也与肾脏预后恶化指标(包括血肌酐、血尿素氮和各种慢性进行性肾损伤的 eGFR)具有相关性。研究表明,在出现白蛋白尿之前即可在 2 型糖尿病患者中检测到尿液骨膜素水平升高。与健康对照者相比,正常白蛋白尿、微量白蛋白尿和大量白蛋白尿的糖尿病肾病患者的尿液骨膜素水平显著升高。尿液骨膜素水平升高与衰老、大量蛋白尿和 GFR 下降显著相关。此外,与健康对照者和正常蛋白尿的糖尿病肾病患者相比,微量白蛋白尿和大量蛋白尿糖尿病肾病患者的血浆骨膜素水平明显升高。

(5) 尿晚期糖基化终产物 AGE:具有肾小管毒性,可导致肾小管功能障碍。研究发现,2 型糖尿病患者在出现微量白蛋白尿之前就可表现出由肾小管功能障碍引起的尿 α_1-微球蛋白和 KIM-1 升高,并且这些标志物与尿 AGE 水平的升高相关。在 50% 没有出现白蛋白尿的 2 型糖尿病患者和 85% 存在微量白蛋白尿的患者中检测到尿 AGE 升高。与 AGE 的形成和积累相关的生物标志物是戊聚糖,其在微量白蛋白尿患者中高于无白蛋白尿患者。

(6) 肝型脂肪酸结合蛋白(L-FABP):是一种细胞内脂肪酸载体蛋白,主要在肝和肾中表达。L-FABP 被认为与过度重吸收游离脂肪酸导致的肾小管间质损伤有关。既往研究表明,血浆尤其是尿 L-FABP 可作为早期诊断由各种因素引起的 AKI 的潜在生物标志物。研究表明在 2 型糖尿病患者中尿液 L-FABP 表达升高与 eGFR 下降具有强相关性。与健康对照者相比,2 型糖尿病患者随着白蛋白尿的进展,尿液 L-FABP 水平逐渐升高,大量蛋白尿组明显高于微量白蛋白尿组。糖尿病环境以及肾小球滤液中的白蛋白尿、AGE 和其他因素与肾小管系统的长期相互作用诱发肾脏氧化应激和皮质间质炎症,导致缺氧和肾小管间质纤维化,从而出现糖尿病肾病的进展,因此在肾功能受损患者的尿液中 L-FABP 升高。值得注意的是,正常白蛋白尿糖尿病患者的尿液 L-FABP 显著高于健康对照者,表明尿液 L-FABP 在检测糖尿病患者肾脏功能紊乱方面是一种早于白蛋白尿的标志物。

(7) 低分子量蛋白:由于缺乏肾小管的重吸收,低分子量蛋白在尿中的排泄增加,这是肾小管损伤的生物标志。α_1-微球蛋白、视黄醇结合蛋白(RBP)是低分子量的蛋白质,它们的未结合形式可自由滤过,然后再被吸收。研究发现,33.6% 的非白蛋白尿 2 型糖尿病患者出现尿 α_1-微球蛋白升高。肾功能损害糖尿病患者的尿液 α_1-微球蛋白/肌酐比值显著高于肾功能正常的糖尿病患者,α_1-微球蛋白/肌酐比值预测肾功能不全的 AUC 值为 0.8。与非糖尿病对照者相比,糖尿病患者尿液 α_1-微球蛋白水平显著升高,且与 eGFR 呈显著负相关。RBP 的升高反映了早期糖尿病肾病的肾小管功能障碍,其表达升高与糖尿病肾病进展相关。与健康对照者相比,2 型糖尿病患者尿液 RBP 表达升高。与 2 型糖尿病患者相比,出现白蛋白尿的 2 型糖尿病患者尿液 RBP 进一步升高,并且大量蛋白尿患者要高于微量白蛋白尿患者,表明 RBP 是肾小管损伤的潜在标志物。

▓ 与氧化应激相关的生物标志物

糖尿病环境下高血糖诱导自由基产生,导致氧化应激,在糖尿病肾病的发病机制中起重要作用。自由基半衰期短,难以测量。相比之下,氧化产物,包括脂质过氧化、蛋白质氧化和核酸氧化,寿命更长,可用于评估氧化应激。因此,氧化应激产物可能是反映糖尿病肾病进展的良好指标。

1. 脂质过氧化

脂质是细胞膜的主要成分,过氧化作用会改变其性质,从而影响其功能。最常研究的脂质过氧化标志物是丙二醛(malondialdehyde,MDA)、4-羟基壬烯醛(4-hydroxynonenal,4-HNE)、硫代巴比妥酸活性物质(thiobarbituric acid reactive substance,TBARS)和异前列腺素如8-异前列腺素 F2α。研究发现,与健康对照者相比,伴有和不伴有并发症的2型糖尿病患者 MDA 或 TBARS 一致性增加。此外,与无并发症的糖尿病患者相比,有微血管和大血管并发症的糖尿病患者的 MDA 或 TBARS 显著增加。同时,其他研究也报告了糖尿病肾病患者和非糖尿病肾病患者之间 MDA 的差异。

2. 蛋白质氧化

氧化修饰导致蛋白质性质的改变,其后果是酶活性的丧失、细胞功能的改变、膜电位产生的干扰以及细胞蛋白质类型和水平的改变。高级氧化蛋白产物(advanced oxidation protein product,AOPP)和 AGE 是蛋白质氧化和促炎介质的标志。在正常大鼠中,长期服用 AOPP 会增加蛋白尿和尿中8-羟基脱氧鸟苷(8-hydroxy-2 deoxyguanosine,8-OHDG)的排泄。与对照组相比,2型糖尿病患者的 AOPP 更高;与无微血管或大血管并发症的患者相比,有微血管或大血管并发症(包括糖尿病肾病)患者的 AOPP 表达增加。与健康对照组相比,2型糖尿病患者的血浆 AGE 水平更高,与无并发症的患者相比,有微或大血管并发症(包括糖尿病肾病)的2型糖尿病患者的血浆 AGE 水平更高。ROS 诱导的蛋白质发生氧化主要表现为蛋白质羰基化,所以蛋白质羰基化被看作氧化应激的标志。与健康对照组相比,2型糖尿病患者的蛋白质羰基也较高;与无并发症的患者相比,伴有微血管或大血管并发症(包括糖尿病肾病)的2型糖尿病患者的蛋白质羰基更高。

3. 核酸氧化

脱氧核糖核酸的氧化损伤包括断裂产物、单链/双链断裂、链间/链内交联、脱氧核糖核酸蛋白质交联和脱氧核糖核酸碱基损伤。DNA 损伤的敏感生物标志物是8-羟基鸟苷(8-hydroxyguanosine,8-OHG)和8-羟基-2′-脱氧鸟苷(8-OHDG)。研究发现,在糖尿病状态下存在高水平的氧化脱氧核糖核酸损伤标记物8-OHDG 和蛋白质氧化(如戊糖苷)。与对照组相比,2型糖尿病患者的血清和尿8-OHDG 有所增加。与无并发症的糖尿病患者相比,2型糖尿病合并糖尿病肾病患者的血浆8-OHDG 有所增加。此外,与正常蛋白尿患者和健康对照组相比,伴有微量和大量蛋白尿的2型糖尿病患者的尿8-OHDG 水平升高;与微量白蛋白尿患者相比,大量蛋白尿患者的8-OHDG 水平也明显更高。此外,在病程较长的1型糖尿病患者中,较高的血浆8-OHDG 水平与糖尿病肾病风险增加独立相关。

三 与炎症相关的生物标志物

1. TGF-β₁

TGF-β₁ 是一种相对分子质量为25 000的多肽,是细胞因子 TGF-β 家族的成员。它主要由免疫细胞分泌,具有多种生物学作用,包括伤口愈合、控制细胞生长、细胞增殖、细胞分化和凋亡。据报道,TGF-β₁ 表达上调在肾小球组织纤维化和组织重塑中不可或缺。研究发现,糖尿病肾病患者尿 TGF-β₁ 增加,且与疾病的严重程度相关。

2. TNF-α

TNF-α 是一种参与全身炎症的细胞因子,主要由活化的巨噬细胞产生。在2型糖尿病患者中,与没有白蛋白尿的患者相比,有微量和大量白蛋白尿的患者尿中 TNF-α 的排泄增加,而与肾小管病变标志物 NAG 呈正相关。有研究发现1型糖尿病患者较高水平的 TNF-α 与微量白蛋白尿相关;而另一项研究发现,较高的超滤与炎性细胞因子和趋化因子的尿排泄增加相关,糖尿病肾病患者血浆 TNF-α 的水平高于非糖尿病肾病患者。此外,研究发现 TNF-α 的等位基因与糖尿病肾病易感性相关；TNF-α rs1800629 的突变等位基因与野生等位基因的汇总分析发现与糖尿病肾病易感性增加相关；TNF-α-238 G/A、TNF-α-308 G/A、TNF-α-1031 C/T 多态性可能影响总人群中糖尿病肾病的易感性。此外，TNF-α-308 G/A 多态性可能影响亚洲人糖尿病肾病的易感性。

3. MCP-1

MCP-1 也称为单核细胞趋化和激活因子，由一种单体多肽组成，是趋化因子家族的一员，是一种由足细胞、皮质小管上皮细胞和单核白细胞分泌的细胞因子。MCP-1 是由促炎性因子 NF-κB 激活诱导后激活单核细胞、巨噬细胞和其他炎症细胞后分泌。MCP-1 与肾脏炎症、肾小球损伤、肾小管萎缩和纤维化有关，可能是糖尿病肾病的可靠早期生物标志物。尿 MCP-1 水平与糖尿病肾病临床症状出现前血压正常的 1 型糖尿病患者发生糖尿病肾病相关；在糖尿病肾病晚期患者中，尿 MCP-1/肌酐比值与 GFR 下降和晚期肾小管间质损伤相关。尿液 MCP-1 水平随肾损害加重而逐渐升高，且与 eGFR 和白蛋白尿具有相关性。因此，MCP-1 既可作为早期糖尿病肾病的生物标志物，也可用于评估肾损伤的程度。

4. 几丁质酶-3样蛋白1

几丁质酶-3样蛋白1（YKL-40）是一种分泌型糖蛋白，是一种炎症标志物和内皮功能障碍的指标，在伴有白蛋白尿的 1 型糖尿病患者中升高。在某些以炎症和组织重塑以及炎症和血管功能障碍为特征的疾病中，观察到血清 YKL-40 升高，表明 YKL-40 可能在内皮功能障碍中具有诊断价值。在 2 型糖尿病患者中，已有报道，血清 YKL-40 升高与白蛋白尿呈正相关。

5. IL

IL-19 被认为是一种抗炎白细胞介素，在内皮组织的多种血管炎症和血管生成过程中发挥重要作用。研究表明，相比于非白蛋白尿的 2 型糖尿病患者，出现大量和微量白蛋白尿的 2 型糖尿病患者 IL-19 水平升高。并且 IL-19、UAER 和 HbA1c 之间呈正相关，提示长期高血糖可能通过刺激内皮细胞使 IL-19 表达增加，从而导致炎症和内皮损伤。此外，糖尿病肾病患者血浆 IL-6、IL-10 的水平也高于非糖尿病肾病患者。在肾活检组织中也发现 IL-6、IL-4 和 IL-1β 表达升高，而 IL-8 表达下降。近年来多项研究发现白细胞介素的等位基因与糖尿病肾病的易感性相关。糖尿病肾病患者的 IL-10-1082 等位基因频率明显高于非糖尿病肾病患者。IL-10-592/-819/-1082 单倍型的分布在有/无肾损害的 2 型糖尿病患者中存在显著差异。糖尿病肾病患者的 IL-10-592C/-819C/-1082G 单倍型频率明显低于非糖尿病肾病患者。荟萃分析研究显示 IL-6 rs1800795 的 C 等位基因与糖尿病肾病风险降低有关。IL-6 rs1800796 的 G 等位基因主要与较高的糖尿病肾病风险相关。而 IL-6 rs1800797 的 C 等位基因与糖尿病肾病的高患病率有关。IL-1α-889 C/T、IL-1β-511 C/T 和 IL-18-137 G/C 多态性可能影响总人群中糖尿病肾病的易感性。IL-1β rs16944、IL-8 rs4073 和 IL-10 rs1800896 的优势模型与糖尿病肾病易感性增加相关。此外，IL-1β rs16944 和 IL-8 rs4073 的突变等位基因与野生等位基因的汇总分析显示其与糖尿病肾病易感性增加相关，提示其作为人群遗传风险标志物的潜在用途。

第二节 ｜ 组学在诊断中的应用

组学近年来在多领域中的使用越来越多，如蛋白质组学、代谢组学、脂质组学等，可用于寻求新的生物标志物或识别疾病的早期临床前迹象，还可以增加对疾病预后相关的复杂病理过程的理解。蛋白质组学是对生物样本中存在的蛋白质和肽的系统测量，其在糖尿病肾病中作为生物标志物的作用和潜力已经在各种生物标本中进行了研究,然而,大多数研究都集中在尿液蛋白质组的测量上,尤其是一种尿生物标志物CKD273,已经在多项研究中进行了评估。

代谢组学的研究领域不像基因组学、转录组学和蛋白质组学那样成熟。然而,肾脏和代谢组之间存在通过各种肾脏机制(例如肾小球滤过、肾小管分泌和分解代谢)的直接相互作用,糖尿病肾病作为一种代谢疾病也直接影响循环代谢物的水平。糖尿病肾病患者的代谢组学研究表明,某些代谢物(4-氧代戊酸盐、葡萄糖酸盐、2-羟基异丁酸盐、5-氧代脯氨酸、庚二酸盐、N-乙酰神经氨酸盐、3-甲基组氨酸、邻苯二甲酸盐、马尿酸盐和3-羟基-3-甲基戊二酸盐)的水平对糖尿病肾病的进展具有良好的预测价值。在一项关于代谢组学与肾脏终点的研究中,eGFR是与代谢物关联最大的临床变量,代谢物3,4-二羟基丁酸与微量白蛋白尿、大量白蛋白尿、UAER呈正相关,与eGFR呈负相关。氨基酸中异亮氨酸、亮氨酸、缬氨酸与eGFR呈正相关。此外,在纵向分析中,它们与联合肾脏终点的风险降低相关。在横向分析中,糖衍生物核糖酸和肌醇与eGFR呈负相关,与大量蛋白尿呈正相关,两者还与eGFR下降≥30%的高风险相关,核糖酸还与合并肾脏终点的高风险相关。脂质组学能够通过单个脂质的变化来研究细胞代谢,为研究疾病状态下的脂质代谢变化提供了强大的技术支持。

近年来,糖尿病肾病与脂质代谢的关系开始被广泛关注。研究发现,与健康对照组相比,糖尿病肾病大鼠模型肾脏样本中的磷脂酰胆碱呈下调趋势,溶血磷脂酰胆碱水平则显著增加。磷脂酰乙醇胺是磷脂酰胆碱生物转化的前体。对患有糖尿病肾病的美洲印第安人种的血清样本的检测结果显示,疾病进展程度较高的患者体内磷脂酰乙醇胺均有显著上调,表明磷脂酰乙醇胺丰度与糖尿病肾病的进展呈正相关。该团队在前期研究中也从糖尿病肾病小鼠模型中发现了磷脂酰乙醇胺在肾小管细胞中的聚集,与该观察结果一致。随后,研究人员建立了疾病进展的风险预测模型,在该模型中,磷脂酰乙醇胺每增加1个标准差,疾病进展的风险增加1.78倍,证实磷脂酰乙醇胺可作为监测并预测早期糖尿病肾病疾病进展的生物标志物。

第三节 表观遗传学在诊断中的应用

糖尿病肾病作为一种糖尿病微血管并发症,其进展受遗传和环境因素的影响。糖尿病肾病的病理特征主要表现于肾小球和肾小管细胞外基质的积累、肥大和纤维化。越来越多的证据表明,与糖尿病肾病的这些特征相关的基因不仅受经典信号通路的调节,还涉及染色质组蛋白修饰、DNA甲基化和非编码RNA的表观遗传机制的调节。这些机制不仅可以对环境的变化做出反应,还可能介导糖尿病肾病相关基因和表型的持续长期表达,尽管随后进行了血糖控制,这种现象称为代谢记忆。在糖尿病肾病的早期阶段检测表观遗传事件对于及时诊断和治疗很有价值。

一、miRNA

理想的糖尿病肾病诊断标志物应具备以下特点:能够在糖尿病肾病肾损伤早期即显著升高;可在血液或尿液中迅速、可靠地检测且具有较高的敏感度和特异度;可评估糖尿病肾病的转归;创伤性小,易于动态监测;不受其他非肾性因素的影响而且廉价。miRNA是一类长20～25个核苷酸的内源性非编码单链小分子RNA,主要是通过翻译抑制或对靶miRNA的剪切降解,参与个体发育、干细胞分化、细胞增殖及凋亡、肿瘤发生等生命活动。研究表明,miRNA能稳定存在于人类及动物的血清和血浆中,甚至可以在室温放置24 h后反复冻融而不影响miRNA的稳定性。在同一物种的不同个体中,血清miRNA表达也是比较稳定一致的,miRNA作为潜在新型疾病标志物受到国内外学者的极大关注。miRNA 能游离于细胞，稳定存在于血清中，且血清 miRNA 检测具有创伤小、灵敏度和特异性高的特点，这就为疾病的分子诊断，尤其对早期临床症状、体征不明显的患者提供了早期诊断与预测的可能。

越来越多的研究发现 miRNA 表达异常参与了糖尿病肾病的发生和发展。miR-192 在糖尿病肾病肾组织中高表达，且 TGF-β_1 刺激时 miR-192 的水平升高，miR-192 靶向下调 Smad 交互蛋白 1（Smad interaction protein 1，SIP1），同时协同 delta EF1（delta-crystallin enhancer binding factor 1），进而使 II 型胶原的表达增加，导致 ECM 聚集；而使用药物调节 miR-192 表达后糖尿病肾病的肾脏纤维化得到明显改善。有学者认为糖尿病肾病引起的 CKD 患者尿沉渣中 miR-21 表达量变化与 GFR 呈正相关，尿沉渣中高含量 miR-21 的患者血液透析生存期较长，证明高表达的 miR-21 或许是糖尿病肾病的保护因素，同时提示 miR-21 或可在糖尿病患者中预测糖尿病肾病的发生，对糖尿病肾病的早期诊断具有一定的提示作用，还可作为评估糖尿病肾病患者病情的一项潜在分子指标。在糖尿病肾病患者的血清和尿液中检测到了几种失调的 miRNA。某些 miRNA 具有肾脏特异性，可作为早期糖尿病肾病的标志，并且可能是潜在的治疗靶点。对来自 2 项前瞻性 1 型糖尿病亚组血浆的研究持续了 7～20 年，一项来自糖尿病肾病的非进展者，另一项则为快速进展者。研究发现，let-7c-5p 和 miR-29a-3p 与 ESRD 保护性相关，而 let-7b-5p 和 miR-21-5p 与 ESRD 风险增加相关。与健康对照者和 2 型糖尿病患者相比，糖尿病肾病患者血清 miR-638 水平显著降低。miR-638 表达降低具有重要的诊断价值，可显著区分糖尿病肾病患者与健康对照者或 2 型糖尿病患者。炎症因子在糖尿病肾病患者中显著上调，并与 miR-638 水平呈负相关。此外，miR-638 与 UAER 呈负相关，与 eGFR 呈正相关。体外研究表明，高糖环境可显著降低 miR-638 水平，促进炎症因子的表达和人肾脏系膜细胞的增殖。表明糖尿病肾病患者血清 miR-638 表达降低，可作为糖尿病肾病的潜在有价值的生物标志物。此外，糖尿病肾病患者血清中 miR-193a-3p 和 miR-320c 的表达升高，miR-27a-3p 的表达降低。miR-193a-3p 的表达升高与 eGFR 水平呈负相关，而与蛋白尿水平呈正相关。进一步研究证明 miR-193a-3p 可用于区分糖尿病肾病患者。Kaplan-Meier 分析显示，miR-193a-3p 的高表达显著缩短了糖尿病肾病患者的免透析生存期，表明 miR-193a-3p 参与了糖尿病肾病的发病机制，可能是一种潜在的新型糖尿病肾病诊断生物标志物。研究发现，2 型糖尿病患者血清 miR-29 水平高于健康对照者，且随着糖尿病肾病的进展而显著升高。血清 miR-29a 和胱抑素 C 是糖尿病肾病发生发展的独立预测因子。与单一指标相比，血清 miR-29a 和胱抑素 C 联合检测具有更好的糖尿病肾病诊断性能。此外，糖尿病肾病患者血清 miR-29a 水平与胱抑素 C 呈正相关，表明血清 miR-29a 的表达与糖尿病肾病的发生和发展密切相关，有望成为糖尿病肾病诊断的潜在生物标志物。

外泌体 miRNA

外泌体是直径为 40～160 nm 的小细胞外囊泡，几乎由所有细胞类型分泌。外泌体可以携带多种内容物，包括 RNA、DNA、脂质、蛋白质和代谢物。外泌体通过在体液中循环在细胞之间传递物质和信息，从而参与人体多种生理和病理过程。外泌体 miRNA 与各种人类疾病密切相关，包括糖尿病肾病。最近的研究报道，糖尿病肾病衍生的外泌体 miRNA 水平与糖尿病肾病的临床特征相关，尿液中的外源性 miRNA 被广泛用于分析糖尿病肾病患者的相关临床特征。研究发现，糖尿病肾病患者尿液中的外源性 miRNA 与尿蛋白含量密切相关；2 型糖尿病肾病患者尿液外泌体中 miR-30a、miR-342 和 miR-133b 的表达明显高于健康人，并且这 3 种 miRNA 的高表达与 HbA1c、收缩压、舒张压、低密度脂蛋白、血肌酐、eGFR 和 UACR 具有相关性。此外，在蛋白尿出现之前，尿白蛋白正常的 2 型糖尿病肾病患者尿液中这 3 种类型的外泌体 miRNA 就已发生显著变化。有趣的是，有学者证明，伴有微量白蛋白尿的 2 型糖尿病肾病患者的尿液外泌体 miR - 192 水平高于伴有正常白蛋白尿的 2 型糖尿病肾病患者和健康对照者,尿外泌体 miR - 192 水平与蛋白尿水平和 TGF - β_1 表达呈正相关。这一发现为尿外泌体 miR - 192 作为早期糖尿病肾病生物标志物的策略提供了依据。此外,尿外泌体 miRNA 也可以作为生物标志物用于监测 2 型糖尿病肾病相关肾病的病情和治疗效果。有研究报告,替米沙坦和列汀均可将尿液外泌体 miR - 29c 恢复至正常水平。

外泌体 miRNA 有可能作为诊断和监测糖尿病肾病患者治疗效果的生物标志物。糖尿病肾病的动物和细胞模型也证实了外泌体 miRNA 在糖尿病肾病发病机制中的重要作用。有研究证明,脂肪干细胞来源的外泌体 miR - 215 - 5p 通过直接靶向 ZEB2 的表达,有效抑制高糖诱导的足细胞迁移和凋亡,从而改善足细胞损伤。有研究描述了小管上皮细胞衍生的外泌体 miR - 19b - 3p 被巨噬细胞内化,通过直接靶向细胞因子信号传送阻抑物 1(suppressor of cytokine signaling 1)(SOCS1)的表达,导致巨噬细胞 M1 表型分化,促进 NF - κB 信号相关的肾小管间质炎症,从而诱导糖尿病肾病进展。有研究者使用高通量测序来分析患有糖尿病肾病的 2 型糖尿病患者和健康个体尿液中外泌体 miRNA 的差异表达,发现糖尿病肾病患者尿液中显著增加的外泌体 miR - 320c 可能靶向血栓反应蛋白 1,从而影响 TGF - β 信号通路,从而在糖尿病肾病过程中发挥调节作用。这些结果表明,外泌体 miRNA 对于 2 型糖尿病相关肾脏疾病的诊断和治疗非常重要,它们有望成为糖尿病肾病的新候选标志物和治疗靶点。

三 lncRNA

lncRNA 是一类长度大于 200 bp 的 RNA 转录物,具有 mRNA 的主要特征,但通常不包含具有翻译能力的开放阅读框。尽管 lncRNA 曾被认为是没有生物学功能的 RNA 聚合酶 Ⅱ 转录的副产物,但大量 lncRNA 已被证明可以调节细胞过程,例如染色体和基因组修饰、转录激活和干扰以及核转运,从而推动更多研究人员探索 lncRNA 如何影响人类生物学。lncRNA 调控基因表达的机制相当复杂,尚未完全阐明。它们可以通过异质的操作方式发挥作用,通常分为以下几类:①直接与 DNA 或转录因子结合,实现转录水平的基因表达调控;②靶向 mRNA、miRNA 或蛋白质并调节它们的活性和稳定性以在转录后起作用;③干扰染色质复合物,以表观遗传方式抑制或激活基因表达。

越来越多的证据表明,lncRNA 对多种生物过程至关重要。然而,它们在糖尿病和糖尿病肾病等疾病中的作用和作用机制仍有待确定。糖尿病肾病的发病机制是双重的,治疗原则也是如此。研究表明,与无微量白蛋白尿的糖尿病患者和健康对照者相比,糖尿病肾病患者中有 45 个上调的 lncRNA 和 813 个下调的 lncRNA。与此同时,研究发现在糖尿病和糖尿病肾病的进展过程中,lncRNA - ARAP1 - AS2 的水平逐渐升高,而 lncRNA - ARAP1 - AS1 的水平逐渐降低。此外,TNF 相关基因在糖尿病肾病中的生物学作用越来越受到人们的关注。例如,lncRNA NONHSAG053901 可直接与早期生长应答蛋白 1(early growth response protein-1, EGR - 1)相互作用,调节 TGF - β 炎症小体信号通路,介导炎症分子在巨噬细胞中的表达,并与糖尿病肾病中巨噬细胞的炎症、纤维化和增殖的发展相关。Gm4419 是一种新发现的肾脏组织促炎基因。研究表明,NF - κB/NLRP3 炎症小体介导的糖尿病肾病炎症可通过特异性敲除 lincR Gm4419 而减弱。此外,一项研究表明,在糖尿病肾病中上调的 lncRNA MEG3 可通过体内外 Egr - 1/TLR4 轴促进纤维化和炎症反应。lncRNA9884 是一种新发现的依赖 Smad3 的 lncRNA,在 2 型糖尿病肾病动物模型 db/db 小鼠中高度表达,可能通过增强 MCP - 1 依赖性炎症来促进糖尿病肾损伤,并可能成为未来 2 型糖尿病肾病的新治疗靶点。研究发现,2 型糖尿病患者血清 lncRNA HOTAIR 水平明显高于健康对照组。ROC 分析显示血清中 HOTAIR 是 2 型糖尿病的诊断因子。进一步的多变量分析表明,HOTAIR 可作为预测 2 型糖尿病患者慢性并发症(如糖尿病视网膜病变和糖尿病肾病)的独立生物标志物。此外,lncRNA *TUG*1 参与胰腺 β 胰岛细胞功能障碍;lncRNA *MEG*3、lncRNA *THRIL* 和 lncRNA *SALRNA*1 参与胰岛素抵抗。炎症和纤维化是糖尿病肾病发病和进展的基本步骤。近年来研究表明,lncRNAs 如 *MALAT*1、*PVT*1 35、*ANRIL* 36 和 *Erbb*4 - *IR* 37 可以调节 ECM 蛋白和糖尿病肾病中促纤维化因子的表达。*MALAT*1 还能够通过调节炎症基因和细胞因子来控制糖尿病肾病中的炎症。因此,一些 lncRNA 可能作为糖尿病肾病早期诊断或预后的生物标志物,或作为减缓进展甚至诱导已确立糖尿病肾病消退的治疗靶点。

四　DNA 甲基化

过去 10 年时间内,DNA 甲基化阵列、高通量测序技术和强大的数据分析方法的发展促使表观基因组关联研究在糖尿病肾病人群得到广泛应用。在肾脏活检样本的第一个表观基因组关联研究中,与没有肾脏疾病的对照个体相比,糖尿病肾病患者的显微切割肾小管的 DNA 甲基化分析显示,两组之间存在显著差异。值得注意的是,差异甲基化区域主要定位于增强子,并富含重要的肾脏特异性转录因子的结合位点。另一项研究使用 Illumina HumanMethylation450 BeadChip(评估整个基因组中约 450 000 个 CpG 特征)来分析 255 名患有 CKD 的 1 型糖尿病患者(113 名患有糖尿病肾病)和 152 名无肾脏疾病的对照人群(包括 113 名 1 型糖尿病患者)的 DNA 甲基化水平,分析鉴定了 23 个基因,这些基因具有与糖尿病肾病相关的显著甲基化变化,并表明 DNA 甲基化变化在影响糖尿病肾病的发展中具有潜在的功能作用。线粒体功能在糖尿病肾病的发病机制中具有重要作用。一项关于糖尿病肾病患者线粒体功能相关基因的 DNA 甲基化改变的研究,比较了 196 例 1 型糖尿病肾病患者的血液 DNA 甲基化与 246 例 1 型糖尿病但没有肾病患者的血液 DNA 甲基化水平,研究人员使用 HumanMethylation27 和 HumanMethylation450 BeadChips 确定了 54 个与糖尿病肾病显著相关的甲基化变化的 CpG 位点。这些结果支持 DNA 甲基化和表观遗传变异作为糖尿病肾病进展的潜在生物标志物的作用。

五　组蛋白修饰

染色质中核小体组蛋白的 PTM 调节基因表达,是表观遗传调控的重要组成部分。使用染色质免疫共沉淀(chromatin immunoprecipitation,ChIP)和测序(ChIP - seq)对修饰组蛋白进行全基因组分析表明,特定类型的组蛋白修饰富集于特定基因组位置,例如调控区(增强子和启动子)、转录抑制区、转录起始位点和积极转录的区域的组蛋白修饰后翻译是赖氨酸乙酰化、甲基化和泛素化;丝氨酸和苏氨酸磷酸化;精氨酸甲基化。组蛋白修饰也与糖尿病并发症有关——这一提议得到了糖尿病肾病临床前研究的支持。例如,在培养的大鼠系膜细胞中诱导促纤维化基因 Pai1(编码纤溶酶原激活物抑制剂 1)和 p21 对 TGF - β 或高糖的反应与 H3K9ac 和 H3K14ac 的富集以及这些基因启动子中 Smad 和 Sp1 结合位点的 p300 和 CBP 的存在有关。对糖尿病小鼠肾小球的 ChIP 分析表明,体内 Pai1 和 p21 表达的增加与 H3K9ac 和 H3K14ac 在其启动子处的类似富集有关。此外,研究表明 TGF - β_1 诱导的 Pai1、Col Ⅰ α1(编码 Ⅰ 型胶原 α1 链)和 Ctgf(编码结缔组织生长因子)的表达增加伴随着活性组蛋白甲基化(H3K4me1、H3K4me2 和 H3K4me3)的富集以及启动子处抑制标记(H3K9me2 和 H3K9me3)的减少,以及 HMT SET7 的占用率增加。与这些发现一致,将培养的大鼠系膜细胞暴露于 12(S)-羟基二十碳四烯酸(在糖尿病肾病中增加)下,这些组蛋白 PTM 和促纤维化基因表现出与 TGF - β_1 相似的作用,并且这种氧化脂质对纤维化的影响也部分通过 SET7 介导。

2 型糖尿病 *db*/*db* 小鼠模型的体内研究表明,肾小球 Pai1 和 AGR(编码年龄特异性受体 RAGE)

的启动子中存在多个染色质组蛋白 PTM,同时 RNA 聚合酶Ⅱ的募集增加,表明活性和抑制性表观遗传标记共同促进染色质解旋,并增强转录因子向这些糖尿病肾病相关基因的募集。值得注意的是,服用氯沙坦后可以改善糖尿病肾病的关键指标,减少 Pai1 和 AGR 启动子的 H3K9ac 富集,但没有逆转这些小鼠中其他糖尿病诱导的组蛋白 PTM。治疗后表观遗传学改变的不完全改善可能是一些患者对常规糖尿病肾病药物如 ARB 反应不佳的原因。在另一项研究中,增加 RNA 聚合酶Ⅱ的招募并富集 H3K4me2,但 H3K27me3 减少,这与小鼠和大鼠 1 型糖尿病模型中糖尿病肾病相关基因的表达相关。然而,在大鼠和小鼠之间,一些基因(例如 *Mcp*1 和 *Lamc*1)和表观遗传调节因子(Ezh2 K27 甲基化酶和相应的去甲基化酶)的表达存在一些差异,这表明一些表观遗传变化可能是物种特异性的。在将动物表观遗传学研究结果转化为人类糖尿病肾病时,应考虑到这种可能性。足细胞特异性缺失 HMT EZH2 可降低 Jag1 启动子区域的 H3K27me3 水平。该启动子区域编码 Notch 配体 Jagged1,可增加 Jag1 表达,并使 3 种小鼠肾小球损伤疾病模型敏感,包括糖尿病 *db/db* 小鼠。相反,在这些模型中,对 KDMs Jmjd3(也称为 Kdm6b)和 Utx(也称为 Kdm6a)的抑制增加 H3K27me3 水平后,可减轻了肾小球疾病。在糖尿病肾病患者的肾小球足细胞中也检测到较低的 H3K27me3 水平和较高的 UTX 水平,这表明通过 UTX1 的作用通过组蛋白去甲基化诱导 JAG1,并激活足细胞中的 Notch 信号,可能参与人类糖尿病肾病肾小球功能障碍的发展。这些研究表明组蛋白修饰用于未来糖尿病肾病生物标志物和药物靶点的开发具有重要潜力。

第四节 | 细胞外囊泡在诊断中的应用

细胞外囊泡(extracellular vesicle,EV)指由脂质双层包裹的无细胞纳米级颗粒,大小不一,不能复制。细胞外囊泡包括外泌体、微囊泡和凋亡小体,是几乎所有细胞类型都可以分泌的纳米和微米大小的异质囊泡。重要的是,EV 含有许多来自其亲代细胞的生物活性物质,例如 RNA、DNA、蛋白质和脂质,这些物质可以运输到其受体细胞以介导细胞间通讯和信号转导。越来越多的研究表明,EV 主要是外泌体和微泡,参与了糖尿病肾病的病理生理过程。最新研究还发现,尿液中 EV 的含量(miRNA、mRNA 和蛋白质)可用作糖尿病肾病的潜在生物标志物。由于血液 EV 不能通过肾小球膜,尿液中的 EV(uEV)主要来自肾单位和集合管的部分,因此 uEV 可作为诊断肾脏疾病的较好的标志物。

EV 可从多种体液中分离,如血浆、尿液、羊水、唾液等。EV 的脂质双层可以保护蛋白质在进入细胞外环境的过程中免受蛋白水解切割和遗传信息的降解。最重要的是,EV 在长期储存和反复冻融后非常稳定。miRNA 是具有 8~22 个核苷酸的小型非编码 RNA,参与多种细胞过程。它们可以被封装于细胞外囊泡中通过细胞间的旁分泌或内分泌来传递信号。

uEV 中的 mRNA 也可以作为诊断糖尿病肾病的生物标志物。Wilm 肿瘤-1(WT1)在成熟足细胞的稳态中起重要作用。它可以调节成熟足细胞中的许多基因,包括足细胞黏蛋白、nephrin、骨形态发生蛋白 7(bone morphogenetic protein 7,BMP7)等。研究发现 uEV 中的 *WT*1 基因可作为诊断 1 型糖尿病肾病的生物标志物,其 AUC 为 0.705。

糖尿病肾病的主要特征是蛋白尿。整个尿液中的蛋白质含量通常很高,因此难以检测低丰度蛋白质。然而,与全尿相比,外泌体蛋白质的检测意味着复杂性降低,蛋白质浓度的动态范围要低得多,因此有更好的机会检测低丰度蛋白质作为候选生物标志物。随着蛋白质组学技术的发展,近年来出现了大量关于 EV 中蛋白质生物标志物诊断糖尿病肾病的研究。例如,2015 年发表的一项研究筛选了 34 种不同的蛋白酶和 32 种蛋白酶抑制剂,通过静水透析分离 uEV 发现,在正常白蛋白尿组和微量白蛋白尿组中,成髓细胞素及其天然抑制剂 elafin 的水平增加。该研究还发现,在正常白蛋白尿组中,胱抑素 B(一种组织蛋白酶 L、H 和 B 的天然抑制剂)以及中性粒细胞明胶酶相关脂质运载蛋白的水平升高,表明上述蛋白酶和蛋白酶抑制剂可能用作诊断糖尿病肾病的标志物。另一项研究发现通过使用纳米液相色谱-串联质谱法改变了尿液外泌体中一组三种蛋白质(AMBP、MLL3 和 VDAC1)的水平,这表明它们有望成为检测糖尿病肾病的有希望的非侵入性候选标志物。除此之外,有研究还发现糖尿病肾病患者的尿外泌体 regucalcin 下降;此外,有研究表明 uEV 中的 α1-抗胰蛋白酶(α1-AT)可作为在疾病进展过程中早期诊断糖尿病肾病的潜在无创生物标志物,并且可能预测未来肾功能的下降。通过分析健康对照者、糖尿病前期和不同程度肾损害糖尿病患者 uEV 中的 α1-AT,研究发现健康对照者与糖尿病前期患者的 uEV 中均没有 α1-AT 的表达,而在正常白蛋白尿糖尿病患者中显著增加,表明 uEV 中的 α1-AT 较其他肾脏指标能更敏感和更稳定地预测糖尿病肾病。此外,随着糖尿病肾病的进展和肾功能的下降,uEV 中 α1-AT 的表达逐渐升高。与健康对照者相比,2 型糖尿病以及糖尿病肾病患者 uEV 中的尿调节蛋白水平显著增加,并且糖尿病肾病患者显著高于 2 型糖尿病患者。此外,尿调节蛋白的水平与糖尿病肾病诊断的传统指标 UACR、eGFR 和糖化血红蛋白等显著相关。

第五节 ｜ 诊 断 思 路

一 诊断及分期

(一) 临床诊断及临床分期

1. 诊断标准

糖尿病肾病的发展是一个慢性过程,早期临床表现不明显,当病情发展到一定阶段以后,可出现蛋白尿(早期可以是间歇性的微量白蛋白尿;后期常常是持续性的大量蛋白尿)、高血压、水肿;甚至出现肾病综合征、肾功能异常;还常伴有糖尿病的其他并发症(如糖尿病视网膜病变、心脑血管疾病、缺血性下肢血管疾病、糖尿病的周围神经病变和胃瘫、排尿障碍等自主神经病变等)。蛋白尿与糖尿病肾病进展关系密切。微量白蛋白尿不仅表示肾小球滤过屏障障碍,同时也是内皮功能障碍的标志和发生心血管事件的危险因素。糖尿病肾病的肾病综合征与一般原发性肾小球疾病相比,其水肿程度更明显,同时常伴有严重高血压。由于本病肾小球内毛细血管跨膜压高,加之肾小球滤过膜蛋白屏障功能严重损害,因此部分终末期肾衰竭患者仍可出现大量蛋白尿。

2021 年中华医学会肾脏病学分会发布的《糖尿病肾脏疾病临床诊疗中国指南》提出糖尿病肾病的诊断标准,即符合 ADA 2020 年制定的糖尿病诊断标准,有明确的糖尿病病史,同时与尿蛋白、肾功能变化存在因果关系,并排除其他原发性、继发性肾小球疾病与系统性疾病,符合以下情况之一者,可诊断糖尿病肾病。①随机尿白蛋白与肌酐比值(UACR)≥30 mg/g 或尿白蛋白排泄率(UAER)≥30 mg/24 h,且在 3～6 个月内重复检查 UACR 或 UAER,3 次中有 2 次达到或超过临界值;排除感染等其他干扰因素。②估算的肾小球滤过率(eGFR)<60 ml/(min·1.73 m^2)3 个月以上。③肾活检符合糖尿病肾病病理改变。

国内外专家或指南一致推荐将白蛋白尿作为诊断糖尿病肾病的重要依据,UACR 标本收集方便,因此大多数指南将 UACR 作为糖尿病肾病的评价指标。由于多种因素,包括剧烈运动、发热、明显高血糖、明显高血压、感染、充血性心力衰竭、妊娠等,均可影响尿白蛋白的排泄,指南建议对于 UACR

或 UAER 升高的患者,在 3～6 个月内进行复查,3 次结果中有 2 次达到或超过临界值且排除其他干扰因素可诊断糖尿病肾病。既往在糖尿病肾病诊断中推荐使用基于血肌酐的 eGFR 估计公式,由于血肌酐水平易受到活动量、肌肉总量、饮食蛋白质摄入量、高脂血症、溶血等因素影响,在 eGFR 中灵敏度不足。因此,中华肾脏病学分会 2021 年发布的指南中建议按照最新的《KDIGO 指南》增测血清胱抑素 C,根据胱抑素 C 及肌酐-胱抑素 C 公式计算 eGFR。

然而,临床上相当一部分糖尿病患者仅表现为 eGFR 降低,而尿白蛋白在正常范围内,随着糖尿病患病率的增加,这种情况越来越常见。因此,临床上应重视正常白蛋白尿糖尿病肾脏疾病 (normoalbuminuric diabetic kidney disease,NADKD)的诊断。根据现有研究结果显示,NADKD 在糖尿病肾病中的占比为 20%～50%,且在近年有增高的趋势,患者女性占比更多且年龄相对较大,尽管此类型糖尿病肾病相对进展较缓慢,但是 NADKD 患者仍具有与大量白蛋白尿相当甚至更高的心血管事件风险。因此对于 NADKD 的及时诊断也十分重要。《KDIGO 指南》提出,符合 WHO 或 ADA 糖尿病的临床诊断标准,同时排除其他原发性、继发性或系统性疾病,有下列情况可考虑临床诊断为 NADKD。①符合 WHO 或 ADA 有关糖尿病诊断标准。②6 个月内 3 次肾功能检查,至少 2 次以上 eGFR<60 ml/(min · 1.73 m²),并排除 AKI 及其他原因引起的 eGFR 降低。③6 个月内至少 2 次以上尿检中的 UAER 没有达到糖尿病肾病诊断标准。

此外,合并糖尿病视网膜病变是糖尿病肾病患者诊断的重要依据之一。我国近期的研究发现,在经肾活检确诊糖尿病肾病的 2 型糖尿病患者中近半数(48.8%)患有糖尿病视网膜病变。一项 2 型糖尿病合并肾脏疾病患者糖尿病肾病与非糖尿病肾病的鉴别诊断模型研究发现,非糖尿病视网膜病变作为鉴别诊断非糖尿病肾病的指标,其 OR 值高达 28.198。一项包括了 45 项糖尿病视网膜病变与糖尿病肾病相关性的研究的荟萃分析结果显示,糖尿病视网膜病变诊断糖尿病肾病的敏感度为 0.67,特异度为 0.78,此外,增殖型糖尿病视网膜病变(PDR)检测糖尿病肾病的特异度为 0.99,敏感度为 0.34。合并糖尿病视网膜病变对诊断糖尿病肾病具有重要意义,但糖尿病视网膜病变和糖尿病肾病的存在具有不平行性。对于 6 000 例 2 型糖尿病患者回顾性分析显示,3 894 例(65%)患者患有糖尿病视网膜病变,而糖尿病肾病患者为 1 254 例,出现糖尿病视网膜病变无糖尿病肾病表现的为 2 640 例 (67.8%)。对于严重糖尿病视网膜病变也存在无肾脏改变的情况,一项回顾性研究发现,317 例严重糖尿病视网膜病变的患者不伴有糖尿病肾病的为 118 例(37.2%)。因此合并糖尿病视网膜病变可以提示糖尿病肾病的诊断,但并非诊断的必要条件。

糖尿病肾病诊断目前尚缺乏无创性特异性生物标志物,肾活检仍然是诊断糖尿病肾病的"金标准"。在过去的几十年里,对怀疑罹患糖尿病肾病的 2 型糖尿病患者的肾活检结果显示,患者肾脏病理仅呈现糖尿病肾病改变的在 8.2%～62.7%,呈现非糖尿病肾病改变(包括糖尿病肾病合并非糖尿病肾病)的比例为 41.2%基于出现肾脏临床表现的糖尿病患者临床和病理结果不符,肾活检能够避免漏诊或误诊糖尿病肾病和/或非糖尿病肾病,且糖尿病肾病、非糖尿病肾病以及糖尿病肾病合并非糖尿病肾病患者的治疗及预后有巨大差异,因此,采用肾活检确诊糖尿病肾病具有重大价值。患者无肾活检禁忌证,存在下列情况时可考虑肾活检:①糖尿病病史<5 年出现大量蛋白尿或肾功能不全。②短期内出现大量蛋白尿或肾病综合征。③尿沉渣提示"活动性"的肾小球源性血尿。④不明原因的 eGFR 快速下降或 ACEI/ARB 治疗后 3 个月内 eGFR 下降超过 30%。⑤大量蛋白尿但无糖尿病视网膜病变。⑥顽固性高血压。⑦具有系统性疾病的临床症状、体征或实验室检查。⑧如需对糖尿病肾病进行病理分级或病情评估,可酌情考虑肾活检。

糖尿病肾病的肾活检禁忌证与其他肾脏疾病类似,对于血肌酐超过 176.8 μmol/L 的患者出血风险增高,对此类患者因充分评估肾活检的必要性,权衡获益和风险后决定是否进行肾活检。

2. 临床分期

2021 年中华医学会肾脏病学分会专家组参考《KDIGO 指南》及 Mogensen 分期法,并结合中国肾脏病医师的经验,对 2 型糖尿病肾病进行了临床分期,并提出了防治要点。具体如下。

(1)高滤过期(病理Ⅰ级):临床特征为肾小球滤过率(GFR)轻度增高,尿微量白蛋白为阴性。肾脏病理表现为肾小球结构正常或体积增大。此期防治要点为改善生活方式,控制血糖与血压。

(2)微量白蛋白尿期(早期糖尿病肾脏疾病,病理Ⅱ级):临床特征为以持续性微量白蛋白尿为特征。尿白蛋白排泄率(UAER)为 20～200 μg/min 或 30～300 mg/24 h,患者 GFR 正常或轻度下降。此期部分患者可逆转。此期病理又分为Ⅱa 级和Ⅱb 级。Ⅱa 级肾脏病理表现为 GBM 轻度增厚,系膜基质轻度增生。Ⅱb 级肾脏病理表现为 GBM 明显增厚,系膜基质明显增宽。此期防治要点为控制血糖、血脂延缓肾脏病进展。

(3)大量白蛋白尿期(临床糖尿病肾脏疾病期,病理Ⅱ～Ⅲ级):临床特征为显性蛋白尿,尿常规或尿沉渣蛋白尿阳性,UACR>300 mg/g, UAER>200 μg/min 或>300 mg/24 h。部分可表现为"糖尿病肾脏疾病三联征",即大量蛋白尿、高血压、水肿。GFR 呈较明显下降趋势。此期多不可逆。肾脏病理表现为一个或多个结节性硬化(K-W 结节)形成。此期防治要点为降低血压,调节血脂,防治营养不良、贫血、钙磷矿物质代谢紊乱等并发症,降低心脑血管等并发症。

(4)肾衰竭期(病理Ⅳ级):临床特征为 eGFR<15 ml/(min·1.73 m^2),常有 ESRD 的相关临床表现。肾脏病理表现为超过 50%肾小球硬化。此期防治要点为肾脏替代治疗,防治透析或肾移植并发症。

(二)病理诊断及病理分期

肾脏病理学检查是糖尿病肾病诊断的"金标准"。肾活检病理要求常规进行光镜、电镜、免疫荧光检查,三者缺一不可。

1. 肾脏解剖学改变

糖尿病肾病患者疾病早期和中期肾脏体积增大,皮质增厚而苍白,晚期可以出现轻微粗糙的颗粒或瘢痕样改变,但不如高血压良性肾小动脉硬化症所致的颗粒性固缩肾体积缩小那么明显。

2. 基本病理改变

(1)光镜检查:①肾小球体积肥大,可参照 Kambham 报道的肾小球体积肥大的标准(肾小球直径>192 μm)。②系膜基质增多:至少 2 个肾小球可见系膜区增宽。轻度:系膜区的宽度小于相邻毛细血管袢腔的直径。重度:系膜区的宽度大于相邻毛细血管袢腔的直径。③系膜溶解:可出现系膜细胞变性以及系膜基质分解或衰减,系膜区染色浅淡,呈泡沫样改变。该表现是相对轻微但持续反复系膜损伤的结果。④出现典型的 Kimmelstiel-Wilson 结节(Kimmelstiel-Wilson nodule, K-W 结节):K-W 结节为局灶性、分叶状、周边圆形至椭圆形的系膜病变,是糖尿病肾病相对特异性的病理改变,以无细胞性玻璃样变基质为核心,PAS 阳性、PASM 染色呈结节性的板层状结构,是糖尿病肾病的典型病例改变。⑤微血管瘤样扩张:K-W 结节病变周边毛细血管袢可显著扩张。⑥渗出样病变:指血浆蛋白和脂质沉积在肾小球,多认为是糖尿病肾小球硬化症的晚期和疾病进展的表现。囊滴:相对特异性病变,位于肾小囊基膜与壁层上皮细胞间,PASM、PAS 和 Masson 染色呈红色囊滴状病变;纤维素帽状改变:非特异性病变,在毛细血管袢腔内,不和鲍曼囊相连。⑦肾小球血管极新生血管病变及小管间质病变:肾小球近门部区域、出入球小动脉周围可见伴有血管壁玻璃样变性的新生血管。此外,糖尿病肾病肾小管基膜增厚。呈分层状改变,伴随以单核淋巴细胞为主的炎性细胞浸润,常可见散在嗜酸粒细胞。在糖尿病肾病肾脏中,肾小管萎缩程度与肾间质纤维化严重程度相关。肾间质纤维化和炎性细胞浸润的程度与肾脏生存呈负相关。肾小动脉硬化和玻璃样变性也是糖尿病肾病病理改变的一部分。出球和入球小动脉显著的玻璃样变性是相对早期的病理改变。晚期透明蜡样物质填充于小动脉壁,引起血管腔几乎完全闭塞。肾小管间质病变的严重程度常常与肾小球病变和血管病变的程度相平行,然而,也有部分病变不相平行的情况发生。以往有研究发现 2 型糖尿病患者中肾小球病变与肾间质血管病变基本平行。而 2 型糖尿病患者中常表现为肾小球与肾间质血管病变不平行,且小管间质病变早于肾小球病变的发生。

(2) 免疫荧光:部分糖尿病肾病可见到 IgG 及白蛋白(Alb)沿 GBM 和鲍曼囊壁及肾小管基膜线状沉积。

(3) 电镜检查:电镜检查在早期糖尿病肾病的诊断中具有决定性作用。在观察 GBM 和足细胞病变中具有重要价值。电镜下可见系膜基质增多,基膜均质性增厚,上皮细胞足突早期节段融合,随病变进展,可见弥漫融合。GBM 的增厚和肾脏的存活显著相关。基膜均质性增厚满足以下标准可诊断糖尿病肾病:9 岁以上时基膜厚度男性>430 nm,女性>395 nm。

3. 病理分期

关于糖尿病肾病的病理分期,目前已发布的各类指南中仍推荐继续沿用 2010 年肾脏病理学会(renal pathology society,RPS)国际专家组制定的糖尿病性肾小球病变病理分级标准,将糖尿病性肾小球病变分为 4 型:Ⅰ 型是 GBM 增厚;Ⅱ 型是系膜增宽;Ⅲ 型是有结节性病变;Ⅳ 型是半数以上肾小球硬化。① Ⅰ 型:轻度或非特异性光镜改变,电镜显示 GBM 增厚,GBM>395 nm(女性),GBM>430 nm(男性)。② Ⅱa 型:轻度系膜增生,镜下系膜增生>25%,系膜增生面积<毛细血管袢腔面积。③ Ⅱb 型:重度系膜增生,活检镜下系膜增生>25%,系膜增生面积>毛细血管袢腔面积。④ Ⅲ 型:结节性硬化(KW 结节),至少有一个确定的 K-W 结节;⑤ Ⅳ 型:晚期糖尿病肾小球硬化,肾小球硬化>50%。

此外,还有将糖尿病肾病间质小管及血管病变进行评分。① 间质小管病变:无间质纤维化与小管病变为 0 分,间质纤维化肾小管萎缩(interstitial fibrosis tubular atrophy,IFTA)<25% 为 1 分,IFTA 25%~50% 为 2 分,IFTA>50% 为 3 分,无间质炎症为 0 分,间质炎症是与 IFTA 相关的炎性浸润为 1 分,无 IFTA 区域也有炎性浸润为 2 分。② 血管病变:无血管玻璃样变为 0 分;一个部位玻璃样变为 1 分;超过一个部位玻璃样变为 2 分;大血管病变只评定,不参与评分;血管硬化但无内膜增厚为 0 分;血管硬化且内膜增厚未超过中膜厚度为 1 分;血管硬化且内膜增厚超过中膜厚度为 2 分。

鉴别诊断

1. 排除其他肾脏疾病

糖尿病患者合并肾脏损害,不一定是糖尿病肾病,需首先排除其他肾脏疾病。典型的糖尿病肾病临床表现包括:病程较长的糖尿病、合并视网膜病变、出现白蛋白尿而无血尿,以及 eGFR 逐渐下降等。

糖尿病患者有下列情况之一者,需排除其他肾脏疾病。① 无糖尿病视网膜病变;② GFR 很低或迅速降低;③ 蛋白尿急剧增多或突然出现肾病综合征;④ 顽固性高血压;⑤ 尿沉渣呈活动性表现(出现血尿、白细胞尿、管型尿等);⑥ 出现其他系统性疾病的症状和体征;⑦ ACEI/ARB 治疗后 2~3 个月内 GFR 下降>30%。

糖尿病肾病是一个多因素导致的疾病,高血压、血脂异常以及不健康的生活方式与糖尿病肾病的发生均相关,近期的一项研究通过对既往 20 项糖尿病肾病危险因素分析的研究进行系统评价和荟萃分析,发现年龄、BMI、有无合并视网膜病变、吸烟与否、HbA1c、收缩压、HDL-C、TG、UACR 在糖尿病肾病和非糖尿病肾病的鉴别诊断中具有重要的作用,并建立了一个量化的预测模型,当总分≥16 分时被认为是极有可能诊断糖尿病肾病通过 380 例糖尿病患者作为验证队列验证该预测模型敏感度为 0.847,特异度为 0.677。

2. 糖尿病合并肾脏疾病

(1) 糖尿病肾病:最常见,约占 60%。糖尿病肾病表现为经典的 K-W 结节,大量蛋白尿,有或无糖尿病视网膜病变。近年来糖尿病视网膜病变引起越来越多学者的关注。研究发现糖尿病视网膜病变和 2 型糖尿病患者后续糖尿病肾病风险之间存在显著关联。一项荟萃分析汇总了 10 项探讨在 2 型糖尿病患者中合并糖尿病视网膜病变对于糖尿病肾病预测价值的队列研究,结果显示糖尿病视网膜病变对后续发生糖尿病肾病的预测敏感度和特异度分别为 0.64 和 0.77,阳性似然比和阴性似然比分别为 2.72 和 0.74,ROC 曲线下面积为 0.73,结果提示糖尿病视网膜病变与后续发生糖尿病肾病存在显著的关联性。糖尿病患者蛋白尿和 eGFR 的下降也对糖尿病视网膜病变的发生具有提示作用,对有蛋白尿和/或 eGFR 下降的糖尿病患者随访发现,患者后续诊断糖尿病视网膜病变的风险显著高于无蛋白尿和 eGFR 下降的糖尿病患者。糖尿病视网膜病变与糖尿病肾病的疾病进展也相互关联,一项日本的研究对肾活检确诊的糖尿病肾病患者进行糖尿病视网膜病变筛查,并对患者进行后续的随访,结果显示,患者糖尿病视网膜病变的进展情况与患者肾脏病理评分呈正相关,特别是与肾小球评分($r=0.41$)、间质纤维化评分($r=0.41$)和弥漫性病变评分($r=0.48$)相关;而在校正了已知的 ESRD 的危险因素后,相对无糖尿病视网膜病变的患者进展为 ESRD 的 *HR* 分别为:轻度非增殖型糖尿病视网膜病变(non-proliferative diabetic retinopathy,NPDR)1.96,中度 NPDR 患者 3.10,重度 NPDR 患者 3.03,PDR 患者 3.43,在风险预测模型中增加糖尿病视网膜病变这一因素可提高模型的预测准确值(χ^2 值从 155.2 增加到 164.5,$P<0.001$),提示糖尿病视网膜病变对糖尿病肾病的预后具有预测作用。

(2) 糖尿病合并非糖尿病肾病:研究发现部分糖尿病患者的肾脏病变与糖尿病无关,部分患者可在糖尿病基础上合并其他肾脏疾病,即糖尿病合并非糖尿病肾病。一项回顾性研究分析了 180 例糖尿病合并肾损伤的患者,研究发现三分之一的患者为非糖尿病肾病,其中最常见的是膜性肾病(占 9%),且非糖尿病肾病与更好的肾脏存活率相关。在 1977—2019 年全球范围内的 40 项着眼于糖尿病患者肾活检结果的研究发现,病理结果显示糖尿病肾病的为 41.3%,非糖尿病肾病为 40.6%,糖尿病肾病合并非糖尿病肾病为 18.1%。在亚洲、非洲和欧洲,最常见的孤立性非糖尿病肾病病理类型是膜性肾病,分别占总数的 24.1%、15.1% 和 22.6%。相比之下,局灶性节段性肾小球硬化症是北美和大洋洲的主要病理类型,分别占总数的 22% 和 63.9%。混合组中肾小管间质疾病的发病率较高(21.7%),其中急性间质性肾炎最为普遍(9.3%),其次是急性肾小管坏死(9.0%)。近期的一项多中心回顾性研究表明,832 名糖尿病患者中非糖尿病肾病的患病率为 10.8%,且最常见的是肾血管硬化。患有微量血尿、年龄较大且无糖尿病视网膜病变的糖尿病患者更容易发生非糖尿病肾病。而诊断糖尿病后不到 5 年发生蛋白尿的患者肾活检提示非糖尿病肾病的可能性更高。另一项研究结果显示,接受肾活检的糖尿病患者中,相较于非糖尿病肾病组,糖尿病肾病+非糖尿病肾病的患者影响肾小管间质区域更为普遍,单因素分析证实非糖尿病肾病与不合并糖尿病视网膜病变,近期发病的糖尿病,既往急性蛋白尿/AKI 病史及贫血与非糖尿病肾病的发病相关。我国的一项研究也发现,较短的糖尿病病程和不合并糖尿病视网膜病变对非糖尿病肾病的诊断具有提示作用,另外,不合并高血压、较低的糖化血红蛋白也与非糖尿病肾病的发生相关。由于糖尿病肾病与非糖尿病肾病具有不同的治疗策略,非糖尿病肾病可以通过使用糖皮质激素和/或免疫抑制剂得到缓解,因此应提高对糖尿病患者合并非糖尿病肾病的警惕性,提高其诊断率。

(3) 糖尿病肾病与非糖尿病肾病共存:两者同时存在已逐渐引起国内外学者的重视。糖尿病患者如遇下列情况,需考虑原发性肾脏疾病或非糖尿病肾病:①血尿;②既往有肾脏病史;③有尿检异常但无视网膜病变。近期的一项研究回顾了 81 名接受经皮肾活检的 2 型糖尿病患者,根据病理诊断糖尿病肾病合并非糖尿病肾病组 14 例(17.3%),其中,检测到 11 种类型的非糖尿病肾病,包括原发性和继发性肾小球疾病,膜性肾病最常见(23.5%),其次是 IgA 肾病(17.6%)和新月体肾小球肾炎(13.7%)。另一项单中心研究分析了 142 名患者,其中有 19.72%的糖尿病肾病合并非糖尿病肾病,61 例(42.96%)为孤立性非糖尿病肾病,非糖尿病肾病和非糖尿病肾病+糖尿病肾病组中最常见的诊断是膜性肾病(19.1%)、高血压肾血管疾病(8.99%)、CKD(7.87%)、膜增生性肾小球肾炎(6.74%)和 IgA 肾病(6.74%)。在一项研究中,40 名 2 型糖尿病患者出现肾脏受累的非典型特征并接受了肾活检,发现有 16 名(40%)患者患有 2 型糖尿病肾病合并非糖尿病肾病。在此研究范围内最常见的组织学诊断为 IgA 肾病。糖尿病持续时间较短,无视网膜病变,存在镜下血尿,以及尿沉渣活跃,是 2 型糖尿病合并非糖尿病肾病的标志。糖尿病肾病的病理分型对于预测肾脏预后具有重要意义。在目前的研究中,Ⅲ类肾小球病变最为常见(n=11),其次是Ⅳ类(n=9),此外,观察肾小管间质和血管评分发现Ⅳ级患者的间质纤维化和肾小管萎缩、间质炎症和动脉硬化评分高于其他组。非糖尿病肾病患者的 eGFR 显著高于糖尿病肾病患者,非糖尿病肾病与镜下血尿之间存在很强的相关性,这提示糖尿病病程缩短、血尿、无视网膜病变和 eGFR 升高可以预测非糖尿病肾病的发生。所以,尤其是当 2 型糖尿病患者出现无糖尿病视网膜病变、糖尿病病程较短、镜下血尿、肾病范围蛋白尿、糖化血红蛋白降低、空腹血糖降低等非典型糖尿病肾病症状时,应尽早进行肾活检,启动个体化治疗以减缓肾脏损害的进展。在非糖尿病肾病叠加糖尿病肾病中,弥漫性增殖性肾小球肾炎、感染后肾小球肾炎和肾小管间质疾病是最常见的组织学表现。糖尿病持续时间较短、无视网膜病变、存在镜下血尿和尿沉渣活跃是临床不典型肾脏疾病 2 型糖尿病患者的标志,并且是活检的强烈指标。女性中 2 型糖尿病并发非糖尿病肾病比糖尿病肾病更常见。

3. 其他需要鉴别诊断的疾病

(1) 高血压肾损害:糖尿病患者常常合并高血压,高血压可以引起蛋白尿,但蛋白量比较少,很少出现肾病综合征样的大量蛋白尿,高血压肾病发病初期可无任何症状,在发病过程中则以夜尿增多为主,反映肾小管已有缺血性病变,眼底改变主要为高血压和动脉硬化,而非糖尿病视网膜病变。随着病程的进展,可出现肾功能逐渐减退,但肾衰竭少见。

(2) 同样造成肾脏体积增大的肾脏病:如肾淀粉样变性及多发性骨髓瘤肾损害等。肾淀粉样变性表现为大量蛋白尿,即使肾功能不全肾脏也不一定缩小,常规试纸法检测尿白蛋白较少,24 h 尿蛋白定量较多,眼底检查无糖尿病视网膜病变,部分患者有多发性骨髓瘤、类风湿性关节炎或慢性感染的全身表现。

(3) 肥胖相关性肾病:主要表现为肥胖、代谢综合征、轻微蛋白尿、肾小球肥大、局灶性节段性肾小球硬化症等,如果同时合并糖尿病,与糖尿病肾病有时很难鉴别。但是,肥胖相关性肾病的蛋白尿在减肥后可以减轻或消失,不合并糖尿病视网膜病变和周围神经病变,没有糖尿病肾病的渗出样病变和结节样病理改变。明确的糖尿病的罹病时间短,对鉴别诊断具有重要的价值。

(4) 尿路感染:糖尿病患者常常合并尿路感染,包括尿道炎、膀胱炎及肾盂肾炎。慢性或严重的尿路感染可有蛋白尿,但常伴有白细胞尿、红细胞尿以及不同程度的尿频、尿急、尿痛、排尿不适等尿路刺激症状,清洁中段尿培养可培养出致病菌,正确使用抗生素有效,感染控制后尿检异常消失或明显减轻。

(桂定坤)

参考文献

1. Abbasi F, Moosaie F, Khaloo P, et al. Neutrophil gelatinase-associated lipocalin and retinol-binding protein-4 as biomarkers for diabetic kidney disease [J]. Kidney Blood Press Res, 2020,45(2):222-232.

2. Alouffi S, Khan MWA. Dicarbonyls generation, toxicities, detoxifications and potential roles in diabetes complications [J]. Curr Protein Pept Sci, 2020,21(9):890-898.

3. American Diabetes Association. Microvascular complications and foot care: *Standards of Medical Care in Diabetes-2021* [J]. Diabetes Care, 2021,44(Suppl 1):S151-s167.

4. Antar SA, Abdo W, Taha RS, et al. Telmisartan attenuates diabetic nephropathy by mitigating oxidative stress and inflammation, and upregulating Nrf2/HO-1 signaling in diabetic rats [J]. Life Sci, 2021(291):120260.

5. Bermejo S, González E, López-Revuelta K, et al. Risk factors for non-diabetic renal disease in diabetic patients [J]. Clin Kidney J, 2020,13(3):380-388.

6. Cao X, Gong X, Ma X. Diabetic nephropathy versus diabetic retinopathy in a Chinese population: a retrospective study [J]. Med Sci Monit, 2019(25):6446-6453.

7. Chen B, Wu M, Zang C, et al. Association between IL-6 polymorphisms and diabetic nephropathy risk: a meta-analysis [J]. Am J Med Sci, 2019,358(5):363-373.

8. Chen G, Shan X, Wang H. Significant association of urinary alpha-1-microglobulin compared to urinary neutrophil gelatinase-associated lipocalin with renal insufficiency in patients with type 2 diabetes [J]. Nephrology (Carlton), 2021,26(5):400-407.

9. Chen Y, Li Z, Chen X, et al. Long non-coding RNAs: from disease code to drug role [J]. Acta Pharm Sin B, 2021,11(2):340-354.

10. Dong L, Yu L, Zhong J. Histone lysine-specific demethylase 1 induced renal fibrosis via decreasing sirtuin 3 expression and activating TGF-β1/Smad3 pathway in diabetic nephropathy [J]. Diabetol Metab Syndr, 2022,14(1):2.

11. Fontana F, Perrone R, Giaroni F, et al. Clinical predictors of nondiabetic kidney disease in patients with diabetes: a single-center study [J]. Int J Nephrol, 2021(2021):9999621.

12. Heidari F, Rabizadeh S, Rajab A, et al. Advanced glycation end-products and advanced oxidation protein products levels are correlates of duration of type 2 diabetes [J]. Life Sci, 2020,260:118422.

13. Hong Y, Wang J, Zhang L, et al. Plasma miR-193a-3p can be a potential biomarker for the diagnosis of diabetic nephropathy [J]. Ann Clin Biochem, 2021,58(2):141-148.

14. Ishigaki S, Ohashi N, Aoki T, et al. Baseline urinary angiotensinogen excretion predicts deterioration of the kidney function in patients with chronic kidney disease [J]. Intern Med, 2021,60(14):2201-2206.

15. Ito K, Yokota S, Watanabe M, et al. Anemia in diabetic patients reflects severe tubulointerstitial injury and aids in clinically predicting a diagnosis of diabetic nephropathy [J]. Intern Med, 2021,60(9):1349-1357.

16. Jiang W, Wang J, Shen X, et al. Establishment and validation of a risk prediction model for early diabetic kidney disease based on a systematic review and meta-analysis of 20 cohorts [J]. Diabetes Care, 2020,43(4):925-933.

17. Jia Z, Wang K, Zhang Y, et al. Icariin ameliorates diabetic renal tubulointerstitial fibrosis by restoring autophagy via regulation of the miR-192-5p/GLP-1R pathway [J]. Front Pharmacol, 2021(12):720387.

18. Kato M, Natarajan R. Epigenetics and epigenomics in diabetic kidney disease and metabolic memory [J]. Nat Rev Nephrol, 2019,15(6):327-345.

19. Kostopoulou E, Kalaitzopoulou E, Papadea P, et al. Oxidized lipid-associated protein damage in children and adolescents with type 1 diabetes mellitus: New diagnostic/prognostic clinical markers [J]. Pediatr Diabetes, 2021, 22(8):1135-1142.

20. Kostovska I, Tosheska-Trajkovska K, Topuzovska S, et al. Urinary nephrin is earlier, more sensitive and specific marker of diabetic nephropathy than microalbuminuria [J]. J Med Biochem, 2020,39(1):83-90.

21. Kostovska I, Trajkovska KT, Cekovska S, et al. Role of urinary podocalyxin in early diagnosis of diabetic nephropathy [J]. Rom J Intern Med, 2020,58(4):233-241.

22. Li R, Zhang L, Zhang S, et al. Levels and clinical significances of glypican-5 in urine of type 2 diabetic nephropathy cases [J]. Iran J Kidney Dis, 2019,13(3):173-181.

23. Li Y, Su X, Ye Q, et al. The predictive value of diabetic retinopathy on subsequent diabetic nephropathy in patients with type 2 diabetes: a systematic review and meta-analysis of prospective studies [J]. Ren Fail, 2021,43(1):231-240.

24. Lv CY, Ding WJ, Wang YL, et al. A PEG-based method for the isolation of urinary exosomes and its application in renal fibrosis diagnostics using cargo miR－29c and miR－21 analysis [J]. Int Urol Nephrol, 2018,50(5):973－982.

25. Lv LL, Feng Y, Wu M, et al. Exosomal miRNA－19b－3p of tubular epithelial cells promotes M1 macrophage activation in kidney injury [J]. Cell Death Differ, 2020,27(1):210－226.

26. Lyngdoh BS, Baishya P, Mishra J, et al. IgA nephropathy superimposed on diabetic nephropathy: a case report with review of literature in eight Indian studies [J]. J Family Med Prim Care, 2021,10(6):2419－2422.

27. Najafi L, Keshtkar Rajabi S, Pirsaheb S, et al. Assessment of serum and urine neurophil gelatinase-associated lipocalin (s－NGAL and u－NGAL) level as a predictive factor of disease progression in diabetic nephropathy in type 2 DM[J]. Iran J Kidney Dis, 2021,15(4):270－278.

28. Ning J, Xiang Z, Xiong C, et al. Alpha1-antitrypsin in urinary extracellular vesicles: a potential biomarker of diabetic kidney disease prior to microalbuminuria [J]. Diabetes Metab Syndr Obes, 2020(13):2037－2048.

29. Popa O, Stefan G, Capusa C, et al. Non-diabetic glomerular lesions in diabetic kidney disease: clinical predictors and outcome in an Eastern European cohort [J]. Int Urol Nephrol, 2021,53(4):739－747.

30. Pugliese G, Penno G, Natali A, et al. Diabetic kidney disease: new clinical and therapeutic issues. Joint position statement of the Italian Diabetes Society and the Italian Society of Nephrology on "The natural history of diabetic kidney disease and treatment of hyperglycemia in patients with type 2 diabetes and impaired renal function" [J]. J Nephrol, 2020,33(1):9－35.

31. Quan KY, Yap CG, Jahan NK, et al. Review of early circulating biomolecules associated with diabetes nephropathy-Ideal candidates for early biomarker array test for DN [J]. Diabetes Res Clin Pract, 2021(182):109－122.

32. Roointan A, Gheisari Y, Hudkins KL, et al. Non-invasive metabolic biomarkers for early diagnosis of diabetic nephropathy: meta-analysis of profiling metabolomics studies [J]. Nutr Metab Cardiovasc Dis, 2021,31(8):2253－2272.

33. Saenz-Pipaon G, Echeverria S, Orbe J, et al. Urinary extracellular vesicles for diabetic kidney disease diagnosis [J]. J Clin Med, 2021,10(10):2046.

34. Schrauben SJ, Shou H, Zhang X, et al. Association of multiple plasma biomarker concentrations with progression of prevalent diabetic kidney disease: findings from the chronic renal insufficiency cohort (CRIC) study [J]. J Am Soc Nephrol, 2021,32(1):115－126.

35. Shen Y, Tong ZW, Zhou Y, et al. Inhibition of lncRNA－PAX8－AS1－N directly associated with VEGF/TGF－β1/8－OhdG enhances podocyte apoptosis in diabetic nephropathy [J]. Eur Rev Med Pharmacol Sci, 2020,24(12):6864－6872.

36. Siddiqui K, Joy SS, George TP, et al. Potential Role and excretion level of urinary transferrin, KIM－1, RBP, MCP－1 and NGAL markers in diabetic nephropathy [J]. Diabetes Metab Syndr Obes, 2020(13):5103－5111.

37. Souza DA, Silva GEB, Fernandes IL, et al. The Prevalence of nondiabetic renal diseases in patients with diabetes mellitus in the university hospital of Ribeirão Preto, São Paulo [J]. J Diabetes Res, 2020(2020):2129459.

38. Tang G, Li S, Zhang C, et al. Clinical efficacies, underlying mechanisms and molecular targets of Chinese medicines for diabetic nephropathy treatment and management [J]. Acta Pharm Sin B, 2021,11(9):2749－2767.

39. Thi TND, Gia BN, Thi HLL, et al. Evaluation of urinary L－FABP as an early marker for diabetic nephropathy in type 2 diabetic patients [J]. J Med Biochem, 2020,39(2):224－230.

40. Tong X, Yu Q, Ankawi G, et al. Insights into the role of renal biopsy in patients with T2DM: a literature review of global renal biopsy results [J]. Diabetes Ther, 2020,11(9):1983－1999.

41. Wang S, Dong J, Huang L. Cytokine polymorphisms and predisposition to diabetic nephropathy: a meta-analysis [J]. Int Arch Allergy Immunol, 2021,182(2):158－165.

42. Wu XQ, Zhang DD, Wang YN, et al. AGE/RAGE in diabetic kidney disease and ageing kidney [J]. Free Radic Biol Med, 2021(171):260－271.

43. Zeng L, Szeto CC. Urinary podocyte markers in kidney diseases [J]. Clin Chim Acta, 2021(523):315－324.

44. 中华医学会肾脏病学分会. 糖尿病肾脏疾病临床诊疗中国指南[J]. 中华肾脏病杂志,2021,37(3):255－304.

第十章 糖尿病肾病患者的生活管理和药物治疗

糖尿病相关并发症在世界范围内已成为一个非常严重的健康问题,极大降低了糖尿病患者的生存质量和预期寿命。而糖尿病肾病即是这些并发症中最重要又最棘手的并发症之一,据报道全球大约有1/3的糖尿病患者患有糖尿病肾病,这造成了非常大的社会和经济负担。传统观念认为,糖尿病伴肾脏损害可由如下两方面来解释,其一是代谢及血流动力学紊乱造成系统性高血压和肾小球内压升高,进而导致肾组织硬化;其二是高血糖、高血脂状态引起一些分子水平的改变而直接引起肾小球和肾间质损伤。随着分子生物学和细胞生物学的发展,人们对糖尿病肾病的发生机制有了一些新的看法,其中炎症机制学说逐渐受到人们的关注。

第一节 | 生活管理

由于生活方式的改变,我国2型糖尿病的患病率不断增加。流行病学调查显示我国成年人2型糖尿病患病率为$9.7\%\sim11.6\%$。改变生活方式在糖尿病及其并发症的预防和治疗中均起到重要作用。肾脏病变作为2型糖尿病的常见并发症之一,其防治亦离不开科学的生活管理。2型糖尿病肾病的生活管理主要包括蛋白质、脂肪、碳水化合物、钠盐和维生素摄入管理,运动管理和其他等方面的管理。

一 蛋白质

CKD1~2期蛋白质摄入量为$0.8\,g/(kg\cdot d)$,CKD3~5期蛋白质摄入量为$0.6\,g/(kg\cdot d)$,同时补充复方α酮酸治疗;CKD5D期蛋白质摄入量为$1.0\sim1.2\,g/(kg\cdot d)$。限制蛋白饮食是糖尿病肾病患者的一个重要治疗手段,旨在减少体内过多废物的积聚,同时维持相对良好的营养状态,并尽可能缓解尿毒症相关症状。

我国2005年制订的首个《慢性肾脏病蛋白营养治疗共识》认为,CKD1~2期原则上宜减少饮食蛋白,推荐蛋白质摄入量为$0.8\,g/(kg\cdot d)$。欧洲最新指南指出,对于CKD1~2期患者,推荐蛋白质摄入量为$0.8\sim0.9\,g/(kg\cdot d)$。对于进展风险较高的患者,应避免高蛋白质摄入$[>1.3\,g/(kg\cdot d)]$。高蛋白质摄入$[超过总热量20\%或>1.3\,g/(kg\cdot d)]$可加速糖尿病患者肾功能进展。

对于CKD早期大量蛋白尿者$(>2\,g/d)$,有研究推荐蛋白质摄入量$0.6\,g/(kg\cdot d)$,同时补充复方α酮酸$0.12\,g/(kg\cdot d)$。研究发现,CKD3~4期给予低蛋白饮食加复方α酮酸能有效地缓解GFR下降,减轻心血管钙化和心肌重构。

对于维持性透析患者,应全面评估患者营养状态后,根据实际情况给予个体化建议。KDOQI建议维持性血液透析患者推荐摄入蛋白质为 $1.2\,g/(kg \cdot d)$，腹膜透析患者推荐摄入蛋白质为 $1.2\sim 1.3\,g/(kg \cdot d)$，我国《慢性肾脏病患者膳食指南》推荐血液透析或腹膜透析患者摄入蛋白质为 $1.0\sim 1.2\,g/(kg \cdot d)$。

由于蛋白质的摄入减少，摄入的蛋白质应以生物学效价高的优质蛋白质为主，可从家禽、鱼、大豆及植物蛋白等中获得。推荐低蛋白饮食加上必需氨基酸或者不含氮的蛋白质前体物质如 α-酮酸，以维持或改善 CKD 营养状况以达到延缓肾脏的进展的目的。

二 脂肪

脂肪是除碳水化合物、蛋白质之外的能量供给来源，可产生人体所必需的脂肪酸。成人每日需要量为 $0.8\sim 1.0\,g/kg$。CKD 患者每日脂肪供能比 $25\%\sim 35\%$，其中饱和脂肪酸不超过 10%，反式脂肪酸不超过 1%。可适当提高 ω-3 多不饱和脂肪酸(omega-3 polyunsaturated fatty acid，ω-3 PUFA)和单不饱和脂肪酸的摄入量。但需注意，肥胖的 2 型糖尿病患者应适当限制能量，直至达到标准体重。ω-3 PUFA 可抑制炎症缓解糖尿病肾脏损害。ω-3 PUFA 具有降低血压、减慢心率的作用，鱼肉中富含 ω-3 PUFA。与从不食用鱼肉的患者比较，每日食用 $60\,g$ 鱼肉的患者，其死亡风险下降 12%。对 1436 名 1 型糖尿病患者平均 6.5 年的随访发现，饮食摄入 ω-3PUFA 多的患者微量蛋白尿的量及发生率均较低，这也表明 ω-3PUFA 具有减少糖尿病患者蛋白尿，保护肾脏的作用。透析患者体内 ω-3PUFA 含量明显降低，且随着透析时间的延长含量进一步减少。多聚不饱和脂肪酸的摄入可降低血清甘油三酯，升高高密度脂蛋白，但低密度脂蛋白也会随脂肪酸的摄入增加而增加，故推荐适当提高 ω-3PUFA 和单不饱和脂肪酸摄入量。对于糖尿病肾病患者总脂肪的供能比应低于 30%，饱和脂肪应低于 10%。糖尿病肾病患者每日脂肪推荐摄入量在 $1.3\sim 1.7\,g/(kg \cdot d)$。

三 碳水化合物

碳水化合物是人体所需能源的主要来源，正常成人每日所需量为 $5\sim 8\,g/kg$。由于限制蛋白质和脂肪的摄入，非糖尿病 CKD 患者热能主要来自碳水化合物，供能比为 $55\%\sim 65\%$。然而，由于碳水化合物最终会转化为单糖被人体吸收和利用，故摄入过多碳水化合物可能升高血糖。研究表明，饮食中摄入过量的果糖(一种可被人体直接吸收的单糖)会导致明显的高代谢综合征，增加 CKD 的发生风险，加速肾功能恶化。研究证实每日饮用超过 2 杯以上含糖饮料者，蛋白尿的发生率明显增加。因此糖原指数(glycogen index，GI)较低的食物可能是糖尿病肾病患者理想的碳水化合物。

四 钠盐

应根据 CKD 患者实际情况给予个体化建议。高盐摄入可增加 ESRD、心脑血管疾病及全因死亡的风险。高血压或者高容量负荷的 CKD 患者应限制钠摄入，从而减少水负荷，增加低蛋白饮食、血管紧张素转化酶抑制剂和血管紧张素 Ⅱ 受体阻滞剂的疗效。多个随机对照试验研究表明，限制盐摄入能够降低不同种族轻度高血压人群的尿白蛋白及白蛋白/肌酐比值，提高大动脉顺应性。研究发现，限制 CKD 患者钠盐摄入可以降压、降蛋白尿并降低心血管事件的发生风险。KDIGO 建议各期 CKD 患者钠的摄入量应低于 $2\,g/d$。透析患者钠的摄入量应控制在 $2.0\sim 2.3\,g/d$。然而，有观察性研究表明，在 1 型糖尿病患者中，极低的钠盐摄入(尿钠排泄 $\leqslant 50\,mmol/d$)可增加 ESRD 及死亡风险。因此，推荐糖尿病肾病患者限制钠的摄入(少于 $2\,g/d$)，但应注意个体化调整，同时注意适当限制水的摄入，避免低钠血症的发生。

五 维生素

维生素是维持机体正常生命活动不可缺少的营养物质,CKD 患者应根据个体病情适当补充维生素,尤其是水溶性维生素。推荐补充适量的维生素 C、维生素 B 以及叶酸,其中维生素 C 的推荐摄入量为 60 mg/d,但需要避免过度补充维生素 C,否则可导致高草酸盐血症。长期接受治疗的 CKD 患者需适量补充天然维生素 D,以改善矿物质和骨代谢紊乱。必要时可选择推荐摄入量范围内的多种维生素制剂,以补充日常膳食之不足,防止维生素缺乏。

六 运动

随着肾功能下降,糖尿病肾病患者心肺功能下降、肌肉萎缩、生理和心理功能障碍等问题日渐突出,严重影响患者的生活质量。CKD 患者的体力活动(physical activity, PA)伴随肾功能下降而降低,开始血液透析后每周 12～16 h 透析中卧床状态,使 PA 下降更为突出。PA 与 CKD 患者预后相关,维持性血液透析非透析日 PA 低于 4 000 步/d 的患者,全因死亡风险增加 2.37 倍。运动对于糖尿病肾病患者尤为重要。一方面,规律运动训练(有氧运动和/或抗阻运动、柔韧性运动)可以改善 CKD 患者的心肺耐力、肌肉强度和健康相关生活质量,降低心血管疾病风险,减轻机体炎症状态,延缓肾功能受损进展等;另一方面,长期规律的、合理的运动可减轻体重,改善脂质代谢,控制血糖、血压,提高生活质量,有助于糖尿病肾病防治。

糖尿病肾病患者运动前应进行运动康复评估。糖尿病肾病患者是心血管疾病的高危人群,因此,在进行中、高强度运动(最大摄氧量≥50%)前应在专业医护人员的监督下进行运动负荷试验,以制订个体化有氧运动处方。CKD 各期患者的运动可根据运动频率、强度、时间和类型进行调整。运动频率:CKD 所有分期的患者在增加日常 PA 的基础上,每周至少需要进行 3 次运动训练。运动强度:CKD 所有分期的患者建议进行中等强度的有氧运动和抗阻运动。运动时间:目标时间为每次运动 30～60 min,可根据 CKD 患者的个体状况分次进行。运动类型:建议运动模式应该包括有氧运动、抗阻运动以及灵活性训练。常见有氧运动项目包括步行、慢跑、滑冰、游泳、骑自行车、跳健身舞、韵律操等。常见的抗阻运动项目包括拉伸拉力器或者弹力绷带、抬举哑铃、仰卧起坐、俯卧撑等。灵活性训练一般多与有氧运动训练相结合,在运动训练的准备和结束阶段进行,包括太极拳、广场舞、八段锦等。糖尿病肾病患者如有下列情况应禁止运动训练:①血压异常:严重的高血压(如血压超过 180/110 mmHg),或低血压(<90/60 mmHg);②心肺疾病:严重的心力衰竭,心律失常,不稳定性心绞痛,重度心包积液、瓣膜狭窄,肥厚性心肌病,主动脉夹层等,未控制的肺动脉高压(肺动脉平均压>55 mmHg);③急性临床事件:急性全身炎症性疾病;④深静脉血栓的症状,如小腿不正常的水肿、发红和疼痛时要暂缓或停止运动;⑤严重水肿、骨关节病等不能配合运动等。糖尿病患者如出现以下情况应停止运动:①胸、臂、颈或下颌等部位烧灼痛、酸痛、缩窄感;②严重的胸闷、气短,交谈困难;③头痛、头晕、黑矇、周身无力;④严重心律失常;⑤运动相关的肌肉痉挛、关节疼痛等。

七 其他

BMI 应控制在 18.5～24.9 kg/m²。减重(通过限制热量、增加运动,使体重至少下降 7%)可显著降低肥胖或超重 2 型糖尿病肾病的发生和进展风险,但对于 CKD 4～5 期的糖尿病患者,减重是否有益,尚有争议。

吸烟是糖尿病患者白蛋白尿及肾功能进展的危险因素,戒烟或减少吸烟是糖尿病患者预防或控制糖尿病肾病进展的重要措施。糖尿病患者吸烟量越大,尿微量白蛋白/肌酐比值越高,糖尿病肾病患病率越高。

（林文军，汪年松）

第二节 | 降 糖 治 疗

有效的降糖治疗可延缓早期糖尿病肾病的发生和病程进展，推荐所有糖尿病合并 CKD 患者进行合理的降糖治疗。UKPDS、ADVANCE（Action in Diabetes and Vascular Disease：Preterax and Diamicron Modified Release Controlled Evluation）和 VADT（Veteran Administration Diabetes Trial）这三项大型研究结果显示，降糖达标可使早期糖尿病患者或糖尿病并发 CKD1～2 期患者主要肾脏终点事件发生率降低 20%，且对于已有大量蛋白尿的患者，可逆转其为微量蛋白尿或正常蛋白尿。由于低血糖是血肌酐水平上升和 GFR 下降的独立危险因素，与糖尿病患者肾功能恶化显著相关，故糖尿病肾病的理想降糖策略是在有效降糖的同时，不增加低血糖发生的风险，同时避免诱发乳酸性酸中毒或增加心力衰竭的风险。

一 血糖控制目标值

HbA1c 升高是中国糖尿病患者蛋白尿的独立危险因素。降糖治疗应根据患者年龄、病程、并发症等因素综合考虑，进行个体化治疗，以避免发生低血糖。需对糖尿病肾病患者 HbA1c 目标值行分层管理。糖尿病合并 CKD 患者的 HbA1c 目标可供糖尿病肾病患者参考。即 CKD1～3a 期患者，HbA1c 目标值应控制在 7.0%。CKD 3b～5 期患者出现以下任意一条危险因素，HbA1c 应控制在≤8.5%：①低血糖风险高；②依从性不佳；③预期寿命较短；④合并心血管疾病；⑤已存在微血管并发症。CKD 3b～5 期患者无危险因素者，若病程≥10 年，HbA1c 应控制在≤8.0%，<10 年则控制在≤7.5%；否则 HbA1c 宜控制在<7.0%。目前各临床指南和专家共识均推荐控制 HbA1c 目标低于7.0%，以预防和延缓糖尿病肾病等微血管病变发生和进展。对有低血糖风险者，不推荐 HbA1c 低于7.0%；预期寿命较短且存在合并症和低血糖风险者，HbA1c 控制目标适当放宽至不超过 7%～9%。对低血糖高危的人群或存在执行治疗方案较困难的情况，如精神或智力障碍者、视力障碍者、老年、高龄及独居者等，其血糖的控制目标应适当放宽，HbA1c 不应超过 9%。需要注意的是，当出现缺铁、维生素 B_{12} 缺乏、红细胞生成素减少、酗酒、慢性肾功能不全及高胆红素血症时，HbA1c 可能升高；在服用铁剂、维生素 B_{12}、维生素 C、维生素 E 及慢性肝脏疾病时，可能出现 HbA1c 降低。当 HbA1c 测定值可能带来误判时，其他长期血糖控制测定指标（如糖化白蛋白）也可用于疾病的评估。但由于相关证据较少，尚不推荐糖化白蛋白取代 HbA1c 及目标值。

二 抗高血糖药物

抗高血糖药物分为口服降糖药和注射类降糖药，前者包括双胍类、磺脲类胰岛素促泌剂、非磺脲类胰岛素促泌剂（格列奈类）、α-糖苷酶抑制剂、噻唑烷二酮类、GLP-1 受体激动剂、二肽基肽酶 4（DPP-4）抑制剂和 SGLT2 抑制剂，后者为胰岛素。

1. 口服降糖药

2 型糖尿病合并 CKD 患者宜根据肾功能情况个体化选择口服降糖药。如选择使用具有低血糖风险药物时，应从小剂量开始，逐渐加量并注意观察患者的降糖疗效和不良反应。对于改善生活方式而血糖仍不达标且 HbA1c<9.0% 的患者，多数应选择以二甲双胍为基础的口服降糖药治疗。糖尿

病肾病的蛋白尿并非使用二甲双胍的禁忌。由于药代动力学存在差异,部分口服降糖药物需要根据肾脏损害程度调整相应剂量。在使用某些低血糖风险较大的口服降糖药时需严格监测血糖,确保随机血糖＞5.0 mmol/L。CKD 3b～5 期患者宜采用胰岛素治疗。若患者拒绝胰岛素治疗,需尽可能选择不经肾脏排泄的口服降糖药物,以避免增加低血糖风险。

(1) 双胍类:代表药物二甲双胍,其主要以原形经肾小管排泄。作为 2 型糖尿病控制血糖的首选药物,二甲双胍本身不会对肾功能有影响,但在肾功能不全时,二甲双胍可能在体内蓄积,甚至引起乳酸性酸中毒。临床上需根据患者 eGFR 水平决定二甲双胍是否使用以及用药剂量:eGFR 45～59 ml/(min·1.73 m²)减量,eGFR＜45 ml/(min·1.73 m²)禁用。美国/欧洲糖尿病学会联合建议放宽二甲双胍用于中度肾功能不全 2 型糖尿病患者的限制,仅在 eGFR＜30 ml/(min·1.73 m²)患者中禁用,对 eGFR 在 30～45 ml/(min·1.73 m²)的患者依然安全,但应减少药物剂量。蛋白尿并非使用二甲双胍的禁忌。二甲双胍应在患者应激状态时(如严重感染、急性心力衰竭、呼吸衰竭等)停用,特别是当患者有 AKI 时。碘化对比剂或全身麻醉术可能对二甲双胍的肾脏排泄有一定影响。对于 eGFR＞60 ml/(min·1.73 m²)的糖尿病患者,造影或全身麻醉术前不必停用二甲双胍;对于 eGFR 在 45～60 ml/(min·1.73 m²)的糖尿病肾病患者,使用对比剂前或全身麻醉术前 48 h 应当暂时停用二甲双胍,完成至少 48 h 后复查肾功能无恶化可继续用药。

(2) 胰岛素促泌剂:大部分磺脲类药物(如格列美脲、格列齐特、格列吡嗪等)由肝脏代谢,原形及代谢物主要经肾脏排泄,因此在肾功能受损的患者中可能蓄积。由于磺脲类药物促进胰岛素分泌,eGFR 下降患者接受磺脲类药物治疗发生低血糖的风险增加,应加强血糖监测。一般情况下多数磺脲类药物在 CKD 1～2 期无须调整剂量,3 期减量,4～5 期禁用。格列喹酮通过胆汁在粪便中排出,仅有 5％通过肾脏排出,用于 CKD 1～3 期的 2 型糖尿病患者时无须调整剂量,4 期需谨慎用药,5 期禁用。瑞格列奈及其代谢产物主要经肝脏代谢,通过胆汁排泄,少部分经肾排泄,因此瑞格列奈可应用于肾功能不全患者,但 CKD 4～5 期或肾脏移植、透析者,建议减少剂量,以降低发生低血糖的风险。那格列奈主要在肝脏代谢,83％经过尿液排泄,但在 eGFR 为 15～50 ml/(min·1.73 m²)的糖尿病患者中生物利用度和半衰期与健康人相比差别不大;轻中度肾脏损害无须调整剂量,在 CKD 5 期患者,其活性代谢产物蓄积,应谨慎使用。

(3) α-糖苷酶抑制剂:如阿卡波糖、米格列醇、伏格列波糖等,口服后被胃肠道吸收不到 1％,故一般认为对肾功能无影响。但随着肾功能降低,α-糖苷酶抑制剂及其代谢产物的血药浓度显著增加,eGFR＜25 ml/(min·1.73 m²)患者应禁用阿卡波糖,eGFR＜30 ml/(min·1.73 m²)患者慎用伏格列波糖。

(4) 噻唑烷二酮类:噻唑烷二酮类(TZD)药物(如吡格列酮和罗格列酮)主要经过肝脏代谢,吡格列酮大部分经胆汁由粪便清除。罗格列酮可被完全代谢,无原形药物从尿中排出,其代谢产物从尿液(64％)、粪便(23％)排出,肾功能下降的患者无须调整剂量。严重肾功能障碍应禁用吡格列酮。需要注意的是,TZD 可增加水钠潴留风险,对于纽约心脏学会标准心功能Ⅲ～Ⅳ级的患者不宜使用。

(5) GLP-1 受体激动剂:包括利拉鲁肽、艾塞那肽、利司那肽等。利拉鲁肽代谢产物可通过尿液或粪便排泄;艾塞那肽经蛋白水解酶降解后,主要通过肾小球滤过消除;利司那肽通过肾小球滤过清除,然后经过肾小管重吸收及后续的代谢降解,产生更小的肽和氨基酸,再次进入蛋白质代谢过程。这类药物均可应用于 CKD 1～3 期患者,ESRD 患者不建议使用。

有随机对照研究观察了 GLP-1 受体激动剂在心血管高风险 2 型糖尿病患者中的心血管安全性,其肾脏结局(次级终点)显示 GLP-1 受体激动剂可降低肾病风险,延缓肾脏疾病进展。2017 年《新英格兰医学杂志》发表了 LEADER(The Liraglutide Effect and Action in Diabetes: Evaluation of

Cardiovascular Outcome Results)研究的结果显示,与安慰剂相比,利拉鲁肽使复合肾脏事件(新发持续性大量白蛋白尿、持续性血肌酐水平加倍、ESRD 或肾脏疾病死亡)的风险降低 22%。2018 年 ADA 公布了 ELIXA(Evaluation of Lixisenatide in Acute Coronary Syndrome)研究也证实利司那肽可降低合并大量白蛋白尿的 2 型糖尿病患者的蛋白尿进展,并使新发蛋白尿的风险降低 19%($P=0.040$)。然而,GLP-1 受体激动剂是否具有降糖之外的肾脏获益仍有待以肾脏事件为主要终点的临床研究进一步证实。

(6) DPP-4 抑制剂:包括利格列汀、西格列汀、沙格列汀、维格列汀以及阿格列汀等。利格列汀主要以原形通过肠肝系统排泄,肾排泄低于给药剂量的 5%,因此使用不受肾功能降低的影响,用于 CKD1~5 期的患者均无须调整剂量。西格列汀主要以原形从尿中排泄,eGFR>50 ml/(min·1.73 m²)者无须要调整剂量,eGFR 在 30~50 ml/(min·1.73 m²)剂量减半,eGFR<30 ml/(min·1.73 m²)减为 1/4 剂量。沙格列汀在肝脏代谢,通过肾和肝排泄,eGFR<45 ml/(min·1.73 m²)剂量减半。维格列汀代谢后约 85% 经尿液排泄,中度或重度肾功能不全患者剂量减半。阿格列汀主要以原形通过尿液排泄,中度肾功能受损患者剂量减半,重度患者使用 1/4 剂量。有研究显示 DPP-4 抑制剂可能具有降低尿白蛋白的作用,但能否减少 ESRD 等肾脏终点事件风险尚缺乏证据。

(7) SGLT2 抑制剂:是一类新型口服降糖药物,有别于其他传统降糖药物,SGLT2 抑制剂作用于肾小管,通过抑制肾小管对葡萄糖的重吸收,促进尿糖排泄而发挥降糖作用。目前临床上常用的 SGLT2 抑制剂有达格列净、恩格列净和卡格列净等。达格列净及相关代谢产物主要经肾脏清除,一般 eGFR<60 ml/(min·1.73 m²)时不推荐使用,但有研究显示 eGFR 在 45~60 ml/(min·1.73 m²)时使用达格列净是安全有效的。恩格列净经粪便(41.2%)和尿液(54.4%)消除,eGFR<45 ml/(min·1.73 m²)时禁用。卡格列净经粪便(51.7%)和经尿液(33%)排泄,eGFR 在 45~60 ml/(min·1.73 m²)时限制使用剂量为每日 100 mg,eGFR<45 ml/(min·1.73 m²)的患者不建议使用。SGLT2 抑制剂的降糖作用随肾功能减退而下降,直至无明显疗效。应注意的是,SGLT2 抑制剂可能增加尿路及生殖道感染风险,患者应适量增加饮水,保持外阴清洁,必要时给予监测和治疗。此类药物除通过抑制 SGLT2 降糖外,还具有降压、减重、降低尿酸等作用,可能与管球反馈、肾脏局部血流动力学改善以及某些代谢效应有关。多项随机对照研究观察了 SGLT2 抑制剂在心血管高风险 2 型糖尿病患者中的心血管安全性,对肾脏次要终点进行了分析。在 EMPA-REG OUTCOME (Empagliflozin Cardiovascular Outcome Event Trial in Type 2 Diabetes Mellitus Patients-Removing Excess Glucose)试验中,相比安慰剂,恩格列净使肾脏终点(包括进展至大量蛋白尿,血肌酐翻倍,开始肾脏替代治疗,或因肾脏疾病死亡)的风险及血肌酐翻倍的发生风险均明显减低。另外,CANVAS 研究结果表明,相比安慰剂,卡格列净可使复合终点(持续肌酐翻倍、ESRD、肾脏疾病死亡)风险下降 47%,其中白蛋白尿进展风险降低 27%;在 DECLARE(Dapagliflozin Effect on Cardiovascular Events)研究中,相比安慰剂,达格列净可使肾脏终点,新发 ESRD 风险下降 47%。以肾脏结局作为主要终点的 CREDENCE 研究纳入了 2 型糖尿病合并 CKD 患者[eGFR 30~90 ml/(min·1.73 m²)],在中期分析时就已提前达到了预设的疗效终点(即 ESRD、血肌酐翻倍、肾脏或心血管死亡的复合终点),证实卡格列净具有降糖以外的肾脏保护作用。

2. 口服降糖药物联合使用策略

二甲双胍是多数 2 型糖尿病患者单药治疗的首选,临床上常选择以二甲双胍为基础的联合治疗方案,如二甲双胍禁忌或不耐受,则可选择其他治疗药物,如 α 糖苷酶抑制剂或胰岛素促泌剂(如磺脲类、格列奈类)为基础的联合治疗。联合治疗应首先考虑安全性,其次考虑效价比。优先考虑低血糖风险较小、具有潜在肾脏获益的药物。格列喹酮联合二甲双胍显著降低中国 2 型糖尿病患者 HbA1c,

不增加体重和严重低血糖风险。α糖苷酶抑制剂、DPP－4抑制剂同样可作为二甲双胍联合治疗的理想选择；GLP－1受体激动剂可改善糖尿病肾病肾脏结局。SGLT－2抑制剂联合二甲双胍在降糖、减重、降压、调节血脂方面相比其他口服降糖药物更具优势，且治疗时间越长优势越明显，但增加生殖道感染风险。糖尿病合并CKD 3b～5期患者使用复方制剂、三药联合降糖可增加低血糖风险，故应高度警惕。

3. 胰岛素

没有确凿证据表明胰岛素治疗有降糖之外的肾脏获益，胰岛素治疗的目的是改善血糖控制。在糖尿病肾病的早期阶段，由于胰岛素抵抗增加，胰岛素需求可能增加。对于中晚期糖尿病肾病患者，特别是CKD3b期及以下者，肾脏对胰岛素的清除减少，胰岛素需求量可能下降。对于CKD 3～5期患者在联合应用胰岛素和胰岛素促泌剂时应小心，因为低血糖的风险很高。若患者拒绝胰岛素治疗，需尽可能选择不经肾脏排泄的口服降糖药物。对于老年患者应尽量优先选择基础胰岛素，从而避免低血糖发生。

2019年《ADA指南》强调了自我血糖监测在胰岛素治疗中对提高治疗效果的重要性，以及持续血糖监测（continuous glucose monitoring，CGM）在降低低血糖风险中的作用。CGM分为实时的CGM（持续报告血糖水平，包括低血糖和高血糖的警报）和间歇性扫描CGM。基于这项技术，更丰富的数据可以提供给医务人员用于分析患者的详细情况，更有利于血糖的控制。《ADA指南》最近的更新指出，非妊娠成年人的监测指标应包括：①平均血糖；②在低血糖范围内时间百分比；③在目标范围内的时间百分比（time in range，TIR）；④在高血糖范围内的时间百分比。其中，TIR是目前备受关注的重要指标，与HbA1c和预后密切相关。同时有研究发现TIR与糖尿病微血管并发症风险显著相关，TIR越短，视网膜病变和微量白蛋白尿发生率越高，TIR每降低10%，微量白蛋白尿发生风险增加40%。

CGM能够提供实时连续的TIR，使其更准确地反映血糖变化，且不受合并症的影响，是更为理想的监测指标。但是限于技术和设备未能广泛普及，TIR短时间内并不能取代HbA1c。《ADA指南》仍以HbA1c作为监测血糖控制水平的首要参数，而同时也明确了可能影响HbA1c检测准确性的情况：如在镰状细胞病、妊娠（妊娠中期和晚期及产后阶段）、6－磷酸葡萄糖脱氢酶缺乏症、HIV感染、血液透析、最近失血或输血或促红细胞生成素治疗等情况。

降糖药治疗糖尿病肾病的一般原则是，首先采用1～3种口服降糖药治疗，血糖未达标，起始1种长效胰岛素加口服降糖药治疗；如仍未达标，酌情改"三短一长"胰岛素治疗方案。但该方案在糖尿病肾病，特别是糖尿病并发肾功能不全时如何具体应用，目前尚缺乏权威性临床指南。胰岛素具有促进糖原合成和贮存，抑制糖原分解和糖异生，促进脂肪和蛋白质的合成，调节血糖与代谢的作用。内源性胰岛素分子量为5 734 Da，平均血浆半衰期较短（3～5 min），不与血浆蛋白结合，40%～50%经门静脉至肝脏进行首过代谢，10～15 min可从循环中清除；而外源性胰岛素30%～80%在肾脏被代谢。因此肾脏是外源性胰岛素代谢的主要器官。糖尿病肾病患者由于存在不同程度的胰岛素相对或绝对缺乏，故常需外源性胰岛素进行替代治疗。虽然至今没有确切证据表明胰岛素可降低进展性肾病的风险，但胰岛素治疗能有效控制血糖和改善生活质量，降低口服降糖药引起的低血糖风险。目前各种类型的胰岛素已广泛用于治疗糖尿病肾病，胰岛素起始使用时机、如何根据肾功能调整胰岛素剂量、合理选择胰岛素类型、提高胰岛素治疗糖尿病肾病的认识等，仍然是临床亟须解决的问题。糖尿病肾病患者使用胰岛素时应充分考虑血糖情况、肾功能状态，合理选用，及时检测，并酌情调整。

多项临床试验已证实糖尿病肾病早期强化血糖控制，不仅可使血糖水平达到或接近正常，并在一定程度上能够延缓糖尿病患者微量白蛋白尿的发生、发展及eGFR下降，降低肾功能受损的发生；此外，强化血糖控制尚能改善微循环，减轻有害物质对肾脏损害，延缓糖尿病肾病进展。提示严格降糖治疗可延缓糖尿病肾病的发生和进展,因此,推荐所有糖尿病肾病患者合理降糖。胰岛素仍然是治疗1型糖尿病的最主要药物。对于肾功能正常的2型糖尿病患者来说,口服降糖药可以达到满意的血糖控制效果。糖尿病并发CKD,特别是出现肾功能不全时,患者对药物的代谢清除能力下降,导致一些常用口服降糖药需调整剂量,一些口服降糖药在肾功能严重受损时甚至禁止使用,故如何帮助肾功能不全的糖尿病患者维持良好的血糖控制已成为临床上亟须解决的难题。近年来,新型降糖药物不断涌现,为2型糖尿病患者提供了新的治疗选择,这些新型降糖药不仅能降低低血糖的发生风险,同时也具有较强的心血管保护作用。尽管这些新型降糖药在临床疗效和用药安全性上已经取得了一定效果,但糖尿病并发CKD,尤其伴肾功能不全时,某些口服降糖药可发生药代动力学变化,导致促泌剂相关低血糖、双胍类乳酸酸中毒、噻唑烷二酮类水钠潴留和体重增加的风险增加,限制了这些口服降糖药物的使用。另一方面,口服降糖药很难在短期内达到满意的血糖控制,故常需联合使用胰岛素以使血糖尽快达标。一般认为,2型糖尿病患者在口服降糖药无法控制血糖,发生严重的多尿、多饮等高血糖症状,空腹血糖>16.7 mmol/L,糖化血红蛋白>10%,或出现体重明显减轻、难以控制的高甘油三酯血症、脂肪分解加速、酮症等时,需考虑起始胰岛素治疗。

大量临床研究表明,基础胰岛素联合口服降糖药治疗已使许多糖尿病肾病患者受益,美国糖尿病学会(ADA)多次对此方案进行推荐。目前国内外指南仍无胰岛素与口服降糖药治疗糖尿病肾病的具体使用建议,特别是对糖尿病CKD 3~4期非透析患者,但有关胰岛素治疗方案的调整或达成共识。一般主张根据患者肾功能情况及个体化确定胰岛素与口服降糖药用药类型、剂量和给药频率,以充分控制血糖水平。研究表明,对于血糖控制不佳的2型糖尿病患者,在格列美脲与二甲双胍治疗基础上,每日增加1次甘精胰岛素比停用口服降糖药、每日注射2次70/30预混胰岛素更安全有效。基于以上依据,我们建议糖尿病肾病CKD1~2期患者,经1~2种口服降糖药治疗无效,在口服降糖药治疗基础上,可起始胰岛素治疗。目前,不同类型的胰岛素(基础胰岛素、餐时胰岛素和预混胰岛素)已广泛运用于糖尿病肾病的治疗,但糖尿病肾病早期或胰岛素治疗初期,由于胰岛素抵抗增加,影响血糖控制,特别是2型糖尿病患者合并CKD患者往往存在胰岛素抵抗,表现为HOMA-IR显著升高,肾小球静水压力和肾血管通透性增加,肾小球高滤过并增强肾脏钠重吸收。同时,胰岛素抵抗可增加微量白蛋白尿,加重疾病进展。因此,推荐胰岛素在糖尿病肾病早期使用时可酌情增加剂量。在国外,超过一半的CKD4~5期糖尿病肾病患者需要联合使用胰岛素来控制血糖。DECLARE研究数据显示:17 160例2型糖尿病肾病患者(41.6%患者基线时使用胰岛素),其中265例患者基线eGFR<60 ml/(min·1.73 m²),3 648例患者基线UACR 30~300 mg/g,1 002例患者基线UACR>300 mg/g。结果显示,胰岛素与达格列净联合治疗可延缓患者肾脏病进展风险(47%),减少新发糖尿病肾病,并部分逆转糖尿病肾病,延缓eGFR降低。提示合理使用胰岛素联合降糖药对延缓糖尿病肾病进展有所帮助。

在基础胰岛素使用方面,胰岛素类似物甘精胰岛素在皮下形成微小沉淀物缓慢释放胰岛素控制血糖水平达24 h,故可作为糖尿病肾病基础治疗药物。甘精胰岛素在循环中浓度相对稳定,无明显峰值变化,可迅速降低HbA1c,稳定半衰期,并延长作用时间,较中效胰岛素其在ESRD患者中似乎更安全,因此较适合用于ESRD患者,以降低低血糖发生率;有临床研究曾将纳入的107例GFR小于45 ml/(min·1.73 m²)的2型糖尿病患者随机分为甘精胰岛素治疗组(0.5 U/kg, bid)和赖谷胰岛素治疗组(0.25 U/kg, tid),结果显示两种降糖方案在控制血糖上疗效相当,但是赖谷胰岛素治疗组患者发生低血糖的风险增加。地特胰岛素虽然与甘精胰岛素相似,但其主要与白蛋白结合,解离后缓慢释放到靶器官,故不宜用于表现为肾病综合征的患者。赖脯胰岛素结构改变是将28位脯氨酸残基和29位赖氨酸残基互换,其对胰岛素样生长因子(IGF)受体更有亲和力,除了作为一种降糖药,其还可作为一种特定的 IGF-1 拮抗剂,值得进一步临床观察。另外,赖脯胰岛素和赖谷胰岛素相较于普通胰岛素能够更好地控制餐后血糖。赖谷胰岛素和门冬胰岛素即使在严重肾功能不全的 2 型糖尿病患者中,也未出现明显的药代动力学改变,并且,有研究表明,糖尿病 CKD 4～5 期患者,赖谷胰岛素与重组人胰岛素相比,能更有效控制餐后高血糖。

目前文献暂无 2 型糖尿病并发 CKD 患者使用预混胰岛素的有力证据。英国临床糖尿病专家协会联合英国肾脏病协会认为,对糖尿病并发 CKD 3～4 期患者使用胰岛素时,没有证据表明每天注射 1、2 或 3 次预混胰岛素有益处,然而对每日注射 1 次胰岛素但血糖控制不佳的患者可能有所帮助。最近我国也有学者提出,胰岛素类似物在模拟生理性胰岛素分泌和减少低血糖发生风险方面优于人胰岛素,预混胰岛素类似物符合我国 2 型糖尿病人群以餐后高血糖为主的血糖谱特点。另外,胰岛素类似物可减轻糖尿病患者血红蛋白下降,影响红细胞生成。虽然人胰岛素和胰岛素类似物浓度都较高,但对人胰岛素反应却低下,但这些非降糖作用值得临床验证。进一步,虽然目前对不同胰岛素类型、剂量和给药方式在肾功能不全的糖尿病患者中的治疗效果和安全性进行过研究报道,其研究结论尚不足以成为指南推荐性意见,但有报道,餐时人胰岛素类似物在运用于 CKD 患者的血糖管理时,较重组人胰岛素具有更好的血糖控制效果和更小的低血糖风险。《国际糖尿病联盟(IDF)餐后血糖管理指南》曾提出,相比预混人胰岛素,预混胰岛素类似物可更好地控制餐后血糖。提示在肾功能不全的 2 型糖尿病患者,特别是 CKD 3～5 期患者中及时调整胰岛素类型,如使用胰岛素类似物有可能为患者带来临床获益。

美国 ADA 将低血糖定义为:血糖值$<3.9\,mmol/L$ 是低血糖预警,提示需要对胰岛素剂量减少,$<3\,mmol/L$ 可确认低血糖。低血糖是所有类型胰岛素治疗糖尿病公认的不良事件,与胰岛素治疗方式与选择密切相关。由于肾功能损害,各种代谢产物与毒素常常会影响强化血糖控制和口服降糖药收益的效果,也可增加低血糖风险;另一方面,糖尿病肾功能不全时,随着 GFR 下降,特别在中、重度肾功能受损时,肾实质减少、肾脏对胰岛素的清除能力下降、排泄减少,容易导致外源性胰岛素代谢障碍与蓄积,加之胰岛素代谢与降解降低、肾脏糖异生功能受损、糖尿病自主神经病变引起的去甲肾上腺素分泌减少、可能同时存在的肝脏疾病、能量摄取减少以及代谢失衡(包括药物代谢清除能力降低)等多种因素,更容易增加低血糖风险,导致低血糖发生。

为了避免低血糖的发生,2012 年《KDIGO 指南》建议,$eGFR<30\,ml/(min\cdot1.73\,m^2)$ 应避免使用双胍类、磺脲类等主要经肾脏排泄的降糖药物,同时提出,严重肾功能受损时,非磺脲类促泌剂、α 糖苷酶抑制剂、某些胰岛素增敏剂、DPP-4 抑制剂虽仍有一定的适用范围,但其安全性尚需大规模临床验证。一般认为糖尿病 CKD 3～5 期患者需根据肾功能损伤程度调整胰岛素剂量。有研究报道基础胰岛素与餐时胰岛素相比,低血糖发作次数较少。另外,糖尿病 CKD 3～5 期患者胰岛素和磺脲类药物联合使用时低血糖风险增高。因此,糖尿病并发 CKD 患者使用胰岛素时应据 eGFR 水平重新评估,并进行个体化剂量调整,并可根据 eGFR 值确定最佳的血糖目标,以防止低血糖和液体潴留风险增加。由此,我们建议糖尿病并发严重肾功能不全时,应根据患者肾功能损伤程度,及时调整胰岛素及胰岛素促泌剂使用方式,并逐步减少使用频率与剂量;同时定时检测血糖,防止低血糖发生。

在胰岛素剂量调整方面,目前认为糖尿病患者对胰岛素需求呈现双相性:在糖尿病初期,由于胰岛素抵抗增加,机体对胰岛素的需求量也相应增加;当 GFR 降至 $20\,ml/(min\cdot1.73\,m^2)$ 以下,由于肾脏对胰岛素的代谢清除能力下降,胰岛素半衰期延长,清除率降低,此时机体对胰岛素的需求量反而降低。这种随着肾功能损害加重而导致对胰岛素需求降低的现象,可同时见于 1 型和 2 型糖尿病患者,并且不受 2 型糖尿病患者残余胰岛分泌功能的影响。有研究发现,糖尿病肾病患者肾脏胰岛素清除率降低 30%～40%,随着 eGFR 的下降,CKD 3b 期及以下的患者,胰岛素应减量;当 $eGFR<20\,ml/$

（min·1.73 m²）时，不仅胰岛素清除率降低，其半衰期也延长，故总需量减少。一项回顾性研究发现：2 型糖尿病患者接受胰岛素治疗，在 CKD 1～5 期，胰岛素需求量逐步降低，从 0.68 到 0.33 U/（kg·d）。甘精胰岛素在肾功能不全患者中具有更稳定的半衰期和更长效的作用时间，并且能够更安全和有效地降低 HbA1c，但在不同分期的 CKD 患者中，甘精胰岛素和地特胰岛素仍应相应减少剂量，如当 GRF＜60 ml/（min·1.73 m²）时，甘精胰岛素和地特胰岛素的使用剂量应分别减少 27％和 30％，然而，德谷胰岛素的吸收和清除在肾功能正常和肾功能不全患者间无显著差异。在不同分期的 CKD 患者中使用门冬胰岛素不需要调整剂量，但 eGFR＜60 ml/（min·1.73 m²）赖脯胰岛素和重组人胰岛素需要减量。HbA1c 为 7.5％或以下，也应考虑减少胰岛素剂量。美国杜克大学医学中心血糖安全委员会建议，CKD 3～5 期，胰岛素每日剂量分别减少 30％、50％和 60％。另外也有建议 eGFR 下降至 15～60 ml/（min·1.73 m²）时，胰岛素减少 25％；eGFR＜15 ml/（min·1.73 m²）时，应减少 50％，而对于 CKD1～2 期的糖尿病患者，则无须调整胰岛素使用剂量。

总之，在基础胰岛素的使用方面，目前仅有少数研究对不同胰岛素类型、剂量和给药方式在肾功能不全的糖尿病患者中的治疗效果和安全性进行过研究报道，其研究结论尚不足以成为指南推荐性意见，尚需更多临床证据。建议糖尿病肾病中重度肾功能不全需要调整胰岛素治疗方式，适当减少胰岛素剂量，以免发生低血糖。

已知在 ESRD 时，体内各种尿毒素物质如甲状旁腺激素（parathyroid hormone，PTH），以及代谢性酸中毒在胰岛素抵抗中发挥重要作用，它们可作用于胰岛素受体，抑制细胞内胰岛素第二信使的产生，影响胰岛素分泌或导致胰岛素抵抗。而血液透析可清除毒素，减轻胰岛素抵抗。故终末期糖尿病肾病患者接受透析治疗后应及时调整胰岛素方案，因为一旦开始透析，外周胰岛素抵抗随着透析的开始而改善，外源性胰岛素需要量则会减少。国外一组数据显示，终末期糖尿病肾病血液透析患者体内人胰岛素和胰岛素类似物浓度都较高，但对人胰岛素反应却低下。另外，与普通人胰岛素相比，胰岛素类似物赖脯胰岛素在 2 型糖尿病血液透析患者中起效更快、峰浓度更高、作用时间更短；2 型糖尿病血液透析患者，地特胰岛素的血糖变异性比甘精胰岛素低。研究发现，对糖尿病血液透析患者，基础—餐时方案可能更为灵活，有利于在透析日及时调整胰岛素剂量。研究证明，2 型糖尿病血透患者从皮下注射胰岛素转变为口服 DPP‐4 抑制剂（维格列汀），有效性和安全性较好，所有患者均未出现低血糖、酮症酸中毒或严重不良事件，约 1/2 患者有效地将胰岛素治疗转化为维地格列汀以控制血糖水平，但由于样本量较小，尚需要大样本及长期随访观察。在腹膜透析研究方面，有报道腹膜透析患者使用地特胰岛素和天冬胰岛素治疗后 HbA1c 水平控制较佳，而低血糖事件没有明显增加。2020年 ADA 强调：老年 2 型糖尿病患者在使用短效胰岛素时，如餐前胰岛素已用＞10 IU，建议减少 1/2 剂量，加非胰岛素类药物，或停用胰岛素；如餐前胰岛素＜10 IU，则停用胰岛素，添加非胰岛素类药物；如 eGFR＞45 ml/（min·1.73 m²），加用二甲双胍；如 eGFR＜45 ml/（min·1.73 m²）则改用其他口服降糖药。提示老年 2 型糖尿病患者该尽量减少餐前胰岛素的使用。虽然上述指南是针对老年 2 型糖尿病患者，但对于老年终末期糖尿病肾病透析患者更应遵循。终末期糖尿病肾病透析患者要及时调整胰岛素方案，特别是老年患者更应注意胰岛素使用频率与剂量，必要时酌情改用非胰岛素类降糖药物。

（陈玉强，汪年松）

第三节 ｜ 降 压 治 疗

糖尿病肾病是糖尿病最常见的慢性微血管并发症之一，据统计大约 1/3 的 1 型糖尿病患者出现肾脏损害,而这一并发症在 2 型糖尿病患者中亦高达 20% 以上。糖尿病肾病是引起糖尿病患者发生慢性肾脏病(CKD)的最常见原因,在西方国家糖尿病肾病是引起终末期肾病(ESRD)的主要原因,且 ESRD 的发病率在逐年上升。在我国,糖尿病肾病的发病率也在逐年上升。而作为日常生活最常见的"隐形杀手"——高血压,则普遍存在于糖尿病人群中,高血压在糖尿病患者中的患病率是正常人群(无糖尿病)的近 2 倍,而在糖尿病肾病患者中,80% 伴有血压升高。随着 CKD 进展,高血压的患病率逐渐升高,ESRD 患者中可高达 90%。高血压不仅是加速糖尿病肾病进展的重要因素,也是决定患者心血管病预后的主要危险因素。在 2 型糖尿病肾病患者中,收缩压超过 140 mmHg 患者的肾功能下降速度是收缩压<140 mmHg 患者的 13.5 倍。大量临床研究证实,严格控制糖尿病肾病患者的高血压能明显减少患者的尿蛋白水平,延缓肾功能损害的进展,可使心血管病终点事件的风险下降 20%~30%。

糖尿病肾病的高血压发生机制比较复杂且尚未完全阐明,目前主要认为与以下因素有关:钠过度潴留、RAAS 激活、交感神经系统激活、内皮细胞功能障碍和氧化应激增加等。高血压不仅加重了糖尿病的大血管病变,也加重了微血管病变,使糖尿病视网膜病变、脑血管病变、冠心病、肾脏病变、心力衰竭的危险性增加。相关报道称动脉血压只要减少 5 mmHg,那么脑卒中的发生率可下降 40%,而心肌梗死的发生率可下降 20%。因而在控制血糖的同时,也应积极防治系统性高血压,幸运的是,这似乎已成为一种社会共识。然而,很多人甚至临床医师却往往忽略了对肾小球毛细血管高压的重视和防治。传统观念认为,全身性高血压引起的肾脏损害主要是由于肾脏入球小动脉损害和肥厚所致肾缺血,然而目前相关研究表明,肾小球硬化与肾小球毛细血管内压的关系较缺血更为密切。曾报道在自发性高血压大鼠,虽然存在全身性高血压但肾小球毛细血管内压和肾组织正常,但是如果进行单肾切除,这将导致残余肾组织肾小球毛细血管内压增高和进行性肾小球硬化。这表明单一的肾小球高灌注并不伴发肾小球结构改变,而当并存肾小球毛细血管内压增高时,则可伴有严重的肾小球损害,提示肾小球结构损害的发生与肾小球毛细血管内压增高密切相关。有学者在 1986 年就曾强调抗高血压治疗应当控制肾小球内高压以限制肾小球损害。目前关于抗肾小球内压的治疗措施主要包括限制蛋白质摄入和抗高血压治疗等。

一　相关的系统性高血压和肾小球内压增高发生机制

1. 合并高血压的发生机制

引起糖尿病肾病血压升高的原因是多方面的,其主要的发病机制包括 RAAS 激活、交感神经系统激活、内皮细胞功能紊乱、氧化应激、肾动脉硬化等。这些发病因素共同加速了糖尿病肾病患者肾脏和心血管的进一步损伤。

(1) RAAS 激活:既往研究表明,尽管糖尿病患者的血浆肾素水平与正常人相比呈现降低或正常,但是肾内 RAAS 却是处于激活状态的,在糖尿病动物模型以及 2 型糖尿病患者的肾小球和肾脉管系统中均可见到血管紧张素转化酶(ACE)增加。在众多的血管紧张素家族成员中,Ang Ⅱ 最为重要,在循环系统中,Ang Ⅱ 的生理作用是通过激活 AT1 受体而产生的。Ang Ⅱ 可导致血管平化肌细胞的收缩、增加肾近端小管对钠的重吸收、刺激肾上腺皮质醛固酮的释放,而后者又可促进集合管对钠的重吸收,上述作用机制导致了血管收缩和水钠潴留,使血压升高。此外,Ang Ⅱ 还可促进全血管、心脏和肾脏 NADPH 氧化酶的激活,从而使超氧化物的产生增加,而后者又可影响 RAAS 的调节以及内皮细胞功能,进而导致血管舒缩的失调和血压的升高。另外,在糖尿病肾病中,肾实质的损伤尤其是肾小球硬化引起的 RAAS 激活亦是一个不可忽视的因素,肾实质缺血刺激肾素-血管紧张素增多,小动脉收缩,外周阻力增加,引起肾素依赖性高血压;再则,肾实质损害后肾内降压物质分泌减少——肾内激肽释放酶-激肽生成减少,前列腺素等生成减少,亦是肾性高血压的原因。

(2) 交感神经系统异常:交感活动增加是促进糖尿病肾病患者高血压发生和发展的一个重要机制。例如,对于糖尿病伴有自主神经病变者,在尚无血压增高时,可出现夜间血压、心率和尿白蛋白排泄率异常升高,血压昼夜节律减弱或消失。约50%的糖尿病患者无正常的夜间血压下降,甚至反而升高。研究表明,糖尿病患者常伴迷走神经功能受损,交感神经活动相对占优势,导致夜间活动增强、直接收缩血管进而使夜间血压升高,同时又间接影响了肾小球血流动力学和功能,使夜间尿蛋白排泄率增加,加剧糖尿病肾病的发生和发展,最终出现稳定性高血压。

(3) 内皮细胞功能紊乱:涉及内源性血管收缩因子和舒张因子的产生或功能失衡。内皮细胞内含NO合酶,后者可从L-精氨酸中产生NO。而NO可引起血管平滑肌细胞的松弛和血管的舒张。内皮素1(ET-1)亦可从内皮细胞中释放,它通过结合血管平滑肌细胞ETA受体而引起血管的收缩。研究表明,胰岛素可通过各自不同途径促进血管内皮NO和ET-1的产生。而2型糖尿病的胰岛素抵抗却可引起ET-1的选择性增加而NO产生减少,此外在慢性肾脏病(CKD)患者中亦可见到ET-1水平的升高,从而引起血压调节的失衡。值得一提的是,在2型糖尿病、CKD和ESRD中常可见到非对称性二甲基精氨酸(asvmmetric dimethylarginine, ADMA)的增加。ADMA是NO产生的竞争性抑制剂,从而减弱NO致血管舒张的效应,研究表明输注ADMA可引起血压和外周血管阻力的增加,这提示ADMA可能参与了糖尿病肾病高血压的发生和发展。

(4) 氧化应激:是机体对外界刺激的正常防御机制。在糖尿病的进展过程中,一些刺激因素(例如高血糖和高血压)可引起活性氧(ROS)产生过多,破坏氧化还原平衡调节机制,最终启动氧化应激。大量研究表明氧化应激可直接或间接引起肾脏组织损伤,此外,它还可影响RAAS的正常调节和引起内皮细胞功能障碍,从而促进血管舒缩功能紊乱和血压升高。而RAAS的紊乱,反过来又促进机体的氧化应激,造成恶性循环。体外实验研究表明,当培养的血管平滑肌细胞接触AngⅡ时,NADPH氧化酶被激活,促进活性氧的产生。

(5) 肾动脉粥样硬化:只是全身动脉粥样硬化的局部表现,在糖尿病高血压患者中比一般高血压患者更为常见。肾动脉狭窄可引起高血压,最终导致肾小球纤维化和肾小球萎缩,并发展为晚期肾衰竭。

2. 肾小球内压增高的发生机制

在糖尿病初期,肾脏体积增大,肾小球入球小动脉扩张,肾血流量增加,肾小球内压随之增加,肾小球滤过率(GFR)明显升高,即表现为肾脏高灌注和高滤过;再者,由于糖尿病患者RAAS异常激活,肾内AngⅡ增加,引起出球小动脉收缩(出球小动脉对AngⅡ的敏感性比入球小动脉大),此时肾小球内压(肾小球毛细血管内压)进一步升高;此外,随着患者系统性高血压的发展,外周血管血压可波及肾小球毛细血管而导致肾小球内压升高。有相关报道认为肾小球毛细血管内压升高是导致蛋白尿以及肾小球和肾小管间质进行性损伤的始发因素。研究发现,肾小球内压增高常伴发肾小球细胞因子表达量的改变,例如TGF-β1和PDGF。TGF-β1可增加细胞外基质蛋白的合成,例如胶原蛋白、层粘连蛋白和纤维连接蛋白。PDGF常在小鼠肾切除术后的肾小球中暂时表达增加,并且其增加一般发生在肾小球肾炎发展之前。这两种细胞因子共同促进了肾小球肾炎的发生和发展。而在使用血管紧张素转化酶抑制剂(ACEI)后,肾小球毛细血管内压恢复正常,并且抑制了肾小球内TGF-β1和PDGF mRNA表达量的增加。这提示ACEI可有效改善肾小球内压升高,延缓糖尿病患者的肾损害。

降压目标

过去,各大研究机构建议糖尿病肾病的严格血压控制应保持在130/80 mmHg以下,从而有利于延缓 CKD 进展。该血压标准主要是源于一些观察性试验和随机对照试验的事后分析,而并非来源于一些前瞻性试验。随后,一些指南发布机构采用循证方法(例如更加严格的评价标准和有效科学证据的应用)来修改这些血压控制指南。2012 年,《KIDGO 指南》推荐蛋白尿<30 mg/d 的 CKD 患者血压目标值为≤140/90 mmHg,而蛋白尿≥30 mg/d 的 CKD 患者血压目标值应≤130/80 mmHg。2013 年,美国高血压预防、检测、评估和治疗联合委员会(the Joint Committee on Prevention, Detection, Evaluation, and Treatment of High Blood Pressure, JNC)第 8 次报告(JNC8)指出:≥60 岁的患者,血压目标值为<150/90 mmHg;≥18 岁且<60 岁的患者,目标值为<140/90 mmHg;糖尿病和 CKD 患者的降压目标值同样为<140/90 mmHg。2013 年《中国 2 型糖尿病防治指南》提到关于糖尿病肾病的血压管理标准:大于 18 岁的非妊娠患者血压应控制在 140/80 mmHg 以下。一项荟萃分析报告指出:在糖尿病人群中,当血压降到 140/90 mmHg 以下时,继续降压获益很少,且无法进一步延缓 CKD 进展,同时强化降压造成的不良后果和不良事件的发生率增加。2010 年,ACCORD(the Action to Control Cardiovascular Risk in Diabetes)研究小组在《新英格兰杂志》(*The New England Journal of Medicine*)上发表了他们的研究结果,这项研究将 4 733 名 2 型糖尿病患者随机分成两组,一组进行强化治疗(动脉血压降至 120 mmHg 以下),另一组进行标准治疗(动脉血压控制在 140 mmHg 以下),以评估正常理想血压(<120 mmHg)控制能否降低 2 型糖尿病的主要心血管事件风险。研究结果显示,尽管这两组的血压控制情况明显不同,但是其主要心血管事件发生结果却无显著差异,即强化治疗并不能降低 2 型糖尿病的心血管事件风险。此外,强化治疗组中因抗高血压治疗而引发的严重不良事件发生率(3.3%)高于标准组(1.3%)($P<0.001$)。2016 年,《中国肾性高血压管理指南》建议,合并糖尿病的 CKD 患者血压控制<140/90 mmHg,合并显性蛋白尿时血压可以控制在<130/80 mmHg。《美国糖尿病学会指南》及《中华医学会糖尿病学分会专家共识》推荐糖尿病患者血压控制目标为<140/90 mmHg,对年轻患者或合并 UACR≥30 mg/g 患者的血压控制目标为<130/80 mmHg。2019 年《中国糖尿病肾脏疾病防治临床指南》建议,糖尿病肾病患者血压控制目标值为 130/80 mmHg。2019 年《日本高血压管理指南》建议,年龄<75 岁糖尿病患者诊室血压控制目标为<130/80 mmHg;年龄≥75 岁患者诊室血压控制目标为<140/90 mmHg。因此,大多数指南建议糖尿病肾病患者血压控制靶目标为<130/80 mmHg。然而,ACCORD 研究提示,对于老年糖尿病合并高血压患者,收缩压控制过于严格(<120 mmHg)并不能降低致死性及非致死性心血管事件发生率。因此,老年患者血压的控制目标应综合考虑患者年龄、合并症及相关的治疗,并密切关注降压治疗相关不良事件,如电解质紊乱、AKI、直立性低血压和药物不良反应等。

三 降压药物选择

(一)系统性高血压治疗药物

目前关于糖尿病肾病的降压药物可分为以下几大类:肾素-血管紧张素-醛固酮系统(RAAS)阻断剂、钙通道阻滞剂(calcium channel blockers, CCB)、利尿剂、β 受体抑制剂等。每种降压药都有各自的优缺点和适应证,临床工作者应坚持个体化原则,注意降压药对糖尿病患者的不利影响,在药物选择上应兼顾血糖、血脂、血尿酸,有无合并症,药物间的相互作用、不良反应以及患者的经济情况等。应选择安全、不良反应轻,服用方便并能坚持长期服用的药物。

1. RAAS 阻断剂

RAAS 阻断剂是目前临床治疗糖尿病肾病合并高血压的基石,也是目前降压效果较好、兼具肾脏和心血管保护作用的药物,它包括血管紧张素转化酶抑制剂(ACEI)、血管紧张素 Ⅱ 受体阻滞剂(ARB)、直接肾素抑制剂(direct renin inhibitors, DRI)和醛固酮受体拮抗剂也称盐皮质激素受体拮抗剂(mineralocorticoid receptor antagonist，MRA)。其中 ACEI 和 ARB 是 RAAS 阻断途径中最重要的两类药物，虽然作用机制不同，但效果相似，而且均具有独特的肾脏保护作用，这对延缓糖尿病肾病的发展具有重要的意义，因此国内外大部分相关指南均建议选择 ACEI 或 ARB 作为糖尿病伴高血压的一线药物治疗。例如，2013 年 JNC 8 建议噻嗪类利尿剂、ACEI、ARB 或 CCB 均可用于糖尿病降压治疗的首选，但对糖尿病肾病患者的降压仍应首选 ACEI 或 ARB 制剂以改善肾脏功能。《中国 2型糖尿病防治指南(2013 年版)》指出：如果糖尿病肾病患者血压≥140/80 mmHg，可开始降压药物治疗，首选 ACEI 或 ARB。除了妊娠期间外，ACEI/ARB 药物可用于治疗中度升高的 UAER(30～300 mg/d)患者，强烈推荐用于 UAER>300 mg/d 的患者和/或 eGFR<60 ml/(min・1.73 m^2)的患者。越来越多的证据表明，ACEI 或 ARB 在改善血流动力学、减少氧化应激、减轻病理损伤、减少蛋白尿、延缓肾功能损害、延长生存期等方面发挥重要作用。

1) ACEI　血管紧张素Ⅱ(AngⅡ)是 RAAS 的主要生物活性物质，主要通过 AngⅡ的 1 型受体(AT1 受体)发挥一系列生物效应，如血管收缩、水钠潴留、内皮功能异常、交感神经激活以及促心肌肥大、纤维化和凋亡等。ACEI 是最早用于临床的一类 RAAS 阻断剂，也是目前临床应用最广泛的一类 RAAS 阻断剂。目前认为其作用机制主要涉及：①ACEI 通过抑制 ACE 减少 AngⅡ的生成，从而取消 AngⅡ的上述作用，有利于高血压、心力衰竭与心血管重构的防治。②保存缓解肽活性：ACEI 在阻止 AngⅡ生成的同时也抑制了缓解肽的降解，目前认为缓激肽经激活激肽 B2 受体使 NO 和前列环素(prostacyclin，PGI2)生成增加，而 NO 和 PGI2 都有舒张血管、降低血压、抗血小板凝集、抗心血管细胞肥大增生和重构作用；③增敏胰岛素受体：多种 ACEI 能增加糖尿病与高血压患者对胰岛素的敏感性。此作用在高血压患者似乎与阻滞 AngⅡ无关，因氯沙坦和依普沙坦无此作用。推测是由缓解肽介导的。

(1) 适应证：轻中度高血压患者单用 ACEI 常可控制血压，加用其他降压药(如钙通道阻滞剂和利尿剂等)可增效，而且比加大 ACEI 的剂量更有效。此外，由于 ACEI 类药物独特的肾脏保护作用，对糖尿病肾病和其他肾病尤其适用。糖尿病肾病患者常伴有肾小球内压升高，而后者可加重肾功能损害和肾小球硬化，而 ACEI 可抑制 AngⅡ生成，使出球小动脉扩张，这时肾小球内压下降，减轻蛋白尿，从而延缓肾小球硬化。

(2) 禁忌证：高钾血症(>5.5 mmol/L)、妊娠妇女、双侧肾动脉狭窄、对 ACEI 过敏患者禁用。血肌酐超过 3 mg/dL 患者使用时需谨慎。

(3) 主要制剂和每日剂量范围：卡托普利，每次 25～50 mg，每日 2～3 次；依那普利，每次 5～20 mg，每日 1 次；赖诺普利，每次 10～40 mg，每日 1 次；贝那普利，每次 10 mg，每日 1 次；福辛普利，每次 10～20 mg，每日 1 次。

(4) 不良反应：使用 ACEI 可能引起的不良反应包括首剂低血压、干咳、高血钾、血管神经性水肿、味觉障碍、皮疹、白细胞缺乏等。

2) ARB　能特异性地阻断 AngⅡ与 AT1 受体结合，AT1 受体被阻滞后，AngⅡ的收缩血管、促进水钠潴留、升高血压的作用受到抑制，此外，由于 ARB 可阻止 AngⅡ促进心血管细胞增殖、肥大作用，故能防治心血管的重构。AT1 受体被阻滞后，反馈性地增加血浆肾素水平，从而导致 AngⅡ进一步增加。但由于 AT1 受体已被阻滞，这些反馈性作用难以表现。但是升高的 AngⅡ可激活另一种膜受体 AT2，AT2 受体介导的作用与 AT1 受体相反，会产生扩张血管、抗增殖、抗肥大和心血管保护作用，有利于高血压、肾脏病变、心力衰竭的治疗。与 ACEI 相比，ARB 没有抑制缓激肽降解作用，故可作为因干咳而不能耐受 ACEI 治疗的患者的替代用药，但同时也就不能获得因缓激肽水平升高而产生的有益作用了。

（1）适应证和禁忌证：基本同 ACEI 药物。

（2）主要制剂和每天剂量范围：氯沙坦，每次 50～100 mg，每日 1 次；缬沙坦，每次 80～160 mg，每日 1 次；厄贝沙坦，每次 75～150 mg，每日 1 次；坎地沙坦，每次 8～16 mg，每日 1 次；替米沙坦，40～80 mg，每日 1 次；奥美沙坦，20～40 mg，每日 1 次；阿利沙坦，240 mg，每日 1 次。

（3）不良反应：ARB 制剂的不良反应较少，少数患者用药后出现眩晕，干咳发生率比服用 ACEI 明显减少。

近年来，关于 ACEI 和 ARB 的合用问题备受争议。从理论上讲，这两类药物的联合应用应该优于各自单独使用。从作用机制上看，ACEI 抑制血管紧张素转化酶使 AngⅡ 生成减少，因此 AngⅡ 与 AT1 和 AT2 的结合同时减少，但是 AngⅡ 还能通过 ACE 以外的酶如糜蛋白酶、组蛋白酶 C 及胃促胰酶途径产生，特别是在人心脏，80％ 的 AngⅡ 来源于糜蛋白酶旁路，因而长期应用 ACEI 后可以从非 ACE 途径生成 AngⅡ，即 RAAS 阻断不完全，同时醛固酮生成恢复到原来水平，以及肾血管的 AT1 受体表达上调，造成所谓的"ACE 逃逸"现象，这也是个别患者长期服用 ACEI 效果不佳的原因。而 ARB 直接抑制 AngⅡ 与 AT1 受体结合，并通过负反馈使 AngⅡ 生成相对增多，相对激活 AT2 受体，后者的生物效应明显不同于 AT1 受体，肾脏 AT2 受体的激活可促进血管舒张、水钠排出，从而对抗 AT1 受体激活的不良反应。由于 ARB 比 ACEI 的作用更为专一，不影响缓激肽系统，因此它没有 ACEI 最常见和困扰患者的不良反应（例如干咳）。从这两方面讲，ARB 的疗效似乎要优于 ACEI，然而临床观察显示，有 20％～30％ 的高血压患者对 ACEI 有良好反应，而对 ARB 反应不好；或对 ARB 反应良好而对 ACEI 反应欠佳。另外，ACEI 不仅阻断 AngⅡ 产生，也保留了缓解肽通过诱导生成 NO 和前列腺素的心血管保护作用，这方面的益处又是 ARB 所缺乏的。既然 ACEI 和 ARB 各有优缺点，近来有不少学者就提出了 RAAS 双重阻断的理念：联合 ACEI 和 ARB 达到 RAAS 完全阻断，一方面可以发挥 ARB 激活 AT2 受体的作用，弥补"ACE 逃逸"现象；另一方面 ACEI 能够作用于激肽系统从而发挥重要的心血管保护作用。一项关于糖尿病肾病联合使用 ACEI 和 ARB 联合治疗的荟萃分析表明，对于糖尿病肾病患者，在降低 24 h 尿蛋白排泄方面，ACEI 和 ARB 联合治疗明显优于 ACEI 单药治疗；而对于 GFR、血压、血肌酐、血钾等方面则影响较小。有荟萃分析报告指出，尽管短期联合用药（ACEI 和 ARB）在降低血压方面与单药治疗相比并无明显差异，但联合应用却明显降低了白蛋白尿，而对于血钾和 GFR 影响不大，而且也没有发生明显的不良事件。然而，一项多中心、随机、双盲、对照试验却有着与此不同的结论，该试验将 25 620 名患者随机分成三组，分别予以雷米普利（10 mg/d）、替米沙坦（80 mg/d）以及两者联合治疗（雷米普利 10 mg/d＋替米沙坦 80 mg/d），3 个治疗方案对蛋白尿和主要肾脏后果（包括透析、血肌酐加倍和死亡）的影响进行评估。研究结果表明，在主要肾脏后果发生方面，雷米普利治疗组与替米沙坦治疗组患者发生透析、血肌酐加倍和死亡的数量相似，而联合治疗组其发生率比单药治疗组明显增加（$P<0.05$）；而与单药治疗组相比，联合治疗尽管在降低 GFR 和蛋白尿方面有优势，但是其低血压发生率显著增加。因此，考虑到联合治疗可能会增加肾脏损伤的风险，该研究小组不推荐采用 ACEI 和 ARB 联合治疗。近年的一些大型临床研究，如 ONTARGET(the Ongoing Telmisartan Alone and in Combination with Ramipril Global Endpoint Trial)对单用雷米普利或替米沙坦与联合用药进行了对比，结果发现联合用药显著降低尿蛋白，但 eGFR 下降幅度较快。VA NEPHRON - D 研究显示，替米沙坦联合赖诺普利与单用替米沙坦的主要终点事件发生率之间并无差异，但联合组高钾血症和 AKI 的发生风险增加。目前，关于 ACEI 和 ARB 的联合应用是存在争议的。因此，糖尿病肾病患者不推荐 ACEI 与 ARB 联合应用。

3）DRI　肾素是催化 RAAS 激活的第一步限速酶。研究表明，ACEI 和 ARB 均会负反馈性地引起肾脏中肾素的释放和血浆肾素活性升高，从而使 AngⅠ 和 AngⅡ 产生更多，导致 RAAS 阻断不完全,进而升高血浆醛固酮水平,导致水钠潴留、血压升高并加重重要脏器的结构重塑。而新近上市的DRI阿利吉仑,可与肾素结合,剂量依赖性地降低肾素活性,减少血管紧张素原(AGT)向Ang I的转化,从源头上减少RAAS的主要活性肽——Ang II的生成,可更有效地阻断RAAS激活后的不利效应。阿利吉仑在阻止Ang I和Ang II生成的同时,不会引起AGT的增高。相关研究表明,阿利吉仑对于2型糖尿病患者具有潜在的肾脏保护作用,它可显著改善糖尿病肾病患者的白蛋白尿,并可降低心血管事件的风险。因此,有不少学者推荐DRI可联合ACEI或ARB用于临床治疗,因为它可提供更彻底的RAAS阻断,从而有效抑制接受ACEI或ARB单药治疗时残余Ang II的产生以及血浆肾素的负反馈升高。2008年,Parving等学者在《新英格兰杂志》(*The New England Journal of Medicine*)上发表了有关2型糖尿病肾病患者联合使用阿利吉仑和氯沙坦的评估报告,599名患者均接受100 mg/d的氯沙坦治疗(持续整个研究过程),然后患者被随机分成两组,一组接受6个月的阿利吉仑治疗(前3个月是阿利吉仑150 mg/d+氯沙坦100 mg/d治疗,后3个月是阿利吉仑300 mg/d+氯沙坦100 mg/d治疗),另一组接受6个月的安慰剂治疗(即安慰剂+氯沙坦100 mg/d)。研究发现,糖尿病肾病患者在接受3个月的阿利吉仑治疗(150 mg/d)后,UACR与安慰剂相比减少11%,而增加阿利吉仑剂量(300 mg/d)可导致UACR进一步减少(与安慰剂相比减少20%);但是两个治疗组的血压情况并没有显著差异,提示阿利吉仑的肾脏保护作用不依赖于血压。然而,2011年,以心肾疾病为终点的2型糖尿病阿利吉仑试验(ALTITUDE)小组进行了一项研究,该团队将已接受ACEI或ARB治疗的糖尿病患者随机分成两组,一组在原治疗基础上加用阿利吉仑(300 mg/d),另一组接受安慰剂治疗。然而该试验在Ⅱ期分析阶段被迫终止了,因为联合治疗组似乎增加了不良事件发生的风险,这包括高钾血症和脑卒中患病率增加。然而,脑卒中风险增加是由于阿利吉仑使用所致抑或是其他因素引起,后续缺乏相关进一步调查研究,且近年来有关阿利吉仑的多项研究均未有应用该药物后并发脑卒中事件的报道,因此阿利吉仑增加脑卒中风险的真实性有待进一步研究。总而言之,肾素抑制剂阿利吉仑能更完全地阻断RAAS,是口服的、高选择性、长效的新型抗高血压药物,与其他类型的抗高血压药物联用能提高疗效并减少不良反应,无论单药或联合治疗在抗高血压方面的应用前景都非常光明,由于其具有独特的肾脏的保护作用,因此可推荐应用于糖尿病肾病或其他肾脏疾病。当然,作为一种上市不久的新药,其有效性和安全性还需要进一步深入研究。

(1) 适应证和禁忌证:基本同ACEI药物。

(2) 主要制剂和每日剂量范围:阿利吉仑,每次300 mg,每日1次。

(3) 不良反应:阿利吉仑主要的不良反应包括腹泻、头痛、鼻咽炎、头晕、疲劳、背痛、胃肠道功能紊乱、皮疹和伴发肾结石。由于阿利吉仑直接抑制RAAS,理论上讲患者还可能出现干咳和血管性水肿,但实际上,脸、唇、舌及全身发生水肿均很少有报道。

4) MRA　MRA通过竞争性地抑制醛固酮与其受体结合而产生拮抗醛固酮的作用。目前MRA类药物有三代,第一代的是螺内酯和第二代的是依普利酮。第一代MRA是非选择性MRA,除能与盐皮质激素受体(mineralocorticoid receptor,MR)结合外,还能与其他激素受体(如雄性激素受体、黄体酮受体或糖皮质激素受体)产生交互作用;而第二代MRA对MR选择性明显增高。第一代和第二代均为甾体类MRA,第三代为非甾体类MRA。

醛固酮是由肾上腺皮质球状带细胞合成和分泌的一种盐皮质激素,主要作用于肾脏远曲小管和集合管,增加对钠离子的重吸收和促进钾离子的排泄,是RAAS的重要生物活性物质之一。醛固酮通过与血管内皮细胞及血管平滑肌细胞上的MR结合,影响内皮细胞的舒血管作用,并促进平滑肌细胞的增殖和迁移过程。MRA可通过上述作用起到降低血压的作用,同时阻止或逆转血管功能恶化及结构重构。有研究者利用显微神经检查技术评估高血压患者的交感神经活性,结果发现MRA在降低血压的同时可降低交感神经活性,而同时作为对照研究的厄贝沙坦仅有降低血压的作用。提示 MRA 类药物可通过降低交感神经活性起到改善血压的作用。另外,MRA 类药物可以通过抑制基质金属蛋白酶和炎性细胞因子的产生,改善胰岛素抵抗作用。此外,螺内酯还可以与平滑肌细胞 pannexin 1 通道相互作用,拮抗 α-肾上腺素的缩血管作用。

MRA 最早是作为保钾利尿剂用于临床的,随后被广泛用于治疗高血压和充血性心力衰竭。研究发现,应用 ACEI 或 ARB 一段时间后,有高达 40% 的患者出现"醛固酮逃逸",即血浆醛固酮水平再次明显升高,该现象的产生可能与多种因素有关,包括非 ACE 途径生成的 Ang Ⅱ 增加以及促进醛固酮合成的其他刺激因子如促肾上腺皮质激素、心钠素和高钾血症的作用增强等。因此,MRA 联合其他 RAAS 阻断药可以更有效、更彻底地阻滞 RAAS 途径,防止 RAAS 过度激活的不利影响。此外,MRA 与其他 RAAS 阻断剂相似均具有独特的肾脏保护作用。曾报道,连续 40 周使用 ACEI 后发生"醛固酮逃逸"的 2 型糖尿病伴发早期肾病患者,在原 ACEI 治疗基础上给予螺内酯(25 mg/d)继续治疗 24 周,结果发现尽管治疗前后血压改变不明显,但尿白蛋白排泄率与安慰剂治疗相比明显下降。一项荟萃分析报告表明,糖尿病肾病患者使用 ACEI 或 ARB 联合 MRA 治疗与 ACEI 或 ARB 单药治疗相比,前者可进一步减少尿白蛋白达 23%～61%,然而高钾血症的发生率却明显增加。由于传统的 MRA 选择性低,可能导致患者血钾水平升高、男性乳房发育、女性月经紊乱等不良反应。因此,临床上并未将它们作为一线药物使用。

近年来,研究人员采用非甾体结构来规避传统甾体型 MRA 导致的不良事件风险。2015 年《美国医学协会杂志》(*The Journal of the American Medical Association*)发表了拜耳公司研发的非甾体 MRA Finerenone(非奈利酮)的 2 期随机试验研究结果:在糖尿病肾病患者中,多数患者接受 ACEI 或 ARB 治疗,与安慰剂相比,加入 Finerenon(非奈利酮)可明显改善 UACR。Finerenone(非奈利酮)可阻断醛固酮导致的 MR 过度激活产生的有害影响,但与其他非甾体激素受体拮抗剂相比,Finerenone(非奈利酮)出现高钾血症的概率低很多。Finerenone(非奈利酮)与 MR 的结合率较高,抑制 50% 的受体活化所需的药物浓度(IC_{50})为 17.8 nmol/L,而螺内酯和依普利酮分别为 24 nmol/L 和 990 nmol/L,Finerenone 对 MR 的选择性是类固醇激素受体(包括糖皮质激素受体、雄激素受体和孕激素受体)的 500 倍。ARTS－DN(Miner Alocorticoid-Receptor Antagonist Tolerability Study-Diabetic Nephropathy)研究发现,糖尿病肾病患者合并高血压分别服用 Finerenone(非奈利酮)10 mg(1 次/天)、20 mg(1 次/天)和安慰剂,治疗 90 d 后,血压降至正常的比例分别为 60%、66.7% 和 40%,其中 10 mg(1 次/天)和 20 mg(1 次/天)Finerenone(非奈利酮)组夜间平均收缩压下降分别为 9.5 mmHg 和 12.0 mmHg,安慰剂组下降 2.9 mmHg。

当然,目前仍需要更多的临床试验来比较 Finerenone(非奈利酮)与其他活性药物的孰优孰劣。

(1)适应证:作为高血压的基础治疗,可与其他降压药联合使用。此外,MRAs 还可用于治疗充血性心力衰竭和与肝硬化和肾病综合征有关的顽固性水肿。

(2)禁忌证:高钾血症以及肾功能不全禁用。

(3)主要制剂和每日剂量范围:螺内酯,每次 20 mg,每日 3～4 次;依普利酮,每次 50 mg,每日 1 次;非奈利酮,每次 10～20 mg,每日 1 次。

(4)不良反应:患者可出现头痛、困倦与精神紊乱等。此外,醛固酮还有性激素样不良反应,可引起男子乳房女性化和性功能障碍、妇女多毛症等,停药可消失。由于依普利酮对醛固酮受体具有高度的选择性,而对肾上腺糖皮质激素、黄体酮和雄激素受体的亲和性较低,从而克服了螺内酯的促孕和抗雄激素等作用。非奈利酮的不良反应相对较少,但对肾功能下降和基线钾水平较高的患者,要监测血清钾水平并根据情况调整剂量。

2. 利尿剂

利尿剂降压作用起效较平稳缓慢,持续时间相对较长,在盐敏感性高血压、合并肥胖或糖尿病、更年期妇女和老年高血压患者有较强的降压效应。肾功能正常时选用噻嗪类或吲达帕胺;肾功能不全时应选用襻利尿剂。糖尿病肾病患者因有明显的水钠潴留,应用利尿剂可减少钠和体液容量,同时减低血管紧张度,有较好的降压作用。但是目前有些学者反对糖尿病肾病合并高血压使用利尿剂的理由是:噻嗪类及襻利尿剂均有明显的不良反应,如常见的低钾血症可影响胰岛素原向胰岛素转化,或直接抑制胰岛素的分泌产生胰岛素抵抗,引起葡萄糖耐量损伤而使血糖更加紊乱;另外长期使用利尿剂可引起血脂异常,如血清胆固醇和甘油三酯增加,而高密度脂蛋白含量下降,长期血脂增高可促进动脉粥样硬化,加速糖尿病肾病的进展;保钾利尿剂对伴有肾病或排钾困难者易引起高钾血症。但实践证明,上述不良反应往往发生于大剂量使用时。应用小剂量噻嗪类利尿剂比大剂量更能明显降低脑卒中和冠心病事件的发生率和逆转左心室肥厚,且对糖、脂肪、电解质代谢无不良影响。因此不能因为担忧利尿剂的一些不良反应而舍弃有效的血压控制,噻嗪类利尿剂的不良反应可以采用小剂量的方法来减少,以氢氯噻嗪为例,每天剂量不超过25 mg。再者,吲哚类利尿剂吲达帕胺(寿比山)是一种兼有利尿及钙拮抗作用的药物,它可从肾外胆汁排除,对肾衰竭患者较适用,对血糖和血脂无明显影响,可作为糖尿病肾病合并高血压的一线药物。

(1) 适应证:本类药物是治疗高血压的基础药物,尤其适用于盐敏感性高血压、合并肥胖或糖尿病、更年期妇女和老年高血压患者,多与其他降压药合用,可减少后者的剂量,减少不良反应。

(2) 禁忌证:痛风患者。

(3) 主要制剂和每日剂量范围:氢氯噻嗪,每次12.5~25 mg,每日1次;吲达帕胺,每次1.25~2.5 mg,每日1次;呋塞米,每次20 mg,每日3次;托拉塞米,每次10 mg,每日1次(可根据患者电解质情况对用药次数进行适当调整)。

(4) 不良反应:患者可表现出电解质紊乱,例如低血容量、低血钾、低血钠、低氯性碱中毒等,此外还可出现高尿酸血症、血糖和血脂异常等。

3. 钙通道阻滞剂

钙通道阻滞剂可选择性地作用于血管平滑肌或心肌的钙通道,扩张周围动脉,降低外周血管阻力而降压,在糖尿病肾病合并高血压的治疗中具有较好的作用,尤其是一些不适宜选用ACEI或ARB的患者,如重度肾衰竭、肾动脉狭窄、妊娠妇女等。冠心病患者首选钙通道阻滞剂。临床研究表明钙通道阻滞剂维拉帕米和地尔硫䓬可减轻微白蛋白尿,但硝苯地平对微白蛋白尿的作用尚未确定。然而,有报道认为,胰岛素的合成需要钙离子参与,故该药有减少胰岛素分泌,使糖代谢恶化的可能,但尚未有定论。此外,由于短效制剂可引起血压波动和速降,容易导致反射性交感活性增强,使心脏和肾脏的保护作用减弱,因此,除非必须急用,应尽量选用长效制剂,如氨氯地平、硝苯地平、维拉帕米和地尔硫䓬等。

(1) 适应证:适用于高血压、心绞痛、心律失常、脑血管疾病等。

(2) 禁忌证:一般对于心力衰竭患者禁用。

(3) 主要制剂和每日剂量范围:①普通型:硝苯地平,10 mg,每日3次;尼莫地平,20 mg,每日2~3次;尼群地平,5~10 mg,每日2~3次;尼卡地平20 mg,每日2次;氨氯地平,5 mg,每日1次;左氨氯地平,2.5~5 mg,每日1次;地尔硫䓬,30 mg,每日3~4次。②缓释型:硝苯地平缓释片,20 mg,每日2次;非洛地平缓释片,5~10 mg,每日1次;拉西地平缓释片,4~8 mg,每日1次;尼莫地平缓释片,40 mg,每日2次;尼卡地平缓释片,40 mg,每日1~2次;地尔硫䓬缓释片,90 mg,每日1次;维拉帕米缓释片,240 mg,每日1次。③控释型:硝苯地平控释片,30~60 mg,每日1次。

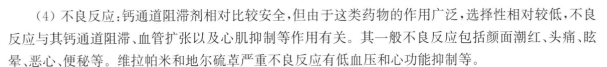

（4）不良反应：钙通道阻滞剂相对比较安全，但由于这类药物的作用广泛，选择性相对较低，不良反应与其钙通道阻滞、血管扩张以及心肌抑制等作用有关。其一般不良反应包括颜面潮红、头痛、眩晕、恶心、便秘等。维拉帕米和地尔硫草严重不良反应有低血压和心功能抑制等。

4. β受体阻滞剂

β受体阻滞剂作为早期临床的降压药之一，已有几十年的历史，从历史的发展角度来看可以分为3代。第1代是非选择性β受体阻滞剂，如普萘洛尔（心得安）、纳多洛尔、噻马洛尔等；第2代是选择性$β_1$受体阻滞剂，阿替洛尔（氨酰心安）、倍他洛尔、比索洛尔、美托洛尔等；第3代是同时具有β受体阻滞作用和其他心血管作用，如卡维地洛、奈必洛尔等。β受体阻滞剂在降压方面与其他降压药物相比较具有独特的优势，如减慢心率、增加心脏充盈时间和冠脉充盈，使心脏收缩力得到减少从而减少心肌耗氧量，抗心律失常作用，交感神经系统活性和儿茶酚胺对心肌的毒性作用都能得到有效抑制。β受体阻滞剂主要是通过降低心排出量和抑制 RAAS 起降压作用的，主要用于交感活性增强、静息心率较快的中青年高血压合并心绞痛患者，对老年高血压患者的疗效较差。糖尿病虽然不是使用β受体阻滞剂的绝对禁忌证，但β受体阻滞剂，尤其是非选择性β受体阻滞剂（如普萘洛尔）对糖尿病的发生、发展有不利影响。β受体阻滞剂可增加组织的胰岛素抵抗，而当糖尿病患者用药过量产生低血糖时，又可掩盖低血糖症状，并延迟血糖恢复。如果必须使用，应选择高度选择性$β_1$受体阻滞剂（例如美托洛尔和阿替洛尔），无上述不利影响。但是，长期使用选择性和非选择性β受体阻滞剂均可升高血清胆固醇和甘油三酯，并使高密度脂蛋白下降。通过几项大规模的高血压治疗研究，目前多数认为糖尿病合并高血压的中青年患者用选择性$β_1$受体阻滞剂的治疗效果与 ACEI 相似，尤其在青年男性。但在老年糖尿病合并高血压患者应首选 ACEI、ARB 或钙通道阻滞剂，必要时再选用$β_1$受体阻滞剂。

近年来大量医学研究证明，糖尿病患者在使用β受体阻滞剂后，病死率下降约 30%，患者的绝对生存率提高，可改善预后。特别是选择性$β_1$受体阻滞剂，除了在治疗高血压、心绞痛、心律失常、心肌梗死方面疗效显著外，对血脂、血糖不会产生不良影响，具有更好的耐受性和安全性。对于该药物的利弊综合考虑，β受体阻滞剂在治疗心绞痛、心肌梗死、心律失常方面具有不可低估的作用，因此可成为糖尿病合并高血压的一线用药。尤其是，第3代β受体阻滞剂既保留了β受体阻滞剂的优点，同时又避免了缺点，卡维地洛和奈必洛尔是典型的第3代β受体阻滞剂的代表。特别是奈必洛尔，是一种高度选择性$β_1$受体阻滞剂，与其他β受体阻滞剂相比，既可以阻滞$β_1$受体，又具有扩张血管和降低血管阻力的作用，且不良反应较少。因此第3代β受体阻滞剂是一种安全有效的降压药，在糖尿病合并高血压的临床治疗中，值得推广。但是作为一种新型药物，想确定其确切的治疗效果，使更多的患者获益，还需要长期的观察研究。

（1）适应证：高血压、慢性心力衰竭、心肌梗死等。

（2）禁忌证：急性心力衰竭、支气管哮喘、病态窦房结综合征、房室传导阻滞和外周血管病患者禁用。

（3）主要制剂和每日剂量范围：美托洛尔，每日 50～100 mg，分 2～3 次服用；阿替洛尔，每次 50～100 mg，每日 1 次；比索洛尔，每次 5～10 mg，每日 1 次；卡维地洛，每次 12.5～25 mg，每日 2 次；阿罗洛尔，每次 5～10 mg，每日 2 次。

5. α受体阻滞剂

α受体阻滞剂具有高度选择性拮抗肾上腺素受体的作用，对去甲肾上腺素引起的血管收缩有强效拮抗作用，降低总外周阻力，从而降低血压。长期应用能够降低血清总胆固醇和甘油三酯并升高高密度脂蛋白，且可改善组织的胰岛素敏感性，最适用于合并高脂血症和糖耐量异常的高血压患者。α受体阻滞剂的主要缺点是首剂直立性低血压现象。其他的不良反应包括头痛、嗜睡、乏力、水肿、口干、

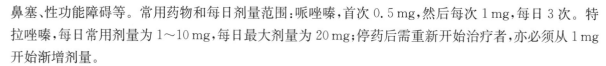

鼻塞、性功能障碍等。常用药物和每日剂量范围:哌唑嗪,首次 0.5 mg,然后每次 1 mg,每日 3 次。特拉唑嗪,每日常用剂量为 1～10 mg,每日最大剂量为 20 mg;停药后需重新开始治疗者,亦必须从 1 mg 开始渐增剂量。

6. SGLT2 抑制剂

SGLT2 抑制剂是一种新型口服降糖药,可同时控制血压和血糖。SGLT2 抑制剂主要包括达格列净、恩格列净和卡格列净等。临床研究发现,SGLT2 抑制剂可降低收缩压、舒张压和夜间血压,并可改善血压昼夜节律,延缓肾病的进展。在 DECLARE-TIMI 58 试验中,达格列净治疗 48 个月,收缩压和舒张压均有不同程度下降。在 EMPA-REG OUTCOME 试验中,恩格列净可以降低诊室收缩压和舒张压;恩格列净 10 mg 可降低糖尿病合并高血压患者诊室血压 3.9/1.9 mmHg,24 h 动态收缩压和舒张压降低 3.4/1.4 mmHg;恩格列净 25 mg 治疗后诊室血压降低 4.8/1.9 mmHg,24 h 动态收缩压和舒张压降低 4.2/1.7 mmHg。一项荟萃分析结果显示,与安慰剂比较,SGLT2 抑制剂可使 2 型糖尿病合并高血压患者 24 h 动态收缩压降低 4.36 mmHg,卡格列净、达格列净、恩格列净和艾格列净分别可使其降低 4.59、3.74、5.06 和 3.64 mmHg。SGLT2 抑制剂可使 2 型糖尿病合并高血压患者 24 h 动态舒张压降低 2.20 mmHg,卡格列净、达格列净、恩格列净和艾格列净可分别使其降低 2.30、1.22、2.00 和 2.69 mmHg。然而,SGLT2 抑制剂治疗糖尿病肾病的有效性及安全性仍需更多证据。

(二)降低肾小球内压治疗

现已知肾小球毛细血管内压增高可加速肾功能损害,而保持正常的肾小球毛细血管内压有助于长期维持肾功能。肾小球毛细血管内压是由动脉压和肾小球前后血管阻力所决定的。因此,肾小球毛细血管内压增高可通过增加入球血管阻力和/或降低出球血管阻力而降低,进而减轻肾损害。其治疗措施主要包括限制蛋白质摄入和应用抗高血压药物。此外,目前已有越来越多的药物应用于改善肾小球内压和高滤过。

1. 限制蛋白质摄入

虽然糖尿病肾病患者常丢失大量的蛋白质,但由于高蛋白饮食增加肾小球高滤过,可加重蛋白尿并促进肾脏病变进展,故目前一般不再主张应用。现已证实,低蛋白饮食能有效地预防肾损害。低蛋白饮食虽然无助于肾切除大鼠血压的改善,但能降低其肾小球毛细血管内压,减轻蛋白尿和肾小球硬化。其作用机制为低蛋白饮食可使肾脏前列腺素 E 合成减少,促使入球血管阻力增加而使肾小球毛细血管内压下降。而增加蛋白质摄入则可使肾小球产生前列腺素 E2、F2α 和血栓素 B2,使入球血管阻力降低,肾小球毛细血管内压升高。

2. 抗高血压治疗

由于系统性高血压可波及肾小球毛细血管而导致肾小球内压升高。因此,应用抗高血压药物有助于降低肾小球内压而延缓肾损害。而在诸多抗高血压药物中,ACEI 和 ARB 被认为是降低肾小球内压的最佳选择。ACEI 可通过抑制血管紧张素转化酶而减少 AngⅡ 的生成,而 ARB 通过阻断 AT1 而限制 AngⅡ 发挥作用,这两类药物通过不同途径抑制了 AngⅡ 收缩出球小动脉的作用(出球小动脉对 AngⅡ 的敏感性较入球小动脉大),进而引起出球小动脉舒张,降低肾小球毛细血管内压,延缓肾小球硬化。

3. 其他药物

目前越来越多的临床和试验研究报道了一些着实有效的药物,有助于降低肾小球内压,抑制高滤过和高灌注,缓解肾脏损害。下面简单介绍几种具有临床应用潜力的药物:

(1)贝前列素钠片:在临床上主要用于改善慢性动脉闭塞性疾病引起的溃疡、间歇性跛行、疼痛和冷感等症状。但目前临床研究发现贝前列素片可通过抑制入球小动脉和肾小球一氧化氮合酶(nitric oxide synthase，NOS)的表达来降低肾小球内压和缓解高滤过状态。现已发现在糖尿病早期肾入球小动脉和肾小球内皮细胞 NOS 表达量上调，导致这些部位 NO 表达过多，引起入球小动脉扩张、肾小球血流量增多、毛细血管内压上升、GFR 增加。因此，贝前列素片通过抑制 NOS 表达来减少入球小动脉和肾小球中 NO 的合成，进而抑制入球小动脉的扩张，降低肾小球内压，改善高滤过状态，减少尿白蛋白排泄，延缓肾损害进展。此外，该研究还发现贝前列素片可通过减少 ICAM-1 的表达来抑制肾小球巨噬细胞的浸润，从而延缓肾功能恶化。已经明确，糖尿病肾小球中 ICAM-1 上调，其可促进巨噬细胞募集到肾小球中，而巨噬细胞被认为是促进糖尿病肾小球硬化发展的重要因素之一。研究发现，糖尿病小鼠使用贝前列素片治疗后其肾小球的 ICAM-1 表达量下降，这将有利于避免巨噬细胞的浸润进而延缓肾功能恶化。

(2) 西地那非：可降低残余肾脏肾小球内压和抑制肾单位的高滤过状态。此外，还可抑制肾小动脉重塑、缓解系统性高血压、减少蛋白尿、增加尿液 cGMP 和 NO^{2-}/NO^{3-} 排泄、减少氧化应激以及改善肾脏组织损伤。上述效应可能主要与西地那非对免疫炎症反应、氧化应激的抑制以及抗肾小动脉平滑肌细胞增生的效应有关。但是西地那非在改善肾脏血流动力学的潜在临床效果还有待进一步研究。

(3) 姜黄素：一种强有效的抗氧化剂，不仅可以清除活性氧(ROS)，还可以通过 Nrf2 依赖途径促进细胞保护蛋白的表达。研究表明，经过 5/6 肾切除术的小鼠若未经任何治疗则术后可出现肾硬化、肾小管间质损伤、包括肾小球高压和高滤过在内的血流动力学改变、氧化应激，甚至终末肾衰竭。然而，若予以姜黄素治疗，上述损伤可得到逆转，主要与姜黄素抑制氧化应激以及保护抗氧化酶的活性有关，这提示姜黄素具有潜在的肾脏保护功能，可能对包括糖尿病肾病在内的肾脏损伤均具有较大的防治作用。当然，其确切的有效性和安全性还有待进一步研究。

(李军辉，汪年松)

第四节 | 降脂治疗

糖尿病肾病患者常存在着血脂代谢紊乱，脂代谢谱异常主要表现为：甘油三酯(TG)、极低密度脂蛋白(VLDL)、低密度脂蛋白胆固醇(LDL-C)升高，高密度脂蛋白胆固醇(HDL-C)降低。脂代谢紊乱是导致糖尿病肾病进展的一种独立危险因素，且显著增加心血管事件及死亡风险。

近年研究发现，血脂异常损伤肾脏的机制，除了肾小球脂质沉积致泡沫细胞形成、肾内脂肪酸结构改变致肾内缩血管活性物质释放增加及高脂血症改变肾小球血液流变学外，脂蛋白结构的改变尤其是氧化低密度脂蛋白胆固醇(OxLDL-C)和糖化低密度脂蛋白胆固醇的作用不可忽视；载脂蛋白B-100 参与体内 VLDL-C、LDL-C 代谢，且与糖尿病肾病有密切关系。随着对脂质肾毒性认识的深入，从防治肾病进展的角度，亦确定了糖尿病肾病中进行调脂治疗的必要性，其主要目的在于延缓肾病进展，降低心血管疾病的发生率和死亡风险，强调心血管疾病的总体危险控制，着重以 LDL-C 为干预的目标。

一 血脂检测时机及监测频率

建议对于所有糖尿病肾病患者进行空腹血脂检测，包括 TG、总胆固醇(TC)、HDL-C 和 LDL-C。患者血脂若位于正常范围内，且无其他心血管风险，在糖尿病肾病治疗过程中每年至少要进行 1

次血脂谱的检测;糖尿病肾病患者若合并血脂谱异常,则在起始生活方式干预、药物治疗以及药物剂量调整期间每1~3个月监测1次血脂谱,此后则建议每3~12个月监测1次血脂谱。

二 合并动脉粥样硬化性心血管疾病的危险度评估和治疗目标

基于动脉粥样硬化性心血管疾病(atherosclerotic cardiovascular disease,ASCVD)危险程度的分层管理策略是当前血脂管理的总体趋势,因此,全面评估 ASCVD 危险度是糖尿病肾病患者进行管理的前提。糖尿病肾病患者依据是否存在 ASCVD 及危险因素,分为高危及极高危风险组,见表 10-4-1。LDL-C 目前仍然是糖尿病肾病患者发生心血管事件的主要血脂预测指标。多个研究着重以 LDL-C 为干预首要目标。一项关于胆固醇治疗的荟萃分析结果表明,LDL-C 每降低 1 mmol/L,主要心血管事件风险降低 23%。在 CKD G1~5 期非透析糖尿病肾病患者中,应依据靶目标积极进行调脂治疗。CKD G1~5 期非透析糖尿病肾病患者 ASCVD 高危人群调脂的主要目标为 LDL-C<2.6 mmol/L。CKD G1~5 非透析糖尿病肾病患者 ASCVD 极高危人群调脂的主要目标为 LDL-C<1.8 mmol/L。然而,多个研究结果表明,透析患者接受降脂治疗不能减少心血管事件及主要不良心血管事件(major adverse cardiac events,MACE)。因此,在 CKD G5 透析糖尿病肾病患者中,既往未开始调脂者,不建议新加调脂治疗;透析前已开始调脂者,继续谨慎使用。

表 10-4-1　严重 ASCVD 事件和高风险因素的定义

项　目	内　容
严重 ASCVD	近期发生过急性冠脉综合征(在既往 12 个月内);心肌梗死史(12 个月以上);缺血性卒中史;有症状的周围血管病变,既往接受过血运重建或截肢
高风险因素	多血管床病变(冠状动脉、脑动脉和外周动脉同时存在 2~3 处有缺血症状的动脉病变);早发冠心病(男<55 岁、女<65 岁发病史);家族性高胆固醇血症或基线 LDL-C>4.9 mmol/L;既往有冠状动脉旁路移植术或经皮冠状动脉介入治疗史;糖尿病;高血压;慢性肾脏病(3/4 期);吸烟;最大耐受剂量他汀类药物治疗后,LDL-C 仍≥2.6 mmol/L

注　合并严重 ASCVD 定义为高危 ASCVD 患者;发生过≥2 次严重的 ASCVD 事件或发生过 1 次严重的 ASCVD 事件合并≥2 个高风险因素的患者,为极高危 ASCVD 患者。

三 合并血脂异常患者的血脂管理

1. 生活方式改变

根据患者血脂异常的程度、性别、年龄和活动强度等制订食谱。高胆固醇血症要求低饱和脂肪酸、低胆固醇饮食,增加不饱和脂肪酸;外源性高甘油三酯血症要改为严格低脂肪饮食;内源性高甘油三酯血症要注意限制总热量,减轻体重,并增加多不饱和脂肪酸。规律的体力活动,控制体重,保持合适的体重指数。建议戒烟、限盐以及限制饮酒。

2. 药物治疗及剂量调整

(1) 羟甲基戊二酰辅酶 A(HMG-CoA)还原酶抑制剂(他汀类):糖尿病肾病患者的血脂管理均应以生活方式干预为基础,降血脂药物的选择与使用也贯穿糖尿病肾病治疗的全过程。他汀类竞争性抑制体内胆固醇合成过程中限速酶活性,从而阻断胆固醇的生成,继而上调细胞表面的 LDL 受体,加速血浆 LDL 的分解代谢。主要降低血清 TC 和 LDL-C,也在一定程度上降低 TG 和 VLDL,轻度升高 HDL-C 水平。适应证为高胆固醇血症和以胆固醇升高为主的混合性高脂血症。他汀类药物不仅能通过调节糖尿病肾病患者的血脂水平,还可以在统计学上减少病理性白蛋白尿,发挥糖尿病肾病患者肾脏保护作用,然而不能改善 GFR。

他汀类药物应用时宜采用中等强度起始剂量,根据耐受情况和个体调脂疗效,通常能降低 LDL-C 水平 30%～50%。若出现他汀类药物相关不良反应(如肝酶增高、肌肉痉挛、外周神经病变),可降低剂量或给药频次,或加用非他汀类药物,或换用另一种他汀类药物。在中等强度他汀治疗 LDL-C 不能达标时,推荐联合应用依折麦布或 PCSK9 抑制剂等药物。

(2) 贝特类药物:可激活过氧化物酶体增殖物激活受体,刺激脂蛋白、载脂蛋白 A1 和载脂蛋白 A2 基因的表达,抑制载脂蛋白 A3 基因表达,增强脂蛋白的脂解活性,促进 VLDL 和 TG 分解以及 TC 的逆向转运。主要降低血清 TG、VLDL,也可在一定程度上降低 TC 和 LDL-C,升高 HDL。适应证为高甘油三酯血症和以甘油三酯升高为主的混合性高脂血症。主要制剂如下:非诺贝特,0.1g(每天 3 次)或者微粒型 0.2g(每天 1 次);苯扎贝特,0.2g(每天 3 次)或者缓释型 0.4g(每晚 1 次)。吉非贝齐和氯贝丁酯因不良反应较严重,临床上已很少应用。

患者 TG 浓度>5.6mmol/L 时,会显著增加急性胰腺炎发生风险。建议在生活方式干预的基础上首选降 TG 药物,包括贝特类、高纯度鱼油制剂或烟酸。此外,中等强度的他汀类药物治疗后非 HDL-C 仍不达标者,特别是 TG 浓度≥2.3mmol/L 者,可在他汀类药物治疗基础上加用贝特类药物。

(3) 药物剂量调整:CKD 患者对于各类他汀药物的清除能力随着 eGFR 下降而显著下降。另外,CKD 患者是他汀类药物引起肌病的高危人群,尤其是在 eGFR<30ml/(min·1.73m² 时,发病风险也与他汀类药物剂量密切相关,故应依据肾功能水平选择药物种类和调整药物剂量。《中国 2 型糖尿病合并血脂异常防治专家共识》建议,当合并 CKD G1～2 期,他汀类药物的剂量无须减量;当合并 CKD G3 期,除普伐他汀限制使用,阿托伐他汀、辛伐他汀、氟伐他汀、瑞舒伐他汀均无须减量;当合并 CKD G4 期,阿托伐他汀无须减量,辛伐他汀应减量使用,而氟伐他汀、瑞舒伐他汀、普伐他汀均应限制使用;当合并 CKD G5 期,透析前使用他汀治疗的患者,他汀类药物谨慎续用;CKD G5 期透析患者既往未用他汀类药物者,不建议在此期起始他汀类药物治疗。

他汀类药物本身可引起肝功能受损(发生率较低),主要表现为转氨酶升高,呈剂量依赖性,常见于开始用药或剂量增加时。当血清丙氨酸转氨酶(alanine aminotransferase,ALT)或天冬氨酸转氨酶(aspartate aminotransferase,AST)<2.5 倍正常上限值,同时总胆红素(total bilirubin,TBil)正常,可随访观察,无须调整剂量;如血清 ALT 或 AST 升高至 2.5～3.0 倍正常上限值时,建议减量;如血清 ALT 或 AST 升高至 3 倍以上正常上限值时,应停药;当 ALT 恢复正常时,可酌情再次加量或换药。

(程东生,汪年松)

第五节 | 降蛋白尿治疗

一 基础治疗

1. 生活方式干预

日常生活方式的干预主要包括适度的有氧体育运动以及健康的饮食方案,如减少钠、饱和脂肪酸、蛋白质和酒精的摄入。合理的个体化饮食方案可使糖尿病肾病患者从中获益。严格的低蛋白饮食具有控制血糖、保护肾脏功能以及延缓肾脏疾病进展的作用。有研究显示,控制蛋白质的摄入可提高糖尿病肾病的治疗疗效,并明显降低患者的白蛋白尿。这些生活方式的改变可减轻体重,减少高脂血症和高血压的发生,从而有效地控制血糖,辅助糖尿病肾病的治疗。有研究表明中等程度的减重可降低尿白蛋白排泄,并延缓肾脏疾病的进展。此外,吸烟是心血管疾病的危险因素,应大力倡导所有糖尿病患者戒烟。

2. 血糖控制

基于糖化血红蛋白(HbA1c)和血糖水平的血糖控制对于评估糖尿病治疗的疗效非常重要。HbA1c的目标水平应针对每名患者的低血糖易感性、药物不良反应、并发症、年龄和预期寿命进行个体化设定。糖尿病患者的HbA1c目标水平应<7%(或为6.5%~8%)。糖尿病患者每年应至少检查HbA1c 2次,如果患者HbA1c未达到目标水平,则应每3个月检查1次。患者是否应该接受更严格的血糖控制,临床医师是否应该追求更严格的HbA1c目标水平,这些问题已经引起了临床医师的关注,并进行了相关研究。在糖尿病领域具有跨时代意义的DCCT研究结果表明,1型糖尿病患者可从强化血糖治疗中获益,心血管疾病的风险降低42%,心血管疾病死亡率、非致命性心肌梗死或脑卒中的风险降低57%。此外,经过9年的观察,与标准血糖治疗相比,强化血糖治疗后患者的微量白蛋白尿和大量白蛋白尿风险均明显降低(分别为39%和54%)。而基于DCCT的研究人群,研究者进一步开展了研究后的长时间随访,即EDIC(the Epidemiology of Diabetes Interventions and Complications)研究。研究结果表明,在长达17年的随访后,DCCT的研究人群接受强化血糖治疗可获得长期的微血管和大血管获益,降低了微量白蛋白尿和大量蛋白尿的发生率(分别为59%和84%)。值得注意的是,在强化血糖治疗组中,HbA1c的降低与心血管疾病风险降低密切相关,表明HbA1c水平可作为糖尿病并发症的显著标志物。DCCT研究在1型糖尿病并发症防治中的成功,使研究者们思考强化血糖治疗在2型糖尿病患者中获益的可能。在以新诊断2型糖尿病患者为研究人群的UKPDS研究中,强化血糖治疗组的HbA1c为7.0%,常规对照组为7.9%。随访10年后,新诊断糖尿病患者接受强化血糖治疗后微血管并发症、心肌梗死和全因死亡率的风险显著降低。ADVANCE研究旨在观察强化血糖控制(HbA1c降至6.5%)和常规降压治疗对糖尿病患者微血管和大血管并发症的作用。研究结果表明,采用格列齐特缓释片对2型糖尿病患者进行强化血糖控制,可显著降低主要终点事件(微血管和大血管并发症)的风险达10%。这一结果主要来源于微血管终点事件的显著减少,其中大量白蛋白尿的风险减少21%,新发微量白蛋白尿的风险减少9%。与标准血糖控制组(HbA1c为84%)相比,强化血糖控制组(HbA1c为69%)的总体病死率或心血管疾病病死率均未增加。在VADT研究中,与标准血糖治疗组相比,强化血糖治疗组的2型糖尿病患者白蛋白尿的发生和进展风险降低(强化组9.1% vs 标准组13.8%),而在死亡率、主要心血管事件和大多数微血管并发症方面没有显著差异。VADT试验后的10年随访显示,强化血糖治疗下的心血管事件减少,全因死亡率则无明显差异。与此相反,ACCORD研究表明,在2型糖尿病和动脉粥样硬化患者中,严格降低HbA1c水平(平均64%)的强化血糖控制并没有显著获益。该研究中,与标准对照组(平均HbA1c为7.5%)相比,尽管为期3.5年的强化血糖治疗延缓了白蛋白尿的进展,但明显增加了患者的死亡率,以致研究提前终止。受这些大型随机对照临床试验结果的影响,临床实践中更推荐采用血糖控制目标的分层管理,遵循个体化原则。对于那些年轻、新诊断、合并症或并发症少、预期生存期长、低血糖风险小的糖尿病患者,强化降糖能更好地减少其糖尿病大血管微血管并发症,减少致死、致残事件。而对于男性年龄大、糖尿病病程长、合并症并发症多、预期生存期短、低血糖风险高的患者,宽松的血糖控制反而可能带来更多获益。

3. 血压控制

国际指南和中国标准的高血压定义为,非同日3次以上,收缩压≥140 mmHg和/或舒张压≥90 mmHg。高血压在1型糖尿病和2型糖尿病患者中很常见,是心血管疾病和微血管并发症的主要危险因素。2021年《ADA糖尿病指南》推荐,对于存在较高心血管疾病风险(确诊ASCVD或10年ASCVD风险≥15%)的糖尿病合并高血压患者,血压控制目标为<130/80 mmHg。对于心血管疾病风险较低(10年ASCVD风险<15%)的糖尿病合并高血压患者,推荐血压控制目标为<140/90 mmHg。根据《KDIGO指南》,糖尿病和CKD患者的血压目标取决于是否存在蛋白尿。无蛋白尿的糖尿病患者的血压控制目标应为≤140/90 mmHg,而存在蛋白尿患者的血压控制目标为≤130/80 mmHg。控制血压是降低CKD进展风险和心血管疾病风险的基础,研究表明高血压与微量白蛋白尿、大量白蛋白尿以及肾功能下降明显相关。这在一项荟萃分析中得到了证实,该分析包括40项随机对照试验,超过100 000名参与者。荟萃分析结果显示,收缩压每降低10 mmHg,死亡率降低17%,心血管事件减少11%,白蛋白尿发生率减少17%。这些作用在不同类别的降压药物中基本相似。RAS阻断剂是治疗糖尿病肾病的基础药物之一,同时具有控制血压、减少尿蛋白、延缓肾脏疾病进展的作用。目前临床应用的RAS阻断剂主要包括三类:作用于肾素的直接肾素抑制剂、作用于血管紧张素转换酶的ACEI以及阻断血管紧张素受体的ARB。几项大型临床研究也证实了RAS阻滞剂对糖尿病肾病的疗效。IDNT(Irbesartan in Diabetic Nephropathy Trial)研究纳入1715例2型糖尿病肾病伴高血压的患者。研究结果显示,与安慰剂相比,厄贝沙坦降低了高血压合并糖尿病肾病患者主要终点事件(包括血肌酐水平倍增、ESRD或全因死亡率)的风险达20%,血肌酐水平倍增的风险降低33%,进展至终末期肾病(ESRD)的风险降低23%。而与氨氯地平相比,厄贝沙坦降低了23%的主要终点事件。此外,高剂量厄贝沙坦还可持续降低尿白蛋白排泄率。IDNT研究详细评估了血压控制的效果,提示血压控制在延缓肾病进展中存在J形曲线,即在收缩压<130 mmHg时达到肾脏获益的平台。值得注意的是,在平均收缩压水平相同的情况下,厄贝沙坦显著降低了肾脏终点事件的风险,提示厄贝沙坦具有独立于降压以外的肾脏保护作用。RENAAL(the Reduction of Endpoints in NIDDM with the Angiotensin Ⅱ Antagonist Losartan)研究同样证实RAS阻滞剂可延缓肾脏疾病的进展。该研究纳入29个国家的1513例2型糖尿病合并肾脏疾病患者,旨在评估氯沙坦对糖尿病肾病患者的肾脏保护作用。研究结果显示,与安慰剂组相比,氯沙坦组血肌酐水平倍增的风险降低25%,进展至ESRD的风险降低28%,ESRD或死亡的风险降低20%,蛋白尿水平下降35%。因此,《ADA指南》建议ACEI或ARB用于治疗糖尿病合并尿白蛋白排泄升高(≥30 mg/g)的患者,尤其强烈推荐用于尿白蛋白排泄率≥300 mg/g和/或eGFR<60 ml/(min·1.73 m²)的患者。然而,对于单纯的糖尿病患者,应用RAS阻滞剂预防蛋白尿的发生并未获得循证医学证据支持。一项纳入285例血压及蛋白尿正常的1型糖尿病患者的研究发现,氯沙坦或依那普利并不降低1型糖尿病患者白蛋白尿的发生率。ROADMAP(the Road to Hierarchical Diabetes Management at Primary Care)研究旨在评估奥美沙坦在2型糖尿病患者中的疗效,主要终点为2次或2次以上晨尿检查提示微量白蛋白尿阳性,次要终点为心血管事件、肾功能不全和微血管病变,平均随访3.2年。研究结果表明,奥美沙坦可延缓2型糖尿病患者出现微量白蛋白尿的时间,降低微量白蛋白尿的风险达23%。值得注意的是,与安慰剂组相比,奥美沙坦组发生致死性心血管事件的风险增加,脑卒中趋势增加。因此,对于血压正常、尿白蛋白与肌酐比值(UACR)正常(<30 mg/g)且eGFR正常的糖尿病患者,不推荐应用ACEI或ARB进行CKD的一级预防。传统的RAS阻滞剂ACEI及ARB可能导致肾素和血管紧张素Ⅱ的代偿性增加,从而影响其发挥保护肾脏的作用,新型肾素抑制剂阿利吉仑通过与肾素活性部位结合,直接抑制肾素催化活性及RAS反应的限速步骤。双重RAS阻滞或全面RAS阻滞能否发挥更好的降尿蛋白和肾脏保护作用引起了人们的思索。ONTARGET研究和VA NEPHRON-D研究结果显示,ARB联合ACEI治疗并不能使糖尿病肾病患者获益增加,反而显著增加高钾血症和AKI的风险。另有研究发现,在ACEI或ARB治疗基础上加用阿利吉仑并未产生更多获益。因此,并不推荐联合使用RAS阻

滞剂治疗糖尿病肾病。除了 RAAS 阻滞剂之外，其他可能对减少蛋白尿有加成作用的降压药是非二氢吡啶钙通道阻滞剂，比如地尔硫草和维拉帕米。一项研究将 52 名伴高血压的 2 型糖尿病肾病患者随机分为 ACEI 组、钙通道阻滞剂组和 β 受体阻滞剂组。结果显示，与 β 受体阻滞剂组相比，ACEI 组和钙通道阻滞剂组的效果相似，均能明显减少患者的白蛋白尿。然而，使用地尔硫草或维拉帕米降低蛋白尿可改善预后的证据尚不充足。有研究表明，强化血压控制可减少 2 型糖尿病患者的微量白蛋白尿和大量白蛋白尿，但未能证明对降低 eGFR 有益处。ACCORD - BP（Action to Control Cardiovascular Risk in Diabetes Blood Pressure）研究将研究人群分为强化降压组（目标收缩压 < 120 mmHg）和标准降压组（目标收缩压 < 140 mmHg），主要复合终点包括全因死亡率、心血管疾病和肾功能不全。该研究表明，强化血压控制与蛋白尿减少有关，但未减少终末期肾病事件。ACCORD - BP 的事后分析显示，在糖尿病患者中，强化血压控制和标准血糖控制联合治疗可提供心血管获益。然而，在接受强化血压控制和强化血糖控制联合治疗的患者中没有这种益处。因此，可能需要对糖尿病患者的血压控制目标进行个体化设定，对心血管疾病风险较高（尤其是脑卒中）和蛋白尿患者进行更严格的血压控制。

4. 血脂调控

血脂异常是糖尿病代谢紊乱的表现，也是糖尿病肾病的常见并发症，适当的血脂调控有助于显著减少糖尿病肾病患者的心血管事件，因此建议积极控制相关危险因素。LDL - C、HDL - C、TG 和 TC 应常规纳入血脂调控策略。无论是否存在心血管疾病，对于糖尿病患者心血管疾病的一级预防和二级预防，建议 LDL - C 目标水平 ≤ 70 mg/dl。所有患有心血管疾病以及具有心血管疾病高危因素的糖尿病患者，均应开始他汀类药物治疗。而关于降脂治疗是否有助于延缓糖尿病肾病的进展，目前仍存在一定争议。有研究者认为，高脂血症可能加重肾小球硬化，血脂调控可能有助于保护 eGFR 或减少蛋白尿。在患者耐受的前提下，他汀类药物被推荐为糖尿病肾病患者的首选。他汀类药物可改善蛋白尿和 eGFR 下降，阿托伐他汀可保护 CKD 1～3 期患者的 eGFR，并且他汀类药物应用越早，效果越好。因此，他汀类药物（主要是阿托伐他汀）可能对肾脏[eGFR > 30 ml/(min·1.73 m^2)]和心脏（伴或不伴心血管疾病）均有保护作用，尤其是对糖尿病患者。此外，瑞舒伐他汀可降低接受血液透析治疗的糖尿病肾病患者发生致命性和非致命性心血管事件的风险。有研究者建议，如果糖尿病肾病患者开始透析时正在服用他汀类药物，应继续降脂治疗；但如果尚未服用他汀类药物，则可能不需要开始服用。事实上，作为联合治疗的一部分，降脂治疗在 Steno - 2 研究中被证实可以改善预后。Steno - 2 研究评估了联合治疗对 2 型糖尿病患者的益处，包括提高生存率、减少心血管事件和减缓糖尿病肾病的进展。该研究将 160 名 2 型糖尿病和中度（A2）蛋白尿患者随机分为两组，一组为标准治疗，另一组则针对高血糖、高血压、血脂异常和微量白蛋白尿进行逐步的行为干预及药物治疗。结果显示：联合强化治疗组的肾脏疾病、视网膜病变和神经病变的进展风险显著降低[进展为严重（A3）白蛋白尿的 OR 值为 0.27；95% CI：0.1～0.75），尿白蛋白排泄率和心血管事件的下降幅度也更大。进一步的事后分析表明，与标准治疗组相比，联合强化治疗组的全因死亡率显著降低（HR = 0.54；95% CI：0.32～0.89），eGFR 下降速度较慢[联合强化治疗组 3.1 ml/(min·1.73 m^2) vs 标准治疗组 4.0 ml/(min·1.73 m^2)]，进展为 ESRD 的风险降低（调整后的 RR = 0.36；95% CI：0.12～1.05）。

▣ 降血糖药物

1. SGLT2 抑制剂

SGLT2 是一种低亲和力、高容量的钠-葡萄糖共转运蛋白，主要负责肾脏对葡萄糖的再吸收，并在糖尿病患者中过度表达。从而为治疗糖尿病肾病提供了一种独特的策略，即通过抑制 SGLT2 来减少近端肾小管内葡萄糖和钠的再吸收。抑制 SGLT2 增加了钠向致密斑的输送，通过管球反馈加强入球小动脉的收缩，缓解肾小球高灌注、高压力、高滤过的三高状态，发挥肾脏保护作用。SGLT2 抑制剂还具有其他肾脏保护作用，包括降低局部促炎介质水平，如 IL-6、MCP-1 和 TNF-α，降压及降尿酸作用；抑制钠离子重吸收，减少肾脏能量消耗等。作为一种天然的非选择性 SGLT 抑制剂，从苹果树的根皮中分离得来的 O-葡萄糖苷根皮苷为 SGLT2 抑制剂的化学开发提供了药物化学结构基础。随后的研究发现了 4 种 C-葡萄糖苷 SGLT2 抑制剂。对现有 SGLT2 抑制剂的体外分析表明，恩格列净是选择性最强的 SGLT2（与 SGLT1 相比）抑制剂，而埃格列净是最有效的 SGLT2 抑制剂。最近的标志性试验已将 SGLT2 抑制剂确定为治疗 2 型糖尿病伴 CKD 患者的首选二线药物。通过非血糖依赖机制，恩格列净、卡格列净和达格列净显著改善了 2 型糖尿病患者的肾脏功能，包括肾脏替代终点，如蛋白尿、eGFR 水平，以及肾脏硬终点，如血肌酐（Scr）倍增、ESRD、肾脏替代治疗（RRT）需求或肾脏死亡。作为一项前瞻性临床试验研究，EMPA-REG OUTCOME 研究纳入大量伴有或不伴有蛋白尿的 CKD 患者，在标准治疗基础上 1∶1∶1 随机接受恩格列净（10 mg 或 25 mg，1 次/天）或安慰剂，平均随访 3.1 年。该研究表明恩格列净可降低 CKD 进展的长期风险，减少肾脏次要复合结局事件［新发或肾脏疾病恶化、进展为大量白蛋白尿、Scr 倍增、eGFR≤45 ml/（min·1.73 m^2）、开始肾脏替代治疗和肾脏死亡］达 39%。恩格列净组与安慰剂组，进展为蛋白尿发生率分别为 11.2% 和 16.2%，相对风险降低（relative risk reduction，RRR）为 38%，Scr 倍增发生率分别为 1.5% 和 2.6%，*RRR* 为 44%，开始肾脏替代治疗发生率分别为 0.3% 和 0.6%，*RRR* 为 55%。继 EMPA-REG OUTCOME 研究之后，CANVAS 研究提示卡格列净具有潜在的肾脏保护作用。在 CANVAS 研究中，卡格列净减少了 27% 蛋白尿进展的风险以及 40% 肾脏复合结局风险（如 eGFR 下降 40%），但该药物同时增加了下肢截肢的风险，这引发了一些安全忧虑。作为全球首个降糖药的肾脏结局研究，CREDENCE 研究具有里程碑的意义。该研究旨在探讨 SGLT2 抑制剂对 2 型糖尿病合并蛋白尿阳性 CKD 患者［平均 eGFR 30~90 ml/（min·1.73 m^2），UACR 300~5 000 mg/g］的肾脏终点事件的影响。研究结果表明，卡格列净可降低 30% 的肾脏复合硬终点事件风险（如 ESRD、Scr 倍增或肾脏死亡）（*HR*=0.70；95% *CI*：0.59~0.82；*P*<0.001），有效降低 UACR 达 31%，每年延缓 eGFR 下降速度达 2.74 ml/（min·1.73 m^2）。值得注意的是，卡格列净组的下肢截肢或骨折风险并未显著升高。CREDENCE 研究的提前终止可能会引起对高估治疗效果的担忧。然而，该研究作为在 2 型糖尿病合并 CKD 患者中进行的肾脏结局研究，为 EMPA-REG 研究和 CANVAS 研究提供了强有力的内在有效性，从而为糖尿病肾病患者使用 SGLT2 抑制剂建立了更有力的依据。DECLARE-TIMI 58 研究则评估了达格列净对 2 型糖尿病合并正常肾功能或轻度肾功能损害［肌酐清除率（creatinine clearance rate，CCR）>60 ml/min］患者的次要肾脏结局。达格列净的心血管保护作用有限（如心衰住院风险），但可显著改善次要肾脏结局如 eGFR 持续降低≥40%、ESRD 或肾脏死亡（*HR*=0.53；95% *CI*：0.43~0.66）。与其他 SGLT2 抑制剂相比，该研究中达格列净的心血管保护作用之所以较为有限，可能是由于排除了中度至重度的 CKD 患者，而 SGLT2 抑制剂在此类患者中获益最多。相反，达格列净在轻度 CKD 患者中显示出了显著的肾脏保护作用，这意味着 SGLT2 抑制剂甚至在糖尿病肾病的早期过程中也有预防疾病进展、降低蛋白尿的作用。VERTIS-CV（Evaluation of Ertugliflozin Efficacy and Safety Cardiovascular Outcomes Trial）研究评估了第四种 SGLT2 抑制剂埃格列净的疗效和安全性，该研究共纳入 8 000 多名 2 型糖尿病和动脉粥样硬化心血管病患者。研究结果显示，与安慰剂组相比，埃格列净的总体 MACE 发生率相似（11.9% *vs* 11.9%，*HR*=0.97；95% *CI*：0.85~1.11），关键次要复合终点事件（心血管死亡或心衰住院）也未出现显著差异（*HR*=0.88；95% *CI*：0.75~1.03；*P*=0.11），肾脏复合终点事件（Scr 倍增、肾脏替代治疗或肾脏死亡）*HR* 为 0.81（95%

CI:0.63～1.04),但差异未达到统计学意义。索格列净(LX4211)是一种 SGLT1 和 SGLT2 双重抑制剂,两项临床试验的汇总分析显示了它对 1 型糖尿病患者的潜在肾脏获益。这两项临床试验(SOTA - CKD 3 研究、SOTA - CKD 4 研究)显示,在 eGFR 45～60 ml/(min · 1.73 m^2)(3A 期)患者亚组中,索格列净显著降低了患者的糖化血红蛋白(HbA1c)水平。而在 eGFR<45 ml/(min · 1.73 m^2)(3B 期和 4 期)患者亚组中,尽管索格列净在降低 HbA1c 方面表现出改善,但数据没有达到统计学差异。SCORED 研究是第一个评估索格列净对糖尿病肾病患者心肾功能影响的临床试验,但该研究已因经济及疫情原因提前终止。随着越来越多的证据表明 SGLT2 抑制剂对糖尿病肾病患者有较大的肾脏获益,有研究者推测在不伴有糖尿病的 CKD 患者中,SGLT2 抑制剂可通过非葡萄糖依赖性肾小球滤过功能降低以及继发的肾小球内压降低来实现同样的肾脏保护作用。最近的 DIAMOND 研究发现,6 周的短期达格列净治疗并不能显著减少不伴有糖尿病 CKD 患者的蛋白尿,但能影响 GFR 并减轻体重。DAPA - CKD(the Dapagliflozin and Prevention of Adverse Outcomes in Chronic Kidney Disease)研究和 EMPA - KIDNEY 研究则更好地展示 SGLT2 抑制剂对不伴有糖尿病 CKD 患者的长期肾脏保护作用。DAPA - CKD 研究评估了达格列净对伴或不伴有糖尿病 CKD2～4 期患者肾脏和心血管功能的影响。该研究表明,在尿白蛋白升高的 CKD2～4 期患者中,无论是否伴有 2 型糖尿病,达格列净在标准治疗基础上可降低肾脏主要复合终点事件(eGFR 持续降低≥50%、ESRD、心血管或肾脏死亡)的风险达 39%(HR=0.61;95% CI:0.51～0.72;P=0.000 000 028),降低次要复合终点事件(肾脏主要复合终点事件排除心血管死亡组分)的风险达 44%(HR=0.56;95% CI:0.45～0.68;P=0.000 000 018)。此外,值得注意的是,根据 DAPA - HF(the Dapagliflozin and Prevention of Adverse-Outcomes in Heart Failure trial)研究,达格列净对伴或不伴有糖尿病的心力衰竭患者没有显著的肾脏益处。EMPEROR-Preserved(Empagliflozin Outcome Trial in Patients with Chronic Heart Failure with Preserved Ejection Fraction)研究和 EMPEROR-Reduced 研究也探讨了恩格列净在心力衰竭患者中的肾脏保护作用,这可能为 SGLT2 抑制剂在糖尿病肾病患者群体之外的应用提供进一步的信息。

2. 胰高血糖素样肽 1 受体激动剂

胰高血糖素样肽 1(GLP - 1)是一种肠细胞因食物摄入而分泌的肠促胰岛素,是一种显著的葡萄糖依赖性胰岛素分泌促进剂。由于二肽基肽酶 4(DPP - 4)的蛋白水解作用,GLP - 1 在血液循环中的作用是短暂的。Exendin - 4 是一条 39 个氨基酸组成的直链多肽,其氨基酸残基与哺乳动物的 GLP - 1 序列有 52% 的同源性,最初由南美巨蜥的唾液分离提取获得。它是第一个被发现的能抵抗 DPP - 4 切割的 GLP - 1 受体激动剂(GLP - 1RA)。艾塞那肽作为人工合成的 exendin - 4 被用于治疗高血糖症。人们对 exendin - 4 的结构进行合成修饰,以开发更有效的 GLP - 1RA。新型 GLP - 1RA 包括利西拉来、利拉鲁肽、索马鲁肽、阿必鲁肽和杜拉鲁肽。目前研究仅将 GLP - 1RA 的肾脏保护作用作为次要或探索性终点进行评估,关于 GLP - 1RA 对肾脏结局的影响大多需间接通过 CVOT(Cardiovascular Outcome Trial)研究间接获得。ELIXA 研究评估了利西拉来对伴或不伴有白蛋白尿患者 UACR 和 eGFR 变化的长期影响,提示利西拉来组进展为大量白蛋白尿的风险较低。与安慰剂相比,在为期 108 周的治疗后,利西拉来组 UACR 明显降低,在大量白蛋白尿患者中表现出显著的平均 UACR 变化(−39.18%;95% CI:−68.53～−9.84;P=0.007),而组间 eGFR 下降水平并无显著差异。虽然 ELIXA 研究未评估 GLP - 1RA 对肾脏硬终点的影响,但其他研究报告了更积极的结果,尤其是在显著减少白蛋白尿方面。EXSCEL(Exenatide Study of Cardiovascular Event Lowering)的肾脏亚组分析显示,艾塞那肽降低了肾脏复合终点事件(如 eGFR 下降 40%、肾脏替代治疗、肾脏死亡或新发大量白蛋白尿)的风险达 15%,且这一发现是由 eGFR 下降 40% 和新发大量白蛋白尿事件驱动的。在 LEADER 研究中,2 型糖尿病患者随机分为利拉鲁肽治疗组和安慰剂组,中位随访 3.84年。研究结果表明,利拉鲁肽降低了新发持续性大量白蛋白尿、Scr 倍增、ESRD 或肾脏死亡的肾脏复合结局风险达 22%($HR=0.70$;95% CI:$0.07\sim0.92$;$P=0.004$),这同样主要由新发的持续性大量白蛋白尿所驱动。此外,该研究中利拉鲁肽仅在基线 eGFR 为 $30\sim59$ ml/(min·1.73 m²)患者的eGFR 下降显著减缓。AWARD - 7 研究显示,在 2 型糖尿病和中重度 CKD[平均 eGFR 38 ml/(min·1.73 m²)]的患者中,与甘精胰岛素或较低剂量杜拉鲁肽相比,每周使用 1.5 mg 杜拉鲁肽可显著减少 ESRD 的发病率。52 周时杜拉鲁肽组的 eGFR 为 33.8 ml/(min·1.73 m²),高于甘精胰岛素组的 31.3 ml/min·1.73 m²,且杜拉鲁肽组大量蛋白尿患者的 UACR 明显降低。REWIND(Researching Cardiovascular Events with a Weekly Incretin in Diabetes)研究则为杜拉鲁肽的长期肾脏保护作用提供了证据。中位随访 5.4 年后,杜拉鲁肽最显著的肾脏保护作用是降低了新发大量白蛋白尿的风险($HR=0.77$;95% CI:$0.68\sim0.87$;$P<0.0001$),但对 eGFR 下降$\geqslant30\%$($HR=0.89$;95% CI:$0.78\sim1.01$;$P=0.066$)或长期 RRT($HR=0.75$;95% CI $0.39\sim1.44$;$P=0.39$)无显著影响。然而,敏感性分析表明杜拉鲁肽可能有助于降低 eGFR 下降$\geqslant40\%\sim50\%$的发生率。SUSTAIN - 6 研究表明,与安慰剂相比,索马鲁肽显著降低了新发肾脏病或肾脏病恶化的次要终点事件($HR=0.64$;95% CI:$0.46\sim0.88$;$P=0.005$)。事后报告显示,索马鲁肽可改善 UACR,尤其在重度 CKD 患者中。HARMONY 研究显示阿必鲁肽改善次要肾脏终点事件,包括基线 8 个月后的eGFR 下降水平[平均差异 1.11 ml/(min·1.73 m²);95% CI:$-1.84\sim-0.39$;$P=0.003$]。但在包括需要 RRT 的复合微血管终点方面,阿必鲁肽未显示出显著差异($HR=0.66$;95% CI:$0.43\sim1.01$;$P=0.055$)。综合现有的研究证据,GLP - 1RA 的作用主要表现为减少蛋白尿,并降低中重度CKD 或大量白蛋白尿患者 eGFR 下降的风险。GLP - 1RA 的肾脏保护机制尚不明确,但可能独立于控制血糖、降低血压或抑制 RAAS 等机制。GLP - 1RA 被认为可以减少肾脏内的炎症反应和氧化应激,随后通过舒张入球小动脉来改善肾脏的血流动力学。这一机制可能解释了为何在 AWARD - 7 研究和 LEADER 研究中 CKD 3 期患者的初期 eGFR 值有所增加。目前正在进行的 FLOW 研究是第一个评估索马鲁肽在 2 型糖尿病合并中度 CKD [eGFR$\geqslant25$ ml/(min·1.73 m²)]患者中主要肾脏结局的研究(如 eGFR 持续下降$\geqslant50\%$、ESRD、RRT 和肾脏死亡)。该研究有望阐明 GLP - 1 受体激动剂对肾脏硬终点的临床意义,并对其保护肾脏的作用机制进行更深入的探讨。

3. DPP - 4 抑制剂

DPP - 4 是一种细胞表面的丝氨酸蛋白酶,可通过酶降解作用灭活 GLP - 1。DPP - 4 抑制剂通过特异性抑制 DPP - 4 酶进而减少 GLP - 1 的降解,提高体内内源性 GLP - 1 的水平,提高其生物学作用。西格列汀是一种小型的化学 DPP - 4 抑制剂,与其他相关酶相比,它对 DPP - 4 的选择性超过2500 倍。沙格列汀是同期研发的另一种化学 DPP - 4 抑制剂。与其他相关的丝氨酸蛋白酶相比,随后研发的阿格列汀对 DPP - 4 的选择性高出 10000 倍以上。为了寻找更有效的 DPP - 4 抑制剂,研究者对 500000 个化合物库进行了高通量筛选,并研发了利格列汀。随后的临床前研究发现,与其他DPP - 4 抑制剂相比,利格列汀具有更高的效力和更长的作用时间。随着 DPP - 4 抑制剂在糖尿病治疗中的应用越来越广泛,探讨它对糖尿病肾病患者的临床肾脏获益已成为一个日益扩充的研究领域。虽然 DPP - 4 抑制剂对肾脏作用的确切机制尚不明确,但临床前研究表明,这些获益可能来自包括抗炎、抗氧化和抗凋亡特性的多重效应。这些机制独立于肠促胰岛素途径,也独立于 DPP - 4 抑制剂的降血糖作用。然而,早期临床试验的结果并不支持这些在临床前研究中建立的理论。值得注意的是,早期临床试验全部是心血管试验,其主要或次要结局分析中并不包括肾脏终点。这些 DPP - 4 抑制剂试验主要纳入的是 CKD 早期患者,表明 DPP - 4 抑制剂对白蛋白尿无显著影响。与此相反,之后的

SAVOR - TIMI 53 研究表明,在长为 2.9 年的研究期间,沙格列汀在基线正常白蛋白尿($P=0.021$)、微量白蛋白尿($P<0.001$)和大量白蛋白尿($P=0.049$)患者中均可降低 UACR,但对肾功能无显著影响。在中度至重度 CKD 患者中,沙格列汀对 UACR 的降低效果最为显著。一项最近的荟萃分析研究分析了 23 项随机试验的结果,这些试验评估了 DPP - 4 抑制剂对肾脏结局的影响。总体来看,DPP - 4 抑制剂降低 UACR 的效果与其他糖尿病治疗方法相当($P=0.150$),但低于 SGLT2 抑制剂。DPP - 4 抑制剂显著降低了发生微量白蛋白尿($RR=0.89$;$95\% CI$:$0.80\sim0.98$;$P=0.022$)和大量白蛋白尿($RR=0.77$;$95\% CI$ $0.61-0.97$;$P=0.027$)的风险,并提高了白蛋白尿消退率(RR 1.22;$95\% CI$ $1.10-1.35$;$P<0.001$)。有趣的是,DPP - 4 抑制剂组的 eGFR 值更低[加权中值差-1.11 ml/(min · 1.73 m^2);$95\% CI$:$-1.78\sim-0.44$;$P=0.0001$],但并未增加 ESRD 的风险($RR=0.93$;$95\% CI$:$0.76\sim1.14$;$P=0.475$)。这提示,DPP - 4 抑制剂在肾脏中的获益主要通过降低白蛋白尿发生或进展的风险而实现,而非减少肾脏硬终点事件的风险。但需要注意的是,该荟萃分析中 DPP - 4 抑制剂对白蛋白尿的改善作用主要是由 SAVOR - TIMI 53 研究结果驱动的。最近的 CARMELINA 研究则得到了与上述荟萃分析相同的结果。该研究是第一项专门设计并评估 DPP - 4 抑制剂(利格列汀)对心血管事件和肾脏事件高危 2 型糖尿病患者肾脏终点的研究。该研究在满足对于利格列汀心血管安全性研究的同时,评估了其对肾脏安全性的潜在影响。纳入人群中 74% 的患者有 CKD,43% 的患者 eGFR<45 ml/(min · 1.73 m^2),15.2% 的患者 eGFR<30 ml/(min · 1.73 m^2),但 ESRD 患者被排除在外。与安慰剂组相比,利格列汀组的次要复合肾脏终点(包括肾脏死亡、ESRD 或 eGFR 下降≥40%)($HR=1.04$;$95\% CI$:$0.89\sim1.22$;$P=0.62$)和探索性复合肾脏终点(包括持续 ESRD、肾脏死亡或持续 eGFR 下降≥50%)无明显差异。但值得关注的是,利格列汀组白蛋白尿进展(如从无白蛋白尿到出现白蛋白尿、从微量白蛋白尿进展为大量白蛋白尿)的发生率显著下降($HR=0.86$;$95\% CI$:$0.78\sim0.95$;$P=0.003$),提示利格列汀与延缓蛋白尿进展相关。现有证据支持 DPP - 4 抑制剂的肾脏获益主要来自减少晚期 CKD 患者的白蛋白尿,降低尿蛋白的排泄,且部分独立于降血糖作用之外。目前需要进一步的研究以确立 DPP - 4 抑制剂在糖尿病肾病治疗中的地位。

三 新型治疗药物

1. 内皮素 A(ETA)受体拮抗剂

内皮素 1(ET1)是一种由内皮细胞分泌的血管活性肽。ET1 的生理效应通过激活两种 G 蛋白偶联受体 ETA 和 ETB 来介导。目前已知 ET1 在肾脏生理学中起着关键作用,其肾脏效应包括对入球动脉和出球动脉的有效血管收缩。更重要的效应是,ET1 慢性激活 ETA 受体,并通过促进足细胞功能障碍、蛋白尿、肾纤维化、炎症和细胞外基质增多等机制参与肾脏疾病的进展。此外,多项研究已表明 Ang II 和 ET1 水平之间存在相关性。在肾脏疾病的啮齿类动物模型中,ETA 和 ETB 受体拮抗剂可降低蛋白尿和减少肾脏损害,并延长存活时间。虽然阻断两种 ET 受体亚型均有助于恢复 GFR,但只有 ETA 受体拮抗剂与减少肾纤维化和炎症有关。临床试验同样显示,选择性 ETA 受体拮抗剂可完全逆转 ET1 产生的所有肾脏效应。肾脏局部内皮系统的过度激活,特别是 ET1,是糖尿病肾病损伤的重要因子。有关内皮素拮抗剂治疗糖尿病肾病的临床试验正在进行中。一项 III 期试验评估了阿伏生坦降低蛋白尿的作用以及其对糖尿病肾病进展的影响。然而,由于液体过负荷和心力衰竭相关的心血管不良反应过多,该试验被提前终止。阿伏生坦的肾脏保护作用可归因于其对 ETB 受体的亲和力,而 ETB 受体对肾脏水钠的排泄具有一定的调节作用。进一步的研究促进了阿曲生坦的研发。阿曲生坦是一种高效的 ETA 受体抑制剂,其对 ETA 受体的选择性是 ETB 受体的 1000 倍。SONAR 研究评估了在 eGFR 25~75 ml/(min · 1.73 m^2)、UACR 300~5000 mg/g 的患者中,阿曲生坦对血肌酐(Scr)倍增和 ESRD 发病率等复合肾脏终点的影响。值得注意的是,该研究在选择研究对象时创新性地采用了适应性富集设计。在为期 6 周的富集期内,所有患者每天口服 0.75 mg 阿曲生坦。只有对阿曲生坦有反应(UACR 降低≥30%)且无明显液体潴留的患者进入研究,被随机分为两组,一组继续接受阿曲生坦治疗,另一组则接受安慰剂治疗。在中位随访 2.2 年后,与安慰剂相比,阿曲生坦显著降低了主要肾脏终点事件的风险($HR=0.65$;$95\%\ CI$:$0.49\sim0.88$;$P=0.004\,7$)。液体潴留(阿曲生坦组 36.6% vs 安慰剂组 32.3%;$P=0.022$)和贫血(阿曲生坦组 18.5% vs 安慰剂组 10.3%;$P<0.000\,1$)是两种最常见的不良事件。此外,阿曲生坦组因心力衰竭住院的发生率较高($HR=1.33$;$95\%\ CI$:$0.85\sim2.07$;$P=0.208$)。SONAR 研究表明阿曲生坦对糖尿病肾病患者的肾脏保护作用具有潜在价值。然而,与 ETB 受体激活相关的液体潴留和贫血仍然是一个问题,限制了其目前的临床应用。

2. 降尿酸药物

来自 JKS 研究的前瞻性数据表明,高尿酸血症会加重 eGFR 的下降。血清尿酸大于 4.5 mg/dl 使早期 GFR 下降的风险增加 2.4 倍。PERL 研究评估了别嘌呤醇在 1 型糖尿病患者中预防糖尿病肾病进展和 ESRD 的效果。该研究共纳入 530 例伴有白蛋白尿、血清尿酸>4.5 mg/ml、轻度至中度 CKD(GFR 45~100 ml/min)的患者,随机分为别嘌呤醇组和安慰剂组。主要终点为洗脱期基线调整后的 GFR,次要终点为每年 GFR 下降和洗脱期后 UAER 的下降。研究结果显示,尽管与安慰剂组相比,别嘌呤醇组的血清尿酸水平有所下降,但该干预措施并未影响 GFR,组间 GFR 的差异为 $0.001\ \text{ml}/(\text{min}\cdot1.73\,\text{m}^2)$($95\%\ CI$:$-1.9\sim1.9$;$P=0.99$),甚至可能导致 UAER 的增加。提示在 1 型糖尿病和轻度至中度糖尿病肾病患者中,并未发现别嘌呤醇对肾脏预后有临床益处的证据。CKD-FIX 研究报告了相似的结果。

3. 非甾体类盐皮质激素受体拮抗剂

关于盐皮质激素受体拮抗剂(MRA)的早期研究多基于内源性 MRA 孕酮。因此螺内酯的化学结构同样基于孕酮,而螺内酯的不良反应则源于其与雄激素和孕酮受体的非特异性相互作用。随后开发的螺内酯化学衍生物依普利酮被发现是一种更有效、更有选择性的 MRA,其只作用于 MR,而不作用于雄激素和孕酮受体。非奈利酮作为第三代 MRA 的代表,是一种高度选择性的非甾体类 MRA。在过去几十年中,越来越多的研究强调了 MR 在肾脏疾病病理生理学中的作用假说。在 AKI 的啮齿类动物模型中,非奈利酮已被证实可通过阻断 MR 逆转缺血诱导的肾损伤。阻断 MR 在 CKD 中的获益被认为来自逆转氧化应激,修复一氧化氮合成,以及减轻巨噬细胞诱导的肾脏损伤。在一项 Ⅱ 期试验中,与螺内酯相比,非奈利酮可显著减少血清钾的增加($P<0.000\,1\sim0.010\,7$),并降低高钾血症的风险($P=0.048$),同时具有相似的减少蛋白尿的作用。Ⅱb 期 ARTS-DN 研究对已使用 ACEI 或 ARB 治疗的糖尿病肾病患者中非奈利酮的作用进行了探讨。治疗 90 d 后,非奈利酮显著减少了糖尿病肾病患者的蛋白尿,且呈剂量依赖性。在 7.5~20 mg 剂量范围内,非奈利酮治疗组的 UACR 降低了 20%~40%。在安全性方面,安慰剂组和非奈利酮 10 mg 治疗组均未观察到高钾血症病例,7.5、15、20 mg 非奈利酮治疗组的高钾血症发生率分别为 2.1%、3.2% 和 1.7%。随后的 Ⅱb 期 ARTS-DN 研究纳入了 96 例 2 型糖尿病日本患者,该研究结果同样表明,与安慰剂组相比,非奈利酮治疗组的 UACR 得到了显著改善($P=0.031\,4$)。研究观察到轻微升高的血清钾水平($0.025\sim0.167$ mmol/L),但没有患者出现高钾血症。这两项 Ⅱ 期研究均表明,非奈利酮可显著减少白蛋白尿,同时不增加高钾血症的风险。此外,研究并未观察到收缩压变化和 UACR 之间存在相关性,这意味着非奈利酮降低 UACR 的机制可能独立于血流动力学调节机制。另两项 Ⅲ 期临床试验 FIDELIO-DKD 研究和 FIGARO-DKD 研究评估了非奈利酮在接受标准治疗糖尿病肾病患者中的疗效和安全性。在

FIDELIO-DKD研究中,患者按1∶1比例随机接受非奈利酮10 mg/20 mg每天1次口服或安慰剂治疗,中位随访2.6年。入选标准覆盖了糖尿病患者中的CKD人群,即UACR 30～5 000 mg/g、eGFR 25～75 ml/(min·1.73 m²)。主要肾脏复合终点事件为首次出现肾衰竭,eGFR持续下降≥40%维持4周及以上,以及肾脏死亡。该研究结果表明,在标准治疗基础上,与安慰剂相比,非奈利酮显著减少肾脏复合终点事件达18%($HR=0.82$;95% CI:0.73～0.93;$P=0.001 4$)。同时,非奈利酮可显著降低UACR。FIGARO-DKD研究是一项针对伴有蛋白尿糖尿病肾病患者的长期心血管结局研究,以肾脏复合结局为次要终点,并从FIDELIO-DKD研究的2型糖尿病合并中重度CKD患者扩展至轻中度CKD患者。该研究表明,对于eGFR持续下降≥40%的肾脏复合终点,与安慰剂相比,非奈利酮未显著降低事件发生风险,但有降低趋势($HR=0.87$;95% CI:0.76～1.01;$P=0.069$)。而对于eGFR持续下降≥57%复合终点的探索性分析显示,非奈利酮可显著降低该复合终点事件的风险达23%($HR=0.77$;95% CI:0.60～0.99;$P=0.041$),并降低ESRD发生的风险达36%($HR=0.64$;95% CI:0.41～0.995;$P=0.046$)。此外,非奈利酮可显著降低患者的UACR水平,用药4个月后患者的UACR降低达31%,且可持续维持在较低水平($HR=0.68$;95% CI:0.65～0.70)。安全性方面,非奈利酮组和安慰剂组不良事件的总体发生率无显著差异。FINERARTS-HF研究旨在评估非奈利酮对心力衰竭患者发病率和死亡率的影响,并包含肾脏复合终点,该研究预计在2024年完成。

4. 凋亡信号调节激酶1抑制剂

凋亡信号调节激酶1(apoptosis signal regulating kinase-1,ASK1)是丝氨酸/苏氨酸蛋白激酶,属于促分裂原活化蛋白激酶激酶激酶(MAPKKK)家族。MAPK信号通路包括促分裂原活化蛋白激酶(MAPK),促分裂原活化蛋白激酶激酶(MAPKK)以及MAPKKK。这三种激酶依次激活,参与细胞对各种应激刺激的反应。重要的是,ASK1介导的肾功能改变已在研究肾功能不全的实验模型中得到确认,包括肾小球上皮细胞损伤和肾纤维化。在研究AKI时发现,与野生型小鼠相比,$ASK1$基因敲除小鼠暴露于缺血/再灌注损伤后的细胞凋亡显著减少。因此,干预ASK1功能有望成为促进肾细胞存活和保护肾脏疾病患者肾功能的一种策略。研究者使用药物筛选发现了一个新型ASK1抑制剂,并对其化合物进行改进以提高其对ASK1的有效性和敏感性,最终合成一种ATP竞争性ASK1抑制剂GS-444217。GS-444217在肾损伤和肺动脉高压啮齿动物模型中得到了可喜的结果。在抑制ASK1激活后,GS-444217显著降低JNK和p38的激活水平。同样,另一种选择性ASK1抑制剂selonsertib(司隆色替,GS-4997)已被证实可减少肝纤维化和肾纤维化。一项Ⅱ期研究对selonsertib (GS-4997)联合ACEI/ARB预防糖尿病肾病患者eGFR下降的疗效进行了评估。共有334名患者随机接受2、6或18 mg的selonsertib治疗,并与匹配的安慰剂进行比较。研究结果显示,治疗48周时各组间eGFR值无显著差异,但selonsertib抑制肌酐分泌被认为是一个研究结果的意外混杂因素。分段线性回归分析显示,selonsertib产生了两种剂量依赖效应,即在治疗的最初4周内,由于肌酐分泌的抑制,eGFR出现急性和显著下降,而在随后的4～48周,由于其药物疗效,eGFR下降减缓。随后的事后分析表明,与安慰剂相比,服用18 mg selonsertib 4～48周后的eGFR下降率显著降低〔相差(3.11±1.53)ml/(min·1.73 m²)/year,95% CI:0.10～6.13;$P=0.043$〕。这意味着selonsertib具有潜在的剂量依赖性延缓糖尿病肾病作用。今年刚完成的Ⅲ期MOSAIC研究旨在评估selonsertib对中晚期糖尿病肾病患者的肾脏影响,主要结局为eGFR斜率差异,首次出现eGFR下降≥40%、ESRD或肾脏死亡。其研究结果有望进一步揭示selonsertib对糖尿病肾病的作用。

5. Janus激酶1/2抑制剂

Janus激酶(JAK)信号转导及转录激活因子(JAK-STAT)是一条与细胞因子密切相关的细胞内信号转导通路,参与细胞的增殖、分化、凋亡以及免疫调节等许多重要的生物学过程。有研究表明,糖尿病肾病患者中JAK-STAT信号通路的激活增强,且其在肾小管间质中的表达与肾衰竭呈正相关性。包括血管紧张素Ⅱ、高血糖和氧化应激在内的多种因素有助于JAK-STAT通路的激活,而JAK-STAT通路的激活又反过来刺激肾小球系膜细胞的过度增殖。因此,对新药物的挖掘导向了对JAK-STAT通路抑制剂在糖尿病肾病患者中的作用研究。巴瑞替尼是一种选择性JAK1和JAK2抑制剂,一项Ⅱ期试验评估了巴瑞替尼在糖尿病肾病高危风险2型糖尿病患者中降低蛋白尿的疗效。该试验发现,与安慰剂相比,每天服用4 mg巴瑞替尼可降低UACR达41%(基线比值0.59;95% CI:0.38~0.93; $P=0.022$)。这表明JAK1/JAK2抑制剂作为一种新疗法对糖尿病肾病患者具有潜在的治疗价值。此外,巴瑞替尼在24周治疗中降低了与糖尿病肾病相关的局部炎症生物标志物水平,包括血浆可溶性肿瘤坏死因子受体(sTNFR-1和sTNFR-2)以及VCAM-1,表明其具有抗炎作用,并能改善糖尿病肾病患者的蛋白尿水平。

6. 血管黏附蛋白1抑制剂

血管黏附蛋白1(VAP-1)是一种在内皮细胞上表达的跨膜糖蛋白,也是氨基脲敏感单胺脱氧酶。VAP-1具有双重作用,其含有调节单核细胞的运输到炎症位点的黏附结构域和胺氧化酶结构域,胺氧化酶结构域通过独特的机制也参与白细胞到炎症部位的运输。作为酶,VAP-1能转化伯胺为相应的醛,同时形成生物活性产物,VAP-1也能结合淋巴细胞表面蛋白递呈的伯胺。已知VAP-1在几种炎症性疾病的病理生理学中起到了关键作用。研究发现,在高血糖患者和CKD患者中,由跨膜VAP-1脱落产生的可溶性VAP-1的血清水平升高。这些研究结果为VAP-1作为糖尿病肾病治疗的新靶点提供了思路。Ⅱ期ALBUM研究对新型VAP-1抑制剂ASP8232降低糖尿病肾病患者白蛋白尿的有效性进行了评估。该研究共纳入125例糖尿病肾病患者,按1∶1比例随机给予ASP8232和安慰剂治疗。主要终点为治疗第12周晨起log-UACR的平均变化。第12周时,ASP8232组患者UACR下降了17.7%,安慰剂组增加了2.3%,校正后差异为-19.5%(95% CI:-34.0~-1.8; $P=0.033$)。而两组患者24h蛋白尿变化无显著差异。研究结果表明,特异性VAP-1抑制剂ASP8232可有效、安全地降低糖尿病肾病患者的白蛋白尿,且耐受性良好。因此有必要进行进一步的临床试验,以探讨ASP8232是否可延缓糖尿病肾病的进展。

7. 重组激肽释放酶

激肽释放酶-激肽系统(KKS)广泛存在于各种组织中,通过多条信号通路产生多种生物学作用,参与细胞增殖、凋亡、炎症等多种病理生理过程。组织中存在的激肽释放酶原活化后成为激肽释放酶,激肽释放酶分为两种类型:组织激肽释放酶和血浆激肽释放酶。其中,组织激肽释放酶是一种丝氨酸蛋白酶,其体内活性强于缓激肽,并可以被氨基肽酶裂解为缓激肽继续发挥作用。缓激肽通过激活缓激肽受体(B1R和B2R)诱导一氧化氮生成和血管舒张,从而产生抗炎和抗增殖作用。在啮齿动物糖尿病肾病模型中,给予外源性激肽释放酶具有组织保护作用。基于其重要作用,肾脏KKS是治疗糖尿病肾病的独特靶点。作为重组激肽释放酶,一项正在进行的Ⅱ期临床试验探讨了DM199在非糖尿病CKD患者中的疗效和安全性。该试验的主要结局包括治疗相关不良事件的发生率、eGFR和UACR的变化以及12周内DM199的血浆浓度。虽然该试验并未纳入糖尿病患者,但其研究结果将为DM199在肾脏疾病患者中的获益提供依据,并指导未来进一步的研究。

8. 大麻素1型受体单克隆抗体

内源性大麻素系统的外周活性通过激活两种大麻素(CB)受体CB1R和CB2R来影响肾脏功能。CB1R主要分布在中枢神经系统,CB2R主要分布于外周免疫细胞表面,两者受激动均可产生特定的生理反应。研究发现糖尿病肾病患者中CB1R的表达增强,而CB1R的阻断与肾功能的改善有关。CB1诱导的糖尿病肾病患者肾功能下降可能与内质网应激增强、GLUT-2功能调节等机制有关。

CB1 单克隆抗体 GFB-024 是经过临床前研究的新药物。临床前研究数据表明 CB1 在糖尿病肾病和肥胖相关肾小球疾病患者中具有潜在获益,GFB-024 的疗效和安全性尚有待后续研究。

9. 足细胞胆固醇蓄积清除剂

环糊精在细胞表面吸附后可促进胆固醇外流。2-羟丙基-β-环糊精(HP-β-CD)被用作各种制剂中的非活性药物成分。HP-β-CD 的治疗效果与巨噬细胞胆固醇的成功流出有关,突出了其作为促进胆固醇逆转运药物的适用性。糖尿病肾病患者中胆固醇外排转运蛋白的表达降低,这支持了 HP-β-CD 对糖尿病肾病的治疗作用。作为第一种研发的 HP-β-CD,VAR200 被美国食品和药物管理局批准用于治疗局灶性节段性肾小球硬化症(FSGS)。FSGS 是一种与肾小球足细胞中胆固醇蓄积有关的肾脏疾病。FSGS 动物模型的临床前研究证实了 VAR 200 在促进足细胞主动和被动清除胆固醇、防止肾细胞损伤和减少蛋白尿方面具有疗效。在糖尿病肾病动物模型中,更大剂量的 VAR200 还显著降低了肾脏细胞的胆固醇水平,并通过改善代谢显著减轻体重。这些证据表明了 VAR200 治疗糖尿病肾病的可行性。有力的临床前数据使 VAR200 直接进入 FSGS 患者的 Ⅱa 期临床试验,显著缩短了研发时间。这将提供更多关于 HP-β-CD 治疗伴有肾小球胆固醇蓄积肾脏疾病的信息。作为一种正在研究的预防糖尿病肾病的新型 HP-β-CD 药物,VAR400 的研发将得益于此,并为糖尿病肾病的治疗提供新靶点。

(陈舜杰)

第六节 | 降尿酸治疗

随着社会经济的发展,人们的生活方式及饮食结构发生了很大改变,我国高尿酸血症的患病率也随之逐年增高,并呈年轻化趋势。目前其已成为仅次于糖尿病的第二大代谢性疾病。糖尿病肾病患者存在着胰岛素抵抗以及肾功能受损等特征。过去的观点认为:血尿酸升高仅是由糖尿病肾病患者的胰岛素刺激尿酸重吸收与肾功能受损后尿酸排泄下降所致,是一种继发现象。除非怀疑患者有痛风,高尿酸血症才应受到重视。然而,越来越多的证据表明慢性高尿酸血症,除造成体内尿酸盐沉积引起痛风之外,还是糖尿病、高血压、胰岛素抵抗、代谢综合征、CKD 以及心血管疾病等的独立危险因素。故高尿酸血症很可能是这些常见代谢性疾病的"根"。

一 高尿酸血症的界定

糖尿病肾病患者高尿酸血症的定义与原发性高尿酸血症一样,无论是男性还是女性的糖尿病患者,在日常饮食下,发现非同日 2 次血尿酸水平超过 420 μmol/L,即可定义为高尿酸血症。当糖尿病患者出现尿酸盐结晶沉积,并导致急性关节炎者称为糖尿病伴痛风(Gout)。而沉积在肾脏,形成尿酸性结石并导致肾损害者称为:尿酸性肾病。大多数糖尿病肾病合并高尿酸血症患者可终身未出现痛风或痛风石等症状,即称为:无症状高尿酸血症。

糖尿病肾病合并高尿酸血症患者的分期根据 2018 年《欧洲抗风湿病联盟(EULAR)痛风诊断专家建议》分为四个阶段和两期(见表 10-6-1):A. 无症状高尿酸血症期:无单钠尿酸盐(monosodium urate,MSU)晶体沉积;B. 无症状 MSU 晶体沉积期:无痛风性关节炎发作;C. 痛风性关节炎发作及发作间期:有 MSU 晶体沉积;D. 进展性/慢性痛风性关节炎期:痛风石、骨破坏等。A+B 为无症状期;C+D 为有症状期。

表 10-6-1　2018 年《EULAR 痛风诊断专家建议》高尿酸血症的分期

分　期		阶　段
无症状期	A	无症状高尿酸血症期(无 MSU 晶体沉积)
	B	无症状 MSU 晶体沉积期(无痛风性关节炎发作)
有症状期	C	痛风性关节炎发作及发作间期(有 MSU 晶体沉积)
	D	进展性/慢性痛风性关节炎期(痛风石、骨破坏等)

二　与高尿酸血症的关系

我国 CKD 患者中的高尿酸血症患病率为 36.6%～50.0%,且随 CKD 的进展,高尿酸血症患病率也明显升高。目前糖尿病仍是 ESRD 的最主要病因。而糖尿病和高尿酸血症均为多系统受累的全身性代谢性疾病。我国 2 型糖尿病患者中高尿酸血症检出率显著增高。多个流行病学研究均报道了:①血清尿酸(serum uric acid,SUA)水平增高是非糖尿病人群发生 2 型糖尿病的独立危险因素;②在肾功能正常的 2 型糖尿病患者中,正常高限的 SUA 水平预示发生糖尿病肾病Ⅲ期或以上风险增加;③在已确诊糖尿病肾病的患者中,SUA 水平与其肾功能及蛋白尿等显著相关。以上研究表明高尿酸血症是糖尿病肾病发生、进展和恶化的独立危险因素和重要预测因子。

1. 合并高尿酸血症的发病机制

(1) 糖尿病肾病的肾小球血流动力学变化会影响肾脏对血尿酸盐的排泄。早期糖尿病肾病的肾小球高滤过会使尿盐酸排泄率升高,血尿酸水平下降。而随着糖尿病肾病的疾病进展,eGFR 逐渐下降,肾脏对尿酸盐的清除率下降,血尿酸水平升高,这也是许多肾脏疾病发展至 CKD 时常见血尿酸水平升高的原因。

(2) 高尿酸血症作为嘌呤代谢异常所导致的疾病,与肥胖、糖代谢紊乱、血脂异常、非酒精性脂肪肝病等多种代谢性疾病存在密切联系和共同致病基础。胰岛素抵抗是这些疾病的共同病理生理基础。而糖尿病肾病患者普遍存在胰岛素抵抗,一方面,高胰岛素血症可刺激近端肾小管 Na^+-H^+ 交换,增强 H^+ 分泌,竞争性抑制尿酸排泄,导致 SUA 水平升高;另一方面,胰岛素抵抗能增加肝脏脂肪合成,干扰蛋白质代谢,进而导致嘌呤代谢紊乱,内源性尿酸产生增多。

(3) 糖尿病肾病患者 SUA 浓度还受血糖和尿糖水平的影响。糖尿病肾病血糖控制较差的患者,尿糖增多,近端肾小管对葡萄糖的重吸收增强,竞争性抑制尿酸重吸收。

(4) 糖尿病肾病以及合并高血压等因素所导致的肾血流量下降,导致肾小管缺血缺氧,进而进一步抑制肾小管对尿酸的排泄。

2. 高尿酸血症加重糖尿病肾病肾脏损伤的病理生理

(1) 血清尿酸过度饱和,可形成尿酸盐结晶。其若在肾脏集合管沉积,将形成尿酸性肾结石,影响排尿功能导致肾功能受损。

(2) 血尿酸升高可引起肾素-血管紧张素系统(RAS)活化,促进高血压、CKD 进展。尿酸还可以刺激肾小管上皮细胞表型转化,促进肾间质纤维化的进展。

(3) 高血尿酸是强氧化剂,可以促进氧自由基生成,加重炎症反应及胰岛素抵抗状态。

(4) 血尿酸还可蓄积于血管内皮,上调内皮素表达,下调一氧化氮合酶表达,导致一氧化氮合成障碍、血管舒张功能失调以及血管重构等。此外。高尿酸血症可使血管平滑肌细胞环氧合酶表达增加,导致血管平滑肌细胞增殖、肥大,最终导致肾小球小动脉硬化。

(5) 升高的血尿酸可促进 LDL - C 氧化和脂质过氧化,诱发或加重糖尿病肾病的脂质代谢紊乱,加重胰岛素抵抗和代谢综合征状态。

三 降尿酸治疗

控制血糖和血压水平以及使用 RAS 抑制剂是目前糖尿病肾病主要治疗手段。这些治疗方法有效延缓了糖尿病肾病患者的肾损伤,但是并不能完全阻断或者逆转糖尿病肾病的进展。因此,糖尿病肾病治疗中仍然需要新的治疗靶标。大量流行病学研究表明,SUA 是糖尿病肾病发展和进展的危险因素和预测因子。积极的患者教育、饮食干预、改善生活方式等非药物治疗,在控制尿酸的同时,也可改善糖尿病肾病患者的血糖控制情况,对患者产生积极影响。但在 CKD 患者中进行药物降尿酸治疗是否能延缓 eGFR 下降,以及是否有肾脏保护作用,仍存在争议。大量的研究已经揭示了降尿酸治疗对患者心血管系统的保护作用,因此,有观点认为降尿酸治疗的主要益处可能不是通过减缓肾脏疾病的进展,而是通过降低心血管事件的发生率和死亡率而实现的。尽管降尿酸治疗和糖尿病肾病获益的直接因果关系仍需更深入的研究,但降低 SUA 治疗仍是目前干预糖尿病肾病发生、发展的重要经验治疗手段。

(一) 干预切点和治疗目标

根据多个专家共识的建议(见表 10 - 6 - 2),降尿酸治疗的干预切点和治疗目标均需考虑心血管危险因素(包括肾脏病、高血压、糖耐量异常或糖尿病、血脂紊乱、肥胖、代谢综合征、缺血性心脏病、心功能不全和卒中等,合并心血管危险因素患者的干预切点和治疗目标均比不合并心血管危险因素者更严格。糖尿病肾病患者无疑均属于有心血管危险因素人群。

表 10 - 6 - 2　糖尿病肾病患者降尿酸治疗的干预切点和治疗目标

临床表现	干预切点	治疗目标
无症状高尿酸	SUA>420 μmol/L 生活指导 3～6 个月无效,或 SUA>480 μmol/L	SUA<360 μmol/L
每年痛风性关节炎发作 1 次	立即开始降尿酸药物治疗	SUA 180～300 μmol/L
严重痛风者		

对于糖尿病肾病合并无症状高尿酸患者,SUA>420 μmol/L 为非药物干预切点,应对患者进行生活指导 3～6 个月,若无效果应联合药物治疗;SUA>480 μmol/L 应立即开始降尿酸药物治疗。治疗目标 SUA<360 μmol/L。糖尿病肾病合并痛风患者,应立即开始降尿酸药物治疗,治疗目标 SUA<360 μmol/L。若合并严重痛风,即出现痛风石、慢性痛风性关节炎,或痛风性关节炎频繁发作(≥2 次/年),则治疗目标 SUA<300 μmol/L,但必须>180 μmol/L。

(二) 患者教育

建议所有合并高尿酸血症的糖尿病肾病患者都应遵守以下 3 条总则。

1. 保持健康的生活方式

高尿酸血症患者,尤其是糖尿病肾病背景的高尿酸血症患者,更应当明白高尿酸血症是一种生活方式相关的疾病,与长期高热量、高嘌呤饮食、酒精及果糖摄入密切相关。体重增加是高尿酸血症患者痛风发生的独立危险因素。糖尿病肾病患者合并高尿酸血症时,更应当积极控制体重、规律运动以及健康饮食。

2. 终身关注尿酸水平的影响因素,始终将 SUA 控制在理想范围

血尿酸水平升高是高尿酸血症及其并发症发生、发展的根本原因。所有糖尿病肾病患者应知晓需要终身将血尿酸水平控制在目标范围 $180\sim360\ \mu$mol/L,为此可能需要长期甚至终身服用降尿酸药物。

3. 了解疾病可能出现的危害,定期筛查、监测靶器官损害并控制相关合并症

血尿酸升高是心脑血管疾病、糖尿病等疾病的独立危险因素。糖尿病肾病患者即使合并无症状高尿酸血症,予降尿酸治疗可明显改善肾功能,延缓慢性肾功能不全进展,显著降低收缩压和舒张压水平。因此应告知所有患者高尿酸血症是一种慢性、全身性疾病,可导致多个靶器官的损伤,可能影响预期寿命,应定期监测靶器官的损伤并及时处理并发症。

(三) 非药物治疗

1. 健康饮食

临床上认为肥胖、痛风与糖尿病属于"三联征",即肥胖可诱发高尿酸血症及高血糖症状,糖尿病与高尿酸血症均存在营养过剩这一共同发病基础,因此,饮食治疗在有高尿酸血症的糖尿病肾病患者中占有非常重要的地位。研究显示:饮食治疗可以使血尿酸水平降低 $10\%\sim18\%$ 或者 $70\sim90$ mol/L。糖尿病肾病伴高尿酸血症的患者除在糖尿病饮食基础上,推荐进一步结合饮食干预、营养素控制、饮食及用餐方式指导、碳水化合物交换份法等。此外,对于进展为肾功能不全的糖尿病肾病患者,应结合优质低蛋白、肾功能不全或者透析饮食营养方案(见表 10 - 6 - 3)。

表 10 - 6 - 3　糖尿病肾病伴高尿酸血症患者的饮食建议

饮食建议	食 物 种 类
避免食用	• 高嘌呤饮食(如胰脏或胸腺、肝脏、肾脏、骨髓等动物内脏) • 高果糖的玉米糖浆,甜化的苏打水,其他饮料或事物 • 高蛋白饮食 • 啤酒或白酒,对伴发痛风患者且在发作或控制不良期,需严格禁酒 • 辛辣食物,如辣椒、大蒜、韭菜
限制食用	• 牛肉、羊肉、猪肉 • 嘌呤含量高的海产品(如虾蟹、贝类) • 整份的天然甜果汁 • 食糖,包括甜饮料和甜品 • 食盐,包括果酱、肉质和腌制品 • 红酒 • 高脂,特别是高胆固醇食品(肥肉、肉皮、蛋黄、鱼子、鱿鱼、蹄筋)
鼓励食用	• 低脂肪或全脱脂牛奶制品 • 新鲜蔬菜、水果(如苹果、杏子、橘子、桃子、梨) • 杂粮 • 多饮水(每天 2 000 ml 以上) • 低蛋白饮食

2. 充足饮水

充足饮水可缩短痛风发作的持续时间、减轻症状。建议患者每日饮水量>2 000 ml,可促进尿酸排泄并预防尿路结石。结合糖尿病肾病患者肾功能进展情况及血压情况,从患者尿量的角度出发,建议保证每日的尿量在 2 000~3 000 ml。可饮用牛奶及乳制品,尤其是脱脂奶和低脂低糖酸奶。果糖摄

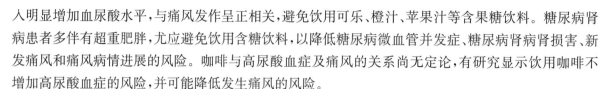

入明显增加血尿酸水平,与痛风发作呈正相关,避免饮用可乐、橙汁、苹果汁等含果糖饮料。糖尿病肾病患者多伴有超重肥胖,尤应避免饮用含糖饮料,以降低糖尿病微血管并发症、糖尿病肾病肾损害、新发痛风和痛风病情进展的风险。咖啡与高尿酸血症及痛风的关系尚无定论,有研究显示饮用咖啡不增加高尿酸血症的风险,并可能降低发生痛风的风险。

3. 适量食用水果

水果因富含钾元素及维生素 C,可降低痛风发作风险。高尿酸血症患者可食用含果糖较少的水果,如樱桃、草莓、菠萝、西瓜、桃子等。但糖尿病肾病进展至 ESRD 患者应限制含钾丰富的水果摄入,警惕高钾血症的发生。

4. 限制酒精摄入

酒精摄入可增加高尿酸血症患者痛风发作风险,且呈剂量效应关系,饮酒同时摄入高嘌呤食物的痛风发作风险更高。高尿酸血症患者应当限制酒精摄入,禁饮啤酒、烈酒及葡萄酒。

5. 控制体重

体重增加是高尿酸血症患者痛风发生的独立危险因素,尤其伴随内脏脂肪增加的腹型肥胖与高尿酸血症关系更密切。其机制主要是肥胖相关的轻度慢性炎症和胰岛素抵抗状态。尤其是对于糖尿病肾病患者多存在代谢组综合征状态,减轻体重特别是减小腹围是降低尿酸水平的有效方法。建议高尿酸血症患者以每个月减重 $1.5\sim3\,kg$ 的速度将体重控制在理想范围(BMI:$18.5\sim23.9\,kg/m^2$)。对于饮食运动控制不佳的肥胖患者,减重手术可以显著降低患者的血尿酸水平。

6. 适度运动

规律运动可降低痛风发作次数,减少高尿酸血症相关死亡。建议患者根据个人情况坚持适度运动,建议进行每天 $30\,min$ 以上、每周至少 $150\,min$ 的中等强度锻炼,如散步、太极拳、瑜伽、阻力训练等有氧运动。心率应维持在(220-年龄)$\times50\%\sim70\%$ 的范围内。运动中应当避免剧烈运动或突然受凉诱发痛风发作。

7. 戒烟

吸烟或被动吸烟均可增加高尿酸血症和痛风的发病风险,应当戒烟、避免被动吸烟。

8. 慎用升血尿酸药物

权衡利弊,尽可能避免使用引起尿酸升高的药物,如噻嗪类及襻利尿剂、烟酸、阿司匹林、糖皮质激素、环孢素 A、他克莫司以及吡嗪酰胺等。此外,胰岛素也可升高血尿酸,使用胰岛素控制血糖的糖尿病肾病患者应密切监测 SUA 水平变化。

(四)药物治疗

1. 糖尿病肾病合并高尿酸血症患者降尿酸药物治疗原则

(1) eGFR<$30\,ml/(min\cdot1.73\,m^2)$或接受透析治疗的糖尿病肾病患者,建议使用抑制尿酸生成的药物。

(2) eGFR≥$30\,ml/(min\cdot1.73\,m^2)$不合并肾结石的糖尿病肾病患者,若尿尿酸排泄率<$4\,200\,\mu mol/(24\,h\cdot1.73\,m^2)$可选择抑制尿酸生成的药物或促进排泄的药物;若尿尿酸排泄率>$4\,200\,\mu mol/(24\,h\cdot1.73\,m^2)$选择抑制尿酸生成的药物。

(3) 对于合并肾结石的糖尿病肾病患者,建议使用抑制尿酸生成的药物。

(4) 使用促进尿酸排泄药物的治疗过程中,应充分饮水和碱化尿液,定期随访尿量、尿液 pH 值、尿结晶、尿尿酸排泄率和泌尿系统超声,尿液 pH 值应控制在 $6.2\sim6.9$。尿尿酸排泄率不宜超过 $4\,200\,\mu mol/(24\,h\cdot1.73\,m^2)$。

(5) 使用别嘌呤醇前建议进行 $HLA-B*5801$ 基因检测,若为阳性,应避免使用别嘌呤醇。

（6）若抑制尿酸生成或者促进尿酸排泄药物的单药治疗不能使 SUA 水平达标，可考虑联合治疗。仍不达标，有条件时可加用或改用尿酸氧化酶。

（7）药物治疗方案须遵循个体化、分层、达标、长程管理的原则，低剂量开始使用，逐步调整剂量，直到血尿酸降至目标范围，避免短期内血尿酸水平波动过大而诱发痛风急性发作。

（8）应根据药物的代谢动力学及患者的 GFR 调整药物剂量。如，别嘌醇的活性代谢产物在肾功能减退患者可出现积聚，增加严重过敏反应风险。

2. 降尿酸药物

临床上常用的降尿酸药物主要包括抑制尿酸生成药物和促进尿酸排泄药物两类，其他新型药物还包括尿酸酶和选择性尿酸重吸收抑制剂。糖尿病肾病患者须根据患者的肝肾功能、合并症等情况选择药物，并注意与其他药物的相互作用。

1）抑制尿酸生成药物　目前临床常用的为黄嘌呤氧化酶抑制剂，该类药物通过抑制黄嘌呤氧化酶（xanthinoxidase，XO），减少尿酸合成。包括别嘌醇、非布司他等。

（1）别嘌醇：为第一个用于高尿酸血症治疗的黄嘌呤氧化酶抑制剂，多国指南均推荐别嘌醇为降尿酸治疗（urate-lowering therapy，ULT）的一线药物。过去的几项小型临床研究报道了别嘌醇对 CKD 患者的肾脏保护作用。但近期的 *Preventing Early Renal Loss in Diabetes* 研究以及发表在《新英格兰杂志》（*The New England Journal of Medicine*）的 CKD-FIX 试验均未观察到使用别嘌醇降尿酸治疗对糖尿病肾病患者的肾脏结局以及 CKD 患者的 eGFR 具有保护作用。因此使用别嘌醇降尿酸治疗与糖尿病肾病患者的肾功能改善的直接联系尚需更多证据。

作用机制：别嘌醇及其活性代谢产物羟嘌呤醇分别与次黄嘌呤、黄嘌呤竞争性地与黄嘌呤氧化酶结合，从而抑制尿酸的生成，但仅对还原型黄嘌呤氧化酶有效。别嘌醇除参与嘌呤分解代谢的调节外，还可参与嘌呤其他代谢的调节，如通过抑制嘌呤核苷磷酸化酶，抑制鸟嘌呤的形成；通过抑制乳清酸核苷酸脱羧酶，干扰嘧啶代谢。

用法及用量：①成人每日初始剂量 50~100 mg，若 2~5 周后血尿酸不达标者，每周可递增 50~100 mg，每日最大剂量 600 mg。②糖尿病肾病患者建议从小剂量起始，并根据 eGFR 调整剂量（表 10-6-4），每日起始剂量应 $<1.5 \, mg \times eGFR \, [ml/(min \cdot 1.73 \, m^2)]$，每 4 周的剂量增加不超过每日 50 mg；CKD 3~4 期患者每日推荐剂量为 50~100 mg；CKD 5 期或 AKI 患者禁用。

表 10-6-4　根据估算肾小球滤过率（eGFR）调整的别嘌醇推荐剂量

eGFR[ml/(min · 1.73 m²)]	别嘌醇剂量(mg/d)
120	350
100	300
80	250
60	200
40	150
20	100
10	100
0	100

不良反应:包括胃肠道症状、皮疹、肝功能损害、骨髓抑制等。偶有发生严重的"别嘌醇超敏反应综合征",可发生致死性剥脱性皮炎等,应予以重视和积极处理。

禁忌证:别嘌醇过敏、严重肝肾功能不全、明显血细胞低下者,孕妇及有可能怀孕妇女,哺乳期妇女,以及正在接受硫唑嘌呤治疗的患者禁用。

注意事项:①别嘌醇的严重不良反应与剂量相关,当使用最小有效剂量能够使血尿酸达标时,尽量不增加剂量。②控制急性痛风发作时,建议同时应用秋水仙碱或其他消炎药,尤其是在治疗的早期。③$HLA-B5*801$基因阳性、应用噻嗪类利尿剂和肾功能不全是别嘌醇不良反应的危险因素,因此亚洲裔糖尿病肾病患者,尤其是肾功能不全 eGFR<60 ml/(min·1.73 m^2)者,使用别嘌醇治疗前应进行 $HLA-B*5801$ 基因筛查。

(2) 非布司他:新型选择性黄嘌呤氧化酶抑制剂,具有良好的降尿酸效果,适用于痛风患者高尿酸血症的长期治疗。新近的一项临床试验 FEATHER 研究没有观察到非布司他对 CKD 患者 eGFR 的影响,但非布司他对无蛋白尿且血肌酐较低的患者有显著益处,且可以大大降低痛风性关节炎的发生率。由于其价格和心血管风险,欧美指南多推荐非布司他为别嘌醇的替代用药,但随着非布司他价格降低,及在亚洲裔人群中心源性猝死风险并无足够证据,因此推荐非布司他为痛风患者的一线 ULT 药物。

作用机制:通过与黄嘌呤氧化酶非竞争性结合,抑制黄嘌呤氧化酶活性,减少尿酸生成,从而降低血尿酸水平。与别嘌呤比较,非布司他的作用机制有以下特点:①对氧化形式和还原形式的黄嘌呤氧化酶均有抑制作用,抑制尿酸合成的作用比别嘌醇强,对别嘌醇治疗无效的患者仍可有效。②与别嘌醇相比,非布司他具有非嘌呤分子结构,是选择性黄嘌呤氧化酶抑制剂,不影响嘌呤和嘧啶的正常代谢。③非布司他作用时间较长,适合每天 1 次用药。④非布司他 49% 通过肾脏排泄,45% 通过粪便排泄,属于双通道排泄药物,因此在轻中度肾功能不全和肾移植患者中具有较高的安全性。⑤非布司他每日 40 mg 降尿酸水平与别嘌醇每日 300 mg 相当,但其导致肝功能异常的不良反应较少;高尿酸血症不同治疗方法有效性和安全性比较的研究分析显示:与其他药物相比,非布司他具有更好的疗效和安全性。

用法及用量:每日初始剂量 20~40 mg,若 2~5 周后血尿酸不达标者,可每日递增 20 mg,每日最大剂量 80 mg。轻中度肾功能不全的糖尿病肾病患者(CKD 1~3 期)无须调整剂量,重度肾功能不全患者(CKD 4~5 期)谨慎使用,对于 CKD 4 期及以上患者,已有多项研究显示非布司他的有效性及安全性,建议起始剂量为每日 20 mg。

不良反应:主要有肝功能异常、恶心、关节痛、皮疹。

禁忌证:本品禁用于正在接受硫唑嘌呤、巯嘌呤治疗的患者。

注意事项:①用药中应监测肝功能和心血管事件。②在服用非布司他的初期,可见痛风发作频率增加,源于血尿酸浓度降低,导致组织中沉积的尿酸盐动员;为预防治疗初期的痛风发作,建议同时服用非甾体抗炎药或秋水仙碱;在非布司他治疗期间若痛风发作,应根据患者的具体情况进行适当调整。③目前非布司他对于心血管系统的影响还存在争议,高龄糖尿病肾病患者多合并心、脑血管疾病,应小心谨慎使用,从小剂量起始,同时关注心血管事件风险。

2) 促尿酸排泄药物(苯溴马隆) 代表药物苯溴马隆,通过抑制肾小管尿酸重吸收,促进尿酸排泄,特别适用于肾尿酸排泄减少的高尿酸血症患者。

作用机制:非选择性抑制尿酸盐阴离子转运体 1(urate-anion transporter 1,URAT-1)和葡萄糖转运蛋白 9(glucose transporter 9,GLUT-9)活性。苯溴马隆主要由细胞色素氧化酶 P4502C9 转化,少量通过细胞色素氧化酶 P4502C19 转化,药物相互作用少。

用法及用量:成人每日起始剂量为 $25\sim50\,mg$,$2\sim5$ 周后血尿酸不达标者可调整剂量至每日 $75\,mg$,每日最大剂量为 $100\,mg$。可用于肾功能正常或轻、中度肾功能不全的糖尿病肾病患者[eGFR $20\sim60\,ml/(min\cdot1.73\,m^2)$]及肾移植患者,每日最大剂量$\leqslant50\,mg$。

不良反应:可能出现肝功能损害、胃肠不适、腹泻、皮疹、阳痿等,但较为少见。

禁忌证:对本品中任何成分过敏者;严重肾功能损害者[eGFR$<20\,ml/(min\cdot1.73\,m^2)$]及有肾结石的患者;孕妇、有可能怀孕妇女以及哺乳期妇女。

注意事项:①监测肝肾功能;②治疗期间需大量饮水以增加尿量,心肾功能正常者保持尿量 $2\,000\,ml/d$ 以上,避免排泄尿酸过多而在泌尿系统形成尿酸结石;③开始用药期间应碱化尿液,建议给予碳酸氢钠或枸橼酸合剂,使患者尿液的 pH 值控制在 $6.2\sim6.9$;④苯溴马隆可能具有潜在的心血管保护作用。

3)糖尿病肾病治疗中具有降尿酸作用的药物

(1)具有降尿酸作用的降糖药物:现有的临床资料没有显示降糖药物对血尿酸水平的不良影响,目前已经明确了以钠-葡萄糖协同转运蛋白 2(SGLT2)抑制剂为代表的许多降糖药物具有降尿酸作用,因此合并高尿酸血症的糖尿病肾病患者,其降糖药物应优先选择兼有降尿酸作用的药物。①SGLT2 抑制剂:近年多个研究报道了 SGLT2 抑制剂,如达格列净、卡格列净等能降低血尿酸水平、降低痛风发病风险、降低心血管危险因素以及延缓 CKD 进展。SGLT2 抑制剂降尿酸机制可能是:抑制近端肾小管上皮 GLUT9b 的活性,而不是影响 URAT,从而增加了肾尿酸排泄。SGLT2 抑制剂的降尿酸效果可在几天内迅速产生并长期维持,且在 HbA1c 值较高的患者中降尿酸效果更显著。但 SGLT2 抑制剂的降尿酸效力弱于黄嘌呤氧化酶抑制剂,此外它们的作用方式不同且可能互补。提示 SGLT2 抑制剂与黄嘌呤氧化酶抑制剂一起使用可能产生降尿酸累加效应。②α-糖苷酶抑制剂:阿卡波糖可减轻因蔗糖摄入所导致的血尿酸水平的升高,但对尿酸排泄分数和清除率没有影响。③噻唑烷二酮类药物:吡格列酮可能通过减轻胰岛素抵抗而降低血尿酸水平;此外,吡格列酮还可以通过小幅度碱化尿液,从而降低尿酸性肾结石的风险。④磺脲类药物:有代谢组学研究表明,磺脲类药物可促进糖尿病患者尿酸的排泄。⑤GLP-1 受体激动剂:利拉鲁肽和艾塞那肽均不影响血尿酸水平,但艾塞那肽可能通过抑制肾近端小管上皮的 3 型 Na^+/H^+ 交换体从而增加 24 h 尿酸排泄量和排泄分数,并升高尿 pH 值。⑥胰岛素增敏剂:代谢综合征患者中使用二甲双胍可以降低 SUA 水平和高尿酸血症发病率。⑦胰岛素:可以激活 URAT-1,促进肾近端小管尿酸重吸收,减少尿尿酸排泄;研究报道合并高尿酸血症的糖尿病患者,胰岛素治疗后血尿素氮水平会平均升高 $75\,\mu mol/L$。提示使用胰岛素治疗的糖尿病患者预防性降尿酸治疗的可行性值得进一步研究。

(2)氯沙坦:应用氯沙坦不但能降血压、减少蛋白尿,同时能促进尿酸排泄。糖尿病肾病合并高血压患者可考虑使用氯沙坦,但单独使用的降尿酸作用较弱。

(3)非诺贝特与他汀类药物:非诺贝特与他汀类药物(尤其是阿托伐他汀)具有促进尿酸排泄作用。伴有高脂血症的糖尿病肾病患者,可考虑使用非诺贝特或他汀类药物,但两者的降尿酸作用都较弱。

4)碱化尿液　尿液 pH 值<6.0 是尿酸性肾结石形成的重要原因,促尿酸排泄药物(如苯溴马隆)可导致尿尿酸浓度明显升高,增加尿酸性肾结石形成风险。碱化尿液是预防和溶解尿酸性肾结石的主要方法。24 h 尿 pH 值是"金标准",但患者依从性差,因此建议监测晨尿 pH 值,推荐糖尿病肾病合并高尿酸血症患者最佳晨尿 pH 值为 $6.2\sim6.9$,当晨尿 pH 值<6.0 时建议碱化尿液治疗,常用药物为碳酸氢钠和枸橼酸盐制剂。

(1)适应证:①苯溴马隆治疗过程中;②合并尿酸性结石;③AKI;④慢性肾功能不全伴代谢性酸

中毒。

（2）治疗药物：①碳酸氢钠，起始剂量 0.325～2.0 g 口服，每日 1～4 次，与其他药物相隔 1～2 h 服用。主要不良反应为胀气、胃肠道不适，长期应用需警惕钠负荷过重及高血压。适用于高尿酸血症和痛风伴慢性肾功能不全患者。②枸橼酸制剂：枸橼酸盐是尿中最强的内源性结石形成抑制物，同时可碱化尿液，增加尿尿酸溶解度，溶解尿酸结石并防止新结石的形成。枸橼酸制剂包括枸橼酸氢钾钠、枸橼酸钾和枸橼酸钠。枸橼酸钾应用剂量为每日 30～60 mEq(3.24～6.48 g，每日 3 次)；枸橼酸钾缓释片应用剂量为每日 30～60 mEq(1～2 片，每日 3 次)；枸橼酸氢钾钠应用剂量为每日 7.5～10 g；枸橼酸钠的应用剂量为 1～3 g，每日 4 次。服用期间需监测尿 pH 值以调整剂量。AKI 或慢性肾衰竭(CKD 4～5 期)、严重酸碱平衡失调及肝功能不全患者禁用。

（3）注意事项：碱化尿液时定期监测尿量、尿液 pH 值、尿尿酸排泄、尿结晶、尿结石变化，调整最适尿 pH 值为 6.2～6.9。尿 pH 值>7.0 可增加磷酸钙、草酸钙、碳酸钙等结石形成风险。心肾功能正常者应维持每日尿量 2 000 ml 以上，24 h 尿尿酸排泄不宜超过 4 200 μmol(700 mg/d)。

5) 中医中药　中医药强调养治并举、病证结合、分期而论的原则。患者平素宜慎口节欲，避免饮酒或过食肥甘厚腻，可长期服用能纠正体质偏颇的食疗，如薏苡仁、芡实、山药等，同时通过运动，增强体质，调摄精神，起到防病治病的作用。在辨证论治的基础上，选方用药还可参考现代药理学研究成果酌情使用。研究表明，土茯苓、虎杖、菝葜、黄柏、葛根、姜黄能抑制黄嘌呤氧化酶的活性，降低血尿酸水平。草薢、栀子、车前草等可调控尿酸盐转运蛋白的表达，减少尿酸的重吸收，促进尿酸排泄。

（五）痛风急性发作期的治疗

1. 治疗原则

（1）急性发作期治疗目的是迅速控制关节炎症状，急性期应卧床休息，抬高患肢、局部冷敷。尽早给予药物控制急性发作，越早治疗效果越佳。

（2）急性发作期间暂不加用降尿酸药物治疗；若急性发作前已经长期规律使用降尿酸药物，可不停药，以避免 SUA 水平波动。

（3）秋水仙碱或非甾体抗炎药(NSAID)是急性关节炎发作的一线治疗药物，上述药物有禁忌或效果不佳时可考虑选择糖皮质激素控制炎症。

（4）急性发作累及 1～2 个大关节，全身治疗效果不佳者，可考虑关节内注射短效糖皮质激素，避免短期内重复使用。

2. 治疗药物

（1）秋水仙碱：抑制白细胞趋化、吞噬作用及减轻炎性反应，从而发挥止痛作用。推荐在痛风发作 12 h 内尽早使用，超过 36 h 后疗效显著降低，因此不作为首选药物。起始负荷剂量为 1.0 mg，1 h 后追加 0.5 mg，12 h 后按照 0.5 mg，1～3 次/天，口服。

注意事项：①使用细胞色素 P4503A4 酶或磷酸化糖蛋白抑制剂者(如环孢素 A、克拉霉素、维拉帕米、酮康唑等)避免使用秋水仙碱。②秋水仙碱不良反应随剂量增加而增加，常见有恶心、呕吐、腹泻、腹痛等胃肠道反应，症状出现时应立即停药。③少数患者可出现肝功能异常，转氨酶升高，超过正常值 2 倍时须停药。④肾脏损害可见血尿、少尿、肾功能异常，伴有肾功能损害的糖尿病患者须酌情减量：eGFR 35～49 ml/(min · 1.73 m²)时每日最大剂量 0.5 mg；eGFR 10～34 ml/(min · 1.73 m²)时每次最大剂量 0.5 mg，隔日 1 次；eGFR<10 ml/(min · 1.73 m²)或透析患者禁用。⑤秋水仙碱可引起骨髓抑制，使用时注意监测血常规。

（2）NSAID：包括非选择性环氧合酶(cyclooxygenase, COX)抑制剂和选择性 COX－2 抑制剂两种，若无禁忌，推荐早期足量使用 NSAID 速效制剂。

注意事项：①非选择性 COX 抑制剂主要存在消化道溃疡、胃肠道穿孔、上消化道出血等胃肠道不良反应，对于不耐受非选择性 COX 抑制剂的患者可选用 COX - 2 抑制剂，其胃肠道不良反应可降低 50%。②活动性消化道溃疡及出血，或既往有复发性消化道溃疡及出血病史者为所有 NSAID 使用禁忌证。③COX - 2 抑制剂可能引起心血管事件的危险性增加，合并心肌梗死、心功能不全者避免使用。④NSAID 使用过程中需监测肾功能，严重 CKD(4～5 期)未透析患者不建议使用。⑤对于痛风患者不建议使用大剂量阿司匹林进行抗炎治疗。

（3）糖皮质激素：主要用于严重急性痛风发作伴有较重全身症状，并且秋水仙碱、NSAID 治疗无效或使用受限患者以及肾功能不全患者。全身给药时，口服泼尼松 0.5 mg/(kg·d)连续用药 5～10 d 停药；或者 0.5 mg/(kg·d)用药 2～5 d 后逐渐减量，总疗程 7～10 d。

注意事项：①不宜口服用药时，可考虑静脉使用糖皮质激素。②口服 NSAID 与糖皮质激素治疗急性痛风性关节炎疗效相似，不良反应无显著差异，后者甚至具有更好的安全性。③糖尿病肾病患者使用糖皮质激素更应注意预防和治疗高血压、血糖升高、水钠潴留、感染等不良反应，避免使用长效制剂。④急性发作仅累及 1～2 个大关节、全身治疗效果不佳者，可考虑关节腔内注射短效糖皮质激素，避免短期内重复使用。

（4）联合治疗：对于单药治疗效果不佳或者累及多关节的严重发作患者，可以考虑药物联合治疗，如：NSAID 联合秋水仙碱、糖皮质激素联合秋水仙碱、口服药联合关节腔注射糖皮质激素，不推荐糖皮质激素联合 NSAID，以防消化道不良反应的发生。

（六）降尿酸治疗的特殊性

糖尿病肾病患者降尿酸治疗的特殊性主要包括：①高尿酸血症是糖尿病肾病发生、进展和恶化的独立危险因素和重要预测因子。②对于糖尿病肾病患者使用药物降尿酸治疗是否能延缓 eGFR 下降以及是否有直接肾脏保护作用仍存在争议，但是降低 SUA 治疗仍是目前干预糖尿病肾病发生、发展的重要经验治疗手段。③糖尿病肾病患者的降尿酸治疗的干预切点和治疗目标均比不合并心血管危险因素者更严格。④糖尿病肾病患者使用别嘌醇、非布司他及苯溴马隆等降尿酸药物时，应根据患者 CKD 的进展及肾功能水平调整剂量。⑤以 SGLT2 抑制剂为代表的许多降糖药物具有降尿酸作用；而胰岛素治疗则会升高糖尿病患者的血尿酸水平。⑥糖尿病肾病患者痛风急性发作期使用糖皮质激素治疗时，应严格监控血糖的变化，防止血糖短期内增高和酮症酸中毒的发生。

（彭艾）

第七节 ｜ 抗 炎 治 疗

近年来，越来越多的实验和临床研究表明，炎症是糖尿病肾病发生和持续进展的关键因素，并且与高血糖、高血脂、高血压、肾小球内压以及一些分子的改变有着密切的联系。因此，进一步阐明糖尿病肾病的炎症机制，有利于发现更具特异性和敏感性的生物标志物以及促进糖尿病肾病抗炎治疗手段的发展。

一 炎症机制

1. 炎症细胞和炎症因子

在糖尿病肾病中，巨噬细胞和 T 淋巴细胞等白细胞常常积聚于肾小球和肾间质中，尤其在疾病的早期阶段。白细胞可促进促炎症因子 IL - 1、TNF - α、INF - γ 等的产生。这些因子以及高血糖、晚期糖化终末产物(AGE)等又可以协同促进一系列趋化因子的生成,例如 IL-8、MCP-1、INF-γ 诱导蛋白和巨噬细胞炎症蛋白-1α 等。趋化因子的增加进一步引起更多的白细胞渗透入肾脏组织,参与并正反馈促进炎症反应过程。再者,目前大量研究发现,糖尿病患者的胰岛素抵抗与慢性亚临床系统性炎症密切相关,一些炎症因子(如 TNF-α、IL-6 等)可通过影响胰岛素受体酪氨酸磷酸化、抑制胰岛素受体信号转导、降低葡萄糖转运体-4 的表达,参与胰岛素抵抗(IR)的发生和发展,而 IR 可造成肾脏组织的能量代谢、糖代谢、脂质代谢障碍,引起组织细胞缺血缺氧、异常糖化与脂质沉积,而这又反过来促进了炎症反应过程,由此导致恶性循环以及加速肾小球硬化和肾功能恶化。

2. 高血糖与炎症

高血糖可造成蛋白质、脂质或核酸生理和生化特征性改变,最终经糖化途径或其他方式形成晚期糖化终末产物(AGE),后者在糖尿病肾病的发生、发展中发挥重要作用。研究表明,AGE 与巨噬细胞受体结合后刺激产生 IL-1、胰岛素样生长因子 1(IGF-1)、TNF-α 等,这些因子可造成肾小球Ⅳ型胶原合成增加,并刺激动脉平滑肌细胞和巨噬细胞增殖。AGE 亦可与内皮细胞上的受体结合,进而产生过多的氧自由基,后者可激活转录因子 NF-κB,而 NF-κB 一旦被激活,则可促进促炎症因子的产生增多,例如 IL-6,TNF-α,COX-2 和 iNOS 等,进而引发并加强细胞内外的炎症反应过程。再者,AGE 可诱发肾小球浆膜胶原分子的过度交联,影响肾小球基膜(GBM)和系膜细胞的结构,并通过血小板生长因子作用于系膜细胞,造成细胞合成过多的细胞外基质,上述过程将导致肾小球的硬化和闭锁。

3. 脂质代谢紊乱与炎症

研究表明,糖尿病患者常伴脂质代谢紊乱,这不仅可引起脂质沉积于肾脏组织,还可引起肾脏中炎症因子表达增加,例如 TGF-β、纤溶酶原激活物抑制剂 1(PAI-1)和血管内皮生长因子(VEGF)等。这些炎症因子可引起肾脏肥大、细胞外基质蛋白沉积、系膜增生,从而促进肾小球纤维化和蛋白尿。有研究发现,小鼠体内注射游离脂肪酸可引起肾组织中促炎症因子表达增加,例如 ICAM-1、TNF-α 以及 PAI-1,炎症反应的结果是活性氧过度产生,从而造成器官组织严重的氧化损伤。

4. 血流动力学改变与炎症

糖尿病肾病早期,肾脏肥大,入球小动脉扩张,肾小球毛细血管内压升高,肾脏处于高压力、高灌注、高滤过状态,这将引起肾小球内皮细胞损伤,从而促进黏附因子和趋化因子的合成释放,导致局部血液流变学的改变,另外从损伤的内皮细胞滤过的蛋白质也可刺激肾小管上皮细胞分泌炎症因子,形成相互作用的恶性循环,加速糖尿病肾病的进展。

总之,炎症反应在糖尿病肾病的发生和发展中发挥着重要的作用。因此,抑制炎症反应很有可能成为延缓糖尿病肾病进展的一个新的有效方法。

二 抗炎治疗

基于上述炎症反应在糖尿病肾病发生发展中的作用,目前已有越来越多的临床试验和动物模型尝试抗炎治疗,并取得了一定的疗效。

1. 霉酚酸酯

在肾脏疾病的临床研究以及糖尿病肾病的动物模型中,霉酚酸酯(mycophenolate mofetil,MMF)治疗可以有效控制尿蛋白排泄和肾小球损伤,表现出对肾脏有效的保护功能。目前认为霉酚酸酯对肾脏的保护作用与其抗炎、抗细胞增殖等机制密切相关,而这主要是通过对 NF-κB 的抑制而实现的。有研究将霉酚酸酯应用于糖尿病肾病动物模型中,结果显示霉酚酸酯不仅可有效恢复足细胞上的 nephrin 和 podocin 蛋白表达从而减少尿蛋白排泄,而且可抑制肾小球中巨噬细胞的募集以及 IL-1 和 TNF-α 的表达。有学者将霉酚酸酯和胰岛素联合应用于伴有肾损伤的糖尿病小鼠,结果显

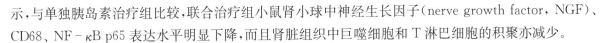

示,与单独胰岛素治疗组比较,联合治疗组小鼠肾小球中神经生长因子(nerve growth factor,NGF)、CD68、NF-κB p65 表达水平明显下降,而且肾脏组织中巨噬细胞和 T 淋巴细胞的积聚亦减少。

2. 维甲酸

维甲酸又称维 A 酸,是维生素 A 的衍生物,具有许多独特的生物学功能,包括诱导细胞分化、控制细胞凋亡、抑制炎症反应和细胞增殖等等。临床上多用于急性早幼粒细胞白血病的治疗,但目前研究表明,维 A 酸在肾脏保护方面亦有独特的作用。这种作用包括两个方面,其一是抗炎症反应和抗纤维化作用;其二是在肾小球足细胞损伤后修复时,维 A 酸诱导足细胞的正常分化和成熟。有研究者将维 A 酸应用于糖尿病肾病动物模型,结果显示治疗组不仅 UAER 和 UACR 明显下降,而且尿 MCP-1 水平与安慰剂对照组相比减少 30%。免疫组织化学检查显示维 A 酸治疗组与对照组相比肾脏中 MCP-1 和 ED-1 蛋白含量下降。

3. 非甾体抗炎药

非甾体抗炎药(NSAIDs)主要的作用机制是抑制体内环氧合酶(COX)活性而减少局部组织前列腺素的生物合成。COX 主要有两种同工酶,其中 COX-1 是结构酶,正常生理情况下即存在,主要介导生理性前列腺素类物质合成;COX-2 是诱导酶,在炎症细胞因子的刺激下大量生成,主要存在于炎症部位,促使炎性前列腺素类物质合成,从而引起炎症反应。NSAIDs 对 COX-2 的抑制是其发挥药效作用的基础,而对 COX-1 的抑制则造成了此类药物的不良反应。根据对 COX 作用的选择性可分为非选择性 COX 抑制药和选择性 COX-2 抑制药,前者譬如阿司匹林,后者则有塞来昔布、罗非昔布等。有研究发现糖尿病大鼠服用阿司匹林后肾小球系膜增生得到缓解,同时有效抑制了肾脏组织炎症因子例如结缔组织生长因子(connective tissue growth factor,CTGF)、TGF-β 以及纤维连接蛋白的表达。研究表明,TGF-β 可强烈诱导 CTGF 基因的表达,而 CTGF 增加又可明显刺激成纤维细胞的增殖和细胞外基质蛋白的合成,从而参与肾损伤后炎症反应和纤维化的发生和发展,而阿司匹林的长期应用可阻断上述过程。将选择性 COX-2 抑制药 SC58236 应用于糖尿病大鼠的研究结果显示,与未治疗组相比,治疗组肾脏组织 COX-2 表达明显下降;此外,SC58236 还抑制了肾脏中 PAI-1、VEGF、纤维连接蛋白以及 TGF-β 等炎症因子的表达和细胞外基质在系膜区的沉积。

4. 血管紧张素转化酶抑制剂

血管紧张素转化酶抑制剂(ACEI)是一种抗高血压药,其降压效果肯定,而且被证明还具有独特的肾脏保护作用,可明显降低蛋白尿,然而其在抗炎方面的作用却较少被关注。研究表明,血管紧张素Ⅱ(AngⅡ)可通过 AT1 和 AT2 受体激活 NF-κB,从而引起促炎因子和趋化因子表达增加。其中,AT1 调节一些促炎症基因的表达,包括 IL-6、MCP-1 及 VCAM-1 等,而趋化因子调节活化正常 T 细胞激活性低分泌因子(RANTES)的表达则受 AT2 调节。因此,基于 ACEI 可减少 AngⅡ,这不仅可减少炎症反应相关因子的表达,而且可抑制巨噬细胞和淋巴细胞在组织的积聚,从而抑制炎症反应的扩大和发展。然而,研究表明阻断 AT1 或 AT2 受体只能部分减少 NF-κB 的激活,而通过抑制 AngⅡ生成或联合阻断 AT1 或 AT2 受体才能更彻底地阻断 NF-κB 而控制炎症反应过程。因此,虽然 ACEI 和 ARB 在控制血压和降低蛋白尿方面的效果类似,但从抗炎这方面来讲,ACEI 要明显优于 ARB,因为 ARB 仅仅阻断 AT1 受体,AT1 受体被阻滞后,反馈性地增加血浆肾素水平,从而导致 AngⅡ进一步增加,升高的 AngⅡ可激活另一种膜受体 AT2,后者虽然具有扩张血管、利钠、利尿等有利作用,但却可以引起一些趋化因子表达增加,例如 RANTES。此外,增加的 AngⅡ经过降解生成 AngⅢ和 AngⅣ,它们亦可通过激活 NF-κB 生成更多的单核细胞趋化蛋白 1(MCP-1),参与组织炎症反应的过程。当然,目前关于 ACEI 和 ARB 在抗炎方面的比较研究仍然较少,因此有待更多的临床和实验研究来评估这两类 RAAS 阻断药在抗炎方面的确切机制以及效果优劣。

5. 二甲双胍

作为一种常规的降糖药物,二甲双胍被广泛应用于临床。近年来发现,二甲双胍不仅有降糖作用,还有一定的抗炎作用。研究表明,给予二甲双胍干预治疗后,伴随糖、脂代谢紊乱的改善,IL-6、E选择素、C反应蛋白水平均明显降低,体内的炎症反应得到改善。二甲双胍抗炎机制可能与AMPK途径的激活有关,后者可通过某种途径抑制NF-κB活性,进而拮抗TNF-α、IL-6、E选择素等炎症因子的表达而发挥抗炎作用,这对于减少糖尿病患者心血管疾病危险性将是有益的。

6. 噻唑烷二酮类

噻唑烷二酮类(TZD)是一类作用于过氧化物酶体增殖物激活受体γ(PPARγ)的高选择性激动剂,包括罗格列酮和吡咯列酮两种制剂。研究表明,TZD激活PPARγ后,PPARγ可通过负反馈调节其他转录因子,如NF-κB、信号转导及转录激活因子、转录因子活化蛋白1等,抑制细胞因子诱导的炎症物质表达,例如IL-6、IL-1、TNF-α、MCP-1、TGF-β,纤维蛋白原和高敏C反应蛋白等,从而在降糖的同时发挥较明显的抗炎作用。

7. 他汀类

研究表明,多种他汀类药物具有不依赖于调脂作用的潜在抗炎活性,包括抑制巨噬细胞、平滑肌细胞内核因子的活性,进而抑制一系列炎症因子和趋化因子的表达。有研究发现,糖尿病肾病患者使用辛伐他汀后,血清MCP-1、IFN-γ、TNF-α和可溶性血管细胞黏附分子(sVCAM)浓度与安慰剂相比显著下降,而且如果辛伐他汀与依泽替米贝联合使用,上述抗炎效果更加明显。有学者称他汀类药物可减少肾脏组织巨噬细胞的积聚以及抑制细胞因子的释放,例如TGF-β、C反应蛋白、MCP-1、ICAM-1、VCAM-1和E选择素等。

8. 白藜芦醇

白藜芦醇是多酚类化合物,主要来源于葡萄、花生、桑葚等植物。作为一种天然自由基清除剂和抗氧化剂,白藜芦醇具有独特的抗糖尿病及保护心血管和肾脏的作用。研究表明,白藜芦醇可降低血糖浓度而增加血浆胰岛素水平,有学者认为这是白藜芦醇通过AMPK/Akt/eNOS信号通路增强葡萄糖转运蛋白4(GLUT-4)从细胞内转移到靶细胞膜表面所致。最近,有研究报道了糖尿病小鼠使用白藜芦醇治疗后肾皮质PAI-1、ICAM-1、p-Akt/Akt比率和NF-κB表达水平与未治疗组相比明显下降。免疫组织化学检测显示,白藜芦醇治疗组小鼠肾脏中反映细胞增殖水平的增殖细胞核抗原(proliferating cell nuclear antigen, PCNA)mRNA水平和阳性细胞数量与未治疗组相比亦显著下降。这说明白藜芦醇可明显抑制糖尿病诱导的肾脏炎症反应和系膜细胞增殖,并且上述作用可能是通过对Akt/NF-κB信号通路的抑制实现的。有研究报道,糖尿病小鼠使用5 mg/kg的白藜芦醇治疗后,血浆TNF-α、IL-1和IL-6水平明显下降,从而发挥抗炎症反应作用。

9. Nrf2通路激活剂 bardoxolone methyl

目前研究表明,核因子E2相关因子2(Nrf2)作为氧化还原过程的调节转录因子,参与内源性抗氧化防御系统的巩固加强以及相关解毒酶的诱导产生;而NF-κB则参与了促炎症因子的生成,在内外刺激所诱导的炎症反应中发挥重要作用。很明显,Nrf2和NF-κB这两种作用截然不同的转录因子共同维持了机体氧化还原反应以及炎症反应的平衡。相关研究表明,高血糖症诱导Nrf2/NF-κB调节失衡,促进了糖尿病相关并发症的发生和发展。机体高血糖水平可引起NF-κB激活,从而促进促炎症因子的产生增多,例如IL-6、TNF-α、COX-2和iNOS,一旦其产生多于清除,则会引发并加强细胞内外的炎症反应过程。而糖尿病患者Nrf2活性下降,这将引起抗氧化防御系统的损伤,从而导致超氧化物歧化酶(superoxide dismutase, SOD)、过氧化氢酶和还原型谷胱甘肽(glutathione, GSH)的减少,此外还可引起一些解毒酶的减少,例如血红素加氧酶1(HO-1)和NADPH醌氧化还原酶(NQO1),从而导致硝化应激和氧化应激。NF-κB 的激活主要受细胞内氧化还原水平的影响,表现为还原环境抑制其激活而氧化应激和硝化应激促进 IκB 的磷酸化和降解,进而引起 NF-κB 活化。而 Nrf2 可增加细胞内 GSH 及 GSH 依赖酶水平,这更有利于形成一个还原环境从而抑制 NF-κB 激活。因此,如果能上调 Nrf2 而抑制 NF-κB 激活,这将有利于抑制肾脏炎症反应进程,进而控制糖尿病肾病的发展。

最新研究表明,bardoxolone methyl 作为一种抗氧化免疫调节剂,可激活 Keap1-Nrf2 通路,从而在维持肾脏的结构和功能中发挥重要作用。生理状态下,Nrf2 在细胞质中与它的抑制蛋白 Keap1 结合锚定在肌动蛋白骨架上,阻止 Nrf2 进入细胞核发挥转录活性。Bardoxolone methyl 可与 Keap1 的半胱氨酸残基结合,促进 Keap1 和 Nrf2 解偶联使得 Nrf2 转移入核,Nrf2 可激活 DNA 上抗氧化响应元件(antioxidant response element,ARE),启动 ARE 下游保护性蛋白(例如超氧化物歧化酶、谷胱甘肽 S 转移酶)基因的转录,提高细胞的抗氧化应激和炎症反应的能力。Nrf2 的激活改变了细胞内的氧化还原状态,以还原反应为主导的环境抑制了 NF-κB 相关基因的表达,从而抑制 NF-κB 与 DNA 的结合,最终有效缓解过度炎症反应对机体的损害。2011 年一项临床 2 期、双盲、随机、对照试验(BEAM 试验)将 22 例 2 型糖尿病肾病患者[GFR:20～45 ml/(min·1.73 m²)]随机分成 4 组,每日分别予以 bardoxolone methyl 25、75、150 mg 和安慰剂治疗。结果显示,bardoxolone methyl 治疗组在短期内(24 周)可明显提高患者的 GFR[与安慰剂治疗组相比平均增加 8.2～11.4 ml/(min·1.73 m²)],且与剂量具有一定的相关性,此外 bardoxolone methyl 治疗组出现血尿素氮、血磷、尿酸下降。继续观察至 52 周,上述效果依旧明显。在该试验中,肌肉痉挛和低镁血症是最主要的不良反应事件,而并没有心力衰竭或其他心血管事件发生率的增加。然而,2013 年关于 bardoxolone methyl 的 3 期临床试验结果却有所不同(BEACON 试验)。研究小组将 2 185 例 2 型糖尿病伴 4 期 CKD 患者[GFR:15～30 ml/(min·1.73 m²)]随机分成 2 组,每天分别予以 bardoxolone methyl 20 mg 和安慰剂治疗。结果显示,虽然 bardoxolone methyl 治疗组患者的 GFR 比安慰剂组平均增加 6.4 ml/(min·1.73 m²),但是发生心力衰竭、非致命心肌梗死、非致命中风以及因心血管事件而死亡的概率却比安慰剂组明显增加($P<0.001$),此外 bardoxolone methyl 治疗组患者还表现出舒张压、心率、尿白蛋白排泄、UACR、脑钠肽(brain natriuretic peptide,BNP)增加,而患者体重和血清白蛋白水平下降;在终末肾衰竭进展方面,bardoxolone methyl 治疗组和安慰剂组的差异无统计学意义($P=0.23$)。因此,出于对患者的安全考虑,该试验在早期被迫停止进行,并且该研究小组认为 bardoxolone methyl 并不能降低 2 型糖尿病伴 4 期 CKD 患者发生心血管不良事件的风险,亦无法延缓终末肾衰竭的进展。但是,这些不良事件发生的原因并不清楚,有学者认为心血管事件的发生与液体潴留、心脏后负荷增加以及心率加快有关,当然也有可能是该药物本身毒性所致。而 UAER 和 UACR 升高则与肾小管 megalin 蛋白表达减少有关,后者主要涉及肾小管对白蛋白和脂质结合蛋白的重吸收。目前关于 bardoxolone methyl 能否延缓终末肾衰竭的进展仍存在争议,但很多研究结果都支持该药物的有效性。当然,也许在 CKD 各阶段应用 bardoxolone methyl 的效果是不同的,甚至会产生截然相反的结果,这迫切需要更多临床研究来评估其在 CKD 各期的有效性和安全性,以更好地延缓 CKD 进展。

10. 钠-葡萄糖协同转运蛋白抑制剂

健康成人每天从肾小球滤过约 180 g 的葡萄糖,其中 99% 以上的葡萄糖被肾小管重吸收,进而调节体内血糖稳态。其中,钠-葡萄糖协同转运蛋白 2(SGLT2)在肾小管重吸收葡萄糖过程中起着主导作用。SGLT2 抑制剂通过减少肾脏对葡萄糖的重吸收,增加尿糖的排泄,降低血糖,从而有效控制血糖。目前研究证实 SGLT2 抑制剂可有效抑制糖尿病肾病炎症反应的发生。有研究发现恩格列净可有效降低糖尿病肾病患者血清中的炎症和致纤维化指标,包括肿瘤坏死因子受体 1(TNFR1)、IL-6、基质金属蛋白酶7(MMP7)以及纤维连接蛋白1(FN1)。同样,在糖尿病肾病动物模型中,SGLT2抑制剂恩格列净可缓解糖尿病小鼠的尿蛋白排泄和肾功能损害,并减少肾组织NF-κB以及炎症介质CCL2、CD14、IL-6、组织金属蛋白酶抑制物2(tissue inhibitor of metalloproteinase 2,TIMP2)的产生,这提示SGLT2抑制剂对糖尿病肾病的保护作用可能与其对炎症反应的调控有关。

11. 胰高血糖素样肽-1受体激动剂

胰高血糖素样肽1(GLP-1)可增加胰岛β细胞对葡萄糖的敏感度、刺激胰岛素的分泌,进而控制血糖,作为一种新型降糖药物,胰高血糖素样肽-1受体(GLP-1RA)能通过多种机制延缓糖尿病肾病的发生、发展,为糖尿病肾病的治疗提供了新的选择。研究表明,GLP-1RA可缓解糖尿病大鼠的蛋白尿、肾小球高滤过、肾小球肥大和系膜基质增生。同时,GLP-1RA可抑制肾组织巨噬细胞浸润,减少ICAM-1、Ⅳ型胶原蛋白、氧化应激和NF-κB转录因子的激活。GLP-1RA对糖尿病肾脏的保护作用可能与cAMP/PKA信号通路激活以及NADPH氧化酶介导的氧化应激受抑制有关。

(王锋,吴睿,刘丽)

第八节 | 抗凝和抗血小板治疗

糖尿病微血管病变和大血管病变是导致终末期肾病(ESRD)和死亡的主要原因,与患者体内的血栓前状态、血管内皮损伤和功能紊乱、血小板功能亢进、抗凝功能减退和纤溶活性降低密切相关。糖尿病患者机体自身存在高血糖、高血脂、氧化应激、胰岛素抵抗等代谢紊乱,体内的固有免疫系统被激活,释放各种炎症因子,损伤肾小球内皮细胞;受损的细胞释放促炎蛋白,进一步加重炎症反应,此外,体内的高凝状态也进一步加重炎症反应,加速肾功能恶化。由于糖尿病这些病理生理学机制的异常,患者动脉粥样硬化、视网膜病变、脑血管意外、肢体动静脉血栓、肢体坏疽和肺栓塞的风险明显增加。因此,深入了解糖尿病肾病患者凝血功能异常的机制、危害和常见类型,并采取相应的防治措施,对延缓糖尿病患者肾功能进展及控制凝血异常相关并发症具有非常重要的意义。

一 凝血异常的发病机制

糖尿病患者存在明显的血栓前状态,同时具有发生血栓事件的高危风险。血栓前状态是指在血栓形成之前,机体所表现出的一种易于形成血栓的病理状态。它是指多种因素引起的机体抗凝、凝血以及纤溶系统功能失调并伴有血管内皮功能障碍的一种病理过程,常伴有血小板等相关因子的改变以及易致血栓形成的状态。血栓形成是糖尿病血管事件发生和发展的关键环节,机制主要与血管内皮损伤、凝血-纤溶系统异常、血小板功能亢进等因素密切相关。从血管事件防治角度来讲,一级预防显得特别重要,因为一旦血栓事件发生,后果往往比较严重。而糖尿病血管事件一级预防的着眼点就应该基于血栓前状态。

1. 血管内皮损伤和功能紊乱

在糖尿病合并血栓及血栓栓塞性疾病的患者中,加速的动脉粥样硬化和内皮细胞损伤相关的心血管事件,主要由高血糖和胰岛素抵抗引起的氧化应激所致。糖尿病患者体内高血糖、高胰岛素血症、胰岛素抵抗可直接损伤内皮细胞,亦可引起慢性炎症反应,进一步造成内皮损伤和功能紊乱。同时高血糖改变了骨髓前体细胞的分化,降低了血管再生细胞的潜能,增加了促炎细胞的形成。

生理状态下,内皮细胞表面表达各种抗凝成分如血栓调节蛋白、内皮蛋白C受体、蛋白S和组织因子途径抑制物等,具有防止血栓形成的作用。糖尿病肾病患者由于长期血糖升高和血脂异常,可直接或间接引起血管内皮产生过多的超氧阴离子和晚期糖基化终末产物（AGE），而具有舒血管和抑制血小板聚集作用的前列环素（prostaglandin I_2，PGI_2）和 NO 则产生减少，从而促进血管内皮细胞的氧化应激、膜表面糖化、内皮细胞抗凝防御机制的破坏以及血管舒缩功能障碍。同时，血管内皮损伤后，内皮下胶原暴露，血浆中血管性血友病因子（von Willebrand factor，vWF）首先与胶原纤维结合，引起 vWF 变构，然后血小板膜上的糖蛋白 GP I b 与变构的 vWF 结合，从而使血小板黏附于内皮下的胶原纤维上。因此，内皮细胞的损伤会伴随血浆 vWF 的表达增加，从而增加血液的促凝活性。此外，肾小球内皮细胞上表达的硫酸乙酰肝素具有抗血栓的功能，糖尿病肾病患者内皮细胞受损，影响该物质的新陈代谢，使胞膜上该物质分布减少，抗凝活性降低。受损的内皮细胞表现出的促凝特征还与内皮细胞上 PGI_2 表达降低、血栓素表达增加有关。

2. 血小板功能亢进

在正常的循环血液中，血小板基本处于非活化状态，非活化的血小板在受到各种理化因素的刺激下可激活而成为活化血小板。在糖尿病患者血浆中，血小板病理性活化以及对活化诱导剂反应性增强是血栓形成过程中的关键环节。在动脉粥样斑块破裂后，血小板迅速活化并且聚集能力显著增强。由于血小板在一期止血过程中的黏附、聚集功能是二期止血（凝血活化）的前期条件，因此同样也是动脉血栓形成的重要基础。在糖尿病中，高糖刺激导致大量高反应性的新生血小板从骨髓释放，并在血栓相关并发症中起关键作用。血糖水平对血栓烷的生成与血小板反应性增高具有重要的调控作用。

糖尿病患者体内血小板处于活化状态，主要表现为血小板黏附、聚集及释放反应均增强，其机制主要有：①正常内皮细胞可持续释放 PGI_2 和 NO，后两者可共同防止血小板黏附和聚集；糖尿病常伴内皮损伤，使 PGI_2 和 NO 合成减少，从而促进血小板活性增高和血小板对诱聚剂的反应增强；②有证据表明 1 型和 2 型糖尿病患者血小板糖蛋白 GP I b 和 GP II b/III a 均表达增加。GP I b 作为 vWF 的受体，血小板借助 vWF 黏附于受损的内皮下。GP II b/III a 在致聚剂的激活下，其纤维蛋白原受体暴露，在 Ca^{2+} 的作用下纤维蛋白原可与之结合，从而连接相邻的血小板，使血小板聚集成团。因此，血小板糖蛋白表达增加可促进糖尿病患者血小板的高聚集性。③现已知血小板是胰岛素作用的靶细胞，它具有胰岛素受体，一般认为胰岛素能降低血小板对致聚剂（例如胶原、凝血酶）的反应性；而在胰岛素抵抗下，胰岛素对血小板聚集和活化的调节作用随之减弱，从而造成血小板功能的紊乱。上述机制可单一或共同促进血小板的激活，活化的血小板遇到受损的内皮细胞，可相继发生血小板的黏附-释放-聚集，促进白色血栓的形成。

3. 凝血和抗凝功能异常

凝血因子 VII、VIII、X 和纤维蛋白原的血浆浓度在糖尿病患者中明显升高，尤其是因子 VII 的升高已被视为心血管疾病的高危因素。因子 VII 在有视网膜病变患者比无视网膜病变患者更高，而糖尿病肾病患者比无蛋白尿患者更高。糖尿病患者血浆纤维蛋白原含量（3.08～6.27 g/L）明显高于正常人（2～4 g/L），其中 60% 的患者超过 4 g/L。而纤维蛋白原增高可明显促进血液黏度增高、红细胞和血小板聚集增高，使血液处于高凝状态，促进血栓形成。

抗凝活性主要来自抗凝血酶III（ATIII）和蛋白 C/蛋白 S 系统。研究表明，糖尿病患者 ATIII 活性降低，这可能与 ATIII 活性部位被糖化有关，也可能是由于血栓形成过程中被消耗所致。另外，蛋白 C 和蛋白 S 含量常常降低，这被认为与凝血酶调节蛋白（thrombomodulin，TM）和凝血酶复合物的表达增高，对蛋白 C 和蛋白 S 的活化作用增强而造成后者的消耗性减少有关。蛋白 C 可水解灭活凝血因子 VIIIa 和 Va，抑制因子 X 和凝血酶原的激活，有助于避免凝血过程向周围正常血管部位扩散。活化的蛋白 C 还有促进纤维蛋白溶解的作用。血浆中的蛋白 S 是蛋白 C 的辅因子，可使蛋白 C 对凝血因子 VIIIa 和 Va 的灭活作用大大增强。因此，蛋白 C 和蛋白 S 的降低可导致凝血过程的调节失常以及促进血栓的形成和扩大。

4. 纤溶活性降低

纤溶酶原激活物抑制剂1(PAI-1)为单链糖蛋白,生理状态下主要由血管内皮细胞和血小板合成,进入血液循环后,与组织型纤溶酶原激活物(tissue-type plasminogen activator,t-PA)之间以1:1的比例维持纤溶系统的动态平衡,是血浆纤溶状态的主要调节因素。PAI-1是所有纤溶酶原激活物抑制剂中最为重要的一种,属于丝氨酸蛋白酶抑制家族,对纤维蛋白溶解系统功能的调节主要是通过快速与t-PA形成无活性的复合物,阻止纤溶酶的产生进而实现对纤溶的抑制。研究显示,糖尿病患者的纤溶活性降低,表现为t-PA降低和PAI-1升高。t-PA由血管内皮细胞合成,在正常情况下t-PA对纤溶酶原的激活作用较低,在纤维蛋白的存在下,t-PA对纤溶酶原的亲和力大大增加。PAI-1通过与t-PA和尿激酶结合而使之灭活,从而抑制纤溶系统的活性。因此,PAI-1作用增强或t-PA作用减弱,均会降低血管内纤维蛋白的功能,造成血管狭窄闭塞,使血流灌注不足,血管壁出现小的缺血域,继发血栓形成,引起并加重血管内皮损伤。

■ 糖尿病肾病与血栓栓塞并发症

心血管疾病是全球最主要死因,其中85%与动脉粥样硬化有关。心血管疾病的快速增长的主要原因是高血压、烟草使用、高血糖、缺乏身体活动、超重和肥胖以及高胆固醇水平。这些因素中的大多数都伴有心血管疾病和糖尿病,且糖尿病患者多伴有上述风险因素。65岁以上的2型糖尿病患者,动脉粥样硬化性心血管疾病(ASCVD)死亡占比70%。临床研究表明,2型糖尿病患者发生心肌梗死的风险较非糖尿病患者高3~5倍,且无心肌梗死病史的糖尿病患者与既往曾发生心肌梗死的非糖尿病患者具有相同风险。2型糖尿病患者还存在包括胰高血糖素、糖脂代谢异常和高血压在内的一系列心血管疾病危险因素。

糖尿病合并血栓及血栓栓塞性并发症主要根据临床表现、实验室检查和影像学检查来诊断。发生在动脉则可表现为急性冠脉综合征、短暂脑缺血发作、间歇性跛行、急性心肌梗死、脑梗死、肠系膜上动脉血栓形成、周围动脉闭塞症等;发生在静脉则可表现为肾静脉血栓、肢体深静脉血栓、肺栓塞、肠系膜静脉血栓形成等,并可进一步诱发重要器官的栓塞后坏死,甚至危及生命。

动脉血栓的检测以血管内皮细胞的功能与血小板为主。出血时间、人血管性血友病因子抗原、内皮细胞内Weibel-palade小体可反映血管壁和内皮细胞的功能。而P选择素、CD40复合物、β血小板球蛋白、血小板因子4(platelet factor-4,PF4)的增高,可反映血小板的活化状态,血栓烷(thromboxane,TX)B₂(TXB₂)、11-去氢-TXB2、糖基磷脂酰肌醇(glycosylphosphatidyl inositol,GPI)、GPⅡb/Ⅲa、血小板膜糖蛋白Ⅵ、血小板反应指数等可反映血小板的功能。静脉血栓则以检测凝血-抗凝血因子为主;凝血时间,凝血因子Ⅱ、Ⅸ、Ⅹ,纤维蛋白肽,凝血酶原活化片段F1+2等可反映患者的凝血与抗凝功能。凝血因子Ⅷ、活化部分凝血活酶时间(activated partial thromboplastin time,APTT)、抗凝血酶,以及蛋白C、蛋白S、ICAM-1、凝集素样氧化低密度脂蛋白内皮受体1(lectin-like Ox-LDL receptor 1,LOX-1)等均可作为静脉血栓的检测指标。此外,如血管造影、计算机断层扫描、超声、磁共振等也是诊断血栓栓塞性疾病的常见影像学检查手段。

■ 抗凝和抗血小板治疗

糖尿病合并血栓及血栓栓塞性并发症的治疗首先是控制血糖。研究发现,波动的高血糖状态比持续的高血糖更容易损伤血管,通过对血糖的控制可尽量延缓并发症的发生。有研究发现对血糖的控制可明显降低发生血栓的风险,且血糖的控制与血栓之间呈正相关的关系。而对于血栓的治疗,首先要强调血栓预防的重要性,生活习惯、作息时间等的改变,可以有效预防血栓的发生。其次,动脉血栓强调抗血小板治疗,静脉血栓强调抗凝治疗,根据患者的情况,辅以手术、溶栓等治疗。对于已伴发肾功能损害,甚至终末期肾衰竭的患者而言,其发展成为动脉硬化、最终死于心血管事件的危险性与普通人群相比要明显增加。因此,抗凝和抗血小板药物的应用对于糖尿病并发症的预防和治疗至关重要。下面分类介绍目前临床上常用的一些抗血栓形成药物,主要包括抗凝药物和抗血小板药物。

(一)抗凝药物的应用

肝素或低分子肝素是最常见的抗凝药物,使用前应测定基础活化部分凝血活酶时间(APTT)、凝血酶原时间(prothrombin time,PT)及血常规(含血小板计数、血红蛋白)等,应注意是否存在抗凝的禁忌证,如活动性出血、凝血功能障碍、未予控制的严重高血压等。近年来,随着对药物机制研发的不断深入,新型的抗凝药物也已不断脱颖而出。

1. 普通肝素

肝素与抗凝血酶Ⅲ有很强的亲和性,肝素发挥抗凝作用主要由抗凝血酶Ⅲ介导。肝素使抗凝血酶Ⅲ灭活凝血酶的速率提高至少1 000倍。静脉内注射肝素,对于血液凝固性增高的患者能迅速生效。在10 min内血液凝固时间显著延长,但是维持时间较短,仅2~4 h。此外,肝素还有抗血小板聚集、促纤溶、降血脂、抗血管平滑肌增生等方面的作用。

肝素治疗要注意患者发生出血倾向,因此肝素治疗时既要达到抗凝的目的,又要防止出血,所以必须达到肝素化的标准。肝素化的标准为肝素治疗后凝血时间为用药前的2~3倍,凝血酶原时间为正常的2倍。但在使用肝素时,需要注意肝素诱导性血小板减少症(heparin-induced thrombocytopenia,HIT)的发生,引起出血风险的增加。

2. 低分子肝素

低分子肝素可有效降低血栓发生的风险,由于糖尿病常合并高凝状态,因此应用低分子肝素(5 000~10 000 U/d,皮下注射10~15 d)对于改善高凝状态、预防血栓形成十分有利。低分子肝素具有选择性抗凝血因子Ⅹa活性,而对凝血酶及其他凝血因子影响较小的特点,因此与普通肝素相比,低分子肝素的生物利用度好,使用较为安全。

3. 华法林

维生素K拮抗剂是临床最常用的口服抗凝剂。在双香豆素、华法林之后,又合成了苯丙香豆素和阿肯辛醇。这些药物主要通过抑制维生素K还原酶,阻断维生素K依赖性凝血因子的合成,起到抗凝作用。华法林的主要并发症是出血,但可通过补充维生素K拮抗,在使用华法林时,自发的纤维蛋白溶解大多发生在使用后的1年内。华法林的治疗窗比较狭窄,不仅可引起大量的药物相互作用,还需要严格的饮食控制和频繁监测国际标准化比值(international normalized ratio,INR)。使用维生素K拮抗剂需要监控INR和调整剂量,低分子肝素不需要监控,但皮下注射不适宜长期应用。针对这些缺点,新型的口服抗凝药物开始逐渐被临床使用。

4. 直接凝血酶抑制剂

(1)阿加曲班:是一种凝血酶抑制剂,通过与凝血酶的催化部位结合而抑制凝血酶的蛋白水解作用,阻碍纤维蛋白原转化为纤维蛋白,最终抑制纤维蛋白的交联和纤维蛋白凝块的形成。阿加曲班的抗血栓作用不需要辅助因子凝血酶Ⅲ的参与,而是直接抑制凝血酶,因此不同于肝素。

(2)达比加群酯:作为一种新的直接凝血酶抑制剂,能较好地降低出血等风险,尤其对心房颤动具有较好的疗效,它能在30 d内阻止瓣膜血栓和血小板沉积,且不增加不良事件,此外达比加群酯还有抗炎和抗纤维化的作用。

(3)利伐沙班和阿哌沙班:可选择性直接抑制凝血Ⅹa因子,减少凝血酶的生成,预防血栓的发生,而不增加出血时间,二者均可作为血栓预防的药物。阿哌沙班口服后迅速被胃和小肠吸收,不受食物的影响。阿哌沙班代谢由 CYP3A4 介导,同时使用 CYP3A4 和 P-糖蛋白诱导剂(如卡马西平)能够导致阿哌沙班血药浓度降低。利伐沙班是一种口服、直接、高选择性和可逆性 Xa 因子抑制剂,生物利用度随食物摄入量的增加而增加,致使血浆浓度更容易预测。与 CYP3A4 抑制剂或诱导剂以及 P-糖蛋白抑制剂联合治疗是相对禁忌,因为它可能导致利伐沙班的血浆浓度改变。

(4) 依度沙班:是一种直接、高度选择性和竞争性 Xa 因子抑制剂。联合使用强 P-糖蛋白抑制剂(如酮康唑)会增加依度沙班的血药浓度,需要减量使用,低体重或中度肾功能损害患者需调整剂量。

(二) 抗血小板药物

随着对血小板活化以及由此引起的血栓形成在心血管急性事件过程中关键作用的深入认识,抗血小板治疗越来越得到重视。而对于存在显著的血栓前状态和血小板过度活化的糖尿病患者而言,抗血小板治疗的重要性也逐渐得到公认。基于临床试验资料,美国糖尿病协会(ADA)建议肠溶阿司匹林作为糖尿病患者并发心血管事件危险因素的一级预防以及糖尿病患者并发大血管疾病(心肌梗死、卒中或短暂性缺血事件、周围血管疾病或心绞痛)的二级预防策略。美国医师健康研究和 HOT (hypertension optimal treatment,HOT)研究证实,阿司匹林作为一级预防可显著降低糖尿病患者心肌梗死发病率。因此,抑制血小板活化成为当今预防糖尿病患者心血管并发症和缺血事件发生的重要策略。

1. 阿司匹林

阿司匹林属于环氧化酶抑制剂,它不可逆地抑制环氧化酶活性,使花生四烯酸无法转化为 PGG_2 和 PGH_2,从而使血小板 TXA_2 合成减少,进而抑制血管的收缩和血小板的聚集。阿司匹林能部分拮抗纤维蛋白原溶解导致的血小板激活,还可抑制 t-PA 的释放。阿司匹林以小剂量为好,50~150 mg,每日 1 次口服。近年来阿司匹林仍然是抗血小板治疗的基础,但是随着阿司匹林的广泛使用,阿司匹林出现的抵抗现象也越来越受到人们的重视,目前广泛采用多种药物联合使用。阿司匹林和氯吡格雷(噻吩吡啶类)的联合使用被称作抗血小板治疗的标准方案。

2. 双嘧达莫

双嘧达莫通过抑制磷酸二酯酶活性和激活腺苷酸环化酶活性,增加血小板内 cAMP 的含量,从而抑制血小板的聚集。此外,双嘧达莫还可增加血管内细胞 PGI_2 生成和活性,并轻度抑制血小板的环氧酶,使 TXA_2 合成减少,进而发挥抗血小板作用。用法:口服 50 mg,每日 3 次。不良反应有胃肠道刺激以及由于血管扩张引起的血压下降、头痛、眩晕、潮红和晕厥等。

3. 前列环素

这是一种强而有效的抗血小板聚集药和血管扩张药,它通过激活腺苷酸环化酶,抑制血小板磷酸酯和环氧合酶,使血小板内 cAMP 浓度增加,促进胞质内 Ca^{2+} 再摄取进入 Ca^{2+} 库和胞质游离 Ca^{2+} 浓度降低,使血小板处于静止状态。目前主要应用人工合成的前列环素,例如依前列醇。

4. 西洛他唑

西洛他唑为可逆性磷酸二酯酶(phosphodiesterase,PDE)Ⅲ(PDE-Ⅲ)抑制剂,通过抑制 PDE-Ⅲ升高血小板内的 cAMP 而发挥抗血小板、保护内皮细胞和抗血管增殖等作用。大规模临床试验显示,服用 100 mg 每日 1~2 次,有效率达 76%~88%。

5. P2Y12 受体拮抗剂

P2Y12 受体是在血小板表面表达的腺苷二磷酸受体,可以通过化学方式阻断。氯吡格雷、普拉格雷、替格瑞洛是目前临床使用的 P2Y12 受体拮抗剂,坎格雷洛也获得了 FDA 许可。这些药物与阿司匹林联合使用,即双联抗血小板治疗(dual antiplatelet therapy,DAPT)。它们通过与腺苷二磷酸

(adenosine diphosphate，ADP)受体 P2Y12 发生不可逆结合而竞争性抑制 ADP 所诱导的血小板聚集，具体机制为：①抑制 ADP 诱导的 α 颗粒分泌（α 颗粒含有黏联蛋白、纤维蛋白原、有丝分裂原等物质），从而抑制血管壁损伤后的黏附反应；②通过抑制 ADP 诱导的血小板膜糖蛋白 GPⅡb/Ⅲa 分子上的纤维蛋白原结合位点的暴露，抑制 GPⅡb/Ⅲa 与纤维蛋白原的结合，从而干扰血小板的聚集。

由于氯吡格雷本身是没有活性的物质，在体内需要通过代谢成为活性产物，从而发挥抗血小板聚集的作用。而普拉格雷可较好地克服这些缺点，普拉格雷相较氯吡格雷与阿司匹林联用对不应答可取得较好的疗效。此外，有研究报道，对于阿司匹林和氯吡格雷的低反应，加强抗血小板药物非罗替班的使用可有效减少心肌梗死发生的风险。

替格瑞洛是一种口服的非噻吩吡啶类可逆 P2Y12 阻滞剂，其活性代谢物产物也具有较强的血小板抑制作用。研究发现，在同时使用替格瑞洛和地高辛的情况下应监测地高辛浓度，一些他汀类药物（如洛伐他汀）与替格瑞洛联合应用时血药浓度会增加。坎格雷洛是 FDA 批准的最新静脉注射非噻吩吡啶类可逆型 P2Y12 受体拮抗剂。不需要初始负荷剂量，血小板抑制达 90% 以上。坎格雷洛可被血浆酶灭活，血小板功能在停止注射的 60 min 内恢复正常。

6. 血小板膜糖蛋白Ⅱb/Ⅲa 受体拮抗剂

ADP、凝血酶等血小板聚集诱导剂引起血小板聚集最终的共同通路都是暴露血小板膜表面的 GPⅡb/Ⅲa 受体。在聚集剂的作用下，GPⅡb/Ⅲa 受体被释放并转变为高亲和力状态，暴露出该受体上的纤维蛋白原和 vWF 结合位点，促进血小板与纤维蛋白原和 vWF 因子等配体连接在一起，形成聚集。因此，阻断血小板膜糖蛋白 GPⅡb/Ⅲa 受体即可有效抑制各种诱导剂诱发的血小板聚集。阿昔单抗是较早的 GPⅡb/Ⅲa 受体单克隆抗体，抑制血小板聚集作用明显，以后相继开发出非肽类 GPⅡb/Ⅲa 受体拮抗剂如替罗非班、拉米非班，以及可供口服的夫雷非班及西拉非班等。这些药物对防止血栓形成、溶栓治疗、预防血管内再栓塞有明显的治疗效果。

糖尿病抗血小板药物的一级预防药物主要是阿司匹林，常用于高危人群。急性冠脉综合征后，需要使用阿司匹林和替格瑞洛或普拉格雷，通常为 12 个月，也建议联合应用于高血栓风险患者。在稳定的动脉粥样硬化患者，阿司匹林和极低剂量利伐沙班的组合是有利的，尤其是在存在外周血管疾病的情况下。对于脑卒中，抗凝治疗的关键取决于个体是否需要再灌注以及是否存在心房颤动。

总之，糖尿病大血管和微血管并发症的发生、发展是糖尿病致死、致残的主要原因，其机制是复杂的炎症、止血、凝血各因素相互作用的过程，最终导致血栓风险的增加。在糖尿病患者代谢紊乱状态下，血栓形成的病理变化机制迄今仍不完全明确，对糖尿病患者应用抗凝和抗血小板药物进行早期防治与治疗非常重要。

（张敏敏）

第九节 ｜ 贫 血 治 疗

贫血是糖尿病肾病常见的并发症之一。糖尿病肾病是导致终末期肾病的常见原因，贫血进一步加速糖尿病肾病的进展。糖尿病肾病患者贫血出现时间早、发生率高。就糖尿病肾病而言，贫血不仅存在于肾衰竭的患者中，也存在于只有轻微肾功能不全的患者中，甚至发生在肾小球滤过率（GFR）>90 ml/(min·1.73 m²)的糖尿病肾病患者。即便是轻度贫血，也加速糖尿病肾病患者发展至终末期肾病（ESRD）。在 GFR 的任何水平上，与非糖尿病患者相比，糖尿病肾病贫血的发生更加频繁和严重。

糖尿病肾病患者贫血出现的时间较其他慢性肾脏病(CKD)患者早,且贫血发生率是其他 CKD 患者的 2～3 倍。贫血不仅反映肾脏病变程度,而且与糖尿病患者其他血管并发症密切相关。目前,尚无指南对一般 CKD 患者的贫血治疗和糖尿病肾病患者贫血的治疗进行区分。2007 年 KDOQI、2012 年 KDIGO 先后推出 CKD 患者的贫血诊治指南,在此基础上,我国于 2014 年制定了《肾性贫血诊断与治疗中国专家共识》,2018 年进行了修订。2021 年,我国再次发布《中国肾性贫血诊治临床实践指南》,对 CKD 贫血的诊治进行了进一步的规范,对肾性贫血治疗的靶目标、治疗时机、治疗用药提出了建议,亦可用于指导糖尿病肾病贫血的诊治。

一 贫血的流行病学和诊断标准

虽然贫血是糖尿病肾病常见的并发症,但是其真正的流行取决于用什么标准定义以及在哪些人群中应用这些标准。例如,继往研究表明,7%～8% 的糖尿病肾病患者中血红蛋白(hemoglobin,Hb)＜110 g/L。相比之下,世界卫生组织(WHO)建议调查贫血时具有性别特定性,即女性 Hb＜120 g/L,男性 Hb＜130 g/L。因此根据该定义,在 1 型或者 2 型糖尿病患者中大约 1/4 存在贫血。最近,欧洲最佳实践指导方针就慢性肾衰竭患者的贫血定义为当血红蛋白下降超过总人口的两个标准差以下时,平均年龄和性别调整为成年女性 Hb＜115 g/L,成年男性(＜70 岁)Hb＜135 g/L,成年男性(＞70 岁)Hb＜120 g/L。使用这个定义,约 21% 的糖尿病患者存在贫血。据估计,糖尿病伴 CKD 3 期的患者存在贫血,且随着 CKD 发展和蛋白尿的严重程度进一步恶化。例如,在澳大利亚进行 5 年的前瞻性观察研究发现,贫血出现在早期肾脏疾病,且血红蛋白水平的下降在更高水平的蛋白尿较为常见。Hb 的分布在糖尿病肾病患者和非糖尿病肾病患者中具有相似点,但是一般来说,糖尿病肾病患者的 Hb 水平较低。由于这些原因,建议测量血肌酐、尿白蛋白和肌酐来评估 GFR 以及证实和定量分析糖尿病贫血的患者中白蛋白的排泄率。

2006 年《KDOQI 指南》规定的贫血诊断标准为:成年男性 Hb＜135 g/L,成年女性 Hb＜120 g/L。其后 2012 年《KDIGO 指南》规定的贫血诊断标准为:年龄＞15 岁,男性 Hb＜130 g/L,女性＜120 g/L。这一标准与 WHO 规定的贫血诊断标准接近。而我国在 2014 年《肾性贫血诊断与治疗中国专家共识》及 2021 年《中国肾性贫血指南》明确中,对肾性贫血的诊断建议为依据 WHO 推荐,海平面水平地区,年龄≥15 岁,男性 Hb＜130 g/L;成年非妊娠女性 Hb＜120 g/L,成年妊娠女性 Hb＜110 g/L,可诊断为贫血。

一项澳大利亚的横断面研究显示,根据 WHO 贫血诊断标准,约 23% 的糖尿病患者合并贫血。国内研究发现,糖尿病肾病患者的贫血发生率高达 43.8%。大部分为正常细胞性贫血和正色素性贫血。少部分患者出现网织红细胞升高,可能与红细胞脆性增加及微血管病变出现溶血性贫血有关。在我国一项 1 645 名合并糖尿病非 ESRD 患者的研究中发现,21.3% 的患者合并贫血。

在肾功能相同情况下,糖尿病肾病患者贫血出现的时间较其他 CKD 患者早,且贫血发生率是其他 CKD 患者的 2～3 倍。目前,尚无指南对一般 CKD 患者的贫血治疗和糖尿病肾病患者贫血的治疗进行区分。糖尿病肾病患者的贫血患病率更高,且糖尿病肾病患者在肾损害早期即可出现贫血表现。2010 年一项针对糖尿病患者贫血情况的研究显示,eGFR＞60 ml/(min·1.73 m^2)患者的贫血患病率可达 10.8%,而非糖尿病患者的贫血患病率仅为 2.7%。糖尿病肾病患者贫血高患病率的原因包括:高血糖环境加剧肾脏间质纤维化程度,缺氧诱导因子 1α(H1F-1α)生成减少导致糖尿病患者促红细胞生成素(erythropoietin,EPO)缺乏;糖尿病患者体内炎症状态可升高铁调素水平,导致体内铁缺乏;糖尿病肾病患者中 RAAS 阻滞剂的应用可影响血管紧张素 Ⅱ 促进红细胞生成的生理活性。

贫血的原因

糖尿病肾病的贫血可能有一个或多个发病机制。CKD 患者贫血的主要原因是铁和 EPO 的不足和 EPO 的低反应性。肾性贫血是指各种肾脏疾病导致 EPO 绝对或相对生成不足，及尿毒症毒素影响红细胞生成及其寿命而发生的贫血。在 GFR 任何水平上，与非糖尿病患者相比，糖尿病肾病贫血的发生更加频繁和严重。肾性贫血与以下因素有关：①红细胞生成减少：EPO 生成不足、EPO 活性降低、铁缺乏及代谢障碍、营养不良、甲状旁腺功能亢进、炎症状态、尿毒症毒素等；②红细胞破坏增加：尿毒症毒素、甲状腺功能亢进、红细胞脆性增加等；③红细胞丢失增加：透析失血、化验失血等。

研究发现，糖尿病肾病患者贫血的发生率和严重程度均高于非糖尿病肾病患者，这可能与糖尿病肾病的肾外因素密不可分。糖尿病肾病患者由于机体代谢紊乱，导致红细胞寿命缩短，外周血细胞形态改变；糖尿病肾病患者体内红细胞存在一定程度的代谢及功能异常，包括细胞膜酶活性降低、细胞膜通透性变化、红细胞脆性增加及细胞之间黏附性增加等，晚期糖基化终末产物在红细胞膜上蓄积，产生的异常脂质成分干扰了细胞变形能力，导致细胞膜流动性下降，红细胞黏性及黏附性增加，使红细胞在网状内皮系统微循环中被破坏的风险增加，使红细胞寿命缩短。

糖尿病肾病与非糖尿病肾病患者血浆白蛋白的差异同样显著，糖尿病肾病组血红蛋白与白蛋白显著相关，多元逐步回归分析提示血红蛋白仅与白蛋白相关，说明低蛋白血症是造成贫血的重要因素。正是由于糖尿病肾病患者长期大量蛋白尿及低蛋白血症，导致营养物质流失，加之高脂血症使血流阻力增大、微小血管阻塞、微循环障碍，加重血细胞氧化应激反应，使红细胞寿命缩短，其高脂血症、高血压、体重增加与血细胞的不均一性之间存在密切联系。

在一项针对糖尿病合并肾脏病的研究中，81 例患者进行了肾穿刺活检，明确诊断为糖尿病肾病和非糖尿病肾病，通过 logistic 回归分析发现，糖尿病肾病患者合并严重贫血时，通常肾小管萎缩和肾间质纤维化程度更严重，并通过了 Akaike 信息标准（Akaike information criterion，AIC）和网络准备指数（networked readiness index，NRI）的验证。

1. 铁缺乏

在一般人群中铁缺乏症是一种常见的贫血原因，在糖尿病肾病的患者中也普遍存在。在这些患者中，饮食控制、肠道吸收差和胃肠道出血可能导致绝对的缺铁性贫血。全国健康和营养调查第四期最新分析表明，50% 的 CKD2～5 期患者存在绝对或相对（功能）缺铁。在 CKD，绝对和相对缺铁是常见的。绝对缺铁性贫血被定义为血清铁蛋白（serum ferritin，SF）水平 $<100\,\mu g/L$，或转铁蛋白饱和度（transferrin saturation，TS）$<20\%$。功能性缺铁性贫血的定义为 $SF \geqslant 100\,\mu g/L$，TS 减少。后者较常见，且和炎性细胞因子和受损组织的促红细胞生成素（EPO）反应性上调有关，抑制了铁从组织中转移到红细胞。炎性细胞因子如 IL-6 水平的提高能够改善海帕西啶的生产和分泌，海帕西啶是一种肝蛋白，其抑制肠道铁的吸收和损害铁从网状内皮系统运输到骨髓。此外，EPO 通常能增强铁从巨噬细胞运输到血液中，如果受损伤的话，就会加剧缺铁。

2. 促红细胞生成素缺乏和低反应性

在糖尿病肾病患者中，促红细胞生成素（EPO）不足和低反应性都可导致贫血。EPO 缺乏的原因被认为是肾组织减少与随之而来的激素枯竭。EPO 的低反应性临床定义为：在缺铁的情况下，高剂量的 EPO 难以提高血液中血红蛋白水平。然而，一些研究表明由于肾衰竭，其他因素（即自主神经衰竭）可能在 EPO 生产受损或分泌中起作用。

3. ACEI 和血管紧张素 Ⅱ 受体阻滞剂

这类药物都可能导致糖尿病肾病患者发生可逆的血红蛋白浓度减少。ACEI 和血管紧张素 Ⅱ 受体阻滞剂(angiotensin Ⅱ receptor blocker，ARB)降低血红蛋白的机制其中包括血管紧张素Ⅱ作用于红细胞前体的亲红细胞效应的阻断，具有造血功能的生理抑制剂退化，以及抑制 IGF - 1 的影响。长期服用氯沙坦(50～100 mg 剂量，每日 1 次)可降低蛋白尿，但是也可降低血红蛋白。重要的是，这种影响并没有减弱氯沙坦的肾脏保护作用。然而，这些药物可能诱发或加重肾病患者的贫血。

4. 肾小管间质病变

糖尿病肾小管间质病变与 GFR 下降并不完全平行。糖尿病肾病患者在 GFR 下降前即出现小管间质病变，在蛋白尿阴性的早期，糖尿病肾病可见肾小管基膜增厚，临床上可见中性粒细胞明胶酶相关脂质运载蛋白(NGAL)、视黄醇结合蛋白(RBP)升高及尿液浓缩功能减退。研究发现糖尿病肾病患者 Hb 水平与 RBP、NGAL 呈显著负相关。在血肌酐正常情况下贫血组肾小管损害较非贫血组明显更重，说明肾小管间质病变在贫血发生中起着至关重要的作用。

三 贫血与代谢及糖尿病其他并发症的关系

贫血者胰岛素及 C 肽水平明显低于无贫血者，贫血是否影响患者的胰岛功能抑或是胰岛功能不全加重了贫血，目前尚不清楚。在脂代谢方面，Hb 水平与甘油三酯水平呈正相关，但与高密度脂蛋白胆固醇水平呈负相关，表明患者的 Hb 水平可能受血脂水平影响。

糖尿病肾病患者贫血与其视网膜增殖及非增殖性病变密切相关。贫血直接参与了糖尿病视网膜病变的发生和发展。贫血通过促使视网膜缺氧及黄斑区水肿加速糖尿病视网膜病变的发展，血管内皮生长因子(VEGF)在其中起了重要作用，促使新生血管形成，增加毛细血管通透性，导致视网膜水肿和渗出。有研究显示，纠正糖尿病患者贫血可减轻黄斑硬性渗出及水肿。糖尿病肾病贫血者发生视网膜病变的概率明显高于非贫血者。

除了微血管并发症，心脑血管并发症的发生亦不容忽视。糖尿病肾病患者有较高的心脑血管并发症发生率，贫血患者出现心室舒张功能减低的比例明显高于非贫血患者。糖尿病早期，心肌肥厚、纤维化、收缩功能下降，出现心室舒张功能受损、室壁僵硬，贫血可加速心功能不全的进展。贫血伴严重肾功能不全是糖尿病患者心血管预后不良的独立危险因素。贫血还能进一步加重高血压的发展，促使脑血管事件的发生。

贫血是 CKD 进展的独立危险因素，缩短 CKD 患者进展至 ESRD 时间。RENAAL 研究，纳入 1 513 例糖肾患者，随访平均 3.4 年，主要终点事件为血肌酐倍增或 ESRD 首次发病的复合终点，随访至 48 个月，Hb<112 g/L 组血肌酐倍增或 ESRD 风险是 Hb>138 g/L 组的 4.23 倍。

贫血是 CKD 患者发生心血管事件的重要危险因素。与非贫血组相比，透析前 Hb<100 g/L 的患者，心肌梗死风险增加 5.23 倍，心力衰竭风险增加 1.99 倍，冠状动脉血管重建风险增加 1.63 倍。

我国开展的一项针对贫血对糖尿病肾病和糖尿病视网膜病变影响的回顾性研究发现，贫血增加糖尿病肾病患者非增殖型糖尿病视网膜病变(NPDR)及增殖型糖尿病视网膜病变(PDR)的程度，OR 值分别为 1.75(95% CI：1.18～2.58)和 3.71(95% CI：2.23～6.18)。

在糖尿病肾病动物实验中，EPO 能够减少神经传导速度的减慢及功能性神经元的丢失。

四 贫血的管理与治疗

糖尿病肾病贫血的总体治疗原则与 CKD 肾性贫血类似。①肾性贫血治疗目的是避免患者输血，减少心血管事件发生，改善认知功能和提高生活质量。②肾性贫血治疗涉及红细胞生成刺激剂(erythropoiesis-stimulating agent，ESA)、铁、营养状态以及透析充分性等多方面，其中应用 ESA 补充 EPO，或者通过缺氧诱导因子脯氨酰羟化酶抑制剂(hypoxia-inducible factor prolyl hydroxylase inhibitor，HIF‐PHI)调控内源性 EPO 为肾性贫血治疗的关键。③治疗肾性贫血应首先纠正加重贫血的可逆因素。④治疗前及治疗期间应评估铁状态,对于存在绝对铁缺乏的患者应补充铁剂治疗。⑤ESA/HIF‐PHI 治疗过程中,应依据 Hb 变化幅度调整剂量,避免 Hb 波动幅度过大。⑥出现治疗低反应时,应再次评估是否存在感染、继发性甲状旁腺功能亢进、铝中毒、药物及透析不充分等加重贫血的危险因素,以及是否合并其他导致贫血的疾病,并给予相应治疗。NKF 建议,治疗应个体化,同时考虑到患者的特点,包括症状、血红蛋白水平,并评估其他原因引起的贫血。如果初步评估表明贫血的原因为绝对缺铁,应进行补铁治疗和寻找缺铁的原因。如果不缺铁,肾脏疾病以外的原因应被排除,然后应用足够剂量的 EPO 来增加 Hb 至 110～120 g/L。一般来说,EPO 治疗的患者应补充铁剂,以确保有足够的存储铁用于红细胞生成。NKF 注意到除了少数例外,在糖尿病肾病患者贫血的治疗试验表明,应用 EPO 可使 Hb 达到 110～130 g/L 以提高生活质量。根据 2021 年《中国肾性贫血诊治临床实践指南》推荐,肾性贫血治疗的 Hb 靶目标为 Hb≥110 g/L,但不超过 130 g/L。肾性贫血患者,应依据患者年龄、透析方式、生理需求及并发症情况,对 Hb 靶目标进行个体化调整。存在脑卒中、冠心病、肿瘤等病史患者,应根据原发病情况调整 ESA/HIF‐PHI 治疗的 Hb 靶目标。肾性贫血治疗的铁代谢指标的靶目标为:SF>100 μg/L 且 TS>20%,或者网织红细胞血红蛋白(reticulocyte hemoglobin，Ret‐He)>29 pg/红细胞和/或血清可溶性转铁蛋白受体/铁蛋白对数(sTfR/log Ferritin)比值≤2。肾性贫血患者,应维持 SF 200～500 μg/L,TS 20%～50%。肾性贫血治疗期间,应密切监测 ESA/HIF‐PHI 及铁剂的不良反应,并给予及时治疗。

1. 贫血管理

糖尿病肾病贫血管理的第一步是评估根本原因。具体管理内容包括:①肾性贫血患者治疗前应评估患者的贫血程度、生理需求、铁代谢状态、营养状态、炎症状态、透析治疗充分性以及感染、心脑血管、肿瘤等并发症和/或合并疾病的状态。②依据上述评估结果确定合适的 Hb 靶目标。③ESAs/HIF‐PHI 及静脉铁剂治疗前应权衡获益与风险。④依据上述评估结果确定合适的 ESAs/HIF‐PHI 治疗剂量及给药方式;并定期检测 Hb,依据 Hb 水平调整 ESAs/HIF‐PHI 治疗剂量。⑤依据上述评估结果确定合适的铁剂治疗剂量及给药方式;并定期评估铁代谢状态,调整铁剂治疗剂量。⑥肾性贫血治疗期间,应密切监测高血压、血栓栓塞性疾病、过敏、感染、肿瘤及心脑血管疾病等并发症的发生与变化情况,关注 ESA/HIF‐PHI 及铁剂的不良反应,并给予及时治疗。

2. 贫血治疗

(1) 铁剂治疗:绝对铁缺乏患者,无论是否接受 ESA 治疗,应给予铁剂治疗。功能性铁缺乏患者,应权衡治疗获益与风险后决定是否给予铁剂治疗。开始铁剂治疗之前,应首先评价 Hb 水平和铁代谢状态,寻找并处理铁缺乏潜在原因。对铁剂治疗的途径、剂量和疗程的选择,应权衡治疗获益与风险后决定。透析前 CKD 患者和腹膜透析患者,首先选择口服途径补铁治疗 1～3 个月,如不耐受或无效,可转为静脉铁剂治疗;血液透析患者常规选择静脉铁剂治疗,建议中青年血液透析贫血患者可选择高剂量低频次静脉铁剂治疗。老年血液透析患者尽量避免高剂量静脉铁剂冲击治疗。铁剂治疗后 Hb 无进一步升高或减少 ESA 剂量的需求,且排除活动性感染及肿瘤等因素影响,满足以下任何一项铁超载标准应停止铁剂治疗:SF>800 μg/L 和 TS>50%;低色素性红细胞(hypochromic red blood cell，HRC)<10%和/或 Ret‐He>33 pg/红细胞或 sTfR<1 000 μg/L。任何静脉铁剂都可能出现危及生命的超敏反应。在首次静脉铁剂治疗时,输注的前 60 min 应对患者进行生命体征监护,同时需配备必要的急救药品。存在全身活动性感染的 CKD 贫血患者,应避免静脉铁剂治疗。

口服铁剂主要有琥珀酸亚铁、硫酸亚铁等,部分透析患者口服铁剂吸收较差,故常需要静脉途径补充铁剂,氢氧化铁蔗糖复合物(蔗糖铁)的安全有效性较好。2009 年完成的 TREAT(trial to reduce cardiovascular events with aranesp therapy)研究以 2 型糖尿病肾病贫血患者为研究对象,比较 ESA 和安慰剂间的治疗效果,随访时间长达 29 个月。结果显示,2 组患者的总死亡率无统计学意义,但高 Hb 组(125 g/L)较低 Hb 组(106 g/L)脑卒中的发生率明显升高。

如果目前存在缺铁,患者应口服或静脉注射铁剂治疗。针对糖尿病肾病患者,铁剂剂量为每日 300～325 mg,分 3 次口服。值得注意的是,由于口服补铁显著的胃肠道不良反应可能导致依从性差。另一种方法是定期静脉补铁。一些研究表明,这种方法对于透析前人群是有效和安全的。有研究指出,静脉注射右旋糖酐铁治疗缺铁性贫血[SF<100 μg/L 或 TS<20%的患者,eGFR<50 ml/(min · 1.73 m^2)]且为非透析患者,应用剂量为 200 mg/周(5 周)或 500 mg/周(2 周)。在 2 周里血红蛋白显著增加;所有患者均能耐受,无严重不良反应。包括葡萄糖酸钠铁、蔗糖铁、右旋糖酐铁的静脉注射铁制剂有效而且安全。在这些药物中,虽然不良反应很少发生,但是右旋糖酐铁不良反应的发生率是最高的。研究表明,在糖尿病肾病患者中,静脉补铁比口服铁剂能够更有效地增加血红蛋白。此外,在非透析患者中没有足够的证据显示静脉补铁与口服补铁的优势。

(2) ESA 治疗:可有效治疗肾性贫血,但治疗前应尽可能纠正铁缺乏或炎症状态等加重肾性贫血的危险因素。ESA 治疗前应权衡减少输血及贫血相关症状带来的获益与 ESA 治疗可能引起的脑卒中、高血压、肿瘤等风险,既往存在脑卒中、恶性肿瘤病史或活动性肿瘤的患者应仔细评估肿瘤进展、脑卒中再发风险,谨慎使用 ESA。纠正绝对铁缺乏后 Hb<100 g/L 的患者,给予 ESA 治疗;不建议 Hb≥100 g/L 的非透析 CKD 患者开始 ESA 治疗;尽量避免血液透析患者 Hb<90 g/L 时才开始使用 ESA 治疗,为提高部分 Hb>100 g/L 患者的生活质量,可给予个体化 ESA 治疗。根据 CKD 患者 Hb 水平和临床情况选择 ESA 种类,并决定 ESA 初始治疗剂量。具体剂量:重组人红细胞生成素(recombinant human erythropoietin, rHuEPO),每周 50～150 U/kg,分 1～3 次给药;达依泊汀 α,0.45 μg/kg,每 1～2 周给药 1 次;持续型 EPO 受体激活剂(continuous erythropoietin receptor activator, CERA),0.6 μg/kg,每 2～4 周给药 1 次。ESA 初始治疗 Hb 增长速度控制在每个月 10～20 g/L;若每个月 Hb 增长速度>20 g/L,应减少 ESA 剂量的 25%～50%;若每个月 Hb 增长速度<10 g/L,应将 ESA 的剂量每次增加 20 U/kg,每周 3 次。ESA 治疗期间,Hb 达到 115 g/L 时,应将 ESA 剂量减少 25%;Hb 升高且接近 130 g/L 时,应暂停 ESA 治疗,并监测 Hb 变化,Hb 开始下降时应将 ESA 剂量降低约 25%后重新给药;Hb 达到目标值时,推荐减少 ESA 剂量而不是停用 ESA,除非出现明显的严重不良反应。非透析 CKD 和腹膜透析患者选择 ESA 皮下注射给药,特殊情况下也可采用静脉注射给药;规律血液透析治疗患者选择 ESA 静脉或皮下注射给药。疑似或诊断抗 EPO 抗体诱导的纯红细胞再生障碍性贫血(pure red-cell anemia, PRCA)患者停止 ESA 治疗。高剂量 ESA 增加心血管事件、死亡及肿瘤复发的风险,Hb≥90 g/L 的合并心力衰竭 CKD 患者不建议使用 ESA 治疗;既往存在恶性肿瘤病史或有活动性肿瘤的 CKD 患者,Hb 靶目标<100 g/L。

自从 rHuEPO 问世后,绝大多数患者均可避免输血;而且患者心、肺、脑功能及工作能力均明显改善。如排除失血因素,Hb<100～110 g/L 或者红细胞压积(hematocrit, HCT)<30%～33%,即可开始应用 rHuEPO 治疗。一般开始用量为每周 80～120 U/kg,分 2～3 次注射,皮下或者静脉注射,以皮下注射较为理想,既可以达到很好疗效,又可以节约用量 1/4～1/3。对于透析前患者,目前趋向于小剂量疗法(2 000～3 000 单位,每周 1～2 次),疗效佳,不良反应轻。当 Hb 升至规定水平时,应适当减少 EPO 用量。个别透析患者 rHuEPO 剂量可能需要有所增加,但不应盲目单纯加大剂量,而应当充分分析影响 rHuEPO 疗效的原因,有针对性地调整治疗方案。

早在 2007 年,美国 FDA 颁布的 CKD 患者使用 EPO 的新建议中指出,EPO 维持较高血红蛋白时可以增加心脏病发作、脑卒中、血栓、心力衰竭和死亡的风险。且受影响的药物包括促红细胞生成素-α和促红细胞生成素。美国 FDA 建议,针对血液中血红蛋白在 10～12 g/L 的范围内为避免输血所需的 EPO 最低剂量,血红蛋白水平超过 12 g/L 应限制应用 EPO。

总之,NKF 与 FDA 建议有冲突。但是在治疗贫血方面应用 EPO 却是共识,针对血红蛋白水平初始 EPO 的剂量和 Hb 的目标上限值是不同的。NKF 的支持 EPO 使用的安全性和个体化治疗贫血的重要性认识。在糖尿病人群中使用 EPO 的安全性,以及临床试验中较高的血红蛋白水平与心血管疾病的关系还需要进一步研究。研究发现,糖尿病肾病血液透析患者贫血的治疗率较高,达 85.1%,但贫血治疗达标率仍低(21.3%),糖尿病肾病血液透析患者的贫血治疗仍不充分;糖尿病肾病的血液透析患者 EPO 治疗率为 85.1%,使用 EPO 平均剂量为(139.50±59.12)μg/(kg·周)。

皮下注射促红素 α 10 000 单位,每周 1 次,或者促红素 α 0.75 μg/kg,每隔 1 周 1 次,在超过 4～8 周内能有效增加血红蛋白 10～20 g/L。开始可以每隔 1 周皮下注射促红细胞生成素,然后每个月 1 次以维持血红蛋白目标值。有研究显示,促红细胞生成素从每隔 1 周到每 4 周 1 次,给药间隔的延长能有效将血红蛋白维持在 100～120 g/L。研究发现,将促红细胞生成素的给药间隔由每周 1 次增加至每个月 1 次,总剂量增加至 4 000 单位可使血红蛋白保持在一个相似的范围。糖尿病肾病患者经治疗后应评估包括疲劳、活力、身体机能和认知功能等症状的改善。最初,测量血红蛋白水平应每隔 1 周,此后每个月监测。在一般情况下,如果血红蛋白未达标或者超标,促红细胞生成素的剂量应上调或者下调 25%。对于大部分患者,增加或者减少促红细胞生成素的剂量的频繁程度不应超过 1 个月。此外,出于安全原因,如果血红蛋白在 4 周内上升率>10 g/L 的,应保持原剂量,因为迅速增加剂量可能与增加不良事件如高血压等风险有关。对促红细胞生成素反应不佳的患者应高度怀疑功能性缺铁,而且补铁治疗后应进行随访。包括血清铁、铁结合力、铁蛋白的常规测量,每个月监测 1 次,直到血红蛋白目标的实现,铁剂监测每 3 个月 1 次。

在临床试验中,25% 的患者会出现血压升高或发展为高血压(血压>140/90 mmHg)。因此,对于血压难控制的糖尿病肾病患者不适合应用促红细胞生成素治疗贫血。此外,对于使用促红细胞生成素的肾脏病贫血患者出现血压升高,应调整促红细胞生成素、铁剂或者抗高血压药物的剂量。应用促红细胞生成素数小时或者数天后出现的常见不良反应包括皮下注射的局部疼痛或组织反应和类似流感的症状。

促红细胞生成素治疗期间可能发生纯红细胞再生障碍性贫血,其罕见但是很严重。贫血发病突然,可出现在治疗后的 2 个月。如上所述,促红细胞生成素可能会增加死亡和心血管事件和血栓事件的风险。据报道,在一些临床试验中,上述风险发生于血红蛋白水平>120 g/L 时。因此,应谨慎的调整促红细胞生成素的剂量,以减少血红蛋白超过 130 g/L。铁使用的不良反应,包括口服制剂的胃肠道反应和静脉注射制剂过敏反应。

(3) HIF-PHI 治疗:能有效治疗肾性贫血,包括非透析与透析 CKD 患者;口服治疗可增加非透析 CKD 患者和腹膜透析患者的治疗便利性。患者 Hb<100 g/L,可考虑给予 HIF-PHI 治疗。HIF-PHI 治疗肾性贫血应监测铁代谢状态,需要时联合铁剂治疗;口服铁剂治疗在多数患者达到和静脉铁剂同样的效果。HIF-PHI 治疗的 Hb 靶目标参考 ESA,维持 Hb≥110 g/L,但不超过 130 g/L。HIF-PHI 起始剂量按照患者体重,并结合患者既往使用 ESA 剂量以及基础 Hb 水平、铁代谢等多种因素确定。HIF-PHI 治疗期间应定期监测 Hb,根据 Hb 水平调整剂量,维持 Hb 稳定在靶目标范围内。

HIF-PHI 是一种新型治疗肾性贫血的小分子口服药物,通过抑制 HIF 脯氨酰羟化酶,稳定体内 HIF 水平,进而调控 HIF 信号通路下游靶基因的转录及表达。HIF-PHI 通过促进机体内源性生理浓度的 EPO 生成及受体表达,促进与铁代谢相关蛋白的表达,同时降低铁调素水平,综合调控机体促进红细胞的生成。

HIF-PHI 是肾性贫血治疗领域最新研发的一种小分子口服药物,可促进生理范围内 EPO 生成,同时下调铁调素水平,增加机体对铁的吸收、转运和利用,减少铁剂用量。另外,口服剂型的药物使患者用药更加便利。中国透析患者的多中心、前瞻、随机对照研究结果显示,罗沙司他和阿法依泊汀均能有效提升血液透析与腹膜透析患者的 Hb 水平;但微炎症(基线 CRP>4.9 mg/L)亚组分析中,基线 Hb 水平升高幅度,罗沙司他组大于阿法依泊汀组,并且罗沙司他的药物剂量未增加。中国非透析 CKD 患者的多中心、前瞻、随机对照研究结果显示,罗沙司他组 Hb 水平相对于基线平均增加(19±12)g/L,而安慰剂组 Hb 水平较基线降低(4±8)g/L,证实罗沙司他可有效提升非透析 CKD 患者 Hb 水平。目前为止,尚未见罗沙司他与 ESA 联合应用治疗肾性贫血的研究报道。

目前罗沙司他已经在 20 余个国家开展了 20 项临床研究,接受罗沙司他治疗的患者超过 1 万人。但是,由于受 HIF 调控的下游靶基因众多,并且作为新上市的药物,HIF-PHI 安全性尚需要更长时间和更多受试者应用后来确定。基于中国患者的罗沙司他两项Ⅲ期临床研究结果,发生率>5%的不良事件包括上呼吸道感染、高血压、高钾血症、外周水肿、代谢性酸中毒、恶心、虚弱及转氨酶异常。在 CKD 患者中,建议 Hb 水平稳定在靶目标内。过高 Hb 水平可能增加血栓栓塞、血管通路血栓形成的风险。罗沙司他在重度肝功能受损的患者(Child Pugh C 级)中的有效性和安全性尚未确立。对于重度肝功能受损的患者,治疗需在仔细评估患者的风险/获益后进行。在剂量调整期间应对患者严密监测。

(4) SGLT2 抑制剂(SGLT2i)治疗:是新近糖尿病肾病领域一大研究进展。3 项大型 RCT 研究(EMPA-REG、CANVAS、DECLARE-TIMI 58),在使用 SGLT2i 后,有心血管事件及肾脏获益。CREDENCE 以肾脏研究结果为终点,亦提示 SGLT2i 对于肾脏有保护作用,能够降低蛋白尿、延缓肾功能不全进展。恩格列净能降低心力衰竭住院风险 35% 以及降低心力衰竭住院患者的死亡风险。卡格列净降低心力衰竭住院风险 32%。达格列净降低心脏死亡和心力衰竭住院的复合终点。建议糖尿病合并心肾综合征患者使用 SGLT2i 治疗。在糖尿病患者的贫血治疗方案,SGLT2i 似乎也有独特的作用。2 型糖尿病合并肾功能不全合并贫血者,在使用卡格列净治疗 12 周后,EPO 水平升高,且这种作用与患者血糖控制好坏无关。CREDENCE 研究显示,2 型糖尿病合并 CKD 患者经卡格列净治疗,可以减少贫血相关不良事件的发生,减少 ESA 使用剂量。

糖尿病肾病贫血发病率高,但知晓率、治疗率与达标率均较低。过去 30 年间,治疗肾性贫血的主要药物是 ESA 和铁剂。ESA 以各种 rHuEPO 为主,需要皮下或静脉注射;并且感染和炎症状态极易引起 ESA 治疗低反应,而大剂量 ESA 治疗可能增加心脑血管事件、血栓形成、血压升高、脑卒中及促进肿瘤生长等风险。大剂量静脉铁剂应用可能诱发严重过敏反应、氧化应激、心血管疾病及感染等不良事件,并且频繁注射时患者的依从性不佳。

糖尿病肾病贫血治疗的发展方向是研发长效 ESA 和持续性、高选择性 EPO 受体激动剂以及内源性 EPO 诱导剂;减少注射次数,并研发口服剂型。HIF-PHI 作为一种具有全新作用机制的口服药物,具有与 ESA 相似的治疗肾性贫血的效果;可通过激活 HIF 通路,促进内源性 EPO 生成,改善铁的吸收、转运和利用;下调铁调素水平,疗效受炎症状态影响较小,将为治疗肾性贫血开辟全新的途径。应进一步研发铁调素拮抗剂及生成抑制剂,改善铁剂吸收与利用,提高 ESA 敏感性与有效性。这些新型药物的研发与应用,都将有望提高糖尿病肾病贫血的治疗效果。

(汪年松,刘玉梅)

第十节 │ 维生素 D 制剂的应用

糖尿病作为全球性的公共卫生问题,发病率逐年上升,糖尿病肾病作为糖尿病最常见的微血管并发症之一,是导致 ESRD 的主要病因。近年来,随着对其发病机制研究的深入,糖尿病肾病的药物治疗已突破传统的控制血糖、血压及血脂治疗,逐渐趋向于包括抗炎、抗氧化、抑制 RAS 激活、保护内皮细胞及改善足细胞功能等多种机制在内的多靶点治疗。其中,活性维生素 D(vitamin D,VitD)作为一种多效性激素,在防治糖尿病肾病方面的潜力引起了人们的特别关注。目前已有不少动物实验及临床研究证明 VitD 水平与糖尿病肾病发生风险呈负相关,而补充活性 VitD 可通过多机制途径延缓糖尿病肾病的进展。因此,进一步阐明 VitD 在糖尿病肾病发生、发展中的作用,有望为延缓糖尿病肾病进展找到一条新途径。

一 活性 VitD 及其受体

VitD 是人体必需脂溶性维生素,有内外源两种获取方式,分别为暴露于紫外线辐射的皮肤内源性合成 VitD3 以及外源摄入 VitD2 和 VitD3。VitD2 常见于蔬菜和"强化"食品中;VitD3 可见于动物性食品中,但主要是在皮肤中经紫外线将 7-去羟基胆固醇光解转化而合成。无论何种来源,VitD2 和 VitD3 均由维生素 D 结合蛋白(vitamin D binding protein,VDBP)运输,并在肝细胞中由 25-羟化酶转化生成 25-羟基 VitD,之后进一步在肾小管上皮细胞中被肾 1α-羟化酶羟化为活性形式 VitD,即 1,25-二羟胆钙化醇,后者通过与细胞内特异性维生素 D 受体(vitamin D receptor,VDR)结合发挥其生物学作用。VDR 是一种亲核蛋白,根据亚细胞定位,分为膜 VDR(mVDR)和核 VDR(nVDR)。mVDR 可于数秒至数分钟内启动快速非基因组效应,主要涉及与离子通道反应、促胰岛素作用及抗凋亡通路等相关的次级信号机制;而 nVDR 则通过调控基因表达来调节靶蛋白的合成,由此产生的基因组改变通常需要数小时至数天,且与调节多种细胞类型的特异性生物功能有关。VDR 广泛分布于各种组织细胞中,在肾脏、骨骼及甲状旁腺等经典靶组织中均有表达,也存在于单核细胞、激活的 T 细胞、B 细胞及许多肿瘤细胞中,因此 VitD 缺乏与人类多种疾病的发生风险增加相关。在肾脏,VDR 定位于远曲小管、近曲小管、集合管和连接小管,足细胞及球旁致密斑上也有分布,因此肾脏是 VitD 发挥作用的主要场所之一。越来越多研究表明,VitD 及 VDR 在肾脏免疫系统的功能调节方面发挥着重要作用。

二 VitD 缺乏与糖尿病肾病

虽然糖尿病肾病的发病机制尚未完全阐明,不少临床研究均提示 VitD 缺乏与糖尿病之间存在明确相关性,并且 VitD 缺乏在慢性肾脏病(CKD)患者中相当常见。一项纳入 1.2 万观察对象的出生队列研究表明,VitD 水平偏低与胰岛素抵抗及 β 细胞功能低下相关,补充 VitD 可降低儿童 1 型糖尿病的发生率。多区域人群研究提示身体质量指数(BMI)与 VitD 水平呈负相关,VitD 缺乏与肥胖可能是 2 型糖尿病的共同危险因素。美国一项纳入 1216 名糖尿病患者的横断面研究表明,VitD 缺乏或不足与糖尿病肾病的发生存在独立相关性。另有基于 153 个社区中心的前瞻性早期肾脏疾病评估研究发现,低血清 VitD 水平与糖尿病患者较低的 GFR 和较高的 UACR 独立相关,提示 VitD 缺乏可能参与了糖尿病肾病的进展。在动物实验方面,有研究表明 VDR 基因敲除糖尿病小鼠比野生糖尿病小鼠表现出更严重的肾脏损害。糖尿病肾病模型鼠的血清 25-羟基 VitD 和 1,25-二羟基 VitD3 水平显著降低,而补充 VitD 能有效抑制高血糖诱导的系膜细胞增殖。由此可见 VitD 缺乏可促进糖尿病肾病的发生、发展;反之糖尿病肾病也可以导致 VitD 缺乏的发生。研究显示,蛋白尿是 VitD 缺乏症的一大危险因素。VDBP 作为一种 α 球蛋白,承担着循环 25 - 羟基 VitD 的运载功能,二者复合物经肾小球滤过,转运至近端肾小管,在含有受体蛋白 megalin 和 cubilin 的刷状缘处进行重吸收。而 1 型糖尿病合并蛋白尿者的受体蛋白 megalin 和 cubilin 随尿液丢失增多,相应 megalin 和 cubilin 介导的蛋白重吸收功能受损,导致了蛋白尿及包括 VitD 在内的重要维生素缺乏。动物实验表明,megalin 基因敲除小鼠 VDBP 经尿排泄增多,VitD 缺乏症、低钙血症及骨软化症的发病率增加。因此,megalin 和 cubilin 的脱落及排泄可能是 CKD 及蛋白尿患者易发生 VitD 缺乏症的因素之一。总之,在 VitD 缺乏和肾脏病变之间似乎存在协同作用,导致肾脏进行性受损的恶性循环。

三 活性 VitD 及其受体对肾脏的保护作用

1. 活性 VitD、VDR 与 RAS

高血糖状态下 RAS 激活是糖尿病肾病发生的关键因素。血管紧张素 Ⅱ(Ang Ⅱ)可刺激局部黏附分子的表达,包括 ICAM - 1、VCAM - 1、E 选择素、P 选择素及趋化因子,促进相关炎症细胞的分化、增殖和活化,在诱导肾间质纤维化中发挥重要作用。临床研究表明,糖尿病患者的肾间质 Ang Ⅱ水平比健康人群高 1 000 倍,而人体血浆 VitD 水平与循环 Ang Ⅱ 水平呈负相关。动物实验同样显示,VDR 基因敲除糖尿病小鼠的肾素及 Ang Ⅱ 表达水平明显高于野生型糖尿病小鼠,表现出更严重的蛋白尿、肾小球硬化和肾间质纤维化;选择性 VDR 激动剂帕立骨化醇可负向调控血管紧张素转换酶 2 的活性,在糖尿病肾病早期具有肾脏保护作用。进一步研究表明,1,25 - 二羟基 VitD3 可抑制高糖诱导的系膜细胞及球旁细胞中 RAS 和 TGF - β 活化,通过抑制肾素基因表达启动子活性以降低肾素水平,并通过阻断 NF - κB 信号通路抑制高糖诱导的血管紧张素原表达。临床已明确血管紧张素转化酶抑制剂(ACEI)和血管紧张素 Ⅱ 受体阻断剂(ARB)可显著减少蛋白尿,延缓糖尿病肾病进展,但可能导致补偿性局部肾素升高,称为"醛固酮逃逸";而此时联合使用 1,25 - 二羟基 VitD3 以拮抗肾素活性显得至关重要,同时,ACEI 又可降低成纤维细胞生长因子 23 水平,有助于提高 1,25 - 二羟基 VitD3 的生物利用度。2010 年,Dick 等学者在《柳叶刀》(*The Lancet*)上发表了关于活性 VitD 制剂在降低糖尿病肾病患者蛋白尿中作用的前瞻性队列(VITAL)研究,281 名已接受稳定剂量 ACEI 或 ARB 治疗 3 个月以上的患者被随机分成三组:第一组接受 2 个月的安慰剂治疗(安慰剂＋ACEI/ARB),第二组接受 2 个月的低剂量帕立骨化醇治疗(帕立骨化醇 1 μg/d＋ACEI/ARB),第三组接受 2 个月的高剂量帕立骨化醇治疗(帕立骨化醇 2 μg/d＋ACEI/ARB)。研究发现,糖尿病肾病患者在接受 2 个月的帕立骨化醇(1 μg/d)联合 ACEI/ARB 治疗后 UACR 与安慰剂联合 ACEI/ARB 治疗相比减少了11%,而增加帕立骨化醇剂量(2 μg/d)可使得 UACR 进一步减少(与安慰剂组相比减少 15%);由此可见,与单独使用 ACEI/ARB 相比,ACEI/ARB 联合帕立骨化醇能更有效地减少糖尿病肾病患者的蛋白尿。一项发表于《美国肾脏学会杂志》(*Journal of The American Society of Nephrology*)的关于活性 VitD 减少 CKD 患者尿蛋白的荟萃分析亦表明,活性 VitD 及其类似物可在 RAS 抑制剂基础上进一步减少 CKD 患者蛋白尿。动物实验同样证明,与单用氯沙坦或帕立骨化醇相比,联合使用二者可更有效地减少蛋白尿,抑制纤连蛋白、TGF - β 及 MCP - 1 生成,促进受损肾小球滤过屏障修复,并最终阻止肾小球硬化。可见,活性 VitD 和 RAS 抑制剂在糖尿病肾病的治疗中具有协同作用。

2. 活性 VitD、VDR 与内皮细胞损伤

内皮功能与糖尿病肾病的发生、发展密切相关,内皮功能受损在糖尿病肾病患者出现蛋白尿及 GFR 下降中发挥着重要作用。不少研究提示低 VitD 水平与内皮功能障碍之间存在关联。一项纳入

280 例 2 型糖尿病患者的横断面研究提示，VitD 缺乏可能导致了患者循环内皮祖细胞（endothelial progenitor cell，EPC）耗竭及内皮细胞功能障碍。2019 年一项发表于《肾脏透析移植》（Nephrology Dialysis Transplantation）杂志的随机双盲对照研究中，CKD 患者被随机分为两组：一组接受为期 12 周的安慰剂治疗，另一组接受 12 周的口服帕立骨化醇（2 μg/d）治疗。结果显示，CKD 患者在接受帕立骨化醇治疗后血栓调节蛋白水平较安慰剂组显著上升；帕立骨化醇可明显改善 CKD3～4 期患者的内皮细胞依赖性血管舒张，并通过上调血栓调节素发挥内皮保护作用。动物实验进一步表明，VitD 是内皮型一氧化氮合酶（eNOS）的直接调节因子，VDR 基因敲除小鼠表现为内皮功能障碍和动脉粥样硬化，证实了活性 VitD 及 VDR 信号通路在维持血管内皮功能中的重要性。而输注过表达 VDR 的 EPC 可提高血清和血管壁 eNOS 表达水平及一氧化氮浓度，显著抑制 ApoE 缺乏小鼠动脉粥样硬化的发生，提示活性 VitD 和 VDR 可通过增强 EPC 功能并减轻晚期糖基化终末产物所致损伤而发挥肾脏保护作用。

3. 活性 VitD、VDR 与炎症反应

单核巨噬细胞向肾脏组织浸润在糖尿病肾病的发生、发展中发挥重要作用。巨噬细胞可释放大量炎症介质，参与肾脏的免疫反应和纤维化形成。目前研究证实，低血清 VitD 水平与包括 C 反应蛋白（CRP）、IL-6、ICAM-1 和 VCAM-1 等在内的炎症介质及黏附因子的表达上调呈正相关。亦有研究表明，脂多糖（lipopolysaccharide，LPS）可下调 2 型糖尿病和糖尿病肾病患者外周血单核细胞（peripheral blood mononuclear cell，PBMC）中 VDR 的信使 RNA 和蛋白水平；而 1,25-二羟基 VitD3 可以部分逆转 LPS 效应，减少 IL-6 分泌，进而对糖尿病肾病有保护作用。此外，1,25-二羟基 VitD3 可通过抑制 NF-κB 激活而抑制炎症反应，下调炎性因子 IL-6、IL-12、TNF-α 及 INF-γ 水平，同时上调抗炎因子 IL-10 水平。在 2013 年一项开放性、前瞻性临床试验中，研究者对 25 例血液透析患者进行了为期 12 周的帕立骨化醇口服治疗，检测分析治疗前后患者的血清及 PBMC 炎症因子表达谱发现，血清 CRP、TNF-α 和 IL-6 水平分别下降了 14.3%（$P < 0.001$）、4.7%（$P < 0.05$）和 5%（$P < 0.05$），PBMC 的 TNF-α 和 IL-6 的信使 RNA 表达水平分别下降了 19.1%（$P < 0.01$）和 17.5%（$P < 0.001$），同时抗炎因子 IL-10 的表达增加了 17.7%（$P < 0.01$）；由此可见，帕立骨化醇在 CKD 患者治疗中具有显著的抗炎作用。动物实验方面，在链唑霉素诱导的糖尿病大鼠模型中应用骨化三醇可显著减少肾 TGF-β_1 表达，并减轻肾组织纤维化程度。分子水平研究发现，1,25-二羟基 VitD3 可通过阻止 NF-κB 与目标基因的启动子区域结合，从而下调高糖所诱导的肾小球系膜细胞 MCP-1 的表达。亦有研究表明，1,25-二羟基 VitD3 可通过 VDR-PPARγ 信号通路，促进高糖诱导的 M1 型巨噬细胞向 M2 型转化，从而发挥抗炎特性。综上所述，活性 VitD 及 VDR 能减少炎症因子的分泌，并通过多途径抑制炎症细胞浸润，从而发挥强大的肾脏保护作用。

4. 活性 VitD、VDR 与蛋白尿

蛋白尿是 CKD 进展的一项重要指标，减少蛋白尿对于保护肾脏、延缓肾脏疾病进展具有重要临床意义。一项发表于《国际肾脏病学》（Kidney International）杂志的临床研究揭示了帕立骨化醇在 CKD 患者中的降低尿蛋白作用，该研究以来自美国 46 个研究机构的总共 220 例 CKD 患者为观察对象，其中 118 例患者存在蛋白尿，患者被随机分至帕立骨化醇组或安慰剂组，随访 24 周。研究结果显示：帕立骨化醇组 57 例蛋白尿患者中有 29 例（51%）出现尿蛋白减少，而安慰剂组 61 例蛋白尿患者中仅 15 例（25%）出现蛋白尿减少，两组对比差异有统计学意义；且帕立骨化醇的降尿蛋白作用不受年龄、性别、糖尿病、高血压或使用 ACEI/ARB 治疗等因素的影响。亦有前瞻性研究显示，1/3 的 GFR 减低、持续蛋白尿并使用最大剂量 RAS 抑制剂治疗的 CKD 患者，在口服帕立骨化醇 6 个月后，尿蛋白水平下降至 0.5 g/24 h 以下，这一效应在糖尿病患者和 GFR 更高的患者中更为显著。在一项

以 1 型糖尿病患者为观察对象的随机双盲对照研究中，48 例患者被随机分配至帕立骨化醇治疗组和安慰剂治疗组，随访 12 周；结果表明：帕立骨化醇组较安慰剂组可减少患者尿蛋白排泄率 18%（$P<0.05$），并显著降低估算的肾小球滤过率（eGFR）达 5 ml/（min·1.73 m²）（$P<0.001$）。另有以早期 1 型糖尿病肾病患者为观察对象的研究表明，给予 VitD 缺乏的 1 型糖尿病肾病患者高剂量 VitD3（10 000 IU/d，口服）治疗 12 周，可明显降低其尿蛋白水平。活性 VitD 在 2 型糖尿病患者中同样具有肾脏保护作用。在一项纳入了 98 例 2 型糖尿病合并蛋白尿患者的前瞻性临床研究中，给予患者 0.25 μg/d 骨化三醇口服治疗可在 RAS 抑制剂基础上进一步降低患者 UACR，延缓患者肾脏病进展。上述临床研究表明，活性 VitD 对降低糖尿病肾病患者尿蛋白水平具有良好的效果。作用机制方面，足细胞损伤是引起糖尿病肾病患者蛋白尿和肾小球硬化的重要原因之一。动物实验显示，1,25-二羟基 VitD3 可抑制足细胞凋亡及肥大，并维持足细胞的数目和结构完整，减少蛋白尿、缓解肾小球硬化。补充帕立骨化醇可以增强 VDR 在足细胞上的表达，显著逆转高糖诱导的 nephrin 和 podocin 蛋白水平下调，同时降低纤维连接蛋白等纤维化标志物的表达，从而发挥改善足细胞损伤作用。此外，VDR 的激活也可能通过调控 Wnt 信号通路中的关键分子来减少蛋白尿及高糖诱导的糖尿病肾病小鼠肾脏的足细胞损伤。

四 活性 VitD 治疗的前景

临床上用于补充 VitD 的药物主要分为普通 VitD 和活性 VitD 及其类似物。普通 VitD 包括 VitD2（麦角钙化醇）和 VitD3（胆钙化醇），一般作为营养补充剂，用于 VitD 缺乏及骨质疏松症的预防，其本身无活性，在体内经过肝脏及肾脏内的酶转化为 1,25-二羟基 VitD3 才可发挥生物活性。活性 VitD 及其类似物，是通过当前制药工艺在体外合成的具有生物活性的 VitD，包括非选择性 VDR 激动剂（如骨化三醇和阿法骨化醇）和选择性 VDR 激动剂（如帕立骨化醇）。骨化三醇（1,25-二羟基 VitD3）是最早应用于临床的活性 VitD，进入体内后不需活化即可直接发挥作用；阿法骨化醇（1α-骨化醇）进入体内需经过肝脏的 25-羟化酶活化后才能变成具有活性的 1,25-二羟基 VitD3，进而发挥作用。以上二者均不需要 1α-羟化酶羟化，是 CKD 患者补充活性 VitD 较理想的选择。帕立骨化醇（19-去甲-1,25-二羟基 VitD3）是一种选择性 VDR 激活剂，组织特异性较高，作用于甲状旁腺为主，目前主要用于治疗接受血液透析的 ESRD 患者的继发性甲状旁腺功能亢进，由于骨和肠道吸收较少，高钙血症及高磷血症风险相对较低，因不良反应少而颇具临床应用前景。

目前，活性 VitD 在临床上主要用于治疗骨质疏松症、佝偻病及肾性骨营养不良等。对于 CKD 3～5 期的患者，使用活性 VitD 及其类似物时建议从小剂量起始（骨化三醇 0.25 μg/d 或阿法骨化醇 0.25 μg/d 或帕立骨化醇隔日 1.0 μg），根据每 2 至 4 周定期监测的全段甲状旁腺激素（intact parathyroid hormone，iPTH）、钙、磷水平调整剂量（增加或减少原剂量的 25%～50%），连续监测 3 个月，以后每 3 个月 1 次；对于 CKD 5 期透析患者，若 iPTH 水平高于目标值或于目标范围内呈现进行性升高，建议使用活性 VitD 及其类似物，如骨化三醇 0.25～0.5 μg/d 口服或阿法骨化醇 0.25～1.0 μg/d 口服或帕立骨化醇 0.04～0.1 μg/kg 隔日经血液透析通路给药；根据 iPTH 及钙、磷水平调整用药剂量，第 1 个月每 2 周监测 1 次，以后每个月 1 次，如 iPTH 水平低于正常上限的一半或出现高钙、高磷血症时，上述用药需减量或停用。

近年来，越来越多研究表明 VitD 水平与糖尿病肾病发生风险呈负相关，VitD 在防治糖尿病肾病方面的潜力引起了人们的特别关注。各种临床及基础研究均证实了活性 VitD 可通过抑制 RAS、抗炎及维护内皮细胞和足细胞功能等机制减少蛋白尿、减轻肾纤维化，延缓糖尿病肾病的进展。糖尿病肾病患者由于本身存在 VitD 缺乏的高危因素，且肾小管间质受损状态下无法很好地完成 VitD 的肾脏内活化,因此首选补充活性 VitD 及其类似物。目前国内外用于糖尿病肾病治疗的临床试验中使用最多的是口服活性 VitD,包括骨化三醇(0.25~0.5 μg/d)、阿法骨化醇(0.5 μg/d)及帕立骨化醇(1~2 μg/d),部分采用注射补充帕立骨化醇(隔日 0.04 μg/kg)。帕立骨化醇有胶囊及注射针剂两种剂型,而目前在我国上市并常规使用的为注射针剂。总而言之,活性 VitD 可能成为治疗糖尿病肾病的新方法。当然,目前仍需更多的大规模前瞻性临床研究以探讨活性 VitD 制剂的最佳给药剂量、应用时间及潜在作用机制。

（汪年松,董杨）

第十一节　新型治疗药物

目前,2 型糖尿病肾病的预防和治疗主要聚焦于严格的血糖和血压控制。被广泛接受的具有肾脏保护作用的药物为 RAAS 抑制剂,如 ACEI/ARB。然而,尽管使用上述治疗方法,2 型糖尿病肾病进展仍不可完全避免,迫切需要寻找新的治疗方法。近年来,糖尿病肾病的药物研发取得不少进展,并已开展相关临床试验,下面介绍几种糖尿病肾病新型药物。

一、钠-葡萄糖协同转运蛋白 2 抑制剂

健康成人每天从肾小球滤过约 180 g 的葡萄糖,其中 99% 以上的葡萄糖被肾小管重吸收,进而调节体内血糖稳态。其中,钠-葡萄糖协同转运蛋白 2(SGLT2)在肾小管重吸收葡萄糖过程中起着主导作用。SGLT2 抑制剂通过减少肾脏对葡萄糖的重吸收,增加尿糖的排泄,降低血糖,从而有效控制血糖。CREDENCE 研究是一项全球多中心、随机、双盲、安慰剂对照临床试验,旨在探讨卡格列净对 2 型糖尿病合并慢性肾脏病(CKD)患者的肾脏终点事件的影响。研究共纳入 4 401 例 2 型糖尿病肾病患者,在标准治疗基础上,以 1:1 比例随机接受安慰剂($n=2$ 199)或卡格列净 100 mg/d($n=2$ 202)治疗。研究发现与安慰剂相比,卡格列净显著降低主要复合终点事件(ESRD、血肌酐倍增、肾脏或心血管死亡)风险达 30%。再者,与安慰剂相比,卡格列净可降低 2 型糖尿病肾病患者尿白蛋白与肌酐比值(UACR)达 31%,延缓 eGFR 下降每年达 2.74 ml/(min·1.73 m²)。此外,CREDENCE 研究再次验证了卡格列净的心血管获益(显著降低心血管死亡、心肌梗死、脑卒中和心力衰竭风险)。DECLARE - TIMI 58 研究是一项随机、双盲、多中心Ⅲ期临床试验,旨在评估与安慰剂相比,达格列净对具有心血管事件风险的成人 2 型糖尿病患者的心血管结局,同时也评估了关键的肾脏探索性终点。研究发现达格列净使心力衰竭或心血管死亡风险降低 17%,而肾脏复合终点(包括 GFR 下降 40%、ESRD 和肾脏死亡)的风险下降 47%。这些临床研究提示 SGLT2 抑制剂在延缓糖尿病肾病进展、降低心血管事件风险方面具有重要的作用,而其肾脏保护作用可能与以下机制有关:①通过减少肾脏对葡萄糖的重吸收,增加尿糖的排泄,降低血糖,进而减少高糖的肾脏毒性;②SGLT2 抑制剂使肾近端小管对葡萄糖和钠重吸收减少,致密斑感受钠离子浓度增加重建管球反馈,引起入球小动脉收缩和肾小球血流动力学正常化,改善糖尿病肾小球的高灌注、囊内高压和高滤过;③SGLT2 抑制剂具有抗炎和抗纤维化作用,进而延缓糖尿病肾病进展。研究发现,恩格列净可有效降低糖尿病肾病患者血清中的炎症和致纤维化指标,包括肿瘤坏死因子受体 1(TNFR1)、IL - 6、MMP7 以及纤维连接蛋白 1(FN1)。

二、非奈利酮

非奈利酮(finerenone)是高选择性非类固醇盐皮质激素受体拮抗剂(MRA),不同于螺内酯和依

普利酮,其对盐皮质激素受体(MR)亲和力更强、选择性更高,可阻断醛固酮导致的 MR 过度激活,从而抑制炎症反应、纤维化。2020 年 10 月,《新英格兰医学杂志》(*The New England Journal of Medicine*)在线发表了非奈利酮治疗 2 型糖尿病肾病的重要研究成果。FIDELIO - DKD 研究是一项随机、双盲、多中心Ⅲ期临床研究,共纳入 5 734 例 2 型糖尿病肾病患者。研究以肾脏复合终点事件(肾衰竭、GFR 在至少 4 周内下降超过 40%、肾脏死亡)作为主要的疗效评价指标。次要指标为心血管复合终点事件,包括心血管死亡、非致死性心肌梗死、非致死性卒中、因心力衰竭住院等。研究发现非奈利酮治疗组肾脏复合终点事件发生率显著低于安慰剂组(17.8% *vs* 21.1%,$P=0.001$),而在心血管复合终点事件方面,非奈利酮组和安慰剂组发生率分别为 13.0% 和 14.8%($P=0.03$)。FIGARO - DKD 研究是非奈利酮治疗 2 型糖尿病肾病的第二个发表的大型Ⅲ期临床研究,于 2021 年 8 月在《新英格兰医学杂志》(*The New England Journal of Medicine*)在线发表。研究结果显示:非奈利酮可显著降低 2 型糖尿病肾病患者的主要终点事件(心血管死亡、非致死性心肌梗死、非致死性卒中或因心力衰竭住院)发生风险达 13%。非奈利酮对次要终点(肾衰竭、GFR 下降超过 40% 或肾脏死亡)没有显著改善,但可降低调整后的次要终点(肾衰竭、GFR 下降超过 57% 或肾脏死亡)约 23%,差异有统计学意义。作为两项非奈利酮治疗 2 型糖尿病肾病的全球多中心研究,FIDELIO - DKD 研究主要入组的是中重度 2 型糖尿病肾病患者(平均 GFR 为 44.3 ml/min),而 FIGARO - DKD 入选患者肾功能损害较轻(平均 GFR 为 67.8 ml/min),综合这两项研究结果,提示非奈利酮对于不同程度的 2 型糖尿病肾病患者均具有心脏及肾脏双重获益。

三 胰高血糖素样肽 1 受体激动剂

胰高血糖素样肽 1(GLP - 1)可增加胰岛 β 细胞对葡萄糖的敏感度、刺激胰岛素的分泌,进而控制血糖,作为一种新型降糖药物,GLP - 1 受体激动剂(GLP - 1 receptor agonist,GLP - 1RA)能通过多种机制延缓糖尿病肾病的发生、发展,为糖尿病肾病的治疗提供了新的选择。目前上市的 GLP - 1RA 有利拉鲁肽、度拉糖肽、索马鲁肽等。2017 年,一项关于利拉鲁肽在 2 型糖尿病患者肾脏结局的临床研究正式发表,共纳入 9 340 例受试者,平均随访 3.84 年,肾脏方面主要观察指标包括新发持续大量蛋白尿、血肌酐倍增、终末期肾衰竭、肾脏疾病死亡。研究发现利拉鲁肽治疗组复合肾脏终点事件发生率为 5.7%(268/4 668),而安慰剂组发生率为 7.2%(337/4 672),差异具有统计学意义($P=0.003$)。其中,利拉鲁肽治疗组新发持续大量蛋白尿发生率显著低于安慰剂组(3.4% *vs* 4.6%,$P=0.004$),而在血肌酐倍增、终末期肾衰竭、肾脏疾病死亡方面,两者差异无统计学意义,这提示对于糖尿病患者,利拉鲁肽具有明确的降低尿蛋白作用。2019 年,《柳叶刀》(*The Lancet*)发表了度拉糖肽对 2 型糖尿病患者心血管结局的临床试验——REWIND 研究。主要观察指标是心血管终点事件,包括非致死性心肌梗死、非致死性卒中、心血管疾病死亡,次要观察指标包括复合肾脏终点风险比如新发大量蛋白尿(UACR>33.9 mg/mmol)、GFR 下降 30%、肾脏替代治疗。研究结果表明,度拉糖肽治疗组心血管复合终点事件发生率为 12%,而安慰剂组为 13.4%,两者差异具有统计学意义($P=0.026$)。而在肾脏复合终点事件方面,度拉糖肽治疗组发生率同样显著低于安慰剂组(17.1% *vs* 19.6%,$P=0.000 4$),这提示度拉糖肽对 2 型糖尿病患者具有明显的心肾获益。

四 内皮素受体拮抗剂

阿曲生坦(atrasentan)是高选择性内皮素 A 受体拮抗剂,在 2014 年的Ⅱ期临床试验中已被证实可以通过降低尿白蛋白排泄来保护 2 型糖尿病患者的肾脏功能,但研究观察时间较短。2019 年,一项关于阿曲生坦在 2 型糖尿病患者肾脏结局的随机、双盲、多中心Ⅲ期临床研究在《柳叶刀》(*The*

Lancet）正式发表，最终有2648名应答者纳入临床研究，中位随访2.2年，主要观察指标是肾脏终点事件，包括血肌酐倍增和 ESRD。研究发现阿曲生坦治疗组肾脏复合终点事件发生率为6%，而安慰剂组为7.9%，差异具有统计学意义（$P=0.0047$）。内皮素受体拮抗剂相关的液体潴留和贫血在阿曲生坦治疗组更常见，而心力衰竭和死亡风险两组无统计学差异。这项研究表明内皮素受体拮抗剂阿曲生坦可有效延缓2型糖尿病肾病进展。

（王锋，吴睿）

参考文献

1. Alicic RZ，Neumiller JJ，Johnson EJ，et al. Sodium-glucose cotransporter 2 inhibition and diabetic kidney disease ［J］. Diabetes，2019，68（2）：248 – 257.

2. American Diabetes Association. Classification and Diagnosis of Diabetes：*Standards of medical care in diabetes-2021* ［J］. Diabetes Care，2021，44（Suppl 1）：S15 – S33.

3. Asplin JR，Goldfarb DS. Effect of thiazolidinedione therapy on the risk of uric acid stones ［J］. Kidney Int，2019，95（5）：1022 – 1024.

4. Badve SV，Pascoe EM，Tiku A，et al. Effects of allopurinol on the progression of chronic kidney disease ［J］. N Engl J Med，2020，382（26）：2504 – 2513.

5. Bakris GL，Agarwal R，Anker SD，et al. Effect of finerenone on chronic kidney disease outcomes in type 2 diabetes ［J］. N Engl J Med，2020，383（23）：2219 – 2229.

6. Barrera-Chimal J，Girerd S，Jaisser F. Mineralocorticoid receptor antagonists and kidney diseases：pathophysiological basis ［J］. Kidney Int，2019，96（2）：302 – 319.

7. Bethel MA，Mentz RJ，Merrill P，et al. Microvascular and cardiovascular outcomes according to renal function in patients treated with once-weekly exenatide：insights from the EXSCEL trial ［J］. Diabetes Care，2020，43（2）：446 – 452.

8. Catapano AL，Graham I，De Backer G，et al. 2016 ESC/EAS guidelines for the management of dyslipidaemias ［J］. Rev Esp Cardiol （Engl Ed），2017，70（2）：115.

9. Charytan DM，Sabatine MS，Pedersen TR，et al. Efficacy and safety of evolocumab in chronic kidney disease in the FOURIER trial ［J］. J Am Coll Cardiol，2019，3（23）：2961 – 2970.

10. Cherney DZI，Charbonnel B，Cosentino F，et al. Effects of ertugliflozin on kidney composite outcomes，renal function and albuminuria in patients with type 2 diabetes mellitus：an analysis from the randomised VERTIS CV trial ［J］. Diabetologia，2021，64（6）：1256 – 1267.

11. Cherney DZI，Ferrannini E，Umpierrez GE，et al. Efficacy and safety of sotagliflozin in patients with type 2 diabetes and severe renal impairment ［J］. Diabetes Obes Metab，2021，23（12）：2632 – 2642.

12. DeFronzo RA，Reeves WB，Awad AS. Pathophysiology of diabetic kidney disease：impact of SGLT2 inhibitors ［J］. Nat Rev Nephrol，2021，17（5）：319 – 334.

13. Dekkers CCJ，Gansevoort RT. Sodium-glucose cotransporter 2 inhibitors：extending the indication to non-diabetic kidney disease? ［J］. Nephrol Dial Transplant，2020，35（Suppl 1）：i33 – i42.

14. Dhas Y，Banerjee J，Mishra N. Blood viscosity，glycemic markers and blood pressure：a study in middle-aged normotensive and hypertensive type 2 diabetics ［J］. Indian J Clin Biochem，2020，35（1）：102 – 108.

15. Feng Q，Li Y，Yang Y，et al. Urine Metabolomics analysis in patients with normoalbuminuric diabetic kidney disease ［J］. Front Physiol，2020（11）：578 – 799.

16. Gerstein HC，Colhoun HM，Dagenais GR，et al. Dulaglutide and cardiovascular outcomes in type 2 diabetes （REWIND）：a double-blind，randomised placebo-controlled trial ［J］. Lancet，2019，394（10193）：121 – 130.

17. Gerstein HC，Colhoun HM，Dagenais GR，et al. Dulaglutide and renal outcomes in type 2 diabetes：an exploratory analysis of the REWIND randomised，placebo-controlled trial ［J］. Lancet，2019，394（10193）：131 – 138.

18. Heerspink HJL，Parving HH，Andress DL，et al. Atrasentan and renal events in patients with type 2 diabetes and chronic kidney disease （SONAR）：a double-blind，randomised，placebo-controlled trial ［J］. Lancet，2019，393

(10184):1937 - 1947.

19. Hirano T，Satoh N，Kodera R，et al. Dyslipidemia in diabetic kidney disease classified by proteinuria and renal dysfunction：a cross-sectional study from a regional diabetes cohort [J]. 2022,13(4):657 - 667.

20. Kamishima K，Ogawa H，Jujo K，et al. Relationships between blood pressure lowering therapy and cardiovascular events in hypertensive patients with coronary artery disease and type 2 diabetes mellitus：The HIJ-CREATE substudy [J]. Diabetes Res Clin Pract，2019,149:69 - 77.

21. Kang EH，Park EH，Shin A，et al. Cardiovascular risk associated with allopurinol *vs* benzbromarone in patients with gout [J]. Eur Heart J, 2021,42(44):4578 - 4588.

22. Lu J，Bai Z，Chen Y，et al. Effects of bariatric surgery on serum uric acid in people with obesity with or without hyperuricaemia and gout：a retrospective analysis [J]. Rheumatology (Oxford)，2021,60(8):3628 - 3634.

23. Mackenzie IS，Ford I，Nuki G，et al. Long-term cardiovascular safety of febuxostat compared with allopurinol in patients with gout (FAST)：a multicentre, prospective, randomised, open-label, non-inferiority trial [J]. Lancet, 2020,396(10264):1745 - 1757.

24. Matsuzawa R，Roshanravan B，Shimoda T，et al. Physical activity dose for hemodialysis patients：where to begin? results from a prospective cohort study [J]. J Ren Nutr, 2018,28(1):45 - 53.

25. McMurray JJV，Solomon SD，Inzucchi SE，et al. Dapagliflozin in patients with heart failure and reduced ejection fraction [J]. N Engl J Med, 2019,381(21):1995 - 2008.

26. Mosenzon O，Wiviott SD，Cahn A，et al. Effects of dapagliflozin on development and progression of kidney disease in patients with type 2 diabetes：an analysis from the DECLARE - TIMI 58 randomised trial [J]. Lancet Diabetes Endocrinol, 2019,7(8):606 - 617.

27. Noels H，Lehrke M，Vanholder R，et al. Lipoproteins and fatty acids in chronic kidney disease：molecular and metabolic alterations [J]. Nat Rev Nephrol, 2021,17(8):528 - 542.

28. Perkovic V，Jardine MJ，Neal B，et al. Canagliflozin and renal outcomes in type 2 diabetes and nephropathy [J]. N Engl J Med，2019,380(24):2295 - 2306.

29. Perkovic V，Jardine MJ，Neal B，et al. Canagliflozin and renal outcomes in type 2 diabetes and nephropathy [J]. N Engl J Med，2019,380(24):2295 - 2306.

30. Pitt B，Filippatos G，Agarwal R，et al. Cardiovascular events with finerenone in kidney disease and type 2 diabetes [J]. N Engl J Med, 2021,385(24):2252 - 2263.

31. van Raalte DH，Bjornstad P，Persson F，et al. The impact of sotagliflozin on renal function, albuminuria, blood pressure, and hematocrit in adults with type 1 diabetes [J]. Diabetes Care, 2019,42(10):1921 - 1929.

32. Wiviott SD，Raz I，Bonaca MP，et al. Dapagliflozin and cardiovascular outcomes in type 2 diabetes [J]. N Engl J Med，2019,380(4):347 - 357.

33. Yajima T，Takahashi H，Yasuda K. Comparison of interstitial fluid glucose levels obtained by continuous glucose monitoring and flash glucose monitoring in patients with type 2 diabetes mellitus undergoing hemodialysis [J]. J Diabetes Sci Technol，2020,14(6):1088 - 1094.

34. Yaribeygi H，Butler AE，Atkin SL，et al. Sodium-glucose cotransporter 2 inhibitors and inflammation in chronic kidney disease：possible molecular pathways [J]. J Cell Physiol, 2018,234(1):223 - 230.

35. Yu KH，Chen DY，Chen JH，et al. Management of gout and hyperuricemia：multidisciplinary consensus in Taiwan [J]. Int J Rheum Dis, 2018,21(4):772 - 787.

36. Zhang M，Solomon DH，Desai RJ，et al. Assessment of cardiovascular risk in older patients with gout initiating febuxostat versus allopurinol：population-based cohort study [J]. Circulation, 2018,138(11):1116 - 1126.

37. Zhou Z，Li K，Li X，et al. Independent and joint associations of body mass index, waist circumference, waist-height ratio and their changes with risks of hyperuricemia in middle-aged and older Chinese individuals：a population-based nationwide cohort study [J]. Nutr Metab (Lond)，2021,18(1):62.

38. 中国医师协会康复医师分会肾康复专业委员会，马迎春.我国成人慢性肾脏病患者运动康复的专家共识[J].中华肾脏病杂志,2019,35(7):537 - 543.

39. 中华医学会内分泌学分会.中国高尿酸血症与痛风诊疗指南(2019)[J].中华内分泌代谢杂志,2021,36(1):1 - 13.

第十一章　糖尿病肾病的营养治疗

营养疗法是不同阶段糖尿病患者治疗和管理的基石。合理的营养不仅有助于达到最佳营养状态,避免或减少发生蛋白能量营养不良,纠正糖、脂肪和蛋白质等代谢紊乱,而且还有利于防止糖尿病肾病的发生,延缓其进展,降低糖尿病肾病患者心脑血管疾病等常见并发症的发生率并改善预后。对糖尿病肾病患者的营养治疗要做到统筹兼顾,既要着眼于减少蛋白尿、稳定肾功能和减少慢性肾功能不全的代谢并发症,也要注重预防心脑血管并发症的发生。在制订营养方案之前,应对主要脏器状况、全身情况、近期营养状况的变化以及饮食习惯等进行综合评估,仅根据目前的肾脏病相关实验室指标而制订的营养方案,常常是不科学的,甚至是有害的。不同糖尿病肾病患者的临床状况差异很大(如年龄、肾功能等),故营养管理策略的风险效益就有所不同。临床医师和营养师在营养评估、营养方案的制订和实施方法等方面的认识各有其局限性,因此,二者的密切配合甚为重要。

第一节　概　　述

营养过剩、失衡和/或缺乏体力活动等不健康生活方式引起超重或肥胖,加之代谢相关的基因缺陷,是引起糖尿病的基础。尽管 2 型糖尿病被认为是一种"富贵病",但在 2 型糖尿病患者中常存在多种营养素失衡。控制饮食有助于降低 2 型糖尿病的发病率和改善代谢异常,但若限食不当,可加重代谢紊乱和导致肌少症,反而增加多种并发症的发生机会。虽然公认营养治疗是糖尿病肾病治疗的一个重要方面,但目前对糖尿病肾病患者饮食管理和营养治疗还存在不少认识盲区,关于糖尿病肾病患者的营养评估方法、最佳营养需求量和种类、营养治疗的方法及效果等,尚缺乏足够的高质量的临床研究支持,在不少方面尚存有争议,这在很大程度上是由于有关营养的临床研究结果受诸多因素影响:如糖尿病肾病患者在病因、病程、病期、年龄、性别和营养状态等方面存在差异,合并存在的心脑血管疾病等共病的多少和程度不一,食物营养成分复杂且受不同烹饪方法影响,营养摄入量的评估不够准确,对受试者的饮食依从性难以判定,用以评估肾脏病进展的指标不同,样本量常较小以及观察时间较短等。关于糖尿病肾病患者的营养管理存在多方面的不确定性,主要包括:非透析糖尿病肾病患者的最佳蛋白质摄入量;动物蛋白和植物蛋白对肾脏和心血管疾病预后的不同影响;糖尿病肾病患者膳食脂肪的种类和数量;碳水化合物摄入对糖尿病肾病结局的影响;糖尿病肾病饮食中不同类型食物的理想比例;"健康饮食"模式,如 DASH(Dietary Approches to Stop Hypertension)和地中海饮食是否适合中晚期 CKD 患者;严重肾功能不全患者饮食控制过程中如何避免低血糖;糖尿病肾病患者蛋白能量消耗的防治;低蛋白饮食对 RAAS 拮抗剂或 SGLT2i 的降蛋白尿和肾脏保护作用是否具有协同作用;低蛋白或极低蛋白饮食联合 α 酮酸制剂治疗对 CKD 患者肠道微生物群的影响;如何提高对低蛋白或极低蛋白饮食的依从性等等。2020 年,由 NKF 和营养与饮食学会基于截至 2017 年 4 月的最佳证据(包括截至 2017 年 4 月发表的文章,共识意见声明使用了 2018 年 8 月之前发表的文献),对2010 版《KDOQI 营养指南》进行了更新,该指南包括营养评估、医学营养治疗、蛋白质和能量摄入、营养补充、微量营养素和电解质六部分。2021 年,中华医学会肾脏病分会制定了《中国慢性肾脏病营养治疗临床实践指南(2021 版)》。本章的学术内容和观点,主要参考了这两部指南。

第二节 │ 营养筛查和营养评估

■ 营养筛查

营养不良是糖尿病肾病患者的常见并发症之一,早期识别有营养不良风险或已经存在营养不良的患者,是及时和充分营养支持的基础。应定期对糖尿病肾病患者进行营养筛查,随访的频率可因人而异,对存在营养不良风险者应进行更详细的营养评估。《KDOQI 慢性肾脏病营养临床实践指南(2020 更新版)》推荐:CKD 3～5D 期或肾移植后的成人患者,应至少每半年进行一次营养筛查。该推荐并非针对糖尿病肾病患者,但多数糖尿病肾病患者可参考此标准。对于正在接受饮食控制治疗或全身并发症和合并症较多者,应适当增加营养筛查的频率。营养筛查的方法有多种,其中以营养风险筛查 2002(NRS2002)工具应用较为广泛,是迄今为止唯一以随机对照研究作为循证基础的营养筛查工具,包括人体测量、近期体重变化、膳食情况和疾病严重程度四方面的内容。NRS2002 工具并非基于对 CKD 患者的研究,在 CKD 3～5D 期或肾移植后的成人患者中,尚无充分证据表明何种营养筛查工具可更有效地识别有蛋白质能量消耗风险者。

■ 营养评估方法

营养评估是糖尿病肾病患者营养治疗的基础,糖尿病肾病患者应定期进行全面的营养状况评估,一般每年进行 1 次。CKD 3～5D 期糖尿病肾病患者发生营养不良的风险明显增加,应酌情增加营养状况的评估频率。营养评估应由注册营养师与临床医师共同施行,以取长补短,减少评估误差或差错。

常规的营养状况评价可分为 3 个方面:即膳食调查、体格测量和实验室检查。3 个方面的内容侧重点有所不同,不能互相取代,应结合各方面的指标综合进行分析。长期营养失衡所致改变有些能通过体格检查发现,有的则主要依赖实验室检查才能诊断(如维生素缺乏症),有的指标在营养失衡发生后数天即可有异常改变,有的则需较长时间才可显现,因此,必须合理采用营养指标进行完整的营养调查,才能对患者的营养状况作出全面和客观的评价。糖尿病肾病患者营养状况的评估方法与非CKD 患者相似,但影响评估结果的因素更多、更复杂,在判断营养评估结果的意义时,要仔细分析和判别。根据循证依据,《KDOQI 慢性肾脏病营养临床实践指南(2020 更新版)》推荐的适合 CKD 患者营养评估的方法,在不同程度上被临床研究证实可用于指导 CKD 患者营养治疗和预后评估,但总体来说,有关的研究数量较少,质量也一般。

1. 身体成分评估

人体测量是评估身体成分的最基本和最间接的方法,主要包括身高、体重、皮褶厚度、上臂肌围、生物电阻抗分析和肌酐动力学等。双能 X 射线吸收测定法(dual-energy X-ray absorptiometry, DEXA)是一种直接评估身体成分的方法,尽管测定值受一些主客观因素影响存在一定误差,但仍被认为是评估 CKD 患者身体成分的"金标准"。各种测量结果意义的判断,要根据参考值进行对比才能得出,而参考值应该是从至少具有相同年龄、种族、性别和疾病状况的人群中获得的。

(1) 生物电阻抗分析(bioelectrical impedance analysis,BIA):借助置于体表的电极向被测者输入单频或多频微小电流,通过测定电阻抗及其变化而间接获取身体成分信息的检查方法,其中低频(≤5 kHz)电流仅能通过细胞外液,高频(100~800 kHz)电流能通过细胞外液及细胞内液。BIA 有单频和多频 BIA 两种,一般采用多频 BIA。BIA 可测得肌肉组织指数、脂肪组织指数、肌肉组织含量和脂肪组织含量等指标。一些研究观察了 BIA 测定结果与 CKD 患者预后的关系,其中 12 项研究采用多频 BIA 评估了维持性血液透析和腹膜透析患者以及透析前患者的脂肪质量和无脂肪质量。结果显示,多频 BIA 测得的脂肪质量和无脂肪质量与 DEXA 的测定值具有良好的一致性,与血清白蛋白等其他一些营养状况指标也高度相关,可助预测疾病预后,如住院和生存时间等。其他研究也表明,肌肉组织指数及脂肪组织指数与 CKD 3~5 期非透析患者营养状态相关,肌肉组织指数与腹膜透析患者的营养状况和死亡率相关;BIA 测定值与维持性血液透析患者的死亡风险相关,与糖尿病 CKD 5 期患者营养状态相关。由于有关 BIA 的研究大多是在维持性血液透析患者中进行的,故对于 CKD 5D 期维持性血液透析的成人患者,指南建议使用 BIA、最好是多频 BIA 评估身体成分。BIA 测定结果受电极位置、体液分布不均、皮肤温度、皮肤血流速度、姿势、摄入的液体量和组成、运动、血浆渗透压或血浆钠浓度等影响较大,因此,对于血液透析患者,BIA 应在每次血透结束已超过 30 min、体液重新分布趋于平衡后再进行。对于 CKD 1~5 期或 CKD 5 期接受腹膜透析治疗的成人患者,目前尚无足够的证据支持推荐使用 BIA 评估身体成分。

(2) DEXA:是身体成分测定的"金标准",可检测脂肪质量、瘦体质、去脂肪质量和体脂率等身体成分。对于 CKD 1~5D 期或肾移植后的成人患者,若有条件,可考虑采用 DEXA 检查。DEXA 有极少量的辐射,10 次 DEXA 检查的放射暴露量与 1 次胸部 X 光检查的辐射暴露量相似,尽管如此,在进行该项检查之前,应仔细权衡利弊并充分告知患者。

(3) 体重指数(BMI):体重测量,尤其是动态观察体重,对判断糖尿病肾病患者的营养状况十分重要。体液潴留和浆膜腔积液(有时可多达 10 L 以上)可能严重影响糖尿病肾病患者真实体重及其意义的判断,可根据实际测量的体重、体重变化、连续体重测量进行综合分析,对水肿、腹水和多囊性器官的可疑影响进行调整。BMI 是国际上最常用来量度体重与身高比例的工具,它利用身高和体重之间的比例去衡量一个人是否过瘦或过肥,但 BMI 不是肥胖的理想标志,因为它不能区分体重增加与肌肉发达之间的差异,也不能识别内脏肥胖,而内脏肥胖具有负面的代谢影响,对患者预后的影响更大。WHO 根据成人 BMI 范围确定的标准体重状况分类也适用于 CKD 患者,即:BMI<18.5 kg/m² 为体重不足,BMI 18.5~24.9 kg/m² 体重正常;BMI 25.0~29.9 kg/m² 为超重,BMI≥30 kg/m² 为肥胖。

目前已有 20 多项研究观察了应用 BMI 评估 CKD 患者营养状况的价值,包括 17 项预测临床结局研究和 9 项相关性研究,但关于 BMI 在判断 CKD 患者营养状况的有效性或可靠性方面的研究甚少。研究显示,BMI 是维持性血液透析患者病死率的独立预测因子。对于 CKD 5 期腹膜透析的成人患者,体重过轻(基于 BMI)是较高病死率的预测因子,对于 CKD 5 期维持性血液透析的成人患者,超重或肥胖(基于 BMI)反而是较低病死率的预测因子,体重过轻和病态肥胖(基于 BMI)均是较高病死率的预测因子。对于 CKD 1~5 期非透析的成人患者,超重或肥胖(基于 BMI)与死亡风险的相关性尚不明确,一项队列研究发现,男性非透析 CKD 患者的高 BMI 与低全因死亡率相关,一些研究显示体重过轻(基于 BMI)可能是较高病死率的预测因子。对于肾移植后的 CKD 成人患者,体重过轻或超重或肥胖(基于 BMI)可能是较高病死率的预测因子。在 CKD 1~5D 期或肾移植后的成人患者中,除非BMI 非常低(<18 kg/m²),不能仅根据 BMI 诊断蛋白尿能量营养消耗。指南建议对于 CKD 1~5D 期或肾移植后的成人患者,应在第一次就诊时就结合体重/BMI 评估身体成分,并根据需要监测体重/

BMI 和身体成分的变化,对于维持性血液透析和腹膜透析的患者应至少每个月监测 1 次,CKD 4~5 期或肾移植后的患者至少每 3 个月监测 1 次,CKD 1~3 期患者至少每 6 个月监测 1 次。

(4) 皮褶厚度:用于评估以脂肪形式储存于体内的能量,上臂肌围则可反映肌肉蛋白保有量。有研究发现维持性血液透析患者的 DEXA 测量值与三头肌皮褶厚度之间存在显著相关性。有研究者将维持性血液透析患者的皮褶厚度与 DEXA 和 BIA 进行了比较,发现使用皮褶厚度和根据 BIA 估算的体脂值与使用 DEXA 进行的体脂估计值无显著差异。在维持性腹膜透析和非透析 CKD 患者中,也得出类似结论。基于这些研究,对于无水肿的 CKD 1~5D 期或肾移植后的成人患者,指南建议通过测量皮褶厚度来评估体脂情况。需进一步开展研究以确定在 CKD 人群中测量和监测皮褶厚度的合适频率,并获取相同年龄、种族和性别正常人群的参考数据集。

(5) 腰围:是经过脐部中心的水平围长,或肋弓最低点与髂嵴上缘两水平线间中点线的围长,在呼气末、吸气尚未开始时用软尺测量。腰围是用来评估腹部肥胖的指标,在普通人群中的大量研究发现,中心性肥胖与任何原因引起的早期死亡风险增高密切相关,而全身脂肪与死亡风险关系较小,臀部和大腿脂肪偏多者全因死亡风险反而降低。有关腰围在 CKD 患者预后预测中的证据有限,指南推荐用于 CKD 5D 期成人患者。

(6) 锥削指数:对于 CKD 5D 期维持性血液透析的成人患者,锥削指数可作为死亡风险的预测因子,故指南建议用锥削指数来评估血液透析患者营养状况,但对此尚有不少争议。

(7) 肌酐动力学:对维持性血液透析患者的研究表明,肌酐动力学与血肌酐水平以及其他传统的肌肉质量测量值(如 CT 扫描、人体测量)相关;透析前血肌酐、透析间血肌酐变化和肌酐清除水平均可预测死亡风险。在腹膜透析和非 CKD 患者中进行的为数不多的有关肌酐动力学研究,也提示其与体格测量或身体测量值相关,且可助判断预后。故对所有成年 CKD(包括 CKD5D 期)患者,指南建议采用肌酐动力学来估算肌肉质量。肌酐动力学监测要求患者准确收集 24 h 尿液,并将尿液收集容器放在冰上,否则可能影响检查结果。此外,摄入含有肌酸的肉类或蛋白质补充剂可增加尿肌酐排泄量,对肌酐动力学计算结果会产生一定影响。

2. 实验室检查

常用的可反映营养状况的实验室检查指标包括标准化蛋白分解代谢率(normalized protein catabolic rate, nPCR)、血清白蛋白和血清前白蛋白水平等。血清转铁蛋白、胆固醇和水、电解质平衡也是有用的营养评价指标。值得一提的是,所有用来反映营养状况的实验室指标检测值都受非营养因素的影响,故不应将其单独作为营养状况评估的指标。

(1) 血清白蛋白:由肝脏合成,其半衰期为 20 d,是反映体内蛋白质储藏最重要、最常用的生化参数。血清白蛋白在血液透析和腹膜透析患者营养状况评估中的价值已得到普遍认可。许多研究显示,血清白蛋白水平是透析患者死亡的强有力预测因子,是终末期肾病(ESRD)患者发生并发症、需要住院治疗或死亡的最佳预测因子之一。对 CKD5D 期维持性血液透析的成人患者,其水平越低,风险越高。一般认为,血清白蛋白低于 35 g/L 者预后相对较差。有研究发现,低白蛋白血症是预示透析患者死亡的高危因素,无论血液透析还是腹膜透析患者,血清白蛋白水平为 30~35 g/L 者的死亡危险性比 40~45 g/L 患者高出数倍。对腹膜透析患者的研究发现,血清白蛋白水平每升高 10 g/L,病死率下降近 60%。血清白蛋白水平除了受营养状况影响外,还受蛋白质丢失(如肾病综合征)、水潴留、血管通透性增加、蛋白分解代谢增加或合成代谢下降(包括烧伤、感染、肝功能减退、开放性损伤)等因素影响,在用血清白蛋白判断营养状态时需考虑是否存在以上因素。低白蛋白血症与急、慢性炎症性疾病密切相关,研究发现透析患者的低白蛋白血症不仅与饮食摄入不足有关,而且还与急性相反应蛋白(A 淀粉样蛋白和 C 反应蛋白)的血清水平增高相关。在研究 128 例维持性血液透析患者营养状态的影响因素时发现,血清白蛋白水平除了与蛋白和热量营养状态有关外,血清 C 反应蛋白亦是导致低白蛋白血症的独立危险因素。血清白蛋白作为营养指标的另一个不足之处是其半衰期较长,不能及时反映蛋白质代谢的变化。

(2) 血清前白蛋白:也由肝脏合成,其在人体内的生物半衰期为 1.9 d,因此,对营养状况的变化更敏感。对 CKD 患者血清前白蛋白浓度与其他营养指标的相关性研究发现,血清前白蛋白浓度与维持性血液透析患者的 nPCR、血清炎症标志物、瘦体质、脂肪组织指数、病死率和住院率相关;但尚缺乏研究观察血清前白蛋白对判断 CKD 患者预后的有效性和/或可靠性。

(3) nPCR:在氮平衡情况下,可被用来估算每日蛋白质摄入量。迄今已有 7 项研究观察了 CKD 患者 nPCR 与其他营养指标的相关性,结果显示 nPCR 是维持性血液透析患者血清白蛋白浓度和病死率的预测因子。在腹膜透析患者中的研究表明,nPCR 与身体成分测量值之间的关系尚不明确,与其他营养状况指标之间的关系也各不相同。

3. 握力测定

握力反映肌肉功能,对于维持性透析和非透析 CKD 患者,可将握力作为蛋白质能量状态和功能状态的评估指标。握力测定简单易行,应在 CKD 患者初次就诊或较早期就进行测定,并动态观察。应注意握力测量时间(例如血液透析前或透析后、非透析日)和技术标准化(例如手臂位置、评估周期、手臂侧的选择)。

4. 能量需求的评估

能量摄入不足在糖尿病肾病患者中十分常见,是导致患者预后不良的常见因素。因此,准确评估患者能量摄入十分重要。评估能量摄入的主要方法如下。

(1) 静息能量消耗评估:间接测热法是用呼吸计测定人的氧耗量及二氧化碳生成量,间接推算出热能消耗量,该方法是确定 CKD 1~5 期患者(包括接受维持性血液透析、腹膜透析或肾移植后的患者)静息能量消耗的"金标准"。对于 CKD 1~5D 期或肾移植后的成人患者,在可行且有适应证的情况下,可采用间接测热法测量静息能量消耗。

(2) 静态能量消耗预测方程:对于代谢稳定的 CKD 5D 期成人患者,在没有间接测热法设备的情况下,可采用疾病特定的能量预测方程来估算静息能量消耗。

5. 综合评估方法

(1) 7 点主观全面评估法(7-point subjective global assessment, SGA):是根据病史和体格检查的一种主观评估营养状况的方法,其应用价值在临床各科室均已得到认可,与住院患者的营养参数一致性良好,可较好地预测营养不良风险和预后。SGA 用于评价维持性血液透析患者营养状态有较高的可靠性。《KDOQI 指南》推荐使用 SGA 法评估 CKD 5 期成人患者营养状况。

(2) 营养不良炎症评分法(malnutrition inflammation score, MIS):炎症与营养状态密切相关,MIS 是在 SGA 的基础上增加了 BMI、总铁结合力和血清白蛋白等指标,可用以评估营养状况和炎症反应。研究表明,MIS 与 SGA 有良好的一致性。CKD 患者常存在微炎症状态,后者导致蛋白分解代谢增加、厌食、食欲下降和营养不良。C 反应蛋白(CRP)是 CKD 心血管事件和死亡风险的强有力预测因子。横断面研究发现,维持性血液透析患者高敏 CRP(hs-CRP)水平与脂肪质量呈正相关,与瘦体质、血清白蛋白和血清前白蛋白水平呈负相关。与血清 CRP<10 mg/L 的腹膜透析患者相比,CRP≥10 mg/L 的患者具有更高的 BMI 和体脂率;CRP 与 BIA 测得的相位角呈负相关。研究发现,hs-CRP、IL-6 和 TNF-α 与低握力水平相关。KDOQI 推荐使用 MIS 对维持性血液透析患者或肾移植受者进行营养状况评估。以上研究只是观察了炎症指标与其他营养指标的相关性,迄今尚无学者对 MIS 判断预后的有效性和/或可靠性进行研究。BMI 与炎症标志物水平之间的关系尚不清楚,可能存在 U 型关系。

6. 蛋白质和热量摄入量的评估

膳食调查可助了解不同地区、不同生活条件下特定群体或个人的每天进餐次数、饮食习惯、日常摄入的食物种类和数量,再根据《食物成分表》计算出每人每日摄入的能量和其他营养素,然后与推荐每日允许量(recommended daily allowance,RDA)进行比较,评价膳食数量和质量能否满足人体健康所需,同时还可以了解膳食计划、食物分配和烹调加工过程中存在的问题。膳食调查是营养评价的基础,其结果可作为调查者营养咨询的指导依据。饮食史调查是为了了解患者的饮食习惯,包括常用食物、有无忌口、进食量、就餐时间等。除正常的一日三餐外,还应了解患者是否有加餐或者吃零食的习惯,是否经常补充添加剂(包括维生素和微量元素制剂的补充等)以及添加剂的种类、数量、持续时间和停用时间等,钠盐和钾盐的摄入量也需重点询问。估算每日营养摄入量的方法包括24 h 膳食回顾、1~7 日膳食估量记录法及 1~7 日膳食称重记录法等,3~14 日的饮食记录可得到相对准确的结果。饮食日记需要记录食物的种类及摄入量,这有助于减少因回忆进食内容而产生的误差,对食物进行称量可进一步减少估计摄入量的误差。了解饮食史应选择合适的方式和方法,患者家属是个很好的旁证且会提供补充材料或进行纠正。

(1) 3 日膳食记录:是最常用的膳食调查手段。《KDOQI 营养指南》推荐对于 CKD 3~5D 期的成人患者,在透析和非透析治疗期间,使用 3 日饮食记录法进行饮食调查,并对膳食摄入以外的因素进行评估(例如药物使用、知识、信仰、态度、习惯、食物获取途径、抑郁和认知功能),以助有效规划营养干预措施。

(2) 评估膳食摄入量的其他方法:对于 CKD 3~5 期患者,还可根据 24 h 饮食回忆表、饮食频率问卷调查和 nPCR,评估膳食能量和蛋白质摄入量。

▣ 糖尿病肾病患者营养状况监测

应重点监测营养不良患者的蛋白质和能量摄入量,以评估对营养治疗的依从性和治疗效果。通过计算氮表现率蛋白相当量或蛋白分解代谢率可获得患者实际的蛋白质摄入量,根据患者 3 日膳食记录计算实际摄入能量。营养状况监测频率应根据患者疾病状况进行个体化实施。营养治疗初期建议每 2~4 周监测 1 次,稳定期建议每 3 个月监测 1 次。

第三节 │ 能 量 需 求

▣ 透析 CKD 患者的蛋白质需求

不同病因、不同严重程度的 CKD 患者,对能量的需求与正常人无明显不同。因此,相关指南或专家共识推荐糖尿病肾病患者的能量摄入基本一致。2019 年《KDOQI 营养指南》推荐 CKD 患者,无论是糖尿病肾病还是非糖尿病肾病,成人 CKD 1~5D 期代谢稳定的患者热量摄入 25~35 kcal/(kg·d);2021 年《中国慢性肾脏病营养治疗临床实践指南》推荐 CKD 1~5 期糖尿病肾病患者热量摄入需维持在 30~35 kcal/(kg·d)。总热量摄入推荐量旨在使患者维持或接近理想体重,肥胖者可适当减少热量,消瘦者则可适当增加。肥胖或超重的 2 型糖尿病肾病患者应通过增加体力活动和控制饮食以减轻体重,有助于延缓 CKD 的进展,建议每天减少 500~750 kcal,或女性热卡摄入量减少至1 200~1 500 kcal/d,男性减少至 1500~1800 kcal/d,以达到控制体重的目的。CKD 1~2 期的老年糖尿病肾病患者热卡摄入可考虑减少至 30 kcal/(kg·d)。

维持性透析的终末期肾病(ESRD)患者的热卡需求也与正常人类似。10 余项针对透析前 CKD 人群的对照研究和数项对维持性血液透析患者的研究表明,30～35 kcal/(kg·d)的能量摄入可保证维持中性氮平衡和营养状况,但另一项针对维持性血液透析患者的代谢学研究显示,平均摄入 38 kcal/d 有助于维持中性氮平衡。一项前瞻性观察性研究发现,对于代谢稳定的 CKD 3～5 期糖尿病患者给予 30～35 kcal/(kg·d)热量摄入,同时予低蛋白饮食联合复方 α 酮酸,可维持较好的营养状态,降低蛋白质能量消耗发生的风险。2021 年《中国慢性肾脏病营养治疗实践指南》倾向于略多的能量摄入,建议维持性血液透析患者(并非仅针对糖尿病肾病患者)热量摄入为 35 kcal/(kg 理想体重·d),60 岁以上、活动量较小、营养状况良好者(血清白蛋白>40 g/L,SGA 评分 A 级)患者,可减少至 30～35 kcal/(kg 理想体重·d)。必须明确的是,上述针对透析或非透析糖尿病肾病患者的能量推荐量仅适用于代谢稳定者,糖尿病肾病患者的能量摄入尚应考虑患者的整体代谢状态和共病条件,并应根据患者的年龄、性别、体力活动、身体成分、目标体重、高血糖症、合并疾病及应激状况等进行适当调整。接受维持性透析治疗的 CKD5 期患者,其能量代谢还受许多其他因素的影响,如继发性甲状旁腺功能亢进症、慢性炎症、营养丢失、透析方式等,这些因素也应纳入能量处方剂量考虑之列。事实上,虽然近年来对肾脏病营养的重视程度普遍提高,但是包括糖尿病肾病在内的肾脏病患者中蛋白能量消耗的发生率仍居高不下。据报道,CKD 2 期患者即可出现蛋白质能量消耗,18%～48%的透析前 CKD 患者合并蛋白质能量消耗,终末期肾衰竭患者蛋白质能量消耗的发生率最高可达 75%。荟萃分析结果显示维持性血透患者的蛋白质能量消耗的患病率为 28%～54%。因此,在营养治疗过程中应高度重视保证摄入充足的热量,并应定期监测、评估能量需求是否得到满足,纠正引起蛋白质能量不足的致病因素。

2014 年美国糖尿病协会推荐的 CKD 1～5 期糖尿病肾病患者总热量分布建议,目前仍为各指南所推荐。如上所述,在糖尿病患者中应避免以富含蛋白质的饮食替代富含碳水化合物的饮食,以免促进 CKD 进展,建议摄入全谷类、纤维素、新鲜水果、蔬菜等低糖食物以保证充足的热量。

非透析 CKD 患者的蛋白质需求

1. 正常成人的蛋白质需求

充足的蛋白质摄入对保障儿童生长发育和维持体内蛋白质质量和功能恒定十分重要。代谢稳定的成人,其每日蛋白质最佳需求量约为 0.8 g/kg 实际体重,健康成人和 CKD 患者的代谢平衡研究证实,在能量摄入充足的情况下,即使每日蛋白质摄入降至 0.55～0.6 g/kg,亦可维持正氮平衡。若添加适量的 α 酮酸或补充必需氨基酸,甚至可进一步将蛋白质摄入量降至每天 0.3～0.4 g/kg。

《中国居民营养与慢性病状况报告(2020 年)》和《中国居民膳食指南科学研究报告(2021 年)》显示,我国成人居民每天的蛋白质摄入量为 65 g,占每天总热卡的 13%左右,来源于动物性食物蛋白质的比例从 1992 年的 18.9%增加到 2015 年的 32%。随着生活水平的提高和饮食结构的改变,预计我国居民的蛋白质摄入量仍将以较快速度增加。美国国家健康和营养检查调查(NHANES)数据表明,在一般人群中,成年人的每日平均膳食蛋白质摄入量为 1.34 g/kg 理想体重或 1.09 g/kg 实际体重,男性的膳食蛋白质摄入量高于女性,分别为 1.36 和 1.25 g/kg 理想体重,年轻人的蛋白质摄入量超过老年人,20～34、35～44、45～54、55～64、65～74 和>74 岁受检者每日蛋白质摄入量分别为 1.40、1.38、1.32、1.22、1.16 和 1.08 g/kg 实际体重。由此可见,正常人日常的蛋白质摄入量,均超过成人避免负氮平衡的所需量,即每日 0.8 g/kg 实际体重。

2. 限制蛋白质摄入对 CKD 患者的影响

(1) 高蛋白饮食对肾脏的影响:早在 1836 年,人们即已认识到饮食蛋白质摄入量可影响肾功能。

许多动物实验和临床研究均发现,长期蛋白质摄入过多可显著增加肾脏工作负荷,造成肾脏结构和功能损害。蛋白质是调节肾脏血流动力学的重要介质,急性蛋白负荷可增加肾脏血流量,使肾小球处于高血流、高压力和高滤过的"三高"状态。临床研究发现,由低蛋白饮食转为高蛋白饮食可使肾脏血流量和 GFR 增加 30%~60%,经肠道内或肠道外途径给予氨基酸,也能引起与补充蛋白相似的肾脏血流动力学改变,而摄入碳水化合物和/或脂肪则无此效应。有学者系统阐述了"三高"状态对肾功能的不利影响,提出低蛋白饮食可延缓肾功能恶化速度,并被不少研究证实。有研究发现,与高蛋白饮食(75 g/d)相比,低蛋白饮食(43 g/d)可明显降低肾血浆流量、GFR 和尿蛋白排泄率;进食 80 g/d 高蛋白膳食后,肾血浆流量和 GFR 进一步增加而肾血管阻力降低。研究发现输注氨基酸也可以引起肾脏功能发生类似的改变。高蛋白膳食影响肾血流和肾功能的机制尚未完全清楚。有学者提出蛋白质摄入刺激释放血管活性物质可能是导致肾功能状态改变的原因,发现高蛋白饮食后,血胰高糖素浓度、肾素、精氨酸血管升压素浓度升高等均参与高蛋白膳食所致的肾功能改变。研究发现,予 9 例健康男性高蛋白饮食[1 g/(kg·d)]后,其 GFR 从餐前(101±7)ml/(min·1.73 m²)增至(130±6)ml/(min·1.73 m²),高蛋白饮食后血、尿儿茶酚胺水平和血心钠素水平无改变,前列腺素可能是高蛋白饮食导致肾小球高滤过的重要体液因素。与之类似,在对大鼠的研究中观察到,高蛋白饮食 10~14 d 后,肾小球产生前列腺素 E_2(PGE$_2$)、前列腺素 $F_{2\alpha}$(PGF$_{2\alpha}$)和血栓烷 B_2(TXB$_2$)增加,说明肾脏环氧化酶活性增强,但血管紧张素转换酶抑制剂依那普利能减少高蛋白饮食诱导的肾脏花生四烯酸产生,说明肾素-血管紧张素系统(RAS)亦参与高蛋白饮食诱导的肾脏血流动力学改变。一项基于人群的以轻度肾功能减退者[eGFR 55~80 ml/(min·1.73 m²)]为观察对象的研究显示,在 11 年的随访期内,长期食用高蛋白饮食者[>1.3 g/(kg·d),每日蛋白质提供热卡占总热卡的 20%,对照组占总热卡的 10%]肾功能减退速度明显增快。高蛋白质摄入除了可能对肾功能产生不利影响外,还引起血液中含氮物质水平升高。成人体内每天约分解 250 g 蛋白质,所产生的蛋白质分解代谢产物,如尿素以及许多其他已知或未知结构的化合物,主要被肾脏清除并通过尿液排出。肾功能减退时,这些代谢产物在血液中集聚,引起多种病理生理改变。已被证明为尿毒症毒素的物质有对甲酚硫酸盐、吲哚硫酸盐、三甲基氨基氧化物和成纤维细胞生长因子 23(FGF23)等等。在肾单位减少的情况下,减少蛋白质摄入可减少超滤、尿毒症毒素的产生,减轻临床症状,推迟需开始维持性透析治疗的时间。此外,磷的摄入量与蛋白质摄入量呈正相关,在肾功能轻度减退时就可能存在磷的蓄积,后者可导致继发性甲状旁腺功能亢进症、骨病和血管钙化等一系列并发症。

(2) 低蛋白饮食对蛋白尿和肾功能的影响:在成人 CKD/肾移植患者中,有多项 RCT 研究报告了单纯限制蛋白质摄入对相关研究终点(蛋白尿、终末期肾病、全因死亡等)的影响,研究随访时间从 3~48 个月不等。结果显示,限制蛋白质摄入[0.55~0.6 g/(kg·d)]可减少蛋白尿和 ESRD 发生率,减少成年 CKD 患者达 ESRD/死亡的结局;但也有研究显示低蛋白饮食对改善蛋白尿、减缓肾功能减退速度或降低死亡风险并无明显效果。一些 RCT 研究观察了不同程度蛋白质摄入对 CKD 成人患者GFR 的影响,结果显示,与对照组(0.8 g/kg 蛋白质)相比,低蛋白饮食(0.55~0.6 g/kg)对 GFR 无显著影响。有研究显示不同饮食方案不影响累积死亡率和开始透析治疗的发生率,低蛋白质摄入组[0.55 g/(kg·d)]与中等蛋白质摄入组[0.80 g/(kg·d)]相比不具有生存优势,该研究的不足之处是其样本量较小。对 12 项随机对照试验的荟萃分析显示,在减缓 GFR 下降方面,低蛋白饮食组与对照组并无差异。总之,虽然不少研究认为低蛋白饮食对肾脏有益,但对此尚存争议。导致研究结论不一的原因是多方面的,包括纳入的样本量、CKD 的病因和所处的阶段、并发症和合并症,以及治疗干预的持续时间等等,这些因素在不同研究中的差异很大,且大多数研究未系统地评估受试者对推荐饮食的遵守情况(即实际蛋白质摄入量可能与规定摄入量不同)。此外,以上研究中对照组的蛋白质摄入量控制在 0.8 g/(kg·d) 而非高蛋白质摄入,与低蛋白饮食组[0.55~0.6 g/(kg·d)]的蛋白质摄入量相差并不大,这可能也是研究结果不一致的重要原因之一。关于限制蛋白质摄入是否会导致蛋白营养不良,多数研究表明,适度限制蛋白质摄入并不影响成年 CKD 患者的血清白蛋白水平或人体测量指标。与对照组[蛋白质摄入 0.8~1.3 g/(kg·d)]相比,已有的 2 项 RCT 研究报道限制蛋白质摄入[0.55~0.9 g/(kg·d)]对血清白蛋白水平没有影响;1 项 RCT 报告与对照组(蛋白质摄入 90~120 g/d)相比,限制蛋白质摄入(55~70 g/d)对人体测量学指标无影响。

(3) 极低蛋白饮食+酮酸类似物:不少学者探讨了进一步降低每日蛋白质摄入,即极低蛋白饮食[0.28~0.43 g/(kg·d)],同时予酮酸类似物]对 CKD 患者不同观察终点的影响。在 CKD 成年患者中,目前有 1 项非随机对照研究和 4 项 RCT 研究报告了极低蛋白饮食+酮酸类似物(0.28~0.4 g/kg)对 eGFR 的影响,所有研究结果均表明,极低蛋白饮食+酮酸有助于延缓肾功能减退。对 CKD 3~5 期成人患者的观察发现,极低蛋白饮食+酮酸类似物组在研究终点时需启动肾脏替代治疗的百分比显著降低。对以需肾脏替代治疗为研究终点的几项研究的汇总分析显示,极低蛋白饮食+酮酸类似物可显著降低肾脏替代治疗的风险,对 CKD 3~5 期患者的肾功能有一定保护作用。在腹膜透析患者中进行的一项研究显示,极低蛋白饮食组肾功能减退速度显著降低。但也有研究发现,极低蛋白饮食+酮酸类似物对肾脏结局无影响。极低蛋白饮食的安全性问题是学者和患者普遍关心的问题,目前多数研究认为极低蛋白饮食+酮酸类似物饮食对血清白蛋白水平和营养指标(如 SGA 评分和体格测量指标)无显著影响,但有研究报告极低蛋白饮食组的患者在研究结束时体重显著减轻($P < 0.01$),脂肪组织量减少,而中等蛋白质摄入组的体重变化则无显著差异。依从性和可行性均是影响饮食处方效果的关键因素。一些研究通过膳食调查观察了患者对极低蛋白饮食的依从性,其中包括 4 项针对 CKD 3~5 期患者的研究和 1 项对腹膜透析患者的研究,结果表明,极低蛋白饮食[0.28~0.40 g/(kg·d)]+酮酸类似物的极低蛋白饮食是可行的。

基于以上研究,长期以来,对于代谢稳定的糖尿病等各种原因引起的慢性肾功能减退患者,均主张避免高蛋白质摄入和适度控制蛋白质摄入,甚至采取极低蛋白饮食。2021 年《中国慢性肾脏病营养治疗临床实践指南》建议,CKD 1~2 期患者应避免高蛋白饮食[>1.3 g/(kg·d)],非持续性大量蛋白尿的 CKD 1~2 期患者,推荐蛋白质摄入量为 0.8 g/(kg·d),不推荐蛋白质摄入≤0.6 g/(kg·d)。对大量蛋白尿的 CKD 1~2 期患者,建议蛋白质摄入量为 0.7 g/(kg·d),同时加用酮酸治疗。对于非透析、非糖尿病引起的 CKD 3~5 期成年患者,推荐低蛋白饮食[0.6 g/(kg·d)]或极低蛋白饮食[0.3 g/(kg·d)]联合补充酮酸制剂,认为此举可降低 ESRD 和死亡的风险,并改善患者生活质量,以上与 2019 年《KDOQI 营养指南》的推荐意见大体相同。

第四节 │ 膳食蛋白质摄入量

一 非透析患者的膳食蛋白质摄入量

1. 高蛋白饮食与糖尿病

研究表明,代谢稳定的成人糖尿病患者为维持氮平衡所需的蛋白质摄入量与正常人无显著差异,每日摄入蛋白质 0.8 g/kg 足可维持氮的平衡。2 型糖尿病患者常伴有不同程度肥胖,肥胖与胰岛素抵抗、血糖升高、高脂血症、高血压、睡眠呼吸暂停综合征等共病的发生及其程度密切相关,因此,控制体重对肥胖的 2 型糖尿病患者十分重要。近年来,高蛋白饮食被广泛推荐作为 2 型糖尿病患者的主要减重措施之一,有学者甚至建议把蛋白质摄入量提高到占总能量的 35%。高蛋白质摄入的定义各不相同,通常定义为超过总能量摄入的 20%。与富含碳水化合物的饮食相比,高蛋白饮食者摄入的碳水化合物含量较低,导致血糖升高的作用因而相对较轻,且蛋白质本身代谢所需的胰岛素较少,并能增加餐后产热,故用富含蛋白质的食物替换富含碳水化合物的食物可助避免餐后高血糖。高脂肪饮食虽可提供较多能量,但易诱发肥胖和促进动脉粥样硬化的发生。高蛋白饮食者对胰岛素的需求量减少,从而减轻胰岛素诱导的脂肪生成并改善血脂异常。肝脏和脂肪组织利用碳水化合物生成脂肪,脂肪生成增加促进脂肪肝的形成和发展,增加循环中甘油三酯水平;而从蛋白质合成脂肪需消耗更多的能量,增加脂肪氧化,可助减轻脂肪肝。对于糖尿病患者,高蛋白饮食可助更好地控制血糖,无论是对内源性胰岛素的依赖,抑或是对外源性胰岛素制剂的需求剂量都相对较少。随着摄入碳水化合物数量的减少和胰岛素剂量需求量的减少,对于接受胰岛素治疗的患者,胰岛素剂量的计算变得相对简单。不同个体之间由于胰岛素注射后的吸收差异,或因胃排空速度不同引起的碳水化合物摄取差异,或由于摄入血糖指数不同食物引起的肠道吸收碳水化合物的不同,都会影响胰岛素的用量,而高蛋白质摄入者以上因素影响相对减少。高蛋白质摄入可增加糖尿病患者的饱腹感,这对减肥十分有利。对于老年人,高蛋白饮食还可降低与年龄相关的肌肉质量减少,后者可导致虚弱和生活自理能力下降,显著增加跌倒的风险。

关于高蛋白质摄入的主要争议是其可促进糖尿病肾病的发生并加速肾小球滤过功能的丧失。对 30 项随机对照研究(共纳入 2 160 名参与者)进行的荟萃分析结果提示,高蛋白质摄入会引起肾小球高血流和高滤过以及肾功能损害加重。支链氨基酸水平的升高可增强细胞 mTOR 通路和其他增殖信号通路的活性以及血清胰岛素样生长因子 1 的水平。也有部分研究未发现高蛋白饮食会引起糖尿病患者肾脏损伤加剧。虽然目前针对无肾脏疾病的糖尿病患者的营养实践指南并未推荐限制饮食蛋白质摄入,但避免摄入过量的蛋白质可能有助于预防肾脏病的发生和发展。

关于高蛋白饮食的另一争议是其可能增加死亡风险。一些动物研究报道高蛋白饮食会缩短寿命。临床研究显示高蛋白质摄入可能会增加某些肿瘤的患病率和死亡率,并可能增加罹患心血管疾病的风险。一项针对非糖尿病受试者观察研究的荟萃分析发现,用高蛋白质摄入替代碳水化合物组的全因死亡率增加。NHANES 的观察数据显示,高蛋白质摄入的糖尿病患者(≥总摄入热量的 20%,通过饮食访谈评估获得)与蛋白质摄入占总热量比≤10% 的糖尿病患者相比,其死亡风险更高,但若蛋白质来源是以植物蛋白为主,则对死亡率的影响相对较小。高蛋白饮食对人类预期寿命的影响尚存争议。欧洲癌症前瞻性调查研究对欧洲 6 192 名 2 型糖尿病患者的死亡率进行了比较,高蛋白质摄入组以较高的蛋白质摄入替代碳水化合物,在 4.4 年的随访时间里,未观察到高蛋白组死亡率增加。ONTARGET 研究(单独替米沙坦和联合雷米普利全球终点试验)中,对 6 213 名糖尿病患者亚组采用改良的替代性健康饮食指数(modified alternative healthy eating index,mAHEI)进行食物频率问卷调查,5 年观察期间患者的死亡率为 8.3%,蛋白质摄入量高、低三分位数组的死亡率无显著差异。但本研究中参试者的年龄较大,心血管危险因素较多和预期寿命相对较短,因此,就蛋白质摄入量对死亡率影响这一研究目的而言,本研究存在明显的病例选择偏倚。

2. 限制蛋白质摄入对非透析患者的影响

在未透析的糖尿病肾病人群中,有关限制蛋白质摄入对肾脏终点和病死率影响的随机对照研究的结论并不一致,究其原因,可能是因为研究结果在一定程度上受糖尿病类型、CKD 分期、干预方法、研究持续时间以及患者依从性等诸多因素影响所致。包括随机对照试验在内的多项研究表明,低蛋白饮食对糖尿病肾病患者的肾功能有益。一些研究表明,长期低蛋白饮食[0.6~0.8 g/(kg·d)]可改善糖尿病肾病患者肾小球滤过功能,延缓肾脏病的发生和发展。在一项针对 CKD G3b~G4 伴 2 型糖尿病老年患者的前瞻性队列研究[蛋白质摄入量为 0.7 g/(kg·d)]中,经过 36 个月随访,发现限制蛋白饮食有利于降低患者尿蛋白水平并对肾功能有保护作用。国内一项 RCT 研究结果显示,低蛋白饮食[0.6 g/(kg·d)]联合复方 α 酮酸治疗可降低 CKD 3~4 期糖尿病肾病患者尿蛋白,并改善患者的营养状态。对 13 项随机对照试验的荟萃分析显示,低蛋白饮食与肾功能显著改善相关,低蛋白饮食者的肾脏获益与糖尿病类型、CKD 分期和干预持续时间无关,且在根据尿尿素排泄量评估饮食依从性的亚组分析中,发现仅在依从性良好的人群中观察到肾功能改善。2019 年发表的共纳入 20 篇 RCT 研究的荟萃分析表明,低蛋白饮食[0.6~0.8 g/(kg·d)]可显著降低糖尿病肾病患者尿白蛋白排泄率和尿蛋白水平。另一项荟萃分析则显示,限制饮食蛋白质摄入对肾脏病进展的影响因糖尿病类型不同而异,限制蛋白质摄入对 1 型糖尿病患者肾功能有益,但对 2 型糖尿病患者无效,该荟萃分析的不足之处是纳入的 2 型糖尿病患者相对较少。关于极低蛋白饮食对糖尿病肾病影响的研究不多,一项前瞻性队列研究发现,给予极低蛋白饮食[0.3 g/(kg·d)]或低蛋白饮食[0.7 g/(kg·d)]治疗对糖尿病肾衰竭患者残余肾功能均具有保护作用,未出现明显营养不良。由于缺少大规模的循证医学证据,一般不推荐常规给予 CKD 3~5 期糖尿病患者极低蛋白饮食治疗。糖尿病患者的蛋白能量代谢较为复杂,对蛋白质需求量受多种因素影响,以上研究中的受试者均为代谢稳定者,即患者无任何活动性炎症反应或感染性疾病,2 周内无住院治疗史,无控制不良的糖尿病和消耗性疾病(如恶性肿瘤),研究期间无抗生素或免疫抑制药物应用史,以及短期内无明显体重下降。

由此可见,目前尚无充足的证据支持长期低蛋白饮食[<0.8 g/(kg·d)]使糖尿病患者获益,低蛋白饮食对糖尿病肾病患者的潜在益处和风险仍存在广泛争议,因此,目前不同指南均认为未合并肾脏病的糖尿病患者不需限制蛋白质摄入,其膳食蛋白质需求量应与一般人群相当。2007 年,NKF - KDOQI 制定了糖尿病合并 CKD 患者的营养管理临床实践指南,该指南基于中等至强有力证据,推荐糖尿病肾病患者限制饮食蛋白质摄入,CKD1~4 期患者的饮食蛋白质摄入量为 0.8 g/(kg·d)(约为摄入总热卡的 10%);对于 CKD5 期的非透析糖尿病肾病患者,也建议采用类似的管理策略。2014 年,由 ADA 与 ASN 和 NKF 联合共识会议总结了当时的所有主要证据,发布了关于糖尿病肾病患者各种宏观营养素的最佳摄入量的更新建议。关于膳食蛋白质摄入量,专家组建议糖尿病肾病患者的膳食蛋白质摄入量应保持在正常人水平,约占总热量的 16%~18%。2017 年《美国糖尿病营养指南》指出,糖尿病肾病患者不需限制蛋白质摄入,蛋白质摄入[0.7~2.0 g/(kg·d)]对肾脏功能无显著影响。2020 年《KDOQI 营养指南》强调,目前没有足够的证据表明长期限制饮食蛋白质摄入量低于 0.8 g/(kg·d)对糖尿病肾病患者有益,故对蛋白质摄入提出相对宽松的要求,建议 CKD 1~2 期糖尿病患者避免高蛋白质摄入[≥1.3 g/(kg·d)],推荐 CKD3~5 期成年糖尿病患者蛋白质摄入量为 0.6~0.8 g/(kg·d)。2021 年《中国慢性肾脏病营养治疗临床实践指南》建议 CKD 1~2 期糖尿病患者避免高蛋白质摄入[≥1.3 g/(kg·d)],蛋白质摄入量控制在 0.8 g/(kg·d),推荐 CKD 3~5 期糖尿病且代谢稳定的患者蛋白质摄入量为 0.6 g/(kg·d),并可补充酮酸制剂[0.12 g/(kg·d)]。

▨ 非透析依赖性患者的蛋白质来源

膳食中蛋白质的质量对肾功能及其主要并发症的影响也是各种原因所致 CKD 饮食治疗的研究重点。有研究显示,不同类型蛋白质(其中主要是大豆蛋白、蔬菜蛋白与动物蛋白的比较)对肾脏血流量和肾小球滤过功能的影响有所不同,摄入不同种类和特点的蛋白质对糖尿病肾病进展的影响也有所差异。有研究比较了动物蛋白和大豆蛋白[均为 1 g/(kg·d)]对正常人肾小球滤过功能的影响,观察到摄入动物蛋白后 GFR 从 116 ml/(min·1.73 m²)增至 158 ml/(min·1.73 m²),相反,摄入大豆蛋白后 GFR 无改变。研究发现,摄入大豆蛋白 3 周后肾脏血流量、GFR、白蛋白清除均降低,而摄入动物蛋白则产生血管扩张效应,引起肾血浆流量、GFR 增加和肾血管阻力降低,血浆氨基酸水平无明显改变,这种不同种类蛋白质的肾脏反应差异说明有其他机制参与,可能与大豆异黄酮有关。在对 CKD 动物模型的实验研究中也观察到大豆蛋白有保护残存肾功能的作用。有学者发现,与摄入等量的酪蛋白相比,大豆蛋白能延缓 5/6 肾切除大鼠慢性肾功能不全恶化,他们分别以含 24% 酪蛋白或 24% 大豆蛋白的饮食喂养大鼠,10 周后,酪蛋白组蛋白尿、肾脏形态学病变积分改变、血尿素氮浓度以及早期死亡均明显高于大豆蛋白组。大豆蛋白对人类肾脏疾病影响的研究较少。有文献报告大豆蛋白饮食能降低慢性肾小球疾病患者血脂和蛋白尿。在低大豆蛋白和低动物蛋白饮食对肾功能的影响研究中发现,推荐热量摄入顺应性在低大豆蛋白饮食组优于低动物蛋白组(97% vs 88%),推荐蛋白质摄入顺应性为分别为 94% 和 112%,磷摄入顺应性为分别为 102% 和 116%,6 个月饮食治疗期间两组 GFR 相似,其他营养指数如体质指数、中臂周径、身体脂肪百分比、血白蛋白、转铁蛋白、胆固醇、淋巴细胞计数等在两组间无明显差异,但低大豆蛋白饮食组的血尿素氮、尿尿素氮、蛋白代谢率、24 h 尿肌酐和尿磷低于低动物蛋白饮食组,说明低蔬菜大豆蛋白饮食治疗慢性肾衰竭安全有效,顺应性较好,营养不良发生率甚少。在一项随访超过 4 年的随机对照研究中,与通常的蛋白质摄入(70% 动物蛋白质＋30% 植物蛋白质)相比,用大豆蛋白质替代部分摄食蛋白质来源(35% 动物蛋白＋35% 大豆蛋白＋30% 植物蛋白质)可使蛋白尿得到显著改善。NHANES Ⅲ 队列研究表明,增加饮食蛋白中植物蛋白(定义为豆腐/豆腐、豆类、全谷类和精制谷类的蛋白质)比例可降低 CKD 3～5 期糖尿病肾病患者的死亡率。然而,对 ONTARGET 研究中的 2 型糖尿病伴蛋白尿患者进行的二次分析表明,动物蛋白质摄入量较高者将来罹患 CKD 的风险相对较低,但二组差异不显著,植物蛋白的摄入比例对 CKD 的进展不产生明显影响,而食用更多蔬菜(绿叶蔬菜、生蔬菜和熟蔬菜)和水果者其 CKD 进展的风险相对较低。

有学者观察到高蛋白饮食[1.5 g/(kg • d)]3 h 后,正常人的肾血浆流量和 GFR 均增加 10%,而 CKD 患者若摄入该剂量的蛋白质,肾血浆流量增加 33%,GFR 增加达 16%。摄入蛋白质引起的肾功能改变程度因摄入蛋白的种类不同而异,牛排对肾功能影响最大,其次是鸡和鱼类。一项为期 15 年余纳入 63 257 名参与者的大型前瞻性观察性研究显示,饮食中红肉摄入量增加与 ESRD 发生风险密切相关并呈剂量依赖关系,而改变摄入蛋白质的种类和来源,如增加鱼、蛋、奶制品等可降低终末期肾病的发生风险。

不同来源的膳食蛋白质对糖尿病肾病相关并发症也可能产生不同的影响。脂代谢紊乱是导致 CKD 患者心血管疾病风险增加的重要因素。有研究者在 57 例慢性肾衰竭患者中比较了低蔬菜大豆蛋白和低动物蛋白饮食对血脂的影响,结果显示低动物蛋白饮食组在血肌酐 1.5～3 mg/dl、3～6 mg/dl、>6 mg/dl 三组中脂蛋白异常者分别为 33%、50% 和 78%,而在低蔬菜大豆蛋白组血肌酐 >6 mg/dl 组的脂蛋白异常者仅为 38%,说明低蔬菜大豆蛋白饮食改善脂代谢异常优于低动物蛋白饮食。一项对来自 NHANES Ⅲ 队列的 14 866 名参与者的研究表明,估算的 GFR<60 ml/(min • 1.73 m²)的患者中,饮食蛋白质较高比例来自植物性食物者(植物蛋白质与总蛋白质的比率)的死亡率较低,但在估算的 GFR≥60 ml/(min • 1.73 m²)的患者中未观察到此现象。此外,减少饮食中动物来源的蛋白质量并增加植物蛋白质比例,可减少体内酸的产生和改善代谢性酸中毒,这对肾功能已经明显减退者是有益的。有报道晚期 CKD 患者摄入较多的蔬菜蛋白可能增加患高钾血症的风险,CKD3～4 患者摄入含 70% 植物来源蛋白质的杂食性饮食 4 周,其尿磷、钠和可滴定酸排泄量降低,血清磷、甲状旁腺激素和 FGF23 水平在不同蛋白来源组之间则无差异,但其中 2 例患者出现轻度高钾血症,经食物替代后得到纠正。

总之,需进一步研究来确定饮食蛋白质类型(不同动物性蛋白质,或植物性蛋白质)对糖尿病患者肾功能、蛋白尿和其他相关疾病预后的影响。《2017 年美国糖尿病营养指南》指出,营养师应告知合并糖尿病肾病的 2 型糖尿病患者,蛋白种类(植物蛋白 vs 动物蛋白)对肾脏功能无显著影响,与等量的动物蛋白相比,大豆蛋白虽可能对血糖和蛋白尿相对较好,但对 GFR 没有显著影响。2021 年《中国慢性肾脏病营养治疗临床实践指南》建议 CKD 3～5 期糖尿病患者在适度控制蛋白质摄入的同时,应注意平衡饮食蛋白结构,适量增加植物蛋白质摄入比例。2020 年《KDOQI 指南》则认为,对在 CKD 1～5D 或移植后的成年患者,就营养状况、钙或磷水平或血脂异常而言,尚无足够的证据推荐特定的蛋白质类型(植物蛋白或动物蛋白)。

三 维持性透析患者的膳食蛋白质需求

维持性血液透析糖尿病肾病患者易存在微炎症状态、代谢性酸中毒和代谢紊乱,加之蛋白能量摄入减少以及蛋白质和氨基酸自透析液中丢失,发生蛋白质能量营养不良者十分常见。因此,上述指南和研究中所述的蛋白质摄入量和种类,是针对非透析糖尿病肾病患者而言,不适用于接受透析的糖尿病性 ESRD 患者。

对于接受透析的糖尿病肾病患者,虽然限制饮食蛋白质摄入可减少体内含氮尿症毒素的蓄积和磷的摄入,但一些观察性研究结果表明,在维持性透析患者中,低膳食蛋白质摄入与较高的住院率和较高的死亡率相关,增加蛋白质能量营养不良的风险,后者是该人群死亡率的有效预测因子。在透析患者的营养学中,存在着所谓的"逆流行病学现象",即虽然营养过剩的各种标志物(如 BMI 增加或血清胆固醇水平升高)会增加普通人群的心血管疾病患病率和病死率,但多项观察研究提示这些"营养过剩"透析患者的死亡风险反而较低。几项观察性研究表明,根据体重标准化的蛋白氮呈现率推算膳食蛋白质摄入量,蛋白质摄入量较低的血液透析患者有较高的住院和死亡风险。在台湾的一项研究中,选择了 21 例素食透析患者和 42 例年龄和性别匹配的非素食透析患者作为对照,素食者出现蛋白质营养不良和维生素 D 缺乏的比例较高。有学者对糖尿病肾病患者的现有指南和原始研究进行了广泛复习和分析,认为对于未透析的糖尿病肾病患者,饮食蛋白质摄入量为 0.8 g/(kg·d) 是合理的;但对于透析的糖尿病肾病患者,建议饮食蛋白质摄入量 ＞1.2 g/(kg·d),主张对于自由摄入蛋白质的接受透析的终末期糖尿病肾病患者要加强营养状况监测,以便及时发现蛋白质能量摄入不足。

2020 年《KDOQI 透析患者指南》建议饮食蛋白质摄入量 ＞1.2 g/(kg·d),以适应透析液中的蛋白质分解代谢和蛋白质损失。对于有高血糖和/或低血糖风险者,可能需更高水平的膳食蛋白质摄入以维持血糖控制。由于糖尿病肾病透析患者可能合并存在代谢性酸中毒、胃肠动力紊乱、骨矿物质代谢紊乱、贫血和维生素 D 缺乏等问题,因此,与单纯糖尿病患者相比,糖尿病肾病透析患者的最优蛋白质摄入量的确定更为复杂。

(李军辉,汪年松)

第五节 碳水化合物和脂肪摄入

一 碳水化合物摄入

过多或过低的碳水化合物摄入均影响 CKD 患者的生存预后。动物研究表明,低碳水化合物、高蛋白饮食可导致小鼠体重减轻,但其患病率更低,血压、血清胆固醇和糖耐量更好,寿命更长。迄今关于碳水化合物摄入量和比例对糖尿病肾病患者预后的影响尚难定论,关于 CKD 3～5 期糖尿病患者理想的碳水化合物摄入量仍有待进一步研究。一般建议膳食中碳水化合物占总热量的 45%～60%。

对于糖尿病患者,膳食碳水化合物的来源比数量更重要,含糖类碳水化合物应小于总热量的10%,血糖指数较高的食物应替换为血糖指数较低的食物,以摄入全谷类、纤维素、新鲜水果、蔬菜等低糖食物为主,但要注意血钾和血磷的监测,适量摄入糖醇和非营养性甜味剂。终末期肾病的糖尿病肾病患者应避免摄入含钾高的蔬菜和水果。应避免食用含磷量高的加工速食,减少可能增加食品中钾和磷含量的烹饪程序。鼓励糖尿病肾病患者摄入足够的纤维素(每天 14 g/(1 000 kcal,或女 25 g/d,男 30 g/d),促进肠道蠕动,减少尿毒症毒素的吸收。

二 脂肪摄入

虽然积极治疗高脂血症对降低心脑血管疾病并发症和死亡风险十分重要,但是糖尿病肾病的理想膳食脂肪摄入量仍不清楚。《中国糖尿病膳食指南(2017)》建议控制脂肪摄入,脂肪占总热量的20%~30%,饱和脂肪酸和多不饱和脂肪酸均应小于总热量的10%,单不饱和脂肪酸提供10%~15%热卡,胆固醇摄入量不超过 300 mg/d。

摄入脂肪的类型对代谢状态的影响超过脂肪摄入量本身。许多研究发现,减少饱和脂肪酸和反式脂肪摄入有助于降低糖尿病患者的心血管疾病风险,减少饱和脂肪酸摄入还可增强胰岛素敏感性,故通常建议将饱和脂肪限制在每日总热量的7%以内。$\omega-3$、$\omega-6$ 单或多不饱和脂肪酸通过抗炎、改善内皮功能、调节血脂谱,从而改善糖尿病肾病患者的预后。在一项多中心前瞻性研究中,192 例 1 型和 2 型糖尿病伴蛋白尿的患者,在 7 年随访过程中,蛋白尿随病程延长而增加的患者,其摄入的饱和脂肪酸与多不饱和脂肪酸的比值相对较高。对 DCCT 研究(糖尿病控制和并发症试验)的二次分析表明,1 型糖尿病患者中,摄入长链 $\omega-3$ 多不饱和脂肪酸较多者,其蛋白尿的水平相对较低,但多不饱和脂肪酸的摄入量对新发蛋白尿的发生率没有影响。最近的一项病例对照研究观察到,饮食中多不饱和脂肪酸摄入量增加与 ESRD 的发病率降低之间存在细微但显著的负相关,这些观察结果与在普通人群中进行的研究结论相符。但也有结论相反的研究,例如在一项为时 6 年的对 2 型糖尿病患者的研究中,补充 $\omega-3$ 脂肪酸(1 g/d)不降低心血管事件、全因死亡或因心律失常所致死亡风险。一项纳入 12 537 例空腹血糖受损、糖耐量异常或 2 型糖尿病的患者的研究显示,$\omega-3$ 多不饱和脂肪酸对心血管疾病发生率和病死率有负面影响。

基于以上研究,2020 年《KDOQI 透析患者指南》建议,对于成年维持性血液透析、腹膜透析或肾移植患者,不要常规使用长链 $\omega-3$ 多不饱和脂肪酸(包括从鱼或亚麻籽和其他油中提取的不饱和脂肪酸)来降低死亡风险或减少心血管事件。对于维持性血液透析患者,建议用 1.3~4 g/d 的长链 $\omega-3$ 多不饱和脂肪酸来降低甘油三酯和低密度脂蛋白,并提高 HDL 水平。对腹膜透析患者,也可考虑用 1.3~4 g/d 的长链 $\omega-3$ 多不饱和脂肪酸来改善血脂状况。对于 CKD 3~5 期成年患者,建议使用 2 g/d 左右的长链 $\omega-3$ 多不饱和脂肪酸来降低血清甘油三酯水平。对于维持性血液透析患者,建议不要常规使用鱼油来提高患者的动静脉移植物或内瘘的初次通畅率。对于肾移植患者,建议不要常规使用长链 $\omega-3$ 多不饱和脂肪酸来减少排斥反应的发生或提高移植肾的存活率。长链 $\omega-3$ 多不饱和脂肪酸摄入对糖尿病肾病患者肾脏、血脂和心血管并发症有何影响,目前知之甚少,以上指南建议虽然并非针对糖尿病肾病患者,但对糖尿病肾病患者仍具有一定的指导意义。

第六节 │ 维生素和微量营养素的补充

维生素是人类生存不可或缺的一类有机物质,尽管机体对其需要量很小,但它们参与机体的物质能量代谢、生长发育以及其他重要生命活动过程。大多数维生素不能在体内合成,依赖从饮食中摄取。维生素可分为水溶性维生素和脂溶性维生素两类。前者包括维生素 B 族、维生素 C 以及叶酸、核黄素等;后者有维生素 A、维生素 D、维生素 E 和维生素 K。核黄素、烟酸是氧化还原反应中的必需辅酶,它们的缺乏可以造成能量代谢障碍。许多凝血因子和抗凝因子是维生素 K 依赖性的,维生素 K 缺乏会影响止、凝血过程。维生素 D 在钙磷代谢的调节中起主要作用,在肾性骨病、继发性甲状旁腺功能亢进症和血管钙化的防治中发挥重要作用,一些研究还发现维生素 D 缺乏与糖尿病肾病的发展速度有关。另外,随着对高同型半胱氨酸血症作为心血管事件的独立危险因子认识的逐步深入,叶酸、维生素 B6 在该疾病的治疗中所起的作用也越来越受到重视。

肾脏在各种维生素的代谢中发挥一定的作用。肾脏疾患、肾功能减退乃至肾衰竭,会使机体内许多维生素的代谢状况发生改变。导致肾脏疾病患者维生素代谢异常的主要因素包括:①厌食、食物不合口味或其中维生素含量不足;②降解或清除增加;③血中维生素结合蛋白水平升高;④维生素自透析液中丢失;⑤与蛋白结合的维生素自尿中丢失;⑥药物干扰维生素的吸收、排泄和代谢。在慢性肾功能不全或肾衰竭的情况下,多数维生素是缺乏的,也有维生素不仅没有缺乏,反而在体内积聚,造成一定的不良反应。营养师与临床医师应紧密合作,定期评估膳食维生素的摄入量,并对维生素摄入不足者进行补充。在 CKD 5D 期成年患者中,如果持续饮食摄入不足,可考虑补充多种维生素,包括所有的水溶性维生素和必要的微量元素,以预防或治疗微量营养素缺乏。CKD 3~5D 期和肾移植后的成年患者,如果伴有与肾脏疾病相关的高同型半胱氨酸血症,建议不要常规补充叶酸与复合维生素 B,因为没有证据表明此举可改善心血管结局。但若 CKD 1~5D 期和肾移植成人患者存在叶酸或维生素 B12 缺乏/不足,可根据临床症状和体征使用叶酸、维生素 B12 和/或复合维生素 B 补充剂来纠正。由于摄入减少、慢性炎症消耗和自透析液中丢失,CKD 患者较容易发生维生素 C 缺乏,对于 CKD 1~5D 和肾移植后存在维生素 C 缺乏风险的成人,可考虑补充维生素 C,以满足男性 90 mg/d 和女性 75 mg/d 的最低推荐摄入量。对于 CKD 1~5D 期及肾移植后的成年患者,建议监测血清 25(OH)D 水平,对于 25(OH)D 的缺乏/不足者,可以胆骨化醇或麦角骨化醇的形式补充维生素 D。在 CKD 蛋白尿的成年患者中,应考虑补充胆骨化醇、麦角钙化醇或其他安全有效的 25(OH)D 前体类制剂。过度补充维生素 D 制剂可能引起甲状旁腺功能受到过度抑制、低动力性骨病和加重血管钙化,故应避免盲目、过量补充。除维生素 D 以外,ESRD 患者一般不缺乏其他脂溶性维生素,对于慢性透析的成年患者,不应常规补充维生素 A 或 E,二者血清水平过高均可能具有潜在的毒性;如需补充,应监测其毒性。在 CKD 1~5D 期及肾移植后的成年患者,服用抑制维生素 K 活性(如华法林等)抗凝药者,不需补充维生素 K。CKD 1~5D 期的成年患者,不要常规补充硒或锌,因为没有足够证据表明硒或锌可改善营养、炎症或微量营养物质的状态。

第七节 | 电解质摄入

一 钙

随着肾功能减退引起的肾组织活性维生素 D 生成减少,CKD 患者有发生低钙倾向,但若补钙过多、过快,又容易引起高钙血症。有学者比较了正常人和 CKD3~4 期患者在每日饮食中摄入 800 mg 和 2 000 mg 钙元素时的钙平衡情况(对照组和 CKD 各 6 人),结果显示:正常人和 CKD3~4 期患者在每天摄入 800 mg 钙的情况下,都存在轻度的负钙平衡;每天摄入 2 000 mg 钙,连续 9 d,正常人为轻度的正钙平衡,而 CKD 患者出现明显的正钙平衡;钙摄入增加使血清 1,25-维生素 D 和 iPTH 水平显著降低,但血清钙浓度未见显著改变,可见在 CKD3～4 期患者中既要避免钙不足,也要警惕补钙过量。血钙紊乱(尤其是高钙血症)明显增加 CKD 患者心血管事件及死亡风险。透析预后与实践模式研究(dialysis outcomes and practice patterns study, DOPPS)Ⅰ～Ⅲ的数据显示,当血清钙在 2.15～2.50 mmol/L 时,患者死亡风险最低。血清钙＞2.50 mmol/L 时全因死亡和心血管死亡风险最高。因此,CKD 3～5 期糖尿病患者应结合血钙、血清 25(OH)D 和活性维生素 D3 水平、是否补充维生素 D 制剂、尿钙排泄量等调整元素钙的摄入以维持血钙在正常范围。至于如何做到合理补钙,指南中并未作出具体说明,或仅给予较为笼统的建议。2021 年《中国慢性肾脏病营养治疗临床实践指南》推荐 CKD 3～5 期糖尿病患者调整元素钙的摄入以维持血钙在正常范围,建议 CKD 3～5 期糖尿病患者钙的摄入量参考非糖尿病患者。2020 年《KDOQI 营养指南》对于 CKD 3～4 期未接受活性维生素 D 类似物治疗的患者,建议总的元素钙摄入量为 800～1 000 mg/d(包括饮食钙、钙剂、含钙磷结合剂等)以维持钙平衡。CKD 5D 期的成年患者,在同时使用维生素 D 类似物和拟钙剂的情况下,应合理调整钙的摄入量(包括饮食中的钙、钙补充剂或含钙磷结合剂),以避免出现高钙血症。2019 年《中国慢性肾脏病矿物质和骨异常诊治指南》也建议成人 CKD G3a～G5D 期患者,尽可能避免高钙血症。

▇▇ 磷

磷是人体的基本组成物质之一,参与机体组成、能量代谢、生物大分子活性调控以及酸碱平衡调节等重要生理功能。正常人每日磷的摄入量约为 1 g,其中 60%～70% 由小肠吸收。磷主要通过尿液和粪便排出体外,通过肾脏排泄的磷约占每日总排磷量的 70%。在肾功能减退的早期[GFR 40～80 ml/(min·1.73 m²)],肾脏排磷即已减少,磷潴留刺激 FGF23 和 PTH 分泌增加,二者促进磷自肾脏排泄,从而维持血磷水平在正常范围。随着肾功能进一步减退,出现高磷血症,后者可引起继发性甲状旁腺功能亢进症、血管钙化及内皮功能紊乱、左心室肥大、肾功能减退速度加快和骨骼病变等。大量研究显示,CKD 患者血磷水平与血管钙化或心血管疾病的发生风险呈正相关,高磷血症是 CKD 患者高病死率的独立危险因素。在对 439 例无心血管疾病临床表现的中等严重程度 CKD 患者的队列研究分析中,95% 的患者血清磷酸盐浓度尚在正常范围,结果表明,即使正常高值的血清磷酸盐浓度仍与 CKD 患者乃至肾功能正常的 CKD 患者的心血管事件和死亡风险呈明显正相关。"中青年人冠状动脉危险因素研究"也发现,在一般人群中,血清磷水平也与血管钙化密切关联。因此,控制磷的摄入对肾功能减退者至关重要。CKD 3～5 期患者食物中的磷酸盐摄入量与 ESRD 的发生率、心血管疾病、非心血管疾病及全因死亡率均无相关性,提示血磷不只受饮食影响。

磷主要来自食物,要防治发生高磷血症,首先要严格控制饮食中磷的摄入。每天磷的摄入量与蛋白质摄入量往往成正比,通过限制蛋白质来降磷可能抵消降磷带来的获益。一项前后对照研究对 30 075 例维持性血液透析患者进行了 3 年随访,比较了单独降磷、单独限制蛋白质摄入及联合治疗对患者病死率的影响,旨在探究降血磷及减少蛋白质摄入对死亡风险的影响,结果显示,限制蛋白质摄入反而增加患者病死率,降低血磷的同时不限制蛋白质摄入可降低死亡风险。选择磷/蛋白值相对较低的食物、避免含磷的添加剂、采用合理的烹饪方法是降低磷摄入的有效方法。食物中的磷分为有机磷和无机磷两大类,有机磷存在于动物蛋白和植物蛋白中,动物蛋白中的磷 40%～60% 被吸收,植物蛋白中磷被吸收的比例往往比动物蛋白低,为 30%～50%。无机磷是加工食品中许多防腐剂与添加剂的主要成分,添加含磷添加剂的食物中的磷含量增加将近 70%,无机磷的吸收率高达 90% 以上。限制无机磷可避免因过低蛋白质摄入所致蛋白能量消耗的发生,临床医师和营养师应告知患者哪些产品(如碳酸饮料)含有较高的无机磷并嘱其加以限制,同时建议患者选择磷/蛋白比值低、磷吸收率低的食物。临床医师和营养师应教会患者如何通过烹饪减少饮食中磷的含量。对磷的摄入量应根据患者实际情况综合考虑后给予个体化建议,如营养不良、低磷血症患者应适当增加磷的摄入量。

2007年《KDOQI指南》推荐CKD患者磷摄入限制在800~1 000 mg/d。2017年我国CKD患者膳食指导建议磷摄入量<800 mg/d。2019年《中国慢性肾脏病矿物质和骨异常诊治指南》建议CKD G3a~G5D期患者,若血磷超过目标值,应限制饮食磷摄入为800~1 000 mg/d,或联合其他降磷治疗措施;CKD 3~5期和维持性血液透析的成年患者,建议调整膳食磷摄入,以将血清磷酸盐水平维持在正常范围,在进行限磷措施时,应考虑磷的来源(如动物、蔬菜、食品添加剂等)及其生物利用度。2021年《中国慢性肾脏病营养治疗临床实践指南》指出,对于CKD 3~5期糖尿病患者,应调整饮食中磷的摄入以维持血磷在正常范围,磷的摄入量可参考非糖尿病患者,并根据患者实际情况给予个体化建议。

三 钾

正常情况下,每天摄入的钾约90%经尿排泄,经肠道排泄的钾不到10%,肾功能减退时,经肠道排泄钾增加。肾脏对钾的排泄有很强的调节能力,一般仅在GFR<30 ml/(min·1.73 m²)时,肾脏排钾能力才显著降低,此时摄入钾或补钾增加,易导致高钾血症。糖尿病患者常存在低肾素性低醛固酮血症,合并心力衰竭时运输到远端肾单位的钠离子减少,或由于普遍应用RAS阻断剂,故高钾血症的发生率相对较高。长期应用排钾利尿剂、摄入钾减少、钾自透析液中清除,又容易导致低钾血症。血清钾水平升高或降低可导致肌无力、室性心律失常和死亡,需引起高度重视。

肾功能明显减退时,膳食钾摄入量对血清钾有重要影响。关于饮食如何影响CKD患者血清钾水平和预后的临床研究很少,且饮食摄入以外的因素对血清钾水平的影响可能更大和更迅速,如药物、肾功能、容量状态、酸碱平衡、血糖控制、肾上腺功能、高分解代谢状态或胃肠道疾病(如呕吐、腹泻、便秘和出血)等,维持血钾水平正常需考虑以上因素的综合影响。有几项研究用尿钾排泄或其他饮食摄入替代物来评估钾摄入对CKD病死率、进展速度和外周神经病变进展的影响,结论不一。由于有关研究数量甚少,且CKD患者尿钾排泄不一定能很好地反映膳食钾摄入量,纳入的研究对象处在不同疾病状态和CKD阶段,肾脏对钾的调节能力和速度不同,膳食钾负荷的急性和长期影响并不能很好地反映在血清钾水平上,故这些研究的价值十分有限。含钾高的食物常富含维生素、矿物质和膳食纤维,对健康有多方面的益处(如可能有助于降低血压),因此,在推荐食物时应综合考虑利弊。钾结合剂可增加钾自肠道的清除,从理论上讲,这类药物可能为患者摄入含钾高的健康食物(水果和蔬菜)提供了方便,但钾结合剂的有关研究中几乎均未评估膳食钾摄入量,也未对在使用钾结合剂的情况下如何调整钾摄入量进行探索。钾广泛分布于各种食品中,包括水果、蔬菜、豆类和坚果,以及乳制品和肉制品中。许多国家的食品标签上都标有钾含量,这为消费者选择食品提供了依据。对于反复出现高钾血症者,首先要寻找可纠正的因素,如是否存在胰岛素不足或应用了某些药物;其次应通过访谈患者和膳食回忆,了解钾的摄入情况,临床医生最好在肾脏营养师的协助下推荐水果、蔬菜和其他钾含量较低的食物。公布的食品成分表可能会有所帮助,但烹饪方法对最终食物中的钾含量有较大影响,例如煮沸蔬菜可降低蔬菜中的钾含量。

目前关于CKD 3~5期糖尿病患者钾的摄入量尚缺乏高质量循证医学证据。2007年《欧洲最佳血液透析实践指南(EBPG)》推荐透析前CKD患者如果血钾>6.0 mmol/L,每日钾摄入量为50~70 mmol。对于血钾>5.5 mmol/L的肾衰竭患者,推荐饮食钾摄入量应<3 g/d(<77 mmol/d),并保证营养摄入均衡。经过纠正可逆因素和低钾饮食后血钾仍较高者,建议口服降钾药物治疗以维持血

钾于正常范围。2019 年《KDOQI 慢性肾脏病营养指南》未明确推荐 CKD 患者钾的摄入量,仅建议 CKD 3～5 期和维持性血液透析和肾移植后患者调整钾摄入量,以助血钾维持正常,对于 CKD 3～5 期和维持性血液透析和肾移植后有高钾或低钾血症的成年患者中,建议根据患者的个人需要和临床医生的判断,调整饮食或钾补充剂的摄入。2021 年《中国慢性肾脏病营养治疗临床实践指南》对 CKD1～2 期糖尿病肾病患者钾摄入量也未给予明确建议,主张 CKD 3～5 期糖尿病患者个体化调整饮食中钾的摄入,以保证血钾在正常范围,CKD 3～5 期糖尿病伴高钾血症患者应减少饮食中钾的摄入,必要时口服降钾药物。目前尚不清楚服用降钾药物时可否正常食用含钾高的食物。

四 钠

盐负荷增加对 CKD 患者可造成多方面的危害,如引起或加重高血压、增加心血管疾病风险、加重蛋白尿和损害肾功能,对于使用 RAS 阻断剂的患者,钠盐摄入过多还可显著降低此类药物的降蛋白尿反应。钠盐摄入偏多是糖尿病肾病患者 GFR 下降速度的独立危险因素。CKD 患者常存在排钠障碍,因此,更需严格限制盐的摄入。限盐可降低患者血压和尿蛋白水平,并降低 CKD 患者心血管事件的发生风险。一项针对 CKD 3～4 期伴高血压患者的随机双盲对照研究发现,低钠饮食(60～80 mmol/d)可显著降低血压、容量负荷和尿蛋白水平。荟萃分析结果也显示,长期低盐饮食可降低血压。因糖尿病患者常伴有高血压,低盐饮食可能有助于糖尿病肾病患者的血压控制并能降低蛋白尿。部分研究报道严格低钠饮食(<3 g 食盐)会引起 RAS 和交感神经系统激活,进一步降低胰岛素敏感性。观察性研究显示,在 1 型糖尿病患者中,极低的钠盐摄入(尿钠排泄≤50 mmol/d)可增加 ESRD 及死亡风险。不同个体钠的排泄状况不同,故限钠应该做到个体化。因此,2021 年《中国慢性肾脏病营养治疗临床实践指南》建议 CKD 1～2 期糖尿病患者钠摄入量限制在 2.3 g/d(食盐 6 g/d),但不推荐氯化钠的摄入量低于 3 g/d,建议 CKD 3～5 期糖尿病患者钠的摄入量应根据患者实际情况综合考虑后给予个体化限制。合并高血压和水肿的患者更应严格限制钠的摄入量,包括限制摄入含钠高的调味品或食物,例如味精、酱油、调味酱、腌制品、盐浸等加工食品等。不推荐用低钠盐来限制钠的摄入,因低钠盐易引起高钾血症。

五 碳酸氢根

肾功能减退时常合并代谢性酸中毒,后者可加速 CKD 的进程,故在 CKD 1～4 期的成年患者中,不同指南均建议通过增加水果和蔬菜的摄入量来减少净酸的产生,以降低残余肾功能的下降率,但摄入果蔬过多对血酸碱度的影响较小,且增加发生高钾血症的风险。对于 CKD 3～5D 期的成年患者,若血清碳酸氢盐维持在 24～26 mmol/L,指南建议通过增加碳酸氢盐补充来减少净酸的产生。

第八节 | 饮 食 模 式

管理慢性病患者营养(如糖尿病、高血压和 CKD 患者)的另一种方法是制订综合饮食,而不是专注于个体营养素。推荐的适用于糖尿病肾病患者的饮食模式中,以 DASH 和地中海饮食研究最多,此两种饮食都强调摄入更多的蔬菜、全谷物以及水果和植物蛋白质(例如坚果、种子和豆类)。

一 DASH 饮食模式

与西方饮食相比,DASH 饮食中的动物蛋白和全脂乳制品的比例也相对较低,该饮食模式是由

1997 年美国的一项大型高血压防治计划(dietary approaches to stop hypertension，DASH)发展而来,其特点是摄食足够的蔬菜、水果、低脂(或脱脂)奶,以维持足够的钾、镁、钙等离子的摄入,并尽量减少饮食中油脂含量(特别是富含饱和脂肪酸的动物性油),常以 DASH 饮食来作为预防及控制高血压的饮食模式。有报道 DASH 饮食可降低高血压和糖尿病发病率,但这是由于其中何种成分(如钾或异黄酮)所致尚不清楚。对社区动脉粥样硬化风险(Atherosclerosis Risk in Communities，ARIC)队列对 14 882 例 GFR>60 ml/(min·1.73 m^2)受试者平均随访 23 年,发现 DASH 饮食者患肾脏病的风险较低,这一作用独立于人种和基线肾功能。"德黑兰脂肪和葡萄糖研究"纳入 1 630 例无 CKD 的参试者,所有患者予以 DASH 饮食,通过食物频率问卷评估 DASH 饮食评分,根据评分将受试者分为五组,平均随访六年,发现 DASH 饮食五分位数最高组的 CKD 发病率显著低于最低五分位数者。DASH 饮食的钾(4.5 g/d)和磷(1.7 g/d)含量高,蛋白质摄入量也较高(<1.4 g/kg·d),这可能限制了其在肾功能严重受损糖尿病肾病者中的广泛应用,或在加以改良后才能应用。鉴于 DASH 研究中仅纳入了肾功能良好[eGFR≥60 ml/(min·1.73 m^2)、血肌酐<1.2 mg/dl]的受试者,其在中晚期 CKD 患者中的安全性和有效性尚不明确。

地中海饮食

地中海饮食的基本特点与 DASH 饮食类似,但提倡使用橄榄油(其中单不饱和脂肪酸与饱和脂肪比率高)和适度饮红酒。尽管不限制脂肪摄入量,但许多研究表明,地中海饮食者主要心血管事件和 2 型糖尿病的发病率较低。地中海饮食也与肾移植后代谢综合征的低风险相关。一项为期 15 年的观察研究表明,坚持地中海饮食者 GFR 快速下降的风险相对较低,但需进一步研究地中海饮食对糖尿病肾病患者结局的影响。有研究者观察了健康饮食、酒精、蛋白质和钠摄入量与 2 型糖尿病患者 CKD 发生或进展的关系。这是一个观察性研究,研究对象为 ONTARGET 研究中 6 213 例无大量白蛋白尿的 2 型糖尿病患者,CKD 定义为新发微量或大量白蛋白尿,或在 5.5 年随访中 GFR 下降超过 5%/年,用改良的替代健康饮食指数(mAHEI)评估饮食,用已知危险因素进行校正分析。经 5.5 年随访,31.7%的受试者发生 CKD, 8.3%受试者死亡;与最不健康 mAHEI 评分组相比,最健康饮食组的 CKD 和死亡风险均较低;每周食用超过 3 份水果者与较少食用水果者相比,患 CKD 的风险更低。总蛋白质和动物蛋白质摄入量最低组发生 CKD 的风险高于最高组;钠摄入量与发生 CKD 无关;适量饮酒可降低发生 CKD 和死亡的风险。

第九节 | 营 养 管 理

一 监测和评价

不同个体的饮食习惯差异很大,饮食相关的临床研究许多都是观察性和回顾性的,饮食干预研究在设计上通常很难做到随机、对照和双盲,纳入样本量的大小和疾病特点、对饮食方案的依从性、食物种类和数量是否能做到与推荐方案接近、烹饪方法、观察时间、评价指标是否合理等,都对研究结果产生明显影响。因此,总体来说,CKD 各相关营养指南中的证据力度都较弱。指南的推荐意见只是总的原则,不一定完全适合具体患者。此外,糖尿病肾病患者的营养需求,除了受蛋白尿、肾功能和糖尿病程度和病程影响以外,许多其他共病或并发症也对营养代谢产生很大影响。此外,所有营养素推荐量,都是基于对代谢稳定患者的研究,对于具体患者,需在对全身状况作出全面和客观评估的基础上,明确其是否存在高分解代谢状态。在营养方案实施中出现实际摄入量与推荐摄入量的较大偏差十分常见,且随着时间的推移,这种偏差呈增加趋势,其中能量摄入不足较为普遍。由于对食物的营养成分缺乏了解以及食物种类的多样性,不同烹饪方法又对最终食物的营养成分产生很大影响,绝大部分患者在日常生活中不知如何实施医生推荐的营养方案,患者经常碰到一些问题但又难以得到准确解答,如:如何知道不同食物中各种营养素的含量? 不同烹饪方法在多大程度上会影响最终食物营养素的含量? 不少食物添加剂没有标明成分,能不能使用? 如何才能做到每天摄入的热量和营养素合理分配到三餐当中? 随着肾功能改变和并发症的出现,该如何及时调整营养方案? 专家推荐的营养方案实施一段时间以后,如何评估该方案是否适合自己? 需多长时间随访一次? 由于营养处方的合理性可能存在不足和实施过程中产生偏差几乎不可避免,因此,对于制订的饮食方案应逐步实施,在实施过程中,医生应加强与患者的沟通,以免出现大的偏差。

尽管一些推荐的饮食方案在其特定研究中被证实一般不会造成营养不良,但对于具体患者来说,仍应密切关注是否会引起能量和其他营养素摄入不足。在按照指南的营养方案的实施过程中,应结合患者病情和营养状况的改变及时对营养方案作出调整,尤其是在饮食干预的第一年,应通过饮食访谈(不少于3次/年)和24 h尿素氮来监测饮食依从性。在营养方案的制订、实施和随访过程中,肾脏科医生与营养师长期密切配合至关重要。在绝大多数医疗单位,尚没有专职的肾脏病学营养师,日程工作中的营养科医生往往很简单地根据肾功能就制订饮食方案,在营养方案的实施过程中临床医生和营养师又不加以指导、随访和纠偏,这是十分危险的。

■ 体重管理

指南中推荐营养素摄入量时涉及的体重一般是指理想体重,但在给患者制订营养处方时,有时不宜完全采用标准体重。多数情况下,一般是先计算标准体重(kg)[身高(cm)−105],如果实际体重低于标准体重,按照实际体重供给。如果实际体重大于标准体重较多,则应在按照标准体重供给的基础上适当上调。

■ 提高依从性

糖尿病肾病患者同时患有多种共病,药物治疗复杂,不同医生和营养师提供患者的饮食指导方案可能存在较大的差异,饮食控制又不可避免地降低了患者进食的乐趣和生活质量,这些都动摇患者长期遵守营养方案的信心和对饮食处方的依从性。可采取一些举措来提高营养治疗的效果,如充分告知患者控制营养摄入的必要性,并与糖尿病肾病患者就饮食在其整体慢性病管理中的重要性进行频繁和明确的沟通,教会患者自我监测食物摄入量的方法;疏通患者与临床医生和营养师的反馈途径,尽量使饮食方案简单易行;以及通过临床医师(尤其是肾脏科营养师)发放的问卷定期监测饮食摄入等,这些都可增加患者对营养处方的依从性和实施效果。在一项针对CKD 3期患者的随机对照试验中,肾脏营养教育计划,包括关于食物类型和食谱的课程和实践环节,均可提高患者对饮食方案的信心和依从性。获得患者对食物种类偏好和禁忌的有关信息,也是成功营养管理不可或缺的方面。应加快培养能够有效、安全实施低蛋白或极低蛋白饮食的专业肾脏营养师队伍。

■ 低蛋白饮食/极低蛋白饮食加酮酸类似物的安全性

总的来说,中期至晚期CKD患者限制饮食蛋白质摄入是安全的。但也有一些研究观察到长期低蛋白饮食(low protein diet, LPD)和极低蛋白饮食(very low protein diet, VLPD)+酮酸(keto acid, KA)类似物(KAs)饮食可引起蛋白营养不良。LPD/VLPD+KAs治疗的患者中,能量摄入不足现象十分普遍。因此,必须定期监测患者的蛋白质和能量摄入以及营养状况。在确定 CKD 患者的能量需求时应仔细考虑患者的能量代谢特点,在实施过程中一旦发现营养状况下降,应及时调整能量摄入处方。关于 LPD/VLPD+KAs 是否适用于伴有蛋白能量消耗的糖尿病肾病患者,一些研究认为 LPD/VLPD+KAs 治疗是安全的,但对此亦尚有不同看法,争议的原因在很大程度上与患者消瘦的原因(如分解代谢增加)不同有关。在制订营养方案之前,应充分了解患者是否存在高分解代谢状态,以确定是否适合采取 LPD/VLPD 治疗。对于存在分解代谢增加者,暂不宜给予 LPD/VLPD+KAs 治疗,应尽快纠正引起蛋白能量消耗的病因,增加蛋白质摄入量,待代谢稳定且无并发疾病时再考虑是否限制蛋白质摄入。

五　营养支持治疗

关于糖尿病肾病外源性营养素的补充尚缺乏循证医学研究证据。根据指南观点,CKD 1～5D 期伴糖尿病患者若出现高分解代谢,或存在蛋白质能量消耗风险者,若单靠膳食指导不能达到足够的能量和蛋白质来满足营养需求,可先尝试给予口服营养补充剂(至少 3 个月),若营养状况仍无改善,可给予管饲喂食或肠外营养。若口服及肠内营养补充仍无法满足营养需求,建议尝试对维持性血液透析患者进行全肠外营养支持;某些存在蛋白质消耗情况的患者,在能量摄入充足的情况下,用 1.1% 的氨基酸透析液+补充碱剂可改善蛋白质缺乏;但指南对于存在蛋白质能量消耗的腹膜透析成年患者,不建议以氨基酸透析液代替常规的葡萄糖透析液作为改善营养状况的一般策略。

(叶志斌)

参考文献

1. Bellizzi V, Calella P, Hernández JN, et al. Safety and effectiveness of low-protein diet supplemented with ketoacids in diabetic patients with chronic kidney disease [J]. BMC Nephrol, 2018, 19(1):110.

2. Campbell AP, Rains TM. Dietary protein is important in the practical management of prediabetes and type 2 diabetes [J]. J Nutr, 2015, 145(1):S164 - S169.

3. Carrero JJ, González-Ortiz A, Avesani CM, et al. Plant-based diets to manage the risks and complications of chronic kidney disease [J]. Nat Rev Nephrol, 2020, 16(9):525 - 542.

4. Chewcharat A, Takkavatakarn K, Wongrattanagorn S, et al. The effects of restricted protein diet supplemented with ketoanalogue on renal function, blood pressure, nutritional status, and chronic kidney disease-mineral and bone disorder in chronic kidney disease patients: a systematic review and meta-analysis [J]. J Ren Nutr, 2020, 30(3):189 - 199.

5. Costacou T, Crandell J, Kahkoska AR, et al. Dietary patterns over time and microalbuminuria in youth and young adults with type 1 diabetes: the SEARCH nutrition ancillary study [J]. Diabetes Care, 2018, 41(8):1615 - 1622.

6. Dunkler D, Dehghan M, Teo KK, et al. Diet and kidney disease in high-risk individuals with type 2 diabetes mellitus [J]. JAMA Intern Med, 2013, 173(18):1682 - 1692.

7. Esfandiari A, Pourghassem Gargari B, Noshad H, et al. The effects of vitamin D_3 supplementation on some metabolic and inflammatory markers in diabetic nephropathy patients with marginal status of vitamin D: A randomized double blind placebo controlled clinical trial [J]. Diabetes Metab Syndr, 2019, 13(1):278 - 283.

8. Garibotto G, Sofia A, Parodi EL, et al. Effects of low-protein, and supplemented very low-protein diets, on muscle protein turnover in patients with CKD [J]. Kidney Int Rep, 2018, 3(3):701 - 710.

9. Goldstein-Fuchs J, Kalantar-Zadeh K. Nutrition intervention for advanced stages of diabetic kidney disease [J]. Diabetes Spectr, 2015, 28(3):181 - 186.

10. Hu EA, Steffen LM, Grams ME, et al. Dietary patterns and risk of incident chronic kidney disease: the Atherosclerosis Risk in Communities study [J]. Am J Clin Nutr, 2019, 110(3):713 - 721.

11. Ikizler TA, Burrowes JD, Byham-Gray LD, et al. KDOQI clinical practice guideline for nutrition in CKD: 2020

update [J]. Am J Kidney Dis, 2020,76(3 Suppl 1):S1 – S107.

12. Jheng HF, Hirotsuka M, Goto T, et al. Dietary low-fat soy milk powder retards diabetic nephropathy progression *via* inhibition of renal fibrosis and renal inflammation [J]. Mol Nutr Food Res, 2017,61(3).

13. Kalantar-Zadeh K, Fouque D. Nutritional management of chronic kidney disease [J]. N Engl J Med, 2017,377 (18):1765 – 1776.

14. KDOQI Work Group. KDOQI Clinical Practice Guideline for Nutrition in Children with CKD: 2008 update. Executive summary [J]. Am J Kidney Dis, 2009,53(3 Suppl 2):S11 – S104.

15. Kistler BM, Moore LW, Benner D, et al. The International Society of Renal Nutrition and Metabolism Commentary on the National Kidney Foundation and Academy of Nutrition and Dietetics KDOQI Clinical Practice Guideline for Nutrition in Chronic Kidney Disease [J]. J Ren Nutr, 2021,31(2):116 – 120.

16. Ko GJ, Kalantar-Zadeh K, Goldstein-Fuchs J, et al. Dietary Approaches in the management of diabetic patients with kidney disease [J]. Nutrients, 2017,9(8):824.

17. Ley SH, Hamdy O, Mohan V, et al. Prevention and management of type 2 diabetes: dietary components and nutritional strategies [J]. Lancet, 2014,383(9933):1999 – 2007.

18. Miraghajani M, Zaghian N, Dehkohneh A, et al. Probiotic soy milk consumption and renal function among type 2 diabetic patients with nephropathy: a randomized controlled clinical trial [J]. Probiotics Antimicrob Proteins, 2019,11(1):124 – 132.

19. Mitchell NS, Scialla JJ, Yancy WS, Jr. Are low-carbohydrate diets safe in diabetic and nondiabetic chronic kidney disease? [J]. Ann N Y Acad Sci, 2020,1461(1):25 – 36.

20. Moorthi RN, Vorland CJ, Hill Gallant KM. Diet and diabetic kidney disease: plant versus animal protein [J]. Curr Diab Rep, 2017,17(3):15.

21. Moradi M, Daneshzad E, Najafabadi MM, et al. Association between adherence to the Mediterranean diet and renal function biomarkers and cardiovascular risk factors among diabetic patients with nephropathy [J]. Clin Nutr ESPEN, 2020(40):156 – 163.

22. Nam KH, An SY, Joo YS, et al. Carbohydrate-rich diet is associated with increased risk of incident chronic kidney disease in non-diabetic subjects [J]. J Clin Med, 2019,8(6):793.

23. Pfeiffer AFH, Pedersen E, Schwab U, et al. The effects of different quantities and qualities of protein intake in people with diabetes mellitus [J]. Nutrients, 2020,12(2):365.

24. Piccoli GB, Di Iorio BR, Chatrenet A, et al. Dietary satisfaction and quality of life in chronic kidney disease patients on low-protein diets: a multicentre study with long-term outcome data (TOrino-Pisa study) [J]. Nephrol Dial Transplant, 2020,35(5):790 – 802.

25. Scialla JJ, Asplin J, Dobre M, et al. Higher net acid excretion is associated with a lower risk of kidney disease progression in patients with diabetes [J]. Kidney Int, 2017,91(1):204 – 215.

26. 中国医师协会肾脏内科医师分会,中国中西医结合学会肾脏疾病专业委员会营养治疗指南专家协作组. 中国慢性肾脏病营养治疗临床实践指南(2021版)[J]. 中华医学杂志,2021,101(8):539 – 559.

第十二章 肥胖相关性肾病及减重/代谢手术的肾脏获益

随着饮食结构与生活方式的改变,肥胖已成为一个重大的全球性公众健康问题。据统计,2015年全球范围内20岁及以上成年人群肥胖人数可达6亿以上,20岁以下人群的肥胖人数也可达1亿以上,肥胖的总体患病率在这两类人群中分别为12%与5%。国内肥胖的患病率亦呈现上升趋势,2015年全国18岁及以上成人肥胖率为11.9%,6~17岁人群肥胖率为6.4%,较2002年分别增加4.8%与4.3%。肥胖对身体的损害是全身性和系统性的。

第一节 肥胖及相关代谢紊乱对肾功能的危害及其相关机制

一 对肾功能的危害

早在1974年,Weisinger等提出了肥胖相关性肾病(obesity-related glomerulopathy,ORG)的概念,他们报道了4例出现肾病综合征的严重肥胖患者,体重指数(BMI)最小者为42.3 kg/m²,最大者可达61.8 kg/m²。这些患者在减重前均存在大量蛋白尿,最严重者可达19.2 g/d,其中3例出现心排量增加,体循环血容量增加与右心室压力升高的血流动力学变化,2例患者的肾脏活检结果提示存在系膜肾小球病变。在体重下降后,这些患者的蛋白尿得到缓解,体循环血容量与右心房压力下降,表明肥胖可造成的肾脏损害与血流动力学改变,但具有一定可逆性。20世纪初,ORG发病率的增长也备受关注。对1986—2000年收集的6000余份肾脏活检标本的回顾性分析后发现,ORG的发病率显著上升,1986—1990年为0.2%,而到1996—2000年已达2.0%。对临床资料较完备患者的进一步分析则提示,ORG具有与特发性局灶性节段性肾小球硬化症(FSGS)不同的临床表现与病理特点,前者肾病综合征相关表现的发生率显著低于后者,而在活检标本中肾小球肥大的发生率显著高于后者,节段性硬化的病灶则显著更少。虽然肥胖引发的肾脏病变在临床与病理表现的严重程度上不及FSGS,但其增长趋势令人担忧。

目前已有多项研究报道了肥胖对肾脏的损害。一项对2354名28~40岁的受试者进行的为期15年的前瞻性研究,观察了肥胖(被定义为BMI≥30 kg/m²)以及包括饮食、运动、吸烟在内的生活方式因素对发生微量白蛋白尿的影响,在结束随访时,3.3%的受试者发生微量白蛋白尿,而肥胖在纳入年龄、性别、肾病家族史、糖尿病病史、高血压病史等多个因素的回归模型中仍是一个微量白蛋白尿发生的危险因素,肥胖者出现微量白蛋白尿的风险为非肥胖者的1.9倍。国内学者对来自8座城市的41085名无慢性肾脏病(CKD)的受试者进行横断面研究,结果提示,在校正糖化血红蛋白(HbA1c)、甘油三酯、吸烟饮酒史等相关因素影响后,BMI≥28 kg/m²且腰臀比≥0.85的肥胖受试者中尿微量白蛋白/肌酐比值(UACR)升高风险显著增高,且在南方人群尤为明显。有研究考察了体重增加对终末期肾病(ESRD)的影响,在对1964—1985年当地1471例发生ESRD的病例进行分析后,结果提示,在校正了年龄、性别、吸烟史、血胆固醇、肌酐水平、尿蛋白、血压、心肌梗死病史与糖尿病病史后,患ESRD的风险随BMI的升高呈现显著上升趋势。超重者患ESRD的风险相较于体重正常者可达后者的1.87倍,BMI处于30.0～34.9 kg/m² 者可达3.57倍,BMI 35.0～39.9 kg/m² 的人群可达6.12倍,而BMI达40 kg/m² 及以上者的风险更是达到7.07倍。这些结果均表明肥胖本身就是肾脏损害的重要危险因素。

需要指出的是,肥胖作为一个肾脏受损的风险因素往往并不是独立存在的。肥胖人群常伴有高血压、高血脂以及糖代谢紊乱等情况中的一个或者多个,有时可出现2型糖尿病或代谢综合征。肥胖伴随这些因素或代谢疾病,可对肾脏功能造成更大损害。

2型糖尿病已被多项研究证实是引发肾脏损害的风险因素之一。根据UKPDS的结果,自2型糖尿病被确诊之时起10年内,每年约有2%的患者可出现微量白蛋白尿,2.8%的患者自微量白蛋白尿进展至大量白蛋白尿,自大量白蛋白尿进展至血肌酐升高或需肾脏替代治疗的患者每年则有2.3%。截至被确诊为2型糖尿病达10年时,微量白蛋白尿的发生率为24.9%,而在糖尿病病程达15年时,38%的患者出现白蛋白尿,肾脏损害的发生率则为28%。此外,根据de Boer等对当地人群糖尿病肾病患病情况的研究,1988—2008年,糖尿病肾病患病率呈显著上升趋势,其中2005—2008年这一时间段较1988—1994年增长34%。Narres等则研究糖尿病对ESRD发病的影响,在分析当地于2002—2016年首次行肾脏替代治疗的1107例患者后发现,其中患有糖尿病的539例患者接受肾脏替代治疗的风险显著高于未患有糖尿病的人群,且这些糖尿病患者中的95.6%患有2型糖尿病。在东亚人群中的研究也提示类似的结果,有研究纳入成年2型糖尿病患者共20585例,并以年龄和性别与之匹配的未患有糖尿病人群进行对照,结果发现,在近9年的随访过程中,糖尿病组ESRD的发病率显著高于对照组,且在考虑其他ESRD危险因素如高血压、心力衰竭等的影响后,2型糖尿病组各性别各年龄段患ESRD的风险均显著高于相应对照组。

而当肥胖与2型糖尿病一同出现时对肾脏的影响也得到多项研究的关注。Rossi等纳入来自当地多个中心的2型糖尿病患者共1289例并接受为期1年的随访,以UACR作为衡量肾脏损害的指标,结果提示,在考虑年龄、性别、HbA1c、血压、血脂、是否患有其他糖尿病并发症等因素后,腰围与BMI是结束随访时肾脏损害出现进展(被定义为UACR翻倍)的独立危险因素,腰围较基线每增加5 cm,则蛋白尿排泄增加的风险上升7%。有研究对2型糖尿病新诊断时的BMI与微血管并发症间的关联进行了分析,在对当地1994—2009年1083例新诊断为2型糖尿病的患者进行为期约10年的随访后,结果表明,在考虑性别、年龄、教育情况、生活方式、糖尿病家族史及血压、血脂等因素后,BMI仍是发生糖尿病肾病的独立危险因素,且BMI每增加5 kg/m² 则糖尿病肾病的发病风险增加42%。这些结果均提示肥胖合并2型糖尿病可产生更大的肾损害。

同时,也有研究人员对肥胖合并其他代谢紊乱或是代谢综合征产生的肾脏损害进行了探讨。对近5000例受试者患有CKD与出现代谢综合征组分的情况进行分析发现,在将教育程度、收入、BMI、吸烟等因素纳入考量后,腹型肥胖仍然是CKD患病的一个显著风险因素。腹型肥胖者CKD患病风险是无腹型肥胖人群的1.41倍,而随着代谢综合征组分的增加,CKD的患病率也呈现上升趋势,在没有任意一个组分的患者中CKD患病率为4.1%,在同时具有5个组分的患者中则上升至38.8%。不同代谢紊乱的组合在该项研究中也被发现对CKD的患病风险存在不同影响,同时具有3种代谢紊乱组分(腹型肥胖、甘油三酯升高、空腹血糖升高)患者的CKD患病风险最高,可达不存在任一组分者的25.11倍。另有学者则在东亚人群中对BMI及是否患有代谢综合征与CKD患病风险间的关联进行了研究,结果提示,BMI 达到肥胖标准且有代谢综合征人群 CKD 的患病风险较体重及代谢状态均正常者显著升高,可达后者的 2.63 倍,且前者 CKD 3～5 期的患病风险为后者的 3.49 倍。

总之,肥胖是造成肾脏损害的重要风险因素,而且它还可以连同一系列与之相关的代谢紊乱对肾功能造成更大的损害。

对肾功能的损害机制

肥胖状态下肾小球的高滤过状态被认为是导致肾功能减退的重要原因。Ogna 等对 2010—2012 年当地不同 BMI 水平的 1 339 位受试者内生肌酐清除率的影响因素进行分析,肾小球高滤过状态被定义为肌酐清除率>140 ml/min,结果发现,肥胖者(BMI$\geq$30 kg/m^2)的肾小球高滤过状态发生率显著高于体重正常者,且肥胖是出现肾小球高滤过状态的独立影响因素。在该项研究中,肥胖者出现高滤过状态的风险可达体重正常者的 4.1 倍。这表明肥胖人群确实更容易出现肾小球高滤过。

1. 肾小球高滤过状态

造成肥胖状态下肾小球高滤过状态的主要机制:①肾脏血流动力学变化。对非糖尿病患者的有效肾脏血浆流量与 BMI 间的关联研究发现,BMI$\geq$30 kg/m^2 的肥胖人群的有效肾脏血流量显著高于体重正常者,而且这一人群的 GFR 同样显著高于体重正常人群。这些结果表明,肥胖时肾脏血流出现高灌注状态,这一血流动力学特点可能与肾小球高滤过有关联。②水钠潴留。有学者提出胃部和肾脏间可能存在涉及水钠排泄的轴线。摄入的钠被胃部 G 细胞中的钠通道感受到并使得细胞内钠浓度升高,并与 G 细胞内的多巴胺受体一同促使胃泌素表达增多并释放入血液循环中;同时肠嗜铬细胞产生更多的左旋多巴释放入血;循环中的这两种分子被肾脏近端小管上皮细胞摄取后,胃泌素作用于缩胆囊素 B 型受体,而左旋多巴则在被转化为多巴胺后作用于各种多巴胺受体,起到抑制肾脏重吸收钠的作用。在肥胖人群中,这一轴线可能存在紊乱导致肾脏未能排出多余的水钠负荷,导致血容量增加,加剧肾脏血流的高灌注及肾小球高滤过。③RAAS 过度激活。这可能是由于肥胖状态下脂肪细胞合成部分 RAAS 组分所致。血管紧张素 Ⅱ 与醛固酮对肾小球出球小动脉的收缩作用大于入球小动脉,增加跨毛细血管压力差,促进肾小球滤过。血管紧张素 Ⅱ 还可通过刺激近曲小管上皮细胞顶端膜中的 Na$^+$-H$^+$ 交换体与基底侧膜中的钠钾泵、远端小管上皮中的钠离子通道以及直接激活盐皮质激素受体促进钠的重吸收。这些 RAAS 过度激活产生的效应可对肾小球滤过产生直接的促进作用,也可令循环容量上升造成高血压,从而加剧与肾小球高滤过相关的肾脏血流动力学变化。

2. 机体炎症反应的失衡

人体的脂肪组织可高度活跃地分泌多种脂肪细胞因子,包括 TNF-α、IL-6、内脂素、脂联素等。其中脂联素具有缓解炎症与氧化应激的作用,而其他几种因子则可促进炎症反应。体重正常时,这些因子的作用处于相对平衡的状态,而在肥胖时,这种平衡被打破,体内脂联素含量下降,使炎症反应相对增强,导致肾脏上皮细胞功能紊乱,出现蛋白尿等肾脏损害表现。对脂联素水平与肥胖人群尿蛋白排泄情况间的关联研究发现,肥胖人群中尿蛋白排泄率与脂联素水平呈显著负相关。有研究者对高脂饮食喂养的小鼠以及在体外予脂多糖处理过的人类肾小球组织使用脂联素受体激动剂,结果发现,在动物模型与人类组织中,使用过脂联素受体激动剂后炎症细胞因子如 IL-6 等的表达显著下降,且在小鼠中肾脏病变情况,包括肾小球增生、肾小球基膜(GBM)增厚等改变均有显著缓解。这些结果提示,肥胖时出现的肾脏损害与机体炎症反应的失衡存在密切关联。

3. 糖代谢紊乱

与肥胖通常一同发生的糖代谢紊乱可通过一些独有的机制加剧肾脏高滤过以及炎症反应失调。持续的高血糖状态促进肾脏近曲小管上皮细胞中的钠-葡萄糖协同转运蛋白 2(SGLT2)对葡萄糖与钠的重吸收。这一效应显著降低了流经致密斑部位小管液中钠的浓度,影响球-管平衡,促进肾素分泌,增强了 RAAS 的活动,并产生前文所述 RAAS 过度激活时的一系列改变,加剧肾脏高滤过状态。

糖代谢紊乱持续存在时,由于肾脏组织中葡萄糖转运体 1(GLUT-1)表达增多致更多葡萄糖进入肾脏细胞中,使得这些细胞中葡萄糖中间代谢产物明显增加,并与蛋白质形成晚期糖基化终末产物(AGE),而 AGE 则可经由多条通路令肾脏组织内的炎症反应出现紊乱。Gu 等以 AGE 处理小鼠足细胞后发现单核细胞趋化蛋白质 1(MCP-1)在足细胞中的表达显著提升,提示 AGE 可能存在诱导炎症细胞在肾脏浸润的生物学效应,且这种效应是经由依赖活性氧的信号通路产生的。也有报道认为 AGE 可通过 p38 MAPK 介导的通路促进糖尿病时巨噬细胞在组织内的浸润造成局部炎症反应。有学者研究指出这条通路与肾脏纤维化间可能存在关联。AGE 在作用于相关受体后还影响到胞外信号调节激酶(extracellular signal-regulated kinase, ERK)所介导的信号通路,这条通路在肾脏纤维化的病理改变中具有一定作用。

总之,肥胖及相关代谢紊乱可通过多种机制造成肾脏高滤过状态及炎症反应异常进而造成肾功能减退。

第二节 | 肥胖相关性肾病的药物治疗及相关机制

肥胖相关性肾病(ORG)的内科治疗包括低碳饮食与有氧运动、阻力训练等内容的生活方式干预,同时可选择多种药物,较为经典的有二甲双胍、血管紧张素转换酶抑制剂/血管紧张素 II 受体拮抗剂(ACEI/ARB)、小剂量螺内酯等,胰高血糖素样肽 1 受体激动剂(GLP-1RA)及 SGLT2 抑制剂则是较新的药物,以下对这两种新型药物的肾脏获益及其机制做一简述。

一 GLP-1RA

GLP-1RA 可激动 GLP-1 受体,起到促进餐后胰岛素分泌、抑制不恰当高胰高血糖素血症、抑制胃排空、降低食欲等多种生理功能,在调节机体能量与糖代谢中具有重要地位。目前常用的 GLP-1RA 有利拉鲁肽、司美格鲁肽和度拉糖肽,而这三种 GLP-1RA 的肾脏获益已各自得到证实。有研究纳入 9 340 例平均 BMI 达肥胖标准的 2 型糖尿病患者并随机分为利拉鲁肽治疗组与安慰剂组,平均随访 3.84 年,结果提示,治疗组患者的复合肾脏终点事件[包括新发大量白蛋白尿、血肌酐倍增、eGFR 降低至 45 ml/(min·1.73 m²)及以下、需持续肾脏替代治疗]发生率显著低于安慰剂组,风险降低 22%,且新发大量白蛋白尿的风险显著降低达 26%。Marso 等在肥胖 2 型糖尿病人群中对司美格鲁肽进行的随机对照研究得到类似的结果,结束为期 2 年的治疗后,治疗组肾脏病变新发或恶化的风险较安慰剂组显著下降达 36%,新发大量白蛋白尿的风险显著降低达 46%。在肥胖 2 型糖尿病人群中对度拉糖肽进行的随机对照研究则提示除显著降低肾脏复合终点及新发大量白蛋白尿的风险外,治疗组持续性 eGFR 降低≥40%及 50%的风险较安慰剂组分别显著下降达 30%与 44%。这些结果均提示 GLP-1RA 能使肥胖人群的肾脏获益。

GLP-1RA 可能通过如下机制起到肾脏保护作用:①促进水钠排泄:GLP-1RA 作用于肾脏近端小管的 GLP-1 受体,激活近端小管上皮细胞中环磷酸腺苷(cAMP)/蛋白激酶 A(PKA)通路,令管腔侧 Na^+-H^+ 交换体单体 3(NHE3)特定位点上的丝氨酸残基磷酸化,抑制水钠吸收从而缓解肥胖患者体内水钠潴留,血容量增加的状态。②抑制 RAAS 活性:在一项对超重 2 型糖尿病使用利拉鲁肽的随机对照研究中发现,1.2 mg 利拉鲁肽短期内可显著降低患者血浆中血管紧张素 II 浓度达 21%;动物实验则发现利拉鲁肽可保护肾脏免受血管紧张素Ⅱ诱发的纤维化,这种效应可能是通过下调近端小管上皮细胞血管紧张素受体与相关炎症蛋白的表达而实现。以上研究结果均提示 GLP-1RA 可能具有纠正肥胖患者 RAAS 过度激活的效果。③改善肾脏血流动力学:生理状态下,GLP-1 可经由一氧化氮通路使肾小球入球小动脉舒张。在出现胰岛素抵抗(如肥胖)时,一氧化氮通路的舒血管效应减弱,此时结合 GLP-1RA 可降低肥胖时全身容量负荷、缓解 RAAS 过度激活进而削弱其缩血管效应的其他效果,总体上可缓解肥胖时肾脏高灌注的血流动力学异常。总之,这些机制均对造成肾脏高滤过状态的因素有一定拮抗作用,故 GLP-1RA 可使肥胖患者产生肾脏获益。

SGLT2 抑制剂

SGLT2 抑制剂可抑制近端肾小管对葡萄糖的重吸收、促进尿糖排泄,具有确切的降糖效果。目前常用的 SGLT2 抑制剂包括恩格列净、卡格列净与达格列净。这些药物的肾脏保护作用近年来同样不乏报道。有学者对 7 028 位 BMI 达肥胖标准且确诊心血管疾病的 2 型糖尿病患者使用恩格列净与安慰剂进行为期 3 年的随机对照研究,结果提示治疗组中基线时存在微量或大量白蛋白尿的患者,在用药 12 周后 UACR 较安慰剂组分别下降达 25% 和 32%,随访结束时仍较基线分别下降达 22% 和 29%,白蛋白尿的缓解率也显著高于安慰剂组。在一项对出现大量白蛋白尿的 2 型糖尿病人群使用卡格列净的随机对照研究中,治疗组较安慰剂组肾脏复合终点事件(包括 ESRD、血肌酐倍增或因肾病致死)发生风险降低 34%,ESRD 发生风险降低 32%,且这些效应能惠及 BMI≥30 kg/m² 的受试者。评估达格列净对 CKD 疗效的随机对照研究同样发现治疗组较安慰剂组肾脏复合终点事件发生风险下降达 44%。这些结果均表明 SGLT2 抑制剂对肥胖者可起到肾脏保护作用。

SGLT2 抑制剂的肾脏获益可能主要通过以下机制实现。①缓解水钠潴留:SGLT2 抑制剂作用于近端小管钠-葡萄糖共转运蛋白,抑制 Na⁺ 重吸收,促进肾脏排钠、排糖,可降低肥胖患者总体的容量负荷。②恢复管-球反馈,缓解 RAAS 过度激活:SGLT2 抑制剂令近端小管 Na⁺ 重吸收减少的同时也使得流经致密斑部位的小管液中 Na⁺ 浓度上升。这一效应纠正肥胖合并糖代谢紊乱时管-球反馈失调且令肾素释放减少,从而降低 RAAS 的活性。③调节肾脏血流:致密斑细胞在流经此处的小管液中 Na⁺ 浓度上升时可通过 Na⁺-K⁺-2Cl⁻ 共同转运体增加对 Na⁺ 的摄入,这一过程可消耗大量腺苷三磷酸(ATP)并生成腺苷,后者以旁分泌的形式作用于入球小动脉平滑肌细胞使得血管收缩。这一效应可能对肾脏高灌注状态起缓解作用。总之,这些机制均在一定程度上改善了肥胖时的肾脏高滤过状态,故 SGLT2 抑制剂可缓解肥胖造成的肾脏损害。

第三节　减重/代谢手术的肾脏获益及相关机制

减重/代谢手术在降低体重及改善代谢异常中相较于传统内科治疗的优势已得到多项高质量临床研究的证实,因此在治疗肥胖与 2 型糖尿病中的地位目前也得到公认,并获得多国指南的推荐。减重/代谢手术基于两大主要机制,一是限制胃容量以减少热量摄入;二是旷置吸收营养的大部分肠道,减少热量吸收。有些术式则两种机制兼而有之。

一　减重/代谢手术

1. 袖状胃切除术

袖状胃切除术(sleeve gastrectomy,SG),由胃大弯侧距幽门 4 cm 左右处向胃底游离胃网膜并清理各部位附着物,完毕后沿胃长轴切除胃大部及全部胃底,将胃容积缩减至 60～80 ml。

2. Roux-en-Y 胃转流术

Roux-en-Y 胃转流术(Roux-en-Y gastric bypass,RYGB),气囊胃管标记容积约 30 ml 小胃囊,并在腹腔镜下于胃小弯无血管区分离胃后壁粘连至赫氏角,离断胃,于 Trietz 韧带下 50 cm 处分离,切断空肠襻,远端空肠与近端胃大弯侧吻合,近端空肠于距离胃空肠吻合口 50～150 cm 的远端空肠行侧侧吻合。

3. 胆胰转流术

胆胰转流术(biliopancreatic diversion,BPD),切断胃后,于 Trietz 氏韧带下约 50 cm 处分离,切断空肠,空肠远端与胃近端吻合,近端空肠吻合于距回盲瓣 50～100 cm 处。将胆胰液转流至远段回肠,这种术式在国外适用于"超级"肥胖(BMI≥50 kg/m²)的患者,在国内尚无开展的报道。

近年来的多项研究已经发现减重/代谢手术能对肥胖及 2 型糖尿病患者的肾脏起到一定程度的保护作用。有研究纳入 16 年来行 RYGB 及 SG 且肾功能评估指标完整的 69 例肥胖患者,对术前及术后 1 年的 eGFR 与 UACR 进行研究,结果提示,这两项指标在术后 1 年出现显著改善;eGFR 平均升高 9.2 ml/(min • 1.73 m²);在术前处于 CKD3 期及以上的患者中,术后 eGFR 平均增加 25 ml/(min • 1.73 m²),而 UACR 则平均下降 121 mg/g;在术前 UACR≥30 mg/g 及以上的患者,术后 UACR 平均下降 227.3 mg/g;对于术前 CKD3 期及以上的患者,基于术后 1 年肾功能改善情况预估的术后 2 年及 5 年肾衰竭进展风险,较术前分别相对降低达 70% 与 60.4%。有研究者在亚洲人群中报道了类似结果,68 例接受 SG 或 RYGB 的肥胖患者术后 1 年时,eGFR<90 ml/(min • 1.73 m²)者的 eGFR 自术前平均 69 ml/(min • 1.73 m²)升高至 79 ml/(min • 1.73 m²),提示减重/代谢手术可改善肾功能。有些研究还与未接受手术的肥胖患者进行比较。一项研究纳入接受 SG 与 RYGB 的肥胖患者及未行手术且体重、年龄、eGFR 等相关指标与之相匹配的受试者各 985 例,在平均接受 4 年随访后评估 eGFR 下降≥30% 及 ESRD 的发生风险,结果发现,在校正高血压、糖尿病等因素后,减重/代谢手术仍可分别显著降低这两种不良转归的发生风险达 54% 与 51%。另一项研究纳入各项指标互相匹配的手术组与非手术组亚洲肥胖患者各 810 例,将随访 1 年后 eGFR 下降≥25% 作为 CKD 进展的评估标准,结果表明,手术组患者随访 1 年时发生前述不良肾脏转归的风险较非手术组下降 53%,而对于手术组中基线 UACR≥30 mg/g 蛋白尿的患者,其不良肾脏转归的风险较非手术组可下降达 87%。

而对于 2 型糖尿病患者,纳入 343 例接受包括 RYGB 与胃束带术的手术组患者及 260 例接受内科治疗的对照组患者,对 15 年随访后的微血管并发症(包括肾脏转归)发生风险进行分析,结果提示,手术组微血管并发症的发生风险较对照组显著下降,手术组与对照组间的风险比为 0.44。有研究纳入 1126 例接受包括 RYGB、胃束带术、BPD 及 SG 的 2 型糖尿病患者,2219 例年龄、性别、术前 BMI 及糖尿病病程等指标与手术组匹配的对照组患者,对微血管并发症与 CKD 转归情况进行分析,结果表明,中位随访时间 2.2 年时,手术组患者微血管并发症发生风险较非手术组显著下降达 47%;而在中位随访时间 2.7 年时,手术组患者 CKD 发生风险较对照组显著下降达 37%,且这一肾脏保护效应在不同术式的手术患者中也存在差异,以 RYGB 与 SG 较为显著。

RYGB 手术对肥胖及 2 型糖尿病患者肾功能的改善作用目前已得到多项研究证实。有学者对 2016—2017 年接受 RYGB 手术的 109 名肥胖患者进行为期 1 年的前瞻性研究,其中 27.5% 的受试者术前患有 2 型糖尿病,结果发现,术后 1 年总体平均 eGFR 由 95.5 ml/(min • 1.73 m²)上升至 104 ml/(min • 1.73 m²);而在根据术前 eGFR 将患者分为低滤过率[eGFR<90 ml/(min • 1.73 m²)]、正常滤过率[90 ml/(min • 1.73 m²)≤eGFR≤120 ml/(min • 1.73 m²)]及高滤过率[eGFR>120 ml/(min • 1.73 m²)]三组行进一步分析后提示,术后 eGFR 在低滤过率与正常滤过率组中均出现显著升高,高滤过率组则出现显著降低，且前两组患者 eGFR 的改变与年龄和术前 eGFR 呈显著负相关，即年龄与术前 eGFR 越低则术后改善越显著。有学者采用随机对照研究的方法评估 RYGB 手术对合并早期 CKD(被定义为 eGFR 处于 G1～G3 期，白蛋白尿分级 A2～A3 级)的肥胖 2 型糖尿病患者肾功能与蛋白尿的改善作用，100 例患者被纳入研究，并被随机分为手术组($n=51$)及内科治疗对照组($n=49$)，随访时间 2 年时的数据提示手术组患者蛋白尿及 CKD 的缓解率均达到 82%，显著高于对照组的 55% 及 48%。有研究纳入 2007—2015 年接受 RYGB 术与未进行手术但年龄、性别、BMI 与手术组相匹配的对照组(2 型糖尿病肥胖患者)各 5 321 例，对中位随访时间接近 5 年时的肾脏相关临床转归进行分析，结果提示手术组患者的多个肾脏转归，包括 CKD、糖尿病肾病、急性肾衰竭、eGFR 减半以及接受血液透析等的发生率均显著低于对照组患者，其中 CKD 的发病风险下降约 55%，eGFR 减半的发生风险下降 46%。这些研究结果均提示 RYGB 手术对肥胖及 2 型糖尿病患者的肾脏有显著保护作用。

同时，肥胖及 2 型糖尿病患者在接受 SG 手术后的肾脏获益也得到多项近年研究的报道。一项前瞻性研究纳入 2009—2013 年接受 SG 手术的 50 例肥胖患者，其中 19 例有糖尿病，主要观察术后 1 年时的 eGFR，血肌酐及血尿素氮较术前的变化情况，结果发现，术后 eGFR 较术前显著提升，自 62.5 ml/(min·1.73 m²)上升至 77.6 ml/(min·1.73 m²)，血肌酐及血尿素氮水平较术前显著下降。有研究对 2011—2018 年行 SG 手术的 243 例患有 ESRD 或 CKD 的肥胖患者术后肾脏转归情况进行前瞻性分析，术后中位随访时间达 2.3 年时的数据提示 CKD 3a 或 3b 期的 13 例患者 eGFR 平均水平较术前显著改善，自 43.5 ml/(min·1.73 m²)上升至 58.4 ml/(min·1.73 m²)；而在 198 例 ESRD 患者中，71 例 BMI 低于 40 kg/m² 的患者满足可进行肾移植的标准并被纳入移植等候列表，且这些患者在随访期间的死亡率也低于同一中心未接受 SG 的待肾移植患者。为探讨 SG 对不同程度 CKD 的肥胖患者 eGFR 的改善效应，有研究对 164 例患有 CKD 1～4 期且接受过 SG 手术的肥胖患者进行回顾性分析，术后平均随访时间为 1.57 年，结果表明，术前处于 CKD 2、3a、3b 期的患者，术后 eGFR 较前可出现显著改善，且术前 CKD 3a、3b 期患者 CKD 分期好转的可能性显著高于术前 CKD4 期患者。这些结果提示 SG 确实可对肥胖及 2 型糖尿病患者的肾脏产生有益的作用，而且这种效果可能与手术前肾脏病变程度有关。

最后，BPD 术尽管因存在较高的术后营养并发症发生率令其在临床中的应用少于 RYGB 及 SG 术，但仍有报道指出这一术式对肥胖及 2 型糖尿病患者的肾脏功能可起到一定的改善作用。有研究对 25 例接受过 BPD 且术后平均随访时间达 4 年的肥胖患者进行了回顾性分析，评估手术前后肾功能的变化情况，结果发现，术后血肌酐水平较术前显著下降；eGFR 较术前则出现显著增高，自术前平均 71.0 ml/(min·1.73 m²)上升至 81.6 ml/(min·1.73 m²)且在术前 eGFR 不超过 60 ml/(min·1.73 m²)的 7 例患者中改善更为明显。有学者对接受 BPD 术或内科治疗的肥胖 2 型糖尿病患者共 110 例进行了随访，为期 10 年的病例对照研究，以 eGFR 及蛋白尿的变化情况作为主要观察指标，其中手术组 22 例、内科治疗组 28 例完成全程随访，结果表明，手术组患者的 eGFR 平均较术前显著增长达 13.6%，而内科治疗组患者的 eGFR 在随访结束时平均较基线显著下降达 45.7%，且手术组中基线存在微量白蛋白尿的患者在随访结束时全部缓解而新发微量白蛋白尿的患者为 9%，显著低于内科治疗组的 39.3%。这些结果均提示 BPD 确实能改善肥胖及 2 型糖尿病患者的肾功能并可以对肾脏损害的进展起到遏制作用。

对肾脏的保护机制

减重/代谢手术可通过多种机制，主要包括改变体内脂肪组织的体积与功能、纠正 RAAS 过度激活、改善糖代谢紊乱、缓解肾脏高灌注及其不良后果等方面，起到对肾脏的保护作用。

　　首先,由于减重手术显著的体重降低效果涉及腹内脂肪组织减少以及不同部位脂肪组织分布的改变。有研究发现肾周脂肪组织的体积在手术后可能减少;对 171 例 2 型糖尿病患者肾周脂肪厚度与 eGFR 间关系的横断面研究结果显示,受试者肾周脂肪厚度与 eGFR 总体上呈显著负相关,提示肾周脂肪厚度可能对 2 型糖尿病患者肾功能具有一定影响。减重/代谢手术可能通过减少肾周脂肪组织来产生保护肾脏的作用。

　　其次,减重/代谢手术对体内脂肪组织的生理功能产生影响,体重减轻也可纠正脂肪组织中的炎症反应失衡。主要体现为:①术后白色脂肪组织中巨噬细胞数量与种类显著改变。研究者对 17 例术前平均 BMI 达 $48.0\,kg/m^2$ 的手术前后情况进行了比较,结果发现,术后 3 个月皮下脂肪组织中巨噬细胞的数量较术前显著下降达 11.63%,且种类以可产生抗炎细胞因子 IL-10 的 M2 型为主。这一结果表明,减重手术可通过改善脂肪组织中巨噬细胞浸润及改变巨噬细胞种类来缓解脂肪组织中的炎症反应。②术后脂肪细胞因子的产生情况显著变化。如促进炎症反应的 IL-6 和 MCP-1 在循环中的浓度至术后 1 年时可出现显著下降;而抑制炎症反应的脂联素则随体重下降出现显著升高,且即使于术后远期发生一定程度的复胖也能保持较高的水平。这些报道均提示,减重/代谢手术可通过影响脂肪组织生理功能并调整脂肪组织中的炎症状态来纠正肥胖时机体炎症反应的失衡。

　　同时,对 15 名肥胖 2 型糖尿病患者 RYGB 术前与术后对比研究发现,与术前比较,术后半年时患者的缩血管活性物质包括肾素、血管紧张素原、血管紧张素Ⅱ的血浆浓度均显著降低,肾素降低 35%,其他两种物质均下降 22%;而醛固酮浓度则在 10 例术前患有高血压的患者中出现显著下降,自 $1.92\,ng/ml$ 降低至 $1.71\,ng/ml$。这些结果提示,RYGB 术可能具有纠正 RAAS 过度激活的潜在效应,进而缓解高血压及水钠潴留对肾脏的负面影响。

　　此外,减重/代谢手术在改变胃肠道解剖结构的同时还改善胃肠激素分泌,在这些胃肠激素中存在具有肾脏保护作用的分子,如 GLP-1。对 15 例行 SG 及 18 例行 RYGB 手术的患者的观察发现,术后 2d 及 3 周时,两种手术均使 GLP-1 的峰值水平较术前显著升高;而术后 12 个月,两种手术 GLP-1 峰值水平较前均有所回落且 RYGB 术显著高于 SG 术。这一报道揭示了减重/代谢手术对 GLP-1 分泌模式产生影响。如前文所述,GLP-1 的多种生理功能在调节机体糖代谢稳定中有重要作用。

　　最后,有学者指出减重/代谢手术后血糖控制的改善与体重的降低显著缓解了机体内的氧化应激反应,同时蛋白质的糖基化作用较前显著减少,可能降低体内 AGE 含量进而削弱由 AGE 引发的肾脏相关炎症反应。

(于浩泳)

参考文献

1. Afshin A, Forouzanfar MH, Reitsma MB, et al. Health effects of overweight and obesity in 195 countries over 25 years [J]. N Engl J Med, 2017,377(1):13-27.

2. Bai F, Zhang LH, Zhang WW, et al. Conservation of glucagon like peptide-1 level with liraglutide and linagilptin protects the kidney against angiotensin Ⅱ-induced tissue fibrosis in rats [J]. Eur J Pharmacol, 2020(867):172844.

3. Carmona-Maurici J, Amigó N, Cuello E, et al. Bariatric surgery decreases oxidative stress and protein glycosylation in patients with morbid obesity [J]. Eur J Clin Invest, 2020,50(11):e13320.

4. Chen HY, Lu FH, Chang CJ, et al. Metabolic abnormalities, but not obesity per se, associated with chronic kidney disease in a Taiwanese population [J]. Nutr Metab Cardiovasc Dis, 2020,30(3):418-425.

5. Cohen RV, Pereira TV, Aboud CM, et al. Effect of gastric bypass vs best medical treatment on early-stage chronic kidney disease in patients with type 2 diabetes and obesity: a randomized clinical trial [J]. JAMA Surg, 2020,155(8):e200420.

6. Câmara NO, Iseki K, Kramer H, et al. Kidney disease and obesity: epidemiology, mechanisms and treatment

[J]. Nat Rev Nephrol, 2017,13(3):181-190.

7. Docherty NG, le Roux CW. Bariatric surgery for the treatment of chronic kidney disease in obesity and type 2 diabetes mellitus [J]. Nat Rev Nephrol, 2020,16(12):709-720.

8. Fang Y, Xu Y, Yang Y, et al. The relationship between perirenal fat thickness and reduced glomerular filtration rate in patients with type 2 diabetes [J]. J Diabetes Res, 2020(2020):6076145.

9. Funes DR, Blanco DG, Gómez CO, et al. Metabolic surgery reduces the risk of progression from chronic kidney disease to kidney failure [J]. Ann Surg, 2019,270(3):511-518.

10. Garcia MS, Calderoni DR, Jimenez LS, et al. Renal function 1 year after bariatric surgery: influence of roux-en-y gastric bypass and identification of pre-operative predictors of improvement [J]. Obes Surg, 2020,30(3):860-866.

11. Gerstein HC, Colhoun HM, Dagenais GR, et al. Dulaglutide and renal outcomes in type 2 diabetes: an exploratory analysis of the REWIND randomised, placebo-controlled trial [J]. Lancet, 2019,394(10193):131-138.

12. Heerspink HJL, Stefánsson BV, Correa-Rotter R, t al. Dapagliflozin in patients with chronic kidney disease [J]. N Engl J Med, 2020,383(15):1436-1446.

13. Kassam AF, Mirza A, Kim Y, et al. Long-term outcomes in patients with obesity and renal disease after sleeve gastrectomy [J]. Am J Transplant, 2020,20(2):422-429.

14. Kassam AF, Taylor ME, Morris MC, et al. The impact of sleeve gastrectomy on renal function in patients with chronic kidney disease varies with severity of renal insufficiency [J]. Surg Obes Relat Dis, 2020,16(5):607-613.

15. Liakopoulos V, Franzén S, Svensson AM, et al. Renal and cardiovascular outcomes after weight loss from gastric bypass surgery in type 2 diabetes: cardiorenal risk reductions exceed atherosclerotic benefits [J]. Diabetes Care, 2020,43(6):1276-1284.

16. Lin YC, Lai YJ, Lin YC, et al. Effect of weight loss on the estimated glomerular filtration rates of obese patients at risk of chronic kidney disease: the RIGOR-TMU study [J]. J Cachexia Sarcopenia Muscle, 2019,10(4):756-766.

17. Lindfors S, Polianskyte-Prause Z, Bouslama R, et al. Adiponectin receptor agonist AdipoRon ameliorates renal inflammation in diet-induced obese mice and endotoxin-treated human glomeruli *ex vivo* [J]. Diabetologia, 2021,64(8):1866-1879.

18. Muskiet MHA, Tonneijck L, Smits MM, et al. GLP-1 and the kidney: from physiology to pharmacology and outcomes in diabetes [J]. Nat Rev Nephrol, 2017,13(10):605-628.

19. Narres M, Claessen H, Kvitkina T, et al. Incidence and relative risk of renal replacement therapy in people with and without diabetes between 2002 and 2016 in a German region [J]. Diabetologia, 2020,63(3):648-658.

20. Perkovic V, Jardine MJ, Neal B, et al. Canagliflozin and renal outcomes in type 2 diabetes and nephropathy [J]. N Engl J Med, 2019,380(24):2295-2306.

21. Qin S, Wang A, Gu S, et al. Association between obesity and urinary albumin-creatinine ratio in the middle-aged and elderly population of Southern and Northern China: a cross-sectional study [J]. BMJ Open, 2021,11(1):e040214.

22. Rabbani N, Thornalley PJ. Advanced glycation end products in the pathogenesis of chronic kidney disease [J]. Kidney Int, 2018,93(4):803-813.

23. Schauer PR, Bhatt DL, Kirwan JP, et al. Bariatric surgery versus intensive medical therapy for diabetes-5-year outcomes [J]. N Engl J Med, 2017,376(7):641-651.

24. Singh P, Adderley N, Subramanian A, et al. The impact of bariatric surgery on incident microvascular complications in patients with type 2 diabetes: a matched controlled population-based retrospective cohort study [J]. Diabetes Care, 2021,44(1):116-124.

25. Thornton SN, Regnault V, Lacolley P. Liraglutide and renal outcomes in type 2 diabetes [J]. N Engl J Med, 2017,377(22):2196-2197.

26. Wu F, Zhao Y, Shao Q, et al. Ameliorative Effects of osthole on experimental renal fibrosis *in vivo* and *in vitro* by inhibiting IL-11/ERK1/2 signaling [J]. Front Pharmacol, 2021(12):646331.

27. 中华医学会糖尿病学分会. 中国 2 型糖尿病防治指南(2020 年版)[J]. 中华糖尿病杂志,2021,13(4):315-409.

第十三章 糖尿病肾病的血液透析治疗

2019 年全球糖尿病地图显示,全球范围约有 4.63 亿 20 至 79 岁成人患有糖尿病,绝大多数为 2 型糖尿病,相当于每 11 名成人中就有 1 名糖尿病患者。其中,糖尿病患者数量最多的前三位国家分别为中国、印度和美国,而中国的糖尿病患者数量已高达 1.164 亿。在 2019 年,约有 420 万人死于糖尿病并发症,占全球死亡原因的 11.3%。预计至 2030 年,全球糖尿病患者将达到 5.784 亿;至 2045 年,糖尿病患者将达到 7.002 亿。糖尿病肾病是糖尿病患者最严重的并发症之一,血液透析则是糖尿病终末期肾病患者维持生命的有效治疗手段。我国在透血液透析患者中,糖尿病肾病占比从 2011 年的 15.1%上升至 2019 年的 19.4%,新增血液透析患者中糖尿病肾病占比从 2011 年的 18.0%上升至 2019 年的 27.1%。终末期糖尿病肾病(ESRD)患者在肾脏替代治疗时机以及血管通路选择上与其他原发疾病患者有所不同。另外,糖尿病血液透析患者由于兼具了糖尿病、终末期肾病以及长期血液透析治疗三大因素,因此存在心脑血管系统、外周血管系统、周围神经系统、凝血系统、营养以及感染等多方面的并发症,最终导致患者住院率以及病死率增加。

第一节 │ 概　　述

■ 终末期糖尿病肾病肾脏替代治疗时机

对于终末期糖尿病肾病患者,多数学者认为早期透析可以使患者更加获益,由于患者存在严重的水钠潴留、心脏负荷、蛋白质合成障碍,更早的贫血和尿毒症症状,容易出现浆膜腔积液、充血性心力衰竭而危及生命。因此,推荐当糖尿病肾病进入第 4 期,肌酐清除率(creatinine clearance rate, CCR)在 20～30 ml/min 时,即可开始准备肾脏替代治疗,CCR 在 10～15 ml/min 时可以开始透析;若出现严重尿毒症症状,即使 CCR 在 15～20 ml/min 时也应开始透析。而事实上,许多患者在首次透析时 CCR 远远<10 ml/min,甚至<5 ml/min,这些患者直到出现一些严重的并发症,例如发生急性左心衰、肺水肿、高血钾时才就诊进入到透析治疗。

2010 年的 IDEAL(Initiating Dialysis Early and Late)研究比较了早期透析组[eGFR 10～14 ml/(min · 1.73 m²)]与晚期透析组[eGFR 5～7 ml/(min · 1.73 m²)]对生存率的影响,其中早期透析组原发病为糖尿病的占 33.9%,晚期透析组原发病为糖尿病的占 34.0%,早期透析组患者生存率并无明显改善,而不良事件发生率两组间也无显著差异。同期的另一项回顾性研究认为,更高的 eGFR 开始透析,死亡风险会增加 44%,而更低的 eGFR[<5 ml/(min · 1.73 m²)]开始透析,死亡风险可以降低 12%。亚组分析发现,即使相同的年龄、相同的合并症指数、糖尿病、透析模式等,早期透析同样会

增加死亡风险。早期开始透析的整组和各亚组死亡风险均增加,晚期开始透析组死亡风险下降。因此,反对单纯依赖 eGFR 来强调早期开始透析,如果患者没有任何临床症状,可以尽量保护残肾功能,等待内瘘成熟,避免插管;而对于有合并症的患者,特别是糖尿病此类特殊人群,由于很早就出现严重的合并症、高度浮肿、心力衰竭等则需要早期透析。较为有趣的是,IDEAL 研究的发表,似乎影响到加拿大 CKD 患者进入透析的时机,研究发表后,加拿大早期开始透析患者的比例出现下降,与研究发表前相比差异具有统计学意义。

2021 版血液净化标准操作规程推荐,无论临床症状如何,患者 GFR<6 ml/(min·1.73 m^2)应开始透析治疗;高风险患者(合并糖尿病),应适当提早开始透析治疗。

二 血液透析患者的血管通路

血管通路是血液透析患者的"生命线",具有足够功能的血管通路是保证血液透析顺利进行和充分透析的关键,功能良好的血管通路可以保证血液透析患者透析的充分性,从而进一步提高患者的生存率。终末期糖尿病肾病患者由于普遍存在血管病变(动脉粥样硬化、血管壁钙化、静脉血栓等),使得动静脉内瘘的建立存在一定的难度,首次建立的前臂远端内瘘容易产生一系列的并发症,比如成熟困难、内瘘狭窄、血栓形成、局部缺血等,导致无法使用,部分患者不得不多次手术,甚至建立更高位的内瘘,进一步诱发心力衰竭。一些高龄、血管条件差的患者可以选择人工血管或者永久性中心静脉置管,然而可能导致并发症增多,容易引起感染和血栓。

研究表明,糖尿病患者相比非糖尿病患者在内瘘成熟前需要更多的干预治疗;在糖尿病和非糖尿病患者中初次内瘘手术的存活率相似;而经历重建手术的患者中,非糖尿病患者则显示了更好的存活率。2018 年的一项荟萃分析,纳入 23 项研究,其中包括 930 名糖尿病患者,3 137 名非糖尿病患者,对糖尿病与内瘘失败的关系分析表明,糖尿病患者与非糖尿病患者动静脉内瘘失败率的差异具有统计学意义。对 310 例维持性血液透析患者的调查发现,其中糖尿病肾病患病率为 42.6%,动静脉内瘘组中糖尿病肾病构成比为 38%,中心静脉导管组中糖尿病肾病构成比为 52%。研究者对在 2005—2012 年建瘘的 741 例患者进行回顾性研究,其中的 166 例糖尿病患者中有 60% 的患者前臂动脉出现动脉粥样硬化,仅 10% 的糖尿病患者难以创建自体动静脉内瘘,90% 的糖尿病患者成功建立了自体内瘘,研究者认为,尽管部分患者可能需要更多的步骤建立内瘘,然而对于糖尿病患者,应该首选腕部动静脉内瘘。

2015 年一项荟萃分析纳入了 13 项研究,包括了 2 800 多名糖尿病患者,与使用动静脉内瘘的患者相比,使用透析导管的糖尿病患者有更高的感染和死亡风险。与非糖尿病相比,糖尿病患者的主要通畅率更低。2020 年美国的一项回顾性研究纳入 381 622 名患者,包括 303 307 例自体内瘘和 78 315 例人工血管,其中 231 134 例为糖尿病患者,150 488 例为非糖尿病患者。与接受自体内瘘和人工血管的非糖尿病患者相比,糖尿病患者血管通路的成熟度更低。糖尿病患者与非糖尿病患者自体内瘘的 5 年主要通畅率分别为 19.4% 与 23.5%,人工血管 5 年主要通畅率分别为 9.1% 与 11.2%;自体内瘘的初级辅助和次级通畅率,人工血管的初级辅助和次级通畅率,人工血管感染率,在糖尿病和非糖尿病患者之间没有显著性差异。

贝前列素钠激活血小板及血管平滑肌细胞膜表面的前列环素受体,增加细胞内腺苷酸环化酶的作用,阻止 Ca^{2+} 的流入及血栓烷 A_2 的生产,产生抗血小板及舒张血管的作用。对于糖尿病患者,贝前列素钠对内瘘的成熟及长期通畅有一定作用,然而《KDOQI 指南》认为有关贝前列素钠的研究证据质量不高,因此认为并没有充分证据推荐前列环素改善动静脉内瘘的可用性和通畅性。

动静脉内瘘是否成熟受到多方面因素的影响,包括种族、年龄、性别、糖尿病、血管内径、血管弹性、手术技巧等。对于糖尿病肾病患者在建立血管通路前首先要重视对血管的保护,避免因抽血、补液等造成对前臂血管的损伤,同时避免中心静脉的穿刺置管。血管超声检查有助于判断血管内径,发现狭窄、血栓以及解剖异常,静脉造影则有助于确认中心静脉狭窄、堵塞。目前,越来越多的中心组建血管通路的多学科团队,包括肾内科医师、超声科医师、介入科医师、血管外科医师、血液净化中心护士等,团队成员分工协作,共同维护血液透析患者的血管通路。《KDOQI 血管通路的临床指南(2019版)》引入了对 ESRD 的全周期管理理念,认为需要从患者的长远生命规划来决定通路的相关问题,并不强调"内瘘第一",而是把患者的实际情况放到更重要的位置,这就要求通路团队积极主动地去为患者规划,包括血管通路的保护、创建和使用,并需要定期的监测,至少每个季度全面审查患者血管通路的功能以及并发症风险和潜在的通路选择。

三 血液透析患者的并发症

1. 心血管系统疾病

在糖尿病肾病患者中,即使未进入透析,其心血管事件发生的风险也远远高于非糖尿病患者,原因包括基础的心血管疾病、高血压、高血脂、吸烟、血小板黏附性增加、血糖控制不佳等,心血管疾病是透析患者最主要的并发症,包括心力衰竭、急性心肌梗死、心源性猝死等;在进入透析后,风险进一步增加。早在 2001 年,美国的一项横断面研究就发现,透析患者中冠心病发生率高达 38%;相较于非糖尿病肾病患者,糖尿病肾病患者冠心病的患病率更高。HEMO 研究中,因心血管事件死亡患者中有三分之二是由于心源性猝死,与 USRDS 数据一致,并认为与糖尿病和缺血性心脏病呈高度相关。意大利的一项研究认为,糖尿病、心房颤动、血液透析、高钾血症、C 反应蛋白升高都是心源性猝死的主要危险因素,而未控制的 HbA1c 水平提示了更高的心血管事件的发生率。美国的一项研究纳入了 1997—2014 年 8 种不同病因进入血液透析或腹膜透析的患者,评估首次复合心血管事件的风险比,在 658 168 例患者中,复合心血管事件的发生率从 IgA 肾病的 3.5/100(人·年)至糖尿病肾病的 14.6/100(人·年)不等,在调整了人口统计学、社会经济学、合并症、透析方式和实验室值后,糖尿病肾病所致的心血管事件发生率仍然较高。使用维生素 E 修饰的纤维素膜、服用抗氧化的药物,可以改善氧化应激水平而延缓心血管疾病的发展。

2. 血压变化

终末期糖尿病肾病患者血液透析中低血压的发生率远较非糖尿病肾病患者常见,其原因主要为自主神经功能紊乱、左心室顺应性下降、血管调节功能下降、有效血容量不足等。随着透析龄的增加,透析中低血压的发生率明显增加。透析中低血压容易导致心肌缺血,心律失常,甚至诱发心源性猝死。反复发生的透析中低血压使患者经常透析中断或提早结束,难以达到干体重,透析不充分,透析间期则导致难以控制的高血压,最终导致较高的心血管和全因死亡率。

近期的一项荟萃研究,对低血压的定义使用了欧洲血流动力学不稳定最佳实践指南或使用最低点<90 mmHg,分别纳入 1 694 例患者及 13 189 例血液透析患者,其低血压的发生率分别为 10.1% 和 11.6%,低于其他研究中所述的 20% 至 30% 的患病率,而低血压的发生主要与糖尿病、较高的透析间期体重增加、女性和较低的体重相关。

对于透析中低血压可以采取以下方法:控制水分摄入,透析前减少高血压药用量,延长透析时间,调低透析液温度,可调钠透析,单位时间减少超滤量,调整血液净化模式,如血液滤过等。如出现明显的低血压可采取输注等渗盐水,停止超滤,必要时可予米多君、多巴胺治疗。对于肥胖的患者应督促其减轻体重,加强运动。

3. 视网膜病变

终末期糖尿病肾病患者通常合并视网膜病变,其发生率高达 79%。视网膜病变可破坏视网膜微血管结构、损伤神经感觉功能,使视网膜毛细血管缺血无灌注、渗出、出血、纤维增殖,最终引起视力丧失。因此,关注透析患者中的视网膜病变显得尤为重要。

目前认为血液透析对于视网膜病变有正反双重作用。①正面作用:有研究观察到在开始透析后患者的黄斑区渗出及水肿得到了显著的改善,黄斑中心凹厚度有所下降,这是由于血液透析治疗纠正了患者的液体过负荷,血浆胶体渗透压升高,多余的液体从眼组织间隙进入血管,使视网膜厚度下降,黄斑水肿减轻。另外,通过血液透析纠正患者高血压,清除尿毒症毒素以及晚期糖基化产物,有助于改善视网膜血管病变。②负面作用:由于视网膜及其微血管容易受到氧化应激损伤,血液透析可能加重氧化应激而使眼底微血管病变进一步发生发展。另外,血液透析需要规律性使用抗凝剂,由于患者本身视网膜血管内皮损伤、视网膜新生血管,其出血风险高,可能会并发玻璃体视网膜出血的风险。对于择期眼科手术的患者,此时需与眼科医师共同协商,调整透析时间及抗凝方案,避免加重出血,而经过合理的安排,对于大多数的眼科手术是安全的。抗凝方案可选择局部枸橼酸抗凝,或者甲磺酸奈莫司他,甚至无肝素方法。部分透析患者反复出现透析后低血压时,容易导致视盘供血的眼睫状后短动脉灌注不足,加重视神经的损伤,因此需关注透析相关低血压及低灌注的发生。

4. 糖尿病足

糖尿病足是糖尿病的严重并发症,随着糖尿病患病率的急剧上升,糖尿病足的发病率也不断增长,在西方国家,糖尿病足发病率在 $2\%\sim13\%$;亚洲 5.5%;我国 50 岁以上糖尿病患者,糖尿病足的发病率高达 8.1%,透析患者中的糖尿病足发生率远远高于一般糖尿病患者。糖尿病足是多种因素共同作用的结果,最为常见的是周围神经病变、周围动脉病变和一些未察觉的创伤。透析患者中存在更多的易感因素,容易进展至局部溃疡和肢体坏死,使致残率及致死率明显增高。一些患者最终不得不选择截肢,严重影响了患者的生活质量,加重了患者的经济负担,同时对患者的心理状态造成了极大的影响,那些截肢并进行透析的糖尿病患者的 2 年死亡率为 75%。内分泌科、骨科、血管外科以及介入科等多学科的协作可有效降低糖尿病透析患者的截肢率和医疗费用。《中国糖尿病足防治指南(2019 版)》提高了糖尿病足的预防地位,提出从整体至局部全面预防的理念。在血液透析室中早期宣教、筛查和防治糖尿病足危险因素对延缓糖尿病足的发生具有重要意义,医护人员可以对患者及家属进行宣传教育,指导患者控制血糖、血压、血脂、戒烟、适度锻炼,定期检查足部以早期预防。一旦发现糖尿病足,需要积极控制感染,保证足够的动脉血流,处理伤口及边缘的压力,有助于伤口的愈合。

5. 感染

糖尿病肾病血液透析患者由于免疫功能低下,感染的发生率要明显高于一般人群。感染通常包括血管通路相关感染、皮肤和软组织感染以及呼吸道感染。血液透析患者相关败血症 $28\%\sim60\%$ 来源于血管通路,是感染最常见的原因。动静脉内瘘的感染发生率为 $1\%\sim8.3\%$,人工血管的感染发生率为 $11\%\sim33.3\%$,导管的感染发生率为 27.3%。中心静脉导管的致病菌主要为金黄色葡萄球菌和表皮葡萄球菌,其次为其他革兰氏阳性菌、革兰氏阴性菌和真菌。丹麦的一项回顾性研究调查了 1996 年至 2011 年间 ESRD 患者,其中 6 826 例血液透析患者,腹膜透析为 2 882 例;其中 1 278 例患者发生金黄色葡萄球菌感染,相比于腹膜透析,中心静脉导管金黄色葡萄球菌感染风险比为 11.37,糖尿病肾病与金黄色葡萄球菌感染呈独立相关。早期美国肾脏病登记系统,调查了 5 507 名透析患者,研究发现,相对于动静脉内瘘,糖尿病肾病透析患者中心静脉导管和人工血管的感染相关死亡率更高。

近期一项美国接受血液透析的糖尿病肾病患者的大型回顾性队列研究中,调查了血糖控制与感染之间关联,研究纳入 2006 年至 2011 年开始在 DaVita 中心维持性血液透析治疗并存活>90 d 的 18 岁以上糖尿病成年患者,共有 33 753 名患者符合条件。根据糖化血红蛋白(HbA1c)值分为 5 组,分别为 $<5.5\%$、$5.5\%\sim6.4\%$、$6.5\%\sim7.4\%$、$7.5\%\sim8.4\%$ 和 $\geqslant8.5\%$。HbA1c 水平较高的患者,糖尿

病足感染以及皮肤和软组织感染的发生率较高,HbA1c≥8.5%的患者糖尿病足感染以及皮肤和软组织感染发生率与HbA1c 5.5%~6.5%患者相比分别高出23%与22%。这项研究强调需要更多地关注糖尿病控制不佳的血液透析患者足部以及皮肤和软组织感染的评估。但在所有其他感染类别中,这种关联并不明显,相比之下,虽然HbA1c水平与肺炎发病率之间并未检测到显著关联,然而HbA1c<5.5%组患者的肺炎发生率要高于HbA1c 5.5%~6.4%组患者。在接受血液透析的ESRD患者中,有2/3的感染发生在导管通路、皮肤和软组织或肺部,研究并未发现血糖与导管或移植物感染之间的关联。HbA1c较低组的患者感染相关死亡率和全因死亡率较高,特别是HbA1c<5.5%患者的死亡率增加了大约20%~30%。当然,低的HbA1c水平可能表明存在营养不良、炎症和贫血相关的其他潜在不良因素导致与死亡风险增加有关。

四 血液透析患者的血糖控制

尿毒症毒素对肝脏糖异生及周围组织利用葡萄糖的抑制、代谢性酸中毒、肾脏对降糖药物代谢与清除的减弱,使终末期糖尿病肾病患者的血糖控制显得尤为困难。对于糖尿病血液透析患者来说,控制血糖相当重要,血糖控制不佳可导致口干、水摄入过多、容易感染等。血液透析过程会影响降糖药物的作用以及葡萄糖水平,当使用无糖透析液时,透析过程中可能会导致低血糖以及低血压,而含糖透析液中的葡萄糖浓度则间接影响到血糖值,尤其是血糖原本控制不佳的患者,导致血糖波动幅度更大,更容易出现血糖的变异,高血糖和低血糖的风险都增加。此外,自主神经系统疾病可能使低血糖的表现复杂化,这些患者可能不会表现出明显症状,因此,必须特别小心以防止低血糖发生。关键在于糖尿病肾病血液透析患者的血糖水平可能受肾功能状态、糖尿病药物代谢排泄延迟、血液透析参数等多种因素影响而发生波动。由于低血糖可能导致较差的预后和生活质量,因此有必要控制血糖水平,需要对患者进行日常的监测和管理,以改善患者预后。

HbA1c是目前临床上使用最广泛的血糖监测指标,美国糖尿病协会推荐将成年、未怀孕的糖尿病患者HbA1c基本控制目标设定为7%,对于有严重低血糖病史、晚期微血管或大血管并发症等特殊人群,HbA1c控制目标可适当放宽至8%,对于透析患者血糖控制需要适当放宽且个体化,建议HbA1c目标为无低血糖发生。DOPPS研究则认为全因死亡率与HbA1c呈U形关系,在7%~7.9%时,其死亡率最低。HbA1c由于受血红蛋白浓度、红细胞寿命、葡萄糖变异性、pH值、温度等影响,缺铁或尿毒症的存在可能导致高估HbA1c,近期输血、铁剂和EPO使用以及溶血都可能低估HbA1c。糖化白蛋白是反映2~3周平均血糖水平的糖蛋白,临床上已用于评价短期血糖控制情况及指导降糖治疗,然而能否作为替代HbA1c的生物标志物其效用尚未得到充分验证。日本透析治疗学会(Japanese Society for Dialysis Therapy, JSDT)关于血液透析患者糖尿病治疗的指南推荐目标随机血糖水平(透析前血糖水平)低于180~200 mg/dl,目标HbA1c值小于20.0%(有低血糖风险的患者小于24.0%)。

很多血液透析患者无法自行进行血糖检测,因此,血液透析过程中血糖的记录对于提供血糖控制信息至关重要,每3~4个月进行HbA1c检测也是实用的监测方法。快速血糖传感监测技术通常应用于上臂皮肤,通过扫描传感器快速获取估计葡萄糖值,对于那些难以通过手指针刺测试血糖的患者,可能有助于评估血糖值。24 h连续血糖监测系统(continuous glucose monitoring system, CGMS)可以更加全面精确地反映患者的血糖情况及其波动,由于其价格昂贵,需埋在皮下而限制了应用,且其准确性仍存在争议,目前在临床上少量应用。

透析患者的血糖控制主要推荐胰岛素的应用,一般为皮下注射。由于受注射部位及浓度等因素的影响,胰岛素的吸收量并不稳定,而肾功能损害使胰岛素代谢延缓,透析患者的糖尿病控制可能不稳定,尤其在血液透析开始阶段,对这些患者进行密切血糖监测是必要的。胰岛素的用量应根据患者的情况及时调整,通常需要下调剂量。与非透析日相比,患者在透析日需要的胰岛素剂量可能更低。胰岛素泵能模拟生理胰岛素基础分泌,使血糖水平更加平稳。一些血液透析后高血糖的患者,需要注意胰岛素会被吸收到透析器上导致血液透析期间胰岛素水平降低,对于这部分患者,可能需要额外给予胰岛素以补偿胰岛素缺乏。

磺脲类降糖药物禁用于透析患者,由于活性代谢产物的积累,容易诱发低血糖,双胍类药物在肾功能受损患者中,可能会出现严重的乳酸酸中毒,因此也不适合使用。从机制上讲,SGLT2 抑制剂需要正常的肾功能,因此并不推荐在血液透析患者中使用。DPP-4 抑制剂中除利格列汀和特力列汀可按常规剂量用于透析患者,其他西格列汀、维格列汀、阿格列汀和沙格列汀需要剂量控制,应谨慎使用。鉴于目前临床研究的有限数据,也不推荐在糖尿病透析患者中常规使用 GLP-1 受体激动剂。

五　营养及肌少症

终末期肾病(ESRD)患者普遍存在营养不良,特别是对于进入透析的患者需要给予相应检查及治疗以延长生存期及提高生活质量,糖尿病患者营养不良的发生率要高于其他患者。

一项在以色列的研究纳入 375 例血液透析患者,其中,126 例患有糖尿病,营养不良风险类别定义为:①最轻度,BMI$\geqslant$23 kg/m^2 和血清白蛋白$\geqslant$38 mmol/L;②轻度,即 BMI$<$23 kg/m^2 且白蛋白$\geqslant$38 mmol/L;③中度,即 BMI$\geqslant$23 kg/m^2 且白蛋白$<$38 mmol/L;④重度,即 BMI$<$23 kg/m^2 且血清白蛋白$<$38 mmol/L。研究发现,尽管糖尿病患者的 BMI 较高,然而其营养不良发生率要显著高于非糖尿病患者。

日本一项对血液透析患者的回顾性研究中,调查了糖尿病与肥胖、肌少症和肌少症性肥胖相关病死率的关系。在正常组(38.7%)、肥胖组(18.8%)、肌少症组(26.9%)和肌少症性肥胖组(15.6%)中,糖尿病的患病率存在显著偏倚,肌少症性肥胖组的糖尿病患病率更高(54.2%)。糖尿病与肌少症性肥胖显著相关,而与肌少症无显著相关;肌少症和肌少症性肥胖组的全因死亡率显著升高,而糖尿病的存在与患者的全因死亡率显著相关。

六　透析相关糖尿病

在血液透析和腹膜透析患者中均可观察到新发的糖尿病(new-onset diabetes mellitus,NODM)。与普通人群相比,透析患者中 NODM 的患病率略高。根据目前公布的数据,没有令人信服的证据表明血液透析和腹膜透析患者的 NODM 发病风险有显著差异。关于葡萄糖负荷对透析患者 NODM 风险影响的数据仍然存在争议。已报告的血液透析和腹膜透析患者之间 NODM 的差异也可能受到人口统计学因素差异的影响。NODM 患者的死亡率低于既往糖尿病患者的死亡率,这可能与 NODM 患者的年龄较小和合并症数量较少有关。

七　糖尿病肾病血液透析患者的预后

血液透析是延长 ESRD 患者生存时间的重要手段,对维持性血液透析治疗的终末期糖尿病肾病患者的预后分析发现,其 1、3、5、10 年的生存率分别为 0.85、0.68、0.46 和 0.33,要显著低于非糖尿病肾病患者的 0.92、0.86、0.73 和 0.61。对 1995—2000 年共 398 940 名透析患者的研究,评估了各种危险因素对透析患者死亡率的影响,结果发现,非糖尿病无合并症患者血液透析死亡率明显高于腹膜透析,非糖尿病有合并症患者血液透析与腹膜透析死亡率相似。老年糖尿病患者,无论有无合并症,血液透析死亡率低于腹膜透析。在年轻的糖尿病无合并症患者,血液透析病死率高于腹膜透析;而在糖尿病有合并症的年轻患者中,两者的病死率相似。较严重的糖尿病、心血管功能不稳定、严重的血管病变和晚期神经病变,常选用血液透析。我国北京地区维持性血液透析患者的病死率要明显低于美国患者,最重要的原因是人种和透析实践模式存在差异,而不可忽视的是美国患者中糖尿病肾病的患病率远高于北京患者。

终末期糖尿病肾病血液透析患者兼具了糖尿病、终末期肾病以及长期血液透析三大特征,且存在共同作用,相互影响,患者通常存在心脑血管系统、外周血管系统、周围神经系统、凝血系统、营养以及感染等多方面的并发症,导致患者住院率以及死亡率增加。因此,对于糖尿病血液透析患者进行针对性的治疗以及健康教育管理尤为重要,有助于改善患者的生活质量以及长期生存率。

(盛晓华)

第二节 │ 血液透析在临床的应用

一 肾衰竭的血液透析指征

糖尿病肾病患者由于蛋白合成障碍、肌肉容积下降等原因,血肌酐水平往往不能反映终末期肾病(ESRD)的严重程度;而且与非糖尿病肾病致 ESRD 相比,水钠潴留、贫血和全身中毒症状更为严重;一旦血肌酐>4 mg/dl 时,疾病进展非常迅速。因此,糖尿病肾病肾衰竭患者较非糖尿病肾病者需更早接受透析治疗。2010 年《新英格兰医学杂志》发表的研究结果显示:早透析的糖尿病肾病患者与晚透析的糖尿病肾病患者全因死亡风险系数没有显著差异,全因死亡人数也没有显著差异。2015 年欧洲肾脏最佳实践指南指出,对于伴糖尿病的 ESRD 患者与非糖尿病的 ESRD 患者,开始透析治疗的时机选择相似。

目前认为糖尿病肾病肾衰竭的透析指征为:①当合并症严重,如存在严重水钠潴留、高血压、酸中毒、心力衰竭、高钾血症、进展性尿毒症性脑病或神经病、尿毒症症状如恶心、呕吐明显时,血肌酐≥5 mg/dl 即开始透析;若一般情况尚可,无严重并发症,也应于血肌酐≥6 mg/dl 时开始透析。②Ccr<15 ml/min;对老年患者和极其消瘦患者应以 Ccr 为准;老年营养不良及肾病综合征时,当 Ccr≤20 ml/min 应接受透析治疗。

二 肾衰竭血液透析的利弊

尽管糖尿病肾病肾衰竭患者接受血液透析治疗会面临动静脉内瘘等血管通路建立困难,使用寿命短,并发症、合并症发生率高,血液高凝等问题,然而迄今为止,血液透析仍是糖尿病肾病肾衰竭患者最主要的替代治疗方式。有研究表明通过早期血透,患者 1 年存活率明显提高,是其他防治措施的前提。血液透析治疗可迅速缓解水钠潴留、心力衰竭,纠正酸中毒、高钾血症,清除炎症因子和糖基化产物,维持内环境的稳定。尤其近 20 年来随着血液透析机器、血管通路的建立和透析技术日新月异的发展和日臻成熟,血液透析患者 5 年存活率达 80% 以上,生存质量越来越好。糖尿病肾病肾衰竭患者尤其是急重症患者应选择血液透析治疗。

三 肾衰竭血管通路的建立

2013 年我国大规模调查结果显示,成人糖尿病的患病率达 10.9%,因糖尿病肾病致 ESRD 进入维持性血液透析(maintenance hemodialysis, MHD)的人数逐年增加。血管通路成为长期血液透析的主要问题之一。高胰岛素血症、胰岛素抵抗、脂质代谢紊乱、内皮细胞和凝血机制异常、激素调节失常、高血糖及糖基化产物堆积,导致动脉粥样硬化及微血管基膜增厚、糖原沉积、脂肪样和透明样变性。在动脉内膜损伤的最早期,血小板及其他物质在损伤处聚集,形成粥样斑块;血管平滑肌细胞和成纤维细胞大量增殖;内膜伸出至管腔使管腔变窄。病变发展严重时,粥样斑块上出现溃疡、出血、血栓形成,并有程度不同的、层次分明的机化、钙化和管腔狭窄、闭塞。因此,如何建立以及如何延长血管通路的使用、防治短期和长期并发症的出现,对血液透析专科医生而言是巨大挑战,血管通路的成败是血液透析能否顺利进行的关键因素,需要认真评估、细心操作、加强宣教、积极预防,为糖尿病肾病肾衰竭患者创造"生命通道线"。

临床上常根据患者病情需要,将血管通路分为临时性血管通路和永久性血管通路。临时性血管通路主要用于急症透析,如合并 AKI,严重水钠潴留,心功能不全,难以纠正的高钾血症、酸中毒,重度尿毒症症状,重症慢性肾衰竭患者内瘘成熟前,需要短程行血液净化治疗等;永久性血管通路主要适用于需要永久肾脏替代治疗的慢性肾衰竭尿毒症期患者。

1. 永久性血管通路

1)建瘘前准备和基本原则 ①保护血管,尽量避免桡动脉和头静脉置管和穿刺;②若有锁骨下静脉置管史就应作静脉造影,确定手术部位;③自体动静脉内瘘在预计透析前 6~8 个月需建立(美国指南);④若桡动脉和头静脉吻合不可能,肘头静脉分支瘘是第二手术部位;⑤多普勒超声检查对探查血管有一定帮助;⑥用作内瘘和移植血管的动脉最小内径需 2 mm,作内瘘的最小静脉内径 2.5 mm,移植血管内径 4 mm;⑦术前、术中和术后均需防止低血压,使血压维持在 130~140/80~90 mmHg(1 mmHg=0.133 kPa)为宜,避免低血压状态诱发血栓形成;⑧若自身瘘失败,可选用移植血管瘘;⑨隧道带 Cuff 导管用于内瘘或移植血管未成熟的过渡或不可能建立者。

2)血管通路血流和开放时间 血流量是瘘充分开放的主要指标。不充足的血流引起通路内再循环,降低透析效率,更严重的是低血流量能致血栓形成,继之瘘失功能。血流量取决于类型、年龄、瘘的位置等,自身动静脉瘘最初血流量多为 200~300 ml/min,随时间延长,成熟内瘘血流量可高达2 000 ml/min,多在 800~1 200 ml/min;相反移植血管瘘初期较高,随时间延长会减低,这与静脉流出道内膜增殖有关。内瘘成熟前的瘘失功率高于移植血管早期,但成熟的内瘘后期开放率高于移植血管。

3)自体动静脉内瘘 1961 年 Brescia 和 Cimino 等首次将桡动脉和头静脉在皮下吻合形成内瘘,建立了安全、有效的血管通路。术后静脉扩张、肥厚(静脉动脉化),可反复穿刺行长期透析。动静脉内瘘的出现成为慢性透析一大进展。目前仍然是首选的最佳血管通路。《NKF-KDOQI临床实践指南》也将此作为最合适的通路。在我国、日本以及欧洲的大多数国家,80%~90%的患者使用自体内瘘。自体内瘘的成熟标准是遵照"6"原则,即瘘管血流量>6 00 ml/min,动脉化的静脉血管直径>0.6 cm,皮下深度<0.6 cm,血管边界清晰可见;我国血管通路专家组建议再增加 2 个"6",即手术 4~6 周后使用,可以供穿刺的血管长度至少 6 cm 以上。

(1)部位选择:首选腕部内瘘,因血管浅表,桡动脉、头静脉较近,手术简单、使用方便。头静脉可使用范围较长,扩张后的静脉可作 2 次吻合;其次选前臂或肘关节处肱动脉及贵要静脉或正中静脉吻合。另有鼻咽窝动静脉吻合,此处切口小,手缺血概率小,但影响手背美观。

(2)血管功能的判断:①肉眼观察。若静脉较细,直径小于 3 mm 或有多处细小分支或近端加压后充盈较差,术后通畅率受影响。②X 线片:有血管钙化者易栓塞。③Allen 试验:用于了解于掌动脉弓通畅情况及预测术后缺血的可能性。方法是在腕关节附近阻断桡、尺动脉血流,通过握拳动作将手部的血液驱出,然后放开任一动脉,如在 6 s 内从手掌到手指可见充血,则提示有健全的手掌动脉弓存在。有较低的感染率、栓塞率和放弃率。另外,检查者也可只阻断患者的桡动脉,令其做握拳动作以驱除手部的血液,然后伸开手,继续压迫桡动脉,如果手的血色在 3 s 内没有恢复,表示尺动脉与桡动脉间的交通支闭塞,此时若使用桡动脉做外瘘或内瘘行端端吻合是禁忌的。

(3)手术操作步骤:局麻,常规消毒,游离动、静脉,仔细结扎小分支。腕部内瘘常用端侧吻合法(静脉端-动脉侧),侧侧吻合易致肿胀手综合征。肘部用侧-侧吻合以避免远端缺血,吻合口多在 0.6～0.8 cm。最常用的是连续缝合,其简单但难做到外翻对合,对小口径血管(<2 mm)及儿童,易发生吻合口狭窄,故此时做间断缝合更宜。手术要求动作轻柔,不宜过多地刺激血管,过重牵拉、动作粗暴易致血管痉挛,诱发术中即刻血栓形成、血管瘘失功能。

(4)手术后处理:手术侧禁止压迫和穿刺血管。一般不需用抗凝和抗血栓药。也可不用抗菌药物,若手术时间过长可预防性用抗菌药物数天。多术后 10 d 拆线。开始使用时间:一般手术 3～4 周以后,待静脉扩张、搏动触及时使用。多普勒超声检查测得血流量超过 600 ml/min,即可穿刺使用。过早使用不成熟的内瘘易致血肿,缩短瘘的寿命。有研究者认为动静脉内瘘 2～6 个月才成熟,成熟后使用可有较长开放期。

文献报道有 24%～27%的动静脉内瘘不能达到成熟,这种瘘易栓塞和功能不足。所以充分评估糖尿病肾病肾衰竭患者双上肢血管条件和功能,是动静脉内瘘建立成功的先决条件。如果预测该患者一侧肢体动静脉内瘘使用不超过 1 年,则应放弃在该侧行动静脉内瘘术。必要时可考虑移植血管、长期导管等血管通路。

4)透析血管移植术　若糖尿病肾病肾功能不全患者动静脉内瘘难以建立或反复栓塞,此时需用移植血管搭桥来建立血管内瘘。该技术在日本、美国的比例已逐步升高,接近半数,在老年人和糖尿病患者中比例更高。文献报道 435 例血管通路分析中,移植血管在大于 60 岁者中占 45%,大于 70 岁占 43%。近年来,国内透析患者人数不断增加,患者透析龄不断增加,老年患者、糖尿病患者的比例都呈现增长趋势,这些都要求移植物动静脉瘘在国内的进一步推广普及。人工血管是最常用的移植物动静脉瘘材料。在决定人工血管动静脉内瘘术前评估认为鉴于国人血管直径偏小,选择的动脉及静脉直径都应>3 mm。目前最常用的人工血管动静脉瘘以聚四氟乙烯(poly tetra fluoro ethylene,PTFE)为主。人工血管放置可分为襻式、直桥式或"C"字形。

5)隧道带 Cuffed 的导管血管通路　带 Cuff 导管多选颈内静脉插管,少数报道用颈外、锁骨下、股静脉。该导管在皮下部分有 1～2 个涤纶绒毡套(Cuff),使导管固定于皮下,组织长入后,形成防感染的屏障。1995 年 Millner 报道 Tsio 双腔导管,需在 X 线下置管。管有 2 个腔,近端腔(动脉)用于抽血到透析机,远端腔用于回血至患者。这种分开的 2 个腔导管预期能减少锁骨下静脉狭窄、管内血栓形成等。1 年开放率 30%～74%,仅 76%提供大于 400 ml/min 的血流量,导管内血栓和感染常见,其发生率明显高于自体动静脉内瘘和移植血管。中心静脉狭窄发生率低于锁骨下静脉狭窄,但仍有发生。因此带 Cuffed 导管仅在内瘘和血管移植不能建立时考虑使用。

6)永久性血管通路的并发症及其防治

(1)血栓形成和狭窄:血栓是最常见的并发症,在血管通路失功的原因中占 90%。每人发作 0.5～0.8 次血栓/年,其中 90%以上由静脉流出道狭窄引起。

动静脉内瘘血栓形成:原发性血管解剖因素可致内瘘静脉支血流量不足。如果动脉功能不良,则不能提供高血流量,糖尿病患者大多因动脉内径过细、粥样硬化、血管钙化(继发性甲状旁腺功能亢进)等所导致。术前检查可及早发现。Allen 试验可反映并行动脉的灌注情况,若阳性或远端脉搏缺如,则预示功能不良。X 线检查可知血管钙化情况。另外,术前动脉功能检查也可预示患者术后出现

"盗血"现象。当压迫掌侧桡动脉或尺动脉时,血管多普勒超声检查应测出血管搏动增加,若阴性则提示手部的并行循环功能不足,将这条动脉作为内瘘后有高度血管"盗血"的可能性。但有时盗血现象也可发生在一些有很好并行循环功能的患者。正常顺行进入内瘘口的"寄生(parastic)"血流中常伴有来自动脉远端反流性的"虹吸(siphon)"流(约占总血流的 1/3),对促使内瘘充分发育可能具有重要作用。但如果来自掌侧尺动脉反流性血流过多则可引起盗血。

静脉功能不良亦是潜在的问题。静脉口径小,大多因静脉血管发育不佳或肥胖患者静脉深埋影响建瘘后静脉延伸、扩张和动脉化所致。静脉纤维化术前诊断更为困难,常见于术前留置过静脉导管者,也偶见于无任何静脉创伤的患者。

血管扭曲是导致早期血栓的原因,因此主张血管侧一侧(H 型)吻合法预防扭曲,同时也可改善虹吸流,但是若反流性血流进入远端静脉则可引起手部疼痛、发热、水肿或活动受限。

内瘘血栓形成可分早期和晚期,早期(术后 4~6 周内)血栓形成的原因有静脉纤维化、瓣膜硬化、外膜束带、瘘过早使用,还包括降低瘘血流量的因素如低血压、低心输出量、低血容量、压迫瘘管等。伴静脉系统狭窄性病变者更易形成,大约 75% 的内瘘血栓合并狭窄。晚期(术后超过 6 周)血栓形成约 91% 伴解剖方面的因素,比如内膜增生肥厚、静脉狭窄、瘘过早使用、中心静脉缩窄、动脉瘤等。其中约 87% 存在狭窄,多见于静脉支或吻合口,后者主要由术后血管纤维化和内皮损伤所致,动脉支病变导致内瘘血栓形成仅占 17%。另外,不适当的穿刺,如针定位、穿通时引起血肿、一个部位重复穿刺等都是其原因。

内瘘血栓形成与以下全身性因素有关。①促凝血因子增多:血小板活化、血管内皮组织因子高表达、血液浓缩、内皮损伤、促红细胞生成素的作用等。②抗凝因子抑制前列环素(PGI2)产生缺乏、抗血栓素Ⅲ(ATⅢ)缺少、组织血浆素原活化降低、血栓调控物质减少等。③代谢因素:低蛋白血症(低于 30 g/L)、高脂血症(脂蛋白 A 高于 57 mg/L)、抗磷脂抗体致高凝状态(如抗磷脂综合征、SLE)、C 蛋白或 S 蛋白缺陷、凝血因子 10 增加等。其他因素还有种族、年龄、性别等,例如黑人、老年人(>64 岁)、女性更易发生血栓。

内瘘狭窄是内瘘失功能的主要原因。研究表明,动静脉吻合手术后,手术局部的创伤使机体血液细胞和内皮细胞产生 VEGF 和 PDGF,VEGF 结合内皮细胞的 VEGFR(1,2,3),使血管内皮细胞增生或迁移,同时使增生的内膜内形成新血管;PDGF 通过结合 PDGFRa 和/或 PDGFRab,使得血管平滑肌细胞增生或迁移,也可作用于血管外膜的成纤维细胞和肌成纤维细胞,使这些细胞增生或向内膜方向迁移,造成吻合口血管新内膜增生,血管内膜明显增厚,管腔显著狭窄。有研究表明,动静脉内瘘吻合的血管走行显著影响吻合血管内膜的增生情况。由于吻合的静流出道走行不同,造成血管静脉壁受到的血流冲击力(血管壁受到的剪切力)影响不同,因而导致静脉壁内膜增生不均衡,吻合口后弯曲明显的静脉显示内膜和中层增生明显,容易造成吻合口狭窄(向心性增生)。而没有弯曲的静脉输出道血管壁通常没有明显的吻合口狭窄,表现为偏心性增生。建议可以采用计算机模拟内瘘的走行情况给患者制作最佳的血管内瘘。

移植血管血栓形成:有研究显示血液净化中 80% 的患者采用 PTFE 移植血管,静脉狭窄和血栓形成发生率较高,1.0~1.5 次/(人·年),引起社会资源的大量损耗,1 年和 2 年的累积开放率分别为 55%~75% 和 50%~60%。移植血管血栓形成 90% 是因为静脉狭窄。流入或流出道血流不足可引起术后血管立即闭塞,其中解剖因素占 58%~81%,主要是中心静脉及吻合口 2~3 cm 内静脉狭窄或移植物本身狭窄。用特殊染色及电镜检查可发现血管平滑肌细胞增生,新生内膜增厚,从血管壁中层到管腔均有纤维素沉着。增生机制可能是活化的巨噬细胞吸引到病变处,由巨噬细胞或平滑肌细胞或内皮细胞分泌血小板样生长因子、成纤维细胞生长因子、血管内皮生长因子。另外,低血压、容量缺失、压迫过久等也是血栓形成的因素;急性血栓形成也是增生的原因。另一些作者假设增生机制为切应力效应及对生长因子的反应。切应力效应由 Ross 及 Comset 提出,当高血流(比如血液透析时)通过 2 rnm 血管时可产生 $0.008 \sim 0.0012$ N/cm^2 切应力,若通过一个狭窄口,切应力可达 $0.016 \sim 0.032$ N/cm^2,引起血管内皮损伤,刺激局部增生反应。

(2)假性动脉瘤:血液透析内瘘假性动脉瘤由于逐渐增大的特性,常需手术干预。手术治疗是假性动脉瘤最主要的方法,可采用修补、切除假性动脉瘤重建新瘘、结扎等术式,但需要注意术中血栓脱落导致肺栓塞的危险。假性动脉瘤大多有附壁血栓形成,术中须谨慎操作、轻柔取栓,血液倒流等可减少肺栓塞的发生。早期穿刺导致假性动脉瘤在超声引导下压迫常可奏效,需要短期停止抗凝和实行无肝素透析,无须手术干预。最近,介入治疗已经用于假性动脉瘤的治疗。Najibi 等报告用覆膜支架(wallgraft)隔绝动静脉瘘的假性动脉瘤 10 例。即时透析处理可采用同期临时静脉插管透析,如果修补人工血管祥,则无须同期临时静脉插管,可直接用未修补段穿刺行血液透析。

(3)术后心力衰竭:动静脉瘘是一组低阻力侧支循环系统,可引起维持性血液透析患者高输出性心力衰竭。贫血、水电解质紊乱、酸碱失衡、心肌营养障碍、高血压以及动静脉瘘手术后血流动力学的改变与心力衰竭有关,动静脉瘘引起或加重心力衰竭的机制主要与吻合口的大小、血流量及继发性血容量增加有关。心力衰竭的药物治疗方针已衍变为症状控制与预防相结合。外科处理动静脉瘘回流过多导致心力衰竭时,首先要减少血液过多回流入心的问题,可采用以下方法:外部压迫动静脉瘘,直接减少或阻断回流入心的血液,缺点是容易导致血液透析通路血栓形成。应用带戒技术缩窄吻合口或其近心端通路,限制回心血量。如果曲张或者侧枝广泛沟通,建议自吻合口处结扎动静脉瘘,则心力衰竭症状往往可得到改善。

(4)远端盗血综合征:动静脉瘘远端肢体缺血是动静脉瘘术后的严重并发症,其原因为动静脉瘘分流动脉血使吻合口远端的动脉血液供应下降,同时由于吻合口附近血管内膜增生、远端静脉回流受阻、压力升高而加重缺血症状。肾衰竭合并动脉硬化、糖尿病的患者更易于发生窃血综合征。将侧侧吻合口远端静脉结扎,改瘘口为功能性端侧吻合。缩小动静脉瘘吻合口,可降低盗血程度。

其他血管通路问题如静脉曲张、肿胀综合征、血流量不足、静脉不能成熟、感染等问题,需要参照一般治疗原则,分门别类予以处理。

2. 临时性血管通路

血液透析临时血管通路是指能在短时间建立并能使用的血管通路,包括动静脉外瘘、直接动静脉穿刺、经皮中心静脉穿刺放置临时血液透析管等。特别是因自体内瘘未成熟及急性肾衰竭、各类急性药物中毒、毒物中毒等而急需透析建立临时安全有效通路的糖尿病肾衰竭患者,采用单针双腔导管插入颈内静脉或股静脉已成为血管通路的途径。

1) 颈内静脉插管　颈内静脉插管成功率高,不易损伤胸膜,感染发生率低,患者活动不受限制,位置开放便于护理观察,留置时间长,并适用于因肺水肿或其他呼吸系统疾病而不能平卧的患者,故有学者认为对急诊血液透析的患者最好选择这种通路。但由于导管尖端位于右心房入口处时(血流速度最好,血栓栓塞的可能性也最小),所以对操作者技术要求较高;另外一旦导管脱落则可能发生致死性大出血,插管引起的感染、局部出血、血栓形成也是应注意的问题。《血管通路指南》指出临时导管最佳留置部位是右侧颈内静脉。

2) 股静脉插管　较颈内静脉插管危险性小,血流量充分稳定,而操作相对简便、快速是其优点,对急诊患者,尤其是病情危重的患者有重要意义。但股静脉插管有患者活动不便、留置时间短、易感染等缺点。《血管通路指南》指出:股静脉插管最少要达到 19 cm 长以减少再循环,不带袖套的导管保留时间不要长于 5 d,且其仅用于卧床的患者。

深静脉穿刺时,应严格无菌操作,戴口罩、帽子,穿刺部位严格消毒,做到一人一巾,防止感染的发生,穿刺时力争一次成功,尽可能避免反复穿刺,穿刺后牢固固定好针头,防止出血及渗血的发生。同时注意观察局部有无血肿和渗血,流量是否达到预定水平。若针眼处渗血,可用凝血酶粉加无菌干纱布加压止血;穿刺动静脉时尽量在同侧,避免交替穿刺,而且是尽量不在有内瘘或准备行内瘘术的那同侧行深静脉穿刺置管术,以保护血管,为内瘘手术做好充分准备。透析后止血是关键,拔针后用无菌纱布或创可贴辅以纸滚确实压住皮肤进针点和血管刺入点,再用弹力绷带压紧 10～20 min。

颈内静脉插管具有迅速、安全、穿刺成功率高、血流量大和不限制患者活动等优点,但由于靠近胸膜、心脏、大血管等重要结构,故在穿刺及透析过程中仍需严密观察有无气胸、心律失常及损伤动脉的情况。股静脉插管的患者在透析中尽量减少不必要的活动,防止导管脱落和尿液污染穿刺部位。留置导管感染是其缺点,为减少感染发生,中心静脉插管前,患者术区应清洗干净,彻底消毒;透析开始前严格消毒穿刺部位的皮肤及外双腔管管段,并用无菌敷料覆盖,注意观察有无红肿、疼痛及脓性分泌物,必要时及时拔管;透析前用无菌注射器将管路里的肝素盐水抽出弃去,如遇不畅时,切勿强行向血管内推注盐水,以免造成感染或栓塞;如确定或高度怀疑导管栓塞,可用 1 万 U 尿激酶注封管30 min～1 h,回抽后弃去,临床效果较好;对于长期留置导管的患者,还要观察导管有无脱出情况,若脱出,在严格消毒的基础上,重新缝合,加以固定,以免脱落引起出血。透析结束后,再次消毒管周皮肤及外管路,无菌敷料包扎。为防止导管堵塞,透析后用无菌盐水将双腔管管路里的血冲干净,再用肝素盐水每腔注入 1.5 ml 封管,夹紧动静脉管路外展部分管路,肝素帽旋紧。同时观察穿刺部位有无渗血,如有渗血加以压迫,并给予鱼精蛋白 25～30 mg 中和普通肝素,或凝血酶粉撒于插管处。对于严重渗血,必要时输悬浮红细胞。并要考虑是否透析不充分,可以适当延长透析时间,增加透析充分性。

3)临时血管通路的并发症及其防治

(1)导管功能不良:早期导管失功多与导管打折、扭转及位置不佳有关,需造影排除。晚期导管失功多与导管血栓及静脉纤维蛋白鞘形成有关,需溶栓治疗或介入下剥离蛋白鞘。部分导管可能需要拔除后重置。

(2)感染:①局部感染。根据细菌培养的结果选择抗生素,导管感染局部抗感染。②广泛感染:全部移除导管,应用抗生素全身抗感染治疗。应当选择广谱抗生素,并能覆盖肠球菌。《血管通路指南》建议,对于出口感染,局部使用抗生素,加强出口处的护理,不需拔管;如果隧道内流液,除了局部处理措施,应当经非肠道途径给予抗生素治疗。③导管相关的菌血症:经非胃肠道途径给予合适的抗生素治疗全身症状且持续时间超过 36 h,应拔除导管。对于临床状态不稳定的患者也应拔除导管。新的长期导管的置入必须在完成抗生素足疗程的治疗(全身使用抗生素至少 3 周)且血培养阴性至少 48 h后才可以进行。

四　影响血液透析患者预后的因素

糖尿病肾病维持性血液透析患者长期预后不佳,1 年与 3 年的生存率分别为 85％和 68％,5 年与10 年生存率分别为 46％和 33％,显著低于非糖尿病患者的 92％、86％、73％和 61％。心脑血管并发症是导致患者近期死亡的主要原因,而感染/脓毒症和恶性肿瘤是远期死亡的主要原因。长期生存与下列因素有关:①老年患者所占比例高;②血糖控制不佳,并发症发生率高;③开始血液透析治疗的时机太晚;④贫血;⑤低白蛋白血症等。开始透析年龄≤50 岁、BMI 22.1～26.0 kg/m², 透析时间为每周 13.5 h 和并发症较少的患者,长期生存率更高。因此,在糖尿病肾病的早期阶段强化对心脑血管等并发症的预防,正确选择开始肾脏替代治疗的时机,增加透析充分性,加强血压控制和营养支持治疗,将有助于改善患者的长期预后。

五 血液透析模式的选择

1. 危重患者

以连续性血液净化(CBP)作为诱导治疗,逐渐过渡为普通血液透析。在开始治疗时患者存在较多急、慢性并发症,血流动力学和生命体征不稳定,采用普通血液透析诱导治疗,易导致血流动力学紊乱和失衡综合征,患者耐受差。而 CBP 具有血流动力学稳定等特点,可逐渐清除体内的尿毒症毒素、多余的容量负荷,达到透析充分和干体重,能避免短时间内容量清除过多导致的血压下降,影响有效循环血流量和心功能,而患者不必过分限制容量的摄入,有助于加强营养支持治疗。

2. 维持治疗阶段

采用高通量透析,部分患者透析时间延长至 13.5 h/周及采用血液透析滤过治疗。NKF - DOQI (National Kidney Foundation Dialysis Outcomes Quality Initiative)认为,单次透析尿素清除指数 (Kt/V)至少为 1.2,合成膜透析器的生物相容性好,导致的血-膜间不良反应少。增加透析充分性可以改善血液透析患者的预后,如每日短时透析患者的长期生存率显著优于普通血液透析患者。使用高通透性、生物相容性好、面积较大($>1.2 \text{ m}^2$)的滤器行高通量透析,使透析充分性显著提高(Kt/V $>$ 1.4)。而将每周透析时间从 12 h 延长至 13.5 h,小分子溶质的清除率虽无显著变化,但单次透析磷的下降率明显提高,提示对中分子尿毒症毒素的清除效果更好。

六 提高血液透析患者长期存活率及生活质量的综合治疗措施

1. 早期血液透析

研究表明,糖尿病肾病中存活 2 年以上的大部分患者都是在血肌酐(Scr)为 600 μmol/L 左右、内生肌酐清除率(Ccr)$>$15 ml/min 时开始血液透析。开始透析时病情重的患者由于存在心力衰竭、肺部感染,全身状况差,存活率不高。通过早期血透,患者 1 年存活率明显提高,提示糖尿病肾病患者 Scr$>$500 μmol/L 开始透析较适宜。

2. 建立良好的血管通路

糖尿病肾病患者由于动脉粥样硬化,存在广泛的血管病变、血管条件差,给建立血管通道带来困难,糖尿病肾病患者内瘘重做机会比非糖尿病肾病患者高,因此要注意内瘘的保护。

3. 充分透析及防治并发症

糖尿病肾病的主要并发症是心血管病变、高血压、透析低血压、心力衰竭。心力衰竭是糖尿病肾病患者致死的重要原因,早期有效控制血压可以减少心力衰竭、心脏扩大的发生率。此外,糖尿病肾病患者由于血管调节功能差,透析中易发生低血压,特别是超滤多的患者,在进食后及透析结束前易发生低血压,可促发或加重心肌缺血,若未及时发现可致心搏骤停。透析间期体重增加过多是糖尿病肾病患者发生心力衰竭及透析低血压的首要原因,必须严格控制干体重。研究发现,糖尿病肾病患者中透析超滤≥3 kg 而引起透析低血压的危险性大大增加,所以透析间期体重增加不要超过 2.5 kg,超滤率$<$600 ml/h,最好用碳酸氢盐透析液,采用序贯钠透析-超滤、低温透析;高龄糖尿病肾病患者血流量不宜过高,通常 200～250 ml/min,易发生透析低血压的患者在透析前可依情况停服一次降压药。普通血液透析联合血液透析滤过能有效改善糖尿病肾病维持性血液透析患者的左心室肥大及心功能,这可能与血液透析滤过能更好地纠正钙磷代谢紊乱、减轻炎症反应及降低脑钠肽前体(Pro - BNP)有关。高通量血液透析治疗终末期糖尿病肾病患者,能够有效降低心脑血管事件发生概率,提

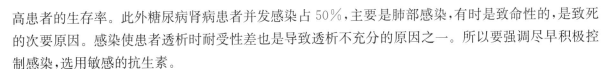

高患者的生存率。此外糖尿病肾病患者并发感染占 50%,主要是肺部感染,有时是致命性的,是致死的次要原因。感染使患者透析时耐受性差也是导致透析不充分的原因之一。所以要强调尽早积极控制感染,选用敏感的抗生素。

4. 控制血糖水平

高血糖及透析中血糖的波动是糖尿病肾病患者的另一个独立危险因素。糖尿病肾病患者透析前后血糖波动大,且对低血糖的耐受性较差,故接受血液透析后胰岛素及 1∶3 服降糖药需作调整,以防低血糖的发生。一般血糖控制水平以餐前不超过 7.8mmol/L,餐后 2h 不超过 11.1mmol/L 为宜,血糖不宜降得过低。由于目前一般为无糖透析液,应防止透析中低血糖,透析中发生低血糖较危险,同样也可影响透析效果。有研究发现高通量血液透析和血液透析滤过治疗会通过弥散和对流过度清除肠胰肽素,从而影响肠胰肽素对摄入食物的正常调节反应,干扰糖代谢。HbA1c 是监测血糖控制水平的良好指标,HbA1c 应控制在 7.5% 以下。

5. 提高营养状况

低蛋白血症是透析患者死亡的另一独立危险因素。糖尿病肾病患者低蛋白血症比非糖尿病肾病患者严重,因此应加强热量和蛋白质的补充,另外应排除潜在的感染,纠正贫血。促红细胞生成素的治疗效果显著,可改善贫血和营养状况,提高生活质量。

总之,终末期糖尿病肾衰竭患者早期充分的血液透析、控制血糖、防治并发症、营养支持是提高存活率及生活质量的关键。

七 肾衰竭患者透析模式的选择

糖尿病肾病肾衰竭患者优先选择怎样的透析模式,肾脏病界一直存在争论。一方面,担心腹膜透析较血液透析对糖尿病肾病患者血糖控制不力;另一方面,糖尿病肾病腹膜透析较血液透析患者血压更平稳,尤其是自主血压调控更理想。研究发现,终末期糖尿病肾病患者在透析最初 2 年,血液透析和腹膜透析在清除毒素和防治心血管并发症方面的差异不显著,但是 2 年后患者生存率方面血液透析治疗优于腹膜透析治疗。系统回顾分析显示:糖尿病肾衰竭患者选择血液透析还是腹膜透析更好,仍缺乏循证医学证据。因此,选择何种透析模式应首先考虑患者本人的意愿。

(许涛)

第三节 ｜ 血 管 通 路

一 血液透析患者血管通路现状

近年来,维持性血液透析(maintenance hemodialysis,MHD)患者迅速增加,截至 2020 年 12 月底,中国血液透析患者已多达约 69 万人。血管通路的选择对血液透析至关重要,它是透析患者的生命线,对透析效果和患者的长期存活有着重要影响。血液透析患者死亡率增高,在某种程度上与血管通路相关的并发症和功能紊乱密切相关。

目前常见的血管通路包括自体动静脉内瘘(arteriovenous fistula,AVF)、无涤纶套(Cuff)导管、带隧道带涤纶套(Cuff)导管及动静脉移植物内瘘(arteriovenous graft,AVG)。据 USRDS 统计,在 2006—2010 年,超过 340 000 的 ESRD 患者依赖有功能的血管通路进行血液透析治疗,首次透析患者中心静脉导管(central venous catheter,CVC)使用率超过 80%。2010 年 8 月到 2013 年 8 月,DOPPS

数据表明,AVF 的使用在美国逐渐增加,从 1997 年 24% 增加至 2013 年 68%。伴随着 AVF 的增加,AVG 使用逐渐下降,从 1997 年的 49% 降至 2013 年 18%。此外,CVC 使用率从 1997 年 27% 降至 2013 年 15%。在所有参与 DOPPS 研究的国家中,AVG 美国使用率最高,CVC 使用率加拿大最高。在中国北上广地区,MHD 患者 AVF 使用率为 87%,而 CVC 使用率仅 10%(图 13-3-1)。

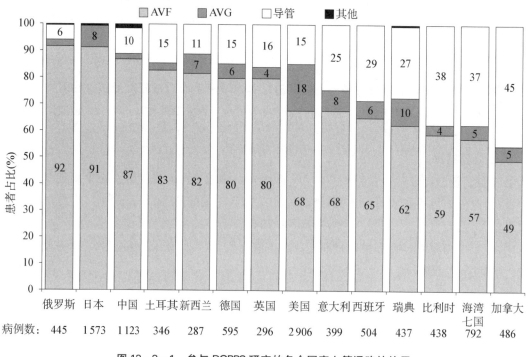

图 13-3-1　参与 DOPPS 研究的各个国家血管通路的使用

此外,在美国,年龄、人种及性别与血管通路的选择有一定的关系。大于 75 岁的患者 CVC 使用率较高。AVF 使用率,黑人为 58%,西班牙裔人为 75%,而非西班牙白人为 70%。而 AVG 使用率,黑人约是白人的 2 倍(图 13-3-2)。

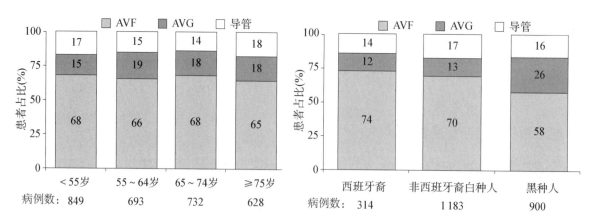

图 13-3-2　不同年龄段和人种血管通路的选择

DOPPS 研究还表明,在首次血液透析开始后 60 d 内的血管通路选择各国有所不同。AVF,日本最高达 84%,最低国家仅占 19%。而美国首次血液透析开始后 60 d 内血管通路的分布,AVF 仅占 28%,AVG 占 5%,67% 的患者使用 CVC(图 13-3-3)。

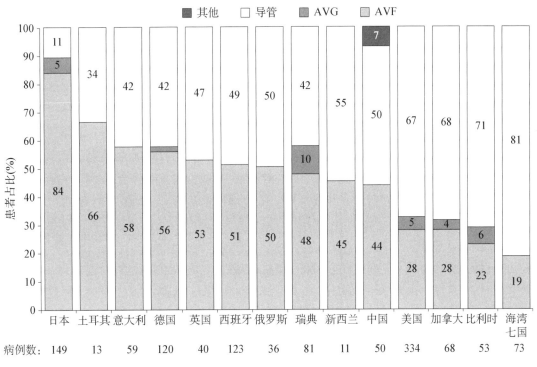

图 13-3-3 DOPPS 首次血液透析开始后 60 d 内血管通路分布

中国首次血液透析时血管通路的选择,目前缺乏全国性数据。DOPPS 研究表明,在中国北上广地区首次血管通路 AVF 为 44%,CVC 为 50%。然而,浙江大学医学院第一附属医院报道,836 例首次血管通路的使用分布,开始血液透析时仅有 73 例(8.73%)患者使用 AVF 作为血管通路,其余 763 例患者应用 CVC 作为血管通路,其中使用无袖套导管 719 例(86.01%),使用带袖套导管 44 例(5.26%)。东部战区总医院报道,首次血液透析使用 CVC 为 72.9%,AVF 为 25.7%。此外,首都医科大学附属复兴医院肾内科报道研究期内开始 MHD 治疗的患者共 160 例,AVF 32 例(20%),CVC 128 例(80%)。

1. 中心静脉血液透析导管

血液透析导管由高分子聚合物(通常是聚氨酯或硅树脂)制成,这使导管具有足够的阻力,兼有柔软性和血液相容性。与硬性导管相比,半硬性导管可以更好地避免血管损伤。还有一些由新型高分子聚合物制成的导管在插入时具有一定的硬度,插入血管后变软并接近体温,因此,大大降低了对血管壁的损伤。双腔导管的外径通常由 11 到 14 French 不等,为了降低再循环,通常动脉腔和静脉腔并行排列或呈同心轴排列,动脉出口距离静脉出口有 2～3 cm。大多数公司制作的导管有 3 种长度,用于不同的穿刺部位。15～16 cm 长导管通常放置在右侧颈内静脉,19～20 cm 长导管一般放置在左侧颈内静脉和锁骨下静脉;而 20～24 cm 长导管通常用于股静脉穿刺。

带隧道带涤纶套导管由硅树脂或其他软性聚合物制成,与无涤纶套导管相比,带隧道带涤纶套导管更不易形成血栓。带隧道带涤纶套导管多数为双腔导管,通常将导管插入颈内静脉,仅在双侧颈内静脉闭塞的情况下才放置在股静脉。带隧道带涤纶套导管管径比无涤纶套导管大,血流量较高。

右侧颈内静脉是临时导管穿刺的理想部位,因为它可以直接通向上腔静脉。临时导管的管口应该放置在上腔静脉与右心房的连接处,左侧颈内静脉通向右心房的血管比较迂曲,可能导致供血不足。股静脉是次选,锁骨下静脉仅用于前面所述血管不能穿刺时,主要原因为锁骨下静脉直径相对比较狭窄。

中心静脉血液透析导管尽管非常普遍,但应尽量避免使用。在血液透析患者血管通路选择中,中心静脉置管的血栓形成和感染发生率最高,尤其是选择锁骨下静脉或左侧颈静脉置入导管时,甚至可以引起中心静脉狭窄。此外,血液透析导管的血流速率也在所有血管通路中最低,并且导管相关的死亡率最高。

2. 自体动静脉内瘘

AVF 是血液透析技术的一个重要发展,使得血液透析得以持续可行。AVF 的引入为改善透析患者的生活质量迈出了重要的一步。目前 AVF 是血液透析治疗首选的血管通路。相对于使用导管来说,AVF 有其独特的优势,如感染率降低、干预治疗减少,并且对生存率有着积极的影响等。相对于 AVG,人们更倾向于选择 AVF。这种选择倾向的合理性包括 AVF 血栓发生率较低、通路使用寿命长、二次干预治疗少和费用低等,此外,使用 AVF 患者其感染率、盗血综合征及症状性中心静脉狭窄发生率较使用 AVG 患者更低。

常见的 AVF 部位主要有三种:①桡动脉-头静脉动静脉瘘是一种前臂瘘,通过吻合一侧桡动脉和头静脉末端而成,通常也称为 Brescia-Cimino 瘘;②肱动脉-头静脉瘘,上臂瘘的一种,在肘部或稍中心水平连接一侧肱动脉和头静脉末端;③肱动脉和贵要静脉转位瘘,是上臂瘘的另一种形式,通过吻合一侧肱动脉和同侧转位过来的贵要静脉,位置较为表浅便于透析穿刺针穿刺。然而,这三种动静脉瘘各有优缺点,且易发生吻合口狭窄(表 13-3-1)。通常远端 AVF 血流量要求达到 $400\sim800\,\mathrm{ml/min}$,而上臂 AVF 要求血流量在 $800\sim1\,500\,\mathrm{ml/min}$。

表 13-3-1 不同 AVF 的优缺点及易狭窄部位

内瘘类型	优 点	缺 点	常见部位狭窄
桡动脉-头静脉	易于手术,保护上臂静脉便于以后高位瘘,盗血综合征发生率低,极少发生缺血性单侧神经病变	成熟率低,血流率低	毗邻吻合口的部分
肱动脉-头静脉	易于手术,手术成功率高,血流量高	窃血综合征发生率增加,缺血性单侧神经病变发生率增多,症状性中心静脉狭窄发生率高	头静脉弓
肱动脉-贵要静脉转位	血流量高,成熟率高	手术难度较大,并且增加围手术期发病率,盗血综合征发生率增加,缺血性单侧神经病变发生率增多,症状性中心静脉狭窄发生率高	临近转位的部分

此外,AVF 在使用过程中还易出现其他一系列的并发症。有报道,AVF 并发血栓发生率为 51.6%,动脉瘤形成发生率为 6.7%,感染发生率为 6.5%。

3. 动静脉移植物内瘘

对于 AVF 难以建立的患者,AVG 也是一个常见的替代通路选择,但在通路相关并发症方面,AVG 发生血管狭窄、血栓及感染的概率均高于 AVF;相对于 AVF,AVG 需要更多的介入治疗来维持其使用寿命。尤为重要的是,ESRD 患者中使用 AVG 透析的患者比使用 AVF 的患者病死亡率高 20%,因此,KDOQI 强烈推荐 AVF 为长期血液透析的首选的血管通路。

糖尿病肾病患者血管通路的特点

1. 血管通路建立的时机

对于糖尿病肾病患者，由于肾病进展速度较快，心血管病变、水电解质紊乱、肾性贫血及尿毒症症状较其他肾病患者出现早且进展快，因此，可能需要提早进入维持性血液透析阶段，即当 eGFR＜25 ml/(min・1.73 m²) 和/或 Scr＞352 μmol/L，GFR 达到 10～15 ml/(min・1.73 m²) 时需要替代治疗。因而，血管通路制作的时机与非糖尿病肾病患者相比，需要提前。

2. 糖尿病肾病患者血管的特点

糖尿病肾病患者较非糖尿病肾病患者更易患动脉粥样硬化，此外，由于脂代谢紊乱、高血压、凝血功能异常、遗传易感性等因素，导致患者动静脉内瘘等血管通路建立困难，同时伴有使用寿命短、并发症、合并症发生率高等问题，但是迄今为止，血液透析仍是终末期糖尿病肾病的主要治疗手段。

众所周知，糖尿病血糖控制不佳患者常伴有血管的并发症，包括大血管动脉粥样硬化以及微血管并发症。糖尿病肾病患者动脉粥样硬化是一个非常复杂的过程，高糖血症和胰岛素抵抗等异常代谢是糖尿病患者出现动脉粥样硬化的重要原因。这些异常代谢会导致内皮细胞的功能障碍，而内皮细胞对于维持血管稳态至关重要，它可以确保血管活性因子（如 ANG Ⅱ 和一氧化氮）之间保持平衡，控制其通透性、黏附性和完整性，但这种平衡在糖尿病患者似乎被破坏了，局部内皮细胞的异常会导致巨噬细胞、T 细胞等免疫细胞可以与血管壁结合，低密度脂蛋白进入内皮下间隙，导致泡沫细胞和脂肪条纹的形成，最终平滑肌细胞的增殖和基质沉积，病变严重时，粥样板块上出现大量坏死、溃疡等，可导致血管的钙化、狭窄甚至闭塞。

动脉粥样硬化从内膜开始，早期表现为内皮功能障碍，继而出现脂质、复合糖类积聚，纤维组织增生，动脉中层逐渐蜕变、钙化，导致斑块形成，动脉变硬，管腔狭窄。高血糖、胰岛素抵抗，以及相关糖尿病背景下表观遗传基因等，能触发氧化应激、内皮功能障碍、矿物代谢紊乱、炎症细胞因子释放等，进而导致动脉粥样硬化、血管弹性降低。ESRD 患者存在血管硬化、静脉纤维化、血管重塑，常常影响 AVF 的建立与成熟，然而，糖尿病是否独立影响 AVF 成熟仍存在争议。

虽然糖尿病肾病患者动脉血管有其特殊性，但研究表明大部分的问题还是可以通过仔细评估病情、提高手术技巧、丰富临床经验解决。因此血液透析专科医生需要更加仔细地评估及操作，为终末期糖尿病肾病患者创造"生命通道线"。

3. 糖尿病对 AVF 通畅率的影响

有研究在排除了早期动静脉内瘘血栓形成和成熟障碍的患者后，探讨糖尿病对 AVF 通畅率的影响。AVF 干预后初级通畅时间指从入组手术干预至下一次 AVF 因血栓、狭窄等事件发生再次干预所经历的时间。干预后初级通畅率为在随访时间节点未发生再干预人数的比例。次级通畅率被定义为在随访期间 AVF 再次发生狭窄或血栓形成，但通过干预治疗仍能恢复 AVF 通畅，而不管后续干预的次数是多少。研究随访期间发现，年龄、2 型糖尿病与 AVF 初级通畅率（$HR=1.03$，95% CI：1.02～1.04；$P<0.01$；$HR=1.69$，95% CI：1.22～2.33；$P<0.01$）及次级通畅率（$HR=1.03$，95% CI：1.01～1.04，$P<0.01$；$HR=2.07$，95% CI：1.42～3.00，$P<0.01$）密切相关。随着时间推移，糖尿病患者的 AVF 功能显著下降。糖尿病持续时间、胰岛素使用情况和 HbA1c 与 AVF 总生存率、初级和次级通畅率之间并没有显著相关性，然而，近年来有研究发现 HbA1c 与 AVF 通畅率密切相关，糖尿病肾病患者当 HbA1C≥7% 时，AVF 初级通畅率明显低于非糖尿病肾病患者。美国回顾性队列研究（2007—2014 年），共入选 381 622 例患者，其中，231 134 例（60.6%）为糖尿病肾病患者，结果发现，与非糖尿病患者相比，糖尿病患者死亡率增加 19%。此外，糖尿病患者与非糖尿病患者相

比,AVF 5 年初级通畅率分别为 19.4% vs 23.5%($P<0.001$),推测糖尿病与 AVF 通路成熟和 AVF 通畅率降低密切相关。

根据以上研究结果,表明糖尿病可能通过促进 AVF 狭窄、血栓形成,影响 AVF 成熟以及远期 AVF 的通畅率,但尚存争议,需要更多的证据证明。

4. 糖尿病肾病血管通路的选择

充分评估患者的整体预后,如患者预后不良(例如预期寿命<1 年),可根据患者意愿建立动静脉移植物内瘘(AVG)或留置中心静脉导管(CVC);如患者预后良好(例如预期寿命>1 年),推荐首选自体动静脉内瘘(AVF),次选 AVG,最后选择 CVC 作为长期血管通路。新指南强调如果选择 AVG,则应充分评估二期 AVF 的可能性。

对于已经使用 CVC 进行血液透析的患者,应充分评估 AVF 或 AVG 的可能性,有条件时建议转化为 AVF 或 AVG。

对于使用 AVF 或 AVG 的血液透析发生通路失功的患者,应充分评估是否能够再次建立 AVF 或 AVG,无法建立 AVF 或 AVG 的选择 CVC;经评估后存在 AVF 成熟困难或可能延长 CVC 使用时间的高危因素,可考虑建立 AVG,否则优选 AVF。

5. 动静脉通路

AVF 和 AVG 统称动静脉通路。

(1)动静脉通路的适应证:①只要符合患者的 ESRD 生存计划,推荐大多数患者使用动静脉通路作为长期血管通路。②如果经过综合评估后条件允许,建立 AVF 的长期通畅率优于 AVG。③如果基于感染、全因住院率和死亡率考虑,新指南未在 AVF 和 AVG 之间做出推荐。

(2)动静脉通路的位置。①长期透析患者(例如>1 年):前臂 AVF;前臂环型祥 AVG 或近端前臂 AVF 或肱动脉-头静脉 AVF(术者自由裁量);肱动脉-贵要静脉 AVF 或上臂 AVG(术者自由裁量)。长期透析患者进入透析时未及建立动静脉通路:腹膜透析过渡;前臂即穿环型祥 AVG;预期 AVF 在短期内成熟者可使用 CVC 过渡,过渡期结束后按第上述原则制作血管通路。长期透析患者上肢血管耗竭:下肢 AVF 或 AVG 或 HeRO 装置。②短期透析患者(例如<1 年):前臂环型祥 AVG 或肱动脉-头静脉 AVF;上臂 AVG。短期透析患者进入透析时未及建立动静脉通路:即穿型或普通 AVG(前臂或上臂)或 CVC。

(3)动静脉通路的建立时机、准备和计划:当糖尿病肾病非透析患者的 eGFR 下降到<25 ml/(min·1.73 m^2)时,或 Scr>352 μmol/L(4 mg/dl)时即应开始建立动静脉通路,如患者的肾功能不稳定或 eGFR 快速下降(例如每年>10 ml/min)则应尽早建立动静脉通路;如果透析患者出现反复发生的通路功能不良(包括反复使用 CVC 和/或 6 个月内出现至少 3 次需要干预的通路事件),应评估建立新的动静脉通路。

对于正在透析或可能进入透析的糖尿病肾病患者(CKD 3~5 期),应该对中心和外周动静脉进行血管保护,避免不必要的导管置入和静脉穿刺,特别注意避免医源性损伤(例如冠脉造影时穿刺桡动脉、经中心静脉置入心脏起搏器等)。中国共识也建议在 CKD 3 期时即应开始进行血管保护,说明国内外学者都充分注意到预防性血管保护的重要性。

(4)术前血管评估:①强烈推荐在建立血管通路前进行物理检查;②建议在动静脉通路失功的高危人群中进行血管条件的评估,包括尺寸、血管弹性、可扩张性、血流等;③适用于建立 AVF 的血管直径没有下限阈值,但如果动脉和静脉直径<2 mm 则应充分评估建立 AVF 的可行性和成熟不良的风险。

(5)动静脉通路的建立:①动静脉通路建立前应充分评估感染风险并予以恰当处理(例如合并口

腔感染、骨髓炎等）；②麻醉方式（区域阻滞、局部麻醉）不影响动静脉通路的预后；③新指南未对动静脉吻合方式（头静脉端-桡动脉侧、头静脉侧-桡动脉侧、头静脉侧-桡动脉端等）或吻合方法（连续吻合、间断吻合）做出推荐；④充分评估后，可以在特定患者中尝试使用辅助器械（例如 OptiFlow）或通过设计手术方案（例如上臂二期贵要静脉转位）等提高动静脉通路的成熟率。

（6）动静脉通路建立后的考量：①术后 2 周内应评估术后并发症；术后 4～6 周评估成熟情况，如成熟不良应继续随访。②术后应锻炼整个上肢（而不仅仅是手指）促进 AVF 成熟。③不推荐围术期使用肝素、氯吡格雷、硝酸甘油、维生素 D3 促进 AVF 成熟或提高动静脉通路的通畅率。④动静脉通路的成熟主要基于临床判断，而不应过度依赖辅助检查（不再推荐旧指南的"6s"标准）。中国共识基于国内人群特点，对旧指南的"6s"标准提出了修改（测定自然血流量＞500 ml/min，穿刺段静脉内径≥5 mm，距皮深度小于 6 mm），以更加符合中国的临床实践。

三 动静脉内瘘常见并发症及处理

常见的包括血栓形成、瘤样扩张和动脉瘤形成、血流量不足、盗血综合征、感染及静脉高压症等。

1. 血栓形成

（1）急性期血栓形成。①原因：包括手术原因（内膜损伤、内膜对合不良、吻合口旋转错位、血管痉挛、扭曲成角、吻合口狭窄），解剖学原因（血管走行异常、硬化、纤细，术前静脉穿刺、近心端闭锁），原发病（糖尿病肾病、狼疮性肾炎），全身因素（低血压、高凝状态、止血药使用等）。②处理：重在预防。急性期可采用药物溶栓（最好在血栓形成后 8 h 内进行），手术取栓（拆除吻合口前壁缝线，用注射器反复抽吸将血栓抽出），或采用 Fogaty 导管取栓，血管重新吻合等。

（2）晚期血栓形成。①原因：定点式穿刺、压迫止血力量过大、加压包扎过紧及时间过长；低血压和高凝状态；长期使用促红细胞生成素所致血黏度增加；血栓性静脉炎及血管内膜增生等。②处理：晚期血栓形成作药物溶栓无效。常见的处理方法包括 Fogaty 导管取栓术，手术切开取栓术，动静脉内瘘重建术及血管移植搭桥术等（图 13-3-4）。

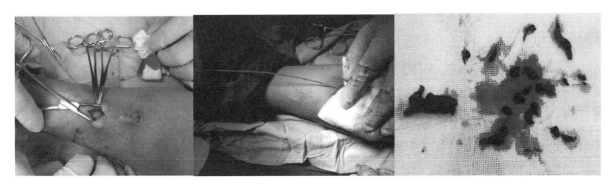

图 13-3-4 晚期血栓形成及 Fogaty 导管取栓

2. 瘤样扩张和动脉瘤形成

（1）定义：自体内瘘静脉在内瘘手术后数月或数年发生扩张，伴有搏动，瘤壁含血管壁全层。定义为超过相邻正常血管内径 3 倍以上，且内径＞2 cm。

（2）原因及发生部位：原因包括早期使用，持续静脉高压，固定点反复穿刺及穿刺点近心段狭窄等。发生部位包括吻合口、穿刺部位、非穿刺部位的静脉流出道、全程。

（3）处理指征：皮肤受损如变薄、破溃、感染、疼痛，继发血栓影响内瘘流量，静脉压增高，穿刺区域受限，手部出现缺血症状，出现高输出量心力衰竭等。

(4) 处理原则:需考虑瘤体大小及破裂风险。小于 3 cm 或无破裂风险者可严密观察,避免穿刺,佩戴护腕;大于 3 cm 或具有破裂风险的动脉瘤可结合发生部位及患者自身血管条件选择。

(5) 常规处理方法:①吻合口部位:推荐手术重建。②穿刺部位:手术包括切除瘤的部分血管壁并在狭窄部位补片,切除瘤后与邻近静脉吻合等。③非穿刺部位的静脉流出道:多与解剖原因(如静脉瓣、静脉穿刺史等)、高血压及内瘘流量高有关。如合并瘤后狭窄,可首选经皮腔内血管成形术(percutaneous transluminal angioplasty,PTA),弹性回缩时行支架置入;再狭窄时应行手术治疗。

3. 血流量不足

(1) 原因:静脉过细,直径<2 mm;术后充盈不佳,血管硬化;血管纤维化;血管内膜增生:穿刺点、吻合口;吻合口及内瘘部分节段性狭窄等。

(2) 处理:球囊扩张修复;AVF 重建术;狭窄段切除作间插式血管移植等。

4. 盗血综合征

(1) 定义:是指 AVF 建立后,局部血流动力学发生变化,造成远端肢体供血减少,出现缺血性改变的一组临床症状综合征,主要表现有肢体发凉、苍白、麻木、疼痛等症状,严重者可出现坏死。

(2) 临床分级依据临床缺血程度将盗血综合征分为 4 级。0 级:无缺血症状;1 级:轻度,手指末端发凉,几乎不伴有其他临床症状;2 级:中度,透析或运动时出现肢体缺血性疼痛;3 级:重度,静息状态下出现疼痛或组织出现溃疡、坏疽等症状。

(3) 处理:手部保暖、功能锻炼及改善血液循环的药物治疗。缺血症状严重、临床分级为 2~3 级者需手术治疗,主要是内瘘结扎。

5. 感染

(1) 原因:不洁手术及术后护理、穿刺污染等。

(2) 处理:包括早期使用敏感抗生素结合局部用药常可治愈而保持 AVF 通畅;难以控制的感染需手术切除感染部分。

6. 静脉高压症

(1) 原因:①前臂高位内瘘、上臂内瘘和自体血管移植内瘘;②内瘘回流高压:近心端静脉狭窄(导管长期留置);③回流主干闭塞、堵塞等。

(2) 处理:如内瘘术后 2 周仍有肢端水肿,或内瘘使用过程中出现内瘘侧肢体水肿、胸壁静脉曲张等,应行影像学检查评价中心静脉是否通畅。可选择计算机体层摄影血管造影(computed tomography angiography,CTA)、数字减影血管造影(digtal subtraction angiography,DSA)等。中心静脉狭窄首选的治疗是 PTA,在以下情况时可以考虑支架植入:①血管成形术后弹性回缩(狭窄超过 50%);②3 个月以内狭窄复发。PTA 失败可结扎内瘘缓解静脉高压症状。

四 糖尿病患者自体动静脉内瘘狭窄的介入治疗

自体动静脉内瘘狭窄是糖尿病患者 AVF 最常见的并发症,也是造成内瘘闭塞,最终失去功能最主要的原因。临床上对自体动静脉内瘘狭窄的治疗和预防一直缺乏理想的方法。近年来随着腔内介入方法在临床的应用,已取代传统的手术方法成为治疗内瘘狭窄的首选方法。

1. 临床表现

包括内瘘震颤减弱或消失、血管杂音减弱和/或内瘘处可触及明显搏动,举臂实验阳性;透析时血流量不足、动脉负压增大,或静脉压增高明显,透析机频繁报警,无法顺利有效透析。

2. 好发部位

常见于动静脉吻合口静脉端;肘关节曲侧及周围静脉或分支;人工血管吻合部静脉端及其邻近静

脉;上臂桡侧皮静脉与锁骨下静脉结合部;反复穿刺部位,常伴有浮肿及静脉压升高。

3. 发病机制

自体动静脉内瘘相关血管狭窄的发生机制目前尚不完全明了,也一直是研究的热点及难点。目前认为主要与以下因素有关:①血管向外重构:动静脉内瘘术后,低压的静脉与高压的动脉系统吻合,出现一系列血管事件。首先,无论动脉流入道还是静脉流出道血流量及血流速度都明显增加。其次,迅速增加的血流量导致血管被动扩张,同时使血管内皮细胞释放一氧化氮明显增多,促进血管平滑肌舒张,导致血管扩张。静脉管壁的增厚比动脉更为显著,且以血管中膜增厚为主,以期达到动脉化。②血管内膜增生(intimal hyperplasia,IH):IH组织学特点是具有收缩功能的平滑肌细胞、肌成纤维细胞、成纤维细胞以及巨噬细胞大量积聚,导致血管管腔缩小、狭窄和血栓形成,其发生和进展与血管内的病理通路有关,后者包括炎症、尿毒症环境、缺氧、剪切应力等触发一系列细胞因子级联反应和血管重构变化,导致细胞增殖和迁移以及促进凝血与血栓形成,最终发生血管狭窄。③糖尿病肾病患者内皮细胞功能丧失、氧化应激增加、炎症反应等因素,造成内膜增生,导致血管非血栓性狭窄情况出现,这种情况是导致内瘘功能狭窄和失功的主要原因之一。④糖尿病患者因高血糖和糖基化终末产物沉积,血管壁发生硬化以及弹性下降,血管更易受损,导致吻合口处发生狭窄。⑤糖尿病肾病患者还易发生脂质沉积,尤其在吻合口附近血管壁,引起术后近吻合口狭窄概率增加。⑥糖尿病肾病患者由于存在广泛的动脉粥样硬化,自身血管条件差;此外,晚期糖基化终末产物诱导单核细胞产生组织因子并可能增强血小板反应性,促进凝血酶的形成以及血小板的活化。这些患者往往存在血液黏稠度增高、微炎症状态等因素,促进了血栓形成,进一步导致动静脉内瘘狭窄和失功。⑦流行病学研究表明,种族、女性、心血管疾病也是动静脉内瘘狭窄、失功的高危因素,甚至还与遗传易感性有关。

4. 诊断

(1)诊断和评估的基础。①视诊:使用止血带可以清楚地看到狭窄,也可以检查皮肤颜色和水肿情况;②触诊:狭窄的地方触诊较硬。相邻的静脉随着止血带的使用而扩张,使得更容易确定狭窄的部位和程度。狭窄的近心端,可以相对容易地感觉到震颤,但在狭窄部位的远端,感觉不到震颤而呈搏动感;③听诊:听诊时,狭窄部位为高频音;离狭窄部位越远时,呈间歇性杂音;近时则为连续性杂音。

(2)影像学诊断。①血管超声:检查简便、无创、有可重复性,可作为透析通路监测的首选。②血管造影:是诊断内瘘狭窄程度和部位的最好的方法,并且可以获得血管通路的整体效果。

5. 干预指征和方法

(1)干预指征:狭窄超过周围正常血管管径50%伴以下情况,如:内瘘自然血流量<500 ml/min;不能满足透析处方所需血流量、血液流出道流量<180 ml/min;DSA 显示吻合口部位、吻合口附近或流经静脉中的狭窄小于2.5 mm;听诊有明显的狭窄声音;透析静脉压升高、穿刺困难;透析充分性下降等。

(2)干预方法:包括经皮腔内血管成形术(PTA)及外科手术。

6. 介入治疗

1994 年 Castellan 等采用 PTA 治疗23例自体动静脉内瘘狭窄,成功率达96%,6个月的首次开通率和再次开通率分别为79%和90%,之后在临床上广泛使用,并且已经逐渐取代外科手术,成为动静脉内瘘狭窄的首选处理方法。

球囊扩张多在放射监视下(X线透视或者 DSA 等)进行,扩张球囊在 X 线下可见2个标记点,可以清楚地显示球囊所在位置。在对比剂的配合下可以清楚地显示内瘘血管狭窄的部位及程度,实时、精确地把球囊送到狭窄部位进行扩张,并且在扩张过程中和扩张后实时了解、评估狭窄扩张的程度,评价疗效。

球囊扩张也可以在彩超引导下进行,与放射监视下进行相比,B超引导对操作者及患者都无辐射,治疗费用相对经济,且无需对比剂,避免了对比剂对患者的不良影响。同时,可以实时引导及监测经皮穿刺、植入导丝、送入球囊、球囊扩张、内瘘血管术前术后的内径及流量等全部过程,且对手术场地、设备要求相对较低,对基层医院不失为一个良好的选择。但彩超引导下介入治疗只适合于浅表血管,而对于涉及深部血管、中心静脉的内瘘狭窄,放射性治疗是更为合适的选择。

用于治疗动静脉内瘘狭窄的球囊常用内径有3~12 mm各种规格,治疗时一般选用狭窄周围正常血管内瘘1.1倍的球囊。由于多种介入器材需要通过的最小血管鞘为4F,目前该种直径的血管鞘已经成为动静脉内瘘介入治疗最为常用的型号。

目前近端静脉狭窄球囊PTA干预治疗是第一选择;接近动静脉吻合处的狭窄如果导丝可以通过,亦优选PTA;动静脉吻合部位的狭窄可使用精确尺寸的球囊PTA。此外,动脉狭窄也可以考虑使用适当大小的球囊PTA。

采用PTA技术,对患者几无创伤,尤其是处理后仍能保持血管解剖完整性,因此可反复进行,这为最大限度地利用有限的血管资源提供了保证(图13-3-5)。另外,可用原内瘘血管即刻进行血液透析,避免了外科处理后有时需要中心静脉插管作为过渡进行血液透析。

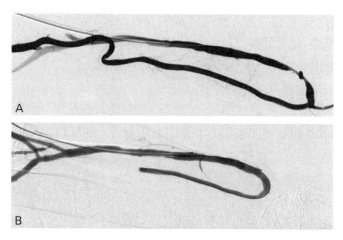

图 13-3-5 内瘘狭窄的 PTA 治疗

注 A:术前造影示近端吻合口狭窄;B:PTA术后造影提示血管再通

尽管球囊扩张的技术成功及临床成功的比例均在90%以上,近期效果理想,但是PTA治疗后的再狭窄率仍然是高居不下。再发后也可以多次使用球囊扩张取得良好效果,但大部分学者认为,频繁复发的狭窄(如球囊扩张后3个月内复发2次或以上)可以考虑行血管内支架植入术或外科手术重建。

五 血液透析患者动静脉内瘘与心血管系统并发症

自体动静脉内瘘(AVF)建立后,血管解剖结构发生改变,引起血流动力学发生变化,导致心脏结构、功能和肺循环的适应失调,进而影响血液透析患者的生活质量和生存率。

1. 动静脉内瘘建立后对血流动力学的影响

AVF建立后血流通过新建立的低阻力并行通路,动脉和静脉的直径逐渐增加,从而导致返回心脏的血流增多。

AVF 建立后的 10 d 至 2 周,血流动力学改变如下。①心排血量(cardiac output,CO)增加 15%;②左室舒张末期直径增加 4%;③早期舒张充盈波的减速时间减少 12%;④早期心房充盈的速度峰值比(E/A)增加 18%;⑤心房收缩时,左心室流入和肺静脉流量间的差异,即左室舒张末期压的标记,在术后 14 d 减少 37%。

AVF 建立后 1 个月,矫正的左心室质量指数(left ventricular mass index,LVMI)从基线时(63.8±5.5)g/m²,上升至(68.9±4.9)g/m²;建立后 3 个月 LVMI 上升至(72.5±8.9)g/m²,这些数值的增加大多与室间隔的厚度增加相关,但左室舒张末期的直径和后壁的厚度并未发生改变。此外,左心室肥大(left ventricle hypertrophy,LVH)在 AVF 建立第 1、3 个月后,从基线时的 67% 分别上升 83% 和 90%。

下腔静脉直径在术后 1 个月时有所增加,术后 3 个月恢复至术前水平。

2. AVF 建立后心房利尿钠肽和脑钠肽的变化

AVF 术后心房利尿钠肽(atrial natriuretic peptide,ANP)和脑钠肽(BNP)水平逐渐增加,术后第 10 天达到最高峰。其中,ANP 水平增加 48%;BNP 水平增加 68%。CO 的增加与 ANP 水平升高有关,而与 BNP 水平并无明显关系;但 E/A 比值增加却与 BNP 水平升高明显相关。

AVF 建立 2 周后,随着心脏收缩力、CO 增加和外周阻力降低,ANP 水平显著增加,肾素活性降低,醛固酮水平无改变,同时,血浆中血管紧张素Ⅱ、血管紧张素转化酶和内皮素水平也无明显改变。

血清中 ANP 水平的显著增加是心房受牵拉的结果,可能与 AVF 术后 CO 较高有关。由于 ANP 是肾素强力抑制剂,从而可以解释 AVF 术后 ESRD 患者肾素活性降低的原因。

3. 动静脉内瘘与临床心血管事件的关系

(1) 心力衰竭:通常情况下,远端 AVF 术后血流量在 400~800 ml/min,近端 AVF(高位 AVF)术后血流量在 800~1 500 ml/min,一般不会引起心力衰竭。这时患者发生心力衰竭的原因可能与心脏自身疾病有关。

高流量的 AVF 可以引起 CO、血压和心率发生改变。当内瘘自然血流量(Qa)<0.95 L/min 时,CO 平均为 6 L/min,但当 Qa 超过 2 L/min 时,平均 CO 高达 96 L/min 以上,易导致心力衰竭的发生;此外,当 Qa 超过 2 L/min 时,心肺再循环明显升高。

研究表明,Qa、CO 与心指数(cardiac index,CI)呈强正相关,与全身血管阻力(systemic vascular resistance,SVR)呈负相关,长期稳定的血液透析患者的平均 Qa/CO 比值是 14%~20%。当比值高于 0.3 时,高输出量心力衰竭明显增加。

(2) 心肌缺血和瓣膜疾病:患有冠状动脉疾病的患者,AVF 建立后,交感神经兴奋性升高和心肌收缩力增强,引起心内膜氧供和氧需要量增加之间的平衡被打破,进而引起心内膜下心肌缺血。此外,AVF 可潜在性地从同侧胸廓内动脉旁路盗血,引起心肌缺血,导致主动脉狭窄失代偿。

(3) 肺动脉高压(pulmonary hypertension):定义为肺动脉压平静状态下超过 25 mmHg,运动时超过 30 mmHg。肺动脉高压在 ESRD 患者中普遍存在,发生率为 40%~50%。

ESRD 患者肺动脉高压大多是由肺血流量增加所致。AVF 建立后由于激素水平变化和代谢紊乱的发生,导致肺动脉血管收缩,肺动脉收缩压升高,从而引起肺动脉高压。贫血、液体超负荷和 AVF 引起的血流动力学改变等可能也是导致肺动脉压力升高的因素。此外,全身高血压控制不理想也易引起肺动脉高压(图 13-3-6)。

4. 动静脉内瘘、中心静脉导管对心血管事件影响

一项荟萃分析对 AVF 和 CVC 对血液透析患者心血管事件和全因死亡风险的影响进行的研究。结果发现 CVC 对心血管事件的影响明显高于 AVF(*RR*=1.38,95% *CI*=1.24~1.54),并且全因死

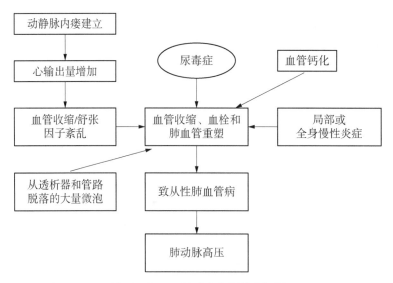

图 13 - 3 - 6　肺动脉高压发病机制

亡风险明显增加($RR=1.53,95\% CI=1.41\sim1.67$)。其原因主要是 CVC 导致血液透析患者体内炎症标志物 CRP 和 IL - 6 明显升高,而体内炎症状态增加了全因死亡风险。

5. 注意事项及干预措施

血液透析患者早期心血管疾病的死亡风险很高,尤其老年、合并有心力衰竭、糖尿病、肺动脉高压和上臂高位 AVF 的高危患者,须充分考虑 AVF 术后心功能相关的不良反应,术前应仔细评估这些患者的心功能。

AVF 术后需要定期监测心功能。根据《NKF - KDOQI 指南》,对于 AVF 血流量超过 2 L/min 的患者每月需进行详细的检查。若出现高血流量的症状和表现时,应考虑采取措施降低血流量。多数情况下,缩窄或绑扎能有效降低血流量,对于顽固的难治性病例,必要时可行结扎术。此外,还有一些学者提出"米勒方法"亦可以减少 AVF 血流量。

肺动脉高压治疗包括使用抗凝剂、利尿剂、吸氧、血管扩张剂和抑制增殖的药物,然而这些措施对肺动脉高压治疗效果在 ESRD 患者中尚未证实。

总之,AVF 建立后可引起心血管血流动力学改变,包括体循环和肺循环的改变,从而导致心脏结构、功能改变和肺循环适应失调等,进而影响到血液透析患者的心肺功能、生活质量,甚至生存率。因此,全面了解 AVF 对心血管系统的影响,可为 AVF 相关的心血管并发症的预防和治疗提供理论依据。

六　血液透析患者中心静脉导管的使用及并发症

(一) CVC 的适应证

新指南扩大了 CVC 的适应证,强调应充分考虑 ESRD 生存计划,不必过度追求动静脉通路的首选地位。

(1) 短期使用:①AVF 或 AVG 尚未建立或成熟;②肾移植后急性排斥反应或其他透析相关并发症;③腹膜透析患者由于并发症需要暂停腹膜透析;④近期(如 90 d 内)能够进行肾移植;⑤处理 AVF 或 AVG 并发症时的临时过渡。

(2) 长期使用:①无法建立动静脉通路;②与患者充分沟通、告知相关风险后,患者自主选择 CVC

（例如伴有动静脉通路失败高危风险的85岁以上女性，对穿刺有恐惧心理等）；③建立动静脉通路会严重降低生活质量（例如左室射血分数＜15％，穿刺部位有不可治愈的皮肤损害等）；④预期寿命有限；⑤由于流入道动脉和流出道静脉病变无法建立动静脉通路或儿童患者血管条件不能满足动静脉通路建立条件；⑥其他特殊情况。

（二）选择 CVC 位置的原则

上肢优于下肢。预期使用 CVC 时间较短（如＜3 个月），选择拟建立动静脉通路的对侧肢体；近期拟行肾移植，为保护髂血管建议选择右颈静脉。如预期使用导管时间较短（如＜1 个月）、无肾移植计划，且短时间能够建立动静脉通路或进行腹膜透析，可以选择股静脉隧道式导管以保护用于建立动静脉通路的上肢血管。如预期使用 CVC 时间较长（如＞3 个月）且无预期可使用的动静脉通路，可按如下顺序选择 CVC 位置：①颈内静脉；②颈外静脉；③股静脉；④锁骨下静脉；⑤腰静脉。该推荐与中国共识基本一致。

（三）中心静脉穿刺部位及方法

右侧颈内静脉是临时导管穿刺的理想部位，因为它可以直接通向上腔静脉。临时导管的管口应该放置在上腔静脉与右心房的连接处；左侧颈内静脉通向右心房的血管比较迂曲，可能导致供血不足。股静脉是次选，锁骨下静脉仅用于前述血管不能穿刺时，主要原因为锁骨下静脉直径相对狭窄。

无涤纶套血液透析导管放置通常在床旁绝对无菌的条件下通过改良的 Seldinger 技术插入颈内静脉、锁骨下静脉或股静脉。超声介导是所有血液透析导管穿刺的必要设备。由于静脉的解剖复杂多变，即使经验丰富的专家根据解剖标志穿刺中心静脉，盲穿有时也十分困难。一项调查显示在 104 位患者中，27％的患者颈内静脉解剖出现异常。另一项研究表明，在 79 位患者中共进行 100 次导管穿刺，有 28 位患者出现了典型的血管闭塞、血栓、血管狭窄或者血管解剖出现异常。荟萃分析表明，超声介导可以降低穿刺的失败率，减少并发症及多次重复穿刺。最近一项前瞻性研究表明，在 900 位患者中，超声介导下颈内静脉穿刺不仅可以提高成功率、减少并发症，还能减少导管感染。因而，2018 年《欧洲血管通路指南》建议使用超声介导静脉导管穿刺，同时推荐在进行锁骨下与颈内静脉置管时应使用心电监护监测心律失常，此外，置管后还需胸片检查以确保导管的位置正确，避免造成气胸和血气胸。

（四）常见的并发症

CVC 尽管使用非常普遍，但应尽量避免使用。在血液透析患者血管通路选择中，CVC 的血栓形成和感染发生率最高，尤其是选择锁骨下静脉或左侧颈静脉置入导管时，甚至可以引起中心静脉狭窄。此外，血液透析导管的血流速率也在所有血管通路中最低，并且导管相关的死亡率最高。

CVC 相关并发症在穿刺和使用期间都会发生。穿刺并发症包括：出血、血肿、动脉破裂、空气栓塞、周期性喉返神经麻痹、纵隔积血、心房破裂，甚至心搏骤停。

超声介导导管穿刺是避免不良事件的重要条件。在一项对 900 位患者的研究中，与解剖标志指导定位相比，超声介导可降低颈动脉损伤、血肿、血胸及气胸的发生率。颈内静脉和锁骨下静脉临时导管置管时导管尖应定位在上腔静脉与右心房的连接处，以避免损伤心脏。

1. 长期并发症

导管内血栓形成、静脉内血栓形成、纤维蛋白鞘形成以及导管感染。导管腔内血栓、管口周围纤维蛋白鞘、导管扭曲、导管移位且管口距血管壁太近，都会导致导管阻塞。导管阻塞的表现有血流缓慢、腔内高压，这些可能导致血液透析不充分。最近一项研究表明，股静脉穿刺比颈内静脉穿刺更易形成血管内血栓。一项中国河南省 14 个血液透析中心的流行病学调查发现，糖尿病为导管内血栓形成、中心静脉狭窄的危险因素；糖尿病增加了尿激酶溶栓后复发性血栓形成的风险 $[HR = 3.19 (1.09 \sim 9.41)，P = 0.03]$。其可能原因：由于高糖、慢性炎症和脂质代谢紊乱的长期影响，增加了糖尿病患者透析时血管硬化、血管壁增厚、弹性降低、血栓形成和狭窄的风险。

2. 导管功能不良

(1) 新指南更新了导管功能不良的定义:不延长原有透析时间时,经导管的体外循环血流量不能满足进行充分透析的要求。

(2) 新指南未对枸橼酸或肝素封管做出推荐,但<5%的枸橼酸有助于降低导管相关血流感染的风险。

(3) 建议组织型纤溶酶原激活物(t-PA)每周1次封管,降低CVC功能不良风险。新指南未讨论定期尿激酶封管预防CVC功能不良,可能与美国无市售尿激酶制剂有关。

(4) 不推荐常规预防性使用全身抗凝药物(例如华法林)。

(5) 可考虑使用低剂量阿司匹林(80 mg/d)提高隧道式导管的通畅率。

(6) 导管功能不良的治疗:①新指南认为应首先考虑床旁保守治疗;②推荐导管内使用溶栓药物治疗由血栓导致的CVC功能不良;③推荐使用阿替普酶或尿激酶联合4%的枸橼酸治疗CVC功能不良,阿替普酶2 mg/导管腔优于1 mg/导管腔,建议管腔内保留或推注阿替普酶;④可以在更换功能不良的CVC时使用腔内方法破坏纤维蛋白鞘,但破坏纤维蛋白鞘的效果尚无充足的证据支持;⑤拔除功能不良的CVC并异位更换,应视为充分考虑其他方案(例如药物治疗、血管成形术、原位更换等)后仍未成功的最后选择。

3. 导管感染

导管感染是指有感染相关临床症状,至少1次经外周采血(透析管路或静脉)菌培养阳性,无其他明显感染灶,导管节段(例如管端或管尖)半定量培养(>15 CFU/节段)或定量培养(>100 CFU/节段)阳性,且导管节段培养的病原体(菌落和药敏)与外周血培养一致。CVC相关血流感染的定义见表13-3-2,CVC出口和隧道感染的定义见表13-3-3。

表 13-3-2　CVC 相关血流感染的定义

来源	定　义
KDOQI-2019	有感染相关临床症状,至少1次经外周采血(透析管路或静脉)培养阳性,无其他明显感染灶,导管节段(例如管端或管尖)半定量培养(>15 CFU/节段)或定量培养(>100 CFU/节段)阳性,且导管节段培养的病原体(菌落和药敏)与外周血培养一致。下列两项有助于支持阳性结果的判断:①同时采集的导管节段定量培养计数与外周血定量培养计数之比≥3∶1;②导管节段培养早于外周血2 h以上报阳
CDC	有感染相关临床症状,至少1次经外周采血(透析管路或静脉)培养阳性,无其他明显感染灶,导管节段半定量培养(>15 CFU/节段)或定量培养(>100 CFU/节段)阳性,且导管节段培养的病原体(菌落和药敏)与外周血培养一致。同时采集的导管节段定量培养计数与外周血定量培养计数之比≥3∶1;导管节段培养早于外周血2 h以上报阳;或有症状患者导管节段定量或半定量培养与外周静脉血培养为同一病原体,无其他明显感染灶
IDSA	有感染相关临床症状:菌血症或真菌血症,至少1次血培养阳性,无其他感染灶。合并下列1项:导管节段半定量培养(>15 CFU/节段)或定量培养(>100 CFU/节段)阳性,且导管节段培养的病原体(菌落和药敏)与外周血培养一致;同时采集的导管节段定量培养计数与外周血定量培养计数之比>5∶1;导管节段培养早于外周血2 h以上报阳

注　KDOQI:肾脏病预后质量倡议(Kidney Disease Outcomes Quality Initiative);CDC:疾病控制与预防中心(Centers for Disease Controland Prevention);IDSA:美国感染疾病学会(Infectious Diseases Society of America)。

表 13-3-3 中心静脉导管出口和隧道感染的定义

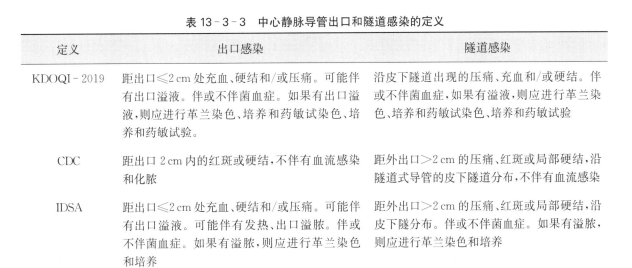

定义	出口感染	隧道感染
KDOQI-2019	距出口≤2 cm 处充血、硬结和/或压痛。可能伴有出口溢液。伴或不伴菌血症。如果有出口溢液,则应进行革兰染色、培养和药敏试染色、培养和药敏试验。	沿皮下隧道出现的压痛、充血和/或硬结。伴或不伴菌血症,如果有溢液,则应进行革兰染色、培养和药敏试染色、培养和药敏试验
CDC	距出口 2 cm 内的红斑或硬结,不伴有血流感染和化脓	距外出口>2 cm 的压痛、红斑或局部硬结,沿隧道式导管的皮下隧道分布,不伴有血流感染
IDSA	距出口≤2 cm 处充血、硬结和/或压痛。可能伴有出口溢液。可能伴有发热、出口溢脓。伴或不伴菌血症。如果有溢脓,则应进行革兰染色和培养	距外出口>2 cm 的压痛、红斑或局部硬结,沿皮下隧分布,不伴或不伴菌血症。如果有溢脓,则应进行革兰染色和培养

注 KDOQI:肾脏病预后质量倡议(Kidney Disease Outcomes Quality Initiative);CDC:疾病控制与预防中心(Centers for Disease Controland Prevention);IDSA:美国感染疾病学会(Infectious Diseases Society of America)。

1)感染部位 无涤纶套导管和带隧道带涤纶套导管会引起出口感染,也会引发全身菌血症或败血症。感染通常由导管污染或皮肤表面细菌通过穿刺点进入血液引起,偶尔也可能是其他部位的感染通过血行转移而来。致病菌常为葡萄球菌和革兰氏阴性杆菌,也可以是皮源性细菌及念珠菌。无涤纶套临时导管比带隧道带涤纶套导管更易引起感染。引起感染的危险因素包括穿刺点的数量、操作频次、病情严重程度、置管时间、紧急穿刺及手术史。

有关导管穿刺点与感染之间的关系,目前仍存在争议。一些非随机的前瞻性研究表明,穿刺股静脉比颈内静脉感染风险更高。但是,最近的一项随机对照研究表明,在 750 例随机抽取的患者中,两者的感染率在统计学上并无明显差异。此外,该项研究还发现,BMI>28.4 kg/m^2 的肥胖患者股静脉穿刺比例更高,但发生感染概率并无明显上升,从而说明股静脉穿刺感染发生率并不高于其他部位。然而,无论从哪里穿刺,皮肤消毒和导管护理对预防感染均非常重要。在导管壁涂上聚维酮碘或抗生素及遵守无菌操作原则均可降低感染率。紧密封闭敷料会增加感染风险,因此每天更换纱布敷料是首选,以减少感染发生机会。

2)糖尿病与导管感染的关系 糖尿病与 CVC 相关感染独立相关($P=0.01$),主要的感染菌肺炎克雷伯杆菌占 26.5%,凝血酶阴性葡萄球菌占 23.5%,金黄色葡萄球菌占 23.5%,且具有多重耐药性。除了导管持续时间过长是导管相关血液感染的危险因素以外,糖尿病与导管相关血液感染的发展与死亡率的增加有关(P 值分别为 0.04 和 0.05)。但也有研究表明,长期导管相关感染与糖尿病无明显相关。

3)感染的预防和治疗 因为导管感染发生率和病死率均极高,因而预防措施相当关键。指南推荐的预防措施包括医护人员培训、绝对无菌预防措施、手卫生及超声介导穿刺。此外,股静脉置管时间应小于 7 d,颈内静脉和锁骨下静脉导管应在 3 周后更换。前瞻性研究表明,抗生素和涂有抗生素的导管可以降低感染率,但是因为担心出现耐药菌及过敏反应,并未得到广泛使用。抗生素封管已被证实可以降低感染率,但是药物毒性及细菌耐药性也是令人担忧的问题。一项多中心双盲研究表明,在 291 位使用隧道临时导管的患者中,相比肝素封管,枸橼酸三钠封管可以使菌血症的发生率从每天 0.41% 降低到 0.11%,并且尚未发现有严重不良事件发生。

(1)导管相关血流感染(catheter-related blood stream infections, CRBSI):指南指出,在 CRBSI 高危人群(既往多次发生 CRBSI 或鼻腔携带金黄色葡萄球菌)中,可以预防性使用特定的抗生素(例如头孢噻肟、庆大霉素、复方新诺明）、抗菌剂（例如亚甲蓝）或 t-PA 封管，而旧指南未对预防性使用抗感染药物封管提出建议。经验性使用抗生素前应留取合适的标本进行培养，并根据患者情况选择处理方案（例如通过导丝更换导管、拔除导管并重新穿刺置管等）。

（2）导管出口感染：新指南建议经验性使用覆盖革兰氏阳性菌的抗生素，并根据培养结果调整抗生素方案，通常疗程为 7～14 d，而旧指南未对经验性使用抗生素的选择和疗程做出详细推荐。

（3）隧道感染（不伴菌血症）：新指南建议经验性使用覆盖革兰氏阳性菌和革兰氏阴性菌的广谱抗生素，通常疗程为 10～14 d，如果对抗感染治疗反应不佳，应更换皮下隧道重置导管或选择新部位重置导管，而旧指南未对隧道感染做出详细推荐。

（4）CRBSI 或菌血症：一旦怀疑 CRBSI 或菌血症，新指南强调应立即开始使用覆盖革兰氏阳性菌（应包含耐甲氧西林的金黄色葡萄球菌）和革兰氏阴性菌的广谱抗生素；如病原学为普通金黄色葡萄球菌，建议使用抗生素 4～6 周；如病原学为革兰氏阴性杆菌或铜绿假单胞菌，建议使用抗生素 7～14 d；如果病原学为念珠菌属，建议至少抗感染治疗 14 d；一旦诊断 CRBSI，除必须保留现有导管等情形外（例如该导管拔除后难以建立其他血管通路等），大多数情况下应拔除并更换被感染的导管（图 13-3-7），中国共识建议更换导管时建立新的皮下隧道。

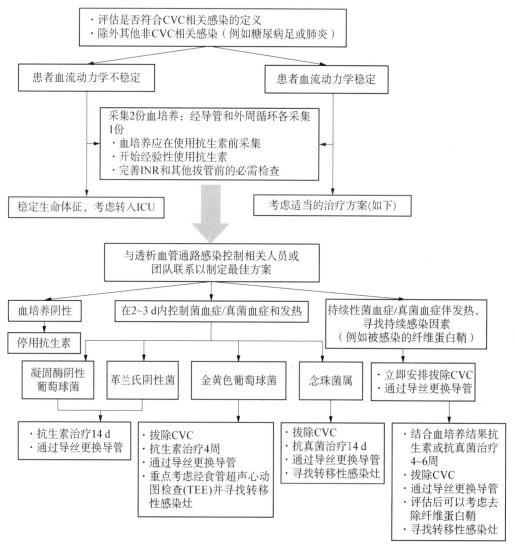

图 13-3-7　中心静脉导管(CVC)相关感染处理流程

如果必须保留CVC(例如没有其他选择等),必须抗生素封管联合全身抗感染治疗。适用条件:只有在没有化脓性感染或其他导管出口或隧道感染的表现时,才能经原穿刺点更换导管;如果存在化脓性感染或其他导管出口或隧道感染的表现,可选择未受累的穿刺点更换导管,同时尽量在同侧更换导管以保护未来的通路。

(5) 拔管指征:以下情况应立即拔除CVC并推迟再次置管的时间(必要时可使用非隧道式CVC过渡)。①一般情况和血流动力学不稳定;②全身抗感染治疗48~72 h后仍持续发热;③开始抗感染治疗48~72 h后菌血症仍持续存在;④转移性感染灶,包括化脓性血栓性静脉炎和感染性心内膜炎;⑤由金黄色葡萄球菌、铜绿假单胞菌、真菌或分枝杆菌导致的感染;⑥发生从隧道到穿刺点的感染;⑦对于非隧道式临时导管,凡是由革兰氏阴性杆菌、金黄色葡萄球菌、肠球菌、真菌或分枝杆菌导致的感染,均应拔除CVC。

由于导管感染时纤维蛋白鞘可能发生病原体定植并形成生物膜,因此拔除导管时应注意评估纤维蛋白鞘,必要时破坏纤维蛋白鞘有利于控制感染。

(任红旗)

参考文献

1. American Diabetes Association. 2. Classification and Diagnosis of Diabetes: Standards of Medical Care in Diabetes-2020 [J]. Diabetes Care, 2020, 43(Suppl 1): S14 - S31.

2. American Diabetes Association. 2. Classification and Diagnosis of Diabetes: Standards of Medical Care in Diabetes-2021 [J]. Diabetes Care, 2021, 44(Suppl 1): S15 - S33.

3. Arhuidese IJ, Purohit A, Elemuo C, et al. Outcomes of autogenous fistulas and prosthetic grafts for hemodialysis access in diabetic and nondiabetic patients [J]. J Vasc Surg, 2020, 72(6): 2088 - 2096.

4. Burton JO, Corbett RW, Kalra PA, et al. Recent advances in treatment of haemodialysis [J]. J R Soc Med, 2021, 114(1): 30 - 37.

5. Delistefani F, Wallbach M, Muller GA, et al. Risk factors for catheter-related infections in patients receiving permanent dialysis catheter [J]. BMC Nephrol, 2019, 20(1): 199.

6. Ferguson TW, Garg AX, Sood MM, et al. Association between the publication of the initiating dialysis early and late trial and the timing of dialysis initiation in Canada [J]. JAMA Intern Med, 2019, 179(7): 934 - 941.

7. Ishimura E, Okuno S, Nakatani S, et al. Significant association of diabetes with mortality of chronic hemodialysis patients, independent of the presence of obesity, sarcopenia, and sarcopenic obesity [J]. J Ren Nutr, 2022, 32(1): 94 - 101.

8. Kuipers J, Verboom LM, Ipema KJR, et al. The prevalence of intradialytic hypotension in patients on conventional hemodialysis: a systematic review with meta-analysis [J]. Am J Nephrol, 2019, 49(6): 497 - 506.

9. Lok CE, Huber TS, Lee T, et al. KDOQI clinical practice guideline for vascular access: 2019 update [J]. Am J Kidney Dis, 2020, 75(4 Suppl 2): S1 - S164.

10. O'Shaughnessy MM, Liu S, Montez-Rath ME, et al. Cause of kidney disease and cardiovascular events in a national cohort of US patients with end-stage renal disease on dialysis: a retrospective analysis [J]. Eur Heart J, 2019, 40(11): 887 - 898.

11. Sahli F, Feidjel R, Laalaoui R. Hemodialysis catheter-related infection: rates, risk factors and pathogens [J]. J Infect Public Health, 2017, 10(4): 403 - 408.

12. Wan Z, Zhu Y, Yang R, et al. Beraprost sodium versus clopidogrel for preventing vascular thromboembolic events of arteriovenous fistula in uraemic patients: a retrospective study with a mean 3-year follow-up [J]. J Int Med Res, 2019, 47(1): 252 - 264.

13. Wang K, Wang P, Liang X, et al. Epidemiology of haemodialysis catheter complications: a survey of 865 dialysis patients from 14 haemodialysis centres in Henan province in China [J]. BMJ Open, 2015, 5(11): e007136.

14. Wojtowicz D, Cholewa D, Faba AM, et al. Diabetes decreases patency of tunneled catheters in hemodialysis

patients after first effective thrombolysis with urokinase [J]. Ren Fail, 2018,40(1):384 - 389.

15. Yan Y, Ye D, Yang L, et al. A meta-analysis of the association between diabetic patients and AVF failure in dialysis [J]. Ren Fail, 2018,40(1):379 - 383.

16. Yan Y, Ye D, Yang L, et al. A meta-analysis of the association between diabetic patients and AVF failure in dialysis [J]. Ren Fail, 2018,40(1):379 - 383.

17. Yap HY, Pang SC, Tan CS, T et al. Catheter-related complications and survival among incident hemodialysis patients in Singapore [J]. J Vasc Access, 2018,19(6):602 - 608.

18. Yarragudi R, Gessl A, Vychytil A. New-onset diabetes mellitus in peritoneal dialysis and hemodialysis patients: frequency, risk factors, and prognosis-a review [J]. Ther Apher Dial, 2019,23(6):497 - 506.

19. 屈斌,张倩,高弼虎.维持性血液透析患者不同血管通路类型的临床特征及全因死亡差异比较[J].中国血液净化, 2021,20(6):367 - 372.

20. 王锋,李文卉,汪年松,等.动态血糖监测在糖尿病肾病的应用[J].中国中西医结合肾病杂志,2011,12(7): 603 - 605.

21. 中华医学会糖尿病学分会(CDS, Chinese Diabetes Society),中华医学会感染病学会分会(Society of Infectious Diseases, CMA),中华医学会组织修复与再生分会.中国糖尿病足防治指南(2019 版)(Ⅰ).中华糖尿病杂志. 2019,11(2):92 - 108.

22. 周参新,蒋华,张萍,等.终末期肾病患者首次血液透析血管通路应用状况的单中心研究[J].中华肾脏病杂志, 2014,30(12):897 - 902.

第十四章 糖尿病肾病的腹膜透析治疗

第一节 | 腹膜透析概述

腹膜透析是目前治疗终末期肾病(ESRD)的主要肾脏替代疗法之一,是利用患者自身腹膜的半透膜特性,通过弥散和对流的原理,规律、定时地向腹腔内灌入透析液并将废液排出体外,以清除体内潴留的代谢产物、纠正电解质和酸碱失衡、超滤过多水分的肾脏替代治疗方法。与血液透析相比,腹膜透析有很多优势,包括更好的保护残余肾功能、改善生活质量、提高治疗满意度、推迟创建血管通路的需要、降低菌血症风险、减少肝炎传播、饮食和生活方式限制较少、更加经济等。

一、适应证

腹膜透析适用于急、慢性肾衰竭,高容量负荷,电解质或酸碱平衡紊乱,药物和毒物中毒,以及肝衰竭的辅助治疗等,并可进行经腹腔给药、补充营养等。

1. 慢性肾衰竭

腹膜透析适用于多种原因所致的慢性肾衰竭治疗。下列情况可优先考虑腹膜透析:①老年人、婴幼儿和儿童。腹膜透析不需要建立血管通路,可避免反复血管穿刺给儿童带来的疼痛、恐惧心理。并且对易合并心血管并发症的老年人心血管功能影响小,容易被老年人和儿童接受;②有心、脑血管疾病史或心血管状态不稳定,如心绞痛、心肌梗死、心肌病、严重心律失常、脑血管意外、反复低血压和顽固性高血压等;③血管条件不佳或反复动静脉造瘘失败;④凝血功能障碍伴明显出血或出血倾向,尤其如颅内出血、胃肠道出血、颅内血管瘤等;⑤尚存较好的残余肾功能;⑥偏好居家治疗,或需要白天工作、上学者;⑦交通不便的农村偏远地区患者。

2. 急性肾衰竭或急性肾损伤(AKI)

急性肾衰竭或 AKI 患者一旦诊断成立,若无禁忌证可早期腹膜透析,清除体内代谢废物,纠正水、电解质和酸碱失衡,预防并发症发生,并为后续的药物及营养治疗创造条件。腹膜透析尤其适用于尚未普及血液透析和持续性肾脏替代治疗(continuous renal replacement therapy,CRRT)的基层医院。需注意的是,急性肾衰竭多伴有高分解代谢和多器官功能障碍,因此腹膜透析治疗的模式和剂量要进行恰当的选择和调整,保证小分子代谢产物及中分子物质充分清除。

3. 中毒性疾病

对于急性药物和毒物中毒,尤其是有血液透析禁忌证或无条件进行血液透析的患者,可考虑腹膜透析治疗。腹膜透析既能清除毒物,又能清除体内潴留的代谢产物及过多水分。

4. 其他

其他腹膜透析适应证包括：①充血性心力衰竭；②急性胰腺炎；③肝性脑病、高胆红素血症等肝病的辅助治疗；④经腹腔给药和营养支持。

禁忌证

1. 绝对禁忌证

包括：①慢性持续性或反复发作性腹腔感染或腹腔内肿瘤广泛腹膜转移导致患者腹膜广泛纤维化、粘连，透析面积减少，影响液体在腹腔内的流动，使腹膜的超滤功能减弱或丧失，溶质的转运效能降低；②严重的皮肤病、腹壁广泛感染或腹部大面积烧伤患者无合适部位置入腹膜透析导管；③难以纠正的机械性问题，如外科难以修补的疝、脐突出、腹裂、膀胱外翻等会影响腹膜透析有效性或增加感染的风险；④严重腹膜缺损；⑤精神障碍又无合适助手的患者。

2. 相对禁忌证

①腹腔内有新鲜异物：如腹腔内血管假体术、右室-腹腔短路术后 4 个月内。②腹部大手术：3 d 内因腹部留置引流管，若进行腹膜透析会增加感染的概率，需在手术后 3 d 或以上才能行腹膜透析治疗。③腹腔有局限性炎性病灶。④炎症性或缺血性肠病或反复发作的憩室炎：如行腹膜透析治疗，发生感染的危险性增大。⑤肠梗阻：如因腹胀致腹腔容积缩小，腹膜透析置管困难，易出现手术相关并发症和透析液引流不畅。⑥严重的全身性血管病变：如多发性血管炎、严重的动脉硬化、硬皮病等患者由于弥漫性的血管病变导致腹膜滤过功能下降。⑦严重的椎间盘疾病：腹内压增高可加重病情。⑧晚期妊娠、腹内巨大肿瘤及巨大多囊肾者：患者腹腔容量明显缩小，透析效果欠佳；但如果腹腔有足够交换空间和有效腹膜面积仍可选择腹膜透析。⑨慢性阻塞性肺气肿：腹膜透析使膈肌抬高影响肺通气，加重患者呼吸困难，且易并发肺部感染。⑩高分解代谢：小分子代谢产物的生成加速，使常规腹膜透析不能充分清除。如增加透析剂量和交换频率、改变透析模式如用自动腹膜透析（automated peritoneal dialysis，APD）、潮式腹膜透析（tidal peritoneal dialysis，TPD）、持续循环腹膜透析（ontinuous cyclic peritoneal dialysis，CCPD）等，也可有效治疗高分解代谢患者。⑪硬化性腹膜炎。⑫极度肥胖：尤其是肥胖伴身材矮小的患者常存在置管和透析充分性问题。⑬严重营养不良：常存在手术切口愈合和长期蛋白丢失的问题。⑭其他：不能耐受腹膜透析、不合作或精神障碍。

退出指征

（1）溶质清除不足：持续存在的 Kt/V 或 CCR 不达标，如每周总 Kt/V<1.7 或总 CCR<50 L/1.73 m² 并有尿毒症症状，通常考虑透析不充分。可退出腹膜透析或在腹膜透析基础上每周增加 1 次血液透析。

（2）腹膜功能衰竭、超滤失败：对于各类腹膜功能衰竭，尤其是腹膜高转运状态、硬化性腹膜炎、腹膜广泛粘连等患者应退出腹膜透析。

（3）难治性腹膜炎或隧道严重感染：可暂时退出腹膜透析，用血液透析过渡，待炎症控制后可重新置入腹膜透析导管。

（4）真菌性腹膜炎、结核性腹膜炎：应尽早拔除腹膜透析导管，退出腹膜透析，并予以相关治疗。

（5）腹膜透析相关并发症：如腹膜透析后出现胸腹漏、严重疝气、肠穿孔和涤纶套破损可暂时退出腹膜透析，并发症控制后可重新进行腹膜透析。

（6）腹膜透析技术故障暂时不能正常透析者：可临时退出腹膜透析，改为血液透析，待技术故障解决后可重新腹膜透析治疗。

（7）血糖难以控制的糖尿病患者。

（8）肾移植或血液透析：已成功接受肾移植或各种原因导致患者选择接受长期血液透析的治疗者。

四　腹膜透析液

腹膜透析液由渗透剂、缓冲液、电解质 3 个部分构成。理想的腹膜透析液应符合以下要求：①渗透剂具有良好的超滤作用，能有效清除终末期肾衰竭体内蓄积的多余水分；②电解质成分与正常人血浆成分相近，能有效纠正电解质紊乱；③缓冲液能有效纠正机体的酸中毒；④无菌、无毒、无致热源，对人体无害；⑤生物相容性良好，不损伤腹膜的结构和功能；⑥允许加入适当的药物以满足不同病情的需要。

目前应用最广泛的腹膜透析液以葡萄糖为渗透剂，以乳酸盐为缓冲液。但是由于其 pH 值低，葡萄糖、含葡萄糖降解产物（glucose degradation product，GDP）和乳酸浓度高的特点，已经被证实是一种非生物相容性的透析液，可能会引起腹膜炎症因子的产生，血管新生、腹膜纤维化，影响腹膜的防御功能，造成腹膜失超滤，无法继续腹膜透析治疗，另外，也可能会造成代谢和心血管方面的并发症。

1. 葡萄糖腹膜透析液

葡萄糖腹透液以葡萄糖为渗透剂，葡萄糖浓度有 1.5%、2.5%、4.25% 三种；缓冲液由乳酸盐和电解质（钠、钙、镁、氯）组成。一般腹膜透析液不含钾离子。渗透压在 346~485 mOsm/L，pH 值为 5.2。葡萄糖腹膜透析液可用于各种腹膜透析治疗模式。腹膜透析液中的葡萄糖可经腹膜吸收，研究显示高浓度葡萄糖（4.25%）腹透液可显著升高患者的血糖、三酰甘油、胰岛素水平。因此，葡萄糖透析液对于糖尿病、肥胖、代谢综合征、冠心病的患者而言，并非理想的腹透液。此外，葡萄糖本身对于腹膜间皮细胞、白细胞等腹腔内固有细胞以及宿主防御机制均有毒性作用，这种高渗透压、低 pH 值溶液也可影响腹腔内细胞的宿主防御功能。GDP 和晚期糖基化终末产物（AGE）的增加也可引起腹膜纤维化。

2. 新型腹膜透析液

（1）艾考糊精腹膜透析液：以 7.5% 艾考糊精（Icodextrin，一种葡聚糖）为渗透剂，pH 值为 5~6，渗透压为 284 mOsm/L，超滤作用靠胶体渗透压获得。由于艾考糊精腹膜透析液是不含葡萄糖、低 GDP、等渗腹膜透析液，其生物相容性优于葡萄糖腹膜透析液。临床研究证实，艾考糊精腹透液的液体超滤量与 4.25% 葡萄糖透析液相似，因此主要适用于高转运及超滤功能不良的患者，尤其是糖尿病肾病、心血管系统功能不稳定、体内容量负荷过多的患者。建议每日 1 次，用于长留腹，如持续不卧床腹膜透析（continuous ambulatory peritoneal dialysis，CAPD）夜间留腹、自动腹膜透析（automatic peritoneal dialysis，APD）日间留腹，但可能干扰某些血糖检测结果（使用葡萄糖脱氢酶技术者）。在合并腹膜炎状态下，由于腹膜充血肿胀，腹膜孔径堵塞，不宜使用；可引起麦芽糖和麦芽三糖在体内堆积，麦芽糖或异麦芽糖不耐受者不宜使用；可能引起过敏，少见皮肤剥脱，明确对淀粉衍生物/艾考糊精过敏者、糖原累积病患者、严重乳酸酸中毒者不宜使用。

（2）氨基酸腹膜透析液：以氨基酸替代葡萄糖作为渗透剂。目前常用 1.1% 的氨基酸腹膜透析液，含有 9 种必需氨基酸，6 种非必需氨基酸，是乳酸盐溶液。pH 值为 6.6，渗透压 365 mOsm/L。适用于慢性肾衰竭合并营养不良的患者，或长期热量摄入不足以及处于高分解代谢状态（比如腹膜炎）和因其他原因不宜使用葡萄糖透析液的患者。氨基酸透析液可增加体内的氮质负荷，诱发或加重代谢性酸中毒，故不宜过量应用，通常每天 1 次即可。由于氨基酸腹透液维持正超滤时间短，不能用于长留腹。对某（几）种氨基酸成分过敏者不宜使用。

（3）碳酸氢盐腹膜透析液：以碳酸氢盐代替乳酸盐作为缓冲剂，渗透剂仍为葡萄糖。本品 pH 值为 7.4，生物相容性良好，对人体腹膜的刺激性极小，很少引起腹痛等不适，尤其适合长期腹膜透析患者。需要注意的是碳酸氢盐不稳定,混合后的腹膜透析液应于 24 h 内使用。

(4)中性、低 GDP 腹膜透析液:双室双袋、偏中性(pH6.3～7.3)是低 GDP 腹透液的特征。其中低 pH 值葡萄糖室可最大限度减少加热和保存过程中 GDP 的产生,缓冲室可以是碳酸氢盐或碳酸氢盐/乳酸盐混合物。将葡萄糖与电解质、缓冲剂分开进行消毒包装,在使用前临时混合可以减少 GDP 和低 pH 值对腹膜结构和功能上的损害,维持正常溶质转运状态和超滤;减少 GDP 和 AGE 对全身的损害,保护残余肾功能,改善生存率和技术存活率;中性 pH 值能够减少腹透液灌入的疼痛,维持更好的腹膜防御功能,减少腹膜炎的发生。

五 腹膜透析导管的置入和护理

(一)导管的置入

建立通畅的腹膜透析通路是保证腹透顺利进行的关键。

1. 导管选择

维持性腹膜透析的腹膜透析导管,其结构包括侧孔、涤纶套和不能透过 X 线的标记线。腹膜透析导管全长 32～42 cm,内径 0.25～0.30 cm,带 2 个涤纶套。2 个涤纶套将导管分为 3 段,即腹外段(约长 10 cm)、皮下隧道段(约长 7 cm)及腹内段(约长 15 cm)。Tenckhoff 直管为目前国内外应用最广泛的长期透析留置导管,较为常用的是直管,其次为 Tenckhoff 卷曲管、鹅颈管。鹅颈管 2 个涤纶套间弯曲呈 U 形,导管的腹内段朝向盆腔,在无弹性回力的情况下另一端朝向皮肤,出口向下,有利于局部分泌物的引流,并可能减少腹膜透析导管移位的发生。设计的目的是减少出口感染、进液时的疼痛和导管漂移等。

2. 导管置入的质量与手术技术密切相关

手术医师应该富有经验,认真负责,注意置入时的每一个细节,以最大限度减少导管相关的并发症。

3. 置管原则

应根据患者肥胖程度、腹围、腰带位置、生活习惯及既往手术情况确定切口和隧道出口的位置并做好标记。左右半腹均可,但置管后导管末端应位于膀胱(子宫)直肠窝,此处腹腔大网膜相对较少,又可避开阑尾。应避开腹壁的大血管,以免引起出血。导管的深部涤纶套应置入腹壁肌肉层,以确保组织迅速长入。应避免隧道出口的方向朝上。

4. 导管的体表定位

若定位准确,则有利于术中顺利插管,并保证导管末端位于膀胱(子宫)直肠窝的恰当位置;若定位过低,则可能导致插管过深引起疼痛或插管时遇到阻力无法顺利进行;若定位过高,则可能导致导管末端未进入真骨盆腔,大大增加导管移位的风险。若选择 Tenckhoff 直管,通常采用平卧位耻骨联合上缘向上 9～13 cm,左侧或右侧旁正中切口,需根据患者的腹壁脂肪厚度和腹腔前后径距离调整标记线的上下位置,从而保证从腹壁切口到子宫直肠陷窝底部的距离约 15 cm。具体定位方法:先确定耻骨联合上缘,再标记出腹正中线,向上 9～13 cm,正中线旁开 2 cm 左右,标记出切口位置。

5. 置管的术前准备

(1)患者评估:术前仔细评估患者的心功能,对于因严重心力衰竭而不能平卧的患者,可临时行血液透析,待患者能平卧后再行腹膜透析导管置入手术。评估患者是否存在对腹膜透析治疗有影响的疾病,如腹壁疝、脐疝等,应在疝修补手术后再行腹膜透析导管置入手术。

(2)出凝血功能检查:包括血小板、凝血酶原时间、凝血酶原时间国际标准化比值、活化部分凝血酶原时间、纤维蛋白原等。

（3）与患者及家属谈话，交代手术的过程及可能出现的并发症，争取患者的配合和家属的理解，并签署知情同意书。

（4）注意腹部皮肤（包括脐部）的清洁卫生，术前应备皮。

（5）根据体表定位方法，标记皮肤切口及导管出口位置。

（6）准备腹膜透析导管：通常根据患者的身高、腹腔容积大小选择不同规格的腹膜透析导管。儿童因腹腔容积较成人小，需选择腹内段比成人短的儿童腹膜透析导管。

（7）置入手术大多数在局部麻醉下进行，一般无须禁食，但部分患者由于自身原因或术中组织脏器受到不同程度的牵拉，可能会出现呕吐反应，有发生吸入性肺炎的风险，故术前应减少进食量。如采用全麻或硬膜外麻醉，术前需禁食 8 h。置管前嘱患者排尽大、小便，便秘者需口服泻剂或做灌肠等通便处理，有前列腺增生者需检查膀胱有无尿潴留，必要时保留导尿管。

（8）术前用药：术前 1 h 预防性使用抗生素，推荐第一代或第二代头孢菌素 1~2 g；若对头孢菌素过敏，可静脉滴注万古霉素 1 000 mg。对于紧张恐惧者，可于术前 30 min 肌内注射苯巴比妥钠 0.1~0.2 g 或哌替啶 50 mg 镇静。有高血压者应常规降压治疗。

6. 手术方法

1）解剖法置管　是目前使用最广泛的方法。维持性腹膜透析患者置管应首选此法，但要求操作者技术娴熟，有一定的外科手术基本功。

（1）按腹部手术常规消毒、铺巾，如估计患者有腹水，可连接吸引器。

（2）用 1% 利多卡因在皮肤切口处进行局部分层浸润麻醉。部分患者可根据病情选择硬膜外或全身麻醉。硬膜外麻醉或全身麻醉存在低血压、心律失常等并发症的发生风险，且需要麻醉科医师进行患者管理和有一定的设备需求，故不推荐腹膜透析导管置入术常规行硬膜外麻醉或全身麻醉。

（3）标记的皮肤切口处做长 3~5 cm 的皮肤切口，采用钝性与锐性分离相结合的方法，分离皮下脂肪并止血，直达腹直肌前鞘。

（4）在腹直肌前鞘做纵行小切口，剪开 2~4 cm；酌情再次局部麻醉，钝性分离腹直肌或经腹直肌旁到达腹直肌后鞘或腹膜。

（5）提起并切开腹直肌后鞘，暴露腹膜。用血管钳轻轻提起腹膜，在确认未钳夹肠管后，在腹膜上切开 0.5 cm 小孔，用血管钳夹住小孔边缘，在距切口边缘 0.5~1.0 cm 处行荷包缝合，暂时不结扎。荷包缝合时应确认未缝住肠管，针距约 0.5 cm。如患者腹膜菲薄，可连同腹直肌后鞘一起缝合。若患者原有大量腹水，应备吸引装置先进行吸引，但单次放腹水量不宜超过 1 000 ml，此时也可尝试先制作荷包再切开腹膜的方法。

（6）将腹膜透析导管置入生理盐水中浸泡，并轻轻捻压 2 个涤纶套，让盐水充分浸透。将已用生理盐水湿润的引导金属丝（通常为直径 1.5~2 mm 末端磨圆的钢丝）穿入腹膜透析导管内，导管末端应空出 2~3 cm 的距离。

（7）将内含导丝的腹膜透析导管腹内段弯曲成 135°的弧形，导管末端进入腹膜荷包口，顺腹壁向下滑行至膀胱底部，此时患者常诉有便意，表明导管末端已达膀胱直肠窝或子宫直肠窝，可缓慢拔出导丝。

（8）通畅试验：助手固定导管的深部涤纶套，以免导管脱出。如患者有腹水，可见腹水沿导管呈线状流出；如患者无腹水可向导管内注入 100~200 ml 生理盐水或腹透液，如流出的液体量大于注入液体量的 1/2 或引流液呈线状，可将荷包扎紧打结。可再次荷包缝合并在荷包扎紧后重复进行引流通畅试验。建议残留 100~200 ml 盐水或腹透液以避免网膜虹吸效应堵塞导管侧孔。

（9）确认导管周围无渗液后清洁伤口，间断缝合腹直肌前鞘，将深部涤纶套埋入腹直肌内。

（10）确定导管在皮肤的出口位置，使皮下涤纶套距出口 2~4 cm。沿皮下隧道做局部麻醉，以专用隧道针引导导管穿过皮下组织,自上而下呈弧形从皮肤引出,确保外涤纶套固定于皮下组织中,隧道出口方向朝向外下方,外涤纶套位置略高于深部涤纶套。连接腹膜透析外接短管,确认无渗血、渗液后,依次缝合皮下组织和皮肤。

2) 腹腔镜手术法　可以直视导管的位置,但需要特定的仪器,并在全麻下操作。此法简便、安全、创伤小、恢复快,但技术要求较高,需由专科医师实施。如联合高级辅助技术能够预防导管相关的机械并发症,如网膜切除/固定术、直肠子宫悬吊术、粘连松解术、腹部疝修补术等。近年来有学者采用膀胱镜进行腹膜透析导管置管术。

3) 经皮穿刺置管　可以在床旁、局部麻醉下进行,由于无法直接看到腹膜,有时难以使腹膜透析导管末端到达膀胱直肠窝或子宫直肠窝,联合超声或核素显像可以避开腹壁下动脉和肠管。

(二) 导管的护理

术后导管出口的护理非常重要,可预防感染并发症。

1. 早期护理

鼓励患者术后早期下床活动,保持大便通畅,以减少腹膜透析液引流不畅。术后导管应制动以利于导管出口处的愈合,减少渗漏、功能不良及导管相关感染的发生率。术后 12 h 可使用第一代或第二代头孢菌素 1~2 g。在出口完全愈合之前,应用透气性好的无菌纱布覆盖,通常待伤口拆线时再行清洁换药,但遇渗液、出汗较多、感染或卫生条件不良时,应加强换药。不建议使用透明封闭敷料。换药应由受过训练的专业人员严格按照无菌要求操作。如果没有渗出,则可术后 1 周换敷料;如出口有细菌生长,需频繁更换。

术后根据冲洗液颜色决定冲洗的次数和频率,冲洗的主要目的是防止纤维蛋白或血凝块阻塞导管,术后的冲洗有助于早期发现和干预导管失功和出口处感染。术后每周冲洗 1 次,每次 500~1000 ml。建议有血性引流液和/或接受腹腔镜置管术的患者在 24 h 内冲管,并且重复冲洗至血液清除,也可将肝素 1000 U/L 加入腹透液中冲洗。如出血停止可将冲洗延长至每周 1 次,直至开始腹透。若置管后长时间不用,可每 2~4 周冲洗 1 次。

术后 2 周内尽量不要洗澡,2 周后可淋浴,注意防止水进入隧道内,淋浴后更换敷料。避免强力牵拉导管,预防导管的拉出和扭曲。

2. 晚期护理

伤口愈合后的护理相对简单。进行出口处护理时应戴帽子和口罩,操作前常规洗手。保持导管出口处干燥。无论在伤口感染期或愈合期均不应行盆浴和游泳。淋浴时应注意保护出口处,淋浴完毕后出口处应及时清洗、消毒。导管及外接短管应紧密连接,避免脱落。外接短管使用 6 个月必须更换,如有破损或开关失灵时应立即更换。如果患者在家庭透析时出现导管或外接短管损伤或渗液,应嘱其终止透析,夹闭管路,并立即到腹膜透析中心就诊处理。

(三) 置管早期导管相关并发症

1. 出血

出血包括伤口血肿和血性引流液,主要为术中止血不彻底、患者有出血倾向或高血压所致。一般出血部位为腹前壁,如腹膜外或腹直肌内血管的损伤导致腹膜外仍有持续渗血,通过未缝扎紧的荷包口流向腹壁;如切除大网膜后,未予以充分肯定的缝扎或缝扎不紧,结扎线脱落亦可导致腹腔内出血。血性引流液的处理方法:采用未加温的腹膜透析液反复冲洗腹腔,可达到使腹腔内的血管收缩,同时可减少出血部位的出血;避免使用抗凝药物;在向腹腔内灌注腹透液后,用腹带加压包扎腹膜;经过上述处理后,仍为血性引流液,则应打开伤口找出出血部位加以止血。此外,女性患者在月经期内可以出现血性引流液,当月经干净以后引流液变清,其原因为月经血流经输卵管伞端排入腹腔所致。

2. 切口感染

切口感染这一并发症较少见,但一旦发生就有可能影响置管的质量,甚至退出腹透。致病菌主要为金黄色葡萄球菌及假单胞菌属。预防措施主要包括预防性应用抗生素;术中彻底止血;缝合紧密不留死腔;术后及时换药更换敷料。

3. 早期腹透液渗漏

置管后的 30 d 内发生的腹透液渗漏称为早期腹透液渗漏。通常与导管置入技术(腹正中切口)、腹透开始时间(过早开始透析)、腹透液交换容量过大和腹壁组织薄弱有关。发生腹透液渗漏的危险因素包括:肥胖、糖尿病、年龄>60 岁、多产妇、长期应用类固醇类药物、多次置管等。表现为导管周围渗漏,前腹壁局限性水肿及引流量少,葡萄糖试纸阳性提出渗出液为高浓度葡萄糖的透析液即可确诊。出现早期渗漏增加隧道感染和腹膜炎的危险性,常需要预防性使用抗生素,可暂停 CAPD,改小剂量卧位间歇性腹膜透析(intermittent peritoneal dialysis,IPD)或夜间间歇性腹膜透析(nocturnal intermittent peritoneal dialysis,NIPD),如渗漏较多,可停止腹膜透析 2 周,改作血液透析,大多数渗漏可得到解决。难治性渗漏少见,一旦发生,需进行 CT 扫描明确渗漏部位,并进行必要的手术修复,必要时需重新置管。

4. 腹痛

腹痛可表现为局限性或弥漫性腹痛。置管后出现切口周围疼痛,可用镇静剂控制。有 3%～4% 的患者可出现会阴部及肛周部位的疼痛,尤其在灌入腹膜透析液和引流腹膜透析液即将结束时更为明显,这主要是因为置管时导管腹内末端刺激该部位的腹膜,引流透析液时大网膜包裹导管所致,一般于透析后 1 个月自动消失。处理方法:将灌入液体和引流液体的速度减慢,可减少这种疼痛;如果疼痛严重并持续时间较长,应将导管腹内段向外拔出 1 cm 左右,这种疼痛即可缓解或消失。透析液温度过高或过低可引起弥漫性腹痛,因此最好将透析液的温度控制在 37℃ 左右。个别患者可能因腹膜透析液偏酸性而导致透析液灌入时的疼痛,可加入碳酸氢盐(5～25 mmol/L)提高透析液的 pH 值。

5. 腹膜透析液引流障碍

腹膜透析液引流障碍在慢性维持性腹膜透析中较为少见,以置管后 2 周内为常见,可表现为单向或双向阻塞。单向阻塞最为常见,主要表现为透析液灌入腹腔通畅,透析液流出量小于流入量。双向阻塞表现为腹膜透析液灌入或引流均不通畅。原因有导管位置不当,如导管末端不在腹腔最低位,极个别导管在腹膜外间隙;既往腹腔内手术和腹膜炎减少了有效透析面积,超滤减少;蛋白凝块、纤维块、血凝块阻塞导管;大网膜阻塞导管;女性患者输卵管伞包裹导管;患者便秘或膀胱充盈;导管打折等。腹部立位片有助于识别粪便填充的直肠乙状结肠、尖端移位或导管打折,若诊断困难可行 CT 检查。便秘的患者可口服缓泻剂治疗,尿潴留引起的膀胱充盈需导尿处理。导管打折常发生在腹直肌和隧道内,提示置管手术失败,腹部侧位平片/CT 检查可以确诊,一旦发生需要手术更换导管。当排除了便秘、尿潴留及导管打折后,引流障碍仍持续存在时需考虑纤维块、血凝块阻塞导管,可用组织纤溶酶原激活物(t‐PA)进行纤溶。在 X 线造影下可使用导丝、铝棒和中空金属杆解决导管尖端移位以及管腔内外阻塞,鹅颈管或延长管不建议采用 X 线造影下处理。腹腔镜抢救可以在直视下明确导致引流障碍的病因并进行针对性处理,术中可采取各种网膜/组织切除术、松解术、悬吊术处理管腔外包裹,也可从腔镜开孔处将导管尖端拉出体外并剥离管腔内纤维蛋白鞘。换管是处理引流障碍最少采用的方法,因为换的新管仍有可能出现任何导管并发症,但如果 X 线造影下操作失败、不能行腹腔镜操作等情况时,换管可能是解决引流障碍的唯一办法。

6. 腹腔脏器损伤及穿孔

该并发症极少见。置管操作过程中可能损伤大肠、小肠、肠系膜动脉、腹主动脉、膀胱及其他腹腔脏器。预防性措施包括：术中操作时动作应轻柔；避免任何粗暴的动作；术前应嘱患者排空膀胱并证实膀胱是否充盈；采用经皮穿刺置管时，切记先向腹腔内灌注一定量的腹膜透析液，并最好在超声或核素显像引导下进行。

7. 肠梗阻

腹膜透析在导管植入后可发生不完全性肠梗阻，一般在置管后 24～36 h 内发生。

8. 腹透导管腹内段断裂

此并发症极少见，不会引起任何症状和不适。腹腔镜检查发现导管游离在腹腔内，没有腹膜炎症反应。对危重患者来说，腹腔镜手术比导管遗留在腹腔内更危险。

(四) 置管晚期导管相关并发症

1. 皮肤隧道口及隧道感染

隧道是指腹膜透析导管从腹膜外经肌肉、皮下组织至皮肤出口处的通道。对双涤纶套导管而言，隧道即指两涤纶套之间的距离。正常的皮肤隧道口应清洁、干燥、无痛及无炎症。皮肤隧道口感染一般表现为：皮肤硬结、红肿、皮肤出口处溢脓及高度增生的肉芽组织形成。皮肤隧道口结痂并不意味着感染，没有炎症但细菌培养阳性也不等于感染。皮肤隧道口及隧道感染通常被认为是腹膜透析的严重并发症。这种并发症在 CAPD 过程中的任何时候都可以发生，有时呈慢性反复发作，可导致反复发作的腹膜炎、置管失败及住院时间延长。随着腹膜透析体外连接系统的不断改善，腹膜炎的发生率已有明显降低，皮肤隧道口及隧道感染已成为腹膜透析的主要并发症，是导致腹膜透析患者死亡的主要因素之一，亦是拔除导管的常见原因。

2. 皮下涤纶套脱出

(1) 涤纶套脱出的原因：①置管时，皮下涤纶套距离皮肤出口较近，如果<1 cm，则脱出的机会较多；②采用非鹅颈导管时，导管隧道段为直行，由于硅胶的弹性作用使导管逐渐恢复原状而产生的一种向外弹性作用，将外涤纶套推出皮肤隧道口；③在更换腹膜透析液时操作粗暴，过于向外牵拉导管；④皮肤隧道口感染。

(2) 涤纶套脱出处理：一般涤纶套脱出后常常合并该处的感染，常需全身使用抗生素，必要时去除涤纶套，由双涤纶套导管改为单涤纶套导管。

3. 晚期管周渗漏

腹膜透析开始 30 d 以后出现的腹膜透析液管周渗漏称为晚期管周渗漏。腹膜透析液皮下渗漏可发生于任何时期，早期常因引流量减少而误诊为超滤失败。剧烈活动可导致早期或晚期管周渗漏。腹壁薄弱、肥胖、类固醇激素、腹内压增加、交换容积增加都可加重活动导致的管周渗漏。当渗漏部位不明时，可注入 2 L 含同位素的腹膜透析液，或注入 2 L 含对比剂(加 7.6% 的泛影葡胺 100 ml)的透析液，让患者站立、行走、收腹、咳嗽及弯腰等，至少 30 min，以增加腹压，然后行同位素扫描或 CT 检查，可探明渗漏的部位。暂停腹膜透析或改为卧位低容量交换性腹膜透析并在活动期间保持干腹有助于渗漏的恢复，上肢限重 7～10 kg 可有效预防管周渗漏。保守治疗无效的，需手术治疗。

六 腹膜透析处方的制订及调整

腹膜透析的模式及剂量应强调个体化。个体化腹膜透析处方的制订和调整有助于充分透析，提高患者生存率和生活质量。

(一) 初始处方的制订

开始腹膜透析时，应首先制订初始透析处方。透析后 2～4 周进行初次腹膜平衡试验，同时进行透析充分性评估，根据评估结果调整透析处方，直至达到治疗目标。

1. 初始透析处方的制订依据

制订初始透析处方主要依据患者的临床状态、体表面积及残余肾功能。

(1)临床状态：根据患者的意愿和生活方式确定透析模式(CAPD 或 APD)，然后根据患者容量状态决定透析液的葡萄糖浓度。一般先从 1.5%葡萄糖腹膜透析液开始，但是在透析初始处方制订后，需密切观察患者腹膜透析超滤量与容量状态的变化，如果容量超负荷不能通过其他方法纠正，可以适当提高腹膜透析液的葡萄糖浓度。

(2)体表面积与残余肾功能：①体表面积(body surface area，BSA)与许多透析指标密切相关，一般来说 BSA 大的患者需要较大的透析剂量。计算公式：中国成年男性 BSA＝0.006 07H＋0.012 7W－0.069 8；中国成年女性 BSA＝0.005 86H＋0.012 6W－0.046 1[H：身高(cm)，W：体重(kg)]。②残余肾功能(residual renal function，RRF)：对于终末期肾衰竭患者，残余肾功能不仅维持患者体内体液平衡的稳定，而且在清除机体代谢产物方面起重要辅助作用。残余肾功能较好的患者可考虑从较低的透析剂量开始，或者适当缩短透析液的留腹时间。在随访中必须加强残余肾功能的监测，及时调整透析处方。

2. 初始透析处方的制订内容

透析处方的必备因素包括透析模式、透析液的葡萄糖浓度、每次交换量、交换次数、留腹时间及 24 h 透析液总量等。

1)透析模式

(1)持续不卧床腹膜透析(CAPD)：适用于绝大多数患者，推荐应用。常规的 CAPD 方案是每个透析周期灌入适宜渗透浓度的透析液 1.5～2 L，留置一定时间(一般白天 4～5 h，夜间 10～12 h)，然后完全引流透析液，再开始下一个腹膜透析周期。每天交换透析液 3～5 次，每周透析 7 d。例如，每天更换透析液的时间一般可安排在早上 7:00—8:00，中午 12:00—13:00，下午 16:00—17:00，晚上 20:00或睡觉前，具体时间可灵活调整以适应患者的生活方式。白天，患者只在更换透析液的短暂时间内不能自由活动，而其他时间患者可自由活动或从事日常工作，24 h 内患者腹腔内均留置透析液与血液进行溶质交换。

(2)间歇性腹膜透析(IPD)：仅适用于部分残余肾功能较好的患者、腹膜透析置管术后早期开始透析的患者以及腹膜高转运超滤效果差的患者。标准 IPD 方案是每个透析周期灌入 1～2 L 透析液，留置 30～60 min 后引流，每个透析日透析 8～10 h，每周透析 4～5 个透析日。一般夜间及透析间歇期患者腹腔内不留置透析液。

(3)自动腹膜透析(APD)：适用于要求不影响日间正常生活、提供全自动治疗的患者、少年儿童、超滤效果差需要辅助腹膜透析操作的患者以及需要大剂量透析的患者。APD 是通过使用自动化装置将一定容量的透析液灌入腹腔，于腹腔停留后，再自动引出。新一代的 APD 机已经在一定程度上实现了远程患者管理(remote patient monitoring，RPM)功能。RPM 通常由云端服务器、APD 机、医护终端组成，为便于医护互动，获取和集成更完整信息，RPM 系统也可以增加患者端应用软件和其他可自动上传健康信息的外围设备，比如血压计、体重秤等。这种新型 APD 机不仅可以获得患者居家腹膜透析治疗的信息，还可以整合更多健康信息，成为先进的 RPM 核心设备。

自动腹膜透析循环装置用于间歇性腹膜透析(IPD)、夜间间歇性腹膜透析(NIPD)、持续性循环腹膜透析(CCPD)及潮式腹膜透析(TPD)。另外，一些 CAPD 患者可能通过夜间交换装置进行一次或多次夜间交换。①CCPD：APD 的主要形式。是患者夜间 APD 治疗、日间透析液持续留腹的 APD 治疗模式，适用于 NIPD 以及大剂量 CAPD 不能达到充分透析的患者。夜间腹透 4～5 个循环，一般为 9～10 h，将最末次腹透液(≥500 ml)灌入腹腔后关闭 APD 机并脱离。白天透析液留腹 14～16 h。患者日间可自由活动,夜间再开始下一次 APD 治疗。②NIPD:夜间进行的一种间歇性腹膜透析,是 APD 的常用治疗模式。夜间腹透 4～5 个循环,一般为 9～10 h,白天干腹。主要应用于残肾功能较好、腹膜高转运或高平均转运的患者。③TPD:透析开始时向患者腹腔灌入一定容量的透析液后,每次循环只引流出腹腔内部分透析液,并用新鲜透析液替换,这样使得腹腔内腹膜组织始终与大部分透析液接触,直到透析治疗结束后再将腹腔内所有的液体尽可能引流出来。又可分为夜间潮式腹膜透析(nocturnal tidal peritoneal dialysis,NTPD)和持续性潮式腹膜透析(continuous tidal peritoneal dialysis,CTPD)。尤其适用于腹膜高转运患者、AKI、紧急腹膜透析患者、引出腹透液时伴疼痛的患者。

2)透析剂量　包括 24 h 透析液总量和每次交换量。目前多数 CAPD 透析剂量为每天 6～10 L。根据透析液的规格,一般 CAPD 每次交换量为 2 L。

3)交换次数及留腹时间　交换次数以及透析液留腹时间是根据透析模式、残余肾功能以及超滤量来决定。CAPD 治疗方案中,一般白天交换 3～5 次,每次留腹时间为 4～6 h;夜间交换 1 次,每次留腹时间为 10～12 h。

4)葡萄糖浓度　目前常用的透析液葡萄糖浓度为 1.5%、2.5% 和 4.25% 三种,其作用为调节透析液的渗透压。透析液含葡萄糖浓度越高,保持超滤的时间越长。应尽量采用低浓度葡萄糖腹膜透析液。

(二) 腹膜透析处方的调整

1. 透析处方调整的目标

腹膜透析处方调整的目标是实现最佳的溶质清除和液体平衡。既往 ISPD(International Society for Peritoneal Dialysis)指南要求肾脏和腹膜的小分子溶质清除率目标值是每周 $Kt/V \geqslant 1.7$,但在 2020 年新版指南当中提出透析剂量应以"目标为指导",这要与腹透患者及照护团队进行讨论,目标包括允许腹膜透析患者达到其生活目标以及促进透析团队提供高质量的透析照护。保持液体平衡对改善患者预后至关重要。当目标未达到时,必须监测容量负荷、尿毒症症状和营养不良情况,同时考虑适当调整腹膜透析处方。

2. 透析处方调整的依据

1)腹膜转运特性

(1)腹膜平衡试验(peritoneal equilibration test,PET)动态观察:基本原理是在一定条件下测得腹膜透析液中与血液中肌酐和葡萄糖浓度的比值来确定腹膜的溶质转运特性。腹膜的转运特性可分为四类:①高转运(high transport,H);②高平均转运(high average transport,HA);③低平均转运(low average transport,LA);④低转运(low transport,L)。腹膜透析开始后 2～4 周须进行 PET,此后每 6 个月重复 PET。必须在稳定的腹膜透析状态下进行 PET,如有腹膜炎或肺部感染,应在控制后至少 4 周进行。在出现不能解释的超滤量下降、持续容量超负荷或血压上升;尽管限制水钠摄入,仍需增加高糖透析液以增加超滤;以及在当前处方下出现尿毒症症状时,可考虑检测 Kt/V 并重复 PET。

(2)根据腹膜转运特性调整透析处方:高转运患者应缩短透析液留腹时间或采用 APD;平均转运患者适合 CAPD 以及 APD;低转运患者需适当增加透析剂量或者较大剂量的 APD 治疗。动态观察 PET,有助于及时调整透析处方,实现透析充分性。

2)残余肾功能　监测和保护腹膜透析患者的残余肾功能十分重要。研究证据表明残余肾功能与生存率相关。定期评估残余肾功能,及时了解肾脏对溶质和水分的清除状况,有助于保持体液容量正常及清除中小分子物质。有助于调整透析处方,提高患者生活质量,延长生命,使患者达到充分透析。

（1）残余肾功能下降的主要原因：原发病、肾毒性药物、容量状态不稳定、感染、高血压以及过多应用高渗透析液。

（2）残余肾功能下降时透析处方的调整：在给予初始的经验性治疗后，必须密切观察肾脏在水分清除和溶质清除方面的下降情况，及时评估透析充分性，逐步增加透析剂量和透析次数，以弥补残余肾功能的下降。一般在有残余肾功能的情况下，应定期监测残余肾清除率。

3）腹膜透析剂量　透析剂量包括 24 h 总灌注量和每次交换的灌注量。根据 PET 结果，再结合残余肾功能，及时调整透析剂量。

4）临床状态与处方调整　腹膜透析处方的调整与腹膜透析充分性密切相关，但是透析充分性的临床评估可能与溶质清除指标不完全一致。

如果患者临床没有尿毒症的症状和体征，自我感觉及营养状况良好，无高血压和贫血，无明显代谢性酸中毒和电解质紊乱的表现，而且溶质清除达到目标值，那么该患者就处于透析充分的状态，透析处方的制订是合理的。

如果患者的临床各项指标评估良好，但溶质清除未达到目标值，那么应该密切监测患者的尿毒症临床症状及相关检查结果，包括营养、贫血、电解质等，必要时增加透析剂量，以达到溶质清除目标。

如果患者临床出现了恶心、呕吐等尿毒症的症状和体征，而透析剂量已达到目标值，在排除了治疗的依从性、检查方法的准确性、炎症状态、器质性疾病等相关因素后，可以考虑调整透析处方，增加患者的腹膜透析剂量。

3. 透析处方的调整方法

1）透析处方的调整与溶质清除

（1）CAPD：患者需要增加溶质清除率时，可考虑以下方法。①增加每次交换的腹膜透析液剂量；②增加每次交换的留腹时间；③增加腹膜透析液交换次数；④增加腹膜透析超滤量。

（2）APD：患者需要增加溶质清除率时，可考虑以下方法。①增加每次夜间交换的腹膜透析液剂量；②增加每次夜间交换的留腹时间；③增加日间换液次数及留腹剂量；④增加腹膜透析超滤量。

（3）将标准的 CAPD 转换为大剂量的 APD 治疗，也可能增加溶质清除率。

2）透析处方的调整与水分清除　保持充分的容量平衡十分重要。腹膜透析患者容量控制方法如下：限制水盐摄入、保护残余肾功能，有尿患者可适量应用襻利尿剂等。增加腹膜透析水分清除的步骤与方法如下。

（1）评估导管功能：排除导管机械性原因导致的超滤功能下降，如导管堵塞、移位、扭曲等。

（2）评价超滤量及 PET：如使用 4.25% 葡萄糖透析液留腹 4 h 后超滤量低于 400 ml 可诊断为超滤衰竭。

（3）缩短腹膜透析液的留腹时间：缩短透析液留腹时间可以增加超滤量，但在缩短留腹时间的过程中需兼顾溶质清除的充分性，许多溶质特别是中分子溶质的清除与腹膜透析液的留腹时间呈正比。

（4）增加腹膜透析交换次数。

第二节　终末期糖尿病肾病的腹膜透析治疗

腹膜透析的优势

与血液透析相比，腹膜透析为一个连续性过程，液体和溶质交换呈持续缓慢进行，故透析时血流动力学稳定,透析过程中较少出现低血压;由于不增加心脏负荷及应激,可较好控制细胞外液容量和高血压,因此腹膜透析尤其适合于与容量有关的高血压和心力衰竭患者。腹膜透析无须建立血管通路,对糖尿病患者的血管条件要求不高;无须抗凝,可有效避免糖尿病性视网膜病变眼底出血;中分子物质的清除增加,有助于预防和最大限度减少糖尿病性神经病变并发症;缓慢持续超滤,机体波动起伏不至于过大,有利于保护残余肾功能,由于残余肾功能的存在,更有利于大分子代谢物质的清除;对贫血及神经病变的改善优于血液透析,透析骨病较血液透析轻。此外,腹膜透析还有无须到透析中心、生活较为方便自由,也减少了感染其他疾病(乙型肝炎、丙型肝炎等)的机会等优点。但腹膜透析对于终末期糖尿病肾病患者而言也有其不足之处,如一些伴有视网膜病变和神经病变的患者居家操作有一定困难,需他人帮助进行腹膜透析;此外,葡萄糖透析液可能加重某些患者的糖代谢和脂质代谢紊乱等。

二 腹膜透析开始的时机

糖尿病是涉及多个系统的全身性病变,当出现糖尿病肾病时,其他器官也同样受到严重的损害,如动脉硬化、心力衰竭、视网膜病变和神经病变等,所以在开始肾脏替代治疗时必须考虑到糖尿病肾病患者的独特性。关于糖尿病肾病的透析时机,目前尚无严格的标准。有学者提出对于 eGFR 低于 $30\,\mathrm{ml/(min \cdot 1.73\,m^2)}$ 的糖尿病肾病患者,如出现药物治疗难以控制或纠正的高血压、顽固性水肿、心力衰竭等表现,以及严重贫血、消化道中毒症状等,或存在蛋白质能量消耗、严重代谢紊乱,应及时进行透析治疗。若无上述症状和体征,不能仅根据肾功能水平开始透析。有研究发现虽然透析能改善 ESRD 患者的症状,但早期透析可能增加死亡风险,应尽量避免早期透析。终末期糖尿病肾病老年患者早期透析的风险增加,特别是肺部感染与早期透析相关。

三 腹膜透析方案

1. 腹膜透析液

使用葡萄糖腹膜透析液治疗后可引起高血糖等代谢紊乱;制备过程所需的低 pH 值环境可引起腹膜慢性炎症,损伤腹膜;葡萄糖被吸收后,可在体内产生晚期糖基化终末产物(AGE),AGE 可以与多种细胞(如血管平滑肌细胞、内皮细胞等)上的特殊受体结合,导致血管壁增厚,诱发组织缺血及其他功能障碍。

艾考糊精透析液和氨基酸透析液可用于糖尿病肾病患者。前者以多聚糖为渗透剂,具有渗透压维持时间长、超滤效能高、AGE 形成少的特点,特别适用于终末期糖尿病肾病患者。

氨基酸透析液不含葡萄糖,渗透压与 2.5% 葡萄糖透析液相近($365\,\mathrm{mOsm/L}$ *vs* $396\,\mathrm{mOsm/L}$)。不仅可产生超滤作用,还可直接补充人体所缺乏的营养物质(每袋 2 L 可提供 22 g 氨基酸),适用于糖尿病腹膜透析患者,尤其是合并营养不良者。

2. 透析模式和透析剂量

糖尿病患者腹膜透析方案和透析剂量的选择应根据腹膜转运特性而定,目前没有强有力的证据表明糖尿病与非糖尿病的终末期肾病(ESRD)患者腹膜转运功能有明显区别。

四 生活管理

改变生活方式在糖尿病及其并发症的预防和治疗中均起到重要作用。生活管理包括运动管理以及蛋白质、脂肪、碳水化合物、钠盐和维生素等营养物质的摄入管理等。

1. 运动

规律运动训练可以改善 CKD 患者的机体功能、肌肉强度和健康相关生活质量,减轻机体炎症状态,降低心血管疾病风险。腹膜透析患者运动前应进行运动康复评估。2019年《我国成人慢性肾脏病患者运动康复的专家共识》指出,腹膜透析患者如有下列情况应禁止运动训练:①严重血压异常:血压过高(如血压>180/110 mmHg)或过低(<90/60 mmHg);②心肺疾病:心律失常、不稳定性心绞痛、瓣膜狭窄、严重的心力衰竭、肥厚性心肌病、主动脉夹层以及未控制的肺动脉高压(肺动脉平均压>55 mmHg)等;③深静脉血栓的症状:如小腿异常水肿、发红和疼痛;④其他:急性全身炎症性疾病、严重水肿以及骨关节病等不能配合运动的情况。透析患者运动处方的制订应该基于其生理功能测定以及日常活动能力状况制订个体化处方。在此基础上,糖尿病肾病患者可对运动类型、时间、强度和频率进行调整。运动类型包括有氧运动、抗阻运动以及灵活性训练。常见的有氧运动项目有步行、慢跑、骑自行车、游泳、跳健身舞等。常见的抗阻运动项目则包括仰卧起坐、俯卧撑、抬举哑铃、拉伸拉力器等。灵活性训练(如太极拳、广场舞)在运动训练的准备阶段和结束阶段进行,多与有氧运动训练相结合。建议根据腹膜透析液存腹量的不同,选择适合的运动训练方式;不建议腹膜透析患者选择游泳,因为即使严格的防水保护也有可能增加腹膜透析导管相关感染甚至是腹膜炎的风险。每次运动的目标时间为30～60 min,可根据腹透患者的个体状况进行调整。透析患者病情较复杂、临床合并症多,建议从低强度运动训练开始,逐渐达到中等强度的运动水平。由于药物、液体负荷等因素对心率的影响,不推荐根据最大心率[(220－年龄)×(60%～75%)]来评估运动强度。Borg主观疲劳感觉评定(ratings of perceived exertion,RPE)11～13分是目前公认适合透析患者运动时的强度。使用胰岛素的透析患者在运动前后都需监测血糖,并能够及时处理症状性的低血糖反应。

2. 营养评估

营养筛查和评估是营养管理的第一步。2020年《KDOQI指南》推荐在透析患者中,应该至少半年进行一次常规的营养筛查,以识别有蛋白质能量消耗(protein-energy wasting,PEW)风险的患者,由于筛查工具的证据极为有限,建议在筛查PEW风险的患者时,使用一种效果好也更容易实施的营养干预。指南建议至少在开始透析后的90 d内、每年(或者营养筛查即转诊时)由注册营养师或同等水平的人员进行全面的营养评估,内容包括但不限于食欲、饮食摄入量史、体质量和体质指数(BMI)、生化数据、人体测量和与营养相关的体检结果等等。对于腹膜透析患者,使用7分全面主观评估(subjective global assessment,SGA)作为评估营养状况的有效并可靠工具。7分SGA为7分制,其中1～2分代表严重营养不良,3～5分代表中度营养不良,6～7分代表营养良好。

可以通过膳食调查评估透析患者的能量和蛋白质摄入,同时还要评估其他可能影响饮食摄入的因素,比如药物使用、知识、信念、态度、获取食物途径、抑郁、认知状态等等。优先推荐使用3天食物记录作为评估膳食摄入量的方法。

人体测量指标包括身高、体质量、人体成分和握力,是评估营养状况的重要组成部分。糖尿病肾病的腹膜透析患者定期测量体质量和BMI,并根据需要检查体质量/BMI和身体成分的变化,每个月至少1次。对于腹透患者而言,体质量不足状态可以作为较高死亡率的预测指标。但是仅用BMI不能诊断腹透患PEW,除非其BMI非常低。建议使用双能X线吸收法(dualenergy X-ray absorptiometry,DXA)测量腹膜透析患者人体成分,尤其是在瘦体重质量评估时,目前没有足够的证据推荐使用生物电阻抗分析。在没有水肿的情况下,也可以使用皮褶厚度测定评估体脂,用腰围来评估腹型肥胖。

另外,实验室指标如血清白蛋白、前白蛋白和标准化蛋白分解代谢率(nPCR)等都是透析患者营养评估的重要工具。

3. 蛋白质摄入

全面评估患者营养状态后给予个体化建议。2020年KDOQI推荐合并糖尿病的腹膜透析患者摄

入蛋白质为 $1.0\sim1.2\,g/(kg\cdot d)$,而非糖尿病的腹膜透析患者摄入蛋白质为 $1.2\sim1.3\,g/(kg\cdot d)$;2017 年我国颁发的《慢性肾脏病患者膳食指导》推荐腹膜透析患者摄入蛋白质为 $1.0\sim1.2\,g/(kg\cdot d)$。摄入的蛋白质应以从家禽、鱼、大豆及植物蛋白等获得的生物学效价高的优质蛋白质为主,推荐患者在低蛋白饮食基础上加入必需氨基酸或不含氮的蛋白质前体物质如 α-酮酸,以维持或改善透析患者的营养状况。

4. 碳水化合物与热能

各指南推荐的热量不尽相同,但多集中在 $35\,kcal/(kg\cdot d)$ 左右。腹膜透析合并糖尿病患者在碳水化合物比例增加的同时,应注意选择低血糖指数食物,尤其是一些低血糖指数的低蛋白主食,比如粉条、藕粉等等。

5. 营养补充剂

PEW 在腹透患者中常见,并与发病率、死亡率的增加相关。对于不能通过饮食咨询获得足够能量和蛋白质来满足营养需要的患者可进行肠内、肠外营养。虽然氨基酸透析液可以改善和维持营养状况,但是仍然不建议常规使用氨基酸透析液替代传统的葡萄糖透析液。长链 Ω-3 多不饱和脂肪酸(LC n-3 PUFA)包括二十碳五烯酸(EPA)、二十二碳五烯酸和二十二碳六烯酸(DHA),这些主要来自饮食,如鱼油或亚油酸,后者来自亚麻籽或某些其他植物油,腹膜透析患者服用后可改善血脂谱。

6. 钠

高盐摄入可增加心脑血管疾病和全因死亡的风险,因此糖尿病肾病的腹膜透析患者应该限制每日氯化钠摄入量 $<5.0\,g$,但应注意进行个体化调整,同时需要适当限制水的摄入。

7. 微量营养素

微量营养素对新陈代谢功能影响巨大,因此应该保持充足的摄入。但是对于慢性病患者而言,特别是 CKD 患者,还缺乏推荐的参考值范围。所以,在摄入微量营养素充分且均衡的情况下,不建议额外常规补充。仅在有进食量持续不足或饮食不均衡,出现缺乏的风险或者临床症状时,才需要进行有针对性的补充。

五 血糖控制

1. 血糖控制的必要性

由于目前常用的腹膜透析液本身含有大量葡萄糖,约 $60\%\sim80\%$ 葡萄糖被腹膜吸收,因此腹膜透析患者每天要额外增加 $100\sim300\,g$ 的葡萄糖负荷量,使得腹膜透析治疗期间血糖波动较大,加之患者体型、饮食结构、运动量、使用透析液浓度及基础血糖值的不同,使得血糖控制更为困难。控制血糖是降低 ESRD 患者心血管事件发病率和病死率的一个重要措施。良好的血糖控制可以减少糖尿病血管和神经并发症的出现,这对于控制糖尿病症状、预防和延缓并发症的发生和发展具有重要意义。

2. 血糖控制的目标

进行腹膜透析治疗的糖尿病患者控制血糖的目标为:在整个腹膜透析换液过程中维持正常的血糖水平,控制餐后血糖,避免清晨低血糖。糖化血红蛋白(HbA1c)水平的测量是评估长期血糖控制的标准方法,可评估 3 个月血糖的平均水平。但需要注意的是,铁缺乏、维生素 B12 缺乏、慢性肾功能不全、红细胞生成素减少、慢性肝病等情况可能会影响 HbA1c 结果的真实性。糖化白蛋白已被提议作为监测患有 CKD 的糖尿病患者血糖控制的方法;它反映的血糖持续时间比 HbA1c 短,为 $2\sim4$ 周;它与维持性血液透析患者的全因死亡率和心血管死亡率有关;然而,它受到 CKD 患者常见的低白蛋白血症的限制。支持在 CKD 中使用糖化白蛋白作为血糖控制指标的数据有限。在推荐使用之前,需要进行更大规模的研究来评估其在该人群中的使用。持续血糖监测(CGM)可提供不受 CKD 或血液透析影响的血糖的有用信息。对于 HbA1c 不可靠的患者,例如透析患者,CGM 测量可用于计算平均血糖值,然后可以用 HbA1c(%)为单位表示。这被称为血糖管理指标(glucose management indicator, GMI)。

2021 年美国糖尿病协会(ADA)标准将无严重低血糖的非妊娠成年患者的血糖控制目标分为两部分:①建议 HbA1c<7%;②若使用 GMI 评估血糖管理,则与 HbA1c 目标对应的推荐控制目标为葡萄糖在目标范围内时间(time in range, TIR)>70%且葡萄糖低于目标范围时间(time below range, TBR)<4%。我国的指南和专家共识建议,对糖尿病肾病患者 HbA1c 目标值进行分层管理。对于透析人群出现低血糖风险、预期寿命较短、合并心血管疾病、已存在微血管并发症等危险因素任意一条时,HbA1c 控制在≤8.5%;如果不伴有上述危险因素,病程≥10 年,HbA1c 控制在≤8.0%;病程<10 年,HbA1c 控制在≤7.5%。

3. 口服降糖药

口服降糖药物(oral antidiabetic drug, OAD)在透析患者的应用,其安全性和有效性相关的研究甚少。原则上建议患者采用胰岛素治疗,若患者拒绝使用胰岛素,则尽可能选择不经肾脏排泄的 OAD,以避免增加低血糖风险,并从小剂量开始,逐渐增加剂量,同时注意观察患者的降糖疗效和不良反应,确保随机血糖>5.0 mmol/L。OAD 目前包括双胍类、磺脲类、格列奈类、磺脲类、α-糖苷酶抑制剂、噻唑烷二酮、DPP-4 抑制剂、GLP-1 受体激动剂和 SGLT2 抑制剂。二甲双胍主要以原形从肾小管排泄,因此肾功能不全时,可能导致体内的蓄积,引起乳酸酸中毒,不建议在透析人群使用。磺脲类药物包括格列美脲、格列齐特、格列吡嗪、格列喹酮等,大部分经尿排泄,无尿者其半衰期明显延长,故在透析人群不应使用这类药物。格列奈类药物为非磺脲类的促胰岛素分泌药物。瑞格列奈(诺和龙)其代谢产物仅少部分经肾排泄,诺和诺德(NovoNordisk)公司药物说明书显示,瑞格列奈在应用于 CKD 4~5 期患者时建议减少剂量以降低发生低血糖的风险。那格列奈在肾功能不全的糖尿病患者中的生物利用度和半衰期与健康人比较差别不大,因此认为在重度肾功能不全的患者中无须减量。α-糖苷酶抑制剂包括阿卡波糖和伏格列波糖等。α-糖苷酶抑制剂及其代谢产物的血药浓度随着肾功能的下降会显著增加,因此不建议透析患者使用。噻唑烷二酮类药物包括罗格列酮、吡格列酮等。有研究表明,噻唑烷二酮类药物罗格列酮可改善腹膜透析患者的胰岛素敏感性,可作为常规用药并无须调整剂量,但其可能导致 ESRD 患者水肿,老年患者甚至出现充血性心力衰竭、肝功能损害等,因此临床用药时需监测其不良反应。胰高血糖素肽 1(GLP-1)类似物由肾脏蛋白水解代谢,并由尿液排泄,因此透析患者不推荐使用。DPP-4 抑制剂包括西格列汀、利格列汀、沙格列汀和阿格列汀等,通过减少体内 GLP-1 的分解、增加 GLP-1 浓度发挥降血糖作用。除利格列汀主要通过肠肝循环排泄以外,其他主要由肾脏排泄,因此透析患者使用时除利格列汀外均需减少剂量使用。SLGT2 抑制剂是一类新型口服降糖药物,与传统降糖药物不同的是,SLGT2 抑制剂可作用于肾小管,促进尿糖排泄从而降低血糖。因此,其降糖作用随肾功能减退而下降,在透析甚至无尿的患者不建议使用。

4. 胰岛素的应用

由于肾功能不全患者经肾脏代谢的 OAD 药代动力学发生了改变,OAD 的应用受到了明显限制。对于进展至 ESRD 的糖尿病肾病患者,原则上建议用胰岛素控制血糖。胰岛素对腹膜透析患者的作用,一方面是与患者每日饮食中的碳水化合物相对抗,另一方面是与腹液中的碳水化合物相对抗,因为腹膜透析采用葡萄糖透析液,长期透析可导致体内糖、脂肪代谢紊乱。透析液留腹 4~6 h 后,50%~80%葡萄糖被吸收入血。透析液的吸收会引起血糖波动,建议尽可能将换液时间紧邻进餐之前,遵循胰岛素注射-换液-进餐的顺序进行。

通常 CAPD 患者由于透析液仅在腹腔停留 4 h 以内,故仅适合于使用短效胰岛素。夜间间歇性腹膜透析(NIPD)治疗主要在晚间治疗,每次治疗循环4~8次,需持续8~10h,白天基本空腹,故适合选用长效胰岛素,每天胰岛素总量分2次,白天小剂量,夜间大剂量。因为这些患者胰岛素半衰期已经延长(肾脏对胰岛素的清除减少)。

胰岛素的给药途径包括:皮下注射、腹腔内给药及两者结合。皮下注射的优点是简单、方便,减少腹腔感染的机会。但受注射部位及浓度等因素的影响,胰岛素的吸收量并不稳定,血糖波动较大,常发生低血糖反应。有多种腹腔内的胰岛素给药方法可供选择,但通常是通过加药口将胰岛素加入腹膜透析液袋中,然后用加入胰岛素的透析液进行换液。腹腔给药的优点在于其过程比较接近于胰岛素释放的生理模式(胰腺分泌的胰岛素首先进入门脉循环),腹膜可缓慢吸收胰岛素,经门静脉进入体循环。但腹腔给药增加了腹腔感染的机会,而且透析液、透析袋及管路会稀释或吸附胰岛素,影响疗效,患者常常需要增加胰岛素的用量(常为皮下注射胰岛素用量的2~3倍)。为了避免低血糖还是从原皮下注射的总剂量开始调整。腹腔内胰岛素的给药方式对于血糖控制的效果至少不比皮下注射的方式差;另外,低血糖的发生率也较低。当患者出现腹膜炎时,胰岛素剂量需因人而异。腹腔内注射胰岛素也可能带来一些问题,如腹膜炎、肝脂肪坏死、恶性网膜综合征等。因此一般不将腹腔给药作为首选方式,仅当血糖波动较大并难以控制时,可暂时改为腹腔给药或两种方式联用。

CAPD患者腹腔内胰岛素给药剂量的简便计算方法如下(以1d交换4次2L透析液为例)。①初始剂量:每2L腹透液胰岛素量=既往每日皮下注射普通胰岛素的总剂量×1/4+补充透析液葡萄糖剂量;②每袋透析液需补充加入胰岛素以代谢透析液中的糖,如以2L 1.5%的透析液换液,增加胰岛素2U;如以2L 2.5%的透析液换液,增加胰岛素4U;如以2L 4.25%的透析液换液,增加胰岛素6U;③换液在餐前半小时进行,并根据食物摄入量和活动水平调整胰岛素剂量;④确定初始剂量后,还应根据血糖情况调整胰岛素剂量;⑤如需禁食(如外科手术或诊断性试验等),则在禁食操作的前一次换液时,将所加胰岛素剂量减至平时剂量的一半,并在操作结束后立即检测血糖,以决定下一次换液时所需胰岛素的剂量。

六 常见并发症及处理

(一)腹膜透析相关腹膜炎

以腹膜透析相关腹膜炎为代表的腹膜透析相关感染是最常见的急性并发症,也是造成腹膜透析技术失败和患者死亡的主要原因。

1. 临床表现

临床表现取决于很多因素,如致病菌的种类和致病力、透析管感染的存在与否、腹腔局部防御功能、诊断和治疗是否及时和有效等。最常见的临床表现是透出液浑浊和腹痛。腹痛程度在某种程度上与致病菌种类相关,有学者报告表皮葡萄球菌所致者一般腹痛较轻,而金黄色葡萄球菌、革兰氏阴性杆菌所致者腹痛较重。少数患者可仅有腹痛而无透析液浑浊。少数患者可伴有胃肠道症状,如恶心、呕吐,也有患者可有发热、寒战,但发生败血症者极为罕见。数天之后,可能发生腹胀和胃肠功能障碍。腹膜炎的症状和体征无一具有高度特异性,均需化验透出液协助诊断。

2. 实验室检查

(1)透出液标本的留取:怀疑腹膜透析患者发生腹膜炎时,应立即取透出液标本送检(以首袋出现浑浊的透出液最佳)进行透析液常规检查、革兰染色和微生物培养,留取过程中注意避免污染。若不能立即送检,透出液袋应存放于冰箱中冷藏,而已行标本接种的血培养瓶应保存在室温或37℃。对于使用短透析周期的患者,如APD患者就医时为干腹,需注入至少1L腹膜透析液留腹1~2h再引流留取标本送检。

（2）透出液常规检查：透出液细胞分类计数中白细胞总数大于$100\times10^6/L$、中性粒细胞比例大于50%，表明存在感染，腹膜炎的可能性最大。腹膜透析液留腹时间较短的 APD 患者怀疑发生腹膜炎时，如果透出液中性粒细胞比例超过50%，即使白细胞总数少于$100\times10^6/L$，仍需高度考虑发生腹膜透析相关腹膜炎的可能。

（3）透出液涂片革兰染色：有助于判断致病原是革兰氏阳性菌、革兰氏阴性菌或酵母菌。此法虽然阳性率低，但方便、快速，对早期治疗有指导作用。此外，经验性治疗不依赖于革兰染色的结果，而是应该覆盖常见致病菌。

（4）透出液微生物培养：一个腹透中心透出液培养阴性的腹膜炎应小于15%，否则需要重新审视样本和改进培养方法。培养的常规方法为将$5\sim10$ ml 透出液直接注入血培养瓶，该方法的培养阳性率应大于85%。此外，对于有条件的单位推荐将 50 ml 透出液离心后取沉淀物加入血培养瓶中。固体培养基在需氧、微需氧和厌氧的环境中孵育，该方法的培养阳性率应大于95%。

3. 诊断

（1）诊断标准：腹膜透析患者具备以下 3 项中的 2 项或以上可诊断腹膜炎。①腹痛、腹水浑浊，伴或不伴发热；②透出液中白细胞计数$>100\times10^6/L$，中性粒细胞比例$>50\%$；③透出液培养有病原微生物生长。

（2）鉴别诊断：当腹膜透析患者出现腹痛时，首先应排除腹膜透析相关腹膜炎；同时，即使在确诊腹膜炎的情况下，也应排除急性胆囊炎、急性胰腺炎、急性阑尾炎、消化道溃疡/穿孔、肠梗阻、肾绞痛等其他可能引起腹痛的疾病。当出现透出液浑浊时，需排除：①化学性腹膜炎；②嗜酸性粒细胞增多性腹膜炎；③血性腹水；④腹腔内恶性肿瘤；⑤乳糜性腹水。

4. 治疗

强调及早治疗、提高疗效、减少不良后果。一旦腹膜透析相关腹膜炎诊断明确应立即开始抗感染治疗，包括经验性治疗和后续治疗。

（1）经验性治疗抗生素的选择：经验性治疗应覆盖革兰氏阳性菌和革兰氏阴性菌，并根据本中心常见的致病菌谱和药物敏感情况，结合患者既往腹膜炎病史选择药物。针对革兰氏阳性菌，可选用第一代头孢菌素或万古霉素；针对革兰氏阴性菌，可选用第三代头孢菌素类或氨基糖苷类等药物。在初始治疗$24\sim48$ h 后，可得到细菌培养的结果，此时应按细菌学结果调整抗生素。

（2）用药途径、用药方式及注意事项：腹膜炎时推荐腹腔内使用抗生素，可采用连续给药（每次腹膜透析液交换时均加药）或间歇给药（每天或每间隔若干天仅在 1 次腹膜透析液交换时加药）的方式。腹膜透析相关腹膜炎患者使用第一代头孢菌素时建议采用连续给药的方式。CAPD 腹膜炎患者使用氨基糖苷类抗生素或万古霉素时建议采用间歇给药的方式。间歇给药时，加入抗生素的腹膜透析液至少留腹 6 h。万古霉素、氨基糖苷类抗生素、头孢类抗生素使用于同一透析袋中，不影响其生物活性。氨基糖苷类抗生素和青霉素不能混用。对于各种混用的抗生素，要分别用不同的注射器加入。在腹腔使用万古霉素治疗时应监测万古霉素的血药浓度，维持在$15\ \mu g/ml$以上。透出液浑浊程度较重时，可在腹膜透析液中添加肝素（500 U/L）以避免纤维素凝结阻塞腹膜透析导管，但已知存在配伍禁忌的抗生素和肝素不得加入同一袋透析液中。除非患者出现全身败血症症状，否则应该首先考虑腹腔使用抗生素。

（3）后续治疗：在获得透出液微生物培养和药敏试验结果后，应立即据此调整抗生素的使用。如患者仍有残余肾功能（尿量$\geqslant100$ ml/d），通过肾脏排泄的抗生素剂量应增加25%。APD 患者发生腹膜炎时可延长单次循环时间或暂时将透析模式转变为 CAPD，以满足对抗生素留腹时间的要求。抗感染疗程至少需要 2 周，重症或特殊感染需要 3 周甚至更长时间。金黄色葡萄球菌、肠球菌、棒状杆菌属、革兰氏阴性杆菌(假单胞菌或非假单胞菌属)和多种微生物引起的腹膜炎,应该使用有效的抗生素3周。在合适的抗生素治疗4~5 d后引流液仍浑浊的患者存在难治性腹膜炎,应考虑拔管。对于糖尿病患者,应仔细监测血糖,因为腹膜炎时从透析液中吸收的葡萄糖可能会增加。腹膜炎时蛋白丢失也增加,很快可能发生营养不良。

(4) 腹膜炎的拔管和重置:腹膜透析相关腹膜炎的治疗原则是挽救生命、保护腹膜,而非保留腹膜透析导管。当抗感染治疗效果不佳时,为避免延长住院时间、腹膜功能进一步受损、增加发生真菌性腹膜炎的风险以及患者死亡,应尽早拔管。难治性腹膜炎、复发性腹膜炎、真菌性腹膜炎、药物治疗无效的分枝杆菌或多种肠道细菌导致的腹膜透析相关腹膜炎等必须拔管,拔管后应进行腹膜透析导管残端培养和药敏试验以指导后续用药。复发性腹膜炎应在腹膜透析透出液转清后再进行重置管,同时继续进行抗感染治疗。难治性腹膜炎和真菌性腹膜炎至少应在拔管后2~3周或以后再行重置管。

(5) 腹膜炎的预防:腹膜透析置管前、结肠镜检查前或侵入性妇科手术前预防性给予抗生素,每日局部应用抗生素软膏或在导管出口部位使用软膏,以及及时治疗出口部位或导管感染是预防腹膜透析相关性腹膜炎的关键措施。

(二) 营养不良

营养不良是指因热量和/或蛋白质缺乏引起的营养缺乏症,主要表现为体重下降,进行性消瘦或水肿,皮下脂肪减少,常伴有多器官系统不同程度的功能紊乱。

1. 原因

腹膜透析患者普遍存在食欲减退、消化功能障碍,造成蛋白质和热量摄入减少,是营养不良产生的主要原因。糖尿病导致的胃轻瘫和肠道功能异常,以及限制糖和蛋白质饮食,更加重了营养不良。腹膜透析治疗中每日有5~15 g蛋白质和1.2~4.0 g氨基酸及肽类物质从透析液中丢失。合并腹膜炎时,经腹膜透析液丢失蛋白质的量可增加50%~100%,而且在腹膜炎治愈后的数日至数周内蛋白质丢失仍然维持较高水平。尚有残肾功能的糖尿病肾病腹膜透析患者,每天还可有大量蛋白从尿中排出,使氨基酸和蛋白质进一步丢失。透析不充分引起患者食欲下降、体内炎症因子水平升高和代谢性酸中毒等引起高分解代谢状态。另外,腹膜透析患者的微炎症状态也可导致营养不良。

2. 评估方法

可参考【糖尿病肾病腹膜透析患者的生活管理】营养评估部分。

3. 预防和治疗

(1) 加强患者透析前和透析中的宣传教育:定期每个月对患者进行1次包括电话在内的指导与随访,定期了解、指导、再培训患者。

(2) 提高蛋白质和热量摄入:《KDOQI营养指南》推荐标准,腹膜透析患者每日蛋白质摄入(daily protein intake, DPI)为1.0~1.2 g/(kg·d)(>50%为高生物效价蛋白);小于60岁的腹膜透析患者每日能量摄入(daily energy intake, DEI)为35 kcal/(kg·d),大于60岁的患者DEI为30 kcal/(kg·d)。目前主张35%的热量由脂肪提供,主张采用单价或多价不饱和脂肪酸,碳水化合物主要采用淀粉的形式。

(3) 纠正高脂血症。

(4) 复方α-酮酸制剂:在透析治疗期间加用α-酮酸,可补偿通过腹膜丢失的氨基酸,以减少蛋白质分解代谢,维持氮平衡,防止蛋白质营养不良。此外,复方α-酮酸制剂含有钙离子,可在透析患者并不限制蛋白质饮食及磷酸盐的情况下降低血磷及甲状旁腺素水平。

(5) 纠正酸中毒:纠正代谢性酸中毒有助于腹膜透析患者改善蛋白质、氨基酸和骨骼代谢,改善营养状况,因此纠正酸中毒是ESRD营养治疗的一个基本环节。建议将腹膜透析患者体内碳酸氢根浓度维持在 22 mmol/L 以上。

（6）充分透析：既往指南推荐小分子溶质清除率来评估透析充分性（比如总 Kt/V≥1.7），但 2020 年国际腹膜透析学会（ISPD）发表的《处方高质量、目标为导向的腹膜透析》中指出可以 Kt/V 和/或肌酐清除率作为衡量指标，但并没有高质量证据表明达到上述指标特定目标值的必要性及收益。

（7）改善微炎症状态：目前证实有很多药物具有抗炎症作用，如血管紧张素转换酶抑制剂、血管紧张素 II 受体拮抗剂、他汀类药物、维生素 C 及抗生素等。使用生物相容性较好的新型腹膜透析液也被证实可以显著降低患者的炎症指标，并改善患者的营养状况。

（8）其他：氨基酸透析液可以改善营养状况；研究表明采用重组人类生长激素可以改善分解代谢状态下的氮平衡。

（三）高容量负荷综合征

高容量负荷是绝大多数终末期糖尿病肾病的病理生理特征。容量超负荷是腹膜透析患者的常见并发症。液体和钠的清除不良是腹膜透析患者死亡的独立危险因素。

1. 原因

①钠盐及水摄入过多。②排出减少：患者自行更改腹膜透析处方，如减少透析次数、延长留腹时间使得腹透超滤量减少；医师未根据残肾功能及 PET 结果及时调整腹膜透析方案；透析液皮下渗漏、腹膜透析导管包裹、堵塞、移位等导致腹膜析液引流障碍；某些腹膜结构或功能改变引起腹膜超滤下降。

2. 评估方法

容量监测可发现早期容量超负荷的情况，因此非常重要。患者需要每天记录尿量和透析的超滤量，测量体重并记录。若没有出现明显的容量超负荷，则定期（1～3 个月）到医院随诊进行容量评估。对于腹膜透析患者，目前还缺乏公认的客观测量容量超负荷的指标。目前测定的方法包括：体重、血压、水肿、心胸比例、心脏彩超、人体成分分析如生物电阻分析、血 N 端脑钠肽前体（NT-proBNP）等。

3. 预防

①加强患者教育：让患者充分了解控制液体和盐摄入的重要性，增加依从性，是保持容量平衡的重要因素。②合理的水分和钠的摄入：钠摄入量直接影响患者容量负荷，所以尽可能食用含钠少的新鲜食物。水分的摄入通过尿量腹膜透析超滤量的总和减去不显性失水来估计。③定期检测和评估患者的容量状况：每次随访时采用前述方法进行容量评估。④保护腹膜功能：保护腹膜是预防超滤衰竭发生的关键。避免腹膜过多、非必要暴露于生物不相容性透析液中以及积极防治腹膜炎。避免使用不必要的高糖透析液。⑤保护残余肾功能：避免应用肾毒性药物（如氨基糖苷类抗生素、对比剂等）。血管紧张素转换酶抑制药、血管紧张素 II 受体拮抗剂等可以有效地保护残余肾功能。⑥控制血糖：水分的滤出取决于腹腔和血液中葡萄糖浓度梯度，因此糖尿病患者控制血糖非常重要。

4. 治疗

①控制水钠摄入。②对于有残肾功能的患者应用襻利尿剂。③使用高渗透析液（2.5%、4.25% 腹膜透析液）增加超滤量。但由于高糖透析液加重腹膜损伤，使用时应慎重。④留腹时间的增加有利于钠的清除；增加透析交换次数，缩短腹膜透析液在腹腔内的停留时间从而增加超滤量。根据患者具体情况选择适当的方式。⑤解除机械性因素。

（四）高血压和心脑血管疾病

高血压在腹膜透析患者中非常普遍，与病死率相关。目前还不清楚透析患者最佳的血压靶目标值，ISPD 推荐的自我测量家庭血压的靶目标值为 140/90 mmHg。《糖尿病肾脏疾病诊疗中国指南》推荐糖尿病肾病患者血压控制的靶目标：65 岁及以上<140/90 mmHg，65 岁以下<130/80 mmHg。

治疗方面,首先对容量状态进行充分的临床评估。《ISPD指南》要求将识别和控制容量超负荷作为高血压的一线治疗。降低饮食中钠的摄入量;对于有残肾功能的患者适当使用襻利尿剂;对于无尿或上述治疗无效的患者,可通过减少腹膜透析液留腹时间、增加腹膜透析液浓度、使用艾考糊精透析液、采用APD模式来加强腹膜透析液超滤。对于进行了容量管理仍未控制好血压的患者,应该开始药物治疗。就降压药物而言,优选血管紧张素转换酶抑制剂(ACEI)/血管紧张素Ⅱ受体拮抗剂(ARB),必要时联合使用钙通道阻滞剂(CCB)、α1受体拮抗剂、β受体拮抗剂和中枢降压药等控制血压。

ACEI和/或ARB对于肾脏的保护作用已经得到公认。有报道ACEI能保护CAPD患者的残余肾功能,但ACEI和/或ARB可降低肾小球毛细血管内滤过压而引起GFR下降,从而加重肾功能不全和高血钾,这种不利因素在有效血容量不足、大血管病变、特别是有肾动脉硬化的患者更为明显;终末期糖尿病肾病患者往往存在肾动脉粥样硬化,如在过度超滤、有效血容量不足的情况下使用ACEI和/或ARB,将会不利于患者残余肾功能的保护,因此,行CAPD治疗、有残余肾功能的终末期糖尿病肾病患者在使用ACEI、ARB控制血压时应注意观察。目前各大指南均不推荐ACEI和ARB联用。CCB是联合降压治疗的基础用药,特别适合单纯收缩期高血压、老年高血压患者。目前已证实,β-受体阻滞剂能减低心血管并发症发生率和病死率,可用于冠心病的一级预防。但β-受体阻滞剂会影响血脂代谢、加重外周血管病、降低胰岛素敏感性和抑制低血糖反应等。为避免掩盖低血糖症状,反复低血糖发作的腹膜透析患者应慎用β-受体阻滞剂。α1受体拮抗剂能够改善糖代谢,但有增加心力衰竭发生的风险,因此不作为降压的一线药物,应用时需注意直立性低血压风险。盐皮质激素受体拮抗剂(MRA)治疗腹膜透析患者高血压的有效性及安全性仍需更多研究证据。对于血压的控制应避免大剂量使用单一降压药物,因当一种降压药剂量进一步加大时,其疗效增加有限,而不良反应却明显增大。联合用药可克服这一缺点,同时还可发挥药物间的协同作用。考虑到在腹膜透析患者中不同类别降压药物的疗效和安全性仍未完全明了,应根据患者的具体情况,选择个体化的降压方案。

由于冠状动脉疾病、左心室肥大和功能障碍、心力衰竭、心律失常(特别是心房颤动)、脑血管疾病和外周动脉疾病等各种心血管并发症的高发病率,腹膜透析患者特别是糖尿病腹膜透析患者,心血管死亡率仍然很高。保护心血管系统最主要的治疗措施是戒烟、控制血糖、防止高血压和低血压以及治疗高脂血症。《ISPD成人腹膜透析患者心血管和代谢指南》建议对合并缺血性心脏病的腹膜透析患者使用抗血小板药物治疗;对合并左心室肥厚或心力衰竭的患者使用ACEI/ARB治疗,对有左心室肥厚、扩张型心肌病或心力衰竭的患者使用β-受体阻滞剂治疗,对合并心力衰竭和贫血的患者启动贫血治疗;不常规将抗血小板治疗作为腹膜透析患者脑血管病的一级预防,使用个体化华法林处方预防腹膜透析合并心房颤动患者的卒中,腹膜透析患者出现急性缺血性卒中时需谨慎进行溶栓治疗;对于合并外周动脉疾病的糖尿病腹膜透析患者,建议启动抗血小板药物治疗,并接受多学科足部护理,包括定期足部检查、外科治疗和家庭足部护理教育(比如使用保湿乳液和适当的足部护理)。沙库巴曲缬沙坦是首个血管紧张素受体脑啡肽酶抑制剂,抑制RAAS的同时能升高脑钠肽水平,发挥双重抗心力衰竭、降压及肾脏等靶器官保护、提高胰岛素敏感性等作用,但其应用于透析患者的有限性和安全性还值得进一步的研究证实。合并冠心病的糖尿病透析患者进行冠状动脉成形术,术后再梗阻的概率仍然很高;经皮腔内冠状动脉成形术后心绞痛、心肌梗死复发率及患者死亡率均明显高于冠状动脉搭桥术。

(五) 脂质代谢紊乱

腹膜透析发生脂质紊乱的机会明显多于血液透析,尤其表现为总胆固醇、甘油三酯及载脂蛋白B(ApoB)水平的升高,以及低/高密度脂蛋白血症。可能与前者在透析过程中过多的葡萄糖被吸收后转化,以及低白蛋白血症较血液透析更普遍,促进肝脏合成增加有关。脂质代谢紊乱可能是腹膜透析患者,尤其是老年患者合并心血管系统并发症的重要原因之一。建议对所有患者进行空腹血脂检测,包括总胆固醇、甘油三酯、高密度脂蛋白和低密度脂蛋白,后续每3个月监测1次血脂谱。腹膜透析患者脂质代谢紊乱的治疗目前缺乏循证医学的证据。以往认为他汀类降脂药能明显降低总胆固醇和低密度脂蛋白,是腹膜透析患者首选的降脂药物。但2020年《KDOQI关于糖尿病及慢性肾脏病的临床实践指南》中首次按照透析患者逆流行病学提出了透析患者既往开始调脂治疗的不建议新加调脂药物,透析前已开始调脂者继续谨慎使用。烟酸类降脂药能明显降低甘油三酯,但应从小剂量开始,用于高甘油三酯为主的患者。需要注意的是,服用降脂药期间,注意定期监测肝功能和磷酸肌酸激酶。

(六) 贫血

贫血是慢性肾功能不全患者最常见的并发症。贫血会增加透析患者死亡风险,加重心脑血管等多种并发症,增加病死率,降低患者生存质量,严重影响患者预后。透析患者贫血患病率高达91.6%～98.2%。来自2018年全国血液净化病例信息登记系统的数据显示,我国腹膜透析患者中血红蛋白<110 g/L的比例高达59.1%。肾性贫血常与铁缺乏、肾间质分泌促红细胞生成素相对或绝对不足以及患者对其敏感性降低、骨髓造血系统微环境改变、红细胞寿命缩短、机体疾病慢性失血等多种原因有关。《中国肾性贫血诊治临床实践指南》推荐成人腹膜透析患者血红蛋白≥110 g/L且<130 g/L,肾性贫血治疗的铁代谢指标的靶目标为血清铁蛋白>100 μg/L且转铁蛋白饱和度>20%,或者网织红细胞血红蛋白(Ret－He)>29 pg/红细胞和/或血清可溶性转铁蛋白受体(soluble transferrin receptor,sTfR)/铁蛋白对数(sTfR/log Ferrtin)比值≤2。肾性贫血患者应维持血清铁蛋白200～500 μg/L,转铁蛋白饱和度20%～50%。

当患者血红蛋白<100 g/L时,即应启动贫血的治疗,包括重组人红细胞生成素(rHuEPO)、低氧诱导因子脯氨酰羟化酶抑制剂(如罗沙司他等)和铁剂等。贫血治疗后,血红蛋白2周内升高幅度不超过10 g/L,靶目标不应超过130 g/L。

30余年的应用实践证明,rHuEPO可有效升高血红蛋白水平,降低患者对输血的需求,降低发病率和死亡率,并提高患者生活质量。建议腹膜透析患者采用皮下注射给药的方式,特殊情况下也可选择静脉给药。红细胞生成刺激剂剂量应根据血红蛋白初始浓度、血红蛋白水平上升率和引起低反应性(尿毒症、甲状旁腺功能亢进症等)的临床情况进行调整。另外有研究报道,贫血可影响HbA1c在糖尿病伴CKD患者中的预后价值。糖尿病腹膜透析患者由于普遍合并小血管病变,所以在使用促红细胞成素(EPO)时应注意以下事项:①初始剂量要小,逐步增加剂量;②贫血不宜纠正过快;③密切观察红细胞压积及眼底等末梢血管循环情况,如有不适尽早减量或停药。

对于存在绝对铁缺乏的患者,无论是否接受红细胞生成刺激剂(ESA)治疗均应该给予铁剂治疗;功能性铁缺乏患者,应该在权衡利弊后决定是否进行铁剂治疗。铁剂包括口服和静脉铁剂。腹膜透析患者建议首选口服途径补铁治疗1～3个月,如不耐受或者无效,可以转为静脉铁剂治疗。任何静脉铁剂都可能出现危及生命的超敏反应,因此在首次进行静脉铁剂治疗时,输注的前60 min应对患者进行生命体征的监测,同时配备必要的急救药物。当转铁蛋白饱和度超过50%或血清铁蛋白超过800 μg/L时,应停止补铁治疗。

缺氧诱导因子脯氨酰羟化酶抑制剂(HIF－PHI)是一种新型的治疗肾性贫血的口服药物,通过抑制HIF脯氨酰羟化酶稳定体内HIF水平,调控HIF信号通路下游靶基因的转录和表达。可通过促进机体内源性生理浓度的EPO生成及受体表达,促进与铁代谢相关蛋白的表达,并同时降低铁调素水平,综合调控机体促进生成红细胞。目前HIF－PHI中罗沙司他(Roxadustat,FG－4592,FibroGen,Astellas,AstraZeneca)已在中国和日本上市,Vadadustat(AKB－6548,Akebia)、

Daprodustat(GSK-1278863，GlaxoSmithKline)和 Enarodustat 已经在日本上市，Molidustat(BAY 85-3934，Bayer)正在研发阶段。2019 年 7 月，我国学者在《新英格兰杂志》发表重磅级文章,验证了长期透析贫血患者使用罗沙司他的疗效;同时,在不同炎症状态的亚组分析中证实了罗沙司他的疗效不受炎症状态影响。可见与其他治疗肾性贫血的疗法相比,HIF-PHI 具有以下优势:①在生理范围内促 EPO 生产,避免引起的血浆 EPO 超生理水平的现象;②促进铁吸收及动员,减少铁剂应用,从而减少相关不良反应;③可稳定血液中各种生化指标,且不受炎症状态影响,使风险降至最低限度。

输血是肾性贫血最早期的治疗方法,因有可能发生溶血、发热、过敏、疾病传播、高钾血症等风险,在 rHuEPO 出现后,已大幅度减少了使用。《肾性贫血诊断与治疗中国专家共识(2018 修订版)》对 CKD 患者输血的适应证做出如下限定:①ESA 治疗无效时;②ESA 治疗风险超过其治疗获益(如既往或现在患有恶性肿瘤或有卒中史);③应根据贫血所导致的症状而不是血红蛋白的变化来判断非急性 CKD 贫血患者是否需要输血。

(七) 超滤衰竭

4.25%葡萄糖腹膜透析液 2 L,留腹 4 h 后引流,超滤量<400 ml 称为超滤衰竭。

1. 分型

超滤衰竭临床可分为 4 型。①Ⅰ型:最常见,其特点是腹膜对溶质呈高转运特性,腹腔中葡萄糖吸收增快,腹腔内有效渗透压梯度维持时间缩短,腹膜的超滤能力降低,多因长时间应用高糖腹膜透析液或反复腹膜炎引起。②Ⅱ型:腹膜有效表面积减少或通透性严重下降,临床上少见,溶质和液体转运均受限,可见于腹膜硬化、腹膜广泛粘连。③Ⅲ型:腹腔淋巴回吸收增加,较少见,可与Ⅰ型超滤衰竭同时存在。④Ⅳ型:由腹膜水通道蛋白障碍引起的超滤衰竭。

2. 治疗

以预防为主:①暂停腹膜透析使腹膜得以休息;②使用生物相容性较好的腹膜透析液,如葡聚糖透析液;③可在透析液中加入透明质酸、肝素等;④转血液透析。

七 糖尿病肾病腹膜透析的不利因素及对策

CAPD 作为肾脏替代治疗的一种方式,避免了血管通路相关并发症,但 CAPD 的主要不利因素是潜在感染危险。CAPD 治疗所需的永久性腹腔内置管是感染的潜在因素之一。对于腹膜透析导管的选择、置管的方式和导管相关并发症在糖尿病和非终末期糖尿病肾病患者中没有区别。"隧道"(导管)感染和/或腹膜炎可使治疗受到限制,反复发作的腹膜炎和/或症状不明显的腹腔感染可导致腹膜表层交换面积的毁损,最终引起 CAPD 治疗失败,腹腔感染还可引起败血症。腹膜炎作为导管感染的严重并发症,也是腹膜透析技术性失败和透析中断的主要原因,但在糖尿病和非糖尿病患者之间,没有证据表明糖尿病患者腹膜炎或导管相关感染的风险更高。只要严格规范无菌操作,胰岛素腹腔内给药并不是腹膜炎发生的危险因素。糖尿病和非糖尿病患者之间总体感染率并没有区别。对于导管感染和腹膜炎的治疗,可参见本书相关章节。需注意的是,在治疗腹膜炎时,应考虑药物对于残余肾功能的影响,因糖尿病肾病肾脏对肾毒性药物更为敏感。

腹膜透析治疗的局限性在于随着治疗时间的延长,透析效率逐渐下降;腹膜形态改变和失超滤最终导致腹膜功能衰竭。因为腹膜透析液清除体内过多液体所需的渗透压是由高浓度葡萄糖产生的,一个 CAPD 患者每年需接触 3～7 吨含 50～175 kg 葡萄糖的透析液,每天葡萄糖的吸收量为 100～150 g。含葡萄糖透析液有一个缺点,在酸性条件下加热消毒葡萄糖可产生较高活性的葡萄糖降解产物,如甲基乙二醛、乙二醛、甲醛和 3-脱氧葡萄糖酮醛和 3,4-二脱氧葡糖醛酮 3 烯。葡萄糖降解产物具有细胞毒性并可导致晚期糖基化终末产物(AGE)的形成。在行 CAPD 治疗的非糖尿病患者腹膜发现有 AGE 沉积伴腹膜纤维化和新生血管形成,在糖尿病患者这一现象更为显著。而对有双层袋包装的透析液进行热消毒,可以防止毒性葡萄糖降解产物的产生。前瞻性研究也证实,CAPD 透析液经过这样消毒与传统的透析液相比毒性较小。

目前临床所使用的腹膜透析液均含有葡萄糖,而葡萄糖和葡萄糖降解产物是透析液中最有可能的致病因素。高糖可以上调腹膜血管内皮生长因子(VEGF)的表达,VEGF 与腹膜新生血管形成和腹膜通透性增高有密切关系,后者导致腹膜透析液葡萄糖迅速吸收,葡萄糖渗透梯度下降,造成失超滤。此外,由于透析液葡萄糖的作用,糖尿病和非糖尿病患者均存在非酶糖化产物的蓄积。对于终末期糖尿病肾病患者而言,糖尿病本身就是影响腹膜透析患者长期存活率的独立危险因素,这与血 AGE 水平的升高有关。AGE 和糖尿病并发症的发生和进展有关,而 CAPD 患者存在与 AGE 有关的腹膜损伤。行 CAPD 的糖尿病患者腹膜 AGE 的合成和沉积增加,造成腹膜损伤和功能损害,与非糖尿病患者相比,糖尿病患者腹膜透析的技术失败发生率较高。

长期腹膜透析可使腹膜超滤功能逐渐丧失和腹膜对小分子溶质通透性逐渐增加。腹膜透析的有效性与腹膜的组织结构密切相关。传统的腹膜透析液因为渗透压较高,葡萄糖和乳酸盐浓度较高、pH 值偏酸性以及含有葡萄糖降解产物,影响了其生物相容性。长期暴露于生物相容性不佳的腹膜透析液,可引起腹膜结构和功能的改变。腹膜活检登记资料显示,壁层腹膜的增厚(代表纤维化程度)和血管的改变(退行性变)与透析的持续时间有关。腹膜透析患者腹膜活检显示,与间皮下层紧密相连的胶原层的平均厚度,随着透析时间的延长而明显增加,由 $180\,\mu m$($n=58,0\sim24$ 个月)增厚到 $300\,\mu m$($n=13,49\sim72$ 个月),甚至达到 $700\,\mu m$($n=19$,>97 个月)。患者腹膜超滤减少和溶质转运的改变与腹膜结构的改变相关。腹膜的主要形态学改变包括壁层腹膜间皮下层的增厚、内皮下的玻璃样变和血管壁周围 AGE 沉积,这可能与含糖透析液的生物不相容性有关。生物相容性较好的新型腹膜透析液,有望减轻含糖腹膜透析液对腹膜的损伤。

艾考糊精的运用对腹膜透析治疗产生了深远影响。2002 年 12 月美国 FDA 正式批准艾考糊精腹膜透析液在美国应用。5% 的艾考糊精腹膜透析液的渗透压相当于 1.5% 的葡萄糖腹膜透析液;10% 的艾考糊精腹膜透析液渗透压相当于 4.25% 的葡萄糖腹膜透析液。这种葡萄糖的聚合物可以在较长时间内维持胶体渗透压梯度,延长超滤时间;艾考糊精与尿毒症患者的血浆等渗,而糖和热量的吸收相对较少。艾考糊精用于因腹膜通透性升高而失超滤的患者,可延长其腹膜透析的时间。使用艾考糊精还可改善血压的控制、减轻高脂血症;但用艾考糊精进行腹膜透析有可能导致低钠血症和皮肤斑丘疹、剥脱性皮炎等过敏反应。艾考糊精不能在腹腔内代谢,但可由淋巴循环回流入血。在血循环中,艾考糊精主要代谢为麦芽糖,由于循环中缺乏麦芽糖酶,麦芽糖可在血中蓄积。循环中艾考糊精代谢产物的蓄积可引起末梢微量血糖测定与静脉血检测的血糖值不一致。麦芽糖对于血糖检测的干扰可使测量值虚高,与参考值相比,葡萄糖浓度的测量值可明显高估了实际血糖值。由于高估的变异范围较大,因此无法使用相关系数以校正;而用葡萄糖氧化酶和己糖激酶方法检测血糖,则麦芽糖的干扰较小。因此,使用艾考糊精腹透液的终末期糖尿病肾病患者应该注意胰岛素剂量的调整。

乳酸盐和低 pH 值对腹膜有害,碳酸氢盐可以替代乳酸盐作为缓冲液。但是,还没有碳酸氢盐溶液对于患者腹膜转运和维持腹膜完整性方面益处的证据。由于腹膜透析患者存在明显的营养不良,因此能产生渗透压的氨基酸溶液也被尝试用作透析液。不过使用氨基酸溶液会出现血尿素氮升高和代谢性酸中毒,而且没有证据表明使用氨基酸溶液可以防止营养不良的发展。另外,氨基酸透析液能刺激腹膜间皮细胞一氧化氮合酶的产生,长期使用可能增加心血管疾病的发生率,并且氨基酸透析液昂贵,多数患者不能承受。其他还有多肽类和甘油腹膜透析液等,但使用这些新型透析液进行透析治疗对于腹膜特性的临床影响,特别是糖尿病患者腹膜特性的临床影响尚无结论,目前尚在研究中。

总之,技术的进步可从溶质和液体的清除方面改善透析效果。使用生物相容性好的溶液和降低腹膜炎发生率,可使腹膜损伤降到最低限度,改善终末期糖尿病肾病患者的预后,这应是今后研究的方向。

第三节 | 腹膜透析的预后

ESRD 患者的预后是肾脏病学界异常关心的话题,这一预后和透析方式密切相关,对糖尿病肾病患者而言,透析方式的选择更是非常重要,因为糖尿病这一基础病变可能导致的风险在不同透析方式中可能存在较大的差异,为此,有必要从多个维度精细地进行分析,尽可能获得群体性的倾向意见,进而实现个性化的医疗决策,实现患者的获益。

首先,倾向性评分匹配分析发现,腹膜透析和血液透析在生存率上没有显著差异,从终点事件来看,全因死亡、心血管事件、感染性疾病是糖尿病肾病患者接受透析治疗的重要临床事件,在肾脏替代治疗过程中,原发病和心血管合并症影响患者的生存率。影响透析生存率的因素包括非透析因素和透析相关因素两方面。非透析因素包括:①患者合并症的情况,如心血管疾病和糖尿病;②ESRD 的原发病,如慢性肾小球肾炎、多囊肾、高血压和糖尿病,一般认为,这几种原发病导致的 ESRD 生存率依次下降;③种族因素影响,非洲裔、亚洲裔、高加索人在病因相同的情况下生存率也有差异;④年龄因素、心理因素、血红蛋白水平、透析依从性和营养状况。透析相关因素包括:①透析充分性;②透析液的种类,种类有含葡萄糖及非葡萄糖腹膜透析液等。

毋庸置疑,较之于非糖尿病肾病患者,糖尿病肾病患者发生心脑血管疾病及包括腹膜透析相关性腹膜炎在内的感染性疾病的可能性要大。而且因为糖尿病导致胃肠动力障碍,糖基化终末产物等因素,使得腹膜透析导管功能也可能出现相应的障碍,引发导管相关的并发症。于是糖尿病透析患者的生存率必然低于慢性肾小球肾炎或高血压肾硬化导致 ESRD 的患者。2006 年 USRDS 的数据指出,糖尿病患者接受透析治疗,5 年生存率约为 25%;2008 年的 USRDS 分析了 ESRD 患者原发病对新透析患者的影响,发现糖尿病和高血压患者出现慢性充血性心力衰竭的概率最高,业已公认的事实下,针对终末期糖尿病肾病患者开展腹膜透析治疗给肾脏病学者提出了严峻的挑战,需要更进一步分析潜在的干预方法和手段,以指导临床工作。

其次,随着透析技术水平的提高,患者生存期的延长,糖尿病及透析相关的各种情形导致患者住院,引起住院率及住院时间的延长,也受到广泛的关注。由此,透析龄、年龄这两大因素是研判糖尿病肾病患者接受腹膜透析治疗是否获益的重要指标,在其中营养指标可能与年龄因素存在混杂,但基于年龄因素进行临床决策是重要的权衡指标。

2006 年 USRDS 的资料显示,校正年龄、性别、种族和原发病后,新透析患者随着透析治疗的延续,在透析治疗的第 1 年血液透析死亡率显著高于腹膜透析,其后死亡率缓慢下降,趋于稳定。不同年龄患者中,血液透析和腹膜透析的死亡率是不同的,在年龄大于 45 岁的人群,无论有无合并症,血液透析死亡率均低于腹膜透析;年龄小于 45 岁无合并症患者腹膜透析死亡率较低;有合并症患者两种透析方式死亡率相似。有学者对 1995—2000 年共 398 940 名透析患者进行分析,评估各种危险因素对透析死亡率的影响,也得到类似的结果。无论年龄如何,非糖尿病无合并症患者血液透析死亡率明显高于腹膜透析,非糖尿病有合并症者两者死亡率相似。在 45 岁以上人群,无论有无合并症,在糖尿病肾病患者中血液透析死亡率要低于腹膜透析。于是合并症较多的,如年龄较大,且心血管功能异常,血管病变严重,或合并糖尿病神经病变的糖尿病肾病患者,血液透析可能是更好的选择。来自韩国的一项荟萃分析也支持这一观点,总共分析 13 065 例韩国 65 岁以上的糖尿病肾病透析人群,腹膜透析患者的死亡风险要大于血液透析患者。来自中国的倾向性评分匹配的研究也发现,在 65 岁以下亚组中,采用腹膜透析为起始治疗方案,可能有更低的死亡率。分析可能的原因是,腹膜透析的优势在于保护残余肾功能,而残余肾功能多在接受透析治疗的早期,随着患者腹膜透析时间延长,腹膜的结构与功能发生明显的改变(如腹膜纤维化),使溶质和水的清除远远不能达到机体内环境的稳定,年龄大的患者腹膜透析治疗相关的并发症也逐渐增多,从而导致死亡率增加。对于终末期糖尿病肾病患者而言,如果接受腹膜透析治疗,仍然采用含葡萄糖溶质的腹膜透析液,还可能有血糖控制不佳,增加胰岛素抵抗的风险。

比较腹膜透析和血液透析死亡率的随机对照研究较为缺乏,还可能存在一些偏倚。因此,纳入观察性研究进行荟萃分析可能是比较合理的方式,可以给临床决策带来一些启示。9 项关于血液透析和腹膜透析死亡率比较的研究显示,在美国、加拿大和丹麦,年轻的糖尿病患者腹膜透析和血液透析生存率相当,甚至腹膜透析更优,腹膜透析和血液透析死亡率随时间持续而改变。腹膜透析在开始的 1~2 年内死亡率低于血液透析,3 年之后两者相似。近期一项共纳入 17 项队列研究,共计 504 304 例透析患者的荟萃分析显示,接受腹膜透析治疗的终末期糖尿病肾病患者的死亡风险显著高于接受血液透析的糖尿病肾病患者($HR=1.2$);值得注意的是,该研究还发现,来自亚洲国家的患者采用腹膜透析治疗的死亡风险高于非亚洲国家,这一结论可能与接受血液透析的非洲裔及白种人的生存率相对较差,导致亚洲人群血透透析质量更高,反而弱化了腹膜透析有关。

因此,尚需更多研究来评价糖尿病引起的 ESRD 患者一体化治疗的转归。对于终末期糖尿病肾病患者可根据患者个体需要,从一种肾脏替代治疗模式转换到其他替代治疗模式。有研究发现,接受个体化治疗的非糖尿病患者的生存得到改善,曾经接受一体化治疗并以腹透开始肾脏替代治疗的患者(包括初始以腹透治疗,当与腹膜透析有关的并发症出现而改为血液透析的患者)预后有所改善。

为了提高透析患者的生存率,需要加强透析前患者的教育和培训,提高医护人员医疗水平,应用生物相容性更好的透析液,减少含糖透析液的使用,注意心血管疾病及相关并发症的预防。艾考糊精透析液是一种新型的透析液,对不同转运水平的腹膜功能保护作用高于传统的透析液,对肌酐、尿素氮和 β_2 微球蛋白的清除增加;增加负超滤患者的超滤量和腹膜炎状态下净超滤;使用葡聚糖透析液患者转血液透析概率明显减少,且显著增加患者残余尿量。氨基酸透析液可改善高血糖和高胰岛素血症。腹膜透析的优势将随艾考糊精的应用得到进一步的改善和提高。另外,在行腹膜透析治疗的糖尿病患者中,可能导致预后不良的因素包括高龄、同时伴发其他疾病和透析治疗开始较晚。因此,较早开始腹膜透析、按需调整透析剂量(个体化透析处方)、及时有效预防和治疗并发症(心血管疾病、脂代谢异常、营养不良和导管相关感染等)可改善 CAPD 治疗的终末期糖尿病肾病患者的长期存活率。

随着透析龄不断延长,腹膜透析患者可能反复住院。借助人工智能、大数据的优势,在不断积累经验和数据的前提下,应用现代信息技术手段,可能有精细的手段来预测和指导临床治疗,以预测反复住院等事件,在这一方面,我国学者也做出了相当多的努力和贡献。

(郭志勇,赖学莉)

参考文献

1. American Diabetes Association. 2. Classification and Diagnosis of Diabetes: *Standards of Medical Care in Diabetes - 2021* [J]. Diabetes Care,2021,44(Suppl 1):S15 - S33.
2. Bennett PN,Bohm C,Harasemiw O,et al. Physical activity and exercise in peritoneal dialysis:International

Society for Peritoneal Dialysis and the Global Renal Exercise Network practice recommendations [J]. Perit Dial Int，2022，42(1)：8-24.

3. Brown EA，Blake PG，Boudville N，et al. International Society for Peritoneal Dialysis practice recommendations：prescribing high-quality goal-directed peritoneal dialysis [J]. Perit Dial Int，2020，40(3)：244-253.

4. Buse JB，Wexler DJ，Tsapas A，et al. 2019 Update to：management of hyperglycemia in type 2 diabetes，2018. a consensus report by the American Diabetes Association (ADA) and the European Association for the Study of Diabetes (EASD) [J]. Diabetes Care，2020，43(2)：487-493.

5. Chang HH，Chang CH，Hsiao CY，et al. Diabetes is the most critical risk factor of adverse complications after peritoneal dialysis catheter placement [J]. Front Med (Lausanne)，2021(8)：719345.

6. Chen N，Hao C，Liu BC，et al. Roxadustat treatment for anemia in patients undergoing long-term dialysis [J]. N Engl J Med，2019，381(11)：1011-1022.

7. Corbett RW，Goodlet G，MacLaren B，et al. International society for peritoneal dialysis practice recommendations：the view of the person who is doing or who has done peritoneal dialysis [J]. Perit Dial Int，2020，40(3)：349-352.

8. Crabtree JH，Shrestha BM，Chow KM，et al. Creating and maintaining optimal peritoneal dialysis access in the adult patient：2019 update [J]. Perit Dial Int，2019，39(5)：414-436.

9. Elsayed ME，Morris AD，Li X，et al. Propensity score matched mortality comparisons of peritoneal and in-centre haemodialysis：systematic review and meta-analysis [J]. Nephrol Dial Transplant，2020，35(12)：2172-2182.

10. Gregoor PJ. The differential impact of risk factors on mortality in hemodialysis and peritoneal dialysis [J]. Kidney Int，2005，67(6)：2506.

11. Guo Q，Chen Y，Yang L，et al. Influence of early-onset peritonitis on mortality and clinical outcomes in ESRD patients with diabetes mellitus on peritoneal dialysis：a retrospective multicenter study [J]. Blood Purif，2022，51(3)：280-287.

12. Han SS，Park JY，Kang S，et al. Dialysis Modality and mortality in the elderly：a meta-analysis [J]. Clin J Am Soc Nephrol，2015，10(6)：983-993.

13. Kong G，Wu J，Chu H，et al. Predicting prolonged length of hospital stay for peritoneal dialysis-treated patients using stacked generalization：model development and validation study [J]. JMIR Med Inform，2021，9(5)：e17886.

14. Li PK，Szeto CC，Piraino B，et al. ISPD peritonitis recommendations：2016 update on prevention and treatment [J]. Perit Dial Int，2018，38(4)：313.

15. Wu J，Kong G，Lin Y，C et al. Development of a scoring tool for predicting prolonged length of hospital stay in peritoneal dialysis patients through data mining [J]. Ann Transl Med，2020，8(21)：1437.

16. Xue J，Li H，Zhou Q，et al. Comparison of peritoneal dialysis with hemodialysis on survival of diabetic patients with end-stage kidney disease：a meta-analysis of cohort studies [J]. Ren Fai，2019，41(1)：521-531.

17. Yao X，Lei W，Shi N，et al. Impact of initial dialysis modality on the survival of patients with ESRD in eastern China：a propensity-matched study [J]. BMC Nephrol，2020，21(1)：310.

18. 吉俊，滕杰，刘中华，俞小芳，等.腹膜透析导管植入手术专家共识[J].上海医学，2018，41(1)：1-4.

19. 杨文英，陈璐璐，谌贻璞，等.关于2型糖尿病合并慢性肾脏病患者应用胰岛素治疗的专家指导建议[J].中国糖尿病杂志，2017，25(10)：865-868.

20. 中国医师协会康复医师分会肾康复专业委员会，马迎春.我国成人慢性肾脏病患者运动康复的专家共识[J].中华肾脏病杂志，2019，35(7)：537-543.

21. 中国医师协会肾脏内科医师分会，中国中西医结合学会肾脏疾病专业委员会，国家肾病专业医疗质量管理与控制中心.自动化腹膜透析中国专家共识[J].中华医学杂志，2021，101(6)：388-399.

22. 中国医师协会肾脏内科医师分会肾性贫血指南工作组.中国肾性贫血诊治临床实践指南[J].中华医学杂志，2021，101(20)：1463-1502.

23. 中华医学会肾脏病学分会专家组.糖尿病肾脏疾病临床诊疗中国指南[J].中华肾脏病杂志，2021，37(3)：255-304.

第十五章　糖尿病肾病与肾移植

糖尿病肾病是糖尿病常见并发症,也是导致糖尿病患者死亡的主要原因之一。在疾病的发展过程中,糖尿病对肾脏的损伤遍布肾脏的所有结构,从肾小球、肾小管到肾间质和肾血管,无一幸免。从病理改变看,与其他免疫介导的肾脏疾病不同,糖尿病肾损伤重点在于肾脏微血管系统的形态改变,从而导致其功能的降低;且一旦出现肾脏功能损害,糖尿病肾病的进展速度远快于非糖尿病肾损伤。当今,随着生活方式的改变和人口老龄化进程的加速,我国已经成为全球糖尿病患病人数最多的国家。数据显示,目前我国糖尿病患病人数已经超过 1.298 亿。终末期糖尿病肾病更是严重影响患者的生活质量和生存,比较目前终末期糖尿病肾病治疗措施,相较于透析治疗,肾移植可使患者获得更优的生活质量和存活优势。若联合胰腺移植,则可使患者摆脱糖尿病的进一步侵害,终止对肾脏等靶器官的损害;目前,临床正在探索和改进的胰岛移植,则进一步降低了胰腺移植的外科风险和并发症,与肾移植联合,有望成为一种黄金治疗组合,替代失功的胰岛和肾脏,使终末期糖尿病肾病患者生活质量更优,生存期更长。本章将就糖尿病肾病肾移植的治疗及其预后进行讨论。

第一节　肾移植的术前准备

一　肾移植时机的选择

微血管病变的发生与发展与糖尿病病程和高血糖代谢紊乱有关,是糖尿病的特异性病变,已被糖尿病视网膜和肾脏的微血管病变所证实。而大血管病变不论是糖尿病患者或是非糖尿病患者都可发生,为糖尿病的非特异性大中血管病变。流行病学观察发现糖尿病患者大血管病变发生率高,约为非糖尿病患者的 11 倍,且年龄更小,要比非糖尿病患者的大血管病变平均提前 10 年。临床上观察到大血管病变常在糖尿病 10～15 年时出现症状,病变发展较快,病情较重,致残率和病死率较高。

由于糖尿病对血管损伤的广泛性及多系统受累,糖尿病肾病患者特别是 2 型糖尿病患者,比非糖尿病患者更早出现症状及氮质血症,因此当糖尿病肾病患者的估算肾小球滤过率(eGFR)<15 ml/$(min \cdot 1.73 m^2)$时就可建议患者进行肾脏替代治疗,而非糖尿病肾病患者 eGFR 小于 6～8 ml/$(min \cdot 1.73 m^2)$时才推荐进行肾脏替代治疗。对于终末期糖尿病肾病患者建议进行早期干预,虽然血液透析和腹膜透析各有优缺点,且被广大糖尿病肾病患者接受,尽早地进行肾移植可获得更优的生活,更长的存活时间。通过肾移植治疗的患者预后要优于血液透析患者,并且早期通过肾移植治疗的终末期肾病患者,预后也要优于通过血液透析治疗等待肾移植的患者。最新数据显示,终末期糖尿病

肾病患者不经历透析阶段,直接进行肾移植治疗的优先移植(preemptive transplantation)策略,使患者受益最大,透析时间与患者存活呈现负相关。

■ ESRD 患者肾移植术前评估

肾移植是使终末期糖尿病肾病患者恢复健康的有效措施,但不是所有的终末期糖尿病肾病患者都适宜行肾移植,必须从多方面评价,依据客观的检查数据,综合分析、慎重考虑。每一个肾移植患者术前都应当进行严格全身状态评估,了解患者手术和麻醉的耐受能力;除糖尿病、肾病外,其他合并的内、外科疾病是否影响手术和患者术后恢复,对于可能出现的并发症要有一个预期。结合糖尿病对微血管和大血管的广泛影响,以及肾移植手术的自身特点,对于终末期糖尿病肾病患者要重点关注微血管病变术前评估,如视网膜病变、神经病变等;大血管病变术前评估,如冠状动脉病变、周围血管如双侧髂血管的健康状态等。

心血管系统评估是糖尿病肾病患者最重要的术前评估。CKD 是心血管系统疾病中十分重要的危险因子,而糖尿病又是冠状动脉粥样硬化疾病的等危症,因此糖尿病肾病患者的心血管意外发生率要大于非糖尿病肾病患者。心血管系统的评估着重在于评估患者围手术期以及术后长期心血管意外发生风险。许多糖尿病肾病患者常伴有隐匿性冠脉疾病,未经治疗的冠脉疾病会增加围手术期心血管意外发生风险,因此,终末期糖尿病肾病患者更应当在肾移植术前积极治疗冠脉疾病。术前详细地询问患者循环系统病史以及体格检查是十分重要的。其他可选择的辅助检查包括:胸部 CT、心电图、超声心动图、运动平板试验都有助于术前评估患者的心血管系统,对于可疑患者应建议其行冠脉重建或动脉造影等检查。

■ ESRD 患者肾移植术前准备

1. 血糖控制

终末期糖尿病肾病患者移植术前的血糖管理应与糖尿病肾病治疗指南相符合。HbA1c 仍是评估 ESRD 患者血糖情况的良好指标,然而,外科医生必须充分意识到其不足之处,例如 HbA1c 水平受尿毒症本身的影响。在 ESRD 患者血液中,如果采用离子交换高效液相色谱分析法,由于酸中毒及氨甲酰血红蛋白可能干扰检测,将导致 HbA1c 假性升高;而贫血或其他红细胞寿命缩短、输血、EPO 的使用会导致 HbA1c 假性下降,在判断 HbA1c 检测结果时应予以注意。良好的血糖控制能改善患者的生存率及预后。在糖尿病肾病患者中,HbA1c 控制在 6.5% 以下,空腹血糖浓度为 4.4 ~ 6.7 mmol/L,餐后 2h 血糖浓度 ≤7.8 mmol/L。而在对于终末期糖尿病肾病肾移植术前的患者,血糖控制目标可适当放宽。ESRD 患者由于肾功能严重减退,药物的代谢受到不同程度影响。透析本身对药物分布、代谢及清除也存在明显的影响,而降糖药的蓄积可能导致低血糖等严重后果,因此对于维持透析的糖尿病患者,口服降糖药的选择应十分慎重。

2. 纠正高血压

早期糖尿病肾病患者往往无明显高血压,当肾病进入中、晚期时,高血压者可达 3/4 以上。高血压对肾小球病变的形成和发展的加速作用已得到广泛证实。纠正高血压对临床期糖尿病肾病的治疗作用也得到肯定,对于糖尿病肾病合并高血压患者的降压治疗,请阅读相关章节。

3. 透析

无论是血液透析还是腹膜透析都被广大终末期糖尿病肾病患者所接受,其目的是在肾衰竭时作为一种替代治疗,维持生命功能稳定。通过透析可以纠正患者体内的水、电解质紊乱,排出体内的氮质毒素,降低血容量,控制高血压。

4. 纠正贫血

对于终末期糖尿病肾病患者而言,术前纠正贫血十分必要。由于肾功能不全,患者常伴有不同程度的贫血,终末期糖尿病肾病患者贫血治疗应当补充铁剂、叶酸,还可使用促红细胞生成素(EPO)。使用 EPO 每次 3 000～10 000 U,每周 1～2 次。一般提倡将血红蛋白控制在 90 g/L 左右。这样可以提高患者对手术的耐受性,提高手术成功率,同时,也有利于提高术后相关免疫抑制剂(环孢素、普乐可复等)的血药浓度,预防急性排斥反应。

5. 预防感染

应当尽可能降低终末期糖尿病肾病患者术前感染性疾病的发病概率,对于软组织感染、尿路感染、胆囊炎等潜在疾病在术后免疫功能低下时可能会诱发严重的感染,应在术前及时予以治疗,必要时行手术治疗。

四 组织配型及要求

要求患者与供体之间:①ABO 血型相同或相容;②群体反应性抗体(panel reactive antibody,PRA)阴性;③淋巴细胞毒实验,即补体依赖的细胞毒(complement dependent cytotoxicity,CDC)低于 10%;④HLA 抗原尽可能少错配;⑤供肾形态功能与受者 BMI 相称。

目前肾脏来源包括三大来源:亲属供肾、脑死亡供者(donor of brain death,DBD)和心脏死亡供者(donor of cardiac death,DCD)。还有一些是扩大标准的供体,这些供体可能年龄大于 60 岁,或者患有高血压等疾病。由于肾脏供体的严重短缺,越来越多的临床医师开始着眼于 DBD 和 DCD 肾移植研究。DBD 和 DCD 供体临床使用率逐年升高,已成为当前解决器官短缺问题的有效途径之一。然而由于器官热缺血时间大幅度延长,其术后原发性移植物无功能(primary graft non-function,PNF)以及移植物功能延迟恢复(delayed graft function,DGF)发生率明显增高,这些不足限制了供肾的利用。为减少 DBD 和 DCD 供肾的 PNF 和 DGF 的发生率,改善患者的预后,深入研究缺血再灌注损伤和相应预防和治疗措施是当今移植免疫的研究热点。

第二节 肾移植手术

一 治疗策略

终末期糖尿病肾病,单纯接受肾移植,尽管术后受者维持良好的移植肾功能,统计数据显示移植肾存活率仍较非糖尿病患者低,且单纯肾移植不能防止糖尿病肾病的发生,也不能使其他糖尿病并发症得到改善。深入分析糖尿病肾病的自然史,发现在其发展过程中除经典的糖尿病肾病,还存在 3 种不同的亚型:白蛋白尿消退型、GFR 快速下降型及非蛋白尿或非白蛋白尿型。说明糖尿病的代谢损害存在个体差异,或者说不同个体遗传背景对高糖损伤有不同的反应和代偿。对高糖损伤抗性强的,单一肾移植结合控糖、联合其他肾脏保护措施可能使患者获得长期良好血糖控制和移植肾功能。对于肾脏功能快速下降和合并大量蛋白尿的患者,要取得良好的长期临床结果,需同时改善胰岛和肾脏两方面的功能衰竭,通常的外科治疗手段是胰腺移植和肾移植。尽管成功移植后患者可以长期带功存活,但胰腺移植操作复杂、术后并发症多,患者代价是巨大的,这也是造成临床开展移植 70 年来,胰腺移植数量远远落后于其他实体器官的原因。为此,胰岛移植成为糖尿病临床治疗热点,从胎胰、微囊化胰岛以及干细胞移植,做了大量临床探索。直到 2000 年,Edmonton 免疫抑制方案提出,才使胰岛移植成为一种临床可系统操作的治疗措施。近期对 1 型糖尿病患者胰岛移植 10 年临床总结显示，尽管绝大部分患者不能脱离胰岛素治疗,10 年后胰岛仍发挥功能,50％以上患者可获得良好的代谢控制,75％以上可以避免发生严重的低血糖事件。不仅如此,其他研究也显示胰岛移植在控制糖代谢和改善其他糖尿病相关并发症方面接近胰腺移植。而胰岛移植操作方便、手术风险小、术后并发症少,联合肾移植,可能是一种新的有效的终末期糖尿病肾病的治疗措施。

二 手术类型

(一)胰肾联合移植术

1. 适应证

自 1966 年首例胰肾联合移植在美国 Minnesota 大学成功实施以来,1 型糖尿病合并 ESRD 成为胰肾联合移植的标准适应证。1 型糖尿病患者由于自身免疫造成胰岛 B 细胞的破坏,导致体内胰岛素的绝对缺乏。外源性胰岛素虽然可以有效控制血糖,显著延缓糖尿病肾病及心血管并发症的发生,却不能从根本上解决上述问题,随着新型强效免疫抑制剂的临床应用,器官保存技术的改进和移植手术方式的日趋成熟,胰肾联合移植更多被应用于临床。

2 型糖尿病患者由于胰岛素抵抗,靶器官对胰岛素的敏感性下降,导致体内胰岛素相对不足。通常情况下,外科医生仅建议患者进行肾移植手术。胰肾联合移植治疗 2 型糖尿病合并 ESRD 存在较大争议,虽然不乏成功病例报道,但对于 2 型糖尿病患者是否进行胰肾联合移植应进行严格评估,慎重选择术式。

2. 移植方案和术式

胰肾联合移植主要包括一期胰肾联合移植(simultaneous pancreas and kidney transplantation, SPK transplantation)和肾移植后胰腺移植(pancreas after kidney transplantation, PAK),目前多数移植中心采用 SPK 移植方案。胰腺移植,手术难度大,对患者创伤大,在临床实践中,应十分慎重。关于上述两种移植方式的长期效果,国外研究表明,能显著改善受者的生存质量,延缓心脑血管并发症发生,减少心血管事件,延长受者预期寿命。据文献报道,至 2003 年,美国施行的 14 705 例胰腺移植中,78％($n=11505$)是 SPK 移植,14％($n=2267$)是 PAK;其他国家 6503 例胰腺移植中,最多的术式也是 SPK 移植(92％,$n=4336$),仅 5％($n=234$)为 PAK。SPK 移植术后的生存率明显高于 PAK。胰肾联合移植术式众多,其中肾移植的术式较为固定,胰腺移植由胰腺内分泌和外分泌的处理方式的不同而分为不同的术式。

(1)胰腺内分泌处理方式:即移植胰的血管重建及静脉回流的处理。主要有经门静脉系统回流(portal venous drainage, PVD)和经体循环回流(systemic venous drainage, SVD)两种术式,目前国际上使用较多的是 SVD 术式。SVD 术式是胰岛素直接回流人体循环,未经肝脏代谢,可造成高胰岛素血症,长期高胰岛素血症可引起高脂血症和高胆固醇血症,并可造成动脉硬化。相比之下 PVD 方式更符合生理,近年来引起较多的重视。PVD 的优点是:①可以避免高胰岛素血症导致的脂代谢紊乱及由此引起的动脉硬化;②胰岛素直接进入肝脏,也更有利于胰岛素发挥作用,促进糖代谢,以免引起胰岛素抵抗;③由于移植胰的静脉血直接进入肝脏,抗原或抗原抗体复合物等在肝脏内得到处理,有利于减少排斥反应的发生。但也有观点认为 PVD 术式无明显优越性:①多组术后 5 年和 10 年的随访发现,PVD 与 SVD 组患者的生存率、移植胰存活率、脂代谢变化均无显著差异;②PVD 术式的血栓形成和腹腔感染等并发症较多见;③近年 SVD 术式的排斥反应发生率可控制在 10％左右,并不高于 PVD 术式。因此,胰腺内分泌的引流方式对免疫排斥反应、代谢以及移植物长期生存率的影响,仍需要进行严格的前瞻性随机对照研究。

（2）胰腺外分泌处理方式：胰腺移植的难题是胰外分泌的处理，胰腺移植术式的演变就是以如何引流胰腺外分泌为焦点而逐步发展的，临床胰腺移植的主要类型有全胰十二指肠移植、带有十二指肠瓣的全胰移植和节段性胰腺移植。胰管的处理方式主要有胰管阻塞术、胰管腹腔内开放术、胰液胃引流术、胰液输尿管引流术、胰液肠内引流术（enteric drainage，ED）和胰腺膀胱引流术（bladder drainage，BD）等。由于 ED 术式技术相对复杂，手术失败率较 BD 术式高，术后易并发肠漏、胰漏及严重腹腔感染等近期并发症；以往国内多采用 BD 术式。近年来，随着胰腺移植长期生存率的提高，BD 的缺点愈加明显，许多移植中心重新主张首选 ED。2001—2003 年在美国 83%（1 550 例）的 PKT 施行 ED - SPK，而 BD - SPK 下降至 17%（318 例），其理由是：①ED 术式最符合正常的消化生理，不会引起代谢性酸中毒。②BD 术后 5 年内的泌尿系远期并发症高达 75%，严重影响患者的生活质量和移植物功能，增加住院次数和医疗费用。15%～33% 的 BD 术后患者因远期并发症需再次手术改为 ED，而再次手术的并发症高达 25%。③ED 术后早期风险并不高于 BD，且几乎无远期并发症，而二者的移植排斥反应发生率、移植胰肾长期存活率均无明显差异。UNOS 资料显示，1999—2003 年 ED 和 BD 两种手术患者的 1 年生存率、移植胰和肾的 1 年存活率均相似，分别为 94.3% 和 95.3%、84.7% 和 85.4%、91.6% 和 92.7%。④胰肾联合移植时，可利用血肌酐监测排斥反应，而尿淀粉酶的监测并非必需。

3. 肾移植术

1）供肾准备　尸体供肾在植入前需剪整。将供肾置于低温保存液中持续降温，显露输尿管，注意保护输尿管血供，剪去多余的结缔组织。沿肾外侧剪开肾脂肪囊，剪去肾周围的脂肪组织，但要保留肾门、肾盂及肾下极内侧的脂肪组织，避免损伤肾盂、输尿管的血供。肾门处小的血管分支要仔细结扎。仔细辨认主动脉及腔静脉。分辨左肾及右肾血管。左肾静脉应于腔静脉汇合处离断，右肾应保留腔静脉，以便肾静脉延长。于主动脉后壁中间剪开，使两侧的肾动脉都附带有主动脉片，以便供肾动脉与受体髂动脉做端侧吻合。注意检查有无多支血管，根据具体情况做血管整形术。

2）肾移植患者的麻醉　国外常用全身麻醉辅以肌松剂，国内常用持续硬膜外麻醉加脊椎麻醉。术中注意事项：①按时给予免疫抑制剂、利尿剂及血管活性药物；②有动静脉瘘的肢体不得检测血压；③受肾侧下肢不得建立输液通道。

3）供肾植入术

（1）移植部位：自从 1951 年 Kuss 将左肾窝原位移植改为右髂窝移植成功后，各国肾移植学者通过临床实践一致公认有如下优点：手术操作简单易行，解剖及显露清楚，降低了肾移植手术的难度，髂窝部移植使移植肾处于表浅部位，便于手术后观察，各种影像学检查直接方便，特别是经皮肾穿刺活检更易于进行，再次手术也不困难。

右侧髂窝是常规首选部位，无论供肾是左侧还是右侧，均可移植于右髂窝，右侧髂窝血管较左侧浅，容易显露，便于操作。而有人则主张左侧供肾移植于右髂窝，右侧肾植于左髂窝，使供肾血管与受者血管吻合的位置较为适宜。

再次肾移植手术一般选择对侧髂窝。反复多次肾移植的部位选择较复杂，须视情况而定，有时需进入腹腔，供肾动脉与受者腹主动脉做端侧吻合，供肾静脉与受者的下腔静脉做端侧吻合。血管吻合后移植肾置于腹膜后间隙。儿童盆腔小，当接受成人供肾时大都移植于腹腔后下腰部。体重在 12 kg 以下的儿童受体手术采用中腰部切口，将盲肠游离后显示大血管，吻合后将移植肾固定在盲肠后面。

（2）切口及血管分离：下腹部弧形切口，上自髂前上棘内上方，斜行向下向内至耻骨结节上方；逐层切开皮肤、腹外斜肌腱膜、腹内斜肌及腹横肌至腹直肌外侧缘；将腹膜向内侧推开，显露腹膜后间隙及髂血管；充分游离髂总动脉和髂外动脉；检查髂内动脉有无动脉粥样硬化等病变；沿髂内动脉向远端分离,逐一将其分支结扎后切断;然后显露髂外静脉或髂总静脉,并充分游离足够长度,以便进行吻合。

(3) 血管吻合:将供肾放入多层纱布袋中,纱布袋底部剪洞把肾动、静脉拉出以备吻合;袋中置入碎冰屑防止供肾植入工程中复温;将供肾移至切口内侧,确认供肾吻合的解剖位置。肾门血管自后向前的正常位置为动脉、静脉和肾盂,符合盆腔的局部解剖关系,移植肾的肾盂及输尿管位于盆腔的浅表部位,即便产生泌尿系并发症也便于处理。

由于静脉吻合所处部位较深,一般血管吻合顺序为先吻合静脉,后吻合动脉。静脉吻合法:首选供肾静脉与受者髂外静脉作端侧吻合;上述吻合受限时也可考虑供肾静脉与受者髂总静脉或下腔静脉做端侧吻合。动脉吻合法:供肾动脉可选择受者以下动脉吻合,供肾动脉与髂内动脉做端端吻合,这是年轻患者主要的动脉吻合方法之一。若受者髂内动脉细小(如儿童)或动脉有明显粥样硬化(如老年患者),供肾动脉则与髂外动脉或髂总动脉做端侧吻合。开放血流:开放血流前应仔细检查吻合口有无漏血,可在肾门处置一血管夹阻断肾动脉或肾静脉,开放髂血管血流,血流通过吻合口但不进入肾脏。借此可检查吻合口有无漏血。如有漏血需修补可再阻断血流,不致造成移植肾再次热缺血。

开放血流后保证移植肾适当灌流对于术后立即产生利尿及防止产生急性肾小管坏死非常重要。开放血流前要避免脱水及容量不足。尽量补足液体,适当扩容。可使用复方果糖电解质溶液及输入白蛋白。使中心静脉压维持在 $10\,cmH_2O$,动脉收缩压维持在 $120\,mmHg$ 以上。即将开放血流前,静脉输液适当加快,静脉输入甲泼尼龙 $0.5\,g$,并快速静脉输入 20%白蛋白 $50\,ml$ 和呋塞米 $100\,mg$。

先开放静脉,后开放动脉。移植肾色泽迅速红润,肾动脉及分支充盈而有明显搏动,肾静脉饱满略有弹性,肾实质饱满。输尿管很快开始有蠕动,绝大多数有功能的移植肾在开放血流后 $3\sim5\,min$ 即有尿液排出。

彻底检查吻合口有无漏血,小的出血可适当压迫后止血,明显的漏血则要缝扎止血,尽量不要再次阻断血流后止血。对肾窦、肾盂外脂肪及输尿管末端的活动出血点也要仔细止血。

(4) 尿路重建:供肾输尿管植入的手术关键有两点。第一,输尿管吻合口要牢靠,通畅,防止漏尿或狭窄;第二,建立抗逆流机制非常重要,防止术后产生逆流性肾盂肾炎。现在移植肾输尿管的植入一般常规采用移植肾输尿管与受者膀胱吻合,这是最常用的手术方法;如供肾输尿管有损伤或其他原因引起输尿管长度不够时,将供肾输尿管与受体同侧输尿管做端端吻合,输尿管内置双 J 管引流。受体的上端输尿管断端结扎或需要切除同侧的肾脏。

4) 术后引流管及导尿管的处理

(1) 引流管的处理:引流管应接闭式负压引流,如引流液为大量新鲜血流,患者又有心动过速及低血压,移植肾区超声检查为血块,应急诊手术探查;如引流液为大量非血性液体,要考虑尿瘘或淋巴瘘,应及时作引流液的生化检查鉴别。尿瘘经引流无明显好转应手术处理,如为淋巴瘘可持续引流观察。

(2) 导尿管的处理:导尿管接无菌尿袋保持适当位置并配消毒量杯。一般于 $3\sim5\,d$ 后拔出导尿管,如吻合口有疑问或患者为小膀胱应推迟拔管时间。术后初期,均有不同程度血尿,血尿可来源于供肾输尿管末端出血、膀胱黏膜下隧道或膀胱壁切开处或导尿管的刺激出血。如有血块一定要彻底清除。

(二) 肾-胰岛序贯移植

首先进行肾移植,术后近期行胰岛移植。

1. 肾脏移植

过程同前描述,术后近期行胰岛移植。

2. 胰岛移植术

（1）胰岛的制备和纯化：尸体胰腺原位灌注整块切取，置于4℃ UW保存液中保存、运输。超净工作台内，4℃下完成对非胰组织清除、胰腺灌注和分割。消化罐内37℃，振摇循环消化胰岛组织，待大部分胰岛消化分离后，终止消化。收集消化物，离心后收集纯化的胰岛，镜检鉴定、计数、培养备用。

（2）胰岛移植：肾移植成功后，胰岛制备符合移植要求后经门静脉肝内移植胰岛。上腹部经腹直肌切口，分离胃网膜右静脉，置管测压，输入胰岛悬液，再次测压，确定胰岛组织进入门静脉系统后，关闭切口。根据移植后代谢改变情况，可以选择二次移植（胰岛移植遵循血型相融原则，术前需淋巴细胞毒实验）。

第三节 │ 肾移植的术后管理

一 术后监护

术后尤其注意血压、尿量、电解质、肝肾功能的监测。移植术后合理的血压控制是保证肾血流的关键。当术后动脉血压<120 mmhg，极易引起肾血流灌注不足，导致急性肾小管坏死；当动脉血压>180 mmhg，体循环压力过高可能导致吻合口出血及脑血管意外。终末期糖尿病肾病患者往往伴有高血压，故肾移植术后血压控制应不低于其基础血压，并综合手术中肾脏灌注情况及尿量情况，将血压控制在合理范围。尿量、电解质是术后监测的重点。移植术后24 h内患者大多出现多尿情况，此时患者易电解质紊乱，应每天监测电解质情况，甚至每4~8 h监测。补液治疗也应当量出为入，对于多尿患者应及时补充钠、钾等电解质；对于少尿患者应密切观察每小时尿量，对于可能出现的移植肾灌注不足或排斥反应等情况应及时处理，而出现移植肾功能延迟恢复情况，应静脉注射呋塞米以利尿。对于合并高血钾的患者应紧急治疗，治疗方法包括静脉使用氯化钙、碳酸氢钠、胰岛素、葡萄糖及透析治疗。肝肾功能可以反映体内氮质血症的改善程度和移植肾功能，为其他的治疗提供帮助。

二 术后血糖监测

糖尿病肾病肾移植术后患者的血糖控制以胰岛素为主。肾移植为腹膜外手术，术后禁食一般为1~2 d，术后早期尿量较多。补液时应提供能满足人体每日基本的能量需要，糖与胰岛素的比例一般为4~6 g葡萄糖加1 g胰岛素，使血糖控制在5.6~11.2 mmol/L范围内。糖尿病肾病肾移植术后患者术后会使用激素，大量激素可以促进糖异生，抑制葡萄糖的氧化，使血糖水平升高。环孢素等免疫抑制剂对胰岛B细胞有毒性作用，使2型糖尿病患者的胰岛素分泌减少，故可加重糖尿病。因此围手术期患者对胰岛素的需求增加，术后由于激素减量，胰岛素需求相应减少。

三 术后排斥反应的诊断及免疫抑制治疗

排斥反应是影响肾移植患者存活的最主要因素。研究表明，糖尿病患者术后感染率、不良事件发生率均高于普通患者，但糖尿病并不影响术后排斥反应发生率。排斥反应基本上可以分为超急性排斥反应、加速性排斥反应、急性排斥反应和慢性排斥反应四种。下面介绍一下肾移植排斥反应。

1. 超急性排斥反应

超急性排斥反应（hyperacute rejection）发生率为1%~5%，主要是体液免疫发挥作用，属Ⅲ型变态反应。

(1) 病理学改变:早期肾间质小血管及肾小球毛细血管内大量红细胞淤滞为主要改变,可发现淤滞的红细胞呈串珠状贴附在血管壁上。免疫荧光电镜观察,部分病例 IgG、IgM 呈阳性反应,表现为线状或颗粒状沉积在肾小球基膜(GBM)及血管上,偶尔可见 C3 沿肾小球毛细血管壁呈弥漫性线状分布。

(2) 临床表现:发生时间从开放血流至术后 48 h 内。大多发生在手术过程中,并且需当场切除肾脏,又称手术台上的排斥反应。主要临床表现为突然的血尿、少尿或无尿,移植肾胀痛,血压升高,少数出现寒战、高热,彩超检查可以对上述症状进行鉴别。

(3) 病因:目前认为超急性排斥反应是由于受者预致敏所形成,即受者体内已有抗供者的移植物抗体存在。常见的因素:①长期反复输血;②长期血液透析;③多次妊娠;④再次肾移植;⑤ABO 血型不合;⑥某些感染致敏。

(4) 治疗:对于已经发生的超急性排斥反应,目前还没有有效的治疗方法,常需要及时切除肾脏。经严格配型、血浆置换及应用抗淋巴细胞球蛋白(antilymphocyte globulin,ALG),近期内再次移植的效果优于传统的 6 个月～2 年后。

2. 加速性排斥反应

加速性排斥反应(accelerated rejection)的免疫机制与 HAR 相似,可以看作是一种延迟的超急性排斥反应,它是由于受者体内存在大量非补体抗体,当接触新肾脏后发生的体液免疫反应,造成肾脏大量出血。

(1) 病理学改变:广泛分布的小动脉炎、血栓形成引起的组织缺血坏死改变。

(2) 临床表现:①加速性排斥反应发生的时间大多在术后 3～5 d;②患者术后可以恢复很好,甚至肾功能很快就正常了,但肾功能很快减退和丧失;③突然出现发热 39℃以上,伴有乏力、恶心、腹胀肾区胀痛;④出现明显的血尿,继而少尿发展到无尿;⑤少数患者可以出现移植肾破裂;⑥肾穿刺活检和彩超可以帮助鉴别。

(3) 治疗:①因加速性排斥反应常发生在术后早期大剂量激素冲击治疗期,故再用大剂量激素冲击无效。②应尽早使用抗胸腺细胞球蛋白(antithymocyte globulin,ATG)、抗淋巴细胞球蛋白(ALG)、CD3、CD4 以使免疫耐受诱导,约 2/3 患者可以得到扭转。要强调的是,这些强效免疫抑制剂使用的早与晚,关系到排斥反应能否及时被控制,影响到移植肾以后功能的恢复及恢复程度。③近来对发生加速性排斥反应应用 ATG/ALG 等治疗效果欠佳的难治性排斥反应的患者,应用 FK-506(或环孢素 A)+MMF(吗替麦考酚酯,骁悉)+Pred(泼尼松)组合免疫抑制方案取得了较理想的效果,此外糖尿病患者首选环孢素 A(CsA),而不是 FK506。

3. 急性排斥反应

急性排斥反应(acute rejection)是最常见的排斥反应。由细胞免疫和体液免疫共同参与反应,主要属于迟发型超敏反应的细胞免疫现象。

(1) 病理学改变:间质水肿和明显的炎性细胞、免疫活性细胞浸润。浸润的细胞有淋巴细胞、单核细胞、浆细胞,也时常可见中性粒细胞和嗜酸性粒细胞。

(2) 诊断:一般发生在术后 6 d 至 3 个月内。诊断标准如下。①临床表现:尿量突然减少,对利尿剂反应差或无反应,发热伴移植肾区胀痛,移植肾肿大、质地变硬,全身乏力、水肿,体质量增加,激素冲击治疗有效。②实验室检查:血肌酐升高>25%或连续 2 d 无其他原因的明显升高;出现蛋白尿或血尿等。③超声检查:提示肾体积增大>5%,血流量减少,动脉收缩期血流速度增加,舒张期血流速度降低或缺如,血流阻力指数>0.85,皮髓质分界模糊,肾窦回声减弱。④病理学检查:移植肾穿刺活检证实急性排斥反应,是诊断"金标准"。

(3) 病因:①免疫抑制剂药量不足:免疫抑制剂突然减量或撤除;体重增加明显造成药量相对不

足；免疫抑制剂药物本身的不良反应和其他原因造成腹泻或者呕吐，引起非正常减药；免疫抑制剂转换期间，药量不足。②急性排斥反应发生的病理改变。③不同移植个体对药物的疗效差异。④某些感染可能诱发。

（4）治疗：①尽早抗排斥治疗。首次抗排斥治疗的剂量要大，足以控制排斥反应的发展。治疗要至少 3 d 以上，使排斥反应症状基本消失。②适当调整或加大常规免疫抑制剂药物剂量。③预防感染。④甲泼尼龙(MP)冲击治疗：每天 MP 500 mg＋5％葡萄糖/0.9％生理盐水 100 ml，静脉滴注，连续 3 d。⑤抗体类药物应用：如 ATG、ALG、OKD - 3 应用。如果患者某些药物浓度一直不理想，及时环磷酰胺(CTX)等免疫抑制剂药物调整。目前局部放疗、血浆置换已较少应用。

（5）预防：①术前严格的组织配型和群体反应性抗体(PRA)检测。②尽量减少脏器的热缺血和冷缺血时间，以避免抗原暴露。③术前进行免疫耐受诱导，包括使用 ATG、ALG 或单克隆抗体(舒莱)以及使用霉酚酸酯和大剂量 MP。联合供体(donor)造血干细胞输注，或称造血干细胞移植，在受体体内建立异基因嵌合体(Allo-Chimerism)，可以诱导免疫耐受，这可能是今后的较佳方案。④维持期药物的联合使用和药物浓度的稳定，是防止排斥反应必不可少的一环。目前，肾移植受者在应用常规免疫抑制剂的基础上结合舒莱免疫诱导治疗，能有效降低术后急性排斥反应发生率，且患者有较好的耐受性，其通常与环孢素和类固醇皮质激素为基础的二联免疫抑制剂治疗方案或长期的环孢素、类固醇皮质激素和硫唑嘌呤/吗替麦考酚酯为基础的三联免疫抑制剂治疗方案联合使用。

4. 慢性排斥反应

慢性排斥反应(chronic rejection)不仅与特异性免疫攻击有关，与非特异性组织损伤更为密切，主要认为以体液免疫为主，属迟发型变态反应。

（1）病理学改变：主要病变是血管内膜纤维化，引起血管管腔严重狭窄，从而导致肾缺血。其形态上表现为肾小球萎缩、纤维化、玻璃样变，肾小管萎缩，此外肾间质除有纤维化改变外，还有炎症细胞浸润。

（2）临床表现：①一般发生在术后 6 个月以后，是影响移植肾长期存活的主要障碍之一。②慢性排斥反应发展缓慢，往往呈隐匿性，早期容易被忽视，缺乏有效的治疗手段。③其临床表现和实验室检查类似慢性肾小球肾炎，主要表现为不同程度的蛋白尿、血压升高、移植肾体积缩小和逐渐出现肾功能减退。④肾穿刺示肾小管萎缩、间质纤维化、动脉内膜增厚、管腔狭窄。

（3）病因：慢性排异反应的发生机制尚不明确，可能是免疫性和非免疫性肾单位进行性损伤和减少所致。病变为不可逆性，是肾移植失败的主要原因。

（4）治疗及预防：由于对慢性排斥反应没有有效的治疗方法，多采用霉酚酸酯(MMF)加环孢菌素 A(CsA)等多种免疫抑制剂联合治疗。目前研究发现慢性排斥反应可能与早期排斥、高血压、高血脂等有关，所以降低早期排斥率，抑制高血压、高血脂，降低胆固醇，应用丹参等活血药物，可能会有预防作用。

糖尿病肾病肾移植术后，目前尚无统一的预防性免疫抑制用药方案。胰肾联合移植的免疫抑制治疗目前还没有统一的方案，大多数移植中心以肾移植的方案为基础，适当加以调整。目前常用的用药方案中主要包括皮质激素联合其他药物。临床上常用的三连方案包括泼尼松＋环孢霉素(CsA)或他克莫司(FK506)＋硫唑嘌呤(Aza)或霉酚酸酯(MMF)。FK506 和 MMF 联合应用使胰腺移植术后早期不用抗 T 细胞制剂诱导，使远期撤除激素成为可能，是目前最受青睐的免疫抑制方案。FK506用于胰腺移植具有以下明显优势：①免疫抑制作用强，排斥反应发生率低；②能降低移植后血栓形成发生率；③具有拟激素样作用，可减少激素用量或停用激素，有利于预防移植后糖尿病(post-trasplantation diabetic mellitas, PTDM)的发生。

（王翔）

参考文献

1. Anders HJ, Huber TB, Isermann B, et al. CKD in diabetes: diabetic kidney disease versus nondiabetic kidney disease [J]. Nat Rev Nephrol, 2018,14(6):361 - 377.

2. Aref A, Zayan T, Pararajasingam R, et al. Pancreatic transplantation: Brief review of the current evidence [J]. World J Transplant, 2019,9(4):81 - 93.

3. Delos Santos RB, Gmurczyk A, Obhrai JS, et al. Cardiac evaluation prior to kidney transplantation [J]. Semin Dial, 2010,23(3):324 - 329.

4. Ghaderian SB, Hayati F, Shayanpour S, et al. Diabetes and end-stage renal disease: a review article on new concepts [J]. J Renal Inj Prev, 2015,4(2):28 - 33.

5. Lablanche S, Borot S, Wojtusciszyn A, et al. Ten-year outcomes of islet transplantation in patients with type 1 diabetes: Data from the Swiss-French GRAGIL network [J]. Am J Transplant, 2021,21(11):3725 - 3733.

6. Lanzoni G, Ricordi C. Transplantation of stem cell-derived pancreatic islet cells [J]. Nat Rev Endocrinol, 2021,17(1):7 - 8.

7. Oshima M, Shimizu M, Yamanouchi M, Tet al. Trajectories of kidney function in diabetes: a clinicopathological update [J]. Nat Rev Nephrol, 2021,17(11):740 - 750.

8. Rogers J, Farney AC, Orlando G, et al. Pancreas transplantation with portal venous drainage with an emphasis on technical aspects [J]. Clin Transplant, 2014,28(1):16 - 26.

9. Shapiro AM, Pokrywczynska M, Ricordi C. Clinical pancreatic islet transplantation [J]. Nat Rev Endocrinol, 2017,13(5):268 - 277.

10. Slinin Y, Ishani A, Rector T, et al. Management of hyperglycemia, dyslipidemia, and albuminuria in patients with diabetes and CKD: a systematic review for a KDOQI clinical practice guideline [J]. Am J Kidney Dis, 2012,60(5):747 - 769.

11. Vantyghem MC, Chetboun M, Gmyr V, et al. Ten-year outcome of islet alone or islet after kidney transplantation in type 1 diabetes: a prospective parallel-arm cohort study [J]. Diabetes Care, 2019,42(11):2042 - 2049.

12. Wai PY, Sollinger HW. Long-term outcomes after simultaneous pancreas-kidney transplant [J]. Curr Opin Organ Transplant, 2011,16(1):128 - 134.

13. Yang HK, Ham DS, Park HS, et al. Long-term efficacy and biocompatibility of encapsulated islet transplantation with chitosan-coated alginate capsules in mice and canine models of diabetes [J]. Transplantation, 2016,100(2):334 - 343.

14. 王雷雨,蔡明,袁清,等. 糖尿病患者肾移植的安全性和有效性评估[J]. 解放军医学院学报,2014,35(6):581 - 584.

15. 徐勇杰,李国毅,王伟,等. 肾移植术后加速性排斥3例治疗报告[J]. 现代泌尿外科杂志,2011,16(2):171 - 172.

16. 郑军华,闵志廉,朱有华,等. 肾移植超急性排斥反应的病理学机制及其临床对策[J]. 第二军医大学学报,1999(10):709 - 712.

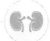

第十六章 糖尿病肾病的中医诊治

中医认为糖尿病肾病病因包括饮食劳倦、先天禀赋不足、六淫所伤等,致五脏亏虚、津亏液耗,引发诸邪,并根据糖尿病肾病症候、临床表现等辨证施治,提出较多中医方剂,且具有标本兼治、方药加减灵活、安全可靠等特点,自多层面、多靶点发挥作用。临床上已见在中医药治疗或中西医结合治疗糖尿病肾病方面取得了较好的疗效,并具有不良反应小的特点,适合长期服用。近年来,有关中医中药对糖尿病肾病干预治疗的文献报道诸多,普遍认为在基础治疗的基础上采用中医辨证治疗,具有延缓其进程的作用。

第一节 │ 概　　述

一 病因病机

中医学对糖尿病肾病的病因病机,主要认为其由消渴病迁延未愈而变生,正如《圣济总录》指出:"消渴病久,肾气受伤,肾主水,肾气虚衰,气化失常,开阖不利,水液聚于体内而出现水肿"。晋·巢元方《诸病源候论》:"消渴——其病变,或发痈疽,或成水疾"。明·戴厚礼《证治要诀》:"三消久而小便不臭,反作甜气,在溺中滚涌,更有浮溺,面如猪脂,此精不禁,真元竭也"。指出消渴病日久可并发蛋白尿、水肿等证,与糖尿病肾病的现代认识相一致。因此,将消渴日久出现的水肿、尿浊等命名为消渴病肾病,能明确病因,阐明病机,更有效地指导临床。

临床上多数医家认为糖尿病肾病基本病机为本虚标实,本虚为气阴两虚,涉及肝、脾、肾及诸脏亏虚;标实多为血瘀、痰凝、湿阻、水停、浊毒内生等。如卢洪梅等认为,糖尿病肾病的病机特点可结合中医基础理论"久病必虚""久病必瘀"的原则,从而提出糖尿病肾病"气虚血瘀"的发病机制,认为其病机发展经历了气虚、气滞、血郁、血瘀四个阶段,并在临床上拟补益脾肾之气、活血化瘀为糖尿病肾病的治疗原则。对于具体病机,不同学者观点有所差异,各有侧重,有了一些新的研究进展。吕仁和教授在整理古代文献的基础上结合临床实际,提出糖尿病肾病"微型瘕"病理假说,认为糖尿病肾病的发生、发展实质上是消渴病治不得法,迁延不愈,伤阴耗气,痰、郁、热、瘀互相胶结,积聚于肾之络脉,形成微型瘕,由瘕聚渐成积的过程。卞镝等从痰瘀论治糖尿病肾病,认为糖尿病肾病是一虚实夹杂之证,是由糖尿病病久失治误治使脾失健运,痰湿内生,脉道痰阻血瘀,痰瘀互结,阻于肾络所致。朱善勇等认为,糖尿病肾病符合中医"久病入络"的病理特征,可以归结于"络病"范畴,其发病特点及临床表现符合"久病入络""久瘀入络"的络病发病特点。麻丽娜等认为糖尿病肾病以毒损肾络为主要的发病机制,消渴病日久,耗气伤阴,病情迁延,阴损及阳,渐致痰、郁、湿、热等病理产物瘀阻血脉,津血交换受阻,废物积聚日久成毒,毒随邪生入络,伏藏不去,病变涉及全身脏腑和经络,故毒邪贯穿糖尿病肾病的始终。上述糖尿病肾病病因病机的认识,对糖尿病肾病治疗起到非常重要的作用。

二 辨证论治

基于众多学者认为糖尿病肾病病机为本虚标实之证。阴阳、气血、五脏亏虚是本虚,瘀血、水湿、痰饮、浊毒等属标实。基本病机一般按照气虚或阴虚一气阴两虚一阴阳两虚规律动态发展,并兼夹瘀血、水湿、痰浊等标证。2011 年中华中医药学会制定《糖尿病肾病中医防治指南》中,糖尿病肾病分为四个主要证型:气阴两虚证、肝肾阴虚证、气血两虚证、脾肾阳虚证;三个兼证:水不涵木,肝阳上亢证、血瘀证、膀胱湿热证;三个变证:浊毒犯胃证、溺毒入脑证、水气凌心证。然而,临床实践学者们辨证分型不尽相同。

魏江波以虚论证,将气阴两虚型治则为以补气养阴为主活血化瘀为辅,方选益气消渴饮进行治疗,以改善患者脉弱、精神不振等症状;肝肾不足型的治则为以补肾养肝为主补气养阴为辅,方选杞菊地黄汤加味辨证加减进行治疗,以改善患者倦怠、小便混浊等症状;脾肾两虚型的治则为以补肾养脾、利尿通阳为主,方选济生肾气丸结合益母草辨证加减进行治疗,以改善患者水肿、畏寒、四肢酸胀等症状;肾虚瘀血型的治则为以活血化瘀、除湿、补肾为主,方选参芪地黄汤、结合补阳还五汤加减进行治疗,以改善患者面黑、口臭、脉沉、乏力等症状。

余江毅辨证论治具体分为:本证和标证。本证:①阴虚燥热证,养阴清热,滋阴为主。方药:玉女煎加减。②气阴两虚证,益气健脾,养阴滋肾。方药:六味地黄丸合生脉散加减。注意合用具有降蛋白尿的清热解毒类中药。③脾肾阳虚证,治宜补脾益肾,温阳利水。使用白术、苍术、茯苓、黄芪、党参、菟丝子、淫羊藿、桑寄生、怀牛膝等中药。持续大量蛋白尿、浮肿、低蛋白血症者重用黄芪,并加用活血药物。标证:①挟水湿者,轻者可加大腹皮、防己、车前子等中药;重者以温阳利水为治法,方用实脾饮;或以健脾利水为治法,方用防己黄芪汤合防己茯苓汤。②挟痰浊者加竹茹、黄连等;氮质血症,加用大黄或煎汤保留灌肠,扶正泄浊。③挟瘀血者可加活血化瘀之品。

杨东升在临床上将糖尿病肾病分四型论治。①肝肾气阴两虚:治宜滋补肝肾、益气活血,方用杞菊地黄丸加减。②脾肾气阳两虚证:治当温肾健脾、益气活血,方用二仙汤合五苓散加减。③气血阴阳俱虚证:治以调补阴阳、益气活血,方选当归补血汤合济生肾气丸。④水气凌心射肺证:治宜泻肺逐水,方用己椒苈黄丸加味。

陈以平教授认为糖尿病肾病是虚实夹杂之证,临床上辨证如下。①气阴两虚证:治以益气养阴,常用沙参麦冬汤合六味地黄丸加减。②脾肾亏虚,气虚血瘀证:以健脾补肾、益气活血为治则,药用黄芪、川芎、葛根、山茱萸、灵芝、黄精、当归等。③瘀浊内蕴,水湿泛溢证:以温肾利水、化瘀泄浊为治疗大法,方用金匮肾气丸加减。

王建萍临床上将糖尿病肾病分为三型论治。①肝肾阴虚证:治以滋补肝肾、益气活血,方选芪蛭二黄汤加减。②脾肾阳虚证:治以温肾健脾、益气活血,方选参芪附黄汤。③气血阴阳俱虚证:治以温阳利水、调补气血,方选济生肾气丸加减。

何志明等临床上根据病理演变,将糖尿病肾病分为四型辨证论治。气阴两虚型:治法益气养阴,佐以活血化瘀。益气消渴饮自拟方:生黄芪、太子参等。肝肾不足型:治法滋补肝肾,佐以益气养阴,杞菊地黄汤加味。脾肾两虚型:治法健脾补肾,温阳利水,济生肾气丸合实脾饮化裁。肾虚血瘀型:治法补肾活血、化瘀行水,参芪地黄汤合补阳还五汤加减。

李肇晕将该病分为五型论治。气阴两虚,肝肾不足型:治以益气养阴,滋补肝肾法,方用生脉散合杞菊地黄汤加减。肾虚血瘀,脉络瘀阻型:治以健脾补肾、活血利水,方用参芪地黄汤合桃红四物汤加减。脾肾两虚、阳气虚衰型：治以健脾温肾、利水消肿，方用济生肾气丸合实脾饮加减。阳虚血瘀、水气凌心型：治以温通心肾、活血利水，方用真武汤合苓桂术甘汤加减。湿浊潴留、上逆犯胃型：治以健脾化湿降逆和胃，方用四君子汤合大黄附子汤加减。

赵进喜把糖尿病肾病早中期分为三型八候，本虚证三型标实证八候，阴虚型选用六味地黄丸、金锁固精丸等滋肾固，肾阳虚型用参苓白术丸、金匮肾气丸温阳益气；阴阳俱虚型中成药选用金匮肾气丸、右归丸、五子衍宗丸；标实证八候中血瘀证可予逍遥丸、四磨汤口服液活血化瘀痰湿证选用二陈丸、指迷茯苓丸等；热结证予三黄丸、功劳去火片等清泄结热；郁热证小柴胡颗粒、丹栀逍遥丸等清解郁热；湿热证用二妙丸、四妙丸、葛根芩连丸等清热化湿；水湿证选用五苓片、去肿片利水除湿；饮停证予五苓片通阳化饮。

曲波认为，气虚、阴虚、阳虚是糖尿病肾病的根本病因，以此为基础，结合临床实际，主要有三种基本证型。①气阴两虚型：治宜益气养阴，方用生脉散加减。②肝肾阴虚型：治宜滋养肝肾，方用知柏地黄丸加减。③脾肾阳虚型：治宜健脾补肾、益气行水，方用参苓白术散合金匮肾气丸加减。痰湿、燥热、瘀血为糖尿病肾病的病标。痰湿内阻酌加白豆蔻、藿香、佩兰或二陈汤祛痰除湿化浊；痰热内蕴，酌加黄连、栀子、瓜蒌、茵陈、竹茹等清热化痰。燥热之象可见口渴加天花粉以生津润燥；胃热甚加知母、生石膏以清胃中之火。有瘀血之象可加用鸡血藤、当归、川芎、牛膝、水蛭、三七粉等活血化瘀通络。并强调三个虚证、三个标证经常混杂在一起，应以基本证型为单元，以标本为纲领，灵活应用。

辨病及分期论治

1. 辨病论治

蔡世红等研究证实，大黄能显著减少糖尿病肾病显性蛋白尿，改善胰岛素抵抗，延缓肾衰竭的发展。王光浩等研究表明，对糖尿病肾病患者在控制血糖、血压的基础上加用黄芪注射液治疗，有益于延缓或阻止糖尿病肾损害的进一步发展与恶化。卢勇等通过观察红花注射液治疗糖尿病肾病肾衰竭的疗效，发现红花注射液对于改善肾衰竭症状、延缓肾功能减退的进程、减少透析次数有一定的作用。王凤丽等运用益气养阴消瘕通络方黄芪、积雪草、丹参、茯苓、生地黄等治疗糖尿病肾病，结果显示，在控制饮食、降糖、降压、降脂等基础上，其能够改善早期糖尿病肾病患者临床症状，减少蛋白尿，改善生活质量，保护肾功能。近年这类对于糖尿病肾病辨病论治的专病专方或单味药及其制剂的研究层出不穷。辨病论治是对一部分特殊的疾病（辨证分型概率集中于一型的、呈正态性分布的疾病）采取的一种针对性很强的治疗方法，是对辨证论治法的一种补充，但是临床运用要注意避免脱离辨证的一味专病专方治疗。

2. 分期论治

参照西医糖尿病肾病的分期标准，结合中医诊治糖尿病肾病用药规律，高彦彬主张把糖尿病肾病分为三期进行辨治：气阴两虚、肾络瘀滞多见于早期糖尿病肾病，治以滋补肝肾、益气养阴、活血化瘀；脾肾两虚、肾络瘀阻多见于中期临床糖尿病肾病，治以温肾健脾、活血通络；气血阴阳俱虚、肾络瘀结多见于晚期糖尿病肾病，治以调补阴阳、益气活血。朱丽光根据西医早期微量蛋白尿期治宜益气养阴兼活血通络，药用参芪地黄汤、生脉散合六味地黄汤兼加活血通络之品；中期临床糖尿病肾病期治宜健脾补肾、活血利水，方用实脾饮、济生肾气丸、真武汤加减；晚期糖尿病肾病肾功能不全期治宜调理五脏、湿浊瘀同治，方选真武汤、五苓散、苓桂术甘汤、附子理中汤、抵当汤、旋复代赭汤加减。分期辨证参考了西医糖尿病肾病的发展规律，经长期探索，将中医辨证与西医临床及病理结合，互相参考，中西结合，有着一定的治疗优势。

四 中医药物治疗

刘杰等认为,早期糖尿病肾病治疗关键为益气养血补肾,并应用益血补肾方,总有效率为88.51%;黄亚莲等则应用益肾化湿颗粒(原方为升阳益胃汤)治疗糖尿病肾病,总有效率为88.46%;陈茂盛等应用黄芪当归大黄方(黄芪 30 g,当归 12 g,制大黄 9 g)治疗糖尿病肾病,结果发现尿白蛋白、血肌酐等指标改善效果更佳,且不良事件少。董俊平和霍曼则在 55 例糖尿病肾病患者的治疗中应用丹芪益肾方(丹参、黄芪、太子参、熟地黄、杜仲、牛膝、黄连、泽泻等),总有效率为92.73%。姜维娜等在 30 例脾肾阳虚型糖尿病肾病Ⅳ期患者的治疗中应用芪绒补肾汤(黄芪、火绒草、白茅根、夏枯草、白术、砂仁、丹参、淫羊藿、杜仲、肉桂等),总有效率为79.30%。杜冬琛应用自拟降糖补肾汤(黄芪、太子参等)治疗 45 例 3 期糖尿病肾病患者,结果显示尿白蛋白排泄率、尿白蛋白、血糖指标、24 h 尿蛋白定量等改善效果均较西药组更为显著。

五 中西医结合治疗

随着对糖尿病肾病的研究不断深入,临床开始越来越多地关注该病中西医结合治疗方案的应用,目的是发挥现代药(西药)和中药的协同作用,达到标本兼治的目的,切实改善患者预后。目前,临床常用糖尿病肾病中西医结合治疗方案。如班艳证实,前列地尔序贯疗法与复方丹参滴丸联用可改善尿微量白蛋白、尿总蛋白及肾脏血流指标。分析原因可能为联合治疗一方面通过前列地尔发挥抑制血小板活化、保护血管内皮细胞、抑制血栓形成等作用,另一方面利用复方丹参滴丸发挥活血化瘀、理气止痛功效,改善血管内皮修复效果,调节血脂、钙拮抗作用,保护受损血管,增强疗效。此外,李林元发现,在早期糖尿病肾病治疗中联用缬沙坦和益气滋阴通络中药,可提升总有效率至92.9%,且不良反应少。周姣慧认为,联用西药和益气滋阴补血方可减轻氧化应激反应。黄淑琛对 66 例糖尿病肾病患者在西医治疗(糖尿病教育、饮食指导、口服降糖药物及其他对症处理)基础上加用金水宝胶囊,结果显示总有效率达96.97%。金水宝胶囊为中药制剂,成分为发酵的虫草菌粉,能抑制血小板聚集,且能清除自由基,调节肾小管功能,改善肾血流,还可降低尿蛋白排泄,修复肾小管上皮细胞,保护肾脏功能。王朝等运用水蛭粉胶囊(水蛭虫体焙干研粉)配合西药治疗糖尿病肾病及对尿微量白蛋白并研究其对内皮功能的影响,研究结果提示,水蛭粉配合西药治疗能够有效降低糖尿病肾病患者尿微量白蛋白,提高肾内皮滤过功能,对糖尿病肾病患者内皮功能有很好的改善作用。张晓奇和楚中亚对 50 例糖尿病肾病患者进行西医常规治疗(健康宣教、饮食控制、运动锻炼、口服降糖药物或注射胰岛素、降脂药物等)联合自拟中药汤剂(药方包括太子参、黄芪、山茱萸、泽泻、生大黄、枸杞子、牡丹皮等),总有效率为96.0%,认为此方具有益气利水、健脾利湿、活血化瘀之功效。

中医药治疗糖尿病肾病的独特优势在于能够整体论治、辨证论治、灵活加减,临床上已见在治疗糖尿病肾病方面取得了较好的疗效,并具有不良反应小的特点,适合长期服用。但是关于糖尿病肾病的辨证治疗,报道的多是根据临床经验分作几个证型来讨论,临床所见,很难找到和这些证型完全相符的患者,多是各种证型混杂在一起,虚实夹杂。因此,辨证论治是要视具体临床情况而定,绝不是几个证型或一些循证医学的数据能概括的,以主要证型为基础,以标本为纲领,深入探讨这些证型错杂的治疗规律,才能充分显示中医辨证论治的灵活性和实用性。并可借鉴西医糖尿病肾病的分期标准,但又并非脱离辨证论治的专病专方治疗,如此方能为中医药辨证论治糖尿病肾病提供广阔的前景,使其成为治疗糖尿病肾病的一种安全有效的方法。

第二节　中医病名溯源微探

翻开中医古代文献,其中并无糖尿病肾病明确的病名记载,但根据其发病机制及临床表现,散在有水肿、水病、胀满、脾瘅、消瘅、尿浊、肾消病、关格等病名记载与其甚为相近。古代的文献对于近似于糖尿病肾病中医病名记载需要进行去粗取精的发掘与提炼,提出适合当今中医学发展现状的中医病名。

我国最古老的医学著作《黄帝内经》,记载了大量的糖尿病及其并发症的相关记载。《黄帝内经·素问·奇病论篇第四十七》云:"有病口甘者,名为何? 何以得之? 岐伯曰:此五气之溢也,名曰脾瘅。夫五味入于口,藏于胃,脾为之行其清气,液在脾,令人口甘,此肥羹之所致也。此人必数食甘。美而多肥者,令人内热,甘者令人满,故其气上溢转,转为消渴,治之以兰,兰除陈气。(五气,五谷之气。液在脾者,五谷液也。)肥羹令人热中,故脾行涎液,出廉泉,入口中,名曰脾瘅。内热气溢,转为消渴,以兰为汤饮之,可以除陈气也。"这里描述的"脾瘅"就是由多食甘美肥者引起的以口甘为主要临床表现的疾病概括,不及时治疗,"脾瘅"进一步发展为"消渴"。且指出了早期治疗"脾瘅"可用佩兰除其陈气。而从现代医学的角度来看,《黄帝内经》所讲的"脾瘅"类似于现代的糖尿病隐匿期,在长期嗜食甘美的影响下,则容易从隐匿期发展到糖尿病的临床期,即《内经》中所谓的"消渴"阶段。水肿在《金匮要略·水气病脉证并治》中称为水气病,《丹溪心法·水肿》篇指出:"水肿因脾虚不能治水。"宋·赵佶在《圣济总录》中明确提出消渴病中属下消之"肾消"之名,"消肾者,由少服石药,房室过度,精血虚竭,石势孤立,肾水燥涸,渴引水浆,下输膀胱,小便利多,腿胫消瘦,骨节痠疼,故名消肾。"而终末期糖尿病肾病的表现则应属中医"关格、溺毒"范畴。张仲景首将关格正式作为病名提出,《伤寒论·平脉法》篇曰:"关则不得小便,格则吐逆。"何廉臣《重订广温热论》:"溺毒……头痛而晕,视力朦胧,耳鸣耳聋,恶心呕吐,呼吸带有溺臭,间或拌发癫痫状,舌苔起腐,间有黑点,"何氏"溺毒"证之描述,与现代医学的终末期糖尿病肾病所表现的症状极为相似。现代医学中根据崔玉枝等研究中提取糖尿病肾病病名相关词汇,可得消肾,肾消,内消,肾渴,下消,水肿,尿浊,胀满,关格,消瘅,溺毒 11 个词汇。采用内容分析法对文献相关内容进行分析后,认为"消肾"、"肾消"、"内消"、"肾渴"、"下消",可列为初步检索词。

唐代王焘《外台秘要》中有"肾消病"病名,其描述与糖尿病肾病关系较为密切,其援引隋代甄立言《古今录验方》中记载:"消渴,病有三……渴而饮水不能多,小便数,阴痿弱,但腿肿,脚先瘦小,此肾消病也"。《卫生家宝》中论述:"疾久之,或变为水肿,或发背疮……至死不救",指出消渴病久可转变为水肿,且病情严重;其又言:"夫消渴者……久则其病变为小便频数,其色如浓油,上有浮膜……是恶候也。"指出消渴病合并尿浊系危重恶候。《证治要诀》云:"三消久而小便不臭,反作甜气,在溺桶中滚涌,其病为重,更有浮在溺面如猪脂,溅在桶边如柏烛泪,此精不禁,真元竭矣"。其上述均为糖尿病肾病表现。刘河间《三消论》亦云:"若渴而饮水不绝,腿消瘦,而小便有脂液者,饮一溲二,其小溲如膏油,即膈消消中之传变"。其腿肿、小便淋浊、有脂液等均可见于糖尿病肾病。古医籍中对糖尿病肾病的记载均为症候的描述,有的仅为一种症候的描述,有的为几种症候的描述,但均未对其表现进行归纳概括,且限于当时的条件未形成统一的认识。至现代众多的医家,就本病的中医病名提出了多种观点。吕仁和等认为应定名为"消渴病肾病",其在《糖尿病及其并发症中西医诊治学》主张把糖尿病肾病各种相关病证统称之为"消渴病肾病",一方面强调该病继发于消渴病,一方面强调其中心病位在肾,治疗当以护肾为要,非常有意义。南征在研究了大量的文献的基础上,根据《圣济总录》对"消肾"

的论述,提出将本病定名为消渴肾病。

总而言之,古代医家对于糖尿病并发蛋白尿、水肿等症已经有所认识,将之称为"水肿""胀满""尿浊"等,但这都是糖尿病肾病的症状,并不是其特有症状,临床上慢性肾炎、肾病综合征等肾脏疾病皆会表现出以上临床表现,如果仅仅以这些症状作为糖尿病肾病的中医病名,未免有失偏颇,难以确切地描述糖尿病肾病的病因、病位、病机及病理。因此,对于当代糖尿病肾病的研究,可以将这些病名作为参考,但决不能将二者划上绝对的等号,而要将之称为糖尿病的中医病名则更不恰当。"消渴肾病"病名则比较完整地体现了糖尿病肾病的中医特色,"消渴"既说明了糖尿病最初出现的症状,亦指明消渴病(糖尿病),亦说明了"消渴肾病"的病因是由消渴所致;"肾病"既说明了病变的部位,又暗含消渴病日久,迁延及肾脏的病机。"消渴肾病"即说明了糖尿病肾病的病因病位,又说明了消渴病与肾病之间的关系,基本上达到了病、证、症三者的结合,就目前来说是一个比较科学合理、规范的糖尿病肾病中医病名。"消渴肾病"作为本病的中医病名似乎更为合理,并且容易为现代中医、中西医及西医临床医师所接受。

第三节 | 发 病 因 素

糖尿病肾病是糖尿病常见的微血管并发症之一,故其病因应在消渴病发病的基础上进一步分析认识。若消渴病患者未能及时调治,去除病因,或经失治误治,或治不得法,病情加重,极易并发本病。邓跃毅等对古代文献中的病名来源、病因病机和治法进行整理归纳,认为糖尿病肾病多由六淫邪毒、禀赋不足、饮食失节、情志失调、劳逸失调、药物误用所致,病位与五脏六腑有关,以脾肾为主,呈现本虚标实的病理特征,以脾肾亏虚为病机之本,血瘀、痰湿为病机之标,治法当以不同的时间,不同的阶段采用不同的治疗方法。

一 六淫邪毒

消渴病中,感六淫邪毒,多夹热伤肾,肾脏气阴损耗,加重消渴,以致本病。罗会林指出:六淫所伤,穷必及肾。六淫伤肾,常以肾气盛衰为根本。常克认为六淫邪毒可一日传肾,六淫邪毒多夹热,最喜伤肾阴,可致血尿或尿蛋白。《灵枢·五变》指出"百疾之始期也,必生于风雨寒暑,循毫毛而入腠理……为消瘅"。消渴日久,则正气虚弱,或素体阴虚体弱,易感六淫之邪,或湿热下注,重伤脾胃或病情日渐加重伤肾而成本病。

二 禀赋不足

先天禀赋不足者,脏腑虚弱,其中肾为先天之本,肾中精气不足或亏虚,易致本病。《灵枢·五变篇》:"五脏皆柔弱者,善病消瘅。"詹锐文等认为:先天禀赋不足,脏腑虚弱,瘀、湿、痰、浊毒内生可致本病。消渴患者,亦可因禀赋不足,肾中精气不足或亏虚,肾失封藏,精微下泄或气化失司,水液潴留,而致水肿,或肾精亏少,燥热内生,以致本病。

三 饮食失节

消渴病者,饮食失宜,积痰生热,导致脾胃损伤,肠胃积热,渐消津液,热伏于下,肾体受伤,水谷精微混杂趋下,则生肾消。由此可见,长期饮食不节,嗜酒无度,使三焦五脏皆焦,易发糖尿病肾病。《丹溪心法·消渴》亦指出"酒面无节,酷嗜炙煿……于是炎为上熏,脏腑生热,燥热炽盛,津液干焦,渴饮水浆而不能自禁"。《素问·奇病论》曰:"此人必数食甘美……甘者令人中满……转为消渴。"肥甘厚味,多为高糖、高脂、高蛋白、高热量食物。黄文政认为消瘅主因膏粱厚味化燥化热,病久失治,发为肾劳。消渴日久,饮食失宜,损伤脾胃,可致脾虚失运。马柳玲认为若脾气虚弱,则升清降浊失调,致水谷精微下注,而脾不健运,运化水湿失司,则致肾性水肿。

四 情志失调

消渴病者,长期精神压抑,抑郁焦虑,情志失调,五志过极,郁而化火,暗耗阴血,消灼津液,触发本病。《临证指南医案·三消》云:"心境愁郁,内火自燃,乃消症大病。"临床研究表明,情志异常可影响机体神经内分泌调节,使血中胰岛素拮抗激素升高,糖耐量降低,导致机体糖代谢水平下降,血糖升高,其中思想紧张者可有反复波动的尿蛋白。王湘等的临床试验表明,情志抑郁可加重糖尿病患者病情,可诱发糖尿病肾病等多种并发症。《灵枢·五变》指出情志引起消瘅的过程为"怒则气上逆,胸中蓄积,气血逆流,髋皮充饥,血脉不行,转而为热,热则消肌肤,故为消瘅",《临证指南医案》也指出"心境愁郁,内火自燃,乃消症大病"。平素气机失调,肝气郁滞,郁久化火,消烁津液,热成盛于下,伤及于肾,渐生肾消。消渴病病程长,患者心理负担重,压力大,思虑忧郁或长期精神紧张,情绪激动,而致肝失疏泄,化火伤阴,上灼肺津,中伤胃津,下劫。肾阴,阴虚于内,阳亢于上,且火甚扰动肾关,肾之闭藏失职,则火炎作渴于上,精微走失于下而发病。

五 劳逸失调

消渴病者,不节房事,劳欲过度,耗泄肾中精气,虚火内生,燔灼阴液,肾阴亏乏,消渴日重,并发本病。《诸病源候论·消渴病诸侯》曰:"房室过度,至令肾气虚耗,下焦生热,热则肾燥,燥则渴"。房劳过度,则肾精亏损,阴虚内热,耗伤真阴,虚火内生,且"火因水竭而益烈,水因火烈而益干",终至肾虚肺燥胃热俱现,积微成损,积损成衰;或肾元不足,气化失司,闭藏无力而精微下注而为消肾,正如《丹溪心法》所云:"真水不竭,安有所谓渴哉。"另外,《内经》云:"久卧伤气,久坐伤肉"。安逸过度,脾肾亏虚,精气不足,亦会使本病加重。

六 药物误用

消渴病病程长且缠绵难愈,病者过服温燥之品,制燥制热,耗伤气津,或误用肾毒性药物,毒损肾脏,引发本病。张凳本研究《外台秘要方》对消渴病的贡献一文指出,过服温燥壮阳药,或延年的五石散及钟乳石,可致石热肾燥,消灼阴液,而成消渴。临床上,糖尿病患者为易发药物性肾损害的高危人群之一,其多合并感染,如呼吸道、皮肤、尿路感染等,为控制感染,不慎使用肾毒性药物,如庆大霉素、卡那霉素、链霉素等,毒损肾脏,甚或致急性肾衰竭,导致本病。李挺《医学入门·水肿》云:"阴水多因久病……或误服凉药以致肿者,危证也。"消渴病患者或过用寒药、峻药,损伤正气,从而加重病情,耗气伤津,损伤五脏,累及于肾,发展成消渴病肾病。

第四节 病机及其演变规律

中医学对于消渴病发展至糖尿病肾病病变的认识较早,并为后世医家不断充实和完善,其病因病机一般医家认为属虚实夹杂,主要以气阴亏虚为本,病位主要在肾,连及肝脾、络脉,以痰湿、浊毒、瘀血等为标实之证。糖尿病肾病患者素体肾虚,糖尿病迁延日久,耗气伤阴,五脏受损,兼夹痰、热、郁、

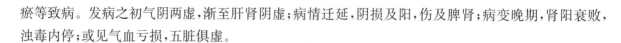

瘀等致病。发病之初气阴两虚,渐至肝肾阴虚;病情迁延,阴损及阳,伤及脾肾;病变晚期,肾阳衰败,浊毒内停;或见气血亏损,五脏俱虚。

一 基本病机

中医学对于消渴病发展至糖尿病肾病病机的认识较早,历朝历代医家多有阐述,后世医家亦不断充实和完善。宋代《圣济总录》云:"消渴病久,肾气受伤,肾主水,肾气虚惫,气化失常,开阖不利,水液聚于体内而出现水肿。"元·罗天益《卫生宝鉴》指出:"夫消渴一者,……疾久之,或变为水肿,或发背疽,或足膝发恶疮漏疮,至死不救。"《诸病源候论》又云:"渴利者,随饮随小便故也。由少时服乳石,石热盛时,房室过度,致令肾气虚耗,下焦生热,热则肾燥,燥则渴,肾虚又不得传制水液,故随饮随小便。以其病变,多发痈疽。以其内热,小便利故也。小便利,则津液竭,津液竭,则经络涩,经络涩,则荣卫不行,荣卫不行,则由热气留滞,故成痈疽。"指出了肾气亏虚是糖尿病肾病的主因:肾气不固,津液外泄导致水肿或肾气亏虚,津液无法上达,暗生内热,所致的痈疽等一系列糖尿病肾病的并发症状。《医宗必读·古今元气不同论》云:"气血虚损,则诸邪辐辏,百病丛集。"因各种原因导致气血亏虚,进而气机郁滞,瘀血痰湿水饮阻滞。留滞日久,耗伤正气又加重了"虚气"。气虚、气滞则血液的化生不足;瘀血内结,新血不得生,遂致血虚。血不养气载气,遂致气虚更甚,最终形成以虚为本,虚、滞兼夹,相互影响。大多数学者认为消渴病日久不愈,久病及肾,肾精不足,不能化生阴阳,发为本。其病因可同于消渴病,而消渴病首先与先天禀赋不足,脏腑虚弱,尤其与肾精不足有关。《太平圣惠方》中:三消者,本起肾虚,或食肥美所发也"。《石室秘录·卷六·四伤门》云:"消渴之症,虽分上、中、下,而以肾虚致渴,则无不同也"。《圣济总录》中载"消渴……久则渗漏脂膏,脱耗精液,下流胞中,与水液混浊,随小便利下膏凝。"

现代临证中,许多专家也提出了自己对糖尿病肾病病因的独到见解。梁炜等认为糖尿病肾病的发病机制,早期为阴虚燥热;中期因燥热耗气,日久气阴两虚;晚期阴损及阳而发展为肾阳亏虚或阴阳两虚,而多种因素导致的血脉瘀阻是诸多并发症的病理基础。对于具体病机,不同学者观点有所差异,各有侧重,有了一些新的研究进展。吕仁和教授在整理古代文献的基础上,结合临床实际,提出糖尿病肾病"微型癥"病理假说,认为糖尿病肾病的发生、发展实质上是消渴病治不得法,迁延不愈,伤阴耗气,痰、郁、热、瘀互相胶结,积聚于肾之络脉,形成微型癥,由癥聚渐成积的过程。卞镝等从痰瘀论治糖尿病肾病,认为糖尿病肾病是一虚实夹杂之证,是由糖尿病病久失治误治使脾失健运,痰湿内生,脉道痰阻血瘀,痰瘀互结,阻于肾络所致。朱善勇等认为,糖尿病肾病符合中医"久病入络"的病理特征,可以归结于"络病"范畴,其发病特点及临床表现符合"久病入络""久瘀入络"的络病发病特点。麻丽娜等认为糖尿病肾病以毒损肾络为主要的发病机制,消渴病日久,耗气伤阴,病情迁延,阴损及阳,渐致痰、郁、湿、热等病理产物瘀阻血脉,津血交换受阻,废物积聚日久成毒,毒随邪生入络,伏藏不去,病变涉及全身脏腑和经络,故毒邪贯穿糖尿病肾病的始终。上述糖尿病肾病病因病机的认识,对糖尿病肾病治疗起到非常重要的作用。

综各家之言,糖尿病肾病的病位主要在肾,可涉及五脏六腑,病性为本虚标实,本虚为肝脾肾虚,五脏气血阴阳俱虚,标实为气滞、血瘀、痰浊、浊毒、湿热等。五脏之中,肾为先天之本,主封藏,久病肾中精气亏虚,阴精不能滋养濡润其他脏腑,人就会出现口燥口渴,精微下泄。文中所提的"久"字可以明确说明本病是因病久后才出现,所以"久病"成为糖尿病肾病出现的重要因素。正常人的饮食,通过脾胃的运化转输,输注于各脏腑,濡养五脏,洒陈于六腑,如若长期饮食不节,饥饱无度,恣食肥甘厚腻,使脾胃正常运化转输功能受损,运化输布失职,致食积化热,灼伤津液。当脾胃损伤,后天之精化生不足,脏腑失养,加之先天之精匮乏,则使肾失封藏,精微丢失,进一步导致湿从中生,湿浊、痰浊等病理产物的产生,而致糖尿病肾病的形成。长期情志不舒,肝气郁结,郁久化热,热盛化火,火热之邪

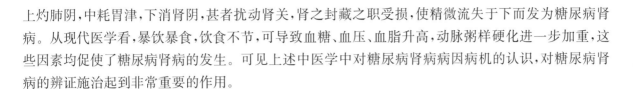

上灼肺阴,中耗胃津,下消肾阴,甚者扰动肾关,肾之封藏之职受损,使精微流失于下而发为糖尿病肾病。从现代医学看,暴饮暴食,饮食不节,可导致血糖、血压、血脂升高,动脉粥样硬化进一步加重,这些因素均促使了糖尿病肾病的发生。可见上述中医学中对糖尿病肾病病因病机的认识,对糖尿病肾病的辨证施治起到非常重要的作用。

病机演变及症状特征

糖尿病肾病的发生和发展是一个动态演变的过程,糖尿病肾病初期临床症状多不明显,可见倦怠乏力、腰膝酸软,随着病情进展,可见尿浊、夜尿频多,进而下肢、颜面甚至全身水肿,最终少尿或无尿、恶心呕吐、心悸气短、胸闷喘憋不能平卧。其病机演变和症状特征分为三个阶段。

1. 发病初期

发病初期多见气阴两虚,久病肾气亏虚,渐至肝肾阴虚,肾络瘀阻,肾精不固,精微渗漏,临床表现为尿微量白蛋白的排出率增加,若不及时治疗,病情将进一步加重。肾主水,司开阖,糖尿病日久,肾阴亏损,阴损耗气,而致肾气虚损,固摄无权,开阖失司,开多阖少则尿频尿多,开少合多则少尿浮肿;或肝肾阴虚,精血不能上承于目而致两目干涩、视物模糊。

2. 病变进展期

病变进展期多见肝肾阴虚,病情迁延,阴损及阳,伤及脾肾,脾肾阳虚,水湿潴留,泛溢肌肤,则面足水肿,甚则胸水、腹水;阳虚不能温煦四末,则畏寒肢冷;肾元虚衰,肾主一身气化的功能失常,必然会导致湿浊邪毒内留。

3. 病变晚期

病变晚期,患者肾体劳衰,肾用失司,浊毒内停,五脏受损,气血阴阳衰败。肾阳衰败,水湿泛滥,浊毒内停,重则上下格拒,变证蜂起。浊毒上泛,胃失和降,则恶心呕吐、食欲不振;水饮凌心射肺,则心悸气短、胸闷喘憋不能平卧;溺毒入脑,则精神恍惚、意识不清,甚则昏迷不醒;肾元衰竭,浊邪壅塞三焦,肾关不开,则少尿或无尿,并见呕恶,以致关格。临床可以表现为食欲减退,脘腹胀满,大便不畅,浮肿尿少,恶心呕吐,皮肤瘙痒,肢体酸痛,腿脚抽筋,烦闷嗜睡等一系列复杂症状。

第五节　诊断及中医证候

糖尿病肾病是糖尿病的常见并发症,也是终末肾衰竭重要病因之一。由于的管理和治疗与非糖尿病肾病有较大的不同,因此,临床医生应根据临床表现、诊断标准和辅助检查,并结合病史、体格检查及中医四诊合参,进行诊断及鉴别诊断,必要时进行肾穿刺活检病理检查,准确诊断糖尿病肾病,识别非糖尿病肾病,从而对患者采取及时且正确的治疗。

临床表现

1. 症状

本病早期除糖尿病症状外,一般缺乏肾脏损害的典型症状;临床期糖尿病肾病患者可出现水肿、腰酸腿软、倦怠乏力、头晕耳鸣等症状;肾病综合征的患者可伴有高度水肿;肾功能不全氮质血症的患者,可见纳差,甚则恶心呕吐、手足搐搦;合并心力衰竭可出现胸闷、憋气,甚则喘憋不能平卧。

2. 体征

早期无明显体征,之后可逐渐出现血压升高,或面色㿠白、爪甲色淡、四肢浮肿、胸水、腹水等。

二 实验室及中医相关检查

1. 实验室检查

（1）尿微量白蛋白：早期肾病患者表现为尿白蛋白排泄率（UAER）增加，20～200 μg/min。

（2）24 h尿蛋白定量：早期糖尿病肾病尿蛋白定量＜0.5 g/d；临床期糖尿病肾病，尿蛋白定量＞0.5 g/d。

（3）尿常规：糖尿病肾病早期无明显尿蛋白异常，其后可有间歇性蛋白尿发生，临床期可有明显持续性蛋白尿。

（4）外周血检查：糖尿病肾病伴有肾功能不全时，可出现血红蛋白降低。

（5）血生化检查：临床糖尿病肾病及糖尿病肾病晚期可见肾功能不全，出现血肌酐、血尿素氮升高。

2. 中医相关检查

（1）白睛无影成像健康智能分析技术：中国医学中的望诊理论认为，人眼巩膜特征与人体健康状态具有一定的关联性，从而可以作为人体健康状态监测的窗口。人眼的白睛（巩膜）分为17个区域，可以分别反映人体14个脏腑的健康状态。白睛无影成像健康智能分析技术通过将传统中医眼像分析理论与现代工程技术相结合，利用深度学习和人工智能语音及图像处理技术，使受检者实现自助眼像自动采集并构建眼像特征分析数据库。其采用现代精密仪器技术、大数据人工智能技术，实现中医目诊的数字化、可视化及智能化，实现对人体健康状态的监测、预警和诊断，可作为一种无创、简单、快速的糖尿病肾病筛查和监测工具。

（2）中医四诊仪：中医辨证运用四诊合参，中医四诊仪融合了大量现代科技成果以及众多中医专家的临床经验，将中医舌诊、面诊、脉诊、问诊整合在一起，可提供中医诊断信息客观采集与分析、定性与定量相结合的健康状态辨识、健康状态干预调整建议、疗效评估、慢性病管理等覆盖中医医疗与预防保健体系各层面的技术服务。

三 诊断标准

糖尿病肾病的确诊应根据糖尿病病史、临床表现、实验室及病理检查结果，以及肾功能情况等综合作出判断。

1. 早期糖尿病肾病

糖尿病病史（常在6～10年以上），出现持续性微量白蛋白尿（UAER达20～200 μg/min或30～300 mg/d），即应拟诊早期糖尿病肾病。

2. 临床期糖尿病肾病

糖尿病病史更长，尿蛋白阳性，甚至出现大量蛋白尿及肾病综合征，即应考虑临床期糖尿病肾病。

3. 病理诊断糖尿病肾病

为鉴别诊断及需除外其他肾脏相关疾病，必要时作肾脏病理穿刺明确肾脏病变。组织病理检查如肾小球无明显细胞增生，仅系膜基质弥漫性增宽及肾小球基膜（GBM）广泛增厚（早期需电镜病理证实），尤其出现K-W结节时，即可确诊。

4. 分期标准（Mogensen分期法）

（1）Ⅰ期：肾小球肥大，呈高滤过状态，GFR升高，无肾脏病理组织学改变。

（2）Ⅱ期：间歇性微量白蛋白尿期，尿蛋白排泄率正常或运动后增高，肾脏病理可有GBM增厚和系膜扩张；同时，需排除其他因素引起的尿白蛋白排泄一过性增加，如糖尿病酮症酸中毒、泌尿系统感染、运动、高血压、心力衰竭、全身感染、发热、妊娠等。

（3）Ⅲ期：持续性微量白蛋白尿期，GFR 正常，病变仍为可逆性。

（4）Ⅳ期：显性蛋白尿期，尿常规检查尿蛋白水平从（＋）至（4＋），可多达肾病范围的蛋白尿，GFR 下降，病理有典型的弥漫性肾小球硬化改变。

（5）Ⅴ期：肾衰竭期，尿蛋白排泄可减少，肾功能异常。

四　中医鉴别诊断

1. 鼓胀

本病水肿需与鼓胀相鉴别。水肿与鼓胀二病均见肢体水肿，腹部膨隆。鼓胀的主症是单腹胀大，面色苍黄，腹壁青筋暴露，四肢多不肿，反见瘦削，后期或可伴见轻度肢体浮肿。而水肿则头面或下肢先肿，继及全身，面色㿠白，腹壁亦无青筋暴露。鼓胀主要为肝、脾、肾受损，气血水互结于腹中；以腹部胀大为主，四肢肿不甚明显；晚期方伴肢体浮肿，每兼见面色青晦，颈部有血痣赤缕，胁下癥积坚硬，腹皮青筋显露等。水肿主要为肺、脾、肾功能失调，水湿泛溢肌肤；其浮肿多从眼睑开始，继则延及头面及肢体；或下肢先肿，后及全身，每见面色白、腰酸倦怠等，水肿较甚者亦可伴见腹水。

2. 癃闭

本病关格需与癃闭鉴别。两者主症都有小便量少或闭塞不通。癃闭主要以尿量减少，排尿困难为主症，一般无呕吐症状。而关格常由水肿、淋证、癃闭等经久不愈发展而来，是小便不通与呕吐并见的疾患，常伴有皮肤瘙痒，口中尿味，四肢搐搦，甚或昏迷等症状。癃闭不伴有呕吐，部分患者有水蓄膀胱之证候，但癃闭进一步恶化，可转变为关格。故癃闭病情轻于关格，癃闭可发展为关格，而关格不一定都是由癃闭发展而来。

五　西医鉴别诊断

糖尿病肾病具有糖尿病和肾病两种临床表现，结合实验室及病理检查，确诊糖尿病肾病之前应除外其他肾脏疾病，因糖尿病患者合并肾损害，不一定都是糖尿病肾病。多项研究表明，糖尿病合并肾损害中有一部分患者为非糖尿病性肾脏疾病（NDKD），尤其在 2 型糖尿病患者中的比例而更高，糖尿病患者出现肾脏损害有 3 种情况分别为糖尿病肾病、糖尿病＋非糖尿病肾病、糖尿病肾病＋非糖尿病肾病。故临床上需要做相应的鉴别诊断，必要时做肾穿刺病理检查，为明确诊断提供依据

1. 糖尿病肾病和非糖尿病肾病

糖尿病患者合并肾脏损害，包括糖尿病肾病、非糖尿病肾病以及糖尿病肾病合并非糖尿病肾病，正确诊断对治疗及预后意义重大，肾活检病理检查是确诊的重要依据。如出现以下临床特点，有助于非糖尿病肾病的诊断。

（1）患者的糖尿病病程较短，通常在 5 年以内。

（2）患者在糖尿病早期出现肾损害，或肾损害早于糖尿病，或糖尿病与肾损害同时出现。

（3）血尿明显：糖尿病肾病患者的血尿常不突出，而非糖尿病肾病患者常见有较多畸形红细胞尿，红细胞管型尿。

（4）持续蛋白尿，但不伴有其他微血管病变，如视网膜病变。

（5）肾功能急剧恶化，肾衰竭进展迅速。

2. 糖尿病肾病和原发性肾性糖尿

原发性肾性糖尿是近端肾小管对葡萄糖再吸收功能减低而引起的疾病，又称家族性肾性糖尿，此为一种遗传病，主要表现为持续性尿糖异常，但血糖及糖耐量试验均正常，一般无须特殊治疗，但需注

意预防低血糖。

六 中医证候

糖尿病肾病的基本特点为本虚标实之证，阴阳、气血、五脏亏虚属本虚，瘀血、水湿、痰饮、浊毒等属标实。临床上通过四诊合参进行中医辨证分型，一般按照气虚或阴虚，气阴两虚，阴阳两虚的规律动态发展，并兼夹瘀血、水湿、痰浊等标证，所及脏腑以肾、肝、脾、心为主，病程较长，其兼证及变证不尽相同。基于国家中医药管理局中医药标准化专题项目颁布的中华中医药学会《糖尿病肾病中医防治指南》及国家中医药管理局医政司发布的《22个专业95个病种中医临床路径》的基础上，下面主要将糖尿病肾病分为以下四大主证、四大兼证及相关变证。

1. 主证

（1）气阴两虚证。①症状：尿浊，神疲乏力，咽干口燥，手足心热，气短懒言，头晕多梦，尿频尿多；②舌脉：舌体瘦薄，质红或淡红，苔少而干，脉沉细无力。

（2）肝肾阴虚证。①症状：尿浊，眩晕耳鸣，五心烦热，腰膝酸痛，两目干涩，小便短少；②舌脉：舌红少苔，脉细数。

（3）气血两虚证。①症状：尿浊，神疲乏力，面色淡白或萎黄，气短懒言，头晕目眩，唇甲色淡，心悸失眠，腰膝酸痛；②舌脉：舌淡苔薄，脉细弱。

（4）脾肾阳虚证。①症状：尿浊，神疲畏寒，腰膝酸冷，肢体浮肿，下肢尤甚，面色㿠白，小便清长或短少，夜尿增多，或五更泄泻；②舌脉：舌淡体胖有齿痕，脉沉迟无力。

2. 兼证

（1）水湿证。①症状：眼睑、颜面、足踝、肢体甚至全身浮肿，少尿，或伴胸水、腹水；②舌脉：舌苔滑腻，脉沉。

（2）血瘀证。①症状：肌肤甲错，或口唇紫暗；②舌脉：舌色暗，舌下静脉迂曲，瘀点瘀斑，脉沉弦涩。

（3）湿热证。①症状：头晕沉重，肢体沉重，脘腹痞闷，口中黏腻，小便黄赤涩痛，大便黏滞不爽；②舌脉：舌苔黄腻，脉滑数。

（4）肝阳上亢证。①症状：头晕头痛，口苦，目眩，耳鸣，面红目赤，性急易怒；②舌脉：舌质红，脉弦有力。

3. 变证

（1）浊毒犯胃证。①症状：恶心、呕吐频发，头晕目眩，周身水肿，或小便不行；②舌脉：舌质淡暗，苔白腻，脉沉弦或沉滑。

（2）水气凌心证。①症状：气喘不能平卧，畏寒肢凉，大汗淋漓，心悸怔忡，肢体浮肿，下肢尤甚，咳吐稀白痰；②舌脉：舌淡胖，苔白滑，脉疾数无力或细小短促无根或结代。

（3）溺毒入脑证。①症状：精神恍惚，目光呆滞，甚则昏迷，或突发抽搐，鼻衄齿衄；②舌脉：舌质淡紫有齿痕，苔白厚腻腐，脉沉弦滑数。

第六节 | 中西医基础治疗

糖尿病肾病是由糖尿病性微血管病所致的肾小球硬化，患病率较高。近期研究报道，国内糖尿病患病率达 9.7%，其中糖尿病肾病患病率为 20%～60%。糖尿病肾病病理改变复杂，大多表现为慢性进行性发展,最终可进展为肾衰竭,病死率高。因此,临床加强糖尿病肾病早期诊断,选择恰当的治疗方案,减少终末期肾病(ESRD)的发生,减轻患者痛苦,改善其生存质量及预后具有重要意义。本节主要讲述有关糖尿病肾病的中西医基础治疗,内容包含了一般治疗原则、饮食调护及中医药膳及中医康复。

一 一般治疗原则

1. 控制血糖

必须严格控制患者血糖水平,以有效防治糖尿病肾病的发生和进展。糖尿病患者出现肾损害的一个主要原因为血糖控制效果不佳。而血糖有效控制对糖尿病肾病预防、延缓进程等发挥重要作用。目前认为,老年人血糖控制目标为空腹血糖、餐后 2 h 血糖、糖化血红蛋白分别维持 $6.0 \sim 7.0$ mmol/L、$8 \sim 10$ mmol/L 和 7.0% 左右。而且降糖药物选择需综合考虑患者体质指数、胰岛功能、血糖升高特点、肌酐清除率等,尽量做到个体化。目前有些新型降糖药在临床上治疗糖尿病肾病患者,如 DPP-4 抑制剂,其可通过抑制 DPP-4 活性而减少 GLP-1 在体内的灭活,从而增加内源性 GLP-1 的水平达到降糖目的,临床常用药物为利格列汀,此药用于 CKD $1 \sim 5$ 期患者无须调整剂量。其他新型降糖药物如 SGLT2 抑制剂除降糖之外有肾脏保护作用,GLP-1 受体激动剂亦有可能延缓糖尿病肾病的进展。在临床上肾功能不全患者可优选从肾脏排泄较少的降糖药,并根据肾脏功能调整用药剂量,严重肾功能不全患者宜采用胰岛素治疗。

2. 控制血压

采用药物疗法及非药物疗法,血压应控制在 130/80 mmHg 以下。合理控制血压,尤其是肾小球内高压,可控制糖尿病肾病发生,延缓微量蛋白尿进展。而血管紧张素转换酶抑制剂可改善内皮功能、控制高血压、保护肾脏。研究发现,血管紧张素转换酶抑制剂可调节糖尿病肾病患者尿蛋白、尿素氮、糖化血红蛋白等指标,改善微量蛋白尿,保护肾功能。糖尿病肾病治疗中联用血管紧张素转换酶抑制剂、血管紧张素Ⅱ受体拮抗剂,可提升血糖控制效果,改善胰岛功能及肾功能。而钙离子拮抗剂可促使平均动脉压降低,且能改善蛋白尿,在糖尿病肾病伴高血压的治疗中具有重要作用。部分患者单纯应用利尿剂降压效果欠佳,临床可联用血管紧张素转换酶抑制剂、血管紧张素Ⅱ受体拮抗剂、钙通道阻滞剂,以改善疗效。

3. 控制血脂

采用药物疗法及非药物疗法,控制血脂在正常水平。糖尿病代谢紊乱表现为高脂血症,不仅可损害胰岛 B 细胞,还可促使蛋白尿、肾小球及肾小管间质纤维化进程加快,因此在糖尿病肾病治疗中应加强血脂控制。他汀类药物为目前临床应用最为广泛的调脂类药物。近期国内研究发现,阿托伐他汀能促使早期糖尿病肾病患者血脂水平下降,减轻糖尿病肾病患者微炎症状态,改善肾功能,尤其在改善老年糖尿病肾病患者肾功能中效果理想。

4. 限制蛋白质摄入

控制每日蛋白质摄入,宜给予优质低蛋白饮食,适当限制蛋白质摄入可使早期增高的肾小球滤过率(GFR)下降;临床期糖尿病肾病患者,GFR 开始下降,需要更严格控制,以延缓和控制疾病的进展。

5. 关注抗炎及抗氧化治疗

TNF-α、IL-6 等炎症因子具有促进糖尿病肾病发展的作用,故炎症可影响糖尿病肾病的发展。高血糖因氧化损伤可导致组织纤维化,引发肾脏内基质重构及信号通路异常改变,增加糖尿病肾病发生风险。故抗炎及抗氧化治疗在糖尿病肾病的治疗中也不容忽视。

6. 终末期肾衰竭时的肾脏替代治疗及并发症的处理

终末期糖尿病肾病发生肾衰竭时,需建议患者尽早行血液透析、腹膜透析、肾或胰肾联合移植等肾脏替代治疗,并积极进行相关并发症的处理。但考虑到肾脏供体相对缺乏,故目前大多 ESRD 患者采用透析治疗,以维持生命。血液透析是利用半透膜原理,通过对流、扩散等方式,促使体内多余代谢物、有害物质排出体外,以达到血液净化的目的。但糖尿病肾病患者大多存在进行性周围血管病变,创建血管通路难度较大,极易出现动静脉内瘘闭塞。腹膜透析中透析膜为腹膜,可通过超滤、弥散对流方式,促使废物进入腹膜透析液,清除体内潴留代谢废物,并对必需物质进行补充。但临床就糖尿病肾病血液透析和腹膜透析的应用价值存在争议。近期研究显示,血液透析与腹膜透析效果相近,可促使糖尿病肾病患者获益,可根据患者实际情况推荐患者选择恰当的方法,亦有研究提示可推荐终末期糖尿病肾病患者选择血液透析、腹膜透析联合治疗方案。

二 预防及中医调护

(一)预防

糖尿病肾病的预防越来越受到重视。早期治疗糖尿病肾病尽可能控制血糖,防止和延缓肾脏病变的发生和发展;增强抵抗力,预防感冒,防止合并感染。糖尿病性肾病一旦进入临床期,尤其是出现糖尿病性肾病综合征时,病情已难以逆转。故本病防治的关键在于突出一个"早"字,只有疾病的早期,其肾脏的形态与功能的改变是可逆的。对不同阶段的糖尿病肾病患者均应重视代谢的调节,不仅要求血糖的持续稳定,还应使糖代谢的慢性指标稳定在正常范围,在此基础上可根据肾功能状况应用相应药物以调节肾血流动力学,防治高血压,以及抗凝和纠正脂质代谢紊乱等;同时配合中医中药治疗以稳定病情,防止疾病向前发展。此外,还应注意精神情志、饮食起居的调节,以期疾病的稳定。终末期糖尿病肾病的预防亦如临床期糖尿病肾病的预防,并需要积极控制高血压,以及抗凝和纠正质代谢紊乱等。此外,还应注意畅情志、节劳作、调起居,纠正一切可能引起或加剧肾功能损害的因素。尿毒症晚期患者,要注意防治严重的并发症,如高血钾、心力衰竭、严重代谢性酸中毒等。

(二)中医调护

1. 早期糖尿病肾病(Ⅰ~Ⅲ期)

(1)心理教育:让患者和家属了解糖尿病肾病早期是糖尿病伴发严重并发症的开始,其后将逐渐进展为肾衰竭(尿毒症),要引起重视。但同时还要了解,早期的合理防治,可使症状减轻、指标降低,甚至能恢复正常,不要产生过重的心理负担。

(2)生活调理:应多休息,可进行轻体力活动,但应避免重度活动。根据病情合理安排生活,决定活动量。重患卧床休息,轻中患者,可自由活动,以不过于疲劳为度。运动要循序渐进不可突然加大运动量,宜在注射胰岛素 30~90 min 内进行;注射胰岛素 2 h 后,不要过多活动。肥胖者,适当减轻体重,有利于治疗。

(3)饮食调护:饮食调护是根据患者病理制订合理饮食,改掉不健康的生活习惯,使身体营养均衡,增强抵抗力,从而改善病情,故饮食调理饮食护理是治疗糖尿病肾病的关键一环。糖尿病肾病患者应根据血糖、尿糖、体重、活动情况,计算每日摄入总热量,制订三餐食谱,严格限制主食量,适当限制副食量。应给予优质低蛋白、富含维生素饮食,植物蛋白如豆类食品应限制摄入。水肿和高血压患者应适当限制钠盐的摄入,食盐有增高糖尿病患者餐后血糖的作用,进而增加胰岛负担。严格限制白糖、麦芽糖的摄入,少食精粉、精米,可进食糙米面、果胶等含粗纤维多的食物。忌烟酒,少食油腻、煎炸食物。选用黄瓜、萝卜、西瓜的内皮,既可充饥解渴,又能补充多种维生素。常用食物有南瓜、冬瓜、苦瓜、山药、黄鳝,还可少量食用新鲜瘦肉、鱼、蛋类,这些食物含有丰富的必需氨基酸,是保持营养中蛋白质代谢所需的原料。

2. 临床期糖尿病肾病(Ⅳ期)

(1)心理教育:病到临床期糖尿病肾病,已进入较严重阶段,但也有可能存在一些引起病情加重的可逆因素,如合并感染性疾病,或服用肾毒性药物,或进食高蛋白饮食等。解除这些可逆因素,能使病情恢复到日常的真实状态。需要患者重视并认真配合医生治疗,努力解除不利因素,减轻肾脏负担,这样做或可使已受伤害的肾脏功能得到恢复。

(2)生活调理:临床期糖尿病肾病患者要注意生活环境的清洁、舒适。经常清洁口腔、清洗皮肤和外阴,以防止感染。并根据病情合理安排生活,决定活动量。轻中患者,可适当活动,以不过于疲劳为度;重症患者,在坐、卧、立、走中,以卧为优,因为卧位有利于肌肉放松、改善肾血流量,但每天要定时翻身或更换卧位,以防止褥疮发生。

(3)饮食调护:饮食护理是治疗糖尿病肾病综征的关键一环,除了根据血糖、尿糖、体重、活动情况,制订合理的糖尿病饮食方案外,还要根据肾功能状态来调节蛋白质的摄入量。对于肾功正常而有蛋白尿患者,蛋白质摄入量>80 g/d;低蛋白血症明显者,蛋白质摄入量可增加 1.5~2 g/(kg·d);肾功不全者,蛋白质摄入 0.6~0.8 g/(kg·d),给予优质蛋白。此外,食盐有增高糖尿病患者餐后血糖的作用,进而增加胰岛负担,故糖尿病肾病患者还应控制盐的摄入量,尤其是对于糖尿病肾病综合征水肿的患者,应注意限制盐的摄入量,每日摄取盐量应控制在 2~3 g 以内,水肿较剧者应予以无盐饮食。

3. 终末期糖尿病肾病(Ⅴ期)

(1)心理教育:到终末期糖尿病肾病,患者和家属普遍存在悲观情绪,所以医生必须综合分析,除外各种加重病情的可逆因素,认真做出诊断。应科学地向患者及家属交待病情,简单明确地告知治疗方案,争取医患合作,稳定患者情绪。使其保持乐观的情绪对提高生存质量、延长生存时间有重要意义。

(2)生活调理:终末期糖尿病肾病患者注意生活环境的清洁、舒适。经常清洁口腔、清洗皮肤和外阴,以防止感染。对终末期肾衰竭的患者,应该特别注意肺部的保健,如翻身、扣背、深呼吸、防止受凉等。重症卧床的患者,每天要定时翻身或更换卧位,以防止褥疮发生。

(3)饮食调护:终末期糖尿病肾病患者除按照上述方法制订合理的饮食方案外,还应选择优质低蛋白饮食,适当碳水化合物低脂饮食,以及高钙低磷饮食和高纤维素饮食,并适当补充一些水溶性维生素和微量元素铁、锌等。忌食生冷辛辣、肥甘厚味之品,忌暴饮暴食。

第七节 名医专家经验

中医药在防治早期糖尿病肾病的发生和发展具有一定优势,关于早期糖尿病的辨证论治近代医家根据病因都有不同的见解,本节将着重介绍相关内容。

一 早期糖尿病肾病的治疗

(一)名医专家

1. 于世家

于世家认为,糖尿病患者长期处于高糖利尿状态,血液浓缩,血流缓慢,瘀滞而成瘀血。亦遵循"久病必瘀"的原则,认为在治疗早期糖尿病肾病治疗过程中要加强活血化瘀。临床分型中多为气阴两虚型,其临床表现为口渴多饮,神疲乏力,五心烦热,双目干涩,腰膝酸软,舌尖红少苔,脉沉细或数。治宜益气养阴,补肾固精。方药用黄芪 30 g,党参 20 g,黄精 20 g,枸杞子 15 g,女贞子 15 g,菟丝子 15 g,生地 20 g,丹皮 15 g,金樱子 20 g。方中以黄芪、党参益气,生地、丹皮养阴生津兼以清热凉血,山茱萸、金樱子补肾固精缩尿。《本草新编》:"山茱萸补肾水,而性又兼涩,一物二用而成功也,推之而精滑可止也,小便可缩也。"《景岳全书》云:"枸杞子,味重而纯故能补阴,阴中有阳故能补气,所以滋阴而不致阴衰……女贞子养阴气,平阴火,除烦热骨蒸,"故以枸杞子、女贞子、旱莲草滋补肾阴,益精养血。而方中点睛之药当属黄精,其平补脾、肺、肾阴。正如《本草》中记载:"补诸虚……填精髓。"兼血瘀型除上述主要表现外多伴心悸胸闷,腰膝刺痛,手足麻木,舌质暗或见瘀点,瘀斑,苔白,脉沉细涩。治宜益气养阴,活血化瘀。气为血之帅,气行则血行,于教授以大剂量黄芪补气行气期以活血;赤芍凉血以活血;《本草纲目拾遗》云:"其藤最活血,暖腰膝,已风瘫。"故于师以鸡血藤活血舒筋;丹参,性微寒,味苦而归心经,善能通行血脉,祛瘀止痛。《本草正义》谓:"丹参,专人血分,其功在于活血行气,内之达脏腑而化淤滞,……外之利关节而通脉络。"兼有湿浊型多表现为口渴而不欲饮,神疲乏力,头晕头胀,面足微肿,舌淡苔白滑,脉弦细。治宜先淡渗利湿以祛邪,后补肾益气以固本。药用黄芪 50 g,车前子 15 g,猪苓 20 g,益母草 20 g,泽泻 15 g。于教授喜重用黄芪补气行气以利水,辅以大腹皮疏滞利水;车前子、猪苓、泽泻利水渗湿;益母草利水兼活血化瘀。服此方待水肿消退后依证更用益气养阴,补肾固精或活血化瘀之方加减续服,临床收到良好效果。

【医案撷英】赵某,女,58 岁。糖尿病病史 8 年,口服多种降糖药,血糖控制不佳。于 2007 年 11 月以"口渴多饮 8 年,加重伴面足微肿半个月"为主诉就诊并收入院治疗。现症见:口渴而不欲饮,神疲乏力,头晕头胀,偶有胸闷气短,面足微肿,食可,二便可,病来无发热,无恶心呕吐,舌质淡,苔白滑,脉弦细。既往高血压病史 2 年,最高达 170/90 mmHg,其母亲有糖尿病病史。查体:血压 160/90 mmHg,面足部肿。实验室检查:随机血糖 13.8 mmol/L;ALP 43 g/L,TG 2.17 mmol/L,HDL 0.94 mmol/L;尿常规(一);尿微量白蛋白为 26.7 mmol/L;心电图检查:Ⅱ、Ⅲ ST 段改变;眼底检查未见异常。中医诊断:消渴(气阴两虚兼湿浊)。西医诊断:2 型糖尿病,糖尿病肾病(Ⅲ期),血脂异常症,高血压病 2 级,极高危,冠状动脉粥样硬性心脏病。西医予严格控制血糖、调脂、降压、降心率、扩冠对症治疗。中药予淡渗利湿之方日 1 剂水煎服。入院第 5 天,患者面足浮肿消退,自诉头晕头胀好转。查体:血压 130/80 mmHg,苔白,脉沉细。西药继续原法治疗;调整中药停淡渗利湿之方,改用益气养阴,活血化瘀之方续服。出院后患者空腹血糖控制在 5~6 mmol/L;血压控在 130/80 mmHg 以下。中药连续服用 4 个月后,诊复查 3 次尿微量白蛋白均在正常范围。

2. 吕仁和

根据现代理化检查指标结合临床表现将早期糖尿病肾病分为四型六候,四型为肺肾阴虚型、肝肾阴虚型、脾肾阳虚型及肝脾肾阴阳俱虚型,六候指的是肝郁气滞、湿热中阻、血脉瘀阻、胃肠结滞、外感热毒及肺胃燥热。并在"微型癥瘕"学说的基础上随证用药,加用丹参、当归、水蛭、三菱、桃仁、水红花子等活血化瘀的药物,且研制了"止消保肾宁""止消通脉宁""止消温肾宁"等治疗糖尿病的系列方药,其中止消通脉宁对早期糖尿病肾病显著的保护肾功能及减少尿蛋白的作用。

3. 李军

将早期糖尿病肾病分为四型:肝肾气阴两虚型、脾肾气阴两虚型、肝肾气血阴虚型、脾肾气血阳虚型和心肺脾气血阴阳俱虚型,在常规治疗基础上给予相应的汤药。结果发现,治疗组 UAER 明显下降,且优于西医对照组。提示中医分型治疗联合西医规范治疗可以更好地降低早期糖尿病肾病患者的尿微量白蛋白,长期治疗可能降低糖尿病患者发生临床期糖尿病肾病、心血管疾病发病率及死亡风险。

4. 徐洪峰

采用活血补肾方(虎杖、茵陈、当归、薏苡仁、生大黄、蛇莓、豨莶、鹿衔草等)配合西药治期早期糖尿病肾病170例。结果发现,中药治疗组总有效率81%,优于对照组,且在改善患者 UAER、HbA1c 方面也明显优于对照组,显示出补肾方对早期糖尿病肾病有较好疗效。

5. 曹晖

用糖肾康(薏仁、生地、白花蛇舌草、丹参、黄芪、山药、茯苓、威灵仙、党参、芡茱萸、僵蚕、怀牛膝、泽兰、虎杖、大黄)配合西药治疗早期糖尿病肾病72例患者。结果发现,治疗组总有效率为94.4%,优于对照组的77%($P<0.05$)。

6. 范冠杰

使用益气养阴活血法治疗早期糖尿病肾病。结果显示,治疗组在改善临床症状方面均明显优于对照组,且能降低患者血肌酐水平($P<0.05$ 或 $P<0.01$)。其机制可能是通过抑制肾脏 NO 的高水平,降低肾小球的高滤过,从而有效延缓和阻止糖尿病肾功能衰减的自然进程。另一研究方用芪麦八珍方(黄芪、麦冬、茯苓、白术、当归、生地、党参、熟地、川芎等)治疗早期糖尿病肾病69例,另设盐酸贝那普利(洛丁新)对照组。结果中药治疗组各项指标与治疗前相比下降明显,治疗后中药组上述指标与对照组比较,差异亦有统计学意义。说明芪麦八珍方具有改善肾脏微循环、降低尿蛋白及改善肾功能的作用,早期使用该药对防治早期糖尿病肾病的进展及肾功能进行性损害均有重要意义。

7. 张沁怡

认为在糖尿病肾病期,头晕耳鸣、腰膝酸软、尿频量多,用知柏地黄丸以滋养肾,方用知母、黄柏、生地、山药、茯苓、丹皮、泽泻、山萸肉,尿频、尿急加赤小豆、白茅根、淡竹叶以清热利尿,头晕重者加菊花、钩藤、决明子以滋阴潜阳,易感冒加黄芪、白术、防风,伴有手足心热、盗汗加熟地、当归。如出现高血压、偏于阴虚者,可用杞菊地黄汤;偏于阳内风者用镇肝熄风汤。蛋白尿逐渐增多、下肢浮肿多属气阴两虚型,主证为小便频数、口渴多饮、体形消瘦、倦怠乏力,可给予生脉散加减。张教授指出,糖尿病肾病早期以气阴两虚为基础,湿热和瘀血也是糖尿病肾病早期的主要病理因素,且穿于病程的始终。湿热形成的同时往往伴有瘀血的存在,提出在辨证论治的基础上加丹参、益母草、当归、赤芍、川芎等活血化瘀之品。下焦湿热用滑石、木通等。外感风热者加黄芩、银花、连翘等,皮肤感染者加银花、蒲公英、紫地丁等,常可获得良效。张教授认为,在糖尿病肾病早期的治疗过程中降低血糖为首要,中药可以辅助西药降低血糖,从而达到一定的治疗效果。

(二) 中成药治疗

苏衍进等对于早期糖尿病肾病,在常规治疗基础上加用糖肾一号胶囊,4粒/次,3次/天,疗程3个月。结果显示,糖肾一号胶囊可以明显降低 UAER。陈莉娜将120例早期糖尿病肾病患者随机分组,对照组60例给予常规治疗,治疗组60例在常规治疗基础上加服益肾降糖丸,治疗后3个月治疗组总有效率(83.33%)高于对照组(66.67%),两组治疗前后差异有统计学意义(均 $P<0.05$)。邓跃毅等将经临床确诊为早期糖尿病肾病的患者60例分为肾炎康复片治疗组和贝那普利(洛汀新)对照组,每组各30例。治疗组给予肾炎康复片5粒/次,3次/天;对照组给予洛汀新10 mg/次,1次/天;疗程均为2个月。结果表明,肾炎康复片能有效缓解早期糖尿病肾病患者的临床症状,这一作用可能与肾炎康复片减少血清C反应蛋白从而改善糖尿病肾病的微炎症状态有关。黄国栋等应用金养麦合剂治疗早期糖尿病肾病35例,总有效率85.71%。研究证实金养麦合剂具有降糖降脂、降低尿微量白蛋白、改善血流变作用,因而能改善肾小球和肾小管功能,延缓糖尿病肾病进展,保护肾功能。陈袁等研究黄葵胶囊联合依拉普利治疗早期糖尿病肾病的临床效果,以随机数字表法,将2018年1月至2019年9月收治的104例早期糖尿病肾病患者分为对照组和观察组,每组52例,两组均给予基础治疗,对

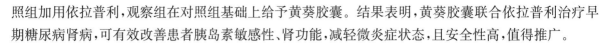

照组加用依拉普利,观察组在对照组基础上给予黄葵胶囊。结果表明,黄葵胶囊联合依拉普利治疗早期糖尿病肾病,可有效改善患者胰岛素敏感性、肾功能,减轻微炎症状态,且安全性高,值得推广。

(三) 单味中药及提取物治疗

桂红等用黄芪 30 ml 加入静脉注射配合胰岛素治疗,40 例患者经治疗后,UAER、空腹血糖均明显下降。实验研究表明,黄芪可改善早期糖尿病肾病患者血浆内皮素水平,增加肾脏一氧化氮合成,对肾血管内皮细胞具有保护作用。朱秀珍等用葛根素注射试验证明该药能明显改善症状,降低 GFR,使增大的肾脏缩小,尿蛋白排泄减少。张先闻等研究葛根素制剂联合 ACEI/ARB 对早期糖尿病肾病微量白蛋白尿的治疗效应。检索中国生物医学文献数据库自 1989 年 1 月至 2007 年 10 月有关 ACEI或 ARB 类药物联合葛根素对早期糖尿病肾病作用的随机对照临床试验研究文献,采用随机效应模型法对符合纳入标准的文献中尿微量白蛋白的差值进行荟萃分析。结果表明,葛根素联合 ACEI/ARB有明显减少糖尿病肾病患者尿微量白蛋白排泄率的作用,亚组分析发现,葛根素联合 ACEI 的治疗效应优于单纯 ACEI 对照组。王少清等运用川芎素加常规疗法治疗早期糖尿病肾病,并与对照组(常规治疗)比较,结果两组治疗后的 UAER、尿 β_2-微球蛋白的浓度均有明显下降,其中治疗组治疗后上述各指标下降较对照组更为显著。徐娥等运用小剂量雷公藤多甙治疗早期糖尿病肾病,研究结果提示小剂量雷公藤多甙对早期糖尿病肾病的肾小球、肾小管损伤有临床疗效。

(四) 其他疗法

祁燕等用糖肾灌肠方治疗早期糖尿病肾病 46 例,在糖尿病治疗和低蛋白饮食基础上治疗组加用糖肾灌肠方(生大黄、煅牡蛎、泽泻、丹参、槐花、附子、黄芩)治疗,每天 1 次灌留 30 min,连续 2 周。结果表明,治疗后患者的尿蛋白含量均较治疗前有明显降低($P<0.01$)。邢晓梅等制订相应的针刺处方,对早期糖尿病患者进行临床研究。在常规糖尿病治疗的基础上联合针刺治疗,分两组腧穴每次交替治疗:①风池、脾腧、胃腧、肾腧、胰腧、志室、三阴交、阴陵泉、太溪、足三里、涌泉;②肺腧、膈腧、肝腧、三焦腧、肓门、丰隆、地机、复溜。针刺得气后平补平泻,留针 30 min。经治疗后,患者 UAER、HbA1c 较治疗前下降,提示针刺联合药物治疗早期糖尿病肾病临床疗效较好。

二 糖尿病肾病的治疗

(一) 名医专家

1. 陈以平

陈以平教授认为糖尿病肾病是虚实夹杂之证,临床上辨证为:①气阴两虚证:气短懒言,易患感冒,手足心热,咽干口燥,心烦,便秘,小便赤涩,舌红,苔白腻或黄腻,脉细数或细涩。治以益气养阴,常用沙参麦冬汤合六味地黄丸加减。②脾肾亏虚,气虚血瘀证:面浮肢肿,泡沫尿,面色无华,神疲乏力,腰酸腿软,头晕耳鸣,肢体麻木,纳呆或脘闷,舌淡苔白,或舌紫暗,苔少而干,脉细数。以健脾补肾、益气活血为治则,药用黄芪、川芎、葛根、山茱萸、灵芝、黄精、当归等。③瘀浊内蕴,水湿泛溢证:畏寒肢冷,浮肿明显,便溏,腰酸腿软,舌淡胖,脉沉细。以温肾利水、化瘀泄浊为治疗大法,方用金匮肾气丸加减。

自创陈氏糖肾方(由上海中医药大学附属龙华医院中药房制备成水煎剂),每次 150 ml,每天 2次。两组疗程均为 12 周。陈氏糖肾方基础方:黄芪、山萸肉、黄精、灵芝、葛根、牛蒡子、桂枝、炮附子等;加减:肢冷畏寒、浮肿严重者,加鹿角片或鹿角胶;蛋白尿多者,加苍术、山药、鬼见羽;血脂高者,加绞股蓝;血肌酐升高者,加川芎、大黄、金蝉花。此外,如水肿严重或伴有胸腹水等情况者给予静脉滴注黄芪注射液;严重低蛋白血症者加服黑料豆颗粒、羊奶。

上海中医药大学附属龙华医院和上海交通大学医学院附属第六人民医院的联合研究证实,陈氏肾8方(即陈氏糖肾方)是治疗Ⅳ期糖尿病肾病的有效方剂。同时,观察到Ⅳ、Ⅴ期糖尿病肾病患者可伴有低蛋白血症,研究中对治疗组中伴有严重低蛋白血症的患者加服黑料豆颗粒、羊奶,治疗12周后,患者血白蛋白水平明显升高,因此在诊疗规范中加入了"伴低蛋白血症者可予黑料豆颗粒"的内容。

方案优化举措如下:

(1)水肿:糖尿病肾病患者晚期往往伴随有严重的水肿,与一般原发性肾小球肾炎相比,其水肿程度更为明显,治疗上也更为棘手,是临床糖尿病肾病的治疗难点之一。糖尿病肾病水肿的发病机制,一方面由于GBM的电荷屏障和机械屏障的严重受损,导致血浆中大量蛋白质从尿中丢失,引起低白蛋白血症,使血浆胶体渗透压降低。另一方面,由于长期胰岛素高水平改变了K^+、Na^+转运,同时Na^+、Li^+逆向转运,Na^+、H^+转运子活力增高,使患者钠潴留严重,形成水肿。患者表现为难以治疗的肢体浮肿,严重者难以平卧,胸闷气促等,单纯采用利尿剂不仅不能解决水肿的问题,而且还会对肾脏造成进一步的损伤,且中药汤药也不能达其病所。

解决措施:治疗上,可静脉给予低分子右旋糖酐+丹参、黄芪注射液治疗,对于伴有低蛋白血症的患者予黑料豆颗粒提升血白蛋白水平,从而达到消肿的目的。对于双下肢肿甚的患者,可采用皮硝外敷,如此治疗者不能奏效者,可借助血液透析。

(2)蛋白尿:主要为非选择性蛋白尿,与原发性肾小球肾炎不同的是,即使进展为终末期糖尿病肾病,患者依然表现为大量的蛋白尿,伴随而来的是严重的水肿,心力衰竭等表现,治疗上与原发性肾炎不同的是,糖尿病肾病的蛋白尿不能使用糖皮质激素或免疫抑制剂进行治疗,西药在治疗糖尿病肾病患者的大量蛋白尿方面面临无药可施的境地。

解决措施:中药可明显降低糖尿病肾病患者的蛋白尿,有文献报道以下药物有降蛋白尿的作用:苍术、白术、藤梨根、白僵蚕、米仁、米仁根、山药、金英子等,临床上可辨证加减应用。

2. 李平

李平教授认为:糖尿病肾病根据中医临床表现分为早、中、晚三期。糖尿病肾病早期源于消渴病,主要表现为阴虚内热,以肝肾阴虚为主,此时若不积极治疗,将会导致肝脾肾气机郁滞,络脉闭阻,从而进展至糖尿病肾病中期,表现为气阴两虚夹瘀;病变后期,肾元虚衰,常可累及肺、心诸脏腑,表现为二脏或三脏同病,甚或五脏俱损,阴阳俱虚。"瘀血"伴随疾病的整个过程,并有逐渐加重的趋势。同时,根据患者体质不同,还可伴发"痰浊"或"水湿"或"郁热"等标实证。

李平教授创新性地提出"从肝论治"糖尿病肾病,糖尿病肾病是糖尿病常见的微血管并发症,瘀血阻络贯穿于糖尿病肾病的始终,其认为肝藏血、宜疏泄,糖尿病肾病的治疗常选用疏肝活血的药物。糖尿病肾病显性蛋白尿期的核心病机为肾肝脾气机瘀滞,络脉闭阻,由此提出益气柔肝、活血通络法治疗糖尿病肾病显性蛋白尿的新治则。因此,李教授带领团队研发了"益气柔肝、活血通络"的糖肾方(黄芪、生地、山萸肉、三七、大黄、鬼箭羽、枳壳)治疗糖尿病肾病显性蛋白尿期,提高GFR,改善肾功能。实验研究发现,糖肾方主要通过抗炎和抗纤维化作用,减轻肾小球硬化和肾小管间质纤维化,起到肾脏保护作用;发现了与糖尿病肾病中医辨证分型相对应的系列生物标志物,为"病-证"结合研究提供了客观化可量化的指标体系;发现益气活血方药的有效成分和所对应的分子靶点,得到国际社会广泛认可;相关研究结果发表高影响因子论文数篇。李平教授提出的"糖肾方"采用益气柔肝、活血通络法治疗糖尿病肾病显性蛋白尿期的临床与基础研究荣获"2016年国家科技进步二等奖",另此方案被写入了《国家中医药管理局糖尿病联盟指南》,具有重要的临床指导意义。在长期的临床诊疗中,李平教授也总结了一些有关糖尿病肾病专病专药的方案,如针对蛋白尿治疗,可用穿山龙、地龙、络石藤祛风通络,鬼箭羽、益母草活血化瘀,黄芪与水蛭配伍益气活血,金樱子与芡实配伍收敛固涩,柴胡与黄芩配伍疏利少阳等。针对糖尿病肾病患者表现血肌酐及尿素氮升高时,常用如桃仁、丹参、鸡血藤、三棱、莪术、炙鳖甲、大黄炭等活血化瘀、软坚通络药物改善肾功能。

3. 张佩青

张佩青教授认为病程久则穷肾致使肾阴亏耗。肾气根、肾藏真精、阴阳互根,病久则促使肾阴亏耗气阴伤乏力,腰酸肾阴亏耗气阴伤精微外泄则蛋白尿由于脾肾气阴伤运化功失职而水湿瘀血,且糖尿病肾病无论哪种瘀,张教授都主张活血化瘀。方用黄芪、党参、熟地、山芋、丹皮、泽泻、茯苓、土茯苓、薏苡仁、桑椹、菟丝、金樱子、白花蛇舌草、丹参、川芎、赤芍、葛根。张教授认肺脾肾交错虚实,肺热则失于行面咽干口渴、舌赤少津;脾运化水湿水液为代谢枢纽,若脾虚则运化功能停滞蓄,不能分清泌浊;肾阳虚则水液不得温化,治拟寒温并消补兼施健脾温肾化湿散瘀利水,决水汤加减证论治(茯苓、前胡、王不留行、肉桂、赤小豆)茯苓健运脾气化水湿,赤小豆亦利水消肿,赤豆益气健脾胃,王不留行入血善于利血脉为利水剂,血行则利水,肉桂温补阳鼓舞气血化气,行水增强,利水湿化气行血,利水消肿。阳虚加附子增强温阳健脾利水功效。张教授认为消渴患者多饮多食损伤土病久伤肾精气泄蛋白尿,治益气健脾(黄芪、党参、独活、防风、白芍、陈皮、茯苓、柴胡、泽泻、白术、羌活)。诸共奏益气升阳热除湿之功。张教授同时指出祛风须取胜湿升阳功利脾运化脾运健则湿邪除,自拟肾炎消白方(党参、土茯苓、女贞子、薏苡仁、菟丝子、熟地黄、枸杞、白茅根、益母草、芡实、黄芪、土茯苓)。君黄芪甘微温脾,走肺经益气固摄,利水消肿,熟地黄甘微温,走肝肾经,补血滋阴、益精填髓,土茯苓甘淡平,肝胃经解毒,除湿。党参、女贞子、枸杞、薏苡仁四味助君健脾补肾,清热利湿,菟丝子、芡实、白茅根、益母草健脾补肾清热利湿活血祛瘀。张教授认为糖尿病肾病应早诊断、早治疗、最终得病防变,根据临床论治补肾兼加用活血药味,坚持长久治疗更佳。

4. 王耀献

王耀献教授认为糖尿病肾病分为三期。

(1) 早期(伏热伤阴,穷必及肾):即微量蛋白尿期。该期的临床表现与糖尿病类似。王耀献教授认为此期病人多以阴虚燥热为基本病机,正如叶天士在《临证指南医案》中也提出:"三消之症,虽有上、中、下之分,其实不越阴亏阳亢、津涸热淫而已治。此期病位以阳明胃肠为主,《素问·阴阳别论篇》曰:"二阳结,谓之消治"。所谓"二阳治",正如《素问注证发微》所论述"二阳者,足阳明胃也,胃中热盛,津液枯涸,水谷即消,谓之曰消治,说明阳明热盛津涸与消渴病病机的密切关系。胃肠相接,同属阳明,胃肠伏热,日久失治,轻则上灼肺阴而渴饮不止,胃火内炽,煎灼胃阴,日久下吸肾水,热伏于肾,食气伤阴,导致肾之气阴亏损,肾失固摄,水谷精微下泄,故见小便混浊,泡沫较多,可形成微量蛋白尿,可见热邪是糖尿病肾病病机的始动因素,阳明经腑是消渴病热邪的首发地。

本期为正邪相争的初始阶段,邪气虽盛,正气不虚,故治疗可清其火而救其已耗之气阴,解除肾络气血停滞的状态,以期逆转其病情。当从清源、促排、清热三个角度给热以出路,即严格糖尿病饮食,切断热邪来源,加强运动,促进热的消耗,并结合这个时期患者多有食欲旺盛,烦渴多饮,多食善饥,口干舌燥,大便干结等阳明胃热之象,临证常用"葛根芩连汤治以清阳明胃热,早期强调剂量宜大,以起到正本清源、釜底抽薪的功效。葛根芩连汤源自汉代张仲景《伤寒论》,方由葛根、黄芩、黄连、甘草四味药组成,用来治疗湿热所致的腹泻的经典方剂,王耀献教授将其用于治疗早期糖尿病肾病,可谓古方新用,他认为取该方之意,以清代王子接阐述最为恰当:"是方即泻心汤之变,其义重在芩、连肃清里热,虽以葛根为君,再为先煎,无非取其通阳明之津;佐以甘草,缓阳明之气,使之鼓舞胃气,而为承宣苦寒之使治。根据葛根芩连汤成方结构来看,具有清热生津的功效,正好切中糖尿病燥热伤津兼有湿热的病机。王耀献教授认为,葛根既可以可解肌热,又可清肠热,并且可升脾胃清阳,载津液上行,用量在 $10\sim30\,\mathrm{g}$;黄连,《名医别录》载有"止消渴治的功效,早在金元时期即被刘河间誉为治消渴病的圣药,王教授临床也擅用黄连清热坚阴,并强调用量宜大,常用量达 15～30 g,以力挽狂澜;黄芩,《本草经疏》载"其性清肃,所以除邪;味苦所以燥湿,阴寒所以胜热,故主诸热治",与黄连配伍,增强其清热之功,用量在 10～15 g。值得注意的是该方可厚肠止泻,故大量应用亦可致便秘、腹胀,可酌情配伍大黄、枳壳等品,以大便通顺为度。临床口干口渴严重者,可配合知母、生石膏、天花粉等以养阴清热,伴有高脂血症者可加用三七、红曲等以活血消脂。早期治疗的目的在于逆转病机,防止疾病进展。

(2) 中期(郁热伤络,肾络癥瘕):相当于临床期糖尿病肾病,即尿白蛋白排泄率(UAER)持续大于 200 mg/min 或 0.5 g/24 h。本期 GFR 开始进行性下降,但血肌酐正常或轻度升高。若糖尿病肾病早期伏热伤阴的状态不能得到改善,热势伏藏日久必郁积深入,损伤肾络,而络脉细小、络道狭窄,具有易入难出、易滞易瘀、易息成积的特点,从而使病情进一步加重,炼血成瘀,灼液为痰、痰瘀互相胶结,无形之热附着有形之痰瘀,导致微型癥瘕结聚成形。微型癥瘕形成之后,一则损伤肾体,而致肾用失司,精微物质下泄,发为蛋白尿;二则"痞坚之处,必有伏阳治",微型癥瘕往往与伏热相搏结,既使癥瘕难于消散,又可为新的癥瘕形成因素。此外,热邪又常常与湿邪交蒸,弥漫三焦,致水道不通而发为水肿。

王耀献教授认为,此期病机与外科瘰疬形成病机相类似,都具有因火热耗灼,阴虚津亏而生痰生瘀,导致痰瘀凝结的病机特点。治疗上借用外科"透热散结治"之法,常用的清热药多具有凉而不滞,透而不守,散而不凝的特性,方用《疡医大全》"消瘰丸治"和"仙方活命饮治"加减,以黄芪、玄参、牡蛎、夏枯草、连翘、丝瓜络、海藻、皂刺为基础方加减,以起到益气透热,消癥散结之功效。临证黄芪多用生黄芪,用量 30～120 g,以托邪外达;连翘透热外出,以打断热邪传导的恶性链条,方中牡蛎、玄参、海藻性咸寒,能滋阴降火、润燥软坚;夏枯草、浙贝母清热化痰、开郁散结;丝瓜络引药入络,皂刺溃坚消癥,常用量达 20～50 g,共起到透热外出,消癥散结之功效,使已有之癥瘕逐渐消溃,并防止新的癥瘕形成。临床上若水肿较重,则合用五皮饮利水消肿;若有血瘀表现者,可加用三七、桃仁、红花、益母草、泽兰等活血以利水。

(3) 晚期(肾气衰败,浊热次生):主要表现为水肿、高血压加剧,血肌酐明显升高,逐渐进展至终末期肾病(ESRD)。糖尿病肾病进展至晚期,微型癥瘕坚固不移,肾体受损严重,肾元衰败,痰饮、水湿、瘀血等浊毒内停,终见三焦壅塞,气机逆乱,而成关格危候。本期热邪已非主要病机,但余热未清,临床常与以上浊邪相兼,次生诸多症状,如湿热浊毒阻碍脾胃升降而见呕恶、便秘,外溢肌肤而见皮肤瘙痒,上熏口鼻而见口中秽臭或有尿味,上攻清窍而见神识不清,湿阻肌肉可见抽搐、震颤。本期邪实已极,正气式微,治疗已很难见功,故本期的治疗重点在缓解症状,提高生活质量。王耀献教授根据晚期患者可见恶心呕吐、肌肉痉挛抽搐等湿热内蕴、浊毒上犯的病机表现,临证多用《霍乱论》"蚕矢汤治加减"。蚕矢汤源于清朝王孟英的《霍乱论》,由晚蚕沙、生薏仁、木瓜、大豆黄卷、黄连、半夏、黄芩、通草、焦山栀、吴茱萸组成,具有清热利湿、升清降浊的功效,主治湿热内蕴之霍乱吐泻。

王耀献教授根据异病同治之理,将此方用于糖尿病肾病晚期的治疗。方中蚕沙具有辟秽泄浊,宣畅和中之性,可以引浊下趋,化浊归清为君药,木瓜性酸涩,既疏郁结之湿热,又敛耗损之阴,且能化湿和中,舒筋活络;大豆黄卷、生薏仁化湿利湿,升发脾胃清阳之气,三药共为臣药。佐以黄连、黄芩、焦山栀清化湿热,使以半夏、陈吴茱萸辛开苦降,降逆止呕,诸药合用,功奏除湿热、复升降、止吐泻、舒转筋骨之效。值得注意的是,此期因患者小便量少,渗湿效果不佳,故多不用通草,以宣化湿热为主;晚期黄连、黄芩用量宜小,多 3～5 g,以免伤脾胃阳气。伴有皮肤瘙痒者,加用荆芥、防风、地肤子、川芎等疏风止痒;若呕逆较重,则加用竹茹、大黄清热降逆止呕;反酸胃灼热者加用煅瓦楞、乌贼骨以制酸和胃。

综上所述,糖尿病肾病属于临床的常见病与难治病,王耀献教授经过自己的临床积累,已形成了自己的见解和治疗思路,临证严把病机,在辨证基础上,重视热邪在糖尿病肾病病程发展中的作用,强调阳明经腑为热邪的首发地和热源地,逐渐影响及太阴肺、厥阴肝、少阴肾。早期伏热、中期郁热、晚期浊热,治疗上强调早期清热、中期透热、晚期化热。

(二)其他专家辨证论治

1. 何志明

何志明等将本病分为四种证型:气阴两虚型,治用益气消渴丸加减;肝肾不足型,治用杞菊地黄汤加味;脾肾两虚型,治用济生肾气丸;肾虚血瘀型,治用参芪地黄汤合补阳还五汤加减。

2. 熊伟伟

熊伟伟等将本病分为以下几种证型论治:脾气亏虚,治用参苓白术散加减;肾元亏虚,治用金匮肾气丸加减;脾肾两虚,气血不足,治用益气固本汤加减;肾气亏虚,湿热内蕴,治用知柏地黄汤加味;瘀血阻滞,治用桃红四物汤加减;本虚外感,治用玉屏风散加减。

3. 宋颖

宋颖等认为糖尿病肾病是糖尿病迁延日久、久病入络所致。发病之初气阴两虚,渐至肝肾阴虚;病情迁延,阴损及阳,伤及脾肾;病变晚期,肾体劳损,肾阳衰败,浊毒内停,或见气血亏虚、五脏俱损。肾之络脉的病理演变表现为:初为肾络瘀滞,渐至肾络瘀阻,终至肾络瘀结。证候分类可分为:肝肾阴虚、脾肾阳虚、心肾阳衰、肾阳虚亏、阳虚水泛及肝肾阴竭。中医辨证论治中补法当以平为期,活血通络贯始终,虚实要审视,主症兼症需考虑。

4. 宋立群

宋立群等用虫草肾茶方(冬虫夏草 3 g,生黄芪 30 g,制水蛭 10 g,制大黄 8 g,草豆蔻 15 g,猫须草 20 g)治疗糖尿病肾病 30 例,治疗后患者 24 h 尿蛋白定量、血肌酐显著降低,内生肌酐清除率显著升高,总有效率为 76.7%。

5. 王淑花

王淑花等用补肾化浊胶囊(黄芪 120 g,山药 120 g,熟地黄 60 g,五味子 24 g,白术 48 g,茯苓 60 g,赤芍 48 g,山芋肉 48 g,金樱子 48 g,牡蛎 80 g,防风 36 g,白鲜皮 36 g,大黄 32 g 组成,经粉碎、提取、浓缩、混匀分装 1 000 粒胶囊)治疗糖尿病肾病 105 例,显效 41 例,有效 35 例,无效 29 例,结果表明补肾化浊胶囊可改善糖尿病肾病患者的临床症状、降低尿蛋白,具有滋阴补肾、益气健脾之功效。

6. 冯兴中

冯兴中等以固肾解毒法,拟方药(黄芪 30 g,当归 10 g,芡实 10 g,金樱子 10 g,黄连 10 g,大黄 6 g)治疗早期糖尿病肾病 163 例,治疗 4 周为 1 个疗程,1 个疗程后评定疗效,显效 66.9%,有效 25.2%,无效 8.0%,总有效率 92.0%。

7. 张洪勤

张洪勤以脾肾双补法,拟方药(黄芪 20 g,山药 15 g,党参 15 g,白术 15 g,山萸肉 10 g,茯苓 15 g,泽泻 10 g,巴戟天 10 g,菟丝子 10 g,淫羊藿 10 g,芡实 20 g,大枣 10 g)治疗糖尿病肾病 38 例,显效 39.5%,有效 47.4%,无效 13.2%,总有效率 86.8%。

8. 屈明

屈明等用在常规治疗基础上加黄芪注射液(肌注,4 ml/次,1 次/d,连用 4 周)治疗糖尿病肾病 54 例,显效 18 例,有效 32 例,无效 4 例,总有效率为 92.5%。有研究表明黄芪具有降血糖、降低血液黏度、改善微循环等作用。近年来有研究发现大黄及其提取物对糖尿病肾病有一定的疗效。

此外,药理研究表明大黄能抑制系膜细胞及肾小管上皮细胞增生,减轻代偿性肥大,延缓肾小球硬化,改善肾衰竭患者的高凝、高黏状态,改善肾血流量,保护残余肾功能,减少蛋白尿,延缓糖尿病肾病的发展。

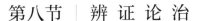

第八节 辨 证 论 治

糖尿病肾病的基本特点为本虚标实之证,阴阳、气血、五脏亏虚属本虚,瘀血、水湿、痰饮、浊毒等属标实。前两节已分别介绍了近代医家对于早期糖尿病肾病及临床期糖尿病肾病各自临床见解及其辨证论治,综各家之言,并通过临床上的四诊合参进行中医辨证分型,一般本病按照气虚或阴虚发展至气阴两虚,最后变为阴阳两虚的规律动态发展,并兼夹瘀血、水湿、痰浊等标证,所及脏腑以肾、肝、脾、心为主,病程较长,证变证蜂起。基于国家中医药管理局中医药标准化专题项目颁布的中华中医药学会《糖尿病肾病中医防治指南》及国家中医药管理局医政司发布的《22 个专业 95 个病种中医临床路径》的基础上,本节主要将糖尿病肾病分为以下四大主证、兼证及变证,并介绍其相应的理法方药。

一 主证

1. 气阴两虚证
(1)症状:尿浊,神疲乏力,咽干口燥,手足心热,气短懒言,头晕多梦,尿频尿多。舌体瘦薄,质红或淡红,苔少而干,脉沉细无力。
(2)治法:益气养阴。
(3)方药:参芪地黄汤(《沈氏尊生书》)加减。党参、黄芪、茯苓、地黄、山药、山茱萸、牡丹皮。

2. 肝肾阴虚证
(1)症状:尿浊,眩晕耳鸣,五心烦热,腰膝酸痛,两目干涩,小便短少。舌红少苔,脉细数。
(2)治法:滋补肝肾。
(3)方药:杞菊地黄丸(《医级》)加减。枸杞子、菊花、熟地黄、山茱萸、山药、茯苓、牡丹皮。

3. 气血两虚证
(1)症状:尿浊,神疲乏力,面色淡白或萎黄,气短懒言,头晕目眩,唇甲色淡,心悸失眠,腰膝酸痛。舌淡苔薄,脉细弱。
(2)治法:补气养血。
(3)方药:当归补血汤(《兰室秘藏》)合济生肾气丸(《济生方》)加减。黄芪、当归、熟地黄、山药、山茱萸、茯苓、牡丹皮。

4. 脾肾阳虚证
(1)症状:尿浊,神疲畏寒,腰膝酸冷,肢体浮肿,下肢尤甚,面色㿠白,小便清长或短少,夜尿增多,或五更泄泻。舌淡体胖有齿痕,脉沉迟无力。
(2)治法:温肾健脾。
(3)方药:附子理中丸(《太平惠民和剂局方》)合真武汤(《伤寒论》)加减。附子、干姜、党参、白术、茯苓、白芍、甘草。

在主要证型中,出现阳事不举加巴戟天、淫羊藿;大便干结加火麻仁、肉苁蓉;五更泻加肉豆蔻、补骨脂。

二 兼证

1. 水湿证
(1)症状:眼睑、颜面、足踝、肢体甚至全身浮肿,少尿,或伴胸水、腹水,舌苔滑腻,脉沉。

(2) 治法:健脾化湿,通阳利水。

(3) 方药:五皮饮(《证治准绳》)合胃苓汤(《普济方》)加减。桑白皮、陈皮、大腹皮、茯苓皮、生姜皮、苍术、厚朴、草果、桂枝、白术、茯苓、猪苓等。

2. 血瘀证

(1) 症状:肌肤甲错,或口唇紫暗,舌色暗,舌下静脉迂曲,瘀点瘀斑,脉沉弦涩。

(2) 治法:活血化瘀。

(3) 方药:除主方外,宜加桃仁、红花、当归、川芎、丹参等。

3. 湿热证

(1) 症状:头晕沉重,肢体沉重,脘腹痞闷,口中黏腻,小便黄赤涩痛,大便黏滞不爽,舌苔黄腻,脉滑数。

(2) 治法:清热利湿。

(3) 方药:八正散加减(《太平惠民和剂局方》)车前子、瞿麦、扁蓄、滑石、山栀子仁、甘草、木通、大黄;反复发作,迁延难愈,无比山药丸加减(《太平惠民和剂局方》)党参、黄芪、淮山药、莲子肉、茯苓、薏苡仁、扁豆衣、山茱萸、菟丝子、芡实、金樱子、煅牡蛎;血尿合用小蓟饮子(《济生方》)生地黄、小蓟、滑石、木通、蒲黄、藕节、淡竹叶、当归、山栀子、甘草。

4. 肝阳上亢证

(1) 症状:头晕头痛,口苦,目眩,耳鸣,面红目赤,性急易怒,舌质红,脉弦有力。

(2) 治法:镇肝熄风。

(3) 方药:镇肝熄风汤(《医学衷中参西录》)。怀牛膝、生赭石、生龙骨、生牡蛎、生龟板、生杭芍、玄参、天冬、川楝子、生麦芽、茵陈、甘草。

三 变证

1. 浊毒犯胃证

(1) 症状:恶心呕吐频发,头晕目眩,周身水肿,或小便不行,舌质淡暗,苔白腻,脉沉弦或沉滑。

(2) 治法:降逆化浊。

(3) 方药:旋覆代赭汤(《伤寒论》)加减。旋覆花、代赭石、甘草、党参、半夏、生姜、大枣。加减:呕恶甚加吴茱萸、黄连。

2. 水气凌心证

(1) 症状:气喘不能平卧,畏寒肢凉,大汗淋漓,心悸怔忡,肢体浮肿,下肢尤甚,咳吐稀白痰,舌淡胖,苔白滑,脉疾数无力或细小短促无根或结代。

(2) 治法:温阳利水,泻肺平喘。

(3) 方药:葶苈大枣泻肺汤(《金匮要略》)合苓桂术甘汤(《金匮要略》)加减。葶苈子、大枣、茯苓、桂枝、白术、甘草、附子、干姜。加减:浮肿甚者可加用五皮饮(《证治准绳》);四肢厥冷,大汗淋漓重用淡附片,加人参。

3. 溺毒入脑证

(1) 症状:精神恍惚,目光呆滞,甚则昏迷,或突发抽搐,鼻衄齿衄,舌质淡紫有齿痕,苔白厚腻腐,脉沉弦滑数。

(2) 治法:开窍醒神,镇惊熄风。

(3) 方药:菖蒲郁金汤(《温病全书》)送服安宫牛黄丸(《温病条辨》)加减。石菖蒲、郁金、炒栀子、连翘、鲜竹叶、竹沥、灯心草、菊花、牡丹皮。加减:四肢抽搐加全蝎、蜈蚣;浊毒伤血致鼻衄、齿衄、肌衄等,加生地黄犀角粉(水牛角粉代)。

第九节　其他中医综合疗法

一　中成药

中医中药在治疗糖尿病肾病中有着丰富的临床积累,中成药应用于糖尿病肾病也越来越广泛。中成药是临床医生经过多年临床总结,针对不同证候研制出的中药制剂,与中医证型的诊断息息相关,对疗效也有十分重要的影响。中成药可以缓解早期糖尿病肾病的症状、降低蛋白尿及改善肾功能,无严重的不良反应,为一种安全有效的治疗方法。①黄葵胶囊:清热利湿,解毒消肿。用于糖尿病肾脏疾病之湿热证。②虫草制剂:如百令胶囊、金水宝胶囊,用于糖尿病肾脏疾病肺肾两虚证。③六味地黄丸:用于糖尿病肾脏疾病肾阴亏虚证。④生脉饮:用于气阴两亏,心悸气短,脉微自汗等。⑤附子理中丸:用于脾胃虚寒,脘腹冷痛,呕吐泄泻。⑥济生肾气丸:用于肾阳不足,水湿内停所致的肾虚水肿,腰膝酸重等。

二　中药结肠透析

糖尿病肾病不断发展至后期可演变为肾功能不全,及时采用非肾脏替代疗法可有效延缓肾衰竭的进展,中药结肠透析作为一种非肾脏替代治疗方法,用于辅助治疗糖尿病肾病伴有肾功能不全。其作用机制主要是将水、透析液和中药灌入肠道,通过肠黏膜的吸收和透析作用,使药物发挥活血化瘀、降浊解毒的作用,进而改善肾脏微循环、促进血肌酐、尿素氮、尿酸等毒素排出体外,纠正电解质和酸碱失衡,进而保护肾功能,延缓肾衰竭的进展。糖尿病肾病中后期脾肾衰败,浊毒潴留,上犯脾胃,出现严重胃肠道症状,可用中药灌肠治疗。例如以生大黄、淡附片、丹参、蒲公英、煅牡蛎等,水煎浓缩至$100\sim200\,\mathrm{ml}$,高位保留灌肠,每日$1\sim2$次,适用于糖尿病肾病中后期。

三　针刺治疗

针刺治疗糖尿病肾病应遵循脏腑辨证,结合经络辨证,从病因病机论治,局部取穴和随症取穴相结合的规律。针刺治疗具有双向调节及整体调节的特点,能够起到疏通经络、活血化瘀之效,针灸治疗糖尿病肾病在临床上也日益得到重视。为患者行针刺治疗应严格消毒,宜慎针禁灸。四诊合参,辨证施治,开具针灸处方。①气阴两虚证:肾俞、脾俞、足三里、三阴交、志室、太溪、复溜、曲骨,针刺用补法,行间用泻法。②肝肾阴虚证:肝俞、肾俞、期门、委中,针刺用补法。③阴阳两虚证:脾俞、肾俞、命门、三阴交、气海、关元,针刺用补法。④脾肾阳虚证:脾俞、肾俞、命门、三阴交、足三里、太溪、中极、关元,针刺用补法。

四　中医药膳

中医药膳既是药材,又是食材,且口感尚好,可以药代食,寓医于食,患者乐于接受,药膳长时食用既有食用营养价值,又有医用治疗价值,针对患者病情给予不同的中医药膳,起到平衡阴阳,调理脏腑,扶正祛邪之效。如肾阳虚者宜常食韭菜、狗肉、羊骨、虾、肉桂等食物;肾阴虚者宜食枸杞子、桑椹子、龟肉、木耳、银耳等食物;脾虚者宜食白扁豆、薏苡仁、山药、莲子等;膀胱湿热者宜食马齿苋、鱼腥草、绿豆、赤小豆等。此外,亦可针对患者病情选用食疗方剂,如脾肾两虚可选用黄芪山药粥(黄芪、山药);水肿可选用薏苡仁粥(薏苡仁、粳米)或黄芪冬瓜汤(黄芪、冬瓜)。

五 中医康复

中医传统功法在中医康复中起到了举足轻重的地位,如五禽戏、太极拳及八段锦等均是中国流传多年的养生运动,具有通调气血,畅达气机,健运脾胃,行气活血,改善情绪等功效,从而起到平衡气血阴阳,调节五脏六腑生理机能的作用,使人体恢复健康的状态。现代研究表明五禽戏、太极拳、八段锦等可有效降低患者血糖、糖化血红蛋白、血脂水平,并对其体重指数、胰岛素抵抗等状态的改善具有积极作用。糖尿病肾病病变早期可采用太极拳、五禽戏、八段锦、鹤翔桩、强壮功等传统锻炼功法,适量活动,不宜剧烈运动。糖尿病肾病合并肾衰竭患者应以卧床休息为主,活动量不宜过大,不可过劳,可选用静功法。以平衡人体阴阳,调和气血,通畅经络为目的,对病体康复有一定辅助作用。

中医药治疗糖尿病肾病有较好疗效,对改善患者的临床症状,延缓病理进展,提高生存质量有较大潜力和优势。然而还存在诊断、疗程及疗效标准不统一,缺乏严格随机对照,临床治疗机制研究尚不够深入等问题。因此规范糖尿病肾病的中医辨证论治,应建立统一的诊断、分型疗效评定标准,可借助现代生物化学、分子生物学及细胞生物学等先进技术,筛选疗效确切的有效成方,阐明中医药治疗糖尿病肾病的机制将是今后研究的方向。

(邓跃毅,王元)

参考文献

1. Kanda R, Io H, Nakata J, et al. Evaluation of long-term combination therapy with peritoneal dialysis and hemodialysis [J]. Ther Apher Dial, 2017, 21(2): 180 - 184.

2. 柴东林,庞涛. 瑞舒伐他汀联合贝那普利对老年糖尿病肾病患者血肌酐、尿素氮水平变化的影响[J]. 中国药物与临床, 2018, 18(2): 244 - 246.

3. 陈灿锋,王家健,侯晓涛,等. 2 型糖尿病肾病病理分型特点与尿蛋白的关系[J]. 标记免疫分析与临床, 2017, 24(2): 183 - 188.

4. 陈袁,赵倩,康琪,等. 黄葵胶囊联合依拉普利对早期糖尿病肾病胰岛素敏感性、肾功能及微炎症状态的影响[J]. 中华中医药学刊, 2021, 39(4): 67 - 70.

5. 杜渊,王蔚. 常克论六淫邪毒传肾学术思想剖析[J]. 中医文献杂志, 2010, 28(5): 40 - 42.

6. 傅强,王世东,肖永华,等. 吕仁和教授分期辨治糖尿病学术思想探微[J]. 世界中医药, 2017, 12(1): 21 - 24.

7. 高彦彬,刘铜华,李平. 糖尿病肾病中医防治指南[J]. 中国中医药现代远程教育, 2011, 9(4): 151 - 153.

8. 桂红,张敬芳,王光浩. 黄芪注射液治疗糖尿病视网膜病变疗效观察[J]. 新中医, 2014(7): 23 - 24.

9. 郭璟,邓跃毅. 古代医家对糖尿病肾病的研究[J]. 河南中医, 2014(26): 525 - 526.

10. 国家中医药管理局医政司. 22 个专业 95 个病种中医临床路径[M]. 北京:中国中医药出版社, 2011.

11. 李丹丹,武曦蔼,罗慜婧,等. 李平教授辨治糖尿病肾病经验采颉[J]. 中国中西医结合肾病杂志, 2019, 20(11): 941 - 943.

12. 李健,史耀勋. 结肠透析机治疗糖尿病肾病肾功能不全的机理研究[J]. 中国药物经济学, 2014(11): 101 - 102.

13. 李平,谢院生. 糖尿病肾病中西医结合诊疗与研究[M]. 北京:中国医药科技出版社, 2018.

14. 李稳,李刚,张至. 血管紧张素转换酶抑制剂和血管紧张素受体拮抗剂是否可以联合应用? [J]. 中华高血压杂志, 2018, 26(5): 401 - 404.

15. 刘爽,赵艳昭,吴继臣,等. 厄贝沙坦联合钙离子拮抗剂治疗老年 2 型糖尿病肾病合并高血压的效果分析[J]. 糖尿病新世界, 2017, 20(23): 103 - 104.

16. 麻丽娜,孙新宇. "毒损肾络"与糖尿病肾病炎症机制的相关性[J]. 中医学报, 2015, 30(4): 487 - 489.

17. 马柳玲. 从五行学说浅议肾性水肿病从肺脾肾论治[J]. 新中医, 2010, 42(2): 114 - 115.

18. 马志宏,贾顺莲,高新英,等. 血液透析与腹膜透析对终末期糖尿病肾病患者预后的影响[J]. 现代生物医学进展, 2017, 17(34): 6749 - 6751.

19. 石莹,魏连波.中成药治疗糖尿病肾病的系统评价及荟萃分析[J].中华肾病研究电子杂志,2013,2(4):24-27.

20. 隋超,陈亚镇,赖贻旺.血管紧张素转化酶抑制剂联合SGLT-2抑制剂治疗糖尿病肾病效果研究[J].临床军医杂志,2018,46(12):1437-1438.

21. 田春英.2017年中国医药生物技术十大进展评选揭晓[J].中国医药生物技术,2018,13(1):2-4.

22. 王金飞,赵菁莉.黄文政教授治疗"消瘅、肾劳"经验总结[J].吉林中医药,2013,33(5):446-447.

23. 王少清,汪力,高芳.川芎素干预早期糖尿病肾病的疗效观察[J].山西医药杂志,2012,41(2):177-178.

24. 王忆勤.中医诊断技术发展及四诊信息融合研究[J].上海中医药大学学报,2019,33(1):1-7.

25. 王珍,王梦迪,刘笑慈,等.王耀献教授从热邪论治糖尿病肾病经验[J].中国中西医结合肾病杂志,2014,15(5):379-380.

26. 魏宝永,郑斯玉,曹术东,等.药膳对健康质量影响的临床观察[J].中医临床研究,2016,8(13):119-121.

27. 徐娥,任慧珠.小剂量雷公藤多甙对早期糖尿病肾病患者的临床疗效观察[J].实用糖尿病杂志,2020,16(3):57-58.

28. 许成群,徐明松,王元.大黄治疗糖尿病肾病的研究概况[J].中医药导报,2011,17(4):123-125.

29. 袁江红.腹膜透析与血液透析治疗终末期糖尿病肾病患者疗效比较[J].陕西医学杂志,2016,45(10):1365-1367.

30. 张瑶,汪力,高芳,等.阿托伐他汀对糖尿病肾病微炎症状态的影响[J].西部医学,2016,28(2):215-217.

31. 张莹,李佳玥,康锴,等.中医传统功法对糖尿病的干预作用的研究进展[J].环球中医药,2020,13(2):334-337.

32. 赵梦,陈钦,贾影,等.基于数据挖掘针灸治疗糖尿病肾病选穴规律探究[J].浙江中医药大学学报,2019,43(12):1395-1402.

33. 中华医学会糖尿病学分会.中国2型糖尿病防治指南(2020年版)[J].中华糖尿病杂志,2021,13(4):315-409.

34. 周萍,周静.药物性肾损害[J].新疆医学,2013,43(8):7-9.

第十七章　糖尿病肾病的中西医结合治疗

中医虽无糖尿病肾病的名称,但按糖尿病肾病的临床表现,参考历代中医消渴病文献,可归属消渴病相关之水肿、肾消、虚劳、尿浊、关格等病范畴。《三消论》:"夫消渴者,多变为聋盲疮癣痤疖之类……或水液妄行而面上肿也",提出了消渴可变生水肿一病。《外台秘要》引《古今录验》:"渴而饮水不能多,但腿肿,脚先瘦小,阴痿弱,数小便者,此为肾消病也",并提出"渴而便数有膏为下消(经谓肾消)"之病名。因糖尿病肾病病位始终不离肾脏,且继发于消渴病,故 2019 年 12 月《国家中医药管理局的征求意见稿(规范中医病种名称)》将糖尿病肾病命名为"消渴性肾病"。

第一节　概　　述

一　中医病因病机

中医学对消渴病的病因病机及证治早有论述,此后历代医家对其认识也不断深入,各有补充。糖尿病肾病继发于糖尿病,其发病除与"糖毒"有关外,与素体禀赋不足、饮食失宜、六淫侵袭、失治误治、情志郁结等也密切相关。

1. 病因

(1) 素体禀赋不足:《灵枢·五变篇》首先提出:"五脏皆柔弱者,善病消瘅",认为消瘅得之于天元形体不充,大气不足,五脏气馁,则阴虚生内热。后世医家在《内经》的基础上,更强调脾肾亏虚在消渴病发病中的重要性,如《辨证录·消渴门》有云:"夫消渴之症,皆脾坏而肾败。脾坏则土不胜水,肾败则水难敌火。二者相合而病成。"糖尿病肾病作为消渴病的并发症,其发病也与疾病日久,损伤先天之本密切相关,如"消渴病久,肾气受伤,肾主水,肾气虚衰,开阖不利,能为水肿"。现代中医体质学也认为,病情从体质而变化,即"从化",体质决定是否发病,决定疾病的证型、传变与转归。现代医学认为糖尿病视网膜病变及糖尿病肾病同属于微血管并发症,但临床观察证实到同是病程相当的消渴病患者,眼病和肾病的发病率不同;另外,在同一病人身上,眼病和肾病的程度往往也不一定是平行的,有人眼病重,有人则是肾病重,可见先天禀赋不足是消渴肾病发病的重要内在原因。

(2) 饮食失节:早在汉代之前,医家就已在《内经》中强调消渴病的发生与饮食密切相关,认为其是"肥美之所发","此人必数食甘美而多肥也,肥者令人内热,甘者令人中满,故其气上溢,转为消渴",嗜食肥甘,肠胃积热,脾胃运化失司,水湿停聚,与热搏结,酿为湿热,湿热内蕴,阻碍气机,或耗气伤阴,发为消渴。而《太平圣惠方·三消论》中更进一步提出饮食内伤导致肾水枯涸,出现以"饮水随饮便下,小便味甘而白浊,腰腿消瘦"为临床表现的"消肾"。

时代的发展使现代人的饮食结构发生了较大的改变,食物中含有较高的蛋白、钠盐、脂肪等物质,若加之饮食不节、偏嗜,导致体内蛋白质、脂肪、碳水化合物等物质发生代谢紊乱,出现代谢综合征及严重的胰岛素抵抗,更容易诱发或加重糖尿病或相关并发症。

(3)毒邪伤肾:中医认为,"亢则为害,邪盛谓之毒","物之能害人者皆谓之毒",随着中西医结合治疗在临床的广泛应用,二者对疾病的认识也形成了共识。现代中医将消渴病患者升高的血糖称之为"糖毒",认为"糖毒"既是消渴病之因,也是消渴病之果,在整个病程中还常易化生"脂毒""热毒""湿毒""瘀毒""痰毒""溺毒"等,诸毒蓄积胶结,内外相合,浸淫肾体,损伤肾用,最终导致肾元衰败,五脏俱伤,三焦阻滞,浊毒内留,水湿泛滥,变证蜂起。

(4)六淫之邪内侵:《灵枢·五变篇》早就明确指出"百疾之始期也,必生于风雨寒暑,循毫毛而入腠理……或为消瘅……",认为外邪也是导致消渴病发生的重要因素。同时提出"犯者得之",即日常生活中缺少预防意识;消渴病日久正气不足,此时六淫之邪更易乘虚而入,或从肌肤、或从口鼻而入,犯肺袭胃,日久化燥伤阴;或寒、湿之邪痹着肾络,日久化热,致痰、湿、浊、瘀内阻,肾之气血不畅,日久伤及肾体,影响水液运化,脾不升清,开阖失司,封藏失职,甚则内外相合,从阳化湿化热,蕴结肾体,耗散肾阴,灼伤肾络,常导致肾病反复加重,迁延不愈。

(5)情志失调:平素情志失调,肝气郁滞,郁久化火,消烁津液,热盛于下,伤及于肾,渐生肾消。《灵枢·五变篇》指出情志引起消瘅的过程为"长冲直扬,其心刚,刚则多怒,怒则气上逆,胸中蓄积,气血逆流,髋皮充肌,血脉不行,转而为热,热则消肌肤,故为消瘅"。《临证指南医案》更直接指出"心境愁郁,内火自燃,乃消症大病"。可见长期过度精神刺激,或思虑忧郁,或耗乱精神,过违其度,致肝失疏泄,化火伤阴,上灼肺津,中伤胃津,下劫肾阴,阴虚于内,阳亢于上,且虚火甚扰动肾关,肾之闭藏失职,则火炎作渴于上,精微走失于下而发病。

(6)劳逸过度:明代张景岳在《类经·消瘅热中》中引《袖珍方》云:"故患消渴者,皆是肾经为病。由盛壮之时,不自保养,快情恣欲,饮酒无度,食脯炙丹石等药,遂使肾水枯竭,心火燔盛,三焦猛烈,五脏渴燥,由是渴利生焉。此又言三消皆本于肾也。"年壮之时,不慎自持,惟欲房中寻乐,致肾精亏虚而为消渴,一则阴虚内热,耗伤真阴,虚火内生,且"火因水竭而益烈,水因火烈而益干",终至肾虚肺燥胃热俱现,积微成损,积损成衰;一则肾元不足,气化失司,闭藏无力而精微下注而为消肾。

(7)失治、误治:因患者病急乱投医,依从性差,不接受科学正规防治,或过用温燥之品或有肾毒性药物,伤阴耗液,热积愈盛,脏腑经络失濡;或医者不能准确把握病人病情,正确辨证施治,遣方用药,过用寒药、峻药,损伤正气,均可致病情加重,耗气伤津,阴精亏损,脏腑经络失濡,五脏之伤,累及于肾,最终肾脏虚衰,肾体不用,无力蒸化水湿,水湿储留,湿浊内蕴,而为消渴肾病。

2. 病机

现代医家对本病病机特点认识较为统一,大多认为本病属本虚标实,由消渴病迁延日久所致,其基本病机是消渴日久,五脏受损,气化失常,痰湿、瘀血、浊毒"混处经络",形成"微型癥瘕",如此循环往复,最终肾元衰败,浊毒泛滥,三焦壅滞,气机逆乱,甚至可以造成关格危候。现代中医结合西医对糖尿病肾病的分期和各期临床表现,按中医病机演变和症状可分为以下三个阶段:

(1)发病初期:此期以微量白蛋白尿的间断或持续出现为主要表现,中医认为糖尿病肾病多由消渴病日久发展而来,早期病机以阴虚燥热为主,燥热耗气伤阴,可导致气阴两虚。出现"脾气不足,则津液不能升,故口渴欲饮"(《东垣十书》);或"中气不足,溲便为之变"(《灵枢·口问篇》)。人体精微化源不足,正气日益耗损,进而出现间断白蛋白尿、面色萎黄、倦怠乏力等症;日久则累及下焦,损及肝肾,致肝肾阴精亏损,可见腰酸膝痛、口干眼燥等症;肾主水,司开合,肾阴久亏,耗伤肾气,开合不利,则见夜尿频多;肝肾同源,肾阴既虚,损及肝阴,肝肾阴虚,精血不能上承,头目失养,则见头晕、视物不清等。

除本虚证外,此期病机演变中已开始出现"瘀""痰""湿""郁"、"热"等各种糖尿病肾病中医病理要素,特别是"瘀",它贯穿于糖尿病肾病病程始终。而糖尿病肾病初期之"瘀""痰""湿"等作为病理产物一经形成,又可成为新的致病因素作用于机体,使糖尿病肾病病情进一步加重。

总之,此期的核心病机是气阴两虚,兼夹"瘀""痰""湿""郁""热"等,故此期其治疗重在益气养阴,同时针对兼夹证,或调达肝气,以防木郁克土,或祛湿化痰,或行气活血,总以补益中气,清热养阴为主。

(2)病变进展期:此期糖尿病肾病进一步发展加重,出现临床显性蛋白尿。此期的主要病机是在早期气阴两虚,血脉瘀阻基础上,病情继续发展,肾元进一步受损,气虚及血,阴损及阳,而致气血俱虚,脾肾阳虚,血脉瘀阻进一步加重,"血不利则为水",而致痰湿血瘀互结。一方面脾失固摄,肾虚不能封藏,精微外泄,表现为蛋白尿,尿中泡沫;另一方面,肝肾阴虚,腰膝酸软,视物模糊,或见脾肾气虚,疲倦乏力,面浮肢肿。

与发病初期相比,此期患者多出现水肿和尿中蛋白增多,病变已由脾及肾,由中焦至下焦,由气及血,阴损及阳。病机核心是脾肾两虚,脾肾气机升降失常,清浊逆乱。而脾肾亏虚,气机升降失常,三焦不利,升清降浊失职,产生水湿、痰浊、瘀血诸邪,因虚致实;诸邪又可反伤脾肾,加重正虚,形成恶性循环。此期除可兼见痰、湿、瘀、热等以外,水饮也是此期病程中最为常见的病理要素。

简而言之,糖尿病肾病病变进展期病机由脾及肾,脾肾两虚,病位以肾虚为主。病程中正虚、血瘀、痰浊、气滞等各种病理要素,障碍气化,使肾主水功能不能正常发挥气化功能,脾肾气机不利,在脾不摄精基础上加之肾关开阖启闭失常以致小便清浊不分,精微失摄而漏出。此期肾脏结构已出现损害,病情较重,难以完全逆转。

(3)病变晚期:此期为糖尿病肾病肾功能不全期,是基于以上气血阴阳俱虚、血瘀痰浊水湿郁热互阻基础上,病情继续恶化进展演变而成。此期的核心病机是肾体劳衰,肾用失司,浊毒内停,五脏受损,气血阴阳衰败,特点是患者体内产生一系列的虚证和一系列的实证,虚实夹杂,病情危重复杂,变证丛生。

糖尿病肾病病变晚期因肾体劳衰,正常体内代谢废物,不能由尿便汗等途径排出,蓄积体内,日久酿为浊毒;或聚浊生痰,痰湿内蕴,阻遏气机,水病累血,郁而成瘀,肾络瘀阻,肾元受损不用。

糖尿病肾病病变晚期与毒邪密不可分。外毒包括外感六淫毒邪及药毒等。本病多从内毒论治:因脏腑和气血运行失常,使机体的生理或病理产物不能及时排除,出现气滞、痰凝、血瘀、湿阻水停等病理产物,蕴积体内而化生,既是病理产物,又是新的致病因素,包括热、湿、瘀、浊、溺毒等。此期病变过程往往是因虚致实,实更伤正。最终变证峰起,可出现浊毒犯胃、水凌心肺、关格、溺毒入脑等等一系列危候。

综上可见,病变晚期正虚邪实贯穿始终,虚、瘀、浊、毒相互兼夹,弥漫三焦,另外正气虚弱易感外邪使病情加剧,易于反复,从而形成此期虚实并见、寒热错杂、缠绵难愈之痼疾,形成浊毒、溺毒、瘀毒顽证。

总之,消渴病肾病最终将按劳、损、衰的不可逆方向恶化进展,此病贵在早期预防,早期治疗,积极控制危险因素,"谨守阴阳,以平为期",在整个病程中,明辨糖尿病肾病各期主要核心病机,兼顾痰、热、郁、瘀等病机环节,在病初益气养阴,兼调肝气;病情进展期则脾肾双补,固肾摄精;病变晚期,本着"有者求之,无者求之,盛者责之,虚者责之"的原则,灵活加减,努力发挥中医"治未病"的特色和优势,积极提高中医临床疗效。

西医病因病机

糖尿病肾病是糖尿病最常见的慢性微血管并发症之一,已经成为导致患者发生终末期肾衰竭的重要原因。糖尿病肾病的发病机制十分复杂,目前尚未完全阐明,一般认为其发病是遗传和环境共同作用的结果。其发病机制可以主要归纳为以下几个方面,但这些致病机制不是孤立存在的,而是相互影响、相互促进而发生作用的。

1. 糖代谢紊乱

(1)高血糖的直接作用:糖尿病患者长期高血糖可以直接损伤肾脏血管内皮细胞和足细胞;破坏肾细胞 DNA 结构;高糖产生的高渗透作用可以使 GFR 增加,导致肾小球肥大;激活转化生长因子 β、胰岛素样生长因子、血小板衍化生长因子等细胞因子,使细胞外基质增加,导致肾小球硬化。

(2)非酶化及晚期糖基化终末产物(AGE)的形成:糖尿病患者长期高血糖、血脂异常和氧化应激等会导致肾脏 AGE 的生成和积累。AGE 可以通过改变蛋白质的结构和功能,例如基膜关键分子与细胞外基质(ECM)蛋白之间的交联形成,诱导细胞损伤并导致糖尿病并发症。此外,AGE 也与肾小球细胞特异性受体结合,促使细胞产生和释放 ECM 成分,导致基膜增厚、ECM 积聚、肾小球硬化。AGE 还可通过调控多种肾细胞的生长和增殖、诱导氧化应激发生等途径导致肾脏损伤。

(3)多元醇途径激活:糖尿病患者体内细胞中的葡萄糖浓度变得过高时,醛糖还原酶将葡萄糖还原为山梨醇,然后将其氧化为果糖,该过程会消耗还原型辅酶Ⅱ(NADPH),这是再生细胞内抗氧化剂——还原型谷胱甘肽的必要辅助因子。通过减少还原型谷胱甘肽的量,多元醇途径的激活会增加细胞内对氧化应激的敏感性。研究表明,醛糖还原酶抑制剂可抑制葡萄糖诱导的肾小球系膜细胞蛋白激酶 C(PKC)和 TGF - β 的产生,从而减少高糖环境对肾脏的损伤。

(4)蛋白激酶 C(PKC)及其下游靶点的活化:PKC 是 G 蛋白偶联受体系统中的效应物,存在于胞质溶胶中,激活后成为膜结合的酶。蛋白激酶 C 的激活是脂依赖性的,需要膜脂二酰甘油(DAG)的存在。在高糖环境中,DAG 受到刺激增强,会进一步激活 PKC。PKC 可通过活化影响肾小球毛细血管通透性及细胞增殖,从而改变 GBM 滤过功能;PKC 与肾小球毛细血管基膜增厚和细胞外基质进行性积聚有关;PKC 可通过影响 AngⅡ 或其他激素的细胞信号传递过程而损伤肾脏;PKC 还参与糖尿病肾病的免疫损伤。

2. 血流动力学和血液流变学的异常

(1)血流动力学异常:致病机制如下。①肾小球高滤过可导致局灶型硬化,同时伴有系膜扩张和 GBM 增厚;②血流动力学改变的机械力和剪切力可引起内皮细胞和上皮细胞的损害,从而破坏正常的滤过屏障;③肾小球毛细血管内压力增高可直接激活 PKC;④肾小球毛细血管壁张力增高激活 PKC,引起内皮细胞生长因子合成和释放增加。

(2)血液流变学异常:糖尿病患者的高凝状态、血栓形成倾向、纤溶系统失衡、纤溶活性下降都与糖尿病肾病的发病密切相关。

3. 遗传背景与糖尿病肾病

研究发现,除糖脂代谢紊乱及血流动力学异常外,遗传也是糖尿病患者发生糖尿病肾病的重要因素之一。在糖尿病患者中,不仅只有部分患者发糖尿病肾病,而且其发生还出现家族聚集现象。

与糖尿病一样,糖尿病肾病也是一种多基因突变引起的疾病。在糖尿病及糖尿病肾病的发生中,致病基因与易感基因之间的相互作用、相互影响构成了糖尿病肾病基因研究的复杂性。目前涉及的主要候选基因包括血管紧张素原基因、血管转换素酶基因、AngⅡ 受体基因、醛糖还原酶基因、载脂蛋白 E 基因、内皮型一氧化氮合酶(*eNOS*)基因、*RAGE* 基因、葡萄糖转运蛋白基因等。

4. 生长因子、细胞因子与糖尿病肾病

（1）转化生长因子 β（TGF-β）：可通过引起 ECM 的分泌和聚集增加；促进细胞肥大；诱导肾小管上皮细胞转分化（tubular epithelial to mesenchymal transdifferentiation，TEMT）过程；诱导其自身表达，扩大其引起的纤维化效应等途径影响糖尿病肾病的发生和进展。

（2）结缔组织生长因子（CTGF）：可通过以下途径作用于糖尿病肾病：①促进肾细胞有丝分裂、增殖、肥大，促进早期糖尿病肾病肾脏肥大；②促使肾小球系膜细胞过度产生 ECM 成分；③上调组织金属蛋白酶抑制物 1（tissue inhibitor of metalloproteinase-1，TIMP-1）使 ECM 降解减少；④诱导肾小管上皮细胞 TEMT 过程。

（3）血管内皮生长因子（VEGF）：可刺激蛋白合成，而导致肾脏肥大，尤其是近端肾小管上皮细胞的肥大参与糖尿病肾病早期肾小球肥大；VEGF 与受体在肾小球内皮细胞结合后，增加内皮型一氧化氮系统的表达，引起滤过屏障的改变；VEGF 还可导致 ECM 基质物质在肾脏沉积，参与 GBM 的肥厚及肾小球系膜的扩张。

（4）血小板衍生生长因子（PDGF）：能刺激细胞增殖及分裂，还可引起系膜细胞 ECM 的合成增加，从而促进糖尿病肾病的发生和进展。

5. 氧化应激

在糖尿病情况下，活性氧（ROS）产生过多或清除减少，可通过影响肾血流动力学、参与足细胞损伤、参与 ECM 调节、参与肾脏炎症反应等途径导致糖尿病肾损伤。

6. 炎症反应

近年来越来越多研究认为，糖尿病肾病的发生发展与炎症反应及激活机体自身的免疫调节密切相关，从糖尿病肾病早期肾间质单核/巨噬细胞浸润到后期肾小管萎缩、肾间质纤维化，多种炎症因子及细胞通路参与了患者肾脏损害的每个阶段。

三 临床表现

糖尿病肾病是慢性继发性肾小球疾病，起病隐匿，疾病初起患者常无明显症状，当病情发展到一定阶段以后，可出现下列临床表现。

1. 蛋白尿

是糖尿病肾病最重要的临床表现。早期多为间歇性或微量白蛋白尿，后期常常是持续性的、大量的蛋白尿。微量白蛋白尿指尿中白蛋白高于正常，而低于常规尿蛋白检测水平，检测随机尿白蛋白与肌酐比值（UACR）30～300 mg/g。显性蛋白尿指 UACR 持续＞300 mg/g，或 24 h 尿蛋白定量＞0.5 g/24 h。一旦出现显性白蛋白尿说明肾脏病开始进行性加重，不可逆转，GFR 开始以每个月 1 ml/min 的速度进行性下降。

2. 高血压

糖尿病肾病患者中高血压的发生率很高，多数患者在未出现肾病之前就出现原发性的高血压，以收缩压升高为主；而到糖尿病肾病的中晚期，血压将会进一步升高，并对治疗的反应不佳。若患者出现高度水肿，常表现为收缩压与舒张压的同时升高。晚期糖尿病肾病患者多有持续、顽固的高血压，此时需警惕肾动脉狭窄。高血压不仅与糖尿病肾病患者尿蛋白的排泄、肾功能的恶化密切相关，同时也是影响糖尿病肾病患者发生心血管事件的独立危险因素。

3. 水肿

随着蛋白从尿中的排泄持续增加和血清白蛋白的降低，患者可以出现不同程度的水肿，多发生于组织较疏松的部位，如下肢、眼睑等，尤其是肾病综合征和心功能不全的患者，可出现全身高度水肿，

甚至胸水、腹水,同时合并尿量减少,对利尿剂反应差。

4. 脂代谢异常

糖尿病是一种以高血糖为主要特征的代谢性疾病,随着现代人饮食结构的改变,2 型糖尿病患者除表现为血糖高之外,还可同时或先后伴发高血压、高血脂、高尿酸、肥胖等一系列代谢相关疾病,使其发生糖尿病微血管或大血管并发症的风险升高。其中,对于糖尿病肾病患者而言,现阶段普遍认为其血脂代谢的异常特点是 TG 和 LDL－C 升高,HDL－C 降低。

5. 肾病综合征

部分患者可发展为肾病综合征,表现为大量蛋白尿($>3.5 \, g/24 \, h$)、低蛋白血症(血白蛋白 $<30 \, g/L$)、脂质代谢异常以及不同程度的水肿。合并肾病综合征的患者常在短期内发展为肾功能不全。

6. 肾功能异常

1 型糖尿病肾病的早期,GFR 增高;随着病程的进展,GFR 降至正常,然后逐渐下降,并出现血尿素氮和血肌酐升高,最后进展到肾功能不全、尿毒症。糖尿病肾病的肾功能不全与非糖尿病肾病肾功能不全比较,具有以下特点:①蛋白尿相对较多;②GFR 相对不很低;③肾体积缩小不明显;④贫血出现较早:文献报道在慢性肾脏病(CKD)人群中,合并有糖尿病的患者较非糖尿病的 CKD 患者在 eGFR 下降的早期即发生贫血,而且在 CKD 的每一期中,蛋白尿越多,贫血越严重;⑤心血管并发症较多、较重;⑥血压控制较难。

7. 可合并糖尿病的其他并发症

糖尿病肾病可合并糖尿病的其他并发症如下。①视网膜病变:糖尿病肾病和糖尿病视网膜病变均为糖尿病的微血管病变。糖尿病视网膜病变是临床诊断糖尿病肾病的重要依据,其发生率在 1 型和 2 型糖尿病有所不同。1 型糖尿病出现肾脏损害时,往往伴有糖尿病视网膜病变;而 2 型糖尿病患者糖尿病视网膜病变的发生率为 $40\% \sim 69\%$,但随着糖尿病肾病病变的进展,视网膜病变的发生率会升高。②大血管病变:糖尿病肾病患者常常合并心脑血管疾病和缺血性下肢血管疾病,表现为心绞痛、心肌梗死、脑梗死、下肢动脉硬化闭塞症、足背动脉搏动减弱或消失等。③神经病变:主要是周围神经病变,表现为感觉异常和功能异常;有些表现为自主神经病变,表现为糖尿病胃轻瘫和糖尿病神经源性膀胱等。

四 实验室及其他辅助检查

1. 尿微量白蛋白排泄率

2007 年美国 NKF－KDOQI 发表了第一个针对糖尿病肾病的临床诊疗指南。该指南建议:1 型糖尿病患者确诊 5 年后,2 型糖尿病患者确诊同时,应每年进行 1 次微量白蛋白尿的检查;推荐采用随机尿测定 UACR。24 h 尿白蛋白定量与 UACR 诊断价值相当,但前者操作较为繁琐。随机尿 UACR $\geqslant 30 \, mg/g$ 为尿白蛋白排泄增加。临床上常将 UACR $30 \sim 300 \, mg/g$ 称为微量白蛋白尿,UACR $>300 \, mg/g$ 称为大量白蛋白尿。一次检查阳性不能诊断为持续微量白蛋白尿,需 $3 \sim 6$ 个月内复测,如 3 次检查中 2 次阳性可确诊,同时需排除其他可能引起尿微量白蛋白增加的原因,如感染、发热、运动、显著高血压、显著高血糖、心衰、酮症酸中毒、月经等。

2. 24 h 尿蛋白定量

当糖尿病肾病患者进展至大量蛋白尿阶段,可检查 24 h 尿蛋白定量了解患者尿蛋白漏出情况。显性蛋白尿指 UACR 持续 $>300 \, mg/g$,或 24 h 尿蛋白定量 $>0.5 \, g/24 \, h$。一旦出现显性白蛋白尿说明肾脏病变已经明显,则糖尿病肾病进行性加重,不可逆转。

3. 肾功能和 eGFR

肾功能减退时可出现血肌酐、血尿素氮升高,GFR 降低,也可以有血尿酸的升高。鉴于血肌酐和肌酐清除率在应用上的局限性,国外学者应用血肌酐浓度和人口统计学特征开发了一系列 GFR 评估方程,目前多推荐用 CKD - EPI 公式估算 GFR。对于确诊的糖尿病肾病患者,应定期监测血肌酐,并计算 eGFR,评估疾病进展的情况。

4. 尿常规

临床期糖尿病肾病可能出现尿蛋白,可伴有轻微镜下血尿,通常没有严重血尿。蛋白尿伴有明显血尿时,需除外其他肾脏疾病引起的蛋白尿。

5. 代谢相关指标

糖尿病肾病作为糖尿病的并发症,还需动态检测 HbA1c、指尖血糖、血压、血脂(TC、TG、LDL - C、HDL - C)等代谢性指标。

6. CKD 相关代谢紊乱

当糖尿病肾病患者进展至肾功能不全阶段,CKD 3～4 期患者需定期筛查慢性肾衰竭相关并发症情况,如维生素 D、血红蛋白、碳酸氢盐、钙磷代谢、甲状旁腺激素等(详见相关章节)。

7. 其他微量蛋白的检测

因糖尿病肾病的早期诊断存在困难,所以近年来,有许多关于糖尿病肾病早期诊断生物标志物的研究。例尿液转铁蛋白可反映早期肾小球损伤;尿视黄醇结合蛋白、T - H 糖蛋白、尿 α_1 -微球蛋白、尿液免疫球蛋白 G_4 可分别反映肾近曲小管、远端肾小管、肾小管重吸收功能、肾小球滤过膜的损伤;因此,标志物的联合分析,有助于提高糖尿病肾病早期损伤检出的阳性率。

五 诊断与鉴别诊断

1. 中医的辨病要点和辨证要点

(1) 辨明病位:糖尿病肾病病位早期主要以脾、肝、肾为主,病程迁延,日久阴损及阳,脾肾阳虚,病程后期肾元虚衰,可累及肺、心诸脏,表现为两脏、三脏同病,或五脏俱损,阴阳两虚。

(2) 辨明病性:糖尿病肾病病程较久,不同阶段病机有所侧重。但总以本虚标实、虚实夹杂为病机特点。糖尿病肾病早期本虚证可有阴虚、气虚、阳虚,但总以气阴两虚最为多见;标实证有血瘀、气滞、痰湿、热结、湿热、郁热、水湿之分。而糖尿病肾病晚期肾体劳衰,肾用失司,浊毒内停,五脏受损,气血阴阳俱衰。标实证有血瘀、气滞、痰湿、结热、湿热、郁热、水湿、湿浊、水饮、浊毒、虚风内动等证候。

(3) 辨明主证、兼证、变证:消渴病易发生各种并发症,且消渴病迁延日久,瘀血、痰湿等实邪丛生。而糖尿病肾病晚期,除可合并其他消渴并发症外,还可发生"浊毒犯胃""水凌心肺""关格""溺毒入脑"等一系列变证。故在诊治糖尿病肾病时,应在辨明主证的同时,辨明兼证、变证,才能在临证时分清标本缓急,有的放矢地去辨证施治、灵活加减。

(4) 辨病势顺逆:主要从中医"精气神"、西医理化指标、病变部位及患者一般情况等方面判别病势顺逆,凡经治之后,患者"精气神"见好转,尿蛋白漏出减轻,肾功能基本稳定,患者体力提高,一般情况较好,生活质量提高者为顺,反之为逆;中医辨证病位由肝肾到脾肾到五脏,由气血到阴阳为逆,反之为顺。

2. 西医诊断要点

根据美国 NKF - KDOQI 标准:糖尿病患者出现微量白蛋白尿(UACR 30～300 mg/g)或大量白蛋白尿(UACR>300 mg/g 或 24 h 尿白蛋白定量大于 0.5 g)。一次检查阳性不能诊断为持续微量白蛋白尿,需 3～6 个月内复测,如 3 次检查中 2 次阳性可确诊,同时需排除其他可能引起尿微量白蛋白增加的原因,如感染、发热、运动、显著高血压、心衰、酮症酸中毒、月经等引起蛋白尿的原发性肾脏疾病或其他继发性肾病方可诊断。在大部分糖尿病患者中,出现以下任何一条应考虑其肾脏损伤是由糖尿病引起的:①大量蛋白尿;②糖尿病视网膜病变伴微量蛋白尿;③病程在 10 年以上的 1 型糖尿病患者出现微量蛋白尿。

3. 鉴别诊断

糖尿病患者可能合并其他肾脏损害,临床诊断需要与原发性肾小球疾病(如膜性肾病)、高血压肾损害、淀粉样肾病、肥胖相关性肾病、尿路感染等疾病相鉴别。

临床出现以下情况需要考虑非糖尿病肾病(NDRD):①无糖尿病视网膜病变;②短期内 GFR 迅速下降;③短期内尿蛋白急剧增多或突然出现肾病综合征;④顽固性高血压;⑤活动性尿沉渣的改变(血尿、蛋白尿伴血尿、管型尿);⑥其他系统性疾病的症状及体征。如临床诊断不明确建议行肾活检病理检查明确诊断。

Kumar 等通过大量的文献复习提出以下情况应行肾活检:①缺乏典型的病程:没有从微量白蛋白进展到显性蛋白尿的临床过程,而突然出现蛋白尿或出现尿蛋白显著增加,尤其是 1 型糖尿病患者在病程的前 5 年出现了蛋白尿;②缺乏其他微血管病变的证据,如糖尿病视网膜病变;③出现肉眼血尿或活动性尿沉渣改变;④肾功能迅速下降。

4. 诊断分期

根据对糖尿病肾病的认识角度不同,对糖尿病肾病有不同的分期标准,现简述如下。

(1) Mogensen 分期:丹麦学者 Mogensen 于 1983 年针对 1 型糖尿病肾病的特点,提出了著名的 Mogensen 分期标准,后该标准也曾广泛地应用于 2 型糖尿病肾病的分期中。Ⅰ期:肾小球肥大期;Ⅱ期:肾小球高滤过期;Ⅲ期:微量白蛋白尿期;Ⅳ期:临床蛋白尿期;Ⅴ期:终末期肾衰竭期。

(2) 希式内科学分期:将糖尿病肾病分为以下 3 期。①早期糖尿病肾病:GFR 增加,肾单位肥大,肾脏体积增大,以及出现微量白蛋白尿[尿白蛋白排泄率(UAER)在 20～200 μg/min,或者 30～300 mg/24 h]。患者缺乏肾小球病变的临床症状和体征。②临床期糖尿病肾病:患者尿白蛋白排泄持续超过 200 μg/min,或者常规尿蛋白定量超过 0.5 g/24 h。此时患者肾功能进行性下降,并出现高血压。③晚期糖尿病肾病:患者出现氮质血症、水肿及高血压加重。如不能有效控制血压和血糖水平,GFR 将以平均每个月 1 ml/min 的速度下降。进入该期的患者 GFR 水平不断下降,而蛋白尿往往持续存在,使低蛋白血症不断的加重。

(3) KDIGO 分期标准:目前,糖尿病肾病临床分期诊断均采用《KDIGO 指南》,建议联合 CKD 分期(G1～G5)和白蛋白尿分期(A1 期:UACR<30 mg/g;A2 期:UACR 30～300 mg/g;A3 期:UACR>300 mg/g)描述和判定糖尿病肾病的严重程度(推荐检测血肌酐,使用 MDRD 或 CDK－EPI 公式计算 eGFR)。例如,当糖尿病患者 eGFR 为 77 ml/(min · 1.73 m²)、UACR 80 mg/g,则为糖尿病肾病 G2A2。

5. 病理分级

2010 年,肾脏病理学会研究委员会首次提出了糖尿病肾病病理分级标准,在 1 型和 2 型糖尿病患者中均适用。根据肾脏组织光镜、电镜及免疫荧光染色的改变对肾小球损害和肾小管/肾血管损伤分别进行分级、分度。肾小球损伤分级如下。Ⅰ级:单纯肾小球基膜(GBM)增厚,活检显示无或轻度特异性组织改变;Ⅱa 级:轻度系膜增生;Ⅱb 级:重度系膜增生;Ⅲ级:结节性硬化,至少存在 1 个强的结节性硬化改变,但总的肾小球硬化不到 50%;Ⅳ级:晚期糖尿病肾小球硬化,活检显示总的肾小球硬化超过 50%,并且有临床或病理证据表明硬化来源于糖尿病肾病。肾小管间质用间质纤维化和肾小管萎缩、间质炎症的程度评分,肾血管损伤按血管透明变性和大血管硬化的程度评分。

第二节 | 中西医结合治疗

一 中医治疗

(一)治疗原则

糖尿病肾病由消渴病发展而来,主要病机为本虚标实。消渴病早期燥热偏盛,耗气伤阴,由于病程较长,逐渐形成气阴两虚,甚至阴阳两虚,以正虚为本,以瘀血、痰湿、郁热等为标。治疗时必须在治本基础上,重视治标祛邪以提高疗效。

(二)辨证施治

目前中医辨证论治方法尚不统一,其中以糖尿病肾病的现代理化检查指标为分期依据,再进行中医辨证论治,宏观辨证与微观指标相结合的方法,因其思路简明清晰,临床可操作性较强,更有利于疗效的判定和病情的控制,被临床广泛采纳。

1. 糖尿病肾病早期辨证论治

本病早期治法应以益气养阴为主,兼顾补肾,针对"瘀""痰""湿""郁""热"等兼证,注重应用活血化瘀药物,酌情使用祛湿化痰,或疏肝解郁,辨治灵活加减。

1)脾气虚证

【临床表现】尿中有微量白蛋白,倦怠乏力,气短懒言,纳呆腹胀,大便溏薄,舌质淡红,舌体胖大,边有齿痕,脉细。

【治　　法】健脾益气,固摄精微。

【方　　药】补中益气汤加减,出自《内外伤辨惑论》。

【参考处方】黄芪15 g、人参(另煎兑入)(或党参)15 g、白术10 g、炙甘草15 g、当归10 g、陈皮6 g、升麻6 g、柴胡12 g、生姜9片、大枣6枚等。

方中黄芪味甘微温,入脾肺经,补中益气,升阳固表,故为君药。配伍人参、炙甘草、白术,补气健脾为臣药。当归养血和营,协人参、黄芪补气养血;陈皮理气和胃,使诸药补而不滞,共为佐药。少量升麻、柴胡升阳举陷,协助君药以升提下陷之中气,共为佐使。炙甘草调和诸药为使药。

【临床应用】出现腹胀甚者,加厚朴10 g,枳实10 g;口渴者,加天花粉10 g、麦冬10 g、石斛10 g。

2)气阴亏损证

【临床表现】尿中微量白蛋白,乏力、气短、自汗,动则加重,口干舌燥,多饮多尿,五心烦热,小便频数而多,大便秘结,腰膝酸软,舌边尖红苔薄,脉细数无力。

【治　　法】益气滋阴清热。

【方　　药】生脉散合玉女煎加减。生脉散出自《温病条辨》,玉女煎出自《景岳全书》。

【参考处方】人参(另煎兑入)10 g、麦门冬10 g、五味子10 g、石膏(先煎)20 g、熟地10 g、知母10 g、牛膝10 g等。

方中人参甘温,益元气,补肺气,生津液,故为君药。麦门冬甘寒养阴清热,润肺生津,故为臣药。人参、麦冬合用,则益气养阴之功益彰。五味子酸温,敛肺止汗,生津止渴,为佐药。

【临床应用】若出现心悸气短甚者,加山萸肉10 g、五味子10 g;大便干结者,加火麻仁10 g、大黄10 g、当归10 g。

3）肾气不足证

【临床表现】微量白蛋白尿，气短乏力，面色无华，四肢不温，腰膝酸软，小便频数，或夜尿清长，甚或遗尿、尿失禁，男子遗精早泄，女子带下清稀，舌淡苔白，脉沉弱。

【治　　法】补肾摄精。

【方　　药】六味地黄丸加减，出自《小儿药证直诀》。

【参考处方】熟地黄 15 g、山茱萸肉 12 g、山药 12 g、丹皮 10 g、泽泻 10 g、茯苓 10 g 等。

方中熟地滋肾填精，为主药；辅以山药补脾固精，山萸肉养肝涩精，称为三补。又用泽泻清泻肾火，并防熟地黄之滋腻；茯苓淡渗脾湿，以助山药之健运，丹皮清泄肝火，并制山萸肉之温，共为佐使药，谓之三泻。六药合用，补中有泻，寓泻于补，相辅相成，补大于泻，共凑滋补肝肾之效。

【临床应用】若出现阳痿早泄者，加金樱子 10 g、芡实 10 g；腰膝酸软者，加牛膝 10 g、杜仲 10 g。

4）兼夹证辨证治疗

（1）肝胃郁热证。

【临床表现】形体壮实，面色隐红，口干口渴，口苦口臭，多饮多食，急躁易怒，胸胁满闷，小便频多黄赤，大便干结，舌质红，苔黄，脉弦数。

【治　　法】疏肝解郁清热。

【代表方剂】方用大柴胡汤加减，出自《金匮要略》。

（2）气滞血瘀证。

【临床表现】胸脘胀满，纳食不香，情志抑郁，善太息，肢体麻痛，胸痹心痛，唇紫暗，舌暗，舌下青筋显露或舌有瘀斑，苔薄，脉沉弦，或涩。

【治　　法】活血通脉。

【代表方剂】血府逐瘀汤加减，出自《医林改错》。

（3）湿热中阻证。

【临床表现】胸脘痞闷或腹部胀满，纳谷不香，大便溏，面足浮肿等，舌胖嫩红，苔黄厚腻，脉滑数。

【治　　法】健脾和胃，清热利湿。

【代表方剂】平胃散合茵陈五苓散加减。平胃散出自《太平惠民和剂局方》，茵陈五苓散出自《金匮要略》。

（4）痰湿不化证。

【临床表现】背部发冷，时有咯痰，纳食不香，疲乏无力，形体消瘦等。舌胖苔白，脉沉细数。

【治　　法】补中益气，健脾化湿。

【代表方剂】补中益气汤合苓桂术甘汤加减。补中益气汤出自《内外伤辨惑论》，苓桂术甘汤出自《金匮要略》。

（5）脾虚湿困证。

【临床表现】形体胖而不壮，面色偏白，倦怠乏力，纳呆便溏，口淡无味，食后腹胀，小便短少，舌淡，苔白腻，脉濡缓。

【治　　法】健脾益气，通阳化湿。

【代表方剂】升阳益胃汤加减，出自《内外伤辨惑论》。

2. 糖尿病肾病中期辨证论治

糖尿病肾病中期主要是出现大量蛋白尿并可伴有肌酐清除率的下降，治疗以减少蛋白尿，保护肾功能为原则，并改善症状，缓解病情。病机虽以脾肾亏虚，封藏收敛失司为主，但又常与气滞、血瘀、湿阻或外邪侵袭有关。在补虚毋忘祛邪，而在祛邪之时更应注意扶正补虚。

1）脾肾气虚证

【临床表现】明显蛋白尿，气短乏力，精神倦怠，面白少华，纳少腹胀，腰膝疲软，小便频数，或夜尿清长，甚或遗尿、尿失禁，男子遗精早泄，女子带下清稀，舌体胖大、边有齿痕，舌质淡、苔白，脉沉弱。

【治　　法】健脾固肾。

【方　　药】补中益气汤合水陆二仙丹加味。补中益气汤出自《内外伤辨惑论》，水陆二仙丹出自《洪氏经验集》。

【参考处方】黄芪15g、党参15g、白术10g、炙甘草15g、当归10g、陈皮6g、升麻6g、柴胡12g、生姜9片、大枣6枚、金樱子15g、芡实15g。

方中黄芪味甘微温，入脾肺经，补中益气，升阳固表，故为君药。配伍人参、炙甘草、白术，补气健脾为臣药。当归养血和营，协人参、黄芪补气养血；陈皮理气和胃，使诸药补而不滞，共为佐药。少量升麻、柴胡升阳举陷，协助君药以升提下陷之中气，共为佐使。炙甘草调和诸药为使药。

【临床应用】夹瘀血者，加丹参10g、鸡血藤10g、桃仁10g、红花10g、川芎10g；兼水湿者，加牛膝10g、车前子10g、冬瓜皮10g等。

2）气血两虚证

【临床表现】明显蛋白尿，神疲乏力，气短懒言，面色㿠白或萎黄，心悸气短，头目眩晕，失眠健忘，多梦自汗，少气懒言，神疲乏力；或发色不泽，唇甲淡白；或手足麻木，肌肤不仁，舌质淡，苔薄白，脉细弱或缓而无力。

【治　　法】补气养血，滋补肝肾。

【方　　药】当归补血汤合济生肾气丸加减。当归补血汤出自《内外伤辨惑论》，济生肾气丸出自《张氏医通》。

【参考处方】黄芪30g、当归6g。配合济生肾气丸。

方中黄芪大补脾肺之气，以资化源，使气旺血生。配以少量当归养血和营，则浮阳秘敛，阳生阴长，气旺血生。

【临床应用】若见尿蛋白排出较多者，加芡实10g、金樱子10g；若见心悸失眠甚者，加酸枣仁10g、阿胶10g。

3）肝肾阴虚证

【临床表现】明显蛋白尿，头晕目眩，耳鸣健忘，失眠多梦，腰膝酸软，两目干涩，口燥咽干，五心烦热，颧红盗汗，男子遗精，女子经少，舌红少苔，脉细数。

【治　　法】养阴清热，补益肝肾。

【方　　药】杞菊地黄丸加减，出自《医级宝鉴》。

【参考处方】六味地黄丸加枸杞子15g、菊花10g。

【临床应用】若见眩晕耳鸣明显者，加牛膝10g、钩藤10g；若见腰膝酸痛、四肢麻痛者，加牛膝10g、狗脊10g、全蝎3g、蜈蚣5g。

4）脾肾阳虚证

【临床表现】大量蛋白尿，颜面及周身浮肿，腰以下尤甚，少尿或无尿，纳差恶心，或伴呕吐，畏寒肢冷，面色㿠白，体倦乏力，腹中冷痛，大便溏，腰冷酸痛，舌体胖润，舌淡苔白，脉沉细或微细无力。

【治　　法】温肾健脾利湿。

【方　　药】真武汤合实脾饮加减。真武汤出自《伤寒论》，实脾饮出自《济生方》。

【参考处方】茯苓10g、芍药10g、生姜10g、制附子10g、白术20g等。

方以附子为君药，本品辛甘性热，用之温肾助阳，以化气行水，兼暖脾土，以温运水湿，臣以茯苓利水渗湿,使水邪从小便去,白术健脾燥湿。佐以生姜之温散,既助附子温阳散寒,又合苓、术宣散水湿。

【临床应用】尿蛋白排泄较多者,加金樱子10g、芡实10g、白果仁10g;小便短少者,加桂枝10g、猪苓10g、泽泻10g;肿甚喘满者,加麻黄10g、葶苈子10g;心悸、唇绀、脉虚数或结代者,宜重用附子10~12g,再加桂枝10g、炙甘草6g、人参10g、丹参10g。

5)兼夹证辨证治疗

（1）水湿泛滥证

【临床表现】尿少浮肿,腰以下肿甚,纳差呕恶,胸闷气短,舌质紫暗或有瘀点瘀斑,舌苔白腻或水滑,脉弦或涩。

【治　　法】补肾利水,活血化瘀。

【代表方剂】真武汤合桂枝茯苓丸加减。真武汤出自《伤寒论》,桂枝茯苓丸出自《金匮要略》。

（2）水不涵木、肝阳上亢证

【临床表现】可兼见头晕头痛,口苦目眩,脉弦有力。

【治　　法】镇肝熄风。

【代表方剂】镇肝熄风汤加减,出自《医学衷中参西录》。

3. 糖尿病肾病晚期辨证论治

糖尿病肾病的晚期以维护肾气,保摄阴阳为基本原则,同时还应分清标本虚实的主次缓急,扶正祛邪,标本兼治,急则治标,缓则治本,不得滥用克伐之品以损伤肾气。必要时用西医手段积极抢救治疗。

1)气血阴虚证

【临床表现】神疲乏力,面色㿠白或萎黄,心悸心烦气短,头目眩晕,失眠健忘多梦,潮热盗汗,五心烦热,纳谷不香,便干。舌淡胖,脉弦细数。

【治　　法】益气养血,滋阴降浊。

【方　　药】八珍汤合调味承气汤加减。八珍汤出自《瑞竹堂经验方》,调味承气汤出自《伤寒论》。

【临床应用】若见气血亏虚明显者,加黄芪30g、当归10g、鹿角胶10g、阿胶10g;若见阴虚明显者,加北沙参10g、玄参10g、地骨皮10g。

2)气血阳虚证

【临床表现】形寒肢冷,面足浮肿,面色㿠白,腹中冷痛,少气懒言,神疲乏力,唇爪色淡,小便不利,舌胖暗淡,边有齿痕,舌苔白滑,脉沉细无力。

【治　　法】益气养血,助阳降浊。

【方　　药】当归补血汤、八珍汤合温脾汤加减。当归补血汤出自《内外伤辨惑论》,八珍汤出自《瑞竹堂经验方》,温脾汤出自《备急千金要方》。

【临床应用】若见阳虚明显者,加巴戟天10g、仙茅10g、仙灵脾10g;水肿较甚者,加猪苓10g、泽泻10g、防己10g;恶心呕吐较重者,加旋覆花10g、代赭石10g、苏叶10g、黄连10g,亦可用生大黄10g、附子10g、丹参10g、牡蛎10g,合药水煎,高位保留灌肠,以加强通腑泄浊之力。

3)气血阴阳俱虚证

【临床表现】精神萎靡不振,畏寒肢冷,嗜睡,面黄晦暗,胸闷纳呆,心悸气喘,面足浮肿,爪甲色淡,大便干稀无常。舌淡胖,舌质暗淡,脉象沉细无力。

【治　　法】调补气血阴阳,降浊利水。

【方　　药】鹿茸丸加减,出自《济生方》。

【临床应用】若见喘闷心悸者,加桂枝10g、丹参10g、葶苈子10g等;瘀血重者,加益母草10g、川芎 10 g、红花 10 g。

4）兼夹证辨证治疗

（1）血脉瘀阻证。

【临床表现】口唇舌暗，舌下络脉瘀曲，或呈串珠状。

【治　　法】破瘀消癥。

【治疗】主方中加入三棱、莪术等。

（2）水饮停聚证。

【临床表现】里有停饮，背部怕冷，周身水肿。

【治　　法】温阳化饮。

【治疗】主方中加桂枝、茯苓、白术。

（3）湿热中阻证。

【临床表现】胸脘腹胀，纳饮不香，时有恶心，身倦头胀，四肢沉重，大便秘结，舌胖嫩红，苔黄腻，脉弦滑数。

【治　　法】清化通利法。

【代表方剂】平胃散合茵陈蒿汤化裁。平胃散出自《太平惠民和剂局方》，茵陈蒿汤出自《伤寒论》。

（4）肝郁气滞证。

【临床表现】情志抑郁，胸胁或少腹胀满窜痛，善太息，或见咽部异物感，或胁下肿块，舌苔薄白，脉弦。

【治　　法】舒肝解郁。

【代表方剂】四逆散合加味逍遥散化裁。四逆散出自《伤寒论》，加味逍遥散出自《内科摘要》。

（5）外感热毒证。

【临床表现】咽喉肿痛，发热恶寒，便干尿黄，舌红苔黄，脉浮数。

【治　　法】清热解毒。

【代表方剂】银翘散合五味消毒饮加减。银翘散出自《温病条辨》，五味消毒饮出自《医宗金鉴》。

（6）浊毒伤血证。

【临床表现】见鼻衄，龈衄，肌衄等。

【治　　法】解毒活血凉血止血。

【代表方剂】犀角地黄汤送服三七粉，出自《外台秘要》。

（7）肝胃结热证。

【临床表现】胸胁苦满，大便秘结，口苦咽干，苔黄，脉数。

【治　　法】和解肝胃，缓泻结滞。

【代表方剂】大柴胡汤加减，出自《金匮要略》。

（8）血虚生风证。

【临床表现】手颤，转筋，四肢酸痛，舌淡，脉弱。

【治　　法】养血活血熄风。

【代表方剂】当归补血汤合四物汤加味。当归补血汤出自《内外伤辨惑论》，四物汤出自《仙授理伤续断秘方》。

5）变证的中医治疗

（1）浊毒犯胃证。

【临床表现】呕吐频繁，胃脘灼热疼痛或痞闷，心烦不寐，口干口苦，大便秘结，小便短赤，舌红或暗红,苔黄厚腻,脉滑或滑数。

【治　　法】化浊解毒,和胃止呕。

【方　　药】黄连温胆汤合连朴饮加减。黄连温胆汤出自《六因条辨》,连朴饮出自《霍乱论》。

【临床应用】若见呕恶甚者,加吴茱萸5 g;呃逆甚者,加代赭石10 g、旋覆花10 g。

（2）水凌心肺证。

【临床表现】心悸怔忡,胸闷咳喘,神疲乏力,气喘,咳吐大量泡沫痰涎,面浮足肿,或全身俱肿,不能平卧,目眩,尿少,舌淡,苔白腻或白滑,脉弦滑。

【治　　法】泻肺逐水。

【方　　药】己椒苈黄丸加减,出自《金匮要略》。

【临床应用】若见兼气短乏力者,加黄芪、茯苓各30 g,白术9 g;口唇发绀者,加川芎12 g,桃仁9 g;四肢厥冷,汗出淋漓者,加附片、人参（单煎）各9 g,山萸肉30 g。

（3）关格证。

【临床表现】小便不通,短少,色清,面色晦滞,畏寒怕冷,下肢欠温,腹泻或大便稀溏,呕吐清水,苔白滑,脉沉细或濡细。

【治　　法】温补脾肾,启闭降浊。

【方　　药】旋覆代赭汤加减,出自《伤寒论》。

【临床应用】若见大便不通者,加枳实15 g,生大黄6 g;呕吐剧烈者以生姜汁为引,送服玉枢丹。

（4）溺毒入脑证。

【临床表现】精神恍惚,或突然昏迷,不省人事,或突发抽搐,角弓反张,舌质红有齿痕,苔白厚腻或遍布腐苔,脉沉弦滑。

【治　　法】镇惊熄风,开窍醒神。

【方　　药】菖蒲郁金汤合镇肝熄风汤加减。菖蒲郁金汤出自《温病全书》,镇肝熄风汤出自《医学衷中参西录》。

【临床应用】四肢抽搐者加全蝎、蜈蚣;喉中痰鸣加制南星9 g、陈皮15 g;胸闷泛恶者加藿梗、苏叶、苏梗各9 g。

综上所述,由于糖尿病肾病是一种慢性疾病,其早期诊断和治疗对预后关系重大,目前西医多以控制血糖血压、限制蛋白质摄入等治疗措施为主,而在西医标准治疗基础上结合中医分期辨证论治,在其早中期常可逆转。但一旦发生临床期糖尿病肾病,则肾功能呈持续性减退,此时中医药可在西医治疗的基础上,起到一定的延缓发生终末期肾衰竭及改善患者生存质量等作用;晚期糖尿病肾病除中医辨证加减、灵活治疗外,常需联合西医抢救手段如血液透析等,以积极救治患者。

（三）单方验方、外治法

1. 专方专药

1）时振声教授糖肾胶囊

【组　　成】太子参、生黄芪、生地黄、黄连、天花粉、丹参、僵蚕、草薢、焦山楂等。

【功　　效】气阴双补。

【主　　治】糖尿病肾病Ⅲ～Ⅳ期。

【适 应 证】适应于气阴两虚型糖尿病肾病Ⅲ～Ⅳ期患者,临床使用可随症加减。

2）李平教授糖肾方

【组　　成】生黄芪、生地黄、山茱萸、三七、卫矛、制大黄、枳壳

【功　　效】益气养阴、活血通络。

【主　　治】糖尿病肾病Ⅲ～Ⅳ期。

【适 应 证】适应于气阴两虚夹瘀型糖尿病肾病Ⅲ～Ⅳ期患者,临床使用可随症加减。

3) 南征教授益肾通络解毒方

【组　　成】西洋参、枸杞子、黄芪、生地黄、益母草、丹参、地龙、大黄、黄连、棒花。

【功　　效】解毒保肾,祛瘀化湿通络。

主治】消渴肾病水毒证。

【适 应 证】适应于毒损肾络型的糖尿病肾病致慢性肾衰竭,临床使用可随症加减。

4) 罗仁教授小四五汤

【组　　成】熟地、人参、柴胡、当归、白术、桂枝、川芎、白芍、猪苓、泽泻、茯苓、半夏、黄芩、大枣、生姜、甘草。

【功　　效】脾肾双补、行气活血、化湿利水。

【适 应 证】适用于糖尿病肾病早、中期患者,临床使用可随症加减。

5) 聂莉芳教授糖肾1号方

【组　　成】天麻、杜仲、川牛膝、怀牛膝、泽泻、芡实、杭菊花、丹皮、制大黄、白芍、生地、山药、茯苓、山萸肉、黄连、丹参、生石膏。

【功　　效】滋养肝肾,平肝潜阳。

【适 应 证】适用于以蛋白尿为主要表现的肝肾阴虚型糖尿病肾病Ⅲ期患者,合并视物模糊不清者加谷精草,夜寐不安者加炒枣仁。

6) 李琦教授糖尿病肾病方

【组　　成】熟地、山茱萸、山药、茯苓、陈皮、益智仁、麦冬、五味子、葛根、栀子、黄芪、丹参。

【功　　效】益气养阴,健脾补肾。

主治】糖尿病肾病。

【适 应 证】适应于脾肾两虚的糖尿病肾病患者,临床使用可随症加减。

7) 叶景华教授肾衰方

【组　　成】黄芪、当归、灵芝、葫芦巴、黄连、制大黄、土茯苓、皂角刺、留行子、徐长卿。

【功　　效】益气扶正,解毒泄浊,软坚散结。

【适 应 证】适用于脾虚及肾,湿瘀阻络化聚成积的糖尿病肾病Ⅳ～Ⅴ期患者,临床可随症加减。

8) 扶正祛浊方

【组　　成】黄芪、当归、太子参、麦冬、地骨皮、茯苓、桃仁、红花、白花蛇舌草、石莲子、制大黄。

【功　　效】益气养阴活血。

【适 应 证】辨证属于气阴两虚,痰热瘀结型的糖尿病肾病Ⅳ期患者,临床可随症加减。

9) 益肾活血汤

【组　　成】黄芪、黄精、丹参、熟地、山萸肉、山药、茯苓、泽泻、丹皮、葛根、水蛭。

【功　　效】益气养阴,活血化瘀。

主治】糖尿病肾病。

【适 应 证】适应于气阴两虚夹瘀的糖尿病肾病患者,临床使用可随症加减。

10) 益肾清浊汤

【组　　成】生地、山茱萸、山药、牡丹皮、知母、黄柏、茯苓、鹿衔草、桑寄生、大黄、川牛膝、车前子、六月雪。

【功　　效】补肝肾,强筋骨,祛风湿,滋阴清热,泄浊化瘀。

【适 应 证】适用于肝肾阴虚型糖尿病肾病患者。兼阳虚者,可在方中加以杜仲、续断、菟丝子等补肾助阳;兼气血虚者加以黄芪、当归、等加强补气养血之效。

11)降尿蛋白方

【组　　成】蝉蜕、太子参、黄芪、白术、茯苓、山药、砂仁、芡实、莲子、熟地黄、山萸肉、枸杞子、金樱子、三七、丹参、僵蚕、蒲公英、白花蛇舌草。

【功　　效】宣肺健脾,补肾固精,化瘀通络。

【适 应 证】以蛋白尿为主要临床特征的糖尿病肾病Ⅲ~Ⅳ期患者,临床可随症加减。

2. 中成药治疗

用于治疗糖尿病肾病的中成药品种繁多,大致可以归纳为以下几类,临床可根据患者的情况,结合四诊信息,进行辨证选用。

(1)虫草制剂:虫草制剂被广泛应用于糖尿病肾病的治疗,研究证实在 ACEI 或 ARB 治疗基础上加用虫草制剂可进一步降低糖尿病肾病患者的尿蛋白及改善肾功能。虫草制剂包括百灵胶囊、百令胶囊、至灵胶囊、金水宝胶囊。百令胶囊或金水宝主要用于治疗早期糖尿病肾病,较少用于慢性肾衰竭期的治疗。与基础治疗相比,糖尿病肾病早期患者加用百令胶囊或金水宝可显著降低患者 UAER 和血肌酐水平,而对于生存率、全因死亡率、心血管事件并发症等的影响,目前尚无确切数据报道,有待进一步研究证实。此外,有研究显示虫草类制剂具有免疫调节作用,可改善 2 型糖尿病肾病患者细胞免疫功能紊乱。

(2)地黄丸类:六味地黄丸是中医治疗糖尿病肾病的常用方剂,治疗糖尿病肾病的自拟方组方也多为六味地黄丸的加减化裁。与常规治疗组相比,六味地黄丸可降低糖尿病肾病患者的 UAER 及空腹血糖,对肾功能无明显改善作用。也有报道显示,金匮肾气丸与替米沙坦联用可降低早期糖尿病肾病患者 UAER 及血肌酐水平。

(3)治疗蛋白尿的中成药:黄葵胶囊治疗糖尿病肾病常与其他药物联合使用:与单用 ACEI 或 ARB 类药物相比,黄葵胶囊与 ACEI/ARB 类药物联用能明显降低糖尿病肾病早期和临床期患者 24h 尿蛋白定量、UAER、Scr、BUN、TC、TG。

(4)治疗慢性肾功能不全的中成药:肾康注射液用于各期糖尿病肾病的治疗,可保护肾功能、降低蛋白尿。常与肾康注射液配合使用的药物有黄芪注射液、前列地尔。尿毒清颗粒主要用于糖尿病肾病肾衰竭期的治疗,初步研究表明具有延缓肾功能下降进展的作用。

(5)治疗糖尿病的中成药:研究发现,一些治疗糖尿病的中成药同时具有肾脏保护作用,这些药物也被纳入糖尿病肾病的临床治疗。渴络欣胶囊是首个以糖尿病肾病为主治的中成药。在常规治疗基础上应用海络欣胶囊可以降低尿蛋白,改善肾功能、口干、乏力等气阴两虚症状。芪药消渴胶囊能调节早期、临床期糖尿病肾病患者糖脂代谢,改善 Scr、BUN、GFR 及降低尿蛋白;参芪降糖颗粒可改善早期糖尿病肾病患者的中医症状、降低血糖及 UAER;参芪降糖胶囊还具有调节糖尿病肾病患者血脂的功效。其他药物如芪蛭降糖胶囊、糖脉康颗粒、金芪降糖片,具有降低糖尿病肾病蛋白尿、保护肾功能的作用。

(6)活血化瘀中成药:对于血黏度高、肾病综合征等糖尿病肾病患者,配合使用活血化瘀中药及中药提取物,可降低血黏稠度,有利于降低血脂。复方丹参滴丸可降低早期糖尿病肾病患者蛋白尿及 TC 水平,而对肾功能无明显改善作用。与常规基础治疗比较,丹红注射液能降低早期糖尿病肾病患者 UAER。与常规治疗组相比,川芎嗪组糖尿病肾病患者尿蛋白、Scr 显著降低,有报道显示丹参川芎嗪注射液也具有相似的功效。舒血宁注射液用于治疗糖尿病肾病,常与其他中成药配合使用,但也有个别文献报道与对照组相比单独应用舒血宁可改善早期、临床期糖尿病肾病肾损害。通心络胶囊也具有改善糖尿病肾病的作用,一项荟萃分析显示通心络胶囊可降低糖尿病肾病患者 Scr 和改善血脂紊乱,但所纳入文献质量相对较低,结果尚需进一步验证。其他具有相似功效的药物,如血塞通、血栓通、银杏叶胶囊(片)、杏丁注射液、银杏达莫注射液、葛根素注射液、刺五加注射液、灯盏花素注射液、灯盏细辛注射液、脑心通胶囊,也可作为辅助治疗药物的备选。

(7)具有降血脂作用的中成药:血脂康胶囊在降低糖尿病肾病患者血脂的同时,还可降低蛋白尿水平,而对肾功能的改善作用不明显。绞股蓝总苷片也显示出了一定的降低 UAER 作用。

3. 单味中药

大量实验研究发现冬虫夏草、大黄、丹参、川芎、黄芪等单味中药在治疗慢性肾衰方面有肯定的疗效。

(1)冬虫夏草:可通过增加基质金属蛋白酶 2(MMP2)的表达,抑制金属蛋白酶组织抑制物(TIMP-1 和 TIMP-2)的表达,促进细胞外基质的降解,减少细胞外基质的积聚,从而减轻肾小球硬化,减少蛋白尿;同时可纠正氨基酸、蛋白质和脂代谢紊乱,抑制残余肾组织的肾小球硬化和肾小管间质损伤的发展,延缓慢性肾衰竭的进程;冬虫夏草还可促进葡萄糖代谢、调脂,并且降低血清谷胱甘肽过氧化物酶(glutathione peroxidase, GSH-Px),升高血清 SOD 水平,显著抑制氧化应激;此外,冬虫夏草和雷公藤联合用药可进一步减轻糖尿病肾脏损害,其机制可能与抑制足细胞损伤相关。

(2)大黄:多用于糖尿病肾病Ⅳ~Ⅴ期,尤其对于肾功能受损的患者。中医认为,此期属糖尿病肾病晚期,浊毒为此期关键的病理产物,与糖尿病肾病患者的预后密切相关,大黄适用慢性肾衰竭以邪实为主或虚实夹杂,以大便干结为主要证候特征。大黄酸可通过下调 Wnt/β-catenin 信号通路,上调 SIRT1 来减轻肾损伤,还可减少肾小管 EMT 改善血脂异常,具有抗炎及抗纤维化的作用;此外还具有利尿、增加肠道毒素排出、延缓肾衰竭的作用;大黄炭有止血作用,可改善患者出血倾向。

(3)丹参:能提高血管舒缓素活性,促进前列腺素 E 产生,从而扩张血管,增加肾血流量,使 GFR 增加;同时有降低血压的作用,可消除或减轻肾小球内的高压状态,具有促进受损肾小球损伤修复的作用;丹参还具有抗氧化应激作用,改善线粒体功能,减轻糖尿病损害;具有抗纤维化作用,可缓解肾小球肥大、基质扩张和纤维化等超微结构异常,降低 TGF-$β_1$ 的表达,减少晚期糖化终产物(AGE)和脂质过氧化物的沉积。

(4)水蛭:含水蛭素、抗血栓素、类肝素等多种与抗凝血相关的活性物质,可扩张血管,促进血液循环,通过活血化瘀、抗凝、抗血栓作用,可缓解炎症对肾脏的损伤,减少蛋白尿;同时通过抗肾小球系膜细胞增殖,改善血液流变学和肾内前列腺素的代谢,实现对肾脏缺血的保护作用。

(5)三七:具有散瘀止血、消肿止痛、补血活血等功效。其有效成分三七总甙具有抗炎、降脂、扩血管、消除氧自由基作用,可改变血液流变及肾脏微循环,促进肾间质细胞凋亡、减少尿蛋白排泄、保护肾功能,是治疗肾间质纤维化的有效药物。

(6)淫羊藿:有效成分为总黄酮,可显著增强或调节机体免疫功能。现代药理研究发现其同时具有降血脂,扩张血管,降低血压,减轻肾小球内的高灌注、高压力,提高机体组织耐受缺氧能力的作用,可明显改善慢性肾衰竭患者的免疫状况,延缓病变进展。

(7)黄芪:是治疗糖尿病肾病最常用的药物之一,黄芪甲苷Ⅳ可抑制血清及肾组织中 TNF-α、MCP-1、ICAM-1 表达,有效改善炎症反应;黄芪甲苷Ⅳ可通过 NADPH 氧化酶/ROS/AKT/NF-κB 通路抑制高糖诱导的系膜细胞增殖,从而减轻糖尿病肾病早期肾小球肥大和超滤过状态,延缓糖尿病肾病进展;黄芪甲苷Ⅳ可减轻内质网应激介导的足细胞凋亡,从而降低糖尿病肾病患者的尿蛋白水平;黄芪注射液可减少 TGFβ$_1$ 的 mRNA 水平,抑制 TGFβR-1 与 Smad3 的表达和磷酸化,同时增加 Smad7 的表达而发挥抗纤维化作用。总之,黄芪及其提取物可从抗炎、抗氧化、抗凋亡、抗纤维化等多种途径改善糖尿病肾病预后。

（8）黄连：广泛应用于糖尿病及其并发症的治疗。研究数据表明，其活性物质小檗碱，通过降血糖、调脂、减少炎症反应、减缓肾纤维化等途径起到保护肾脏的作用。

（9）雷公藤：其主要活性成分雷公藤甲素是治疗蛋白尿的常用药物，具有免疫抑制和抗炎的功效。雷公藤甲素还有抗氧化的作用，能够抑制活性氧的产生，并且抑制 p38 MAPK 的活性，延缓糖尿病肾病进展。

（10）葛根：其提取物葛根素具有抗凋亡、抗氧化应激、抗炎症以及抗纤维化的作用。葛根素可通过抑制 ICAM-1 和 TNF-α 表达，抑制蛋白质的非酶糖基化，减轻氧化应激或炎性反应，改善糖尿病大鼠早期肾损害；葛根素可减轻肾脏肥大及系膜扩张，减轻蛋白尿和足细胞损伤，增加足细胞裂隙膜蛋白如 nephrin 和足蛋白的表达；葛根素还能改善糖尿病大鼠肾脏超微结构变化，减少内皮型一氧化氮合酶(eNOS)表达而保护肾脏功能；葛根素显著降低肾脏指数、IFN-γ 和 IFN-γ/IL-4 水平，增加 FPI、IL-4 水平，改善肾功能；同时下调 TGF-β_1、Smad2、CTGF 及 FN 的表达，发挥抗纤维化的作用。

（11）地黄：可降低糖尿病大鼠体重，改善肾功能和病理变化，降低 Ang II、TGF-β_1、CTGF、FN、Ⅳ型胶原的表达，减少细胞基质累积，减轻糖尿病肾损害。

（12）山茱萸：可增加胰岛素控制血糖，降低血清 TG 水平；也可减少在 STZ 诱导的糖尿病大鼠的血糖、甘油三酯和尿总体积，抑制肾脏 α 平滑肌肌动蛋白(α-SMA)的表达，通过控制高血糖保护糖尿病胰脏和肾脏。从山茱萸及其衍生物提取的马钱苷在高糖刺激系膜细胞中可抑制 FN 和 IL-6 的表达，发挥抗纤维化的作用。

（13）白芍：具有抗炎和免疫调节活性，其提取物白芍总皂苷可显著降低糖尿病大鼠 24 h 尿白蛋白排泄率，抑制 Toll 样受体(TLR)2 和 4、MyD88、p-IRAK1、NF-κBp65、p-IRF3、TNF-α 和 IL-1β 的表达，抑制巨噬细胞浸润；在体内通过选择性地阻止 Toll 样受体延缓糖尿病肾病的进展。还减轻肾小管间质损伤，明显降低 α-SMA 表达，升高 E-钙黏蛋白(E-cadherin)的表达，通过抑制巨噬细胞浸润和 TLR2 的表达防止糖尿病大鼠肾小管间质损伤。

（14）金樱子：可降低 IL-6、IL-1、MCP-1、ROS 和 MDA 的水平，提高糖尿病肾病大鼠血清和肾组织中 SOD 活性和总抗氧化能力，通过调节 fNrf2/ARE 信号通路及增加抗氧化因子血红素加氧酶1(HO-1)、γ谷氨酸合酶的表达发挥抗氧化和抗炎作用。

4. 外治疗法

糖尿病肾病的中医治疗除中药内服外，尚有多种外治方法，涵盖中药保留灌肠、直肠滴注、穴位贴敷、药浴、针灸等。在辨证的基础上，这些方法可单独使用，也可配合相应中药口服。

1）中药外敷

（1）肾衰膏穴位贴敷。①肾衰膏制作：丁香、肉桂、生大黄、炮山甲、水蛭、王不留行子，按 1:1:2:2:2:2 量研末，甘油调糊，搓成桂圆大小。②操作方法：在两肾区敷红花酊再加微波照射，每次 20 min，每日 1 次；另外予肾衰膏脐疗，每日 1 次。③功效：扶正解毒，利湿、泄浊、化瘀、解毒。

（2）活肾散外敷。①药物组成：川椒24 g、红花15 g、防风24 g、麻黄20 g、桂枝24 g、细辛15 g、艾叶25 g、制乳香15 g、制没药15 g、冰片2 g。②操作方法：碾粗末，醋调外敷肾俞穴；可同时配合健脾益肾的中药口服。③功效：活血化瘀通络。

（3）平消降浊汤内服并穴位贴敷。①药物组成：黄芪20 g、人参15 g、生地20 g、麦冬12 g、山药20 g、茯苓15 g、淫羊藿12 g、泽兰15 g、益母草30 g、大黄10 g、牡蛎30 g、当归15 g、红花15 g、赤芍15 g、牛膝12 g、川芎12 g。浓煎取汁100 ml，每日1剂。②穴位贴敷：上方研粉，生姜汁调成膏状；贴敷穴位为脾俞、肾俞、关元、三阴交、足三里;共治疗 2 个月。③功效:健脾益肾、滋阴降浊。

2)中药药浴

(1)药浴方一。①药物组成:川椒、红花、苍术、防风、羌活、独活、麻黄、桂枝、细辛、艾叶各 30 g。②操作方法:将上述药物入锅加 2 L 清水用大火煎煮 20 min,然后将药汁和药渣一起倒入浴缸中,再向浴缸中加入 150 L 38～39℃的热水。将全身浸泡在此药液中,在药浴期间要不断地向浴缸中加入热水,使水温始终保持在 38～39℃。可每日泡此药浴 1 次。③功能主治:发汗排毒、化浊护肾、利水消肿。④注意事项:体质较弱或患有心脏病、高血压的尿毒症患者在进行此药浴时,可适当地调低水温,以免发生昏厥。

(2)药浴方二。①药物组成:制附子 9 g,川芎 10 g,菟丝子、生黄芪、丹参、山药、当归、白术、茯苓等各 20 g。②操作方法:将上述药物装入纱布袋封好,用热水浸泡,待水温至 40℃时,让患者将双足至膝浸入药液中,适应后不断加入热水,以使其出汗。全过程约 20 min,汗后静卧。每日 1 次,20 d 为 1 个疗程。③功效:理气活血、通络化瘀。④注意事项:高热、顽固性高血压、严重冠心病、下肢皮肤破损、年老体衰及过敏体质者禁用。

(3)药浴方三。①药物组成:制附片 9 g,白术、生黄芪、山药、菟丝子、当归、丹参、茯苓等各 20 g,川芎 15 g。②操作方法:将上述药物用纱布袋封好,以热水浸泡,待水温至 40℃,嘱患者将双下肢浸入水中,可不断加入热水维持水温,至汗出为度。治疗时间为 20 min,汗后应静卧。每日 1 次。③功效:温补脾肾、活血通经、利水消肿。

3)针灸 是治疗糖尿病肾病常用的方法,临床采用辨证取穴。

(1)肾虚血瘀证。①取穴:中脘、足三里、血海、地机、天枢、支沟、太溪、白环俞、肾俞、膏肓俞、阴陵泉、中极。②功能主治:补肾活血、分利浊毒。

(2)脾虚湿盛证。①取穴:曲池、支沟、合谷、血海、足三里、阴陵泉、丰隆、地机、三阴交、太冲、天枢、膏肓、肾俞、白环俞及中脘、中极。②操作方法:用 0.3 mm×(50～60)mm 毫针垂直刺入,进针深浅以得气为度,得气后施以平补平泻法,留针 30 分钟。每日 2 次,7 d 为一疗程,共治疗 6 个疗程。③功能主治:调理脾胃,补后天而养先天。

(3)气阴两虚证。①取穴:肝俞、胃脘下俞、脾俞、肾俞、关元、足三里、阴陵泉、三阴交、太溪。②操作方法:脾俞、肾俞、关元、足三里、太溪行捻转补法;其他穴位行小幅度平补平泻捻转手法。留针 10 min,每日针刺 1 次,连针 6 天后休息 1 d,连续治疗 30 d 为一疗程。③功能主治:益气养阴、补肾健脾、活血化瘀。

4)中药保留灌肠 是治疗肾衰竭的一种常用给药方式,在糖尿病肾病的肾功能不全阶段,也可采用中药灌肠进行治疗。常用的药味有大黄、牡蛎、蒲公英等,临床须根据辨证进行加减,具有通腑泄浊、化瘀解毒的功效。研究表明中药灌肠剂可减轻患者血肌酐、尿素氮水平,效果优于肠道吸附剂及常规治疗。中药灌肠可减轻糖尿病肾病患者微炎症状态,还可纠正 CKD5 期非透析患者肠道菌群和肠道屏障功能失调。

(1)邪毒炽盛:症见恶心呕吐,皮肤瘙痒,口苦口臭,舌红苔黄腻,脉滑数有力。治宜清热解毒。方用白花蛇舌草 30 g、生牡蛎 30 g、蒲公英 30 g、生大黄 30 g。100 ml 保留灌肠,灌肠后保留半小时以上,每日 1 次。2 周为 1 个疗程,治疗 4 个疗程。

(2)肾阳虚衰,浊毒内停:症见面色不华,形寒肢冷,腰膝酸软,肢体浮肿,脉沉细无力。治宜温补肾阳,泄浊解毒。方选大黄 15 g,桑螵蛸、黄芪各 20 g,益母草、白花蛇舌草各 30 g,细辛 5 g,冷水浸泡 20 min,加水 1 000 ml 煎熬 40 min,药液浓缩至 200 ml 备用。年老体衰者用药 80 ml,体质较好者用药 100 ml,保留灌肠。根据患者耐受情况保留 30～120 min 后,令患者自行排出,每天 1 次。

（3）脾肾气虚，水湿泛溢：症见乏力，恶心呕吐，不思饮食，水肿较甚，小便短少者。治以健脾益肾，利湿化浊，方用黄芪 30 g、大黄 30 g、桂枝 30 g、槐花 30 g、泽兰 30 g。水煎取汁 150 ml。每日分 2 次保留灌肠。

西医常规治疗

糖尿病肾病作为糖尿病常见的微血管并发症之一，在疾病的早中期，患者常常不具有或仅有轻微的临床表现，如乏力、口干或食欲不振等。由于病情的进展具有隐匿性，许多患者通常是在某次化验检查时发现异常；糖尿病肾病的临床表现最具典型特征的就是白蛋白尿，患者一旦出现白蛋白尿，进展大量蛋白尿的时间就会明显缩短；而当患者出现大量蛋白尿时，肾功能也会较其他继发性肾脏疾病丧失更快；进入 ESRD 后，患者会出现一系列并发症，如钙磷代谢及电解质紊乱、酸碱平衡失调、并发大血管疾病等，随着肾功能的恶化，心血管事件的死亡风险会成倍增加。不可逆转的肾衰竭，最终需要接受肾脏替代治疗。肾脏替代治疗对于社会和患者来说，都是严重的经济负担，而且会对患者的生命质量产生严重影响。证据表明，超过 20％ 的患者开始透析后 1 年内面临死亡，超过 70％ 的糖尿病肾病患者开始透析后生存期不超过 5 年。所以早期诊断、预防和治疗糖尿病肾病对延缓肾功能下降进展、提高患者生命质量、延缓进入 ESRD 时间具有重要作用。

1. 改变不良生活方式

（1）维持合理体重：患者应通过生活方式管理，使体重尽可能维持在较理想范围，即 BMI 为 19～23.9 kg/m²，超重（BMI≥24 kg/m²）或肥胖（BMI≥28 kg/m²）患者减重的目标是 3～6 个月减轻体重的 5％～10％。消瘦者应通过合理的营养计划恢复并长期维持理想体重。

（2）饮食控制：患者应在遵守低盐、糖尿病饮食的基础上，合理安排蛋白质的摄入。过高的蛋白质摄入（如每日＞1.3 g/kg）与尿蛋白增加、肾功能下降、心血管疾病及死亡风险增加有关。推荐糖尿病肾病患者每日蛋白质摄入量为 0.6～0.8 g/kg，开始透析者蛋白质摄入量可适当增加。蛋白质来源应以优质动物蛋白为主，必要时可补充复方 α-酮酸制剂。

（3）运动：推荐患者坚持进行有规律的运动。①运动治疗应在医师指导下进行。运动前要进行必要的评估，特别是心肺功能和运动功能的医学评估（如运动负荷试验等）。②成年糖尿病患者每周至少 150 min（如每周运动 5 d，每次 30 min）中等强度的有氧运动。但如果糖尿病肾病患者出现显性蛋白尿，则应避免高强度的运动。③运动前后要加强血糖监测。若存在空腹血糖＞16.7 mmol/L、反复低血糖或血糖波动较大、糖尿病酮症酸中毒等急性代谢并发症、合并急性感染、增殖性视网膜病变、严重肾病、严重心脑血管疾病（不稳定性心绞痛、严重心律失常、一过性脑缺血发作）等情况，禁忌剧烈运动，病情控制稳定后方可逐步恢复运动。

2. 控制血糖

有效降糖可延缓糖尿病肾病的发生与进展，所有糖尿病肾病患者均应进行合理的降糖治疗。

治疗 2 型糖尿病肾病的理想降糖策略是在有效降糖的同时，不增加低血糖发生的风险，同时避免诱发乳酸性酸中毒或心力衰竭风险。具体血糖控制目标应结合患者年龄、合并症、并发症等情况不同而异。《中国成人 2 型糖尿病 HbA1c 控制目标的专家共识》建议，对大多数非妊娠成年 2 型糖尿病肾病患者，合理的 HbA1c 控制目标为＜7％；对 2 型糖尿病合并中重度 CKD 患者的 HbA1c 可适当放宽控制在 7.0％～9.0％，一方面避免低血糖，另一方面避免血糖过高而出现代谢异常及感染。同时需要注意，在使用某些低血糖风险较大的口服降糖药时需严格监测血糖，确保随机血糖＞5.0 mmol/L 以避免低血糖的发生。糖尿病肾病口服降糖药的选择原则应基于药物的药代和药效动力学特征以及患者的肾功能水平综合判断。肾功能不全患者可优选从肾脏排泄较少的降糖药，并根据肾脏功能调整用药剂量,严重肾功能不全患者宜采用胰岛素治疗。

近年来,新型降糖药在糖尿病肾病治疗的循证医学证据增多,地位不断提高。有证据显示,SGLT2抑制剂有降糖之外的肾脏保护作用,可在ACEI/ARB治疗的基础上进一步降低糖尿病肾病患者蛋白尿水平,延缓2型糖尿病患者肾功能下降,改善2型糖尿病患者肾脏结局。GLP-1受体激动剂、DPP-4抑制剂亦具有独立于降糖作用之外的肾脏保护作用,可以减少糖尿病肾病患者UACR水平,延缓2型糖尿病肾病的进展。因此,2019年《ADA糖尿病诊疗指南》明确提出:对于伴有CKD的2型糖尿病患者,如果eGFR≥45 ml/min,建议在二甲双胍治疗的基础上优先选择SGLT2抑制剂或GLP-1受体激动剂进行降糖治疗。

此外,随着对早期防治糖尿病肾病认识的深入,研究者们发现,在空腹血糖受损(impaired fasting glycaemia,IFG)或糖耐量减低(impaired glucose tolerance,IGT)情况下,即糖尿病前期(prediabetes),患者肾功能已经出现改变,并成为导致白蛋白尿和肾小球高滤过的独立危险因素。因此,2型糖尿病患者在诊断时即可伴有糖尿病肾病。指南推荐确诊2型糖尿病后应立即开始,并每年至少进行一次肾脏病变的筛查,包括尿常规、UACR、血肌酐(计算eGFR)

3. 控制血压

(1)血压控制目标:合理的降压治疗可延缓糖尿病肾病的发生和进展,推荐大于18岁的非妊娠糖尿病患者血压控制在140/90 mmHg以下。对伴有白蛋白尿的糖尿病患者,众多临床指南推荐血压控制在130/80 mmHg以下。此外,舒张压最好不低于70 mmHg,老年患者舒张压不宜低于60 mmHg。

(2)优先选择ACEI或ARB类降压药物:肾素-血管紧张素系统激活(RAS)是导致肾小球高滤过、加重肾脏损伤的关键环节。所以目前针对糖尿病肾病患者出现的高血压,首选血管紧张素转化酶抑制剂(ACEI)及血管紧张素Ⅱ受体拮抗剂(ARB)类降压药,通过缓解肾小球内部压力,改善高滤过和高灌注,在降压的同时可以起到减少蛋白尿的作用。因此,对糖尿病伴高血压且UACR>300 mg/g或eGFR<60 ml/(min·1.73 m²)的患者,强烈推荐ACEI或ARB类药物治疗。对于这类患者,ACEI/ARB类药物不仅减少心血管事件的发生,而且可延缓肾病进展,包括终末期肾病(ESRD)的发生。对伴高血压且UACR 30~300 mg/g的糖尿病患者,推荐首选ACEI或ARB类药物治疗。对于这些患者,ACEI/ARB类药物可延缓蛋白尿进展和减少心血管事件的发生,但减少ESRD发生的证据不足。对不伴高血压但UACR≥30 mg/g的糖尿病患者,使用ACEI或ARB类药物可延缓蛋白尿进展,但尚无证据显示ACEI/ARB可带来肾脏终点事件(如ESRD)获益。

有研究显示,双倍剂量ACEI/ARB类药物可能获益更多。但治疗期间应定期随访UACR、血肌酐、血钾水平,调整治疗方案。用药2个月内血肌酐升高幅度>30%常常提示肾缺血,应停用ACEI/ARB类药物。血肌酐>265 μmol/L时应用ACEI/ARB类药物是否有肾脏获益尚存争议。ACEI和ARB对糖尿病肾病的作用类似,考虑到高钾血症和eGFR迅速下降风险,故不推荐联合使用ACEI和ARB类药物。

(3)降压药物的选择:根据2012年《KDIGO慢性肾脏疾病血压管理临床实践指南》,CKD降压药物选择可参照以下几点。①RAAS抑制剂中,除了ACEI和ARB,醛固酮拮抗剂和直接肾素抑制剂均能一定程度降低尿蛋白,且与ACEI或ARB联用,似能降低UAER。②噻嗪类利尿剂具有代谢相关不良反应,需慎用于代谢综合征人群;襻利尿剂治疗水肿以及替代或联用噻嗪类利尿剂用于治疗CKD 4~5期患者高血压尤为有效;保钾利尿剂易致高血钾,应尽量避免用于CKD患者。③β受体阻滞剂种类繁多,药理学各异,应根据具体情况进行选择,并提防在进展性CKD中的药物蓄积相关不良反应,如心动过缓。④钙通道阻滞剂(calcium channel blocker,CCB)易受多种混杂因素影响,具体用药可根据并发症及合并用药综合考虑。值得一提的是,T型CCB能够降低肾小球囊内压从而降低

UAER，L型CCB却相反。一般地，二氢吡啶类CCB作用于L型钙通道，可增加UAER，而非二氢吡啶类却无此不良反应。⑤中枢α肾上腺素能受体激动剂(甲基多巴、可乐定)通过减少交感神经冲动传出，舒张血管实现降压，此类药物因其不良反应而限制了用药，但其与其他降压药和免疫抑制剂相互作用极小，在CKD难治性高血压中具有重要价值。⑥α受体阻滞剂可用于ACEI、ARB、利尿剂、CCB、β受体阻滞剂不耐受或者降压不达标的CKD患者。

4. 调脂治疗

LDL-C水平对糖尿病肾病患者并发动脉粥样硬化等疾病具有决定性意义，同时还可以通过系膜细胞的LDL受体加快足细胞和系膜细胞的损伤，从而导致肾间质纤维化的进展以及蛋白尿的产生。所以糖尿病肾病患者以LDL-C水平应降到2.6mmol/L以下，TG应降至1.5mmol/L以下；而对于并发冠心病的患者LDL-C水平需要降至1.86mmol/L以下。他汀类药物可以减少糖尿病血管并发症的发生率和延缓肾功能的减退，故糖尿病肾病的调脂治疗首选他汀类。若胆固醇水平或甘油三酯不能达标，可与其他调脂药物(如依折麦布、贝特类调脂药)谨慎联合应用。若患者LDL-C基线值较高，现有调脂药物标准治疗3个月后，难以使LDL-C降至所需目标值，可考虑将LDL-C至少降低50%作为替代目标。

5. 其他治疗

随着对糖尿病肾病发病机制认识的不断深入，越来越多的研究提示糖尿病肾病可能存在一些新的治疗靶点。

(1) 维生素D制剂：有文献报道我国2型糖尿病伴白蛋白尿患者维生素D水平较低，补充维生素D或激活维生素D受体可降低尿白蛋白排泄率，但能否延缓糖尿病肾病进展目前仍有争议。

(2) 修复血管内皮：舒洛地特是一种高度纯化的葡糖胺聚糖，对动脉和静脉均有较强抗血栓形成作用，属低分子肝素类药物；同时舒洛地特也是一种血管保护剂，可以维持血管壁的正常电荷，抑制细胞增殖及随后发生的血管壁基膜和细胞外基质功能的丧失，可能通过修复血管内皮、改善血管壁通透性起到对糖尿病肾病的治疗作用。有临床研究显示在规范西医治疗的基础上加用舒洛地特，可使患者24h尿蛋白排泄率进一步下降。

(3) 免疫抑制：免疫反应也在糖尿病肾病的进展中起到重要作用。有研究发现，糖尿病患者体内出现高水平的微炎症反应相关细胞因子时，罹患糖尿病肾病的风险更高。于是近年来免疫抑制剂治疗糖尿病肾病逐渐成为研究热门。雷公藤多苷是目前临床较为常用的免疫抑制剂，可以从保护足细胞、抑制炎症反应、减轻肾小球硬化等多方面起到保护肾功能、延缓糖尿病肾病进展的作用。临床研究亦提示在常规治疗的基础上加用雷公藤多苷片可以减少患者尿白蛋白的排泄，但其具体临床疗效及不良反应有待进一步研究验证。

(4) 抗氧化治疗：糖尿病肾病的发生与氧化应激反应密切相关。因此，抗氧化剂的应用在一定程度上也可以延缓糖尿病肾病的进展。有荟萃分析显示，抗氧化剂(包括但不限于：维生素A、维生素C、维生素E、硒、锌、蛋氨酸或泛醌)的单独或联合使用可以显著降低糖尿病肾病患者尿蛋白的排泄。

虽然近年来陆续开展了各种关于糖尿病肾病防治新方法的研究，也获得了许多研究成果。但目前尚且缺乏治疗糖尿病肾病患者的大样本临床试验数据，这些新疗法的安全性和有效性证据不足，临床使用尚存争议，有待进一步的研究和探索。

6. 透析和移植

对eGFR<30ml/(min·1.73m²)的糖尿病肾病患者，应评估并治疗潜在的CKD并发症；同时，应积极咨询肾脏病专科，评估是否应当接受肾脏替代治疗。透析方式包括腹膜透析和血液透析，有条件的患者可行肾移植或胰肾联合移植。

三 中西医协同治疗

尽管现代医学诊治糖尿病肾病取得了很大的进展，但是中医药治疗该病具有悠久的历史和较好的疗效。目前，针对糖尿病肾病均有一些西医和中医的诊疗指南或专家共识，但各自均有一定的局限性。长期以来，很多西医医师在临床中广泛使用中成药，但不了解患者的中医证候证型和中成药的功能主治；而一些中医师面对日新月异的现代医学进展和新药的选用，缺乏足够的认识。辨证论治是中医的核心和精髓，但缺乏统一的辨证标准、可重复性差，是限制其发展和开展国内外学术交流的瓶颈。中西医结合可以取长补短、优化诊疗方案、提高诊疗效果，更好地延缓疾病的进展。

（一）中西医并重、中西医药合用

糖尿病肾病的西医治疗逐渐趋于规范化，主要从全面控制血糖、血压、血脂等肾病进展的危险因素入手。故本病一旦确诊，应根据患者血糖、血压、肾功能情况，给予规范的西医治疗。同时，合理联合中药辨证施治，有助于进一步降低糖尿病肾病患者的蛋白尿水平、延缓肾衰竭进程，改善患者的生活质量。当糖尿病肾病病情进展至终末期，合并严重心力衰竭、酸中毒、高钾血症时，应积极给予西医对症处理，以免发生严重酸碱平衡失调或电解质失调而危及患者生命。在此基础上，酌情结合患者整体情况辨证论治，徐徐图之巩固疗效，使疾病逐步缓解。

（二）结合西医分期标准，采用辨病与辨证结合的辨治方法

在本病的治疗中，辨病与辨证结合是比较成熟且得到大多数学者认可的治疗方案。一般而言，糖尿病肾病的中医病机特点为本虚标实，早期以阴虚内热为主，逐渐发展至气阴两虚；病情进展至中期则以脾肾亏虚为主，晚期则肾体劳衰，肾用失司，浊毒内停，五脏受损，气血阴阳衰败，产生一系列的"虚证"和一系列的"实证"，虚实夹杂，病情危重复杂，变证丛生。辨病可对本病的进展、预后有全面的认识；辨证则可准确识别患者阶段性的中医证候特点，从而给予有针对性的个体化治疗。故采用辨病与辨证相结合的方法有助于进一步提高对本病的认识和辨证的准确性。根据患者的蛋白尿水平及肾功能情况，西医学将糖尿病肾病分为不同阶段，并进行疾病严重度分层。借助规范西医的临床分期、分层标准，开展辨病基础上的辨证论治，有助于更准确地判断患者的疾病进程、病情严重程度、病机特点及证型类型，提高辨证施治的针对性和准确性。

（三）中西医结合，病、证、症结合治疗

相较于其他肾病，糖尿病肾病进展较快、合并症较多，水肿等临床症状明显。在中医学中，水肿、乏力等临床症状及血肌酐升高、尿蛋白增加等理化检测指标的异常均可归属到"症"的范畴。故中西医结合治疗糖尿病肾病，除在规范西医治疗"病"、中医合理辨"证"施治外，可以从"症"的角度，进行中西医结合治疗，从而减轻患者临床症状、改善患者理化检测指标、延缓肾病进展。

1. 顽固性水肿

糖尿病肾病患者水肿的发生可能与多种因素有关，除了蛋白尿、进行性肾功能丧失外，还包括心力衰竭、高盐摄入等。糖尿病肾病患者 eGFR$<$45 ml/min·1.73 m^2 时，可出现严重水钠潴留，临床上表现为顽固性双下肢、阴囊或会阴处水肿，部分患者伴有腹水、胸腔积液、心包积液等浆膜腔积液。西医治疗措施除积极治疗上述病因外，应给予严格低盐饮食，每日盐摄入量低于 5 g，适量控制每日饮水量，量出为入。当每日尿量低于 1 000 ml 时，应给予利尿剂治疗。使用利尿剂时，应监测患者有效血容量变化，避免电解质和酸碱平衡紊乱。对经上述治疗无效的糖尿病肾病顽固性水肿患者，如出现心力衰竭表现或肾功能已经严重受损患者，可考虑临时血液透析或连续性肾脏替代治疗。

中医学对顽固性水肿的诊治有系统的认识及独特的临床疗效。中医学认为，水肿的发病不外乎内因和外因两方面。外因一般认为与六淫之邪有关，多因风寒、风热、风湿、暑气、湿邪或皮肤疮毒等

导致；内因则责之于饮食劳倦，房室过度，气血失和或素体虚弱所致正气亏虚，从而导致肺失宣化肃降、脾失运化输布、肾失温化开合而成。中医历代根据水肿不同临床特点，进行分证辨证论治的论述很多，例如以阴阳辨证进行分类的阴水、阳水；以证候特点进行分类的风水、皮水、正水、石水；以五脏进行分类的心水、肝水、脾水、肺水、肾水；以虚实辨证进行分类的实证、虚证；以颜色特点进行分类的九水等。虽然中医学对水肿分证论治认识不同，但水肿的病机，古今一致认为与肺、脾、肾三脏和三焦对水液的代谢失调有关，以及气、血、水三者互为因果，交互为病。故针对糖尿病肾病的顽固性水肿，可从以下方法进行辨证论治。

（1）宣肺利水：《内经》中的"开鬼门"即是宣肺利水法。肺为水之上源，邪客肌表，内舍于肺，肺气被外邪所郁闭，不能宣达肃降，使水道不通，故水液流溢肌肤为肿。若经过宣肺发汗，疏浚水之上源，使肌腠开发，毛窍宣通，水道通调，必然肿自消退。亦有人将此法喻为提壶揭盖法。此法一般多用于糖尿病肾病合并外感表证时，中医辨证属于风水或皮水者。常用代表方剂有越婢汤，越婢加术汤，麻黄连翘赤小豆汤等。

（2）健脾利水：健脾利水是治水肿最常用的方法。《丹溪心法》云："水肿因脾虚不能制水，水渍妄行，当以参术补脾，使脾气得实，则自健运，自能升降运动其枢机，则水自行，非五苓、神佑之行水也，宜补中行湿而利小便，切不可下"。应该标本同治，以健脾或温脾合渗利之剂治之，使脾气或脾阳恢复，水肿消失。此法多用于糖尿病肾病水肿、脾气虚或阳虚证明显，中医辨证属于正水者。常用健脾利水方有五苓散合五皮饮，防己黄芪汤，胃苓汤等。温脾利水方如实脾饮，附子理中汤合五苓散等。

（3）温肾利水：肾阳不足，命门火衰，是酿成水肿的重要原因。缘肾中阳气不足，气化不行，则聚水为肿。故要扶正与祛邪，温肾与渗利之剂合用，方能取效。温肾利水法常用于糖尿病肾病长病程，中医辨证属于脾肾阳虚的阴水证。常用代表方剂有真武汤合五苓散，济生肾气汤等。

（4）行气利水：气为推动水血运行的动力，气滞水停，水聚气不行，所以水肿已久，常常引起气滞，气滞又反增加水肿。故在治法上有舒肝利水，疏表理水，畅三焦气化以利水等，皆行气利水之属。此法常用于糖尿病肾病患者长期水肿不消，伴腹部胀大、肤色灰暗、皮肤增厚，中医辨证属于肿胀者。常用方有大橘皮汤，导水茯苓汤等。

（5）活血利水：《金匮要略·水气病篇》说："血不利则为水"。气属阳为推动水血运行的动力，气行则水血行，气滞则血瘀水停；血不行则水肿。反之，水湿停留，壅塞三焦之道，经脉受阻则气血瘀滞。即水能病血，血能病水，在糖尿病肾病病情进展中，水血交互为病，相互为因。再者糖尿病肾病为糖尿病微血管并发症，其肾组织的病理改变为 K-W 结节、基膜增厚等，这些病理变化正是中医认为的血瘀证。故此法常用于糖尿病肾病患者水肿，合并口唇色暗、舌下脉络迂曲等血瘀证表现明显的患者。常用的方剂有当归芍药散等。

（6）清热利水：《素问·阴阳应象大论》云："热胜则肿。"《医学入门》云："脾病则水流为湿，火炎为热，久则湿热郁滞经络，尽皆浊腐之气，津液与血亦化为水。"指出湿热郁滞，亦可产生水肿。此法常用于糖尿病肾病水肿伴有感染，中医辨证属于湿热水肿者。常用方剂有五味消毒饮合五皮饮，萆薢分清饮等。

（7）养阴利水：《金匮要略》猪苓汤即寓有育阴利水之义，后人师其法将养阴利水法广泛地运用于临床。糖尿病肾病为糖尿病慢性并发症，糖尿病中医病机多为气阴两虚，故糖尿病肾病水肿患者阴虚证表现明显者，常需要使用养阴利水法进行治疗。常用方剂有猪苓汤，六味地黄加渗利剂等。

（8）攻泻逐水：攻泻逐水法，古代用得比较多，如《千金要方》、《外台秘要》、《圣济总录》皆记载了许多攻水的方法，南宋以后，逐渐强调健脾或温肾来治疗水肿，如实脾饮、济生肾气汤等。轻易用攻法弊多利少，但对于病程短，肾功能较好，血浆蛋白还不太低，无明显心脏并发症等，中医所谓正虚尚不太显著者可短期使用;反之,病程长,血浆蛋白低,肾功能严重损害等,中医所谓极虚败证者,则不应使用。

我们不主张将攻泻逐水法作为常规运用,仅是一种备用法。因为,在正虚的情况下愈用正愈伤,即使用攻补兼施方法,并不能阻止水肿不再复发,如肿胀再起,再用此法,效果也减,终至无效。故不如渗利之剂效果持久而稳妥,在渗利法中如宣肺利水、健脾利水或温肾利水等法不致有伤正之虞,且有的效果并不缓慢,故推崇渗利法是治疗糖尿病肾病水肿的常法。

由于糖尿病肾病水肿病程较长,临床上证情变化多端,每多虚实夹杂,正虚邪实,需要在辨证上详加辨认,分清主次。在用法组方上要知常达变,不可胶柱鼓瑟,执一法一方而不变,根据病证需要,有时可将两法或三法合用,有时是先攻后补,有时攻补兼施,这样方可取得较好的疗效。当糖尿病肾病患者水肿基本消退,或仅留轻度下肢水肿,此时应转入补虚阶段,不可再行利水,如恣用驱水、利水之剂,徒伤正气,反使病情缠绵不愈。

水肿多有较长的病程,由于水肿迁延,日久不已,常致五脏俱损,形成虚损重证。对于如此重证必须调理补养。正如《素问·五常政大论篇》云:"大毒治病,十去其六,常毒治病,十去其七,小毒治病,十去其八,无毒治病,十去其九,谷肉果菜,食养尽之,无使过之,伤其正也。"因此,对于糖尿病肾病患者水肿病程较长,身体虚弱,临床检查尿中蛋白大量丢失,血浆白蛋白极低,中医辨证多属于虚损者可选用食疗以利水。常用食疗便方有《千金》鲤鱼汤,《外台秘要》方鲤鱼汤,黄芪炖鸡等,皆有利于水肿消退而不伤正;且对增强体质、恢复体力、预防外感有良好作用。蛋白质摄入量要按照患者的水肿程度、肾功能情况而定。

2. 蛋白尿

蛋白尿是糖尿病肾病临床诊断、分期和风险分层的主要依据,也是评估疾病进展的重要生物标志物。此外,尿蛋白增多与糖尿病肾病患者心血管事件发生风险增高显著相关。西医治疗措施主要为使用 ACEI/ARB 制剂,积极控制患者血压、血糖等危险因素。研究显示:SGLT2 抑制剂有降糖之外的肾脏保护作用,可在 ACEI/ARB 治疗的基础上进一步降低糖尿病肾病患者蛋白尿水平;GLP-1 受体激动剂、DPP-4 抑制剂亦可以减少糖尿病肾病患者尿蛋白水平,延缓 2 型糖尿病肾病的进展。此外,肾素拮抗剂、盐皮质激素受体拮抗剂、维生素 D 受体激动剂等亦具有不同程度的降低尿蛋白的作用,但其有效性和安全性尚需更多的循证医学证据。

中医学认为,蛋白源于水谷精微,赖以脾胃的运化而生,由肾封藏于体内。脾气亏虚,清气不升,或统摄无权,导致水谷精微下注;肾气不固,封藏无权,使得精气不固而下泄;又五脏相通,其他脏腑的病变也可导致脾肾功能失常。肝肾同源,肝失疏泄,脾肾功能失常,亦是导致蛋白尿的主要原因。水湿、湿热、瘀血、热毒等病理因素也可影响肺、脾、肾三脏的功能失常。湿性重浊黏滞,郁久化热,使升降开阖失常,清浊不分,迫精下泄,亦可形成蛋白尿;久病入络,瘀阻肾络使精气不能畅流,壅而外溢,故"瘀血不去,蛋白难消"。所以根据辨证论治的精神,糖尿病肾病蛋白尿的治疗可在规范西医治疗的基础上,合理分证施治,往往取得更好的临床疗效。常用治法如下。

(1)健脾益气:适用于脾气虚弱的蛋白尿患者。临床表现可见面色萎黄无华、乏力、纳差、脘腹胀满、大便溏稀不成形,或伴水肿、舌质淡、边有齿痕、苔薄白、脉象细弱等,治以益气健脾,主要用参苓白术散加减治疗。易感冒者可补益脾肺,合用玉屏风散。

(2)健脾固肾:糖尿病肾病患者蛋白尿最常见的病机是气阴两虚,主要是脾气虚与肾阴虚。临床可见面色无华、腰膝酸软或痛、乏力、纳差、小便不利,或伴水肿,或口干不欲饮。舌质暗淡、舌体胖大、有齿痕,舌苔薄白,脉象沉细或弦细。代表方剂方如参芪地黄汤、水陆二仙丹等。

(3)滋养肾阴:用于肾阴亏损者,症见腰膝酸软、五心烦热、咽干口燥、小便黄少、舌质红、少苔、脉

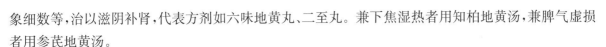

象细数等,治以滋阴补肾,代表方剂如六味地黄丸、二至丸。兼下焦湿热者用知柏地黄汤,兼脾气虚损者用参芪地黄汤。

(4)温补脾肾:适用于脾肾阳虚者,症见大量蛋白尿,颜面及周身浮肿,腰以下尤甚,少尿或无尿,畏寒肢冷,面色㿠白,体倦乏力,腹中冷痛,大便溏,腰冷酸痛,舌体胖润,舌淡苔白,脉沉细或微细无力。代表方剂如桂附八味丸等。

(5)清利湿热:用于中医辨证属湿热内蕴的蛋白尿患者。湿郁热蒸,交结纠缠,最易阻滞气机,损伤气化,阻碍肾与膀胱的决渎之机。故有学者提出"湿热不去,蛋白难消"。代表方剂如三仁汤等。

(6)祛风胜湿:适用于脾虚的大量蛋白尿患者,因脾虚则水湿自生,祛风可以燥湿,可以健脾,故可用祛风胜湿之法治之。代表方剂如羌活胜湿汤、升阳除湿汤等。现今所用雷公藤、昆明山海棠均可归入祛风胜湿法中。

(7)活血化瘀:病程日久,病情缠绵冗长,久病入络,可出现血瘀证,临床可见水肿、腰痛、少尿或伴血尿、舌质紫暗或有瘀斑等。如气虚明显者可用补中益气汤合桂枝茯苓丸,阴虚明显者可用血府逐瘀汤,挟湿者可用当归芍药散。

(8)疏利少阳:少阳枢机不利是糖尿病肾病蛋白尿的重要原因之一。症见口干、口苦,心烦易怒,胸胁胀满不适,舌质淡,苔白或黄,脉弦等,代表方剂如柴苓汤。

3. 肾功能不全

中医认为本症属虚劳、关格等范畴。多因糖尿病肾病早期失治、误治,久病及肾,日久阴损及阳,出现脾肾亏虚、气血耗伤、五脏虚损;又有湿浊、湿热、浊毒、瘀血等实邪蕴阻,进一步阻碍气血生成,因实致虚,形成本虚标实,虚实夹杂之证。本病病位在脾肾,但往往波及肝、心、肺、胃等诸脏腑。故针对糖尿病肾病患者晚期血肌酐增高,中医治疗应注重维护肾气、保摄阴阳,同时根据标本虚实的主次缓急,扶正祛邪,标本兼治。常用治法如下。

(1)健脾益气:糖尿病肾病轻度肾功能不全患者有脾虚者宜健脾益气,可用补中益气汤、香砂六君子汤等。重者可在健脾益气方中加生大黄。

(2)滋补肝肾:轻度肾功能不全属肝肾阴亏损者可用之,方如六味地黄汤、杞菊地黄汤。

(3)益气养阴:轻度肾功能不全属气阴两虚者可用之,代表方剂如参芪麦味地黄汤、大补元煎。

(4)温补肾阳:轻度肾功能不全属肾阳亏者可用之,方如金匮肾气丸、真武汤,兼见脾阳不足者,可用右归丸加人参。

(5)阴阳双补:血肌酐增高属阴阳两虚证者,方用金匮肾气丸、地黄饮子、济生肾气丸加减。

(6)和胃降逆:湿浊中阻而恶心呕吐者,宜和胃降逆,方如小半夏加茯苓汤;如湿浊化热,湿热中阻者,可用黄连温胆汤、苏叶黄连汤。

(7)通腑泻浊:湿浊上泛而口中尿臭者,可以通腑泻浊。轻者可在扶正的基础上加生大黄,重者可用温脾汤,或用生大黄灌肠治之。

(8)活血化瘀:糖尿病肾病晚期,多同时有瘀血内阻,故可活血化瘀,或在扶正的基础上加活血化瘀,如气虚以补中益气汤合桂枝茯苓丸,阴虚用血府逐瘀汤等。

(9)其他治法:糖尿病肾病晚期,血肌酐明显增高时,可在中药内服的基础上,联合生大黄、牡蛎等中药保留灌肠治疗,可进一步延缓患者肾功能减退。

4. 高血压

糖尿病肾病常合并高血压,合理的降压治疗可有效延缓糖尿病肾病的进展。传统中医虽无对血压的论述,但高血压患者常有头晕目眩、头痛等症状,故可参考传统中医对"头痛""眩晕"的认识进行辨治。但糖尿病肾病高血压的中医证候特点与原发性高血压不同,糖尿病肾病继发的高血压除血压升高外,还常伴见浮肿、蛋白尿等,故其病机核心为肾阴亏虚、肾精耗损,肝肾阴亏,阴不敛阳,虚阳上亢;或脾肾气虚、水湿不化,清阳不升,水湿上泛,及肺脾肾俱虚引发的气、血、水运行不畅所致。此外,糖尿病肾病合并高血压,不论本虚证以阴虚或气虚为主,皆多同时挟有瘀血,故糖尿病肾病合并严重高血压,多采用以下治法。

(1) 滋养肝肾、平肝潜阳:适用于肝肾阴虚、肝阳上亢的糖尿病肾病合并高血压患者。症见眩晕耳鸣、头痛且胀,遇见情绪波动则加重、腰膝酸软,舌红,苔薄黄或无苔,脉弦细数。代表方剂为杞菊地黄丸加减。

(2) 健脾益肾、补益气血:适用于脾肾亏虚、气血不足的糖尿病肾病合并高血压患者。症见肢体困重虚浮,或有头晕,动则加剧,劳累则发,视物旋转、腰膝酸软,面色不华,唇甲色白,或心悸、神疲乏力、气短懒言。舌淡、边有齿痕,脉细弱。代表方剂归脾汤加减。

(3) 活血祛瘀:适用于气滞血瘀证明显的糖尿病肾病合并高血压患者。症见头晕、头胀痛,舌暗而有瘀斑,脉弦细或涩。代表方剂为当归芍药散加减。

(4) 温阳利水、活血降浊:适用于阳虚水泛、瘀浊内阻的糖尿病肾病合并高血压患者。症见头晕眼花、耳鸣健忘、神疲懒言、四肢不温、周身水肿,舌淡暗,有瘀斑,舌体胖大有齿痕,脉沉迟。代表方剂为真武汤加丹参、牛膝等。

5. 贫血

贫血是慢性肾衰竭的常见并发症。肾性贫血根据其临床特点,可归属为中医"虚损""虚劳"范畴。中医学认为脾胃为后天之本,气血生化之源,生血之源在于脾。肾藏精,精血同源,肾病日久,脾肾虚损,精血生化乏源,则可出现肾性贫血的一系列"虚劳"表现。故中医治疗强调健脾补肾、大补气血。此外,肝藏血,心主血,故治疗中除了脾肾两脏以外,还要考虑心肝两脏。常用治法如下。

(1) 脾肾双补:用于中医辨证为脾肾两虚的糖尿病肾病贫血患者,代表方如大补元煎、参芪地黄汤等。

(2) 气血双补:用于中医辨证为气血双虚的糖尿病肾病贫血患者,代表方剂如十全大补汤、八珍汤、当归补血汤等。

(3) 养心补血:用于糖尿病肾病伴严重肾性贫血而表现为心悸怔忡者,如人参归脾汤、补心丹。

(4) 养肝补血:用于糖尿病肾病伴肾性贫血出现头晕耳鸣、胁痛易惊,女子经血不调等症。代表方剂如四物汤加枸杞、首乌。

(四) 中西医多途径给药治疗

中西医结合多途径给药治疗,可发挥中西医治疗各自的优势,取得最好疗效,如腹膜透析、血液透析与口服中药、口服西药与中药灌肠、中药药浴等中西医多种治疗方法,多途径给药方法的合用在提高疗效、改善症状、提高生活质量等方面均具有一定优势。

第三节 经典传承

一 时振声经验

时振声教授认为,糖尿病肾病的病因可从素因、主因、诱因三方面认识。五脏虚损,尤其肾虚是糖尿病肾病的素因;饮食不节,劳倦内伤是糖尿病肾病发生的主因;感受外邪,情志不遂是糖尿病肾病发生的诱因。时振声教授认为糖尿病肾病的病机有三个基本特征:脏腑虚损,诸邪诱发;痰瘀互结,缠绵难愈；气阴两伤，阴阳俱虚。糖尿病肾病的病机基本按照气虚或阴虚→气阴两虚→阴阳两虚的规律动态发展。此外，本病尚兼挟瘀血、水湿、痰浊等标证，使病机更加错综复杂。

临床上，时振声教授强调辨病与辨证相结合，重视证的动态演变规律。故临床上应结合临床分期，予以辨证施治。具体而言，时振声教授结合 Mogensen 分期标准，将糖尿病肾病Ⅲ～Ⅴ期分为早期糖尿病肾病、临床期糖尿病肾病及终末期肾衰竭期。一般说来，就本虚证而言，早期糖尿病肾病的中医辨证可分为肝肾阴虚、脾肾气虚及气阴两虚三型。临床期糖尿病肾病则以气阴两虚为主，此期肝肾阴虚或脾肾气虚，大多转化气阴两虚，可兼挟水湿湿热、气滞痰瘀等或正虚邪实。终末期肾衰竭期，则以气阴两虚、阴阳两虚为主。治疗时，时振声教授根据本虚证的不同，分别采用滋养肝肾（肝肾阴虚证，方选杞菊地黄汤、归芍地黄汤、一贯煎合二至丸等）、健脾固肾（脾肾气虚证，方选水陆二仙丹合芡实合剂加减）、益气养阴（气阴两虚证，方选参芪地黄汤加减）、阴阳双补（阴阳两虚证，方选桂附地黄汤、济生肾气汤、大补元煎加减）法以治其本，同时把水湿、瘀血、湿热等标证与本证结合起来论治。

具体而言，时振声教授治疗糖尿病肾病的经验可归纳为以下十法。①滋养肝肾法：适用于早期糖尿病肾病证属肝肾阴虚者，或辨证属气阴两虚以阴虚为主者，方选杞菊地黄汤、归芍地黄汤、一贯煎合二至丸、桑麻丸等加减。②健脾益气法：适用于早期糖尿病肾病证属脾肾气虚者，方选七味白术散、参苓白术散加菟丝子、补骨脂。③益气养阴法：适用于糖尿病肾病气阴两虚者，方选参芪地黄汤加减治疗。④阴阳双补法：适用于终末期肾衰竭阴阳两虚者，方选桂附地黄汤加味。⑤祛风散热法：适用于糖尿病肾病外感风热或风寒化热者，方用银翘散加减。⑥清热利湿法：适用于糖尿病肾病兼湿热症状者。上焦湿热方选贝母瓜蒌散、杏仁滑石汤；中焦湿热可用八正散，或五苓散、石苇散、程氏萆薢分清饮。湿热弥漫三焦可用三仁汤、蒿芩清胆汤加减治疗。⑦渗利水湿法：适用于糖尿病肾病挟水湿者。方选防己黄芪汤，或当归芍药散，或己椒苈黄丸，或苓桂术甘汤等。⑧理气开郁法：适用于糖尿病肾病兼有气郁症状者。方用逍遥散、越鞠丸、四逆散等。⑨活血化瘀法：适用于糖尿病肾病瘀血症状明显或严重者，特别是合并其他血管病变者，常选桂枝茯苓丸、血府逐瘀汤、桃仁四物汤、桃核承气汤等方加减治疗。⑩泄浊解毒法：适用于终末期肾衰竭，浊毒弥漫，阴阳俱虚。轻者可于扶正方中加入大黄以泄浊；重则可配合大黄牡蛎方、大黄穿心莲方等煎汁灌肠或肛门点滴。

时振声教授强调，以上十法可以单独使用，亦可视具体情况多法合用。必须观其脉证，知犯何逆，随证治之。

吕仁和经验

吕仁和教授将糖尿病肾病称为"消渴病肾病"。认为其发病因素除与长期高血糖有关外，与素体肾亏（禀赋不足，或后天劳倦过度伤肾）、情志郁结（郁怒不解，思虑过度）、饮食失宜（过食肥甘厚味、醇酒、辛辣、豆类或咸味）密切相关。基本病机为消渴日久，治不得法，伤阴耗气，复加以痰、热、郁、瘀互相积聚于肾之络脉，先形成"微型癥瘕"，逐步使肾体受损，肾用失司，肾元按虚、损、劳、衰规律发展。病本在肾，进而涉及肝、脾、肺、心，终致五脏俱病。病性多虚实夹杂。早期气阴两虚为主，中期常见痰、热、郁、瘀，晚期气血阴阳俱虚，肾元衰败，浊毒内留，终致三焦壅塞，气机逆乱，而成关格危候。

在临床治疗中，吕仁和教授主张分阶段、分层次，采用分期辨证的方法对糖尿病肾病进行辨证论治。根据糖尿病肾病各期病机特点、证候表现、进展程度，将糖尿病肾病分为早、中、晚三期，每期又可分三度，称为糖尿病肾病三期九候。早期即Ⅲ期（早期糖尿病肾病），中期即Ⅳ期早期（临床期糖尿病肾病、GFR≥70 ml/min），晚期即Ⅳ期晚期、Ⅴ期（糖尿病肾病肾功能不全）。又因糖尿病肾病的肾元受损特点按虚、损、劳、衰的规律发展，吕仁和教授将糖尿病肾病的早期称为虚损期，中期为虚劳期，晚期为虚衰期。

吕仁和教授认为,糖尿病肾病早中期患者普遍存在肾气不足,同时可兼有阴虚、阳虚,或阴阳两虚等本虚证,其中气阴两虚为最多见。标实证有血瘀、气滞、痰阻、热结、湿热、水湿、饮停之分,其中以血瘀、热结、痰阻为多见,普遍存在血瘀络脉病机。而糖尿病肾病中晚期肾元虚衰、湿浊毒邪内生,普遍存在气血亏虚,本虚证可兼有阴虚、阳虚,甚或气血阴阳俱虚,均存在气血之虚证候。标实证有血瘀、气滞、痰阻、结热、湿热、水湿、湿浊、饮停、动风、动血之分,普遍存在湿浊邪毒内留病机。所以,糖尿病肾病不同阶段,辨证方案不同。

(一)早期糖尿病肾病

中医辨证根据本虚分为四型,同时根据患者常兼夹的标实证候分为五候。

1. 本虚证(四型)

(1)肝肾气阴虚:治宜益气养阴,兼补肝肾,佐以清热;方选益气养阴汤(黄精15 g、生地黄20 g、山茱萸10 g、旱莲草20 g、女贞子10 g、枳壳10 g、黄连10 g、何首乌15 g、牛膝20 g)送服杞菊地黄丸或石斛夜光丸。

(2)肺肾气阴虚:治宜益气养阴,兼补肺肾,少佐清热;方选补养肺肾汤(沙参30 g、麦门冬10 g、玄参20 g、生地黄20 g、山茱萸15 g、黄连10 g、地骨皮30 g、枳实10 g)送服麦味地黄丸。

(3)肝脾肾气阴阳俱虚:治宜调补阴阳,方选调补阴阳汤(党参15 g、当归10 g、生地15 g、金樱子10 g、芡实10 g、旱莲草20 g、女贞子10 g、黄连6 g)送服金匮肾气丸。

(4)脾肾气阳虚:治宜益气健脾,助阳补肾;方选健脾补肾汤(生黄芪30 g、苍术10 g、猪苓20 g、木香10 g、黄连10 g、陈皮10 g、半夏10 g、砂仁6 g、厚朴3 g、金樱子10 g)送服济生肾气丸。

2. 标实兼夹证(五候)

(1)血脉瘀阻:治宜活血通脉,方选桂枝茯苓丸加减。

(2)水饮停聚:治宜利水化饮,方选五苓散加减。

(3)湿热阻滞:治宜健脾和胃,清热利湿;方选平胃散合茵陈五苓散加减。

(4)肝郁气滞:治宜疏调肝脾,理气解郁;方选四逆散合加味逍遥散加减。

(5)外感热毒:治宜清热解毒,方选银翘解毒散。

(二)中期糖尿病肾病

中医辨证分型论治:同早期;糖尿病肾病水肿表现突出者,可适当重用利水消肿之品。

(三)晚期糖尿病肾病

肾脏损害日益严重,肾之元真之气由虚而衰,肾主一身气化功能严重失职,浊毒壅滞是此阶段患者的共同病机。吕仁和教授习惯上把该期分为五型八候进行辨证论治,并把泄浊解毒、补肾培元、益气养血作为该期患者的共同治法。

1. 本虚证(五型)

(1)气血阴虚、浊毒内停:治宜益气养血,滋阴降浊;方选八珍汤合调胃承气汤加减煎汤送服杞菊地黄丸。

(2)气血阳虚、浊毒内停:治宜益气养血,助阳降浊;方选八珍汤合温脾汤加减送服济生肾气丸。

(3)肝脾肾气血阴阳俱虚、浊毒内停:治宜调补气血阴阳,降浊利水;方药为黄芪30 g、当归10 g、白芍20 g、熟地黄15 g、红参6 g、苍术6 g、黄连6 g、黄柏10 g、猪苓20 g、牛膝20 g、山栀10 g。

(4)肺肾气血阴阳俱虚、浊毒内停:治宜调补气血阴阳,清肺益肾降浊;方选清肺益肾降浊汤(桑白皮20 g、沙参20 g、黄芩20 g、麦冬10 g、五味子10 g、当归10 g、陈皮10 g、桃仁10 g、杏仁10 g、熟大黄10 g、冬虫夏草3 g)。

(5)心肾气血阴阳俱虚、浊毒内停:治宜益气养心、活血降浊;方选养心益肾降浊汤(太子参30 g、当归 10 g、麦冬 10 g、五味子 10 g、丹参 10 g、川芎 15 g、泽泻 20 g、葶苈子 20 g、大枣 5 枚。）

2. 兼夹证（九候）

糖尿病肾病晚期除可见早期、中期常见的标实兼夹证外，还可常见以下证候。

（1）浊毒伤血：治宜解毒活血，凉血止血；方选犀角地黄汤加减。

（2）肝胃结热：治宜和解肝胃，缓泻结滞；方选大柴胡汤加减。

（3）血虚生风：治宜养血活血，熄风止痉；方选当归补血汤合四物汤加味。

三 仝小林经验

仝小林教授将糖尿病肾病的治疗总结为辨型审因、分期论治、症证病参、把握三关、随证施量、守法守方几个要点。

1. 辨型审因

仝小林教授认为糖尿病有脾瘅和消瘅的不同。肥胖 2 型糖尿病属脾瘅，以多食肥美而发，肥胖为其始动因素，中满内热为其核心病机，病情发展分为郁、热、虚、损四个阶段。脾瘅肾病为脾瘅络脉损伤所致，在糖尿病肾病Ⅲ期，脾瘅肾病仍然存在痰热、湿热等证候，或见脾虚胃热证等，其络损是在此基础上的兼症，故当治疗脾瘅之实热或虚实夹杂，配合通络之法；而 1 型糖尿病及消瘦 2 型糖尿病属消瘅，以素体五脏皆柔弱者而发病，以气阴两虚为基本病机，消瘅肾病为消瘅络脉损伤所致。故治疗当益气养阴治疗消瘅加通络之法。当糖尿病肾病进展至Ⅳ期，脾瘅肾病气虚加重成为主要矛盾，二者均以气虚精微渗漏为核心病机。至糖尿病肾病Ⅴ期，气虚发展为阳虚，以脾肾阳虚为基本病机，阳虚不化浊毒，而导致浊毒内蕴，是其最终结局。至后期，出现浊毒犯肺、犯胃、犯脑、凌心。从Ⅳ期以后，二者发展结局基本类同。

2. 分期论治

仝小林教授主张按照西医的糖尿病肾病分期进行中医辨证论治。糖尿病肾病Ⅲ期以络瘀为主，治疗以活血通络，修复络脉为治则；糖尿病肾病Ⅳ期气虚和络损进一步加重，以气虚精微渗漏为主，治疗以益气固涩为重点；糖尿病肾病Ⅴ期以脾肾阳虚、浊毒内蕴为主，治疗以温阳泄浊；致后期发生浊毒犯病，犯胃以治疗呕吐为主，凌心温阳利水强心为主。

3. 症证病合参

仝小林教授认为：首先，从辨病角度而言，糖尿病肾病的基本病机为瘀、虚、浊毒，虚是基本条件，瘀是核心病机，浊毒是最终结局。故活血通络、健脾益气，固涩精微（或对糖尿病肾病晚期给予温补脾肾、通腑泻浊）的治法应贯穿糖尿病肾病治疗全程。其次，在此基础主张抓住基本病机进行辨证治疗，以化繁为简。糖尿病肾病Ⅲ期、Ⅳ期以气虚络瘀为基本证型；糖尿病肾病Ⅴ期脾肾阳虚、浊毒蕴结为基本证型。把握了各期的基本病机，就掌握了治疗的主体方向，即以证为基。最后，在结合患者个体化症状进行论治，即以症为靶、以证为基、以病为参，三者从点到面的结合，症证病合参辨治。

4. 把握三关

即兼顾胃关、前关、后关，三者是糖尿病肾病治疗的关键，尤其是慢性肾衰竭期。胃关指胃腑的收纳，胃气的调畅功能。糖尿病肾病Ⅲ期、Ⅳ期宜调理脾胃的气机，以辛开苦降为基本治法，以半夏泻心汤、生姜泻心汤、甘草泻心汤，大黄黄连泻心汤及干姜黄芩黄连人参汤为代表方剂。Ⅴ期出现呕吐症，以小半夏汤辛开苦降调畅气机。前关是指膀胱气化，小便的排出及其伴随的浊毒的排泄通道。治疗当温阳化气，温阳利水，以五苓散、真武汤、苓桂术甘汤为代表方。后关指大便排出，同时伴有浊毒的排出。当肾脏排泄浊毒之力减弱，可以增加肠道排毒以代偿，主要运用于慢性肾衰竭的阶段。常用以酒大黄、生大黄通腑泻浊，又大黄能活血化瘀而保护肾络；以麻子仁、瓜蒌仁润肠通便；以肉苁蓉、锁阳

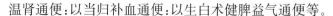

温肾通便;以当归补血通便;以生白术健脾益气通便等。

5. 随症施量

仝小林教授认为,病情有轻重缓急之别,症状有先后主次之分,用药有配伍用法之不同,故同一药物,在不同病情、针对不同的症、在不同配伍情况下用量是不同的。随症施量,即有是症,用是量,同一药根据病情而调整剂量,又因不同配伍治法而决定剂量。

6. 守法守方

因糖尿病肾病Ⅲ～Ⅴ期分期明显,病机明确,治疗的法则也相对固定,又病情属于长期存在致病因素(高血糖、高血压、高血脂等),又不断进展,故需要长期而持久的治疗,当守法守方。在长期治疗中,可以选用丸剂、散剂缓图稳定病情。

四 李平经验

李平教授认为,糖尿病肾病诊治有两大瓶颈问题:一是知晓率低,特别是早期隐匿起病,临床往往见到微量白蛋白尿才关注到肾脏疾病。二是糖尿病肾病患者出现临床显性蛋白尿很快会出现大量蛋白尿,疾病迅速恶化,往往是其他肾脏疾病的十几倍。因此,防重于治,早诊早治,标本兼顾。治本要从肝脾肾三脏入手,治标要注意活血化瘀、通络消癥。

1. 防重于治

糖尿病有两大特点:一是具有家族聚集性,这与遗传基因有关;二是与生活方式密切相关。糖尿病患者控糖对于并发症的预防十分重要。患者管住嘴很重要,注意低盐、低脂、避免大量蛋白质食物的摄入,控制高糖、高热量饮食,控制体重;适量运动可提高身体素质。注意补充蔬菜、水果等富含维生素的食物。高血糖、高血压、高血脂、高尿酸血症、高同型半胱氨酸血症都是糖尿病肾病进展的危险因素,一定要及早防治。

2. 早诊早治

发现糖尿病后一定要注意并发症的预防,2型糖尿病患者每年至少要检查一次尿微量白蛋白和肾功能水平。糖尿病肾病不同于非糖尿病肾病,一旦发现尿中有微量白蛋白要尽早治疗,糖尿病肾病尿微量白蛋白控制的目标值<30 mg/d。为了有效地防治糖尿病肾病,李平教授团队十几年来一直在利用多维组学技术寻找糖尿病肾病早期诊断的标志物。

3. 三脏论治

李平教授认为:肺脾肾三脏与水液代谢直接相关,风邪犯肺,与急性肾炎或慢性肾炎急性发作有关。而肝失疏泄,往往影响三焦水液代谢。又脾主升清,肾主固藏。脾气不升,精微下注,清浊不分;肾亏不藏,固摄失司,精关不固,出现蛋白尿和进行性肾功能减退等。特别是糖尿病肾病患者,肝、脾、肾三脏受累,因此,提出以肾为根,以脾为本,以肝为枢,从肝脾肾论治糖尿病肾病。同时,还提出了健脾补肾、益气活血为主,疏肝柔肝为辅的治疗思路。结合临床实际,研创了"益气疏肝、活血利湿"的柴黄益肾颗粒治疗糖尿病肾病早期微量白蛋白尿;"益气柔肝、活血通络"的芪箭颗粒治疗糖尿病肾病临床显性蛋白尿阶段有肾功能不全、肾小球滤过率下降的患者。

4. 益气活血

李平教授认为,高血糖造成血流动力学改变影响到血管内皮损伤,糖尿病并发症以血管内皮损伤为特点。糖尿病肾病是糖尿病典型的微血管并发症,因此有癥瘕积聚。糖尿病肾病治疗过程中要注意活血化瘀通络。李平教授将活血化瘀药归纳为和血药、活血药和破血药三大类。和血类药物指有养血、和血作用的中药,包括当归、丹皮、丹参、鸡血藤等;活血类药物指有活血、行血、通瘀作用的中药,包括川芎、蒲黄、红花、刘寄奴、穿山龙、鬼箭羽等;破血类药物指破血消瘀作用峻猛的中药,包括大黄、水蛭、地龙、莪术、三棱等。在使用活血药时,一定要注意配合补气药,如大剂量应用黄芪、太子参等。

第四节 ｜ 典 型 案 例

一 时振声教授诊治糖尿病肾病医案

患者,肖某,女,58岁,门诊病例。因发现糖尿病20多年,近日查尿有蛋白来诊。目前多饮、多食、多尿症状不明显,但有疲乏感,腰痛,下肢稍有水肿,畏寒而手足心热,口干饮水不多,大便尚调。尿黄有泡沫;脉象弦细;舌质暗红,有齿痕。实验室检查:血糖138 mg/dl,肌酐1.0 mg/dl,尿素氮18 mg/dl;尿常规:蛋白(＋＋),尿糖(＋＋),白细胞3～5个/HP,红细胞0～1个/HP,颗粒管型0～1/LP。证属气阴两虚兼挟瘀血、水湿。治法:益气滋肾佐以活血利水。处方:

党参15 g	生黄芪15 g	生地15 g	山萸肉10 g
山药10 g	云茯苓15 g	丹皮10 g	泽泻15 g
杜仲10 g	桑寄生15 g	牛膝10 g	车前子15 g(包)
防己15 g	益母草30 g	白茅根30 g	石韦30 g

上方服2周后,腰痛及下肢水肿均消失,全身乏力感大减,唯尿检蛋白仍为(＋＋),尿糖(＋)。仍有气阴两虚表现,原方加减。去防己、杜仲,加萆薢30 g。

上方又服2周,无明显症状,腰不痛,下肢亦无水肿,查24 h尿蛋白定量1.8 g,尿常规蛋白(＋),尿糖(＋),镜检(－),仍按原方继服1个月。

服药20余天,突然感冒,恶寒发热,体温38.6℃,口苦口干,咽稍痛,无咳嗽,脉浮细数,舌质暗红苔薄腻,本属气阴两虚,今外感风寒,拟扶正祛邪,小柴胡汤加减:

柴胡30 g	黄芩15 g	太子参30 g	生甘草6 g
桔梗6 g	法半夏6 g	薄荷6 g(后下)	麦冬15 g
苏叶10 g			

上方日服二剂,次日体温正常,感冒平复,为巩固疗效,此方又服四剂,日一剂。尿检蛋白(＋),尿糖(－),镜检(－)。经感冒后尿蛋白又略增,自觉疲乏无力,腰痛腰酸,口干喜饮,大便偏干,尿黄而少,脉象弦细,舌质暗红,仍属气阴两虚,继服益气滋肾之剂。处方:

党参15 g	生黄芪15 g	生地15 g	山药10 g
丹皮10 g	山萸肉10 g	茯苓15 g	泽泻15 g
石韦30 g	桑寄生15 g	丹参30 g	麦冬15 g
萆薢30 g	五味子10 g	金樱子15 g	芡实10 g

上方连服2个月,症状基本消失,尿蛋白(±)。仍以此方加减调治,尿蛋白转阴。

【按语】糖尿病肾病是糖尿病的严重并发症,主要是糖尿病性肾小球硬化,开始可以是间歇性蛋白尿,以后逐渐加重变为持续性蛋白尿,由于长期的蛋白丢失,以及糖尿病本身的蛋白质代谢失调,可以出现低蛋白血症,以致产生肾病综合征,肾功能逐渐受损,向慢性肾衰竭转化。本例发现较早,仅出现蛋白尿,肾功能尚正常;通过益气滋肾,尿蛋白有所减轻,由于病程中感冒发热,尿蛋白又较增多,感冒平复后,仍以益气滋肾治疗使尿蛋白转阴,病情有向好的方向演变;下一步应继续益气滋肾治本,避免病情反复,以巩固疗效。本例在最后治疗中除用参芪地黄汤益气滋肾外,加丹参活血,麦味养阴,石韦、萆薢清利,金樱、芡实固肾,均有助于减轻蛋白尿。

陈以平治疗糖尿病肾病水肿验案

赵某,男,58岁,2006年12月6日初诊。主因"多饮多尿14年,反复双下肢浮肿9个月"来诊。患者自1992年发现糖尿病,口服降糖药血糖控制欠佳,2001年开始胰岛素治疗;2006年3月双下肢浮肿明显,肾功能Scr 200 μmol/L;2006年4月行肾穿刺示糖尿病肾病。B超示:左肾104 mm×48 mm×50 mm,右肾103 mm×38 mm×50 mm。就诊当日复查血浆白蛋白31.6 g/L,Scr 240 μmol/L,UA 630 μmol/L,24 h尿蛋白定量7.88 g。既往史:高血压病史10年,血压最高200/100 mmHg,目前口服硝苯地平,血压控制可。刻下症:双下肢浮肿,腰酸不适,平素畏寒肢冷,动辄气喘,面色萎黄,纳可眠差,大便干结,2～3日一行,夜尿增多;舌淡、苔薄黄腻,脉细沉。中医诊断:肾消,瘀浊内蕴、水湿泛滥型;西医诊断:慢性肾脏病(CKD)Ⅳ期,糖尿病肾病Ⅳ期。治以活血化瘀、温阳利水。处方:

黄芪45 g	黄精20 g	灵芝30 g	葛根20 g
川芎15 g	山萸肉20 g	红花10 g	鸡血藤30 g
蝉花30 g	山药15 g	积雪草15 g	制大黄10 g
丹参30 g	鹿角霜15 g	苍术12 g	土茯苓30 g
牛蒡子30 g			

并辅以活血通脉胶囊活血化瘀,黑料豆丸益气提升血浆白蛋白。

患者服上方3个月后复诊,查血浆白蛋白34.2 g/L,Scr 221 μmol/L,24 h尿蛋白5.355 g。原方加用白僵蚕20 g。

1个月后复诊,24 h尿蛋白1.8 g,血浆白蛋白33.9 g/L。患者诉反复双下肢肿,原方中加用桂枝6 g,巴戟天15 g。

服药1个月后复诊,浮肿减轻。此后随访,患者病情稳定,尿蛋白1.2 g,Scr 230 μmol/L,血浆白蛋白34 g/L。

【按语】该患者证属瘀浊内蕴,水湿泛滥。药用黄精、山萸肉滋阴,生黄芪益气,葛根生津,川芎、红花、丹参活血,鹿角霜、巴戟天、桂枝温通经脉,制大黄通腑泻浊,牛蒡子清热,蝉花护肾。全方共奏益气养阴、温通经脉之效。黑料豆丸是陈以平教授治疗肾病综合征的常用方,主要组方为黑料豆、黄芪等,功能益气健脾。临床研究表明,黑料豆丸具有降低患者尿蛋白、升高血白蛋白、调节免疫功能、降低血脂的作用。

张琪治疗糖尿病肾病重度水肿验案

患者,男,42岁,2004年5月初诊。糖尿病病史20余年,反复水肿半年余,加重4个月。患者周身高度水肿,按之没指,身体困重,胸闷气短,难以平卧,腹部膨隆,食少纳呆,口渴,尿少,便秘,舌质淡,舌体胖大,边有齿痕,苔白厚,脉沉细。查:体重较病前增加30 kg,血压155/100 mmHg,胸水、腹水征(＋),右侧肢体较左侧肿甚,尿蛋白(＋＋),空腹血糖7.39 mmol/L,白蛋白18.7 g/L,血肌酐298.1 μmol/L,血尿素氮14.85 mmol/L。心脏彩超:左心增大,心包积液。眼底检查:双眼糖尿病视网膜病变。西医诊断:糖尿病肾病,慢性肾衰竭(氮质血症期)。经降糖、降压、扩容、抗凝、利尿、改善微循环等中西医结合治疗半月余,疗效不显。张琪教授根据其大腹水肿不能转侧、小便小利、大便秘、舌苔白厚、脉象沉滑有力,认为属于气滞水蓄、三焦气化不通致水肿,必须治以软坚行气、攻逐利水之法,使水肿消、水气去则脾气得以健运。拟方:

海藻30 g	牡蛎20 g	牵牛子10 g	槟榔20 g
郁李仁20 g	泽泻15 g	猪苓20 g	茯苓30 g

| 车前子 30 g | 王不留行 20 g | 肉桂 10 g | 枳实 15 g |
| 厚朴 15 g | 木香 10 g | | |

每日 1 剂,水煎分 2 次服。服用 40 剂后,尿量增至 2 000～3 000 ml/24 h,水肿基本消退,体重由 85 kg 降至 56 kg,唯腹部气胀,双下肢轻度水肿。又在原方基础上加减,连服 10 余剂,水肿尽消。门诊随访病情稳定。

【按语】该患者高度水肿,病程日久,病机错综。虽以脾虚为本,但水湿泛滥,大腹水肿,一般健脾利水之药很难取效。其病机之焦点在于气滞水蓄,三焦气化受阻,水湿不得输布,水瘀互结,水肿日见加重,病趋恶化。此时,必须急夺其水为首务,当以软坚开郁、行气利水,辅佐以健脾温阳之剂,方能取效。上方软坚化湿、开瘀利水,适用于水湿壅结三焦所致 CKD,证见水肿日久不消、周身浮肿、面目肿、重者皮毛出水、手按其肤如泥、喘息口渴、口干咽干、小便不利、大便秘结、脘腹胀满、舌苔白厚、脉象沉或沉滑有力。方中海藻为治腹水之要药,千金方治大腹水肿、气息不通、危在旦夕之大腹千金散即以此药为君。海藻、牡蛎、牵牛子软坚散结、攻逐水饮,治大腹水肿,其效甚佳;槟榔、郁李仁下气利水;泽泻、猪苓、茯苓、车前子清热利水使水从小便而出。水与气同出一源,气滞则水停,气顺则水行,故用木香、枳实、厚朴行气导滞利水;王不留行善于通利血脉,行而不住,走而不守,且有利尿作用,故有活血利尿消肿之功;茯苓、泽泻淡渗健脾利湿,水气除、脾气健,则运化功能复常,水湿得以正常分布,自无停蓄为患之虑;辅以肉桂温肾阳,肾阳充则恢复其开阖功能,小便自利。诸药相伍,消中寓补,邪去正安,水湿除则脾气健。

四　聂莉芳治疗糖尿病肾病水肿验案

李某,女,50 岁,2006 年 10 月 16 日初诊。主因"多饮、多尿 10 年,间断双下肢浮肿 2 年,加重伴周身浮肿 3 天"入院。患者 2 年前无明显诱因出现双下肢浮肿,2005 年 10 月因周身浮肿、胸水、腹水,在北京某三甲医院住院,并行肾穿刺诊断为糖尿病肾病,对症治疗后效果不理想。11 月转入另一家大型医院,予多次静脉滴注白蛋白、低分子右旋糖酐、利尿、超滤及抗凝、降压、降糖治疗,出院时水肿略有减轻,但 24 h 尿蛋白定量仍为 10.92 g。证见:乏力、纳差、腹胀、眠差、双下肢重度水肿,24 h 尿量 700 ml。舌质淡,苔白,脉沉细。既往 2 型糖尿病 10 年,血糖控制不佳。高血压病史 1 年余,最高 210/103 mmHg,血压控制不理想。双下肢动脉及双侧颈动脉硬化病史。查体:右下肺呼吸音消失,右第 7 肋叩诊浊音,腹水征(＋),双下肢重度指凹性水肿。辅助检查:24 h 尿蛋白定量 10.92 g,Scr 76 μmol/L,Alb 20.3 g/L,Hb 88 g/L,Hct 26%,血清铁蛋白 101.6 mg/dl,转铁蛋白饱和度 7.6%。入院诊断:中医辨证:水肿,属气阴两虚,兼气滞水停。西医诊断:①糖尿病肾病Ⅳ期,肾性高血压;②2型糖尿病,糖尿病视网膜病变;③双下肢动脉及双侧颈动脉硬化;④子宫肌腺瘤;⑤缺铁性贫血。入院后予降糖、降压、补血对症治疗。入院初仅用白蛋白 10 g 扩容利尿 1 次,但利尿效果欠佳。该患者以水肿为突出表现,中医辨证分型属中期,急则治其标。针对气滞水停,以导水茯苓汤加减行气利水,兼以益气补血。处方:

茯苓 20 g	大腹皮 20 g	麦冬 12 g	白术 12 g
苏梗 12 g	当归 12 g	槟榔 15 g	泽泻 15 g
桑白皮 15 g	猪苓 15 g	生黄芪 15 g	冬瓜皮 30 g
车前子 30 g	广木香 10 g	砂仁 10 g	灯心草 2 g

配合黄芪鲤鱼汤每周 1 次。黄芪鲤鱼汤方:鲤鱼 250 g(1 尾)、黄芪 30 g、赤小豆 30 g、砂仁 10 g、生姜 10 g。以适量水煎诸药 30 min 后,将已去内脏并洗净的鲤鱼入药同煎,不得入盐,沸后以文火炖 40 min。吃鱼喝汤。

服药 7 剂后患者尿量大增,水肿明显消退,体重较入院时减轻 6 kg,乏力好转,但仍腹胀、纳差,此系湿邪久羁,脾胃运化无权,前方加厚朴、苍术、陈皮各 10 g 以增健脾行气除满之功。

7 剂后患者体重再次减轻 6 kg,双下肢水肿消退,腹胀减轻,遂于上方去厚朴、苍术、大腹皮、槟榔以防过度行气利水而耗伤阴液,并加太子参 15 g、白芍 12 g、丹参 30 g、芡实 20 g 以益气养阴和血兼以涩精。

7 剂后患者腹胀明显减轻,纳食好转,眠可,二便调,效不更方,继服 7 剂。2006 年 11 月 20 日出院时患者无水肿,一般情况良好,复查胸水、腹水均消失,24 h 尿蛋白定量降至 2.3 g,血浆白蛋白升至 22.4 g/L。出院后一直门诊服中药调理,病情稳定,水肿未复发,肾功能正常(Scr 维持在 100 μmol/L 左右,尿蛋白维持在 2 g 左右)。

五 刘宝厚治疗糖尿病肾病肾功能不全验案

严某,男,54 岁,初诊日期:2009 年 5 月 20 日。患糖尿病 7～8 年,胰岛素治疗 2 年,血糖控制不良,近半年来出现疲乏无力,不思饮食,食后腹胀,腰膝酸软,夜尿清长,有时面部浮肿,舌质淡红,舌体胖大,边有齿痕,苔白厚,脉沉弦。检查:血压 156/95 mmHg。空腹血糖 9.3 mmol/L,糖化血红蛋白 8.5%,尿白蛋白 308 mg/24 h,24 h 尿蛋白定量 2.1 g,肌酐清除率 28.50 ml/min,血肌酐 158 μmol/L,血尿素氮 9.2 mmol/L,血浆总蛋白 82.3 g/L,白蛋白 32.6 g/L,总胆固醇 7.21 mmol/L,甘油三酯 2.46 mmol/L,低密度脂蛋白 5.15 mmol/L,高密度脂蛋白 2.14 mmol/L。眼科检查:糖尿病眼底病变。中医诊断:消渴病肾病,脾肾阳虚,脉络瘀阻。西医诊断:糖尿病肾病 CKD4 期。方药:补阳健肾汤(经验方)合桃红四物汤加减。处方:

黄芪 90 g	当归 15 g	锁阳 15 g	肉苁蓉 15 g
菟丝子 15 g	女贞子 15 g	山药 30 g	茯苓 20 g
白术 20 g	桃仁 15 g	红花 10 g	莪术 15 g
黄连 6 g	地龙 15 g	乌梅 30 g	

水煎 2 次兑服,分 3 次服用,14 剂。芪龙通络胶囊,每次 6 粒,每日 3 次。西药:科素亚 50 mg,每日 1 次;波依定 10 mg,每日 1 次;氟伐他汀 20 mg,每日 1 次;门冬胰岛素(诺和锐 30)皮下注射,早 18 U,晚 12 U。嘱控制饮食,戒烟酒。

二诊:精神稍好,腹胀减轻,舌质淡红;舌体胖大,边有齿痕,苔白厚;脉沉弦。检查:血压 150/90 mmHg,空腹血糖 7.3 mmol/L,尿蛋白(+)。原方去白术,加炒苍术 15 g,14 剂。其他治疗同前。

三诊:精神食欲明显增进,已无腹胀,大便通畅,每天步行 1 h,无明显不适。舌质暗红,舌体胖大,边有齿痕,苔白稍厚;脉弦。检查:血压 135/75 mmHg,空腹血糖 6.3～7.0 mmol/L,尿蛋白(+)。原方去泽兰,继服 28 剂。诺和锐 30 减量为早 14 U,晚 10 U。

7 月 30 日复诊:病情稳定,无明显症状,体重增减 1.5 kg,舌质暗红,舌体稍胖、边有齿痕、苔薄白,脉弦。检查:血压 135/75 mmHg,空腹血糖 6.3 mmol/L,糖化血红蛋白 6.2%,尿蛋白定性正常,24 h 尿蛋白定量 0.2 g/24 h,尿微量白蛋白 185 mg/24 h,肌酐清除率 31.0 ml/min,血肌酐 125.5 μmol/L,血尿素氮 8.6 mmol/L,总胆固醇 5.8 mmol/L,甘油三酯 1.8 mmol/L,低密度脂蛋白 3.12 mmol/L,高密度脂蛋白 1.92 mmol/L。中药原方加减连服 6 个月。诺和锐 30 减量为早 10 U,晚 8 U。停氟伐他汀。

2010 年 2 月 8 日复诊:病情稳定,无症状,舌质红、舌体胖嫩、苔薄白,脉弦,血压正常,尿检正常。予补阳健肾胶囊,每次 6 粒,每日 3 次,西药继服。

2011 年 5 月 13 日复诊:病情稳定,无症状,舌脉同前。血压正常。尿蛋白定量 0.12 g/24 h,尿微量白蛋白 78 mg/24 h。中药继服,西药同前。

【按语】该患者疲乏、食欲不振、腹胀等症状提示脾阳不振,腰酸、夜尿多、浮肿则为肾阳虚衰之相,治疗宜温补脾肾。因糖尿病肾病为微血管病变,病理改变上有微血管瘤形成和局部血液循环障碍,故瘀血在其发病中具有重要意义,治疗中当兼顾活血,加用活血通络药物,常用方剂为桃红四物汤。糖尿病肾病是一个慢性病程,治疗过程中应做到效不更方,在原方基础上进行少量辨证加减。

六 李平治疗糖尿病肾病肾功能不全验案

颜某,男,68 岁,初诊日期 2018 年 5 月 9 日。患者糖尿病 11 年,使用阿卡波糖联合胰岛素皮下注射降糖治疗,未规律监测血糖。既往高血压病史,使用苯磺酸氨氯地平、缬沙坦胶囊及琥珀酸美托洛尔缓释片控制血压,平素血压控制在 140/80 mmHg。近期出现双下肢无力,易于疲乏,精神欠佳,尿中有泡沫,纳眠尚可,夜尿 3～4 次,大便正常。舌质暗红、苔黄腻,脉弦细。查:血肌酐 189.1 μmol/L,血尿素氮 11.84 mmol/L,eGFR 31.05 ml/min,总蛋白 81 g/L,白蛋白 48 g/L,24 h 尿蛋白定量 2.39 g。诊断:糖尿病肾病Ⅳ期;中医辨证为肝脾肾气阴两虚夹瘀证;予参芪地黄汤合糖肾方加减,处方:

生黄芪 25 g	党参 15 g	炒白术 15 g	当归 9 g
地龙 5 g	鸡血藤 15 g	生地 15 g	黄连 15 g
山药 15 g	山萸肉 10 g	茯苓 15 g	穿山龙 15 g
大黄炭 5 g	枳壳 5 g	鬼箭羽 15 g	炙鳖甲 15 g[先煎]
三七粉 3 g[冲服]			

同时合用雷公藤多苷片 20 mg,每日 3 次,降低尿蛋白。

2018 年 05 月 31 日二诊:患者乏力较前有所好转,双下肢无力减轻,尿中泡沫明显减少,近日口腔出现溃疡,纳眠可,大便偏干,日一行。舌质淡红、苔黄白稍腻,脉弦细。血压:120/66 mmHg。复查:血肌酐 119 μmol/L,血尿素氮 10.22 mmol/L,eGFR 54.35 ml/min,总蛋白 70 g/L,白蛋白 39 g/L,24 h 尿蛋白定量 0.49 g。调整中药方剂如下:

生黄芪 15 g	党参 15 g	生白术 15 g	当归 9 g
地龙 5 g	鸡血藤 15 g	生地 15 g	黄连 10 g
山药 10 g	山萸肉 10 g	茯苓 15 g	穿山龙 15 g
大黄炭 5 g	枳壳 5 g	鬼箭羽 10 g	炙鳖甲 15 g[先煎]
太子参 10 g	生甘草 15 g	黄芩 5 g	三七粉 3 g[冲服]

患者随诊至今,基本维持原方治疗,根据患者病情变化随证加减。如血压不稳定时则加大当归用量,并加怀牛膝以引火下行,控制血压;劳累后出现双下肢浮肿时加大黄芪用量,并加车前子利水消肿。西药方面亦根据其血压、血糖调整用药,降压药目前仅用苯磺酸氨氯地平,血压控制在 120～140/70～90 mmHg;降糖药调整为二甲双胍及利格列汀联合胰岛素,血糖空腹 5～7 mmol/L,餐后 2 h 血糖 9～11 mmol/L。

2019 年 2 月 25 日复诊:血肌酐 83.2 μmol/L,血尿素氮 7.34 mmol/L,eGFR 83.19 ml/min,总蛋白 68.7 g/L,白蛋白 40.7 g/L,24 h 尿蛋白定量 0.49 g。自觉无明显不适,无倦怠乏力等症,夜尿 1～2 次,大便正常。

【按语】这是一个中西医结合治疗糖尿病肾病有效病例。糖尿病肾病患者多见气阴两虚夹淤血,治疗以参芪地黄汤益气养阴,同时加用糖肾方等活血通络中药,可以改善肾小球血液循环,起到抗肾小球硬化和肾间质纤维化的作用。中药汤剂改善肾功能、降肌酐作用较为显著;尽管方中穿山龙、鬼箭羽具有减少蛋白尿的作用,但是针对糖尿病肾病临床显性蛋白尿似乎力度不够。因此,加用雷公藤多苷片治疗,常规剂量 20 mg,每日 3 次。虽然雷公藤多苷片可以使糖尿病肾病患者的蛋白尿减少,但对肝脏血浆白蛋白合成也有一定的抑制作用,因此可以看到血浆白蛋白水平也同时降低了。临床使用雷公藤多苷片一定要权衡利弊,因人而异。

第五节 │ 预 防 与 调 护

一 营养管理

由于厌食和消化功能紊乱,蛋白质、能量摄入不足以及内分泌代谢障碍,使糖尿病肾病患者营养不良的发生率较高。研究表明 CKD 营养不良的发生率高达 20%～50%。营养状况也是影响糖尿病肾病患者预后的重要因素之一,直接同 CKD 的死亡率呈正相关。合理的评估和改善患者营养状况可减少患者不良预后的发生。我们推荐由营养师对患者的营养状态进行评估和监测。当 GFR<60 ml/(min·1.73 m^2)时,发生营养不良的风险明显增高。因此建议将此定为筛查的起始时机,监测频率应根据营养不良风险而定。医学营养治疗应强调饮食结构合理,包括对碳水化合物、蛋白质、脂肪、钠、钾、磷等营养素的管理。

从中医的角度来看,糖尿病肾病的饮食,一般以新鲜蔬菜,精肉、蛋等品为宜,禁忌辛辣刺激之品、肥甘滋腻之物。如《儒门事亲》说:"不减滋味,不戒嗜欲,不节喜怒,病已而复发"。《外台秘要》说:"每间五六日空腹一食饼,以精羊肉及黄雌鸡为臛,……宜食鸡子马肉,……牛乳暖如人体,汤即细细呷之,亦佳"。除采用低脂糖尿病饮食之外,水肿者要限制钠的摄入;出现肾功能不全要适度限制蛋白质入量。在食疗方面,因山药功能健脾益肾、南瓜功能补气健脾、薏苡仁健脾利水,山楂能化浊降脂,所以可选用山药、南瓜、山楂、薏苡仁等作为食疗材料,长期服用,有利于降低糖尿病肾病患者的血糖、血脂、尿蛋白。但需要注意的是,从现代营养学角度来看,山药、南瓜、薏苡仁等食物碳水化合物含量相对较高,所以也不可过量服用,防止升高血糖。应以其替代部分主食为宜。此外,因黄芪补气、可利水消肿,芡实功能健脾固涩,可选用黄芪炖鸡、芡实煮老鸭等食疗方,适量食用,对糖尿病肾病有利水消肿,减少尿蛋白及提高血浆蛋白的作用。

二 生活方式干预

糖尿病肾病的治疗过程中,生活方式干预需贯穿始终,包括改变不合理的生活方式,如适当增加运动,改变不合理的饮食,减少摄入高热量食物,避免超重,心理疏导等。长期规律的运动可通过提高胰岛素敏感性、改善糖耐量、减轻体重,改善脂质代谢,改善内皮功能,控制血糖、血压,减缓糖尿病及糖尿病肾病的发生、发展。血糖监测是糖尿病管理中的重要组成部分,其结果有助于评估糖尿病患者糖代谢紊乱的程度,制订合理的降糖方案,同时反映降糖治疗的效果并指导治疗方案的调整。研究发现,糖尿病的发病不仅与病毒感染、遗传基因障碍、胰岛素抵抗等因素有关,还与社会环境、心理因素有很大的关系。在治疗过程中锻炼自控能力,避免心理紧张和精神刺激,有利于病情的控制。

三 控制血糖,预防感染

早期治疗,尽可能控制血糖,使患者的血糖维持在正常范围,是防止和延缓肾脏病变发生的最重要的措施。感染、应激是糖尿病肾病患者病情进展的重要危险因素。故应预防感冒,保持呼吸道通畅,防止合并感染。纠正糖代谢,增强抵抗力,可减少感染的并发症,延缓病情进展。

第六节 ｜ 现代中西医结合研究进展

2014 年美国糖尿病协会(ADA)与美国肾脏病基金会(NKF)达成共识,认为糖尿病肾病是指由糖尿病引起的 CKD,主要包括 GFR 低于 60 ml/(min·1.73 m²)或 UACR 高于 30 mg/g 超过 3 个月。糖尿病性肾小球病专指经肾脏活检证实的由糖尿病引起的肾小球病变。目前糖尿病肾病临床诊断的主要依据有尿白蛋白和糖尿病视网膜病变。但糖尿病肾病早期可表现为尿白蛋白阴性,症状不明显,易被忽略;此外,有横断面调查显示部分糖尿病患者无尿白蛋白排泄异常,但已存在 GFR 下降,提示尿白蛋白阴性者也可能存在肾病。故近年来对糖尿病肾病早期诊断的研究也在如火如荼地开展。例如转铁蛋白、胱抑素 C、尿视黄醇结合蛋白、T-H 糖蛋白、尿 α_1-微球蛋白、尿液免疫球蛋白 G_4 的检测,以及多指标诊断决策树模型的建立等。这些检测方法被认为能更早发现糖尿病肾病,可能作为糖尿病肾早期诊断的工具,但其可靠性、特异性、敏感性仍需更多研究证实,目前尚未作为诊断依据。

在治疗方面,糖尿病肾病通过生活方式干预,营养治疗,控制血糖、血压,调节血脂等强化传统危险因素的控制,疾病进展在一定程度上有所缓解,但不能改变其最终结局。近年来,随着对糖尿病肾病发病机制认识的不断深入,越来越多的研究提示糖尿病肾病可能存在一些新的治疗靶点。近年来临床研究证实 SGLT2i、GLP-1R 等新型降糖药,盐皮质激素受体拮抗剂对糖尿病肾有独立肾脏保护作用。有研究认为维生素 D 制剂、免疫抑制雷公藤多苷、抗氧化剂(维生素 A、维生素 C、维生素 E、硒、锌、蛋氨酸或泛醌等)的应用能在一定程度上延缓糖尿病肾病的进展。但这些新疗法的安全性和有效性证据不足,临床使用尚存争议,有待进一步的研究和探索。

中医药在治疗糖尿病肾病中的作用也越来越受到重视。中医药防治糖尿病肾病的临床研究主要集中在病机、辨证分型及辨证论治方面。

一 病机及证候分布规律

糖尿病肾病病程长,合并症多,病情复杂。目前针对糖尿病肾病的病机及证候分布规律,国内众多学者展开了文献研究、回顾或前瞻性病例调查、专家问卷、数据挖掘等多种方式的研究。目前大多数研究结论均较一致,提示糖尿病肾病病机特点为本虚标实,本虚以气阴两虚为主,晚期可见阴阳两虚;常见标实证有血瘀、气滞、湿热、水饮、痰浊、浊毒等,血瘀证作为重要标实证贯穿病程始终。

二 辨证论治

各医家对糖尿病肾病的辨证论治也进行了深入研究,提出了"微型癥瘕""三位一体论治""从肝论治"等多种学说,极大地丰富了糖尿病肾病的中医辨证论治方法,提高了糖尿病肾病临床诊治疗效。但绝大多数医家都强调,在糖尿病肾病的辨证论治过程中,应采取辨病与辨证相结合的方法,借助西医分期诊断,对糖尿病肾病进行分期辨证论治。

还有学者引入现代研究手段,探讨中医辨证客观化和量化的解决方法。李平教授项目组将系统生物学等现代生命科学前沿技术理念引入中医药研究,创建了中医药系统生物学研究平台,用代谢组学与靶标代谢组学整合一体的定量代谢组学研究平台进行筛选,得到了代谢物与临床理化指标组合构成的整合生物标志物体系,结合人工智能神经网络技术对中医证候、症状,基因-蛋白-代谢标志物进行聚焦,创建了糖尿病肾病整合生物标志物体系,实现了糖尿病肾病阴虚血瘀证、气虚血瘀证、阴阳两虚证的准确辨识以及糖尿病肾病不同病理分期的诊断;建立的糖尿病肾病"病—证结合"临床诊断与疗效评价的整合生物标志物体系,为临床辨证施治、合理用药提供了依据。

三 临床试验研究

随着糖尿病肾病中西医结合治疗的广泛开展,各科研机构和医院进行了大量的中西医结合临床研究。文献回顾可发现,目前糖尿病肾病中西医结合临床研究有以下一些特征:①糖尿病肾病的中医治疗研究中绝大多数都同时采用了中药加西医基础治疗的中西医结合治疗方式;②与其他疾病包括糖尿病的中西医结合治疗随机对照试验的数量比较,糖尿病肾病的中医药临床研究的数量尤为突出;③文献所报告的各类型临床研究结果绝大多数得出中西医结合疗效优于对照组的结论;④临床中医医师对糖尿病肾病的病机认识逐渐趋向一致;⑤辨证论治自拟方的应用频率远远高于成方和古方;⑥病例系列、病例报告和专家经验介绍性质的研究文章在报告的文章总数中仍然占有相当的比重;⑦临床研究类型中病例对照研究和队列研究的报告逐渐增多;⑧国际上应用中药、针灸或中西医结合疗法治疗糖尿病肾病的研究尚未开展起来,仅有极少数研究见诸报道。国外糖尿病肾病或肾病领域的中医药或中西医结合治疗方法的临床应用和研究,长久以来一直受制于中药肾毒性报道给医学界和患者带来的负面影响。

近年来,越来越多的学者采用较规范的研究方法,探讨了中医药治疗糖尿病肾病的疗效及安全性。例如糖肾方、止消通脉宁、止消温肾宁、止消保肾宁等中药治疗糖尿病肾病的临床研究已证实中西医结合治疗优于单纯西药治疗,中西医结合治疗可以在规范西医治疗的基础上进一步减少糖尿病肾病患者尿蛋白排泄、延缓肾功能减退进展和改善患者生活质量。尤其是李平教授项目组关于糖肾方治疗糖尿病肾病的临床 RCT 研究,通过多中心、随机双盲、安慰剂平行对照、较长研究周期(24 周)的临床试验,证实中药复方治疗糖尿病肾病的有效性与安全性,发表在国际杂志上,为中医药治疗糖尿病肾病在国际上提供了高级别的循证医学证据。

四 临证提要

(1) 寻找临床线索,确立正确诊断,尽早干预治疗。正确诊断是准确治疗的前提。本病早期疗效较好,部分患者通过规范的中西医结合治疗,甚至可以完全治愈。但本病早期症状多不典型,当临床中发现大量蛋白尿、水肿、血肌酐升高时,往往已进展至糖尿病肾病中、晚期,临床疗效欠佳。故应在患者确诊糖尿病后早期开展尿微量白蛋白排泄率的筛查,以早期诊断,及时诊治,以免延误诊治,影响患者肾脏功能。

(2) 中西医结合、辨病于辨证论治相结合。本病一旦确诊,应根据患者血糖、血压、肾功能情况,酌情给予规范的降糖、降压等西医对症处理;当病情进展至终末期,合并严重心衰、酸中毒、高钾血症时,应积极给予西医对症处理,以免发生严重酸碱平衡失调或电解质失调而危及患者生命。在此基础上,结合患者整体情况辨证论治,徐徐图之巩固疗效,使疾病缓解而逐步向愈。

(3) 辨明主证、兼证、变证。消渴病易发生各种并发症,且消渴病迁延日久,瘀血、痰湿等实邪从生。而糖尿病肾病晚期,除可合并其他消渴并发症外,还可发生"浊毒犯胃""水凌心肺""关格""溺毒入脑"等一系列变证。故在诊治糖尿病肾病时,应在辨明主证的同时,辨明兼证、变证,才能在临证时分清标本缓急,有的放矢地去辨证施治、灵活加减。

(李平)

| 参考文献 |

1. KDOQI. KDOQI clinical practice guidelines and clinical practice recommendations for diabetes and chronic kidney

disease［J］. Am J Kidney Dis，2007，49(2 Suppl 2)：S12 - S154.

2. Kidney Disease：Improving Global Outcomes (KDIGO) Blood Pressure Work Group. KDIGO 2021 clinical practice guideline for the management of blood pressure in chronic kidney disease［J］. Kidney Int，2021，99(3s)：S1 - S87.

3. Kumar D，Robertson S，Burns KD. Evidence of apoptosis in human diabetic kidney［J］. Mol Cell Biochem，2004，259(1 - 2)：67 - 70.

4. Li P，Chen Y，Liu J，et al. Efficacy and safety of tangshen formula on patients with type 2 diabetic kidney disease：a multicenter double-blinded randomized placebo-controlled trial［J］. PLoS One，2015，10(5)：e0126027.

5. Zhang L，Long J，Jiang W，Shi Y，He X，Zhou Z，et al. Trends in Chronic Kidney Disease in China［J］. N Engl J Med. 2016；375(9)：905 - 906.

6. 陈灏珠，林果为. 实用内科学［M］. 13 版. 北京：人民卫生出版社，2010.

7. 甘培宁，丁健文. 刘宝厚肾脏病临证精要［M］. 北京：人民军医出版社，2014.

8. 黄彦彬，张佩青，张玉梅，等. 张琪辨治泌尿系疾病经验举隅［J］. 中国中医药信息杂志，2009，16(7)：84 - 85.

9. 李平，谢院生. 糖尿病肾病中西医结合诊疗与研究［M］. 北京：中国医药科技出版社，2018.

10. 孙红颖. 聂莉芳教授辨治糖尿病肾病经验［J］. 中国中西医结合肾病杂志，2009，10(5)：380 - 381.

11. 王海燕. 肾脏病学［M］. 3 版. 北京：人民卫生出版社，2010.

12. 张先闻，陈以平. 陈以平辨治糖尿病肾病经验撷要［J］. 上海中医药杂志，2008，42(6)：6 - 7.

13. 中国医师协会内分泌代谢科医师分会. 2 型糖尿病合并慢性肾脏病患者口服降糖药治疗中国专家共识(2019 年更新版)［J］. 中华内分泌代谢杂志，2019，35(6)：447 - 454.

14. 中华医学会内分泌学分会. 中国成人 2 型糖尿病 HbA1c 控制目标的专家共识［J］. 中华内分泌代谢杂志，2011，27(5)：371 - 374.

15. 中华医学会糖尿病学分会. 中国 2 型糖尿病防治指南(2020 年版)［J］. 中华糖尿病杂志，2021，13(4)：315 - 409.

16. 中华医学会糖尿病学分会微血管并发症学组. 中国糖尿病肾脏病防治指南(2021 年版)［J］. 中华糖尿病杂志，2021，13(8)：762 - 784.

第十八章 糖尿病肾病的心理障碍与治疗

糖尿病的发生、发展及其转归，不仅仅同生物医学因素有关，而且与社会心理因素密切相关。WHO已经把糖尿病归类为与生活方式有关的慢性非传染性身心疾病，并且强调心理因素在其发病中的重要作用。糖尿病患者的心理因素被心理学家认为是影响糖尿病患者治疗和生活质量的中介因子，是基本的病理因素。同时，糖尿病作为一种持续性的心理应激因素又可引发许多心理问题，心理问题进而影响糖尿病患者的代谢控制，最终影响糖尿病患者的多项生活质量指标。随着糖尿病病程进展，在糖尿病后期，患者多伴有视网膜、神经、大血管、肾脏等多系统并发症，尤其是糖尿病肾病患者，可能需要面临长期的替代治疗（腹膜透析、血液透析），以及由此带来的生活习惯、学习、工作和社会角色、收入等多方面的影响；这种几乎是长期而持续的治疗，也给患者带来了巨大的心理压力，形成了糖尿病肾病患者特殊的心理学问题。

第一节 | 病因与发病机制

糖尿病与抑郁之间的关系非常密切，有学者甚至认为糖尿病是由于失望或是长期忧伤所致。众多的研究表明，无论是1型还是2型糖尿病患者，抑郁症的发病率均较高，其发病率可高达15%~20%，是一般人群的3~4倍。而且，抑郁还显著增加了2型糖尿病发生的可能性。一项长期的随访研究表明，抑郁症患者其2型糖尿病的发病风险上升了37%。糖尿病肾病及其合并其他并发症与糖尿病患者并发抑郁之间的关系密切，糖尿病合并其他并发症使其患抑郁症的可能性更加升高。糖尿病患者血糖控制不良也与抑郁有关。同时，合并抑郁又会使血糖控制更差。研究证实，无论是短期还是长期的抗抑郁治疗或心理干预，均会使患者的心理状态明显改善，并且可以改善血糖控制。然而，若长期缺乏关注或干预，糖尿病患者的心理问题又会复发或加重，使糖尿病患者的整体预后更加严重。

一 疾病因素与个性特征

糖尿病是一种慢性、终身性疾病，糖尿病肾病患者常同时合并有周围神经、视网膜、心脑血管等多种并发症，患者的正常生活受到严重影响，甚至不能独立生活。同时，治疗药物品种繁多与疗效欠佳之间的对比，尤其是肾病终末期的替代治疗，均使患者对疾病治疗的心理期望与实际效果之间形成了巨大的落差，加重了患者的沮丧与失望。

糖尿病患者的个性行为特征常表现为情绪不稳、神经过敏、适应力差、内向、被动、依赖、幼稚、不安全感，优柔寡断等，心理常处于忧郁状态，具有情绪压抑、自卑、心胸狭窄、倔强、急躁易怒等特点。

2016年，有学者研究了糖尿病肾病分期与糖尿病患者中抑郁症发生之间的关系，研究者随访了

2 212 例糖尿病患者，其中有 1 838 例为 2 型糖尿病患者。研究者使用健康问卷-9(PHQ-9)来评估患者是否有抑郁症及严重程度。结果发现，随着糖尿病肾病的进展，患者中抑郁症的发生及严重程度不断增加；而肾移植后，抑郁症患病情况有明显改善；并且，患者蛋白尿的严重程度与 PHQ-9 评分密切相关。

2021 年，有学者研究了 1 型糖尿病患者中糖尿病肾病进展与抑郁症之间的关系，研究者随访了 3 730 例 1 型糖尿病非 ESRD 患者，平均随访 9.6 年。结果发现，在基线时存在抑郁症或采取抗抑郁治疗的患者，其肾病进展的风险分别增加了 53% 与 32%。结果表明，被诊断为抑郁或已经采用抗抑郁治疗的 1 型糖尿病患者，其肾病的进展风险增加，而对于抗抑郁治疗能否减轻肾病进展风险，仍不明确。

生活事件和心理应激

生活事件与心理应激是糖尿病发生过程中不可忽视的因素。影响身心健康的生活事件与个体所处的时代、文化背景、社会制度等因素有关。有流行病学研究表明，地震、火灾均会促发糖尿病的发生。糖尿病肾病患者的肌酐升高、水肿加重或是突发的心力衰竭、肺水肿，以及不可避免地进入透析替代治疗，对患者来说，均是糖尿病肾病患者不可避免的生活事件，各种因素造成的应激状态，可以明显影响大脑皮层功能，刺激、干扰大脑边缘系统及下丘脑的某些中枢，通过自主神经系统、内分泌系统和神经递质等中介导致多种拮抗胰岛素的激素分泌增加，使糖尿病代谢紊乱进一步加重。而躯体疾病反过来又会加重患者的紧张、焦虑、激动、易怒、抑郁等负性情绪反应。

2 型糖尿病相关的负性情绪是一种较为广泛的概念，既包括由 2 型糖尿病状态导致的焦虑、抑郁等负性情绪状态；也包括负性情绪状态对患者血糖波动产生一定的作用，患者最终发展为 2 型糖尿病而负性情绪未得到缓解；同时还包括 2 型糖尿病合并的焦虑、抑郁状态。

早在 20 世纪 90 年代，有学者就指出，糖尿病患者出现的负性情绪应当被看作是一种严重的、特殊的并发症来处理。负性情绪的产生，既有生理因素，又有社会心理因素。生理因素主要是下丘脑-垂体-肾上腺轴的调节失衡导致，而社会心理因素主要包括 Beck 的认知理论和 Seligman 的习得性无助理论。

2019 年，对 2 型糖尿病患者中抑郁的发生率及其与血糖控制、糖尿病微血管并发症之间的关系研究发现，在 100 例 2 型糖尿病患者当中，抑郁症的发生高达 40%，尤其容易发生于 40~60 岁的女性糖尿病患者。伴有视网膜病变、肾病及神经病变的患者，抑郁症的发生率分别是没有以上并发症患者的 3.8 倍、4.2 倍和 2.1 倍。与 HbA1c 在 6.5%~7.5% 的患者相比，HbA1c 大于 7.5% 患者发生抑郁症的比例较高。

其他社会心理因素

糖尿病患者心理障碍及其严重程度还与某些常见的社会因素有关，如患者的性别、受教育程度、工资收入、家庭状况、社会地位、医疗保健制度以及能够获得的社会支持等等。

第二节　临床表现、诊断及评估

临床表现

研究表明，糖尿病肾病患者的心理问题主要是躯体化、抑郁、焦虑、恐怖。临床表现为对疾病的恐惧和躯体不适感,以及情绪焦虑和抑郁症。糖尿病患者可能会有认知功能受损、孤独感以及性心理异常等。其心理障碍具有以下人格特征:过分掩饰自我、缺乏对紧张和压力的忍耐性,倾向于用否认和压抑来处理外来压力;对自身健康过度关注,躯体不适主诉多,以自我为中心,不愉快,常希图博得同情;抑郁倾向,抱怨;有用躯体不适来缓解精神紧张的倾向,寻求期待注意;或者过于自制,感情表露少,谨慎、保守,缺乏想象和抑制性强。躯体化也表现为对糖尿病的常见并发症更加不能耐受,症状表现更为突出;或者对治疗的反应不敏感,对治疗方法不认同,不能主动配合治疗,甚至自暴自弃,失去治疗信心,放弃治疗。

诊断及评估

糖尿病是一国际公认的身心疾病,糖尿病肾病患者是否伴有明显的心理障碍,或严重程度如何,主要依靠临床医师包括内分泌科医师、肾脏科医师和心理医师的仔细观察和判断。当糖尿病患者出现主诉繁多、抱怨、治疗不配合、情绪异常以及过分焦虑、压抑时,均提示患者可能伴有心理异常。许多评估量表均可用于糖尿病肾病患者心理健康情况的评估、指导治疗和检测疗效,包括症状自评量表(symptom checklist 90,SCL - 90)、抑郁自评量表(self-rating depression scale,SDS)、焦虑自评量表(self-rating anxiety scale,SAS)以及贝克抑郁自评分数(Beck depression iventory,BDI)等。另外还有一些生活质量测量工具,也可以用于评估患者身心健康状态,包括健康调查简表(36 - item short-form,SF - 36)、世界卫生组织生存质量测定量表(100 - item World Health Organization quality of life assessment,WHOQOL - 100),以及其他专用量表如糖尿病生存质量量表(diabetes quality of life scale,DQOL)、糖尿病特异性生存质量量表(diabetes-specific quality of life scale,DSQOLS)等。

症状自评量表(SCL - 90),也叫 Hopkins 症状清单(Hopkins symptom checklist,HSCL),由 Derogatis 于 1973 年编制。该清单一共包括 90 个项目,分为 9 个因子,分别是:躯体化、强迫症状、人际关系敏感、忧郁、焦虑、敌对、恐怖、偏执、精神病性因子等。该自评量表能够较广泛评估个体的包括感觉、情感、思维、意识、行为直至生活习惯、人际关系、饮食睡眠等躯体以及精神心理的症状。

第三节 治疗与预后

一 治疗

糖尿病肾病患者心理障碍的治疗主要以心理治疗为主,可以配合小剂量抗焦虑及抗忧郁药物,帮助患者改变对疾病的认识,增加糖尿病及其并发症防治相关知识,增强信心,积极主动配合治疗。自主安排生活、工作、学习,鼓励患者参加各项力所能及的活动及家务,积极重返家庭和社会。糖尿病肾病患者心理治疗方法主要有健康教育与认知治疗、支持性心理治疗、行为疗法生物反馈与放松训练、家庭、社会心理治疗、药物治疗等。

1. 健康教育与认知治疗

健康教育与认知治疗(cognitive therapy)是糖尿病肾病心理治疗最基础也是最容易开展的治疗方法。认知疗法是由美国学者 Beck 最早提出的通过认知和行为技术来改变患者不良认知的一类心理治疗方法的总称,是目前世界上应用最广泛的心理治疗方法之一。Beck 认为在应激事件与情绪反应之间存在着当事人的认知评价系统,负性情绪的产生就来源于这个评价系统所产生的异常或歪曲的思维方式。并且情绪困扰和行为异常均与歪曲的认知有关。所以在治疗上侧重处理认知层次,经由认知上的纠正与更改,便可继发地改善其情绪与行为。认知疗法让患者用行为去验证他们的信念和思维。

疾病相关健康教育的原理与作用相当于认知治疗,医者通过向糖尿病患者及家属传授糖尿病相关知识,使患者及家属正确认识糖尿病的特点,建立 2 型糖尿病相关的合理信念与态度、行为方式,就能够积极配合医务人员控制好糖尿病及防治并发症的发生与发展。

临床具体开展该疗法需要临床医师与心理治疗师联合进行,向患者详细宣讲糖尿病肾病的临床特点、分期,病情进展的诱因,干预和预防措施,病情转归,治疗方法以及注意事项,还有透析方式的选择和各自的优缺点,使患者对整体病程有一个完整认识,并能够积极主动地参与到自己治疗方案的制订、实施及治疗结果的监测和评估中去。认知治疗是帮助患者重新认识疾病,纠正一些不合理、不正确的观念,正是这些不合理观念影响了患者疾病的进程。在应用时要及时发现患者一些错误观念,然后采用一些方法去解决这些不合理的思维。让患者认识到这种认识是错误的,以前的忧心忡忡是不必要的,甚至是过分的。可以教给患者用不同的方法来减少病态思维的影响,常用的一种方法为分散注意力,如鼓励其将注意力集中到相反的环境中,而不是专注于侵入性思维等。

2. 支持性心理治疗

支持性心理治疗(supportive psychotherapy)的技术包括解释、鼓励、保证、指导、促进环境的改善等等,其原则是提供患者所需要的心理上的支持,包括同情、体贴,鼓励安慰,以协助患者渡过难关,应付心理上的挫折,提高患者的疾病应对能力。对于糖尿病患者的支持性心理治疗,多作为其他心理治疗的辅助技术或基础。

临床上对于确诊为糖尿病肾病存在心理障碍的患者,应耐心听取患者的倾诉,努力取得患者信任,详细了解患者的病情、病程及分期,认真体会患者心理诉求,结合患者的家庭情况、以往的生活习惯及工作状态,为患者制订一个较为合理、可行的治疗方案,并向患者讲明采用该治疗的必要性及可行性,针对患者的担忧,作具体的分析与安慰,采用多种可选的备用治疗方案,以增加患者对医者的信任度,尽可能使其对自己所患疾病有正确而切合实际的认识,对即将采取的治疗有全面的了解,尽量消除或减轻患者的烦躁、焦虑情绪,增强其战胜疾病的信心,使其能配合医生积极进行下一步的临床及心理治疗。

3. 行为疗法

行为疗法(behavior therapy)的目的是消除、改变一个不适应行为或塑造一个新行为,或者二者同时进行。其大致治疗步骤可分为三步:①心理确定目标行为;②根据目标行为来选定恰当的方法技术;③按计划实施治疗。该疗法主要用于改变患者的不良行为模式。生物反馈疗法和放松疗法是行为疗法的代表。

生物反馈就是利用生物反馈治疗仪,通过人体内生理或病理信息的自身反馈,经过反复训练后使患者能够有意识地控制和消除病理反应,恢复健康。放松疗法则是针对患者的焦虑烦躁、紧张恐惧、激动易怒的情绪状态,采用渐进松弛疗法。首先让患者静坐在沙发上或静卧于床上,闭上眼睛,全身自然放松,然后具体实施治疗,从上到下逐渐放松,一般要求每周来医院训练 2～3 次,每次练习 20～40 min;并要求患者回家后按训练程序继续练习,每天练习 2 次。只要坚持不懈,持之以恒,定会取得较好的放松疗效。

糖尿病患者通过学会自我调节和放松,可以改变不良饮食习惯、控制体重等,有利于其血糖的控制以及生活质量的全面提升,使患者得到身心的全面放松,并逐渐改善其机体代谢水平。

4. 家庭、社会心理治疗

心理治疗中非常重视家庭关系,它不仅仅是将改善患者与家庭成员之间的关系视为治疗的目标,也是将家庭本身视为治疗对象。内容除了涉及伴侣之外,还包括子女,有时还涉及第三代亲人。可以采取家庭座谈会形式,使家庭成为一个健康的整体,每一个成员理解、支持、帮助患者,消除患者精神压力,减轻躯体痛苦,促进康复。

社会心理治疗,则是通过积极广泛的宣传活动,寻求社会的理解与支持,改变社会原先可能存在的消极态度,争取社会的支持与帮助,获取更多的社会资源,帮助患者建立重返社会的信心,并最终作为一位健康的社会人融入家庭和社会。

通过积极的家庭和社会心理治疗,可以为糖尿病肾病患者营造更加温馨、舒心的家庭生活环境及融入社会的多种支持和社会、财政资源,从而为患者的身心健康提供更加强大的精神动力和力量源泉。

5. 药物治疗

对于存在严重心理问题的患者,可以在上述心理治疗的基础上采用药物干预。目前最为常用的药物多是5-羟色胺受体拮抗剂,如帕罗西汀(赛乐特)、百忧解等药物。赛乐特不良反应较少,可有轻度口干、恶心、厌食、便秘等不适,适用于各种抑郁症、强迫症、惊恐障碍、社交焦虑以及社交恐怖症等。有研究表明,曲舍林联合心理治疗对糖尿病伴有抑郁症患者的疗效确切而持久。

二 预后

糖尿病肾病患者的心理障碍,与糖尿病肾病患者本身的躯体疾病状态息息相关,大量的研究证实,积极干预糖尿病肾病的心理问题,不仅可以明显改善患者的心理状态,更利于改善患者长期的血糖控制及整体预后。然而,心理干预与治疗需要持久进行,若这些患者失于心理状态的评估、监测与随访,则心理问题不仅会复发,且可能持久存在,并且有可能继续加重。因此,临床上需要就糖尿病患者的心理健康问题予以更多的关注。

(郭永平)

参考文献

1. Ahola AJ, Harjutsalo V, Forsblom C, et al. Depression is associated with progression of diabetic nephropathy in type 1 diabetes [J]. Diabetes Care, 2021,44(1):174-180.

2. De Groot M, Anderson R, Freedland KE, et al. Association of depression and diabetes complications: a mate-analysis [J]. Psychosom Med, 2001,63(4):619-630.

3. De Groot M, Jacobson AM, Samson JA, et al. Glycemic control and major depression in patients with type 1 and type 2 diabetes mellitus [J]. J Psychosom Res, 1999,46(5):425-435.

4. Gavard JA, Lustman PJ, Clouse RE. Prevalence of depression in adults with diabetes: an epidemiological evaluation [J]. Diabetes Care, 1993,16:1167-1178.

5. Ismail K, Winkley K, Rabe-Hesketh S. Systematic review and meta-analysis of randomized controlled trials psychological interventions to improve glycaemic control in patients with type 2 diabetes [J]. Lancet, 2004,363(9421):1589-1597.

6. Kinder LS, Kamarck TW, Baum A, et al. Depressive symptomatology and coronary heart disease in type 1 diabetes mellitus: a study of possible mechanisms [J]. Health Psychol, 2002,21(6):542-552.

7. Knol MJ, Twisk JW, Beekman AT, et al. Depression as a risk factor for the onset of type 2 diabetes mellitus: a meta-analysis [J]. Diatetologia, 2006,49(5):837-845.

8. Lustman PJ, Anderson RJ, Freedland KE, et al. Depression and poor glycemic control: a meta-analytic review of the literature [J]. Diabetes Care, 2000,23(7):934-942.

9. Lustman PJ, Clouse RE, Griffith LS, et al. Screening for depression in diabetes using beck depression inventory [J]. Psychosom Med, 1997,59(1):24-31.

10. Lustman PJ，Clouse RE. Depression in diabetes：the chicken or the egg [J]. Psychosom Med，2007,69(4):297 - 299.

11. Lustman PJ，Griffith LS，Clouse RE，et al. Effects of nortriptyline on depression and glycemic control in diabetes：results of a double-blind，placebo-controlled trial [J]. Psychosom Med，1997,59(3):241 - 250.

12. Lustman PJ，Griffith LS，Freedland KE，et al. The course of major depression in diabetes [J]. Gen Hosp Psychiatry，1997,19(2):138 - 143.

13. Sharif S，Raza MT，Mushtaq S，et al. Frequency of depression in patients with type 2 diabetes mellitus and its relationship with glycemia control and diabetic microvascular complications [J]. Cureus，2019,11(7)：e5145.

14. Takasaki K，Babazono T，Ishizawa K，et al. Relationship between diabetic nephropathy and depression：a cross-sectional analysis using the Diabetes Study from the Center of Tokyo Women's Medical University(DIACET) [J]. BMJ Open Diabetes Res Care，2016,4(1)：e000310.

15. 曹玉媛，王红梅，王志铭.舍曲林联合心理治疗对糖尿病伴抑郁的疗效观察[J].中国实用神经疾病杂志,2009,12(14):8 - 10.

16. 程洪燕.浅论糖尿病的社会心理因素与心身同治[J].吉林中医药,2005(8):4 - 5.

17. 桂冰,王苏平.2 型糖尿病患者的心理社会因素特征[J].中国临床康复,2003(19):2732 - 2733.

18. 蒋文,张春霞,乐岭.糖尿病肾病氮质血症期患者抑郁状况调查[J].华南国防医学杂志,2009,23(2):49 - 50.

19. 马朝斌.2 型糖尿病病人心理健康干预研究[J].当代医学,2012,18(5):8 - 10.

第十九章 糖尿病肾病合并感染

糖尿病患者的感染发生率较高,而且比较严重,许多常见的感染在糖尿病人群中发生更频繁、更严重。糖尿病患者在感染期间有发生急性代谢失代偿的风险,而且代谢失代偿患者发生某些侵袭性感染的风险更高。糖尿病与感染是两种相互影响的疾病,糖尿病患者易于并发感染,而感染又可引起和加重糖尿病。据报道糖尿病并发医院感染的病例占住院病例的 0.41%,占住院糖尿病患者的 36.65%,占全院感染构成比的 9.52%。在高血糖高渗状态,一些罕见的感染如鼻脑型毛霉病、气肿性胆囊炎、恶性或坏死性外耳炎等也会光顾糖尿病患者。当糖尿病肾病患者出现感染,由于肾功能异常及降糖药物的使用,使得治疗变得尤为复杂。抗菌药物导致肾功能损伤,抗菌药物与降糖药物的相互作用会影响血糖水平。因此,迫切需要提高对糖尿病肾病合并感染的认识,并采取有效的治疗方案控制感染,保护肾功能。

第一节 感染机制和易感因素

一 感染机制

1. 天然免疫

先天免疫反应的早期阶段是炎症。在糖尿病患者中,一氧化氮产生的失调和一氧化氮对缓激肽的反应迟钝会导致血管收缩,可能削弱吞噬细胞的作用。炎症期间单核细胞和中性粒细胞表面的黏附分子(巨噬细胞分化抗原1、淋巴细胞功能相关抗原1、3、极晚期抗原-3)迅速增加,内皮细胞黏附分子(内皮白细胞黏附分子1、血管细胞黏附分子1和细胞间黏附分子1)的表达也有类似的增加。蛋白激酶 C 通过激活 NF-κB 在这些黏附分子的增强表达中起作用。这些反应可能通过限制微生物并可能有助于生物膜的形成而对宿主有害,从而确保入侵微生物的生存并防止被有效根除。

高血糖本身对补体系统的影响是复杂的。高血糖通过激活蛋白激酶 C α 或蛋白激酶 C β 来损害正常中性粒细胞中补体受体3和 Fcγ 受体介导的吞噬作用。在较高浓度下,胰岛素本身已被证明可抑制正常人中性粒细胞中的补体受体3和 Fcγ 受体介导的吞噬作用。

早期促炎细胞因子 TNF-α、IL-1β 和 IL-18 在高血糖状态下升高,胰岛素显著降低;同样,趋化因子,如 MCP-1、人 CC 趋化因子 HCC-4、MCP-3、干扰素诱导蛋白10(IP-10)、胸腺活化调节趋化因子(thymus and activation regulated chemokine,TARC)的水平升高。

高血糖状态会导致促炎细胞因子(如 TNF-α 和 IL-6)水平升高,进而通过降低葡萄糖转运蛋白4(GLUT-4)的 mRNA 表达而导致胰岛素抵抗状态;刺激激素敏感性脂肪酶的表达,导致脂肪分解增加;降低脂蛋白脂肪酶活性;减少胰岛素受体的酪氨酸磷酸化并增加丝氨酸残基处胰岛素受体底物1(IRS‐1)的磷酸化。这些细胞因子还激活下丘脑‐垂体‐肾上腺轴,导致应激激素释放增加,进而升高血糖。这会导致高血糖、促炎细胞因子升高和胰岛素抵抗的恶性循环。

2. 适应性免疫(细胞介导免疫和体液免疫)

糖尿病控制不佳的患者 T 淋巴细胞功能受损,可能与高血糖程度有关。已显示 IgG 的糖化与糖化血红蛋白(HbA1c)的水平相关,但尚不清楚是否转化为临床相关性。

糖尿病患者的多形核白细胞功能受损,包括趋化性、黏附性、吞噬作用和细胞内杀伤。胰岛素治疗通过代谢控制使多形核白细胞功能正常化,也是直接作用。尽管研究报告高血糖对趋化性的影响不一,但大多数研究表明趋化性降低,而胰岛素已被证明可以改善。多项研究表明,高血糖状态下吞噬功能受损。高糖可能通过抑制葡萄糖‐6‐磷酸脱氢酶(glucose‐6‐phosphate dehydrogenase,G6PD)来抑制活性氧的产生,G6PD 负责烟酰胺腺嘌呤二核苷酸磷酸(nicotinamide adenine dinucleotide phosphate,NADP)的形成,髓过氧化物酶活性似乎不受影响。体外研究表明自发性细胞凋亡没有变化;然而,高葡萄糖浓度消除了脂多糖的细胞凋亡延迟作用。

易感因素

1. 长期高血糖

糖尿病患者体内长期高血糖状态导致细胞介导的免疫和巨噬细胞功能异常,机体免疫功能降低。当细菌病毒、化学毒素等侵害机体时其反应能力减弱,因而极易感染,且常常比非糖尿病患者严重。另外长期高血糖导致各种体液含糖量增高,有利于外来生物体定居生长和繁殖(如念珠菌和其他真菌类)。

2. 糖尿病慢性并发症

糖尿病患者易发生血管病变使血管结构和功能异常,导致局部血循环障碍,血流缓慢,组织血液供应减少,组织缺氧,影响局部组织对感染的反应。缺氧时有利于厌氧菌生长,严重时可引起组织坏死,抗生素吸收缓慢且减少。糖尿病周围神经和自主神经病变容易遭受损伤(溃破、挫伤、烫伤)且不易早期发现,易致感染。

第二节 │ 感 染 类 型

一 常见感染

1. 呼吸道感染

呼吸道感染是糖尿病患者常见的感染之一。糖尿病患者的肺部尸检可显示微血管病变、血管透明变性、间隔间结节纤维化、肉芽肿和局灶性蛋白沉积症伴肺气肿样间隔闭塞的变化。由于谷胱甘肽过氧化物酶活性降低、内皮功能障碍、微粒体疾病、血管基膜内硫酸乙酰肝素增加、晚期糖基化终末产物水平增加以及胰淀素导致支气管黏液产生紊乱,最终导致肺弹性回缩减少、肺容量减少和扩散能力降低。迷走神经张力改变的这类自主神经病变,会导致支气管反应性降低和支气管舒展减弱,最终导致肺功能改变。结构和功能紊乱对肺内的微生物清除机制产生不利影响,从而导致更高的感染风险。而高血糖本身也可能是导致感染的风险因素。比如,支气管抽吸物中存在葡萄糖的情况下,插管患者可分离到耐甲氧西林金黄色葡萄球菌(methicillin resistant *Staphylococcus aureus*,MRSA)。

革兰氏阴性菌、金黄色葡萄球菌、结核分枝杆菌是较常见的病原体。肠球菌、表皮葡萄球菌、金黄色葡萄球菌等近年来也增多,同时一些少见菌种,如铜绿假单胞菌、变形杆菌、克雷伯菌、白念珠菌、新型球菌等亦明显增多。临床表现为咳嗽、咳痰、胸闷、胸痛、呼吸急促,伴有发热、畏寒等。查体可及支气管呼吸音及湿啰音。血白细胞明显升高,老年或重症者白细胞数可正常。影像学检查可协助诊断。对于社区获得性肺炎球菌肺炎患者,糖尿病是最常见的基础疾病之一。糖尿病与社区获得性肺炎的严重程度和复发有关。糖尿病患者发生严重菌血症、酮症酸中毒和死亡(尤其是与肺炎链球菌引起的感染有关)的风险更高,在流感流行期间更是如此。葡萄球菌肺炎的发病率也很高,可能是由于皮肤和鼻腔可携带金黄色葡萄球菌以及体液免疫受损所致。糖尿病患者发生革兰氏阴性菌呼吸道感染(如肺炎克雷伯菌)、肺结核和真菌感染(如球孢子菌病、曲霉病和毛霉病)的风险增加。患有呼吸道感染的糖尿病患者的初始抗生素治疗,应针对常见的社区获得性病原体,包括非典型病原体。

在亚洲、非洲和西班牙裔人群中进行的几项研究表明,糖尿病患者结核病的患病率是非糖尿病患者的 4～11 倍,而且更具侵袭性,通常是双侧肺下叶,且常与胸腔积液有关。

如果出现空洞或结节性肺部病变、对口服抗菌药物反应不佳、严重肺部疾病或长期患病,应行真菌和分枝杆菌病原体的检查,包括培养、血清学和活检。在等待结果的同时可进行抗真菌治疗,包括泊沙康唑、伏立康唑、伊曲康唑、两性霉素 B 及其脂质或脂质体衍生物,以及棘白菌素。患者应积极控制血糖以改善预后。

糖尿病患者肺结核患病率较非糖尿病患者高 2～4 倍,耐多药结核病发病率可能更高。由于口服降糖药与利福平的相互作用,需要增加口服降糖药的剂量。因为异烟肼会加重周围神经病变,推荐加用吡哆醇(pyridoxine)。治疗的同时应更需监测肾功能。

2. 泌尿系统感染

泌尿系统感染包括肾盂肾炎、尿道炎、膀胱炎、前列腺炎等。最常见的是无症状菌尿(asymptomatic bacteriuria, ASB),定义为清洁中段尿中,至少大于 10^5/ml 个菌落,且无尿路感染症状。与糖尿病男性相比,糖尿病女性 ASB 的发病率是男性的 3 倍。然而,糖尿病男性的患病率与非糖尿病男性相似。ASB 的总体患病率在糖尿病女性中约为 26%,其中在 1 型糖尿病的女性中为 21%,在 2 型糖尿病女性中为 29%。超过一半的 ASB 患者涉及上尿路。除了肾盂肾炎、膀胱炎,糖尿病患者易并发真菌性阴道炎,尤其在发生了神经系统并发症之后,神经源性膀胱导致尿潴留或用导尿管后更增加了感染的机会,严重者可致肾衰竭。

较长的糖尿病病程、大量白蛋白尿和周围神经病变的存在使 1 型糖尿病患者易患 ASB;而年龄较大、BMI 较低、大量白蛋白尿和前一年的尿路受累,增加了 2 型糖尿病患者的 ASB 风险。

ASB 可能会显著增加有症状的泌尿道疾病和由尿毒症引起的住院治疗的风险,但不会增加肾功能恶化或高血压的风险。

尿常规检查常可发现白细胞增多,尿培养可有细菌生长。致病菌主要为革兰氏阴性菌,其中 80% 是大肠埃希菌,其次为变形杆菌、铜绿假单胞菌和厌氧杆菌等。膀胱炎和肾盂肾炎最常见,偶可并发急性肾乳头坏死。

目前,尚不清楚糖尿病是否是 ASB 的危险因素。在患有糖尿病的女性中,表达 1 型毒力因子菌毛的大肠埃希菌对尿路上皮细胞的黏附增加。糖尿病本身并不是大肠埃希菌抗生素耐药的危险因素。尿路感染的真菌感染通常由念珠菌引起。

糖尿病患者泌尿道受累的治疗与非糖尿病患者相似,只是持续时间不同。由于糖尿病患者经常累及上尿路,因此抗生素治疗应持续 7～14 d。抗生素选择应基于微生物学和体外药敏数据。应尽可能检查尿常规和尿培养。甲氧苄氨嘧啶-磺胺甲恶唑和环丙沙星,常用于肠杆菌科的初始治疗。尽管大多数患者的耐受性良好,但甲氧苄啶-磺胺甲恶唑的使用可能与严重和长期的低血糖有关。

3. 肝胆系统感染

糖尿病患者合并肝脓肿的概率较普通患者明显增加,容易出现脓毒症、脓毒性休克等严重并发症,起病常急骤,病情危重。致病菌以革兰氏阴性菌、厌氧菌多见,尤其多见于肺炎克雷伯菌、大肠埃希菌等。

糖尿病时急性和慢性胆囊炎的发生率增高,尤其在肥胖的 2 型糖尿病患者中更是多见,往往胆囊炎与胆石症并见。糖尿病患者胆囊往往增大,且收缩功能不良,后者可能与糖尿病合并自主神经病变有关,因此容易继发感染。革兰氏阴性菌是主要的致病菌,尤其是大肠埃希菌。急性胆囊炎的严重后遗症是胆囊坏疽和穿孔。

4. 皮肤和软组织感染

皮肤和软组织感染在糖尿病人群中更为常见。因为周围血管神经病变,糖尿病患者的皮肤较易损伤,且不容易发现和自愈,因此糖尿病患者易发生多种皮肤及软组织感染,其中糖尿病患者并发皮肤化脓性感染约占 20%。临床上以疖、疔、痈、疽、癣、皮炎、牙周炎、鼻窦炎、中耳炎、胃肠炎等细菌感染为多见,可发生各种化脓性感染;真菌也是糖尿病患者皮肤感染的常见致病菌,表现为足癣、手癣、股癣、妇女外阴部白念珠菌感染等。

坏死性筋膜炎(necrotizing fasciitis)是一种罕见且严重的皮肤、皮下组织和浅筋膜感染。在糖尿病患者中,它可以有多种微生物,进展迅速,并且与更高的发病率和病死率相关,病死率为 40%。会阴区坏死性筋膜炎被称为"Fournier 坏疽"(Fournier's gangrene),可能因泌尿生殖系统感染和外伤而发生,其并发症是阴囊坏疽。临床医生需要提高临床意识、早期识别和治疗,以防止这种感染造成致命后果。

糖尿病患者浅表真菌感染的风险高,如甲真菌病和足癣。通过破坏皮肤的完整性,容易发生反复细菌感染。浅表真菌感染可以用局部药物治疗,如 8% 环吡酮指甲油(ciclopirox 8% nail lacquer)、联苯苄唑尿素(bifonazole with urea),阿莫罗芬(amorolfine)。在病灶范围大、耐药菌感染或慢性感染的情况下,应口服药物治疗。可使用特比萘芬(terbinafine)、伊曲康唑和氟康唑等药物进行全身治疗。

糖尿病患者口咽部念珠菌感染的患病率高,与血糖控制不佳和病程较长有关。念珠菌外阴阴道炎和皮肤念珠菌病在糖尿病人群中的发生频率也较高。

5. 足部感染

糖尿病足感染包括一系列疾病,包括甲沟炎、蜂窝织炎、肌炎、脓肿、肌腱炎、坏死性筋膜炎、化脓性关节炎、骨髓炎和经典病变"足部溃疡"。感觉、运动和自主神经病变导致足部畸形,丧失保护性的感觉,更容易因轻微创伤或过度压力引起溃疡;也与糖尿病相关的外周血管疾病和各种免疫缺陷有关。由于神经病患者痛觉丧失,病变可能被忽视。在很大比例的患者中,即使是在危及生命感染的情况下,也不会引起发热、白细胞增多和其他全身表现,但却会导致严重的后果,如骨髓炎和截肢。如出现暴露或可触及骨骼的感染性溃疡,应被视作持续性骨髓炎。

糖尿病足感染和溃疡的主要微生物是需氧革兰氏阳性球菌,如金黄色葡萄球菌和溶血性链球菌。慢性足部感染由多种微生物引起,菌群更为复杂,如肠杆菌科和铜绿假单胞菌。专性厌氧菌可能会感染缺血或坏疽的足部。长期住院或先前使用广谱抗生素相关的慢性感染,可能易于定植或感染耐药菌,如 MRSA 或耐万古霉素肠球菌,也容易感染真菌。

糖尿病足根据临床表现进行诊断,除骨髓炎外,其他感染微生物学检查的意义有限。在疑似骨髓炎的情况下,磁共振成像(magnetic resonance imaging, MRI)检查对于评估和手术更有用。当 MRI

检查有禁忌或不可用时,同位素(铟)标记的白细胞扫描或骨活检可用于诊断和管理。

抗菌治疗之前,建议通过活检、溃疡刮除或抽吸取得适当的组织标本送检。对于未感染的伤口,不建议进行全身治疗。如果难以区分定植与感染,可以根据短期的培养结果指导抗生素治疗。在没有任何并发症的情况下,大多数轻中度感染患者可以在院外接受治疗。如果存在全身中毒症状、病情进展或发生深部组织感染、坏疽、坏死或严重缺血,需要治疗或无法在家中护理,则需要住院治疗。

在轻度至中度感染,革兰氏阳性菌是唯一的病原体,通常可以在门诊使用窄谱抗菌药物以及适当的手术清创进行治疗。对于轻中度感染的门诊治疗,口服氟喹诺酮类药物(环丙沙星、左氧氟沙星)、克林霉素、头孢氨苄和利奈唑胺均有效。对于多种微生物所致的严重、更广泛和慢性感染,必须开始使用涵盖革兰氏阳性球菌的广谱药物,包括 MRSA、革兰氏阴性需氧菌和专性厌氧菌。初始治疗必须胃肠外给药,包括万古霉素和头孢他啶联合或不联合甲硝唑、亚胺培南-西司他丁、哌拉西林-他唑巴坦或静脉注射喹诺酮与克林霉素。达托霉素也已被证明可有效治疗由耐药革兰氏阳性菌引起的糖尿病足感染。

轻度软组织感染的治疗时间通常为 1~2 周,中度至重度感染的治疗时间通常为 2~4 周,骨髓炎的治疗时间通常为 6 周以上。对于危及生命或肢体的感染,例如广泛的软组织丧失、坏死性筋膜炎、气性坏疽、筋膜室综合征或严重缺血,需要手术干预,可能需要紧急截肢。及时进行积极的手术清创和有限切除可防止更广泛的截肢。对于复发性溃疡、足部功能不可逆丧失和不能接受的长期或反复住院的病例,可考虑择期截肢。

高压氧对厌氧菌有直接的毒性作用,还能刺激成纤维细胞的活性和胶原蛋白的形成。一些前瞻性和回顾性研究表明,高压氧可以加快愈合速度,减少截肢的需要,并在长期随访中增加愈合伤口的数量。没有足够的证据推荐重组生长因子、抗菌敷料、真空引流系统和蛆疗法用于常规治疗或预防未愈合下肢溃疡。

6. 牙周感染

1993 年,牙周病被确定为糖尿病第 6 个并发症。NHANES 数据报告牙周病在糖尿病患者的患病率为 17.3%,而非糖尿病患者的患病率为 9%。血糖控制不佳会增加牙周炎的发病率,而牙周病本身会使血糖控制恶化。

糖尿病牙周感染的易感因素包括较高的唾液葡萄糖、低唾液酸碱度、微血管病和异常的胶原代谢。发病机制涉及糖尿病引起的免疫细胞功能变化,导致炎性细胞因子上调,从而导致慢性炎症、进行性组织破坏和修复能力下降。晚期糖基化终末产物受体在 2 型糖尿病患者和化学诱导糖尿病小鼠的牙龈组织中高度表达,其被阻断可减少牙周炎相关的骨质流失。

牙周组织不断受到细菌生物膜产生的物质的伤害。与糖尿病相关的高脂血症也已被证明与导致牙周炎的免疫细胞改变有关。慢性牙周炎本身会加剧糖尿病引起的高脂血症。

牙龈卟啉单胞菌(*Porphyromonas gingivalis*)是非糖尿病人群中最常见的病原体,其克隆菌株致病性更低,如牙龈卟啉单胞菌 II 型,却可导致糖尿病患者的牙周炎,并且对牙周治疗反应不佳。

牙周感染的诊断基于临床和影像学依据。牙龈炎常有轻微出血。预防牙周病是糖尿病患者管理的一个重要方面,包括保持口腔卫生、戒烟和定期专业护理。牙周感染患者需要专业的清洁和局部消毒、小手术等。如果有发热或淋巴结肿大,需要全身抗生素治疗。

特殊感染

1. 毛霉病

毛霉菌(*Mucor*)是广泛存在于自然界的腐物寄生菌。毛霉病(mucormycosis)是一种罕见的、急性致命的真菌感染,主要影响免疫功能低下的患者,病死率高(15%~34%)。毛霉病起源于鼻腔或口腔黏膜,通过鼻旁窦和鼻泪管迅速扩散到眼眶,最终可扩展到脑内。鼻脑毛霉病是最常见的感染形式,原发于鼻窦的毛霉病临床少见,多发生在机体衰弱免疫力低下等慢性消耗性病变个体(如糖尿病),病死率很高,达85%~90%。鼻脑毛霉病主要影响糖尿病控制不佳的患者,尤其是糖尿病酮症酸中毒患者。鼻脑毛霉病患者同时诊断为糖尿病的比例为60%~81%。其他形式的毛霉病包括肺部、胃肠道、皮肤和播散性毛霉病。糖尿病患者也易患肺毛霉病。

富含葡萄糖的酸性环境促进了这种真菌的生长。酸性环境会降低铁与转铁蛋白的结合,从而产生更多的游离铁。游离铁和可透析抑制因子的缺乏为这种真菌的生长提供了有利条件。由于该菌的高度侵袭性,感染会迅速传播,及时诊断至关重要。建议根据冰冻切片早期诊断,迅速纠正糖尿病酮症酸中毒等基础疾病,停用去铁胺、糖皮质激素和免疫抑制药物。此外,必须对受感染组织进行早期和广泛的手术清创。包括肺叶切除术或全肺切除术以治疗广泛的肺部受累。与单独抗真菌治疗相比,手术治疗联合抗真菌治疗已被证明可显著提高生存率。应尽早开始使用两性霉素 B 脱氧胆酸盐或两性霉素 B 脂质体制剂进行抗真菌治疗,有效率约为50%。泊沙康唑,每天800 mg,分次给药,是唯一在接合菌病中显示出疗效的唑类药物,有效率为60%~70%。但患者的复发风险很高,可选择泊沙康唑长期抗真菌治疗。伏立康唑、氟康唑和卡泊芬净疗效不佳。最佳治疗持续时间没有明确定义,可结合医生个人经验、影像学检查、病变部位活检、菌培养,以及患者免疫抑制的恢复情况等综合决定。

高压氧治疗可能是手术和药物治疗的有益辅助手段,尤其是对糖尿病患者。增加的氧压可抑制真菌生长,促进伤口愈合,增强中性粒细胞杀死生物体的能力,并改善乳酸酸中毒。

2. 恶性(侵袭性)外耳炎

恶性或侵袭性外耳炎是一种伴有侵袭性骨质破坏的进行性、恶性外耳炎。是糖尿病患者的另一种不常见但可能危及生命的感染。86%~90%恶性外耳炎患者患有糖尿病。超过98%病例的病原体为铜绿假单胞菌。其他病原体包括金黄色葡萄球菌、奇异变形杆菌、催产克雷伯菌、洋葱假单胞菌、表皮葡萄球菌,偶见烟曲霉。尽管尚未确定葡萄糖耐受不良程度与疾病易感性之间的直接关系,但老年糖尿病人群的微血管病变和糖尿病耵聍中 pH 值升高似乎是诱发因素。

临床表现为夜间加重的严重耳痛、头痛、耳漏,并且疼痛常延伸至颞下颌关节。伴有听力下降、下颌关节运动障碍,也可伴有出血、有臭味。耳道有明显的蜂窝织炎和水肿,形成息肉状肉芽组织,尤其是在骨与软骨交界处。

并发症包括颅底骨髓炎、颞下颌关节受累、颅神经麻痹。罕见但致命的中枢神经系统并发症,包括脑膜炎、脑脓肿和硬脑膜窦血栓性静脉炎。在颅神经中,最常受累的是面神经,其次是颈静脉孔处的舌咽神经、迷走神经和脊副神经,以及离开舌下管时的舌下神经;三叉神经、外展神经也可能受累,视神经受累极少见。颅神经麻痹(如面神经麻痹)的存在提示预后不良。颅内并发症是最常见的死亡原因。

外耳感染部位的引流物菌培养和活检可提供微生物学证据。外耳肉芽组织的组织病理学检查有助于诊断和鉴别诊断。建议尽早耳鼻喉科医生会诊。CT 检查可估计病变范围或有无死骨形成,发现外耳道峡部底壁出现的肉芽组织。MRI 检查可明确软组织感染和骨髓炎的进展或好转。

局部抗假单胞菌抗生素治疗对恶性外耳炎无效。建议全身性应用抗假单胞菌抗生素。口服氟喹诺酮类药物一直是主要治疗方法,无须住院静脉注射抗生素,但近年来铜绿假单胞菌的耐药性有所增加。尽管环丙沙星仍是门诊的一线治疗药物,但应密切监测这些患者。疗程6~8周。严重感染或者耐药铜绿假单胞菌的患者,通常需要住院进行活检、清创和长期(>12周)肠外抗生素治疗,可

给予抗假单胞菌 β-内酰胺类药物(如头孢他啶、哌拉西林、亚胺培南),合用或不合用氨基糖苷类抗生素。

如果曲霉菌感染,则需使用两性霉素脂质体大于 12 周。难治性病例可使用高压氧作为辅助治疗。

3. 气肿性胆囊炎

气肿性胆囊炎(emphysematous cholecystitis)是急性胆囊炎的一种特殊类型,在胆囊发炎的同时,还产生气体,主要影响老年男性糖尿病患者,男性患病率为女性的 3 倍。通常表现为右上腹疼痛、呕吐,黄疸;严重者有胆囊坏疽、腹膜炎、感染性休克等。腹部 X 线片和 CT 显示胆囊内积气、组织间气肿、可特征性地显示出胆囊轮廓;站立位摄片,可见到气体下有液平面。总体病死率可高达 15%~25%,发病率可高达 50%。腹部平片或超声检查可明确诊断。主要致病微生物包括产气荚膜梭菌、大肠埃希菌和脆弱拟杆菌。特别是梭状芽孢杆菌等侵入胆囊,在生长繁殖的过程中产生气体气泡可出现在胆囊腔内、胆囊壁中、胆囊间隙,偶见于胆管内。推荐紧急胆囊切除术和氨苄西林-舒巴坦抗生素治疗。

4. 气肿性膀胱炎和肾盂肾炎

气肿性膀胱炎(emphysematous cystitis)是一种罕见的下尿路感染并发症,由产气细菌引起。近期一篇 135 例气肿性膀胱炎的综述中提到,该病中位年龄为 66 岁,女性占病例的 64%,其中 67% 的病例患有糖尿病。结果发现,大肠埃希菌是主要的致病微生物(58%),其次是肺炎克雷菌(21%)、梭菌属(7%)、肠杆菌属(7%)。多数患者通过药物治疗(90%)可治愈,10% 的病例需要抗生素结合手术治疗。该病总病死率约为 7%。可通过腹部平片或 CT 进行诊断。

气肿性肾盂肾炎(emphysematous pyelonephritis)是一种更严重的并发症。是肾实质及周围组织的以弥漫性坏死为特征的急性坏死性感染性疾病,在肾实质和肾筋膜内产生大量气体。糖尿病占所有病例的 70%~90%,非糖尿病患者气肿性肾盂肾炎几乎常常伴有输尿管梗阻,男女发病之比为 1:1.8。如不及时治疗,病死率很高。约 21% 的病例可并发乳头状坏死。最常见的病原微生物生物包括大肠埃希菌、肺炎克雷伯菌、奇异假单胞菌、铜绿假单胞菌、枸橼酸杆菌,真菌偶见。大肠埃希菌和肺炎克雷伯菌占 90% 以上。血小板减少、精神状态改变和蛋白尿是不良结局的独立危险因素。

本病的临床表现为发热、寒战、腹痛和腰痛、恶心、呕吐、排尿困难和脓尿,通常与典型的肾盂肾炎相似。临床上如果遇到反复出现泌尿系感染的糖尿病患者,血糖控制不理想,伴有发热,病程中出现腰痛或季肋部疼痛时,应警惕发生气肿性肾盂肾炎的可能。

B 超、腹部 X 线片检查及双肾 CT 检查有助于提高气肿性肾盂肾炎等并发症的早期诊断率。B 超:患侧肾后方受压变形并可见较多气体反射。CT 检查:患侧肾实质及相邻肾周可见低密度影和气体影,提示肾实质和肾周组织中有气体。仅用抗生素治疗的病死率高达 40%。在较轻的病例中,可给予经皮引流联合抗生素治疗。严重的病例和出现感染性休克的病例需要早期肾切除术。CT 引导的经皮引流优于超声引导的引流。

在极少数情况下,糖尿病患者可能同时存在气肿性肾盂肾炎和气肿性膀胱炎,病死率接近 50%。气尿的存在提示气肿性膀胱炎。

5. 腰大肌脓肿

腰大肌和脊髓硬膜外脓肿(psoas and spinal epidural abscesses)是糖尿病易患的感染之一。主要致病微生物是金黄色葡萄球菌,通常感染源隐匿,通过血行传播方式导致感染,常与椎骨骨髓炎或肠道感染有关。建议脓肿经皮引流,原发性腰大肌脓肿抗生素治疗覆盖金黄色葡萄球菌,继发性腰大肌脓肿抗生素治疗覆盖需氧和厌氧肠道菌。

第三节 ｜ 抗菌药物的影响

一、抗菌药物对葡萄糖代谢的影响

糖尿病的患者中降糖药物和抗菌药物之间有药效学的相互作用。研究表明,氟喹诺酮类药物与低血糖的风险有关,因氟喹诺酮的类型而异。莫西沙星是与低血糖风险最高相关的药物,其次是左氧氟沙星和环丙沙星。合并 CKD 的患者以及同时接受胰岛素或磺脲类药物治疗的患者更容易受到葡萄糖稳态异常波动的影响。

在对接受氟喹诺酮类药物治疗患者进行的多变量分析中,与经历过高血糖的患者相比,只有同时使用磺脲类药物被确定为发生低血糖的独立危险因素。

因此,糖尿病患者使用氟喹诺酮类,尤其是莫西沙星,需注意低血糖风险。

二、抗菌药物对肾功能的损伤

抗菌药物是与肾功能受损相关的最大药物组之一。抗菌药物引起的肾毒性最常见的临床表现为急性间质性肾炎和急性肾小管坏死。已有多种机制包括肾小管内晶体沉积、免疫失调和急性肾小球损伤的报道。氨基糖苷类和 β-内酰胺类被认为是最常见的导致 AKI 的抗菌药物,主要分别由急性肾小管坏死(acute tubular mecrosis,ATN)和急性间质性肾炎(acute interstitial nephritis,AIN)引起(表 19-3-1)。

表 19-3-1　抗菌药物引起的肾毒性

分　类	药　物	发病机制	临床表现
抗病毒药	替诺福韦	直接近端小管细胞毒性	范科尼(Fanconi)综合征
			ATN
	茚地那韦	管内晶体沉积	肾结石
	阿昔洛韦	肾小管内晶体沉积	肾结石
		直接肾小管细胞毒性	AIN
	膦甲酸	直接近端小管细胞毒性	ATN
		肾小球内晶体沉积	急性肾小球肾炎
		水通道蛋白 2 下调	肾源性尿崩症
	干扰素	直接近端小管细胞毒性	ATN
		足细胞损伤	FSGS
		增强细胞免疫	TMA
抗生素	氨基糖苷类	直接近端小管细胞毒性	Fanconi 样综合征
		直接远端小管细胞毒性	ATN
			电解质消耗性肾小管病变
	β-内酰胺类甲氧苄啶/磺胺甲恶唑	直接近端小管细胞毒性	ATN
		肾小球损伤	急性肾小球肾炎
		肌酐分泌受损	AIN
		ENaC 抑制	肌酐假性升高
			高钾血症

分 类	药 物	发病机制	临床表现
	氟喹诺酮类	肾小管损伤 增强的细胞免疫/与奎宁的结构相似性	AIN TMA
	万古霉素	直接近端小管细胞毒性	ATN AIN
	达托霉素	横纹肌溶解症	肌红蛋白诱发的肾小管病变 轻度 ATN
	多黏菌素	直接近端小管细胞毒性	ATN
抗真菌药	两性霉素 B	直接远端小管细胞毒性	肾远端小管酸中毒
	卡泊芬净	直接远端小管细胞毒性	轻度远端小管病变

注 AIN,急性间质性肾炎;ATN,急性肾小管坏死;ENaC,上皮钠通道;FSGS,局灶性节段性肾小球硬化症;TMA,血栓性微血管病。

1. 抗病毒药

(1) 替诺福韦:在核苷类似物反转录酶抑制剂中,替诺福韦(富马酸替诺福韦酯,TDF;丙酚替诺福韦,TAF)已广泛用于治疗 HIV 感染者和乙肝抗病毒治疗。TDF 和 TAF 主要通过肾小球滤过从尿液中消除。TDF 的不良反应,包括胃肠道症状、肾损伤、骨质流失和乳酸酸中毒。这些不良反应与 TDF 获得的高血浆替诺福韦浓度相关。由于引起安全问题,TAF 被开发为一种更安全的替代品,因为它具有相当的功效,但需要显著的低剂量。临床前和临床研究表明,与 TDF 相比,TAF 的肾毒性潜力较低,肾小管功能障碍的估计发生率为 17%~22%,AKI 的总体风险约为 1%。替诺福韦诱导的肾毒性机制可能与近端肾小管功能障碍和随后的肾功能受损有关。

(2) 茚地那韦:是一种蛋白酶抑制剂,与核苷类似物反转录酶抑制剂联合用于治疗 HIV 感染。茚地那韦主要由肝脏代谢,只有不到 20% 的药物从尿中排出(11% 的完整化合物和 9% 的代谢物)。使用茚地那韦治疗的患者中,高达 60% 的患者出现无症状结晶尿,8% 的患者发生轻度肾功能不全,而约 3% 的患者出现肾结石。

(3) 阿昔洛韦:是一种有效的疱疹病毒群复制抑制剂。可抑制病毒 DNA 聚合酶。60%~90% 的阿昔洛韦在尿液中被清除。与茚地那韦相似,阿昔洛韦的尿溶解度低,可促进药物在肾小管中结晶。晶体形成发生在阿昔洛韦给药后 24~48 h 内,估计患病率为 12%~48%。在没有结晶尿的情况下,对肾小管细胞的直接毒性以及随后的间质性肾炎也已有报道。尿结晶风险因素包括快速静脉输注和高剂量($>1500 \, mg/m^2$)。

(4) 膦甲酸:是一种焦磷酸盐类似物,用于治疗巨细胞病毒(cytomegalovirus,CMV)和耐阿昔洛韦的疱疹病毒感染。肾损伤可在药物暴露后的任何时间发生,在治疗 6~12 d 后发生率更高。在接受膦甲酸治疗的患者中,估计肾损伤的发生率约为 27%。停药或调整剂量后 AKI 有逆转的可能。直接肾小管毒性和急性肾小管坏死(ATN)是 AKI 的主要原因。据 WHO 报道,膦甲酸是肾源性尿崩症(nephrogenic diabetes insipidus,NDI)的第二大常见原因,约占 25%。

(5) α干扰素(interferon - α,INF - α):曾被广泛用于治疗多种疾病,包括丙型肝炎、乙型肝炎以及血液和皮肤的恶性肿瘤。INF - α 被肾小球自由过滤,随后在近端肾小管细胞中发生蛋白水解降解。INF - α 的肾脏不良反应包括近端肾小管损伤(ATN)、局灶性节段性肾小球硬化症(FSGS)和血栓性微血管病(thrombotic microangiopathy,TMA)。INF - α 诱导的 TMA 被认为是由增强的细胞免疫引起的。

2. 抗菌药物

(1) 氨基糖苷类:有潜在的肾毒素,在 10%~20% 的患者中导致约 50% 的肾功能呈剂量依赖性降低。氨基糖苷给药后,5%～10%的药物保留在肾皮质中。99%的氨基糖苷类通过尿液排出,无须事先代谢。近端小管毒性是氨基糖苷类药物引起的肾毒性的最常见原因。表现包括范可尼综合征和(通常是非少尿的)ATN。一旦氨基糖苷类被肾小球滤过屏障自由过滤并在近端肾小管的 S1 和 S2 段重吸收,就会发生肾毒性。该组药物中,最常用的是庆大霉素,其次是妥布霉素和阿米卡星。新霉素对近曲小管(proximal convoluted tubule, PCT)具有最高的亲和力,因此由于高肾毒性、神经毒性和耳毒性潜力而很少用于临床。肾小管再生和肾功能恢复通常在停药 20 d 后。败血症、容量不足或相关合并症等临床状况可能会延迟肾功能恢复。

(2) β-内酰胺类:可抑制细菌壁合成的最后一步,主要包括青霉素、头孢菌素、碳青霉烯类和单环内酰胺类。临床上,已经描述了几种类型的肾损伤,包括急性肾小球肾炎、ATN 和 AIN。

AIN 尤其常见于萘夫西林和甲氧西林。脓尿、血尿和蛋白尿在尿液分析中通常很明显。嗜酸性粒细胞尿(发热和皮疹三联征)是典型的标志性表现,但敏感性和特异性较差。与碳青霉烯类相比,青霉素和头孢菌素的肾毒性较低。哌拉西林-他唑巴坦与万古霉素合用显著增加 AKI 的发生率,比单用万古霉素高 2～3 倍。

氨曲南单环胺被用作对青霉素有严重过敏反应的革兰氏阴性菌感染的治疗选择。与头孢菌素和青霉素相比,氨曲南的肾毒性较低。

头孢菌素之头孢西丁和头孢唑啉会干扰检测,表现为血肌酐浓度增高,但不会造成肾损伤。

(3) 甲氧苄啶/磺胺甲恶唑(TMP/SMZ):可抑制肾小管肌酐分泌,降低肌酐清除率并增加肌酐浓度,但不会造成明显的肾损伤。此外,TMP/SMZ 抑制集合管中主要细胞的上皮钠通道,起到保钾利尿剂的作用。因此,钠重吸收和钾排泄受损可能导致高钾血症。严重高钾血症可能会发展为弛缓性麻痹、心脏传导障碍和危及生命的心律失常(完全性心脏传导阻滞、室颤)。

(4) 氟喹诺酮类:可抑制细菌 DNA 的合成,广泛用于治疗肺部、泌尿道、皮肤和腹腔内感染。不良反应包括胃肠道不适、神经功能障碍、QT 间期延长和肌腱病。AKI 较少见。在所有氟喹诺酮类药物中,环丙沙星 AKI 风险最高,其次是莫西沙星和左氧氟沙星。肾损伤的潜在机制似乎主要是 AIN,当尿液 pH 值>6.8 时,会出现肉芽肿性间质性肾炎或晶体沉积。同时使用肾素-血管紧张素-醛固酮系统(RAAS)抑制剂会显著增加 AKI 的风险,而对尿路感染则没有效果。已有少数使用左氧氟沙星后发生 TMA 的报道。

(5) 万古霉素:用于治疗耐甲氧西林金黄色葡萄球菌感染和严重的艰难梭菌感染的结肠炎,其肾毒性一直是人们关注的主要问题。多项随机临床试验报告万古霉素会增加 AKI 的风险。AKI 发生在治疗 4～8 d 后,停药后改善。潜在机制为促炎和促氧化、线粒体功能障碍和细胞凋亡,导致近端肾小管损伤,导致 ATN。也有 AIN 报道,通常伴有皮肤表现。

(6) 达托霉素:是一种环状脂肽,对革兰氏阳性病原体具有快速杀菌活性。达托霉素主要通过肾滤过排泄,尿液和粪便中分别回收约 78% 和 6% 的剂量;是金黄色葡萄球菌菌血症和轻度肾功能不全或对万古霉素反应不佳患者的替代疗法。达托霉素与增加因 ATN 引起的横纹肌溶解和 AKI 风险的肌毒性有关。有无横纹肌溶解的 AKI 病例报道,但未发现潜在机制。

(7) 多黏菌素(黏菌素和多黏菌素 B):属于糖肽类抗生素。多黏菌素与革兰氏阴性菌的膜脂多糖的相互作用导致细胞膜稳定性的紊乱并促进杀菌作用,最严重不良反应为肾毒性,患病率低于 50%。多黏菌素引起的肾毒性的临床表现是 ATN、蛋白尿和管形尿。多黏菌素被滤过并在近端小管中几乎完全重吸收,通过增加肾小管上皮细胞膜的通透性促进离子和水的流入,导致细胞肿胀和细胞死亡。多黏菌素 E 也与 AKI 风险增加有关,少数病例显示 AIN 的特征。

3. 抗真菌药

(1) 两性霉素 B:用于治疗严重的侵袭性真菌感染,例如曲霉病和念珠菌病,主要用于免疫功能低下的患者。两性霉素 B 与真菌壁中的麦角甾醇结合,形成毛孔并促进细胞成分的渗漏。

两性霉素 B 的代谢和消除途径尚未完全阐明。少于 5% 的药物在尿液或胆道中被消除。两性霉素 B 诱导的肾毒性会导致肾小管功能障碍,这是由于受破坏的肾小管细胞膜中阳离子通透性增加所驱动的细胞肿胀所致。肾远端小管酸中毒是肾毒性最常见的表现,以代谢性酸中毒、低钾血症和低镁血症为特征。肾损伤最重要的特定危险因素是两性霉素的总累积剂量($>600\,mg$)。然而,两性霉素 B 脂质复合物和脂质体两性霉素 B,可显著降低血浆和肾脏浓度,降低肾毒性和总病死率。

(2)卡泊芬净:用于治疗黏膜和侵袭性念珠菌病和曲霉病的棘白菌素类药物。卡泊芬净被认为是治疗两性霉素诱导的 AKI 高风险患者真菌感染的合适替代品。卡泊芬净自发降解为开环化合物,通过水解、N-乙酰化与粪便和尿液排泄进一步减缓代谢。与两性霉素 B 相比,卡泊芬净引起的肾毒性较小,但仍有轻度远端肾小管损伤的报道。

三 抗菌药物的选用及给药方案调整

许多抗感染药物排泄的途径主要经过肾小球滤过、肾小管分泌而排出体外,一些抗菌药物本身有肾毒性,因此肾功能减退时必须调整给药。根据抗菌药物体内过程特点及其肾毒性,肾功能减退时抗菌药物的选用有以下几种情况(表 19-3-2)。

表 19-3-2　肾功能减退时抗菌药物的应用

分　类	抗　菌　药　物				
按原治疗剂量应用	阿奇霉素 多西环素 米诺环素 克林霉素 氯霉素 萘夫西林	头孢哌酮 头孢曲松 莫西沙星 利奈唑胺 替加环素	利福喷丁 利福布汀 利福昔明	卡泊芬净 米卡芬净 伏立康唑口服制剂 伊曲康唑口服液 酮康唑	替硝唑 乙胺嘧啶
轻、中度肾功能减退时按原治疗剂量,重度肾功能减退时减量应用	红霉素 克拉霉素 苯唑西林 氨苄西林 阿莫西林	美洛西林 哌拉西林	氨苄西林/舒巴坦① 阿莫西林/克拉维酸② 哌拉西林/他唑巴坦③ 头孢哌酮/舒巴坦④	环丙沙星 甲硝唑 达托霉素① 氟康唑①	利福平 乙胺丁醇 吡嗪酰胺 氟胞嘧啶①
轻、中、重度肾功能减退时均需减量应用	青霉素 羧苄西林 替卡西林 阿洛西林 头孢噻吩 头孢唑啉	头孢氨苄 头孢拉定 头孢呋辛 头孢孟多 头孢西丁 头孢他啶	头孢唑肟 头孢噻肟 头孢吡肟 拉氧头孢 替卡西林/克拉维酸 氨曲南	亚胺培南 美罗培南 厄他培南 氧氟沙星 左氧氟沙星 加替沙星	磺胺甲噁唑 甲氧苄啶
避免应用,确有指征应用时需在治疗药物浓度监测下或按内生肌酐清除率调整给药剂量	庆大霉素 妥布霉素 奈替米星 阿米卡星 卡那霉素	链霉素 其他氨基糖苷类	万古霉素 去甲万古霉素 替考拉宁 多黏菌素 B 多黏菌素 E	两性霉素 B 去氧胆酸盐② 伊曲康唑静脉注射液②③ 伏立康唑静脉注射液④	
不宜应用	四环素	呋喃妥因	萘啶酸		

注　①轻度肾功能减退时按原治疗量,只有严重肾功能减退者需减量;②该药有明显肾毒性,虽肾功能减退者不需调整剂量,但可加重肾损害;③非肾毒性药,因静脉制剂中赋形剂(环糊精)蓄积,当内生肌酐清除率$<30\,ml/min$时,避免应用或改口服;④非肾毒性药,因静脉制剂中赋形剂(环糊精)蓄积,当内生肌酐清除率$<50\,ml/min$时,避免应用或改口服。

1. 主要由肝胆系统排泄,或经肾脏和肝胆系统同时排出的抗菌药物

可维持原治疗量或剂量略减。如大环内酯类,如红霉素、螺旋霉素等;利福平、多西环素等;青霉素类和头孢菌素类中肾和肝均为重要排泄途径的部分品种亦属此类,如氨苄西林、美洛西林、头孢哌酮、头孢曲松等。但在肾功能中度以上损害时则需减量使用。

2. 主要经肾排泄,药物本身并无肾毒性,或仅有轻度肾毒性的抗菌药物

可按照肾功能减退程度(以内生肌酐清除率为准)调整给药方案。如青霉素、头孢菌素并用药情况的大多数品种,如头孢他啶、头孢噻肟、头孢唑林、头孢孟多等。氟喹诺酮类中的氧氟沙星、依诺沙星、诺美沙星。

3. 避免应用肾毒性抗菌药物

如确有指征使用该类药物时,宜进行血药浓度监测,以调整给药方案,达到个体化给药,疗程中需严密监测患者肾功能。如氨基糖苷类、万古霉素、多黏菌素等。

4. 不宜应用的药物

主要为四环素类、呋喃妥因和萘啶酸。

5. 其他

此外,接受肾脏替代治疗患者应根据腹膜透析、血液透析和血液滤过对药物的清除情况调整给药方案。

第四节　感染的防治

对糖尿病肾病患者感染的防治,主要从两个方面开展,一是严格控制血糖,延缓糖尿病患者肾脏病变的进展;二是严格控制高血压,降低糖尿病肾病患者尿蛋白水平,延缓肾功能损害的进展。

▌ 预防防止皮肤感染和压疮发生

特别要注意及时治疗甲沟炎、鸡眼、肿胀、脚癣、甲癣等感染,以防细菌扩散。合并末梢神经炎病变者,避免外伤、烫伤。合并痈、蜂窝织炎、皮肤感染的,常需清创或切开引流等外科治疗;如气肿性肾盂肾炎在内科保守治疗无效的情况下,应及时施行保留肾的切开引流术。

▌ 及时留取标本送检培养

在未获知病原前或无法获知病原时,可根据患者的发病情况、发病场所、原发病灶等特点分析其最可能的病原,并结合细菌耐药状况先给予抗菌药物的经验性治疗。根据病原种类及细菌药物敏感试验的结果,调整抗菌药物。

▌ 合理应用抗生素

糖尿病肾病抗生素运用的基本原则:诊断为细菌、真菌、结核和非结核分枝杆菌、支原体、衣原体、螺旋体及部分原虫所致感染,有指征应用抗生药。缺乏细菌及病原微生物感染的证据者以及病毒性感染者,无指征应用抗生药。

通常选择高效、广谱、敏感的杀菌剂,必要时联合用药。根据感染的严重程度、病原菌种类及药敏试验结果等,选用无肾毒性或肾毒性较低的抗菌药物。尽量避免使用氨基糖苷类、万古霉素等肾毒性抗菌药物;确有应用指征时,严密监测肾功能情况,必要时监测血药浓度。注意抗生素中钠和钾的含量,避免加重肾病患者电解质代谢紊乱。

根据肌酐清除率或 eGFR 调整药物剂量。如使用主要经肾排泄的药物,应根据患者肾功能减退程度以及抗菌药物在人体内清除途径,调整给药剂量及方法。如使用青霉素类、头孢菌素类药物时需减量。

相较于非糖尿病患者,糖尿病患者发生感染时应用抗生素的剂量较大且时间更长,若为严重的感染,应静脉给药。

注意抗生素与降糖药物的相互作用。氯霉素具抑制肝药酶的作用,可使口服降糖药的血浓度升高,导致低血糖反应。而利福平则引导肝药酶,使口服降糖药降解加速,引起血糖增高。异烟肼也影响糖代谢,导致血糖升高。

感染严重者以静脉给药、联合用药为原则。如妥布霉素和替卡西林与庆大霉素联合应用,有协同作用,可提高对恶性或坏死性外耳炎的疗效,还可应用多黏菌素 B 等对绿脓杆菌敏感的药物。

注意事项如下:在抗生素治疗过程中给予充分和适当的水化;避免同时使用肾毒性药物(包括非甾体抗炎药、对比剂等);每日评估抗生素适应证,并尽可能使用短期抗生素疗程;如果需要长期使用抗生素,应定期评估肾功能。

(胡建军,沈婷婷)

第五节　尿路感染的特点及防治

尿路感染(urinary tract infection,UTI)是由各种病原体入侵泌尿系统引起的疾病。国外文献报道,尿路感染占社区感染的第二位,是重要的医源性感染。尿路感染是一种困扰人们日常生活的常见病,尤其是女性、老年人、免疫功能低下、服用免疫抑制剂及糖尿病患者,容易反复发作。而复杂性尿路感染如先天性尿路畸形、结石、梗阻往往尿路感染不易控制而致肾脏毁损,对健康伤害严重。

尿路感染的分类方法有多种:根据入侵的病原体种类分为细菌性尿路感染、真菌性尿路感染及病毒性尿路感染等;根据感染部位分为上尿路感染(肾盂肾炎、输尿管炎)和下尿路感染(膀胱炎、尿道炎);根据有无临床症状分为有症状尿路感染和无症状尿路感染;根据有无尿路异常分为复杂性尿路感染(如梗阻、结石、畸形、膀胱输尿管返流等引起)和非复杂性尿路感染。

糖尿病合并尿路感染是糖尿病的主要和常见并发症,易反复发作而变成难治性尿路感染。

一　流行病学特征

尿路感染可发生于所有人群,但多见于女性。在北美,尿路感染的发病率约为 1.75%,在欧洲约为 1%;我国女性的发病率为 2.05%,男性发病率为 0.05%~0.08%。

糖尿病肾病患者合并尿路感染的比例国内外报道不一致,有 20%~40% 的糖尿病肾病患者合并尿路感染。糖尿病肾病合并尿路感染长时间没有被临床医生重视,因此缺少国内外大型的多中心临床对照研究,在诊断及治疗方面依赖医生的临床经验。多数的研究报道为糖尿病合并尿路感染,但一般的诊断和治疗原则与糖尿病肾病合并尿路感染相同。

2020 年西班牙报道,从国家卫生系统住院患者数据库中统计,收集 2001—2018 年因尿路感染住院的 850 276 例成人患者中,2 型糖尿病合并尿路感染占全部尿路感染患者的 25.49%。随着时间推移,糖尿病合并尿路感染的发生比例有增高趋势,从 2001—2003 年的 20.09% 到 2016—2018 年的 26.67%。糖尿病患者和非糖尿病患者比,尿路感染的发病率前者是后者的 4.36 倍。而由于尿路感染而死亡的住院患者中,糖尿病患者占 5.18%,非糖尿病患者占 3.75%,前者明显增高。引起糖尿病尿路感染死亡风险增高的主要原因是老年、血糖控制不良和糖尿病并发症,如糖尿病肾病和膀胱病变。

英国一项基于全科医学研究数据库的研究表明,135 920 例 2 型糖尿病患者尿路感染发病率每年有 2.99%。老年人的发病率更高,据英国 2014 年另一项研究,糖尿病尿路感染发病率随年龄增高而增高,65～74 岁、75～84 岁和大于 84 岁三组,女性为 11%、14.3% 和 19.8%,男性 3.0%、6.1% 和 10.5%。在美国 2015 年一项基于国家健康访谈调查年度数据报告中,因尿路感染住院率糖尿病是非糖尿病的 4.3 倍。

上海交通大学医学院附属第六人民医院统计 2012—2018 年肾病科和内分泌科尿路感染患者中段尿培养情况,共送检 6 863 例,培养阳性 1 450 例,阳性率 21.2%。阳性患者平均年龄为(62.57±4.46)岁。而糖尿病合并尿路感染临床诊断患者 1 142 例(除外结石、梗阻、结核、肿瘤);中段尿培养阳性 628 例,占 55%;其中女性 530 例,约占 84.39%。非糖尿病合并尿路感染临床诊断患者 1 438 例,中段尿培养阳性 762 例,占 53%;女性占 71.39%。

复旦大学附属中山医院和上海交通大学医学院附属第六人民医院对复发性尿路感染的一项共同研究发现,2006—2010 年随访的 86 例复发性尿路感染中,糖尿病合并复发性尿路感染共 10 例,占 11.6%。

病原体

引起尿路感染的病原体可以是细菌、真菌或支原体等,但以细菌最为常见。通常 95% 以上的尿路感染由单一细菌引起,革兰氏阴性杆菌属是主要的致病菌,其中以大肠埃希菌最为多见,常见于初次尿路感染、无症状性菌尿和非复杂性尿路感染的患者。耐药的大肠埃希菌、克雷伯菌属、假单胞菌属和变形杆菌属感染则常见于复杂性尿路感染。反复发作性尿路感染病原菌可为上述任何一种。医院尿路感染的病原菌约 70% 为革兰阴性杆菌,其中以肠杆菌科细菌和假单胞菌属为主,而革兰氏阳性球菌约占 20%,以葡萄球菌属和肠球菌属为常见(表 19-5-1)。

表 19-5-1 尿路感染的病原微生物

分　　类	病原微生物	临床特征
革兰氏阴性细菌	大肠埃希菌	典型病原
	肺炎克雷伯菌	常为复杂感染
	肠杆菌	常为复杂感染或院内感染
	变形杆菌	可提示肿瘤或结石
	斯氏普罗威登斯菌	常为复杂感染或院内感染
	摩氏摩根菌	常为复杂感染或院内感染
	黏质沙雷菌	常为院内感染
	鲍氏不动杆菌	常为院内感染
	白克菌	常为院内感染
	铜绿假单胞菌	常为院内感染
	嗜麦芽寡嗜单胞菌	常为院内感染
革兰氏阳性细菌	腐生葡萄球菌	夏季最常见
	金黄色葡萄球菌	可能提示感染灶在生殖泌尿道外
	肠球菌	常为复杂感染
	其他革兰氏阳性细菌	多为污染
真菌	念珠菌	可能提示感染灶在生殖泌尿道外

SMART(The Study for Monitoring Antimicrobial Resistance Trends)收集中国 2010—2014 年泌尿道感染标本 4 332 株,其中医院获得性感染(hospital-acquired uninary tract infection,HA‑UTI)3 156 株,占 72.85%;社区获得性感染(community-acquired urinary tract infection,CA-UTI)1 144 株,占 26.41%。其前五位的病原菌见表 19‑5‑2。

表 19‑5‑2　2010—2014 年 SMART 研究中国泌尿道感染病原体前五位分布情况

序号	CA‑UTI	HA‑UTI
1	大肠埃希菌 64.6%	大肠埃希菌 62.6%
2	肺炎克雷伯菌 11.3%	肺炎克雷伯菌 12.6%
3	铜绿假单胞菌 5.7%	铜绿假单胞菌 7.3%
4	奇异变形杆菌 4.7%	鲍曼不动杆菌 3.6%
5	阴沟肠杆菌 3.4%	阴沟肠杆菌 3.2%

糖尿病肾病尿路感染患者的尿培养结果发现,以革兰氏阴性菌感染为主,其次为革兰氏阳性菌和真菌,真菌感染以白念珠菌为主,糖尿病肾病患者若处于长期留置导尿、合并尿道结石或肿瘤或尿道-阴道瘘,则易出现多种病原体混合感染。

上海交通大学医学院附属第六人民医院分析 2012—2018 年在肾内科及内分泌科住院且中段尿培养阳性的患者 1 390 例,其中糖尿病合并尿路感染组(628 例)前五位菌种分别为大肠埃希菌(52%)、肺炎克雷伯菌(7.32%)、真菌(6.4%)、粪肠球菌(5.1%)、鲍曼不动杆菌(4.78%);非糖尿病组(762 例)前五位为大肠埃希菌(32.7%)、表皮葡萄球菌(11.8%)、溶血性葡萄球菌(11.3%)、屎肠球菌(7.87%)、真菌(6.3%)。糖尿病组革兰氏阴性菌比例较高(74.2% *vs* 52.4%),非糖尿病组革兰氏阳性菌比例较高(40% *vs* 14%)。

发病机制

1. 感染途径

(1)上行感染:即病原体经尿道、膀胱、输尿管、肾盂到达肾脏髓质而引起的感染性炎症,占尿路感染的 95%,多见于尿道插管、尿路器械检查、尿流不畅、膀胱输尿管反流(vesicoureteric reflux,VUR)及性生活后等情况,是糖尿病肾病患者尿路感染的主要途径。女性尿道较短,细菌易进入膀胱;正常男性的尿道末端与膀胱相距甚远,上行迁移难以到达,因此,男性发生菌尿都应认为是异常。

(2)血行性感染:即病原体经血液循环到达肾脏,约占尿路感染的 3%。多见于金黄色葡萄球菌、结核分枝杆菌及白色念珠菌属等。

(3)直接感染:即病原体直接侵入引起的感染性炎症,多见于外伤或泌尿系统周围脏器感染。

(4)淋巴道感染:即病原体通过下腹部和盆腔器官的淋巴管与肾脏毛细淋巴管吻合支引起的感染。

2. 细菌的致病力

细菌通过特异性或非特异性的黏附,菌毛与尿路上皮细胞的受体结合,从而引起侵袭;同时细菌抗原具有细胞毒性和免疫原性,引起炎症反应,亦可引起炎症的慢性化。

3. 机体的防御机制

尿道口及外阴分布的正常菌群能够抑制病原菌的生长;排尿及尿流作用能够行机械性冲洗;尿中

的 Hamm-Horsfall 蛋白能够抑制细菌与尿路上皮上的受体结合,阻止细菌黏附于上皮;尿中的低聚糖能抑制细菌生长,免疫球蛋白能杀伤细菌,膀胱表面的黏多糖能阻止细菌的黏附等,上述机制均能有效防止尿路感染的发生。

4. 易感因素

各种原因(畸形、肿瘤、结石、异物等)引起的尿路梗阻,医疗器械操作(导尿、膀胱镜、输尿管插管、逆行肾盂造影等)及机体抵抗力低下(免疫功能不全、长期服用免疫抑制剂、局部抵抗力低下等)均是尿路感染的易感因素。糖尿病肾病患者易发生尿路感染,而感染又可加重糖尿病肾病。糖尿病肾病患者易发生尿路感染包括以下原因:

①高血糖削弱了中性粒细胞和单核吞噬细胞趋化杀菌能力及细胞内杀伤能力,体内产生的免疫球蛋白和补体减少,且免疫球蛋白、补体发生糖基化,使其功能降低;②高血糖使可溶性白介素 2 受体(soluble interleukin 2 receptor,sIL - 2R)升高,中和了活性 T 淋巴细胞周围的 IL - 2,使 $CD4^+$/$CD8^+$ 降低,削弱了免疫应答能力;③尿糖是良好的培养基,为细菌生长繁殖提供了有利条件,也使真菌的生长能力增强;④糖尿病肾病患者糖尿病病程较长,常并发神经病变、自主神经节段性脱髓鞘病变和神经传导障碍,使膀胱收缩无力、排空障碍以致尿潴留或溢出性尿失禁,为细菌滋生、繁殖提供了条件。而尿潴留插管导尿,更是导致尿路感染的重要诱因;⑤糖尿病肾病患者肾功能不全时,尿量减少,冲刷尿道作用减弱,细菌更易繁殖;⑥糖尿病肾病患者小血管硬化导致重要器官组织供血不足、功能减退、机体防御功能下降,易发尿路感染;⑦不合理使用抗生素有利于细菌耐药而生长繁殖,大量蛋白尿、长期高血糖、肾功能不全、贫血、低白蛋白血症和低 IgG 都是糖尿病肾病患者尿路感染的易感因素;多项前瞻性研究显示,糖化血红蛋白(HbA1c)与糖尿病患者尿路感染的发生无相关性;⑧最近的研究表明,在健康的尿路中,尿道、膀胱、输尿管和集合管的上皮细胞能表达和分泌一种抗菌肽(antimicrobial peptide,AMP)和蛋白质的混合物,能有效抑制病原体如大肠埃希菌等细菌上行到肾实质。这些 AMP 的表达,是依赖于经典的胰岛素信号通路。而糖尿病患者其胰岛素依赖型 AMP 分泌不足,使尿路上行的细菌损害膀胱的上皮细胞,进而上行影响集合管细胞,产生肾盂肾炎(见图 19 - 5 - 1)。

四 病理学改变

1. 膀胱炎

膀胱黏膜充血、潮红,上皮细胞肿胀,黏膜下组织充血、水肿,伴有炎性细胞的浸润。重者可见点状或片状出血及黏膜糜烂。糖尿病肾病合并膀胱炎的患者可能出现膀胱容量的增加、膀胱收缩性的降低及残余尿量的增加。

2. 急性肾盂肾炎

轻者仅累及肾盂黏膜,重者肾脏肿大,切面可见黏膜充血、溃疡、小脓肿形成。少数重者其肾乳头及椎体部可见坏死,坏死组织随尿液排出。

3. 慢性肾盂肾炎

肾脏较正常缩小,两侧病变常不对称,肾盂及肾盏有慢性炎症表现,肾盂扩大、畸形,肾皮质及乳头部有瘢痕形成,肾髓质变形,肾盂、肾盏黏膜及输尿管管壁增厚,重者肾实质广泛萎缩。光镜下可见肾小管萎缩及瘢痕形成;间质有淋巴细胞浸润,肾小球正常或轻度小球周围纤维化,如有长期高血压则可见肾小球毛细血管壁硬化,肾小球囊内胶原沉着。

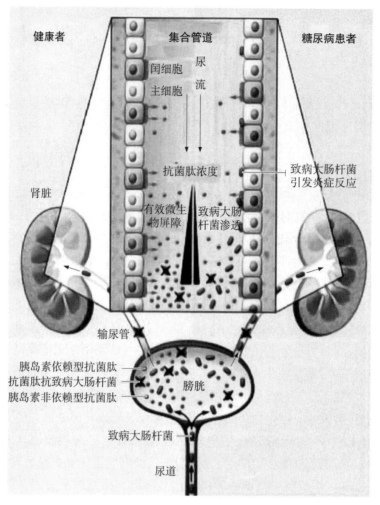

图 19 - 5 - 1 糖尿病患者易发生上行尿路感染原理图

五 临床表现

1. 急性单纯性膀胱炎

临床主要表现为膀胱尿路刺激征,即尿频、尿急、尿痛,白细胞尿,偶可见血尿,甚至肉眼血尿。一般无明显全身感染症状,但少数患者可有腰痛和低热,但体温一般不超过 38.5℃。

2. 急性单纯性肾盂肾炎

临床表现常有全身感染症状,如寒战、发热、头痛、恶心、呕吐、食欲不振等,伴有尿频、尿急、尿痛等膀胱刺激症状,腰痛和/或下腹痛、肋脊角及输尿管点压痛,肾区压痛和叩痛,常伴有白细胞计数的升高和血沉的增快,有些急性肾盂肾炎患者的临床表现与膀胱炎相似,仅凭临床表现难以鉴别。

3. 慢性肾盂肾炎

以往将病程超过半年或 1 年者称为慢性肾盂肾炎,现认为肾盂、肾盏有瘢痕形成,肾盏外形不光滑或两肾大小不等才称为慢性肾盂肾炎。患者一般有急性肾盂肾炎的既往史,并伴有乏力、低热、厌食及腰背痛等症状。患者可有肾小管功能损害,如尿液浓缩功能减退、夜尿增多及肾小管性酸中毒等。

4. 无症状性细菌尿

无症状性细菌尿(asymptomatic bacteriuria,ASB)指患者有真性细菌尿而无任何尿路感染的临床症状,常在健康人群体检或因其他肾脏疾病作常规尿细菌学检查时被发现。而对于糖尿病肾病患者而言,由于糖尿病病程长达 10～15 年,且常常合并的神经病变引起的自主神经节段性脱髓鞘导致的神经传导障碍,使膀胱收缩无力、排空障碍,因此出现 ASB 的比例较普通人群高。对 2 型糖尿病和非糖尿病患者 ASB 的比较研究发现,糖尿病患者 ASB 的发生比例较高,且合并症(包括糖尿病视网膜病变、糖尿病神经病变、高脂血症、缺血性心肌病等)发生比例较高;ASB 的发生与糖尿病的病程(尤其是超过 15 年)有关,与血糖控制的情况无关,验证了以往一些学者的观点。值得关注的是,有研究发现,ASB 可以预测糖尿病肾病患者可能出现的尿脓毒血症,以减少糖尿病肾病患者肾功能的恶化甚至死亡。因此,ASB 在糖尿病肾病患者的尿路感染中应当引起关注。

5. 复杂性尿路感染

临床表现为泌尿道和/或全身症状,并伴有尿路解剖学或功能异常、尿路梗阻或反流、留置导尿管、尿毒症、器官移植等,均应视为复杂性尿路感染。通常耐药菌感染及发生于男性、儿童和孕妇的尿路感染属复杂性尿路感染。糖尿病肾病患者复杂性尿路感染的发生率也较高。

6. 反复发作性尿路感染

患者无尿路解剖学和/或功能异常,每年发作≥3 次或 6 个月内发作≥2 次,连续 2 年以上,称为反复发作性尿路感染。反复发作性尿路感染有复发和再感染两种。复发的病原菌与初发者相同(同种属、同血清型),通常发生于治疗结束后的 2 周内,多见于肾盂肾炎患者;再感染的病原菌与初发者不同,通常发生于治疗结束 2 周以后,多见于膀胱炎患者。

六　并发症

1. 肾乳头坏死

糖尿病患者,尤其是糖尿病肾病患者容易发生肾乳头及其邻近肾髓质缺血性坏死。临床表现为高热、剧烈腰痛和血尿,阻塞的输尿管可引起肾绞痛,尿中有坏死组织排出,重者合并败血症和肾功能急剧恶化。

2. 肾周围脓肿

糖尿病肾病患者容易发生肾周围组织化脓性炎症。临床表现为出血性高热,明显的单侧腰痛和肋脊角压痛和叩击痛,伴活动受限。腹部平片、超声、CT 及磁共振有助于诊断。

3. 革兰氏阴性杆菌败血症

常见于复杂性尿路感染的患者,临床表现急剧、凶猛,患者出现寒战、高热及休克。预后不良,病死率高。

4. 肾结石和尿路梗阻

变形杆菌等可产生尿素酶分解尿素,使尿液碱化,从而使尿中的磷酸盐超饱和析出,形成结石。而反复尿路感染炎症形成的瘢痕和结石可引起尿路梗阻,导致肾盂积液和反流性肾病,加重肾功能损伤。

七　辅助检查

尿路感染的诊断依靠临床表现难以实现,常常需要借助辅助检查。

1. 尿常规

尿液外观可浑浊伴腐败气味,尿比重低下,尿白细胞增多,清洁中段尿白细胞≥5 个/HPF(每高倍镜视野)或≥10 个/mm³,有肉眼或镜下血尿,但尿中红细胞呈均一形态;糖尿病肾病患者的尿蛋白呈阳性,尿中吞噬细胞增多,白细胞颗粒染色(氯乙酸酯染料)白细胞酯酶阳性,亚硝酸盐还原试验阳性,可见白细胞管型或上皮细胞管型,偶见颗粒管型。

2. 细菌学检查

细菌学检查是尿路感染诊断的"金标准"。

(1) 定性检查:未离心新鲜中段尿(排尿时弃去首尾的尿液)标本直接染色油镜观察,若镜检细菌≥1个/HPF即相当于定量细菌培养≥10^5 CFU/ml(1 CFU=琼脂平板上形成菌落的菌细胞数≥1),该方法简便、快速,可初步确定细菌种类,对选择治疗方案具有一定的指导意义。但未检测到细菌也不能排除尿路感染的诊断。

(2) 定量检查:有症状者新鲜清洁中段尿细菌培养计数≥10^5 CFU/ml,或无症状者连续2次新鲜清洁中段尿液标本细菌培养计数≥10^5 CFU/ml即可诊断;耻骨联合上膀胱穿刺的尿液标本出现任何程度的菌尿或从导管获得的尿液标本中细菌含量≥10^2 CFU/ml,均提示尿路感染的存在。因敏感性仅为51%,故现在对单纯膀胱炎(无并发症)的女性,有意义菌尿定义为中段尿细菌含量≥10^2 CFU/ml加脓尿(或每立方毫米尿中白细胞数≥5个)。无肾盂肾炎并发症的女性患者和男性尿路感染患者有意义菌尿,指中段尿细菌含量≥10^4 CFU/ml加脓尿;有并发症时指中段尿细菌含量≥10^5 CFU/ml,伴或不伴有脓尿。

尿液采集过程中注意正确、规范采集,及时送检,避免假阳性和假阴性的出现。尿细菌培养假阳性见于:①尿液标本的污染;②尿液标本超过1 h接种;③培养或接种操作不严格。假阴性见于:①患者于留取尿液标本的1周内行抗生素治疗;②尿液在膀胱内停留少于4~6 h;③尿液为间歇性排菌;④无菌操作过程中消毒液混入尿液;⑤L型细菌、厌氧菌或结核杆菌感染而未做相应的特殊培养。

(3) 定位:下列检查阳性提示上尿路感染。①尿抗体包裹细菌;②尿N-乙酰-β-D氨基葡萄糖苷酶(NAG)升高;③尿液视黄醇结合蛋白;④Tamm-Horsfall蛋白;⑤输尿管插管获得的尿液培养细菌阳性。

用上述方法诊断的敏感度在50%~70%,有学者提出,可采用联合诊断的方法对尿路感染进行计分,以提高诊断的敏感度和特异度,但该法在临床上少有实践,也缺少相关文献的支持。因此,目前仍以细菌学检查作为尿路感染诊断的"金标准"。

3. 影像学检查

(1) X线片检查:静脉或拟行肾盂造影宜在感染消除后4~8周后进行。急性肾盂肾炎及无并发症的复杂性尿路感染不主张常规行肾盂造影。对慢性、经久不愈患者视需要可分别行尿路平片、静脉肾盂造影、逆行肾盂造影及排尿时膀胱输尿管造影,以检查有无梗阻、结石、输尿管狭窄或受压、肾下垂、泌尿系先天畸形及膀胱输尿管反流等。肾血管造影可显示慢性肾盂肾炎的小血管扭曲程度,必要时行肾CT或MRI检查以排除肾结核、肿瘤等疾病。

(2) 超声检查:是目前应用最广泛、最简便,能筛选泌尿道发育不全、先天性急性、多囊肾、肾动脉狭窄所致的肾脏大小不匀、结石、肾盂重度积水、肿瘤及前列腺疾病,但对尿路感染本身无诊断价值。

(3) 同位素检查:以了解分肾功能、尿路梗阻、膀胱输尿管反流及膀胱残余尿量情况。

4. 侵袭性检查

包括双侧输尿管导管法、经膀胱镜或经皮穿刺肾盂取尿和膀胱冲洗尿液培养等方法。

八 鉴别诊断

1. 泌尿系统结核

由结核分枝杆菌引起的特殊类型的尿路感染,特点为有肾外结核病灶,伴午后低热、盗汗、体重减轻或食欲减退等全身症状,有明显的膀胱刺激征,反复多次尿培养或镜检可发现结核分枝杆菌,影像学检查可见肾盂、肾盏虫蚀样缺损或膀胱挛缩。当出现慢性膀胱刺激征，经抗生素治疗无效，尤其是进行性加重者；或尿路感染经有效抗菌药物治疗，细菌转阴，而脓尿持续存在；或有不明原因的脓尿或血尿，而普通细菌培养多次阴性的糖尿病肾病患者，应考虑泌尿系统结核的感染。

2. 尿道综合征

常伴有尿频、尿急、尿痛等症状，但多次尿细菌、真菌及厌氧菌培养均为阴性，且排除结核感染后可考虑该诊断。感染性尿道综合征常由支原体、沙眼衣原体或单纯疱疹病毒所致，多伴有白细胞尿；非感染性尿道综合征常见于中年妇女，尿液检查正常，可能与焦虑或抑郁情绪有关。

3. 前列腺炎

前列腺炎常常出现尿急、尿痛及下腹痛，需与膀胱炎、尿道炎等鉴别。急性细菌性前列腺炎临床表现为发热、寒战、尿痛及前列腺痛，常发生于年轻男性，也与留置导尿管有关。挤压或按摩前列腺可获得脓性分泌物，培养获得大量细菌，可以确诊；慢性细菌性前列腺炎较少见，但有复发性菌尿病史的男性应考虑本病，常无症状，有时可出现梗阻症状或会阴部疼痛，挤压或按摩前列腺后的分泌物中可培养出细菌，并显著多于第一次排尿或中段尿；非细菌性前列腺炎可能与支原体、沙眼衣原体等有关，挤压或按摩前列腺后的尿液标本中含有白细胞 1 000 个/ml，或至少是第一次排尿、中段尿标本中白细胞数量的 10 倍以上，尿细菌培养阴性。

4. 无菌性脓尿

尿白细胞增多但反复尿培养阴性，称为无菌性脓尿，常见于非细菌性感染如沙眼衣原体、解脲支原体等或结石、解剖异常、膀胱输尿管反流或间质性肾炎等非感染性疾病。此外，还需注意急性肾小球肾炎，慢性肾小球肾炎合并尿路感染，注意与原发疾病复发和加重相鉴别。

九　治疗

(一) 治疗原则

糖尿病肾病患者发生尿路感染，除了控制血糖、血压，限制蛋白质摄入等针对糖尿病肾病的治疗，还应加强护理，保证每日供给足够的热量和水分，避免发生酮症和高渗性昏迷，严重感染者应予以胰岛素积极控制血糖。女性患者也应减少性生活的次数。应尽可能选用费用低廉、不良反应轻的药物进行治疗，同时预防或治疗败血症，减轻局部或全身症状，清除隐藏在生殖道和肠道内的病原体，防止尿路感染反复发作。

治疗尿路感染常用的抗菌药物有 β-内酰胺类（如青霉素类、头孢霉素类）和喹诺酮类（如诺氟沙星、左氧氟沙星、莫西沙星等）。还可根据需要选用磷霉素、呋喃妥因和法罗培南。必要时且肾功能正常患者，可选用氨基糖苷类（如庆大霉素、阿米卡星、妥布霉素等）、磺胺类（如复方新诺明等）。选用抗菌药物应考虑以下几个问题。①根据药敏试验结果选用对致病菌敏感的药物，在无尿细菌培养或药敏试验结果以前，宜选用对革兰氏阴性杆菌有效的抗生素。②选用肾毒性小，且在尿和肾脏内浓度高的抗菌药物。③当出现单一药物治疗失败、耐药菌株出现、严重感染或混合感染，可进行联合用药。④下尿路感染者予以 3 d 的短程疗法，肾盂肾炎者予以 14 d 疗程。⑤疗效评定标准。有效：治疗后症状缓解，复查细菌尿转阴；治愈：疗程完毕后症状消失，尿菌阴性，并于第 2、6 周复查尿菌仍为阴性，可视为该次尿路感染治愈，或虽有细菌尿，但为新致病菌即重新感染，则可认为原先的尿路感染已治愈；治疗失败：疗程完毕后尿菌定量仍阳性，或者治疗后尿菌转阴，但于第 2、6 周复查尿菌又阳性，且为同一菌株。⑥由于细菌培养的阳性率只有 30% 左右，故大多数患者的抗生素选用只能根据尿路感染类型、细菌的发生率、抗生素的耐药性、患者症状和尿随访来判断。选用有效抗生素，给予足量治疗以避免复发。科学合理的尿随访也很重要，糖尿病肾病的尿路感染建议采用中段清洁尿来做尿常规检查。

此外,在治疗糖尿病肾病患者的尿路感染时,还应考虑抗菌药物和降糖药等的相互作用。如磺胺类抗菌药与磺脲类药物竞争与血浆蛋白载体结合,从近端肾小管排出,使磺脲类药物半衰期延长、作用增强。所以在使用这些药物的同时,应严密监测血糖,及时调整降糖药的剂量。

(二) 抗生素治疗

糖尿病患者尿路感染的发生率高,临床症状少,无症状性细菌尿和复杂性尿路感染的发生比例高,可达非糖尿病者的3倍,且尿路感染易引起酮症及酮症酸中毒,抗感染药物治疗效果差。因此,在积极控制血糖的基础上采用抗生素和非抗生素治疗和预防,尤其重视无症状性细菌尿的治疗,是减少或控制糖尿病肾病尿路感染的有效治疗方法。

1. 抗生素的耐药性

随着抗生素的应用,其耐药性也越来越高,越是早期的抗生素耐药性越高,临床上越是常用的抗生素耐药性越高。急性肾盂肾炎和慢性肾盂肾炎发作需要静脉用抗生素,选择的余地比较大。慢性肾盂肾炎维持治疗和复发性尿路感染长疗程治疗都需要用口服抗生素治疗,选择的余地比较小,合理选用有效抗生素尤为重要。

上海交通大学医学院附属第六人民医院肾脏科和内分泌科628例糖尿病合并尿路感染住院患者的抗生素细菌耐药情况见表19-5-3。可见对大肠埃希菌较敏感的抗生素是亚胺培南和磷霉素,对肺炎克雷伯菌敏感的抗生素是亚胺培南和阿米卡星,对粪肠球菌较敏感的抗生素是呋喃妥因、万古霉素、替考拉宁。

表 19-5-3 糖尿病合并尿路感染抗生素耐药情况

抗菌药物	大肠埃希菌(%) (N=326)	肺炎克雷伯菌(%) (N=46)	粪肠球菌(%) (N=32)
氨苄西林	282(86.7)	45(97.8)	5(15.6)
哌拉西林	267(81.9)	34(73.9)	
头孢呋辛	225(69.0)	29(63.0)	
头孢他啶	87(26.7)	24(52.2)	
头孢噻肟	198(60.7)	28(60.9)	
亚胺培南	0(0.0)	2(4.3)	
阿米卡星	30(9.2)	4(8.7)	
庆大霉素	170(52.1)	22(47.8)	19(59.4)
环丙沙星	237(72.7)	25(54.3)	23(71.9)
复方新诺明	270(82.8)	38(82.6)	
磷霉素	1/60 例		
红霉素			28(87.5)
呋喃妥因			2(6.25)
万古霉素			1(3.13)
替考拉宁			1(3.13)
青霉素 G			9(28.1)

据"CHINET 中国细菌耐药监测网"年度报告,2021 年上半年共收集全国 53 所医院临床分离株 143 051 株,其中革兰氏阳性菌和革兰氏阴性菌分别占 29.8% 和 70.2%。住院患者和门急诊患者分离的菌株分别占 87.6% 和 12.4%。标本分布中,痰液等呼吸道分泌物占 38.7%、尿液 21%、血液 13.7%。前十位分离菌分布,大肠埃希菌 19.26%、肺炎克雷伯菌 13.86%、金黄色葡萄球菌 9.38%、鲍曼不动杆菌 7.62%、铜绿假单胞菌 7.47%、屎肠球菌 4.83%、粪肠球菌 3.79%、流感嗜血杆菌 3.08%、肺炎链球菌 2.68%、嗜麦芽窄食单胞菌 2.61%。

以下是对几个主要致病菌耐药性较小的抗生素的统计情况。

(1) 大肠埃希菌($n = 27\,546$):静脉注射的有哌拉西林-他唑巴坦(4.4%)、头孢哌酮-舒巴坦(5.9%)、头孢西丁(9.4%)、亚胺培南(1.6%)、替加环素(0.1%)、阿米卡星(1.9%);口服药有呋喃妥因(2.4%)、磷霉素(5.4%,均来自尿标本),另外口服药法罗培南钠耐药率也较小。

(2) 克雷伯菌属($n = 22\,972$):静脉注射的有头孢他啶-阿维巴坦(8.4%,成人标本)、替加环素(3.9%)、多黏菌素 B(3.7%)。轻度耐药的有阿米卡星(16.7%)、庆大霉素(27.1%)、哌拉西林-他唑巴坦(26.9%)、头孢哌酮-舒巴坦(29.3%)、头孢西丁(27%)、亚胺培南(22.9%)。口服药(至少有轻度耐药)有,左氧氟沙星(29.7%)、甲氧苄啶-磺胺甲恶唑(30.5%),另外对法罗培南钠大致有 20% 的耐药率。

(3) 铜绿假单胞菌($n = 10\,685$):耐药率小于 10% 的抗生素有阿米卡星、庆大霉素、头孢他啶-阿维巴坦、头孢吡肟、黏菌素、多黏菌素 B,小于 20% 的抗生素有哌拉西林、哌拉西林-他唑巴坦、头孢哌酮-舒巴坦、头孢他啶、环丙沙星、左氧氟沙星,但对于培南类抗生素耐药率均超过 20%。

(4) 粪肠球菌($n = 5\,420$):耐药率小于 10% 的抗生素有万古霉素、替考拉宁、利奈唑胺、替加环素、呋喃妥因、氨苄西林、磷霉素。

(5) 屎肠球菌($n = 6\,905$):耐药率小于 10% 的抗生素有万古霉素、替考拉宁、利奈唑胺、替加环素、氯霉素。

2. 抗生素选用的注意事项

糖尿病易发尿路感染,糖尿病肾病由于尿蛋白流失和肾功能受损,免疫力下降,其尿路感染往往属于难治性尿路感染,更需要合理选用抗生素。

(1) 首选对细菌敏感的抗生素,在应用抗生素前及时做中段尿细菌培养和药敏试验。

(2) 对细菌培养阴性的尿路感染,由于尿路感染大多为大肠埃希菌和克雷伯菌,故宜选用对该菌较敏感的抗生素,如磷霉素、呋喃妥因等。

(3) 对伴有发热等症状的肾盂肾炎患者,宜选用静脉注射抗生素,待控制症状后再改为口服药。如哌拉西林-他唑巴坦、头孢哌酮-舒巴坦、头孢西丁、亚胺培南等。

(4) 对需较长时间或长疗程服用的抗生素,除选用药物敏感的抗生素外,应考虑目前临床应用较敏感的抗生素,比较有效的有磷霉素、呋喃妥因、法罗培南钠,也可选用头孢克肟、头孢地尼、莫西沙星、阿莫西林/克拉维酸等。

(5) 根据患者临床症状和尿常规检查,及时调整无效抗生素。注意尿常规检查也应采用中段尿,提高尿检的可靠性。

(6) 对于有肾功能不全的患者,抗生素应根据肾功能情况予以调整剂量。对于有肾脏损害可能的抗生素宜作为备选药,如阿米卡星、庆大霉素等。甲氧苄啶-磺胺甲恶唑也仅在药物敏感时选用。

3. 几种尿路感染的治疗

(1) 一般治疗:急性尿路感染有发热等症状者应卧床休息,鼓励患者多饮水,勤排尿。可服用碳酸氢钠 1.0 g,每天 3 次,碱化尿液,可减轻膀胱刺激征,同时可增加氨基糖苷类抗生素、磺胺类及青霉素的疗效。

(2)急性单纯性膀胱炎:90%以上由大肠埃希菌或腐生葡萄球菌引起,可选用单剂量或短程疗法。单剂量可选用有效抗生素一次顿服。短程疗法可选用有效抗生素治疗3~7 d。与一般患者的短程疗法治疗不同的是,糖尿病肾病应持续抗生素治疗7 d,症状消失后需在停药7 d后再次行清洁中段尿培养。

(3)急性肾盂肾炎:初发、无明显全身症状的急性肾盂肾炎,可选用有效抗生素口服或静脉给药;疗程7~14 d。严重、全身感染症状明显的急性肾盂肾炎,应选择静脉给药治疗,可选用药效较强的抗生素,或根据尿细菌培养药物敏感试验来选用。治疗至全身感染症状消退、体温恢复正常后,继续口服抗生素14 d。获得尿细菌培养结果后可参考药物敏感实验结果调整抗生素。疗程结束时,如临床症状消失、尿白细胞和细菌检查阴性,应在停药后第2、6周再次行尿细菌培养;如若疗程结束时仍有膀胱刺激征、尿白细胞增多,则应排除结核分枝杆菌感染可能。

(4)慢性肾盂肾炎:常为复杂性尿路感染,有基础疾病存在,治疗原则为尽可能去除易感因素。慢性肾盂肾炎急性发作的治疗原则同急性肾盂肾炎,但须注意选择有效抗生素,有时还须联合应用,且疗程延长,为2~4周。

(5)无症状性细菌尿:造成进行肾损害者少见,也不会出现肾衰竭,一般不作为治疗对象。但糖尿病肾病患者可根据培养及药敏结果选用抗菌药物。

(6)复杂性尿路感染:根据细菌培养及药敏结果选用抗菌药物。革兰氏阴性杆菌特别是大肠埃希菌是复杂性尿路感染的主要致病菌,但肠球菌、克雷伯杆菌、铜绿假单胞菌或不动菌属等细菌比例有所增加。且这些细菌耐药性高,部分呈多重耐药。门诊治疗适用于无恶心、呕吐的轻、中度感染,口服抗菌药物,疗程10~14 d。重度感染或(和)疑及菌血症者需住院治疗,首先根据尿液涂片革兰染色结果给予经验治疗,后根据药敏结果调整抗菌药物。病情稳定后改用口服抗菌药物,疗程14~21 d。伴有肾结石等复杂性尿路感染,要积极治疗结石等病因,如病因不去除感染不易治愈。有时也需要用每晚一次长疗程治疗来预防发作。

(7)反复发作性尿路感染:90%为大肠埃希菌感染,其他常见菌种还有克雷白肠杆菌、假单胞菌属、变形杆菌等,部分可见粪肠球菌及支原体。治疗包括急性发作时治疗、长期预防及性生活后预防,建议正规治疗6周至3个月后,小剂量(每晚1次)维持治疗1年或更长。反复发作尿路感染的细菌耐药性高,细菌培养的阳性率低,故宜选用抗菌更强的抗生素,还要密切观察患者的症状和尿检情况,判断抗生素的有效性。由于需要长疗程应用,故需选用有效的口服药。常用的有头孢呋辛、左氧氟沙星、阿莫西林克拉维酸、头孢克肟、头孢地尼、莫西沙星、磷霉素、呋喃妥因和法罗培南。还需根据疗程情况及时调整抗生素,保持抗生素的有效性。有研究者采用药物轮换、分期、长疗程的治疗方法,治愈老年人复发性尿路感染。通过治疗期、巩固期、维持期及观察期4个阶段6~75周的抗生素(包括中成药)不同剂量的使用,对老年人复发性尿路感染产生了很好的治疗效果,治愈率达88.5%,该治疗反复发作性尿路感染的方法值得借鉴。①治疗期:急性发作治疗至正常后需继续巩固1个月。②巩固期:抗生素减量,并随访3个月。如反复回到治疗期。③维持期:如3个月正常可改为每晚睡前1次服用,维持3个月。如反复回到巩固期治疗。④观察期:半年内每2周至1个月随访尿常规。如反复,回到维持期治疗;如正常,则视为治愈。⑤为了减少耐药性,最好选用2~3个临床有效药物轮流使用,每种药使用7~10 d。

(8)真菌性尿路感染:真菌属于条件致病菌,通常情况下,该菌无致病性,当机体的防御机制被破坏、机体抵抗力下降时,以及在一些易感因素作用下,才可能成为致病菌。糖尿病肾病患者易发生真菌性尿路感染,其中的原因与白蛋白丢失、自身免疫功能低下、合并其他感染时抗生素的使用及合并前列腺增生、糖尿病神经性膀胱、尿路结石、长期卧床和留置导尿等有关。当患者在使用抗生素治疗其他感染期间,体温下降后再次出现发热,尿路感染好转后又出现白细胞增多或白细胞持续不消失,尿液乳白色或白色浑浊,应引起注意,及时留尿真菌培养或直接涂片镜检。目前真菌性尿路感染的致病菌多为白念珠菌。多数资料表明,白念珠菌对氟康唑仍较敏感,且80%以原形经肾脏排泄,不良反应少,是治疗真菌性尿路感染的首选药物。停留尿管者以1.4%碳酸氢钠膀胱冲洗可显著减少导尿管相关的真菌性尿路感染发生率。

(9)妊娠合并尿路感染:包括肾盂肾炎、急性膀胱炎和无症状菌尿,以急性肾盂肾炎最为多见。一旦确诊,需住院治疗,应卧床休息,取侧卧位,减少子宫对输尿管的压迫,是尿液引流通畅,多饮水,每日尿量保持在2 000 ml以上。静脉滴注抗生素后一般24 h后症状改善,48 h缓解,若72 h症状无好转需调整用药和剂量,急性症状控制后可酌情改为肌内注射或口服药物。对于无症状性细菌尿患者,因20%~40%的患者将发展为急性尿路感染,因此需对其采取抗生素治疗。急性膀胱炎的治疗与无症状性细菌尿者相同。

(10)儿童或青少年尿路感染:除了考虑输尿管走行、管壁肌肉和弹力纤维等发育问题,还应考虑尿路畸形的可能。对于症状性的尿路感染,根据尿培养和细菌药物敏感试验来调整抗生素选择。对上尿路感染或有尿路畸形的儿童,原则上抗生素的选择与成人的上尿路感染或慢性复发性尿路感染相同。单纯无症状性细菌尿者,一般无须治疗。合并尿路梗阻、膀胱输尿管反流或其他尿路畸形存在,或既往感染是肾脏留有陈旧性瘢痕者,应积极选用抗菌药物治疗。

(11)糖尿病肾病患者若出现肾功能不全,则会影响抗感染药物的药代动力学,包括对药物的吸收速率减慢、药物的白蛋白结合率下降和代谢及清除减少。根据肾功能的损害程度,可以估计药物的用量:对于通过肾脏排泄的药物,如内生肌酐清除率(CCR)在40~60 ml/min或血肌酐在(Scr)在177 μmol/L时,药物用量为正常用量的75%;CCR在10~40 ml/min或Scr 177~880 μmol/L,药物用量为正常用量的50%;CCR<10 ml/min或Scr>880 μmol/L,药物用量为正常用量的25%。可通过延长给药间歇时间而每次给药剂量不变或不改变给药时间但减少药物剂量来调整药物的剂量。

(三)中医治疗
尿路感染在中医属淋症范畴,按中西医结合对尿路感染进行辨证分型。

1. 急性期

(1)膀胱湿热型:方选八正散、导赤散合消淋汤、自拟方(川草、台乌药、土茯苓、车前草、扁蓄、益智仁、滑石、甘草)或药用知母、黄柏、生地、瞿麦、扁蓄、车前草、滑石。

(2)肝胆(少阳)郁热型:方选柴芩汤、龙胆泻肝汤、小柴胡汤、自拟方(柴胡、黄芩、车前草、栀子、瞿麦、扁蓄、滑石、生甘草),或药用黄柏、知母、柴胡、黄芩、车前草、木通。

(3)热伤血络型:方选小蓟饮子、八正散加小蓟、生地、白茅根。

(4)三焦湿困(或湿困脾胃)型:方选三仁汤、自拟方(黄柏、白花蛇舌草、车前草、法半夏、广陈皮、制苍术、薏米、茯苓皮、谷麦芽)。

2. 慢性期

(1)肝肾阴虚型:方选知柏地黄汤、李东垣滋肾丸、自拟方(生地、茯苓、山药、女贞子、旱莲草、知母、黄柏、猪苓、泽泻、土茯苓)。

(2)阳不足型:方选济生肾气丸、六味地黄汤加补阳药、自拟方(生芪、苍术、土茯苓、黄精、枸杞、车前子、菟丝子、陈皮)。

(3)中气不足型:方选补中益气汤、菟丝子汤、自拟方(党参、黄芪、山药、茯苓皮、生薏米、续断、杜仲、枸杞子)。

(4) 气阴两伤型:方选疏肝益气汤合消淋汤、保真汤,或药用黄芪、川石斛、鹿含草、怀牛膝、甘草、土茯苓、凤尾草、扁蓄、白花蛇舌草。

(5) 心脾两虚型:用归脾汤。

也可选用中成药,如宁泌泰、银花泌炎灵、热淋清颗粒、三金片、草薢分清丸等。中西医结合治疗可以提高治疗效果或缩短治疗疗程。

(四) 手术治疗

当糖尿病肾病合并尿路感染患者合并严重的膀胱输尿管反流或反流性尿路感染可行手术治疗,加以矫正。开放性手术逐渐被内镜技术和腔镜技术所替代,通过内镜技术和腔镜技术,手术成功率可达 98.1%。是否手术取决于患者的年龄、肾脏的情况及反流的情况。

✚ 预防和随访

糖尿病肾病合并尿路感染患者的预防效果意见尚不统一。预防用药:可每日睡前给予 1 剂量的抗生素(或几种抗生素交替)口服,维持时间 3~6 个月。留置导尿管的患者不主张以抗生素预防,因可能引起对所用抗生素产生的选择性耐药。

散发性无并发症膀胱炎患者无须随访,显著性复发、肾盂肾炎和有并发症的尿路感染需随访。糖尿病肾病患者在治疗前应行血肌酐检查,在治疗 3~4 周后应复查,肾盂肾炎治疗后 4~5 d 及 3~4 周可行 C 反应蛋白检查。随访很重要,所有肾盂肾炎患者、复杂性尿路感染及多次复发患者应在治疗后第 2 及第 6 周行尿培养,同时行脓尿试验。因为肾盂肾炎患者,尤其对于合并肾脏损害的糖尿病肾病患者,虽不发热,菌尿仍可持续存在,最终使肾功能遭受损害。

糖尿病肾病患者因糖尿病病程长、血糖控制不佳、微量白蛋白尿或大量白蛋白尿及免疫功能低下等原因,易合并尿路感染,但发病率难以估计。糖尿病肾病合并尿路感染者以革兰阴性菌为主,其次为革兰氏阳性菌和真菌。主要以上行途径感染。无症状性细菌尿及复发性尿路感染在糖尿病肾病患者中较为多见。糖尿病肾病患者合并尿路感染易发生肾乳头坏死及肾周围脓肿等并发症。目前,仍为细菌学检查作为诊断的"金标准"。除了控制血糖、血压,限制蛋白质摄入、控制血压等针对糖尿病肾病的治疗,还应加强护理,保证每日供给足够的热量和水分,避免发生酮症和高渗性昏迷;同时选用费用低廉、不良反应轻的药物进行治疗;应重视预防和治疗败血症,减轻局部或全身症状,清除隐藏在生殖道和肠道内的病原体,防止尿路感染的反复发作。

(简桂花)

参考文献

1. Forster CS, Johnson K, Patel V, Wax R, Rodig N, Barasch J, et al. Urinary NGAL deficiency in recurrent urinary tract infections. Pediatr Nephrol. 2017,32(6):1077 - 1080.
2. Gregg EW, Cheng YJ, Srinivasan M, et al. Trends in cause-specific mortality among adults with and without diagnosed diabetes in the USA: an epidemiological analysis of linked national survey and vital statistics data [J]. Lancet, 2018,391(10138):2430 - 2440.
3. Harding JL, Benoit SR, Gregg EW, et al. Trends in rates of infections requiring hospitalization among adults with versus without diabetes in the U. S. ,2000 - 2015 [J]. iabetes Care, 2020,43(1):106 - 116.
4. Hirji I, Guo Z, Andersson SW, et al. Incidence of urinary tract infection among patients with type 2 diabetes in the UK General Practice Research Database (GPRD) [J]. J Diabetes Complications, 2012,26(6):513 - 516.
5. Luk AOY, Wu H, Lau ESH, et al. Temporal trends in rates of infection-related hospitalisations in Hong Kong people with and without diabetes, 2001 - 2016:a retrospective study [J]. Diabetologia, 2021,64(1):109 - 118.
6. López-de-Andrés A, Albaladejo-Vicente R, Palacios-Ceña D, et al. Time trends in spain from 2001 to 2018 in the

incidence and outcomes of hospitalization for urinary tract infections in patients with type 2 diabetes mellitus [J]. Int J Environ Res Public Health，2020；17(24)：9427.

7. Medina-Bombardó D，Jover-Palmer A. Does clinical examination aid in the diagnosis of urinary tract infections in women？ A systematic review and meta-analysis [J]. BMC Fam Pract，2011(12)：111.

8. Murtha MJ，Eichler T，Bender K，et al. Insulin receptor signaling regulates renal collecting duct and intercalated cell antibacterial defenses [J]. J Clin Invest，2018，128(12)：5634－5646.

9. Nichols GA，Brodovicz KG，Kimes TM，et al. Prevalence and incidence of urinary tract and genital infections among patients with and without type 2 diabetes [J]. J Diabetes Complications，2017，31(11)：1587－1591.

10. Nitzan O，Elias M，Chazan B，et al. Urinary tract infections in patients with type 2 diabetes mellitus：review of prevalence，diagnosis，and management [J]. Diabetes Metab Syndr Obes，2015(8)：129－1236.

11. Nitzan O，Elias M，Chazan B，et al. Urinary tract infections in patients with type 2 diabetes mellitus：review of prevalence，diagnosis，and management [J]. Diabetes Metab Syndr Obes，2015(8)：129－36.

12. Wilke T，Boettger B，Berg B，et al. Epidemiology of urinary tract infections in type 2 diabetes mellitus patients：An analysis based on a large sample of 456,586 German T2DM patients [J]. J Diabetes Complications，2015，29(8)：1015－1023.

13. Yu S，Fu AZ，Qiu Y，et al. Disease burden of urinary tract infections among type 2 diabetes mellitus patients in the U. S [J]. J Diabetes Complications，2014，28(5)：621－626.

14. Zasloff M. Why are diabetics prone to kidney infections[J]. J Clin Invest，2018；128(12)：5213－5.

15. 代庆红，王忠东. 中国糖尿病的现状调查[J]. 中国医药指南，2011，9(13)：206－208.

16. 简桂花，蒋金根，李军辉，等. 复发性尿路感染的分期治疗[J]. 中国临床医学，2009，16(5)：785－787.

17. 简桂花，蒋金根，李军辉，等. 复发性尿路感染的中西医结合治疗的临床研究[J]. 中国中西医结合肾病杂志，2011，12(2)：127－131.

18. 简桂花，蒋金根，李军辉，等. 老年人复发性尿路感染长疗程治疗疗效观察[J]. 中华老年医学杂志，2011(4)：291－294.

19. 喻华，徐雪松，李敏，等. 肠杆菌目细菌碳青霉烯酶的实验室检测和临床报告规范专家共识[J]. 中国感染与化疗杂志，2020，20(6)：671－680.

20. 张路霞，王海燕. 从流行病学的角度探讨我国糖尿病肾病的发病趋势及对策[J]. 中华内科杂志，2010(9)：804－805.

第二十章　糖尿病肾病合并眼底病变

糖尿病是一种会影响人体各个器官和组织中血糖代谢的疾病。糖尿病血管病变主要分为两大类：大血管病变和微血管病变。最常见的微血管病变是糖尿病肾病和糖尿病视网膜病变。这两种疾病对患者的健康及生命造成的危害极大。大多数糖尿病肾病是隐匿起病，早期症状不典型，患者不易自己察觉。一旦进入显性蛋白尿阶段，患者进展为终末期肾病（ESRD）的速度大约为其他肾脏病变的14倍，许多患者需要终身维持透析，或进行肾移植手术。而糖尿病视网膜病变是50岁以上人群主要的致盲性眼病之一，在欧洲和美国的四大致盲眼病中占第一或第二位。糖尿病病程越长，糖尿病视网膜病变发病率越高。早期诊断、治疗和延缓糖尿病肾病、糖尿病视网膜病变的发生和发展，对提高糖尿病患者生存率，改善其生活质量具有重要意义。

第一节 ｜ 糖尿病视网膜病变概述

■ 一 糖尿病肾病和糖尿病视网膜病变的临床相关性

最新研究表明，大多数不合并糖尿病视网膜病变的糖尿病肾病患者是轻度肾小球病变，肾活检标本中33％为Ⅰ级肾小球病变，60％为Ⅱa级肾小球病变。而在糖尿病肾病合并糖尿病视网膜病变的患者中，30％表现为Ⅲ级或Ⅳ级肾小球病变，说明肾小球病变的严重程度与是否合并糖尿病视网膜病变相关。在糖尿病肾病患者中，血清白蛋白、血红蛋白及肾小球滤过率（GFR）水平等均与糖尿病视网膜病变呈负相关，而血尿、蛋白尿和收缩压与糖尿病视网膜病变呈正相关。肾小球内皮功能障碍的主要临床表现是血尿，而目前认为糖尿病视网膜病变的重要发病机制也是内皮功能障碍，因此，糖尿病肾病与糖尿病视网膜病变之间可能存在着共同的发病机制。糖尿病视网膜病变是糖尿病肾病的独立预测因子，其严重程度或许可以成为糖尿病肾病进展为ESRD的预测因子，并且可以作为判断2型糖尿病患者是否进行肾活检的重要临床指征。因此，了解认识糖尿病视网膜病变对更好地指导糖尿病肾病的诊断和治疗具有重要意义。

■ 二 糖尿病视网膜病变的发病率

2014年全世界有3.87亿（8.3％）人患有糖尿病，预测这一数字在未来几十年内将翻一番。65岁以上人群糖尿病患病率大约为20％。据估计25％的糖尿病患者患有糖尿病视网膜病变，每年约有12％的新病例因为糖尿病而致盲。在亚洲许多国家，过去几十年中糖尿病患病率增长很快。新加坡1975年、1985年和1992年的系列人群调查显示，15～69岁人群糖尿病患病率分别为2％、4.7％和

8.6%。在我国,近年来随着生活水平的提高,膳食结构的改变,糖尿病人数逐年增加。1980年全国糖尿病研究协作组对全国14省市30万人口的流行病学调查显示,糖尿病患病率为0.67%。1994年全国糖尿病防治协作组对全国19个省市≥25岁约25万人做了糖尿病普查工作,得出糖尿病患病率为2.51%,其中新诊断的糖尿病病例数所占比例达70.33%,现患率为10年前的3倍。2010年中国国家疾病预防控制中心和中华医学会内分泌学分会调查了我国98 658名成年人(≥18岁)糖尿病的患病情况,得出糖尿病患病率为9.7%,若同时以糖化血红蛋白≥6.5%作为糖尿病的诊断标准,则其患病率为11.6%。糖尿病视网膜病变患者也逐渐增加。根据2019年美国眼科学会《糖尿病视网膜病变临床指南》指出,全球糖尿病患者中糖尿病视网膜病变患病率约为34.6%(9 300万人),其中威胁视力的糖尿病视网膜病变患病率约为10.2%(2 800万人)。全球超过50%由糖尿病视网膜病变而导致视力损伤或致盲的病例分布在亚太地区。

糖尿病视网膜病变的发生率与性别、年龄无关,与糖尿病病程密切相关。20世纪80年代及90年代,威斯康星州糖尿病视网膜病变流行病学研究(Wisconsin Epidemiologic Study of Diabetic Retinopathy,WESDR)应用7视野眼底照相技术检测和分级视网膜病变,对威斯康星州11个以白人为主的县进行了糖尿病调查。所有患者分为两组,年轻发病组(30岁之前诊断为糖尿病并应用胰岛素治疗的患者)和老年发病组(30岁之后确诊的患者)。如果只有微血管瘤,或没有微血管瘤,但是有视网膜出血或棉絮斑,则视为有视网膜病变。出现新生血管,玻璃体积血,或视网膜前出血,则视为增生型视网膜病变。结果显示,在年轻发病组中,71%的患者有视网膜病变,23%的患者有增生型视网膜病变,6%的患者有黄斑水肿。同时视网膜病变与糖尿病病程密切相关。在糖尿病病程小于2年的患者中,视网膜病变的患病率仅为2%;而在糖尿病病程15年的患者中,患病率上升至98%。同样,在糖尿病病程10年的患者中,增生型糖尿病视网膜病变患病率为4%;而在病程20年以上的患者中,患病率上升到了56%。在老年发病组中有类似发现,糖尿病病程在2年内患者的视网膜病变患病率为20%,糖尿病病程15年以上患者的视网膜病变患病率为60%。同时视网膜病变患病率与是否使用胰岛素治疗有关。在老年发病组中,未使用胰岛素治疗患者的视网膜病变患病率为39%,增生型视网膜病变患病率为3%,黄斑水肿患病率为4%;而在胰岛素治疗患者中,视网膜病变患病率为70%,增生型视网膜病变患病率为14%,黄斑水肿患病率为11%。

在我国,糖尿病病程不到5年患者的增生型视网膜病变患病率仅为17.1%,而病程超过10年的患者增生型视网膜病变患病率上升至45%或以上。同时,如果患者同时合并高血压和/或高脂血症,则眼底病变发病率更高。

第二节 糖尿病视网膜病变的发病机制

糖尿病肾病和糖尿病视网膜病变具有相似的发病机制和发病进程。糖尿病视网膜病变的发生率与尿白蛋白呈正相关性。87%的增生型糖尿病视网膜病变患者同时合并糖尿病肾病,因此增生型糖尿病视网膜病变是糖尿病肾病相对特异的参考指标。《ADA指南》明确指出糖尿病肾病和糖尿病视网膜病变常相伴发生。在鉴别糖尿病肾病与2型糖尿病合并其他肾脏疾病时,观察患者是否同时合并糖尿病视网膜病变是一个非常重要的参考因素。当然,糖尿病肾病的程度不一定与糖尿病视网膜病变的程度平行。肾活检是诊断糖尿病肾病的"金标准"。然而,由于穿刺活检是一种侵入性操作,无法作为常规手段监测病情,同时由于条件所限,也无法在基层医疗机构大面积开展该项检测。而糖尿病视网膜病变可以通过眼底检查明确诊断,与肾活检相比,检查更具无创性和简便性。因此,早期筛查视网膜病变可能对早期诊断糖尿病肾病具有重要的意义。

一 糖尿病肾病和糖尿病视网膜病变共同的发病机制

糖尿病肾病和糖尿病视网膜病变具有很多共同的发病机制,目前认为主要包括以下几方面。

1. 糖基化终末产物的大量堆积

晚期糖基化终末产物受体广泛存在于肾细胞、视网膜毛细血管周细胞和内皮细胞中,它们是晚期糖基化终末产物(AGE)的信号转导受体。活化受体通过 NF-κB 促进炎症因子表达。同时,糖基化终产物受体也可以作为内皮细胞黏附受体聚集白细胞,直接产生炎症反应,增加内皮细胞通透性,导致肾小球和视网膜渗出增加。

2. 多元醇通路活化

血糖正常时,醛糖还原酶对葡萄糖的亲和力低,葡萄糖主要通过糖酵解通路代谢,很少生成山梨醇。当血糖升高时,醛糖还原酶活性增加,葡萄糖通过多元醇通路被醛糖还原酶催化,生成大量的山梨醇。而山梨醇是一种极性很强的化合物,不能自由进出细胞,从而在细胞内堆积,导致细胞内高渗状态。大量细胞外液渗入细胞,最终导致肾脏和视网膜内皮细胞水肿。同时多元醇通路的激活可以诱导血管紧张素系统的活化,导致肾损害。

3. 氧化应激

氧化应激是指机体内活性氧产生过多或者清除过少,从而导致组织损伤。在高糖状态下,蛋白激酶 C(PKC)通路、多元醇通路、AGE 等通路激活,产生过多的活性氧,导致血管细胞损伤,引起糖尿病肾病和糖尿病视网膜病变。

4. 蛋白激酶 C

PKC 是体内一类重要的蛋白激酶,广泛存在于细胞、组织和器官中,参与细胞增殖、分化等功能。PKC 激活后诱导 TGF-β 过表达、Ⅳ型胶原及纤维粘连蛋白降解减少,最终导致肾小球或肾小管基膜增厚,促使糖尿病肾病的发生和发展。同时 PKC 激活可直接或间接增加视网膜毛细血管的通透性,增加内皮素 1 的生成,导致血管收缩,引起视网膜血流障碍。

5. 细胞因子

许多细胞因子共同参与了糖尿病肾病和糖尿病视网膜病变的发生和发展。VEGF 是糖尿病肾病和糖尿病视网膜病变进展过程中的重要细胞因子之一,是一种很强的血管通透性因子。VEGF 主要由肾脏足细胞分泌,它通过改变细胞内信号转导系统改变内皮细胞结构和功能,导致肾小球细胞外基质增生,肾小球毛细血管通透性增加。在眼部,VEGF 与受体结合可促进视网膜微血管内皮细胞迁移和增殖,增加血管通透性。同时 VEGF 在有丝分裂中具有很强的促进作用,它可以与相应受体结合,激活丝裂原活化蛋白激酶信号通路,特异性刺激血管内皮细胞增殖和迁移,促进新生血管形成。VEGF 是增生型视网膜病变(PDR)新生血管形成的一个重要因素。

二 糖尿病肾病和糖尿病视网膜病变不同的发病机制

眼和肾脏器官的发生有一些共同的基因,比如 $Pax2$、$BMP7$ 和 $WT1$ 等。这些基因的变化可导致多种同时累及眼和肾脏的疾病。糖尿病肾病和糖尿病视网膜病变具有许多共同的病理基础,但两者发病机制并不完全相同。比如研究发现糖尿病视网膜病变的易感基因主要位于 1 号染色体,同时四氢叶酸还原酶基因多态性和细胞抗原表现型 4/0、3/0、X/X 等均与糖尿病视网膜病变发生有关,然而,却未发现它们与糖尿病肾病具有相关性。

三　糖尿病肾病和糖尿病视网膜病变的危险因素

糖尿病肾病和糖尿病视网膜病变有许多共同的危险因素，比如年龄、性别、糖尿病病程等，这些都会影响糖尿病肾病和糖尿病视网膜病变的发生和发展。同时糖尿病肾病和糖尿病视网膜病变同时互为危险因素（表20-2-1）。

表20-2-1　糖尿病肾病和糖尿病视网膜病变的危险因素

危险因素	糖尿病肾病	糖尿病视网膜病变
共同危险因素	血压高	血压高
	血糖高	血糖高
	血脂异常	血脂异常
	肥胖	肥胖
	吸烟	吸烟
	糖尿病病程长	糖尿病病程长
	男性	男性
	种族	种族
	基因	基因
不同危险因素	年龄大	贫血
	尿蛋白增高	妊娠
	糖尿病视网膜病变	糖尿病肾病

第三节 ｜ 糖尿病视网膜病变的临床分期和分级

糖尿病视网膜病变的发生、发展是一个非常漫长的临床过程。根据患者血糖水平及其控制情况，以及是否合并全身其他疾病、个体差异等，病情的发展速度是不同的。1984年，我国眼底病学组制定了我国的《糖尿病视网膜病变分期标准》，将糖尿病视网膜病变分为单纯型和增生型两大型共六级。该分级并未包括黄斑病变（表20-3-1）。

表20-3-1　我国糖尿病性视网膜病变临床分期

分　型	分　期	眼底表现	分　级
单纯型	Ⅰ	有微动脉瘤或并有小出血点	（＋）较少，易数；（＋＋）较多，不易数
	Ⅱ	有黄白色"硬性渗出"或并有出血斑	（＋）较少，易数；（＋＋）较多，不易数
	Ⅲ	有白色"软性渗出"或并有出血斑	（＋）较少，易数；（＋＋）较多，不易数
增生型	Ⅳ	眼底有新生血管并有玻璃体积血	
	Ⅴ	眼底有新生血管和纤维增殖	
	Ⅵ	眼底有新生血管和纤维增殖，并发牵拉性视网膜脱离	

1992年,根据美国糖尿病视网膜病变早期治疗研究(The Early Treatment Diabetic Retinopathy Study,ETDRS)和WESDR的资料,由来自世界16个国家31位专家共同制定了糖尿病性视网膜病变和糖尿病性黄斑水肿的严重程度分级,并在1993年美国《眼科杂志》上发表(表20-3-2)。

表20-3-2 国际临床糖尿病视网膜病变严重程度分级标准

病变严重程度	散瞳后眼底所见
无明显视网膜病变	无异常
轻度非增生型糖尿病视网膜病变	仅有微动脉瘤
中度非增生型糖尿病视网膜病变	不仅有微动脉瘤,但其程度轻于重度非增生型糖尿病视网膜病变
重度非增生型糖尿病视网膜病变	具有下列各项中的任何一项: • 4个象限中任何一个象限都有20个以上的视网膜内出血点 • 2个以上象限中有明确的静脉串珠样改变 • 1个以上象限中出现明确的IRMA 此外,无增生型糖尿病视网膜病变的体征
增生型糖尿病视网膜病变	具有下列各项中的一项: • 新生血管形成 • 玻璃体/视网膜前出血

注 IRMA:视网膜内微血管异常(intro-retinal microvascular abnormality)。

第1期是"无明显视网膜病变"。一旦检查发现微动脉瘤,就意味着糖尿病视网膜病变开始,这对患者和医生来说都很重要。第1期和第2期(轻度非增生型糖尿病视网膜病变)患者在几年内病情明显进展的风险很低。进入第3期"中度非增生型糖尿病视网膜病变"后,病情进展的风险显著增加。而进入第4期"重度非增生型糖尿病视网膜病变"后,迅速发展为增生型糖尿病视网膜病变的风险非常大。进入第4期的标准是符合"4:2:1原则"的病变,既广泛(4个象限)视网膜内出血(每个象限出血点在20个以上),或2个象限以上出现明确的静脉串珠样改变,或者任何1个象限出现明确的视网膜内微血管异常(intraretinal microvascular abnormality,IRMA)。根据ETDRS的结果,1年内重度非增生型糖尿病视网膜病变进展为高风险增生型糖尿病视网膜病变(high-risk proliferative diabetic retinopathy,HRPDR)的比例为17%,3年内增加至44%;在1、3年内进展为任何程度增生型糖尿病视网膜病变的概率分别为50%和71%。第5期是增生型糖尿病视网膜病变,快速进展的概率很高。

黄斑水肿的分级见表20-3-3。首先把有明显糖尿病性黄斑水肿的病例和黄斑区没有明显视网膜增厚、硬性渗出的病例区分开。接着根据视网膜增厚和/或硬性渗出距离黄斑中心凹的距离,对糖尿病性黄斑水肿进一步分类。中心凹明显受累,有水肿或硬性渗出表现的为重度糖尿病性黄斑水肿。水肿或硬性渗出距离黄斑有一定距离的为轻度糖尿病性黄斑水肿。介于这两者之间的是中度糖尿病性黄斑水肿。中度糖尿病性黄斑水肿视网膜增厚和/或硬性渗出靠近(或者几乎累及到)中心凹,但具体距离并没有明确的规定。

表 20-3-3 黄斑水肿的分级

病变严重程度	散瞳后眼底检查
糖尿病黄斑水肿明确不存在	眼底后极部无明显的视网膜增厚或硬性渗出
糖尿病黄斑水肿明确存在	眼底后极部可见明显的视网膜增厚或硬性渗出 a) 轻度黄斑水肿 眼底后极部可见一定程度的视网膜增厚或硬性渗出,但距离中心凹较远 b) 中度黄斑水肿 眼底后极部可见视网膜增厚或硬性渗出,但尚未累及中心凹 c) 重度黄斑水肿 视网膜增厚或硬性渗出累及黄斑中心凹

第四节 糖尿病视网膜病变的组织病理学改变

有大约一半的 1 型糖尿病患者,从诊断到出现任何视网膜病变的时间大约是 7 年。对于 2 型糖尿病患者,由于无法准确知道发病时间,所以很难确定从糖尿病发病到出现视网膜病变的间隔时间。在糖尿病视网膜血管病变发生之前,已经有功能和解剖的改变。

一、非增生型糖尿病视网膜病变

糖尿病视网膜病变血管早期组织学改变主要包括周细胞减少和视网膜微血管基膜增厚,这些变化在临床表现出现以前就已经发生了。

非增生型糖尿病视网膜病变(NPDR)以视网膜内微血管异常、基膜增厚、周细胞减少、微血管瘤形成、静脉管径异常和视网膜内微血管异常(IRMA)等为特征。血管异常可导致黄斑水肿、硬性渗出、棉絮状斑以及视网膜内出血。

1. 基膜增厚

基膜主要有Ⅳ型胶原蛋白组成。糖尿病患者在早期即可出现血管基膜增厚。基膜增厚形成的主要原因是基膜合成增加,伴随着降解减少。临床研究证实,基膜增厚与高血糖直接相关,在良好的饮食习惯控制下,基膜增厚可以逆转。糖蛋白减少也与基膜增厚有关,它可以降低电荷屏障功能,增加膜通透性。基膜通透性增加导致血管渗透性增加,使糖尿病视网膜病变患者血管内的液体溢出,引起基膜增厚。

2. 周细胞减少

周细胞主要负责调节血流,同时它在内皮细胞的正常生长和修复过程中发挥着重要作用。在糖尿病视网膜病变患者中,周细胞选择性减少,周细胞/内皮细胞比例降低。周细胞减少后在血管壁留下空位,形成周细胞"鬼影细胞"。即往曾认为周细胞是糖尿病患者最早发生死亡的视网膜细胞之一,但是目前尚无研究证实周细胞对糖尿病有特殊的易感性,也没有研究对周细胞减少或其他形态学损伤进行统计学分析,无法明确在没有微血管瘤的部位是否存在周细胞丢失,因此周细胞可能不是最早的损伤细胞。

3. 微血管瘤

微血管瘤是扩张的毛细血管、末端微动脉或者微静脉在周细胞减少区域由内皮细胞出芽和增生形成,大多位于静脉侧,直径 $25\sim100\,\mu m$,好发于后极部,尤其是在黄斑颞侧。随着疾病的进展,新的微动脉瘤形成,微动脉瘤数目可能增加,在一些患者中也可能由于内皮细胞增生,一些区域内的微血管瘤反而减少。微血管瘤数量的增加与糖尿病视网膜病变进展有关。当一只眼视网膜微血管瘤数目超过 10 个,眼底荧光血管造影会显示毛细血管扩张、无灌注、毛细血管或者微血管瘤渗漏。

4. 视网膜内微血管异常

IRMA 是指位于扩张毛细血管和视网膜无灌注区域的视网膜神经上皮层内的侧支循环血管和新生血管。这些异常血管可能与视网膜血管渗漏、硬性渗出和出血有关。组织学上,IRMA 表现为视网膜内层扩张的薄壁血管,由伴有基膜增厚的内皮细胞和减少的周细胞构成。

5. 黄斑水肿

黄斑水肿继发于微血管瘤、血视网膜屏障破坏、血管通透性增加和血管内液体渗漏和渗出。它是非增生型糖尿病视网膜病变患者视力丧失的主要原因。在早期糖尿病性黄斑水肿患者中,内层血视网膜屏障(血管内皮细胞紧密连接)的损伤程度比外层血视网膜屏障(视网膜色素上皮细胞紧密连接)更严重。视网膜外层屏障损伤多见于慢性糖尿病性黄斑水肿患者。渗出液体主要由水、蛋白质和脂质组成。由于解剖结构的特点,旁中心凹的微血管更易扩张,因此液体容易积聚在旁中心凹外丛状层。渗出液中的水和蛋白质成分被血管和视网膜色素上皮吸收,导致富含脂质的物质沉积在外丛状层,形成临床所见的硬性渗出。渗出的脂质成分主要是多不饱和脂肪酸。硬性渗出在视网膜水肿和非水肿的边界上呈现境界清晰的黄白色视网膜内沉积。ETDRS 表明,血脂水平增高会增加糖尿病视网膜病变患者视网膜硬性渗出的风险。慢性黄斑水肿可发展为黄斑劈裂、板层或者全层黄斑裂孔。视网膜中发生的这些血流动力学异常与早期糖尿病发生在肾脏的改变相似,即肾血流量增加,肾小球通透性增加,从而引起蛋白尿。

6. 视网膜内出血

视网膜内出血是非增生型糖尿病视网膜病变早期体征,是由微血管瘤破裂、毛细血管渗漏以及 IRMA 引起的。视网膜内出血有两种形式:斑点状出血和火焰状出血。斑点状出血发生在内丛状层、内核层和外丛状层,此区域的细胞结构使得出血与视网膜表面垂直而表现为斑点状。火焰状出血发生在视网膜神经纤维层,由于此区域的神经纤维平行走行,使得出血在视网膜表面呈火焰状。出血如果突破视网膜内界膜,就形成视网膜前或者玻璃体内出血。

7. 棉絮状斑(软性渗出)

既往认为棉絮状斑是由于视网膜神经纤维层微梗死后形成的,通常呈条状走行,平行于神经纤维层,发生在血管周围。棉絮状斑的出现表明视网膜缺血区域神经纤维末端发生水肿。神经纤维末端水肿是由于轴浆流受阻导致的细胞质物质沉积。然而临床上可以发现虽然荧光造影结果显示视网膜没有血管阻塞,但存在棉絮状斑,同时棉絮状斑可以消退,而不伴有可检测到的神经纤维层缺失。因此目前认为棉絮状斑可能是由于轴突代谢和运输功能障碍所导致的视网膜变白,特别是在血糖控制不佳的患者中。

8. 静脉管径异常

糖尿病视网膜病变的静脉管径异常包括静脉扩张、静脉串珠状改变,以及静脉环形成。静脉扩张是由于高血糖导致的功能性改变,在血糖水平正常后可以逆转。高血糖状态下,视网膜血流量增加,自身调节氧能力下降。自身调节障碍的恶化程度与糖尿病视网膜病变的程度相关。静脉串珠表现为视网膜静脉血管局部扩张,是重度非增生型糖尿病视网膜病变的体征,可能发生在毛细血管闭合和 IRMA 的情况下。

9. 神经细胞损伤

最近的实验研究显示,神经元损伤发生在糖尿病后 1 个月内,远早于血管病变。细胞的加速死亡导致神经节细胞和内丛状层丢失,伴有视网膜变薄。近来的研究显示,糖尿病视网膜病变神经变性的早期变化包括胆碱能和多巴胺能无长突细胞丢失、树突状细胞重塑和突触必需蛋白减少。引起神经变性的原因很多，包括神经生长因子（胰岛素、脑源性神经生长因子）缺失、营养物质（葡萄糖、氨基酸和脂质）过量、炎症反应以及兴奋性毒性作用等。谷氨酸是公认的引起神经元死亡的原因。米勒（Müller）细胞和星形胶质细胞控制谷氨酸代谢，在糖尿病状态下视网膜谷氨酸代谢功能受损，谷氨酸在神经元和胶质细胞之间的细胞外液中聚集，导致神经元死亡。

增生型糖尿病视网膜病变

临床上出现玻璃体或视网膜前出血、视盘新生血管，或其他部位新生血管都定义为增生型糖尿病视网膜病变。增生型糖尿病视网膜病变发生在非增生型视网膜病变的基础上。根据糖尿病视网膜病变研究和ETDRS的定义，视盘新生血管是指视盘及其周围1个视盘直径范围内视网膜表面的新生血管或者纤维增生。其他部位新生血管是指离视盘至少1个乳头范围的视网膜新生血管。

由于视网膜毛细血管部分阻塞，导致视网膜内层缺血。缺血的视网膜产生血管刺激生长因子，引起糖尿病视网膜病变血管增生。目前研究最多的血管刺激生长因子之一是血管内皮生长因子（VEGF），它由视网膜、脉络膜和视网膜色素上皮细胞产生。糖尿病视网膜病变患者房水和玻璃体内VEGF水平均显著升高。

内皮细胞增生，伴随着血管壁周细胞丢失，形成新生血管，并向玻璃体腔内增生，接着在新生血管周围形成了由纤维细胞和胶质细胞组成的纤维组织。由于新生血管管壁结构脆弱，缺乏周围组织支撑，因此新生血管周围的纤维组织收缩可以对这些血管造成牵拉，导致新生血管破裂，形成玻璃体积血。

第五节 | 糖尿病视网膜病变的临床表现和眼部检查

临床表现

1. 微血管瘤

微血管瘤为糖尿病视网膜病变最早出现的改变，表现为针尖大小的小红点，有的可大至视网膜小血管直径，边界清楚光滑，与出血点不同。早期数量少，散在分布于视网膜后极部，或位于黄斑周围，尤其是在黄斑颞侧。随着病程发展，微血管瘤数量增加，弥漫分布于视网膜后极部。微血管瘤渗漏可导致周围视网膜水肿，常伴有出血。

2. 出血

出血可分布在视网膜各层。早期主要位于视网膜深层，常呈圆点状或斑片状，多位于视网膜后极部和赤道部。随着病情发展，可发生浅层出血，通常表现为火焰状或条带状出血，甚至出现大面积内界膜下或视网膜前出血。

3. 视网膜水肿和渗出

黄斑部和后极部视网膜可以出现不同程度的水肿。水肿后常有硬性渗出形成，主要位于黄斑区和后极部，表现为境界清晰的黄白色视网膜内沉积。如果位于黄斑区，可呈黄白色点状、星芒状、或环状排列。硬性渗出有时需要与玻璃膜疣鉴别。玻璃膜疣位置深，常分别在黄斑周围，形态规则，多为黄白色小点，周围常有色素沉着，表面无闪光感。

4. 棉絮状斑

散在分布于视网膜后极部，多在动脉附近或动脉分叉处，距离视盘3～4个乳头范围内，呈白色羽毛状或棉絮状,大小为视盘的 $1/4 \sim 1/3$。

5. 动静脉改变

视网膜动脉可以是正常的,也可以变细。如果患者同时合并高血压或高血脂,则可以发生动脉硬化。疾病早期静脉即可均匀扩张充盈,呈暗红色。随着病情发展,静脉呈串珠状或腊肠状扩张。随着疾病的发展,毛细血管早期扩张,形成岛状无灌注区,散在分布于视网膜后极部。无灌注区周围毛细血管扩张和微血管瘤形成。疾病晚期视网膜周边部大片毛细血管、前小动脉或小动脉闭塞,形成大片无灌注区,导致视网膜大片缺血,诱发新生血管形成。

6. 视网膜内微血管异常

IRMA 表现为视网膜内毛细血管扩张迂曲,形成微血管瘤和小的无灌注区。检眼镜下不易发现,荧光造影可以发现。IRMA 比微血管瘤危害性更大。

7. 新生血管

新生血管可位于视网膜或视盘上。视网膜新生血管一开始很小,检眼镜下不容易发现。随着病情进展,新生血管数量逐渐增多,变大。新生血管大多呈丝网状、花环状或车轮状,也可融合成簇,突入玻璃体内。新生血管大多分布在距离视盘 $4 \sim 6$ 个乳头大小的范围内,沿着视网膜四大血管分布。如果视盘出现新生血管,提示视网膜缺血非常严重。早期视盘新生血管呈环状或网状,病情发展后逐渐变粗,数量增多,覆盖整个视盘,甚至突入玻璃体内,同时它沿着视网膜大血管生长,以颞上或颞下血管弓最多见。晚期新生血管纤维增生,小的新生血管开始退化,管径变小,数量减少,最后由白色纤维组织取代。纤维收缩时牵拉新生血管,引起血管破裂,导致出血。如果出血位于玻璃体和视网膜之间的玻璃体下腔,则出血呈舟状,表现为底部呈圆形,上方是水平液面。进入玻璃体的出血可以局限在一处,也可能扩散至整个玻璃体腔内。玻璃体积血有可能形成瘢痕,伴有纤维组织收缩,牵拉玻璃体和视网膜,引起玻璃体后脱离。玻璃体后脱离常发生在后极部附近,如颞上血管区、黄斑颞侧以及视盘上方或下方。玻璃体牵拉同时会导致视网膜囊样变性和视网膜劈裂。纤维血管收缩通过对视网膜表面切线方向以及朝向纤维组织区域方向的牵引引起黄斑变形、移位和黄斑裂孔。新生血管和纤维组织对视网膜垂直牵拉可导致视网膜脱离;如果没有发生牵拉,则新生血管的生长或消退可以不引起患者视功能障碍。如果玻璃体从整个视网膜完全脱离,增生型糖尿病视网膜病变就可能进入了退化阶段,血管萎缩、视神经颜色变淡、色素播散,以及无血管的胶质细胞替代新生血管组织。

8. 黄斑水肿

由于血-视网膜屏障(内屏障)即毛细血管内皮细胞受损,黄斑水肿多为局限性;若同时伴有视网膜色素上皮细胞受损(外屏障),则黄斑水肿多为弥漫性(包括黄斑无血管区在内 ≥ 2 个视盘大小的视网膜水肿增厚)。弥漫性黄斑水肿的另一个特点是囊样黄斑水肿(cystoid macular edema,CME),表现为黄斑区视网膜增厚,中心凹呈蜂窝状隆起,可达正常厚度的 $2 \sim 3$ 倍。长期持续的囊样黄斑水肿可导致黄斑永久性囊样变性,甚至形成黄斑裂孔,严重影响视力。在轻度单纯型糖尿病视网膜病变中黄斑水肿发生率约为 3%,而在增生型糖尿病视网膜病变中可高达 70%。另外,玻璃体牵拉或玻璃体后皮质皱褶也会引起黄斑水肿的发生。

9. 玻璃体积血

由于玻璃体出血量不等,眼底表现各异,可表现为稍发暗,或呈红色,或隐约能窥见眼底,或仅有朦胧反光,严重的玻璃体积血则完全没有反光。血液凝固并分解吸收后,可见大小不同的凝血块浮游在玻璃体内。如积血不能完全吸收,则逐渐形成白色或灰白色机化条索或膜片,平附于视网膜表面或延伸到玻璃体内。其上可有新生血管,类似于脱离的视网膜上发暗的血管。膜上还可以看到裂隙或孔洞,露出下方的红色眼底,这与孔源性视网膜脱离时的裂孔非常相似,需注意不要误诊为孔源性视网膜脱离。

10. 牵拉性视网膜脱离

增殖膜和纤维条带收缩会牵拉视网膜,使视网膜面发生扭曲,甚至发生牵拉性视网膜脱离。有时候在牵拉处会形成视网膜裂孔,则形成牵拉性合并孔源性视网膜脱离。牵拉性视网膜脱离开始时范围局限,往往距离黄斑有一定的距离,并可维持一段时间。沿着视网膜脱离的边缘逐渐出现色素沉着,显示出脱离的界限。黄斑一旦受到累及,则视力急剧下降。有时黄斑区部分浅脱离,通常是上半部分,随着时间推移形成囊样变性,视力发生不可逆损害。

11. 玻璃体脱离

纤维血管增殖会引起玻璃体脱离,一般进展缓慢,多数患者无明显症状。糖尿病视网膜病变患者如发生完全性玻璃体后脱离后,则一般很少会发生视网膜或者视盘新生血管。增生型糖尿病视网膜病变患者如果自发或者通过手术将玻璃体后界膜与视网膜新生血管分离后,新生血管可以逐渐退化。小于 40 岁的糖尿病患者中,绝大多数患眼都没有发生玻璃体后脱离,所以 1 型糖尿病患者发生增生型糖尿病视网膜病变的发生率比 2 型糖尿病患者高。玻璃体积血和牵拉性视网膜脱离发生的最主要因素是由于增生型糖尿病视网膜病变眼合并发生不完全性玻璃体后脱离,牵拉视网膜新生血管。完全性玻璃体后脱离预防视网膜新生血管发生的确切机制仍不清楚,推测玻璃体与视网膜的粘连是新生血管生长的支架,完全性玻璃体后脱离后,这种支架作用消失。因此定期检查糖尿病患者玻璃体状况对预判增生型糖尿病视网膜病变的发生和发展有重要作用。

12. 虹膜红变和新生血管性青光眼

广泛的视网膜毛细血管闭锁,组织缺氧,虹膜和房角处也可出现新生血管,导致房水排出受阻,眼压升高,发生新生血管性青光眼。糖尿病患者虹膜新生血管发病率为 1%～17%,而在增生型糖尿病视网膜病变患者中,虹膜新生血管发病率达到 65%。有研究发现,糖尿病视网膜病变合并糖尿病肾病患者新生血管性青光眼的发病率增高。

13. 糖尿病性视神经病变

糖尿病性视神经病变不太常见,包括缺血性视神经病变、糖尿病性视盘病变、视盘新生血管等。

需要注意的是:重度非增生型糖尿病视网膜病变患者很有可能进展成为增生型糖尿病视网膜病变。在出现可辨认的视网膜前新生血管前,重度非增生型糖尿病视网膜病变的体征可能反而会减轻,棉絮状斑可能在 6～12 个月内消退。毛细血管大量闭塞后,点状出血和 IRMA 可能会消退。这种临床表现称为"特征缺失的视网膜病变"。

表 20‐5‐1～20‐5‐3 分别概括了临床前期糖尿病视网膜病变、非增生型糖尿病视网膜病变和增生型糖尿病视网膜病变的临床改变。

表 20‐5‐1 临床前期糖尿病视网膜病变

项 目	特 点
症状	通常没有
临床体征	视网膜外观正常
异常试验结果	色觉:蓝黄色觉减弱(绿色弱);视网膜电图:震荡电位波幅降低;视野缺损;玻璃体荧光计:血视网膜屏障通透性增加
组织病理学	神经细胞凋亡;胶质细胞活化;神经纤维层丢失;胶质细胞机能障碍,谷氨酸增加
细胞性改变	血管紧密连接减弱;血管基膜增厚

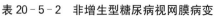

表 20-5-2 非增生型糖尿病视网膜病变

项　目	特　点
症状	没有症状，或者有视物模糊、眩光
临床体征	视网膜血管舒张、微血管瘤、棉絮斑；视网膜内出血；IRMA、静脉串珠、视网膜凹陷
异常试验结果	荧光血管造影：血管渗漏或堵塞；视网膜电图：震荡电位波幅降低；视网膜血流增加；视野缺损
组织病理学	微血管瘤、神经纤维层和外丛状层视网膜内出血；囊样小体、神经纤维层水肿；神经元丢失和变性、脂质渗出、外丛状层细胞外水肿、神经纤维层萎缩、胶质细胞增生、毛细血管闭塞
细胞性改变	神经元和胶质细胞 VEGF 表达增强；血管细胞凋亡；胶质细胞活化和巨噬细胞浸润

表 20-5-3 增生型糖尿病视网膜病变

项　目	特　点
症状	无症状或视力下降、夜盲症、眼前漂浮物
临床体征	视网膜体征：视盘、视网膜和/或虹膜新生血管、视网膜血管扩张，静脉串珠、IRMA；玻璃体体征：玻璃体细胞、玻璃体后皮质收缩与混浊、玻璃体部分后脱离，视网膜前膜、牵拉性视网膜脱离
异常试验结果	荧光血管造影：重度毛细血管闭塞和新生血管渗漏性强荧光；暗适应：受损；超声波：玻璃体部分后脱离，伴有玻璃体视网膜粘连、视网膜脱离
组织病理学	胶质细胞增生和视网膜前膜；内皮细胞增生；视网膜内出血黄斑囊样水肿神经元丢失、视网膜脱离
细胞性改变	玻璃体胶原纤维交联；内皮细胞有丝分裂；胶质细胞增生毛细血管闭塞

■ 眼部检查

1. 检眼镜

检眼镜是本病最基本的重要检查方法，不仅有助于诊断疾病，还有助于判断病变发展。微血管瘤是最早可见的糖尿病视网膜病变，位于视网膜内核层。其次是各种形态各异、不同类型的视网膜内出血，可位于视网膜各层。随着病情发展，眼底出现硬性渗出，棉絮状斑和视网膜水肿等，提示血-视网膜屏障破坏、毛细血管闭塞、视网膜组织缺氧等。当眼底出现较多的棉絮状斑、广泛的视网膜出血、IRMA、静脉串珠状改变时，需要及时治疗，否则病情容易快速进展至增生型。

2. 眼底照相

眼底照相提供了视网膜的永久图像，易于存储、放大和电子传输，它是一种可用于监测病变进展情况的极有价值的工具，特别可用于追踪观察视网膜后极部的微小病变，目前已经成为糖尿病视网膜病变眼底观察的"金标准"，在糖尿病视网膜病变的筛查和随访工作中发挥着重要的作用。建议 1 型糖尿病患者在发病 5 年后开始每年进行 1 次糖尿病视网膜病变眼底照相检查。2 型糖尿病患者在确诊时就应立即进行眼底照相检查，此后至少每年进行 1 次糖尿病视网膜病变眼底照相检查。

3. 荧光血管造影

荧光素钠是一种碳氢化合物，80%与血液循环中的清蛋白结合。未结合的分子可通过脉络膜毛细血管、布鲁赫(Bruch)膜、视神经和巩膜自由扩散,但是无法穿过紧密连接的视网膜内皮细胞、视网膜色素上皮或大的脉络膜血管。当血-视网膜屏障破坏时,就会发生染料渗漏。

荧光血管造影在视网膜和脉络膜血管性疾病的诊断和治疗方面发挥着重要作用,尤其在分辨无灌注区、血管通透性增强和新生血管形成方面尤为重要,是诊断糖尿病视网膜病变常见血管性并发症非常有价值的工具。由于毛细血管内皮细胞紧密连接锚蛋白丢失,血-视网膜屏障损害,因此微血管瘤处在血管造影时会出现特征性地荧光素渗漏。血管造影通常能比临床检查或眼底照相发现到更多的微血管瘤。研究发现,荧光血管造影可发现的微血管瘤数量是眼底照相的 4 倍。其他视网膜血管改变,比如血管管径改变,局灶性毛细血管无灌注区也可以通过血管造影很好地显示出来。由于这些病变本身并不是临床治疗的指征,因此在糖尿病早期阶段,荧光血管造影并不能特征性地指导临床治疗。视网膜内出血、棉絮状斑和硬性渗出等病变在荧光造影上可能显示为荧光遮蔽。IRMA 可表现为局部毛细血管扩张迂曲、微血管瘤和小的无灌注区。静脉扩张呈串珠状或有管壁染色。视网膜水肿晚期可有组织染色,囊样黄斑水肿可现花瓣状或蜂窝样荧光素渗漏。毛细血管闭塞呈现无荧光充盈的大片无灌注区。新生血管呈现为多种形态的强荧光,如卷丝状,车轮状等,并伴有荧光渗漏。

4. 超声检查

当由于屈光间质混浊(如白内障或玻璃体积血),导致无法很好地观察眼底时,超声是最实用的一项检查。对于这些患者,超声可以监测后节疾病的进展,帮助确定手术干预的最佳时机。玻璃体积血是糖尿病视网膜病变的常见并发症。其他原因,比如视网膜裂孔或脱离也会引起玻璃体积血。因此,对于玻璃体积血患者,如果无法很好地观察清楚眼底,就必须进行超声检查。在超声检查中,玻璃体积血通常表现为玻璃体腔内弥漫性、可移动、低反射性混浊。在出血基本吸收、能够进行眼底镜检查前,需要使用超声检查进行随访观察。

超声检查有助于发现视网膜表面的纤维血管膜。在诊断牵拉性视网膜脱离方面,超声检查具有非常重要的作用。牵拉性视网膜脱离通常位于视网膜周边部,或沿血管弓分布。牵拉性视网膜脱离常见形式包括"帐篷样"或"桌面样"外观。帐篷样脱离是玻璃体视网膜在局部一点有粘连,形成凹形外观,在运动试验中无活动性。相反,桌面样脱离提示广泛区域的玻璃体和视网膜粘连。在超声检查中,视网膜脱离表现为与后部玻璃体相粘连的高反射性膜。通常可以根据超声检查观察视网膜脱离的部位和进展情况,决定是否进行手术干预。

有时通过超声难以鉴别玻璃体积血、玻璃体后脱离、纤维血管膜和视网膜脱离。我们可以通过以下几种方法进行鉴别:①与玻璃体后脱离相比,视网膜脱离时 A 型超声波峰值更高,经常为 100% 信号,B 型超声信号通常会维持较低的增益调整。②玻璃体后脱离的反射在周边部减弱,而视网膜脱离在周边部会维持高反射。③视网膜脱离总会附着在视盘处,因此,一个没有与视盘相连的信号提示玻璃体后脱离。

5. 光学相干断层成像

光学相干断层成像(optical coherence tomography, OCT)是糖尿病视网膜病变早期黄斑水肿的一种敏感检查方法。OCT 所形成的视网膜横截面图像中神经感觉层的内外界明显,可直接从图中读取视网膜厚度。囊样黄斑水肿在 OCT 上具有特征性表现,可见外丛状层或外核层出现局限性无反射囊样间隙,可延伸至视网膜内界膜。Angio-OCT 具有非侵入性,可以显示不同水平视网膜中毛细血管异常,为黄斑缺血提供定量评估,但不能检测到渗出。

6. 对比敏感度

早期糖尿病患者视网膜外观正常,无明显视觉障碍,但是对比敏感度检测可以发现患者中高频率对比敏感度明显降低。

7. 电生理检查

约有 69.23％的糖尿病视网膜病变患者中暗适应功能异常。电生理检查显示,P－VEP 振幅下降,潜伏期延长。眼电图中光峰/暗谷值降低。视网膜电图中 a 波和/或 b 波振幅降低。视网膜电图振荡电位总波幅降低,潜伏期延长。振荡电位对糖尿病视网膜病变的早期诊断,病情评估和预后判断有一定的价值。在糖尿病视网膜病变未发生前,振荡电位就已经出现减弱,提示视网膜缺血。病情严重时振荡电位各系波幅均明显降低。从振荡电位出现变化到增生型糖尿病视网膜病变发生约需要 6 年。

第六节 │ 糖尿病视网膜病变的治疗

一 治疗方案的选择

1. 控制血糖

流行病学研究证实,糖化血红蛋白水平和糖尿病视网膜病变发病率之间存在着相关性。严格控制血糖可以降低视网膜病变的发病率,延缓视网膜病变的进展。目前认为空腹血糖应控制在 7 mmol/L 以下,糖化血红蛋白应控制在 6.5％以下。然而,严格控制血糖有两个临床上十分重要的不良反应。首先,严格控制血糖有促使糖尿病视网膜病变早期恶化的风险,但是这些早期恶化的病例中很少有病例发生严重的视力丧失。其次,严格控制血糖可能会增加低血糖发作和糖尿病酮症酸中毒的风险。因此建议内科医生尽量避免糖化血红蛋白水平快速下降。对注射胰岛素控制血糖的患者来说,每日多次注射胰岛素更为安全。

2. 控制血压

虽然在流行病学研究中,血压并不是糖尿病视网膜病变发生、发展的恒定危险因素。但是多项随机临床试验发现,严格控制血压是影响糖尿病视网膜病变发生、发展的主要可调节因素。一些研究认为严格控制血压对控制糖尿病视网膜病变的益处甚至超过了严格控制血糖。目前认为最为理想的血压应控制在 136/80 mmHg 左右。

3. 控制血脂

流行病学研究表明,血脂异常会增加糖尿病视网膜病变,尤其是黄斑水肿的风险。ETDRS 的观察数据显示 LDL－C 水平升高与硬性渗出的风险增加有关。控制血脂可以减轻硬性渗出,改善黄斑水肿。

4. 抗血小板治疗

ETDRS 一项随访 9 年的研究显示,阿司匹林治疗对延缓糖尿病视网膜病变的进展,延缓糖尿病黄斑水肿患者的视力丧失,改善重度非增生型糖尿病视网膜病变均未发现有任何有益的作用。同时阿司匹林治疗与玻璃体手术率增加没有相关性,在增生型糖尿病视网膜病变中不会导致更严重的玻璃体积血。所以在糖尿病视网膜病变的治疗中,不建议改变原有的阿司匹林药物治疗方案。

5. 蛋白激酶 C 抑制剂

PKC 过度激活是糖尿病视网膜病变的病理生理机制。PKC－糖尿病视网膜病变研究对一种口服的选择性 PKC－β 阻滞剂进行了评估,随访观察 36 个月后发现,糖尿病视网膜病变进展没有统计学意义,糖尿病黄斑水肿发生率没有显著降低。

6. 醛糖还原酶抑制剂

醛糖还原酶是糖代谢中多元醇通路的一种速度控制酶,它可能在糖尿病视网膜病变的发病机制中起着关键作用。然而,在 3 至 5 年的随机临床对照试验中,两种醛糖抑制剂(索比尼尔和托瑞司他)均未发现能显著降低糖尿病视网膜病变发生和发展的风险。

7. 生长激素/胰岛素样生长因子抑制剂

垂体切除术后糖尿病视网膜病变可得到改善,重度糖尿病视网膜病变患者血清及眼部胰岛素样生长因子水平升高。因此,有研究者推测应用生长因子-胰岛素样生长因子通路抑制剂可以预防糖尿病视网膜病变。目前针对这类抑制剂的研究结论并不一致,无法证实其有效,但它们却可能有明显的不良反应,如腹泻、低血糖、胆结石等。

8. 全视网膜光凝

有充分证据表明,全视网膜激光光凝治疗对重度非增生型糖尿病视网膜病变和增生型糖尿病视网膜病变有效。增生型糖尿病视网膜病变患者进行全视网膜光凝后,严重视力丧失的风险可以降低 50% 以上,对高危增生型糖尿病视网膜病变患者应立即进行全视网膜光凝治疗。具有以下 4 个特征中任意 3 个即为高危增生型糖尿病视网膜病变:①新生血管形成(任何位置);②视盘上或视盘附近新生血管形成;③至少有中度新生血管形成,即视盘 1 个乳头直径内,1/4~1/3 视盘面积,其他部位大小至少为视盘面积的一半;④玻璃体或视网膜周边出血。但是全视网膜光凝也存在不良反应。传统长脉冲单点激光全视网膜光凝治疗后常出现视野缩小、夜间视力降低、色觉改变、对比敏感度降低、黄斑水肿加重、急性青光眼、牵拉性视网膜脱离等。多点扫描激光是一种低强度激光,具有短脉冲,可调预设模式,是糖尿病视网膜病变激光治疗的一种新手段,具有损伤范围小、疼痛感轻、黄斑水肿发生率低等优点,但仍有不足。因此,对轻至中度非增生型糖尿病视网膜病变患者,建议首先逐步控制血糖和血压等全身因素,如果患者能保持随访,就可以先不进行全视网膜光凝治疗。对于重度非增生型糖尿病视网膜病变患者,如果无法定期随访,或者存在导致病情快速进展的危险因素(如妊娠等),则建议早期施行全视网膜光凝治疗。

有下列情况之一的患者不建议进行全视网膜光凝治疗:①后极部视网膜有严重的胶质样组织增生;②存在严重的玻璃体视网膜牵拉;③荧光血管造影显示有广泛的毛细血管闭锁,或黄斑及黄斑周围 60% 以上面积发生微循环梗死;④后极部视网膜内大量鲜红色树枝样分布的新生血管;⑤视网膜普遍水肿,后极部视网膜毛细血管渗漏明显;⑥较大面积的视网膜脱离,包括浅脱离在内;⑦糖尿病视网膜病变合并有严重的高血压或肾病。研究发现,全视网膜光凝治疗对这些患者是无益的,常会造成严重的并发症,甚至使视力迅速丧失。

对有临床意义的黄斑水肿患者可以考虑行激光光凝治疗。根据黄斑水肿的特点,选择不同的激光方式。局限性黄斑水肿以视网膜局部增厚为特征,荧光血管造影表现为特定区域内的荧光素渗漏,通常是微血管瘤的渗漏;对这部分患者可以考虑针对局部渗漏区域的直接光凝治疗。弥漫性黄斑水肿代表视网膜内血-视网膜屏障的广泛破坏,其特征是包含黄斑中心凹 2 个或 2 个以上视盘大小的视网膜组织增厚;对这部分患者,可以考虑在黄斑区进行格栅样光凝治疗。激光光凝治疗糖尿病性黄斑水肿的目的是为了稳定或者适当提高患者视力。视力预后与以下因素有关:年龄较小或者饮食控制良好的糖尿病患者视力预后较好,弥漫性渗漏患者视力预后差;其他因素,如缺血性黄斑病变、中心凹周围广泛毛细血管无灌注区、囊样黄斑改变,中心凹硬性渗出、患者年龄较大、高血压等都会造成视力预后不佳。

9. 玻璃体内皮质激素注射

皮质激素可以稳定血视网膜屏障、促进渗出吸收、下调炎症因子的刺激。目前玻璃体内最常用的皮质激素是曲安奈德。玻璃体内注药可有效绕过血-视网膜屏障,向靶组织递送高的初始浓度,并维持有效浓度 3 个月以上。玻璃体内注射曲安奈德可有效改善黄斑水肿,但随着注射时间的延长,黄斑水肿会复发。玻璃体内注射曲安奈德最常见的并发症是眼压升高。其他并发症包括感染性眼内炎、非感染性眼内炎合并假性前房积脓、白内障、视网膜脱离、玻璃体积血等。

10. 玻璃体内抗 VEGF 药物注射

抗 VEGF 药物具有抗血管生成和抗渗透作用，可用于治疗糖尿病视网膜病变。玻璃体内注射抗 VEGF 药物是目前用来治疗视网膜新生血管和糖尿病性黄斑水肿常用的方法。在增生型糖尿病视网膜病变患者眼中，玻璃体内注射抗 VEGF 药物可以减少渗漏，使视网膜和虹膜新生血管消退。对于因活动性新生血管出血造成玻璃体积血，无法进行全视网膜光凝的患者，玻璃体腔注射抗 VEGF 药物是一种非常有效的方法，它可以抑制新的出血，促进玻璃体积血吸收，从而有利于后续进行全视网膜光凝治疗。对存在活动性新生血管需要进行玻璃体手术的增生型糖尿病视网膜病变患眼，可以在术前进行玻璃体腔内抗 VEGF 药物注射，有利于减少术中分离纤维血管组织时的出血。与曲安奈德相比，抗 VEGF 药物很少引起白内障和青光眼，但是它的半衰期明显比曲安奈德短，所以患眼需要注射的频率更高。

11. 玻璃体切割术

手术适应证包括：①有明显玻璃体积血，妨碍眼底观察，观察 1～3 个月仍未吸收。通常 1 型糖尿病患者观察 1 个月，2 型糖尿病患者观察时间可以稍延长。对于视力差，未完成全视网膜光凝治疗的患者，需要缩短观察期。②累及黄斑的牵拉性视网膜脱离；③增生型糖尿病视网膜病变牵拉视网膜血管导致反复出血；④合并视网膜裂孔的牵拉性视网膜脱离；⑤进行性纤维血管增殖；⑥纤维血管增殖膜侵犯黄斑；⑦致密的黄斑前出血已经 1 个月未吸收；⑧存在玻璃体黄斑牵拉的黄斑水肿；⑨有眼前节新生血管合并玻璃体积血；⑩白内障合并严重的增生型糖尿病视网膜病变。手术的目的：①去除积血及分解物质，将机化膜切断，吸除碎片，消除纤维组织赖以生长的支架，尽可能松解玻璃体对视网膜的牵拉；②恢复屈光间质的清晰；③恢复视网膜正常的解剖关系，保持眼球完整。糖尿病患者玻璃体手术的主要并发症包括复发性玻璃体积血、视网膜脱离和虹膜红变。事实上，几乎所有的病例术后都会发生不同程度的玻璃体积血，30% 左右的患者会比较严重。一般建议观察几周到几个月，大部分出血会自行吸收。如果始终无法吸收，可以考虑进行气液交换或玻璃体灌洗治疗。

随访观察

糖尿病视网膜病变患者都需要定期随访，观察眼底病变发展，必要时复查眼底荧光血管造影。全视网膜光凝治疗后，更需要定期复查，并做眼底照相、眼底荧光血管造影，及视野、电生理等检查。病情稳定后一般每 3～6 个月复查 1 次。如果随访期间眼底荧光血管造影显示出现新生血管或毛细血管无灌注，应考虑做增强全视网膜光凝治疗，也可以做直接光凝。对视盘新生血管患者复诊频率需要更高，如果术后 1 个月复查时尚有 50% 的视盘新生血管未萎缩，或术后 3 个月复查时尚有 25% 的视盘新生血管未萎缩，则需要在原有激光斑的间隙中补充激光，或再向周边部扩大激光的范围。术后 6 个月，如果视盘新生血管还未萎缩，则可以做眼底荧光血管造影，观察血管丛的走行，然后再用激光直接光凝供养血管。多数视盘新生血管在完成全视网膜光凝后即可消退，少数会继续增长或反复出血，对这部分患眼可考虑做增强全视网膜光凝。如果全视网膜光凝后 2～3 个月后黄斑水肿仍不消退，可在后极部做局部光凝或格栅样光凝，也可以考虑玻璃体内注射抗 VEGF 药物治疗或联合治疗（比如玻璃体内注射抗 VEGF 药物联合即刻或延迟的局部或格栅样激光治疗）。

筛查

建议 1 型糖尿病患者在发病 5 年后开始每年进行 1 次散瞳眼底检查。2 型糖尿病患者在确诊时就立即进行散瞳眼底检查,此后每年至少进行 1 次糖尿病视网膜病变眼底照相检查。一般来说,2 型糖尿病患者诊断时有 $10\%\sim15\%$ 已经存在糖尿病视网膜病变,2 年内 $20\%\sim30\%$ 的患者出现糖尿病视网膜病变。

对于轻度非增生型糖尿病视网膜病变患者,如果没有合并黄斑水肿,建议每 $6\sim12$ 个月检查 1 次。中到重度非增生型糖尿病视网膜病变患者,建议每 $3\sim6$ 个月检查 1 次。增生型糖尿病视网膜病变患者,或者有黄斑水肿的患者,建议立即进行激光治疗。对于持续高血糖或有蛋白尿的患者,应缩短随访时间。

糖尿病患者怀孕后,前 3 个月内需进行 1 次详细全面的眼底检查,并密切随访。怀孕可能会加速糖尿病视网膜病变的发展。一般来讲,怀孕前无或仅有轻度的非增生型糖尿病视网膜病变,在怀孕期间有 12% 的患者会进展,多数不影响视力,且产后可以恢复。若怀孕初期就已经有中、重度非增生型糖尿病视网膜病变,则在怀孕期间有 47% 的患者会进展,5% 的患者发展成为增生型糖尿病视网膜病变,其中 29% 的患者产后好转,50% 的患者需要激光光凝治疗。若怀孕前就已经有增生型糖尿病视网膜病变,则在怀孕期间有 46% 的患者会病情恶化,一定要严密随访观察,一旦出现活动性新生血管性改变立即进行激光光凝治疗。

第七节 ｜ 糖尿病视网膜病变对糖尿病肾病的诊断价值

多项荟萃分析发现,糖尿病视网膜病变可作为糖尿病肾病和非糖尿病肾病的鉴别诊断指标,尤其增生型糖尿病视网膜病变对诊断糖尿病肾病具有高度特异性。糖尿病视网膜病变是预测糖尿病肾病的良好指标。

一　视网膜血管参数的诊断价值

随着人工智能和精准医疗的发展,诊断的精确性越来越高。借助人工智能,可以观察测量视网膜血管弯曲度、血管直径、分支系数、分支角度、长径比等多种视网膜血管的几何参数。通过测量视网膜血管的几何参数,可以辅助改进糖尿病视网膜病变对糖尿病肾病的诊断。

正常人眼底血管光滑平直,当血管发生扭曲时,通常提示有疾病存在。越来越多的研究发现,视网膜血管几何形态与糖尿病微血管并发症之间存在相关性。1 型糖尿病患者在出现临床并发症前,视网膜血管弯曲度就发生了变化,观察视网膜血管几何参数变化有助于识别高危患者。同样,研究发现视网膜血管直径越大,患者越容易进展为糖尿病肾病。

血管分支角度和分支系数是与视网膜血管分支相关的两个几何参数。分支角度反映了血管的血流量,角度越大,血流量越小,最佳角度约 $75°$。分支系数是 2 个分支血管直径的平方和主血管直径平方的比值,分支系数越小说明分支血管直径越小。研究发现,视网膜分支系数越大,发生肾病和神经病变的风险越高。糖尿病视网膜血管分支系数增大不仅和血流紊乱有关,还可能与糖尿病高血糖所致的炎症和内皮功能障碍有关。

二　增生型糖尿病视网膜病变的诊断价值

很多研究发现,有增生型糖尿病视网膜病变的患者 CKD 进展的风险是没有糖尿病视网膜病变患者的 16 倍以上,56% 的患者会进展为终末期肾病(ESRD),提示糖尿病视网膜病变的严重程度是 ESRD 的独立危险因素。

三 糖尿病性黄斑水肿的诊断价值

黄斑中心凹无血管区出现增厚,或距离中心凹 500 μm 以内出现硬性渗出和增厚时,可视为有临床意义的黄斑水肿。研究发现,当患者出现有临床意义的黄斑水肿时,特别是浆液性黄斑水肿时,更易发生糖尿病肾病。

四 糖尿病视网膜病变结合血胆红素的诊断价值

大量研究证实,血胆红素是糖尿病并发症的一种保护因素。胆红素通过抗氧化作用保护内皮细胞及系膜细胞免受氧化应激的损伤,从而保护肾脏。当血胆红素水平降低时,机体无法抑制高血糖条件下脂质过氧化物及线粒体超氧化物的产生,导致血管功能障碍。因此,糖尿病视网膜病变患者血胆红素水平越低,肾脏病变越严重,肾功能越差。糖尿病视网膜病变结合血胆红素水平来诊断糖尿病肾病有望成为临床诊断糖尿病肾病的新关注点。

五 糖尿病视网膜病变结合血脂的诊断价值

糖尿病视网膜病变患者出现总胆固醇、甘油三酯升高,高密度脂蛋白降低时,更容易发生糖尿病肾脏,诊断为糖尿病肾病的可靠性更高。

六 糖尿病视网膜病变结合尿微量白蛋白的诊断价值

肾小球滤过膜通透性增加,低分子量蛋白通过肾小球滤过屏障进入尿液,引起尿微量白蛋白增加,因此尿液中出现微量白蛋白可作为肾小管内皮损伤的标志物,临床上诊断糖尿病肾病常参考尿微量白蛋白值。研究发现糖尿病视网膜病变合并微量白蛋白尿的患者,GFR 下降速度更快,更容易进展成为糖尿病肾病。

七 糖尿病视网膜病变结合尿触珠蛋白的诊断价值

触珠蛋白是一种血清蛋白,它能够清除游离血红蛋白,防止组织氧化损伤。尿触珠蛋白升高可能是肾脏对肾小管损伤和氧化应激的应答,是肾小球通透性增高的一个指标。研究发现,糖尿病视网膜病变合并尿触珠蛋白增高($\geqslant$20 ng/min)的患者更容易发生肾功能不全,尤其是增生型糖尿病视网膜病变患者,如果出现尿触珠蛋白,患肾病的概率更大。

对糖尿病肾病进行诊断时,可以尝试使用统计学方法或者人工智能方法结合上述多项指标提高诊断的准确率。但是需要注意的是,当糖尿病视网膜病变患者出现这些指标时,糖尿病肾病可能已经进入了 4～5 期,这时再进行干预治疗效果并不理想,因此还需要进一步探索糖尿病肾病的早期诊断方法。

(赵明慧)

参考文献

1. Cabrera AP, Mankad RN, Marek L, et al. Genotypes and phenotypes: a search for influential genes in diabetic retinopathy [J]. Int J Mol Sci. 2020;21(8):2712.

2. Chang DY, Li MR, Yu XJ, et al. Clinical and Pathological characteristics of patients with nonproteinuric diabetic nephropathy [J]. Front Endocrinol (Lausanne),2021(12):761386.

3. Cheng Y, Yu X, Zhang J, Chang Y, Xue M, Li X, et al. Pancreatic kallikrein protects against diabetic retinopathy in KK Cg-A(y)/J and high-fat diet/streptozotocin-induced mouse models of type 2 diabetes. Diabetologia. 2019;62

(6):1074 - 1086.

4. Cole JB, Florez JC. Genetics of diabetes mellitus and diabetes complications [J]. Nat Rev Nephrol, 2020,16(7): 377 - 390.

5. Crasto W, Patel V, Davies MJ, et al. Prevention of microvascular complications of diabetes [J]. Endocrinol Metab Clin North Am, 2021,50(3):431 - 455.

6. Garofolo M, Gualdani E, Giannarelli R, et al. Microvascular complications burden (nephropathy, retinopathy and peripheral polyneuropathy) affects risk of major vascular events and all-cause mortality in type 1 diabetes: a 10-year follow-up study [J]. Cardiovasc Diabetol, 2019,18(1):159.

7. Howell SJ, Lee CA, Batoki JC, et al. Retinal inflammation, oxidative stress, and vascular impairment is ablated in diabetic mice receiving XMD8 - 92 treatment [J]. Front PharmacolK2021(12):732630.

8. Jansson Sigfrids F, Dahlström EH, Forsblom C, et al. Remnant cholesterol predicts progression of diabetic nephropathy and retinopathy in type 1 diabetes [J]. J Intern Med, 2021,290(3):632 - 645.

9. Kaur P, Kotru S, Singh S, et al. Role of miRNAs in diabetic neuropathy: mechanisms and possible interventions [J]. Mol Neurobiol, 2022,59(3):1836 - 1849.

10. Kaur P, Kotru S, Singh S, Munshi A. miRNA signatures in diabetic retinopathy and nephropathy: delineating underlying mechanisms [J]. J Physiol Biochem, 2022,78(1):19 - 37.

11. Kaze AD, Santhanam P, Erqou S, et al. Microvascular disease and cardiovascular outcomes among individuals with type 2 diabetes [J]. Diabetes Res Clin Pract, 2021(176):108859.

12. Min JW, Kim HD, Park SY, et al. Relationship between retinal capillary nonperfusion area and renal function in patients with type 2 diabetes [J]. Invest Ophthalmol Vis SciJ2020J61(14):14.

13. Müller M, Schönfeld CL, Grammer T, et al. Risk factors for retinopathy in hemodialysis patients with type 2 diabetes mellitus [J]. Sci Rep, 2020,10(1):14158.

14. Oliveira-Abreu K, Cipolla-Neto J, Leal-Cardoso JH. Effects of melatonin on diabetic neuropathy and retinopathy [J]. Int J Mol Sci, 2021,23(1):100.

15. Pongrac Barlovic D, Harjutsalo V, Gordin D, et al. The association of severe diabetic retinopathy with cardiovascular outcomes in long-standing type 1 diabetes: a longitudinal follow-up [J]. Diabetes Care, 2018,41 (12):2487 - 2494.

16. Preguiça I, Alves A, Nunes S, et al. Diet-induced rodent models of diabetic peripheral neuropathy, retinopathy and nephropathy [J]. Nutrients, 2020,12(1):250.

17. Rasmussen KL, Nordestgaard BG, Nielsen SF. Complement C3 and risk of diabetic microvascular disease: a cohort study of 95202 individuals from the general population [J]. Clin Chem, 2018,64(7):1113 - 1124.

18. Sabanayagam C, Chee ML, Banu R, et al. Association of diabetic retinopathy and diabetic kidney disease with all-cause and cardiovascular mortality in a multiethnic Asian population [J]. JAMA Netw Open, 2019,2(3): e191540.

19. Wan H, Wang Y, Xiang Q, et al. Associations between abdominal obesity indices and diabetic complications: Chinese visceral adiposity index and neck circumference [J]. Cardiovasc Diabetol, 2020,19(1):118.

20. Wang X, Li J, Huo L, et al. Clinical characteristics of diabetic nephropathy in patients with type 2 diabetic mellitus manifesting heavy proteinuria: A retrospective analysis of 220 cases [J]. Diabetes Res Clin Pract, 2019 (157):107874.

21. Wu Z, Yu S, Kang X, et al. Association of visceral adiposity index with incident nephropathy and retinopathy: a cohort study in the diabetic population [J]. Cardiovasc Diabetol, 2022,21(1):32.

22. Yang J, Liu D, Liu Z. Integration of metabolomics and proteomics in exploring the endothelial dysfunction mechanism induced by serum exosomes from diabetic retinopathy and diabetic nephropathy patients [J]. Front Endocrinol (Lausanne),2022(13):830466.

23. Yen FS, Wei JC, Shih YH, et al. The Risk of nephropathy, retinopathy, and leg amputation in patients with diabetes and hypertension: a nationwide, population-based retrospective cohort study [J]. Front Endocrinol (Lausanne),2021(12):756189.

24. Zhao M, Gelize E, Levy R, et al. Mineralocorticoid receptor pathway and its antagonism in a model of diabetic retinopathy [J]. Diabetes, 2021,70(11):2668 - 2682.

第二十一章 糖尿病肾病周围神经病变

糖尿病周围神经病的发病率高,可在糖尿病确诊多年后出现,也可早于糖尿病诊断。其发病机制复杂,包括代谢异常、糖毒性产物和缺血等原因。尿毒症性神经病多见于患有严重慢性肾衰竭的患者或正在进行血液透析的患者,多达50%的透析患者描述自己存在神经性疼痛。现阶段尚缺乏针对糖尿病肾病周围神经病的研究。但由于肾损导致的肾病相关毒素、氧化应激、高钾血症和高磷酸血症等因素,且常伴发高血压、高脂血症等代谢综合征,将进一步导致糖尿病周围神经受损程度的加重。

糖尿病周围神经病和尿毒症周围神经病临床表现均可为感觉性多神经病、自主神经病、单神经病(含多发单神经病),不同临床表型类型受累的神经纤维主要成分也有差异。神经纤维分为 A 型纤维和 C 型纤维。A 型纤维构成大、中纤维,可分为 α、β 和 δ 纤维,其中 Aδ 纤维是自主神经纤维的重要组成成分;C 型纤维为小的无髓纤维,在外周神经束中构成超过一半的感觉纤维和节后自主神经纤维。糖尿病不同周围神经病损伤模式,其主要受累神经部位和成分也不同。其中单神经病主要为周围神经中的 A 型纤维受累,感觉性多神经病和自主神经病主要以周围神经和感觉末梢的 Aδ 纤维和 C 型纤维构成的无髓纤维受累为主。无髓神经纤维变性可发生于全身各系统,导致患者生活质量下降,但由于症状隐匿,往往被患者和医生所忽视。由于糖尿病肾病周围神经病临床表现多样、复杂,缺乏对糖尿病肾病周围神经病各种临床表型的研究。因此本章将以糖尿病周围神经病为主,结合部分尿毒症性神经病研究和糖尿病肾病的初步研究结果,以加深读者对糖尿病肾病周围神经病的理解。

第一节 | 糖尿病性多发性周围神经病

糖尿病性多发性周围神经病(diabetic polyneuropathy)又称肢体远端对称性多发性神经病(distal symmetric polyneuropathy, DSP),是最常见的糖尿病性神经系统并发症,25 岁以上的糖尿病患者中患病率为 40%,多见于中、老年,长期患病,未经适当治疗的患者。病变通常为对称性,下肢重于上肢,以感觉神经和自主神经症状为主,而运动神经症状较轻。

一 病理学特征

大量的实验证据支持糖尿病周围神经病变从神经元核周到终端均可直接受损。其主要病理特征是神经滋养血管的微血管病,伴有轴索退变,施万细胞功能异常导致的原发性脱髓鞘,轴索损伤导致的继发性脱髓鞘,轴索发芽再生,施万细胞增殖、宾格尔(Büngner)带形成、萎缩,重髓鞘化呈洋葱球样改变,基膜增生,束膜下水肿等病理现象。糖尿病周围神经病神经活检发现,滋养血管壁厚度与周围神经中的有髓纤维呈数量呈负相关,且单神经束膜内神经纤维呈异常灶性分布。图 21-1-1 可见

DSP 不同程度的腓浅神经活检表现。临床病理与症状的关系参见图 21-1-2。随着神经纤维的丢失,周围神经受累程度逐渐加重。当受损纤维发生再生时,可导致过度神经兴奋冲动,从而引发阳性症状(疼痛、麻木、异样感觉),而随纤维丢失增加,阴性症状(感觉缺失)区域和/或严重程度会增加。虽然临床认为 DSP 是一种长度依赖性神经损伤所致,但研究提示糖尿病患者近端神经纤维也存在显著病变。一项尸检研究提示糖尿病患者近、远端神经受损的表现并不相同,腓肠神经大、小有髓纤维的密度显著降低,表现为轴索损伤;但腰脊神经前根、后根均可见节段性脱髓鞘和重髓鞘化表现,且有髓纤维数量无明显异常,后根更明显。病例报告也提示坐骨神经近端多灶性纤维丢失会造成远端腓神经、胫骨神经和腓肠神经弥漫性损伤。有研究提示由于远端神经活检均可见髓鞘损伤和重髓鞘化洋葱球样改变等表现,不能作为区分糖尿病周围神经损伤和慢性炎性脱髓鞘性多发性神经病(chronic inflammatory demyelinating polyneuropathy, CIDP 的病理证据。先前的研究经常会以轴索损伤为主或髓鞘损伤为主进行争论,但据不同的研究结果,其实 DSP 的病理改变丰富多样。目前,对其病理改变的认识仍存在很多不足,对机制的探索也非常有限。如:DSP 血管壁可见 C3 和 C5b~C9 的广泛沉积,血管的补体相关的炎性表现在糖尿病视网膜病变和糖尿病肾病等靶器官上也均被发现,但机制并不明确。

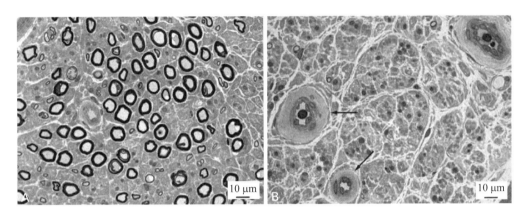

图 21-1-1　2 例 30 岁伴严重 DSP 的胰岛素依赖型糖尿病患者腓浅神经活检(1 μm 层厚)

注　A. 患者有严重 DSP 和自主神经病;B. 患者有严重 DSP、自主和运动神经病,箭头提示明显增厚的神经滋养血管壁。

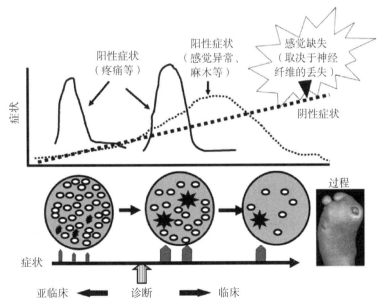

图 21-1-2　糖尿病神经病的自然病程,临床症状、体征与病理改变间的关系

尿毒症性多发性神经病也表现为轴索退变和脱髓鞘损伤混合性改变,存在轴索正常而髓鞘缺失的神经纤维,其中脱髓鞘损伤被认为是施万细胞受代谢性疾病影响导致。也有学者观察到,脱髓鞘改变主要发生于轴索损伤的神经束中,并非广泛存在,并由此认为脱髓鞘继发于轴索损伤。但尿毒症性多发性神经病可在肾移植后有所改善,而糖尿病周围神经病可在糖尿病诊断之前存在,其发生与否与血糖控制程度无明确相关,提示 DSP 相对尿毒症性多发性神经病来说损伤机制更为复杂。

Aδ 纤维和 C 型纤维受损(小纤维神经病)是糖尿病最常见的周围神经病理损伤,其同时也是 CKD 患者常见的病理损伤。腓肠神经等感觉神经活检和皮肤神经活检均可应用于糖尿病周围神经病的研究和诊断,但由于腓肠神经等感觉神经活检为有创检查,在临床上并不常规应用。最近的形态学研究表明,糖尿病神经病变中,皮肤神经纤维严重受累,表皮神经纤维密度(epidermis nerve fiber density, ENFD)降低已成为糖尿病小纤维神经病临床诊断的"金标准"。图 21-1-3 可见糖尿病周围神经病患者 ENFD 下降以及真皮内的纤维。但这一方法主要也是基于研究目的,临床应用并不广泛。

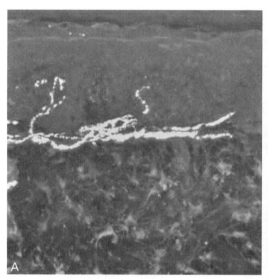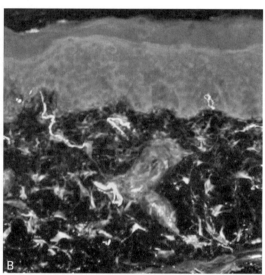

图 21-1-3　皮肤小纤维 PGP9.5 染色共聚焦显像(×40)

注　A. 正常个体;B. 伴小纤维神经病的糖尿病患者。

尽管认为微血管病是糖尿病周围神经病的主要机制之一,但皮肤血管密度在糖尿病患者中并无显著降低。早期电镜观察发现皮肤毛细血管超微结构内皮周围存在与基膜密度相似的基质沉积,管壁增厚,管腔狭窄,可能是导致微血管病的病理基础。另外血管功能损伤可能由血管壁晚期糖基化终末产物(AGE)及其受体(RAGE)表达升高导致。有研究报道血管壁 RAGE 上调程度与糖尿病肾病发生比例呈正相关。基线期皮肤血管早期糖基化产物(糠氨酸)和 AGE(羟甲赖氨酸)的增加,也可以预测糖尿病肾病的发生。与糖尿病患者相似,晚期 CKD 患者也存在 ENFD 的显著降低,且降低比例与肾病持续年限呈正相关。由此可推测,在糖尿病肾病尤其是终末期患者中,表皮神经纤维受损可能更为明显,需要进一步的研究证实。

二　临床表现

糖尿病 DSP 表现为慢性起病,逐渐进展,多数对称发生。不典型者可以从一侧开始发展到另一侧,主观感觉明显而客观体征不明显。有些神经症状明显的患者仅有糖耐量异常。感觉症状通常自下肢远端开始,主要表现为烧灼感、针刺感及电击感,夜间重,有时疼痛剧烈难以忍受而影响睡眠;还可以出现肢体麻木感、蚁走感等感觉异常,活动后好转,可有手套-袜套状感觉减退或过敏。肢体无力较轻或无,一般无肌萎缩。查体时可见下肢深、浅感觉和腱反射减弱或消失。继发 CKD 后,DSP 的严重程度与糖尿病病程、血糖控制程度和尿毒症程度直接相关,周围神经损伤程度相对较重,出现 Aα、β纤维的损害,此时深感觉受累更为明显,并由于运动纤维的受累可能出现远端肌肉萎缩、疲劳感或查体可见的肌力轻度下降。晚期并发症足部溃疡或神经关节病(夏科关节)在晚期肾脏疾病患者中常见,在糖尿病继发 CKD 的患者中更易出现。

第二节 ｜ 糖尿病性单神经病

糖尿病性单神经病(diabetic mononeuropathy)是指单个神经受累,可以侵犯颅神经,也可以侵犯脊神经,如果侵犯 2 个以上神经称为多发性单神经病。脑神经主要以动眼神经、展神经、滑车神经和面神经常见。脊神经常侵犯腓浅神经、腓肠神经、腓总神经、正中神经、尺神经、桡神经、腋神经,少数可侵及膈神经和闭孔神经。

一、病理学特征

单神经和/或多发性单神经病是在原有 DSP 基础上,出现血管炎相关的神经损伤。2 型糖尿病患者由于原发的血管壁受损,可能进一步诱导神经血管相关的炎性损伤。其病理现象包括:神经外膜血管壁内单核细胞浸润为微血管炎,血管周围单核细胞浸润为血管周炎,以及由同时存在活动或愈合的动脉炎性病变而诊断的坏死性动脉炎(图 21-2-1 和图 21-2-2)。近端神经损伤或者神经丛损伤患者,其坐骨神经、腓浅神经、股中间神经活检可见上述病理改变形式,受累神经浸润的单核细胞包括 CD4/CD8 T 细胞、B 细胞和巨噬细胞。此外,由于血管壁损伤,神经内膜内血管还可见红细胞渗出,无明显单核细胞浸润。

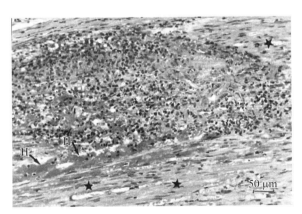

图 21-2-1 血管炎和神经内膜内出血

注 石蜡固定神经纵向切片显示血管壁单核细胞浸润,伴明显出血(H),神经纤维为轴索退变。★所示为神经内膜空间。

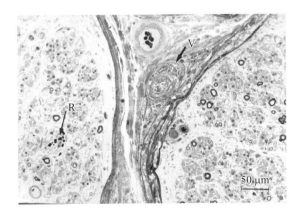

图 21-2-2 多发性单神经病炎性血管病终末期

注 神经外膜血管闭塞(V),伴显著轴索丢失。神经内膜存在红细胞渗出(R),甲苯胺蓝染色。

临床表现

以急性或亚急性起病者居多,感觉、运动神经均受侵犯,临床表现为受损神经相应支配区域的感觉、运动障碍。单一神经病变常急性起病,呈自限性,多于2个月内改善;个别病程可持续数周到数月,直到侧支循环建立才得以改善,但部分患者由于神经轴索严重受损,临床症状无法恢复。

第三节 | 糖尿病性自主神经病

80%的糖尿病患者有不同程度的自主神经受损,可以发生在糖尿病的任何时期,但最易发生在病程20年以上和血糖控制不良的患者中。可广泛累及心血管、胃肠、泌尿和生殖等多个系统,具有起病隐匿、病情逐渐进展、表现复杂的特点,个体表现差异较大。交感神经和副交感神经,有髓纤维和无髓纤维均可受累。影响到心脏、血管及汗腺自主神经时,出现汗腺分泌异常、血管舒缩功能不稳定,导致心血管、胃肠、泌尿等系统的功能紊乱。除糖尿病的直接影响外,尿毒症本身可能导致自主神经系统功能障碍,且透析治疗无法改善。

一 病理学特征

目前针对糖尿病自主神经病的病理研究主要是针对末梢纤维开展。皮肤活检可观察皮肤中血管、汗腺、立毛肌等部位分布的自主神经数量、结构改变,对糖尿病自主神经病有一定诊断价值,有研究建议将其结合动态心电图心律检查等共同应用于糖尿病自主神经病诊断。目前临床应用不同的蛋白标记不同自主神经成分,具体标记和分布可参见表21-3-1。针对糖尿病自主神经病前期研究表明,糖尿病患者汗腺、立毛肌上经PGP9.5染色的神经分布密度可呈长度依赖性的降低。另一项直接针对糖尿病患者大腿立毛肌自主神经标志物的研究表明,反映去甲肾上腺素能的DβH和反映胆碱能和肾上腺素能纤维的VIP均明显减少(图21-3-1)。

表21-3-1　皮肤血管、立毛肌、汗腺自主神经标记分布

IR 阳性	皮肤血管($n=91$)	立毛肌($n=47$)	汗腺($n=58$)
DβH	100%	100%	10%
TH	100%	100%	95%
NPY	100%	0	0
VACHT	89%	45%	100%
VIP	93%	60%	100%
SUBP	97%	62%	85%
CGRP	98%	65%	98%

注　TH:酪氨酸羟化酶(肾上腺素能纤维);DβH:多巴胺-β-羟化酶(去甲肾上腺素能纤维);VACHT:血管乙酰胆碱转运体(胆碱能纤维);VIP:血管活性肠肽(胆碱能和肾上腺素能纤维);CGRP:降钙素基因相关肽(痛觉感受纤维);NPY:神经肽Y(痛觉感受纤维);SubP:P物质(痛觉感受纤维)。

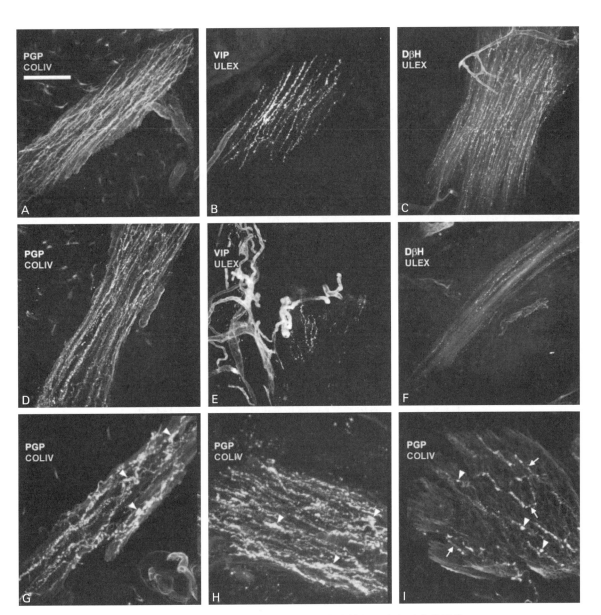

图 21-3-1　糖尿病患者大腿立毛肌自主神经丢失和形态学异常

注　A~C. 对照患者立毛肌神经分布；D~F. PGP9.5 染色阳性神经纤维相对保留时，VIP 和 DβH 阳性纤维数量显著减低；G~I. 立毛肌 PGP9.5 染色阳性纤维形态学异常。DβH(多巴胺-β-羟化酶，去甲肾上腺素能纤维)；VIP(血管活性肠肽，胆碱能和肾上腺素能纤维)。

临床表现

1. 胃肠自主神经病

胃肠自主神经病(diabetic gastrointestinal autonomic neuropathy)表现为食道蠕动减慢、胃张力降低、排空时间延长、胃酸减少、胆囊功能障碍、腹泻、脂肪泻、便秘、大便失禁等。所以糖尿病患者常常主诉腹胀、消化不良、不明原因腹泻等，也可出现"五更泻"和便秘。

2. 膀胱功能障碍

13%的糖尿病患者合并有膀胱功能障碍(diabetic bladder dysfunction)，出现排尿困难，膀胱容量增大，称为低张力性大容量膀胱。由于膀胱内长时间有残余尿，因此常反复发生泌尿系统感染，并可波及肾脏，引起肾盂肾炎甚至肾衰竭。

3. 性功能障碍

性功能障碍(diabetic sexual dysfunction)可以是糖尿病自主神经障碍的唯一表现,其原因可能是由于骶部副交感神经受损所致。40 岁以下的女性患者 38% 出现月经紊乱,此外还有性冷淡和会阴部瘙痒。当出现肾病等器官损伤表现时,1 型糖尿病高发自主神经损害,勃起功能障碍与心血管自主神经病的严重程度密切相关。

4. 心脏自主神经病变

患者出现静息状态下的心动过速、运动不耐受、静默的心肌缺血、直立性低血压、平卧高血压,甚至术中或术后出现的心律血压波动等。高龄、血糖控制欠佳、心血管疾病病史、糖尿病其他并发症和吸烟都是其发生的危险因素。

5. 排汗异常

夏天天热时无汗是糖尿病自主神经病变的一个常见症状,常为双侧性,多见于足及下肢,严重时整个下半身甚至上肢亦受累,而上半身、颈、头部常呈代偿性多汗,有时可误诊为低血糖症,需注意鉴别。

6. 瞳孔调节异常

可有瞳孔缩小且外观不规则、双侧不对称、不等大、对光反射迟钝,有时可见阿-罗瞳孔。

第四节 | 糖尿病肾病周围神经病变的诊断

SanAntonio 糖尿病神经病变会议的共识声明建议,用于研究和临床试验的糖尿病周围神经病变的诊断和分类应基于以下每个类别中的至少 1 个标准化测量:临床症状、临床检查、电-生理学和定量感觉测试。需要注意的是,由于糖尿病 CKD 周围神经病变没有独特特征,须通过仔细的病史和体格检查排除所观察到的神经病变的所有其他可能原因。

一 临床检查

检查者仔细检查患者的足部,寻找干燥、裂隙或骨骼异常(如槌状趾)的证据,所有这些都表明神经病变。使用 10 g 单纤维丝、大头针和棉签作用于大脚趾背和第一食指上来评估小纤维功能。10 g 单纤维丝也可用于足底表面。使用 256 Hz 音叉评估大纤维功能,以确定大脚趾和食指背部的振动感觉;如果改变,本体感觉通过脚趾和食指远端关节的小幅度向上/向下运动进行评估。评估反射,特别强调跟腱反射。使用一种用于简单筛查工具,密歇根神经病变筛查工具(www.pnrd.umich.edu),它的敏感性和特异性较高。此外,神经传导研究可用于量化门诊 CKD 患者和透析患者糖尿病周围神经病变的神经损伤程度。神经传导研究可以帮助患者和医生长期监测糖尿病周围神经病变的进展,尤其是在患者无症状的情况下。神经传导研究还可用于识别叠加的单神经病,例如腕管综合征,这也是患有糖尿病周围神经病的透析患者的常见问题。

二 定量感觉检查及自主神经功能检查

定量感觉检查(quantitative sensory testing,QST)用于定量评估大、小神经纤维功能。各种商用的触觉、温度觉测量仪器通过被检者对温度和振动刺激的反应界定感觉阈值。由于是无痛无创的检查,可用于神经损伤的筛查。目前主流观点对于 QST 的认可度不高,主要存在的问题是早期由于仪器、算法等问题,造成敏感性差、可重复性差;尽管随技术进步,算法改善,这一现象有所改进,但其结果变异性高,高度依赖于受试者配合程度、注意力集中程度、测试人员经验和测试环境,美国神经病学学会认为 QST 更适合用于大样本随访研究,而不是用于个体诊治。

自主神经功能检查中,最常使用的是心血管自主神经功能的评估。多伦多共识指出,心血管自主神经反射试验(cardiovascular autonomic reflex test,CART)是诊断心血管自主神经病的"金标准",包括副交感神经功能的检查,如深呼吸时心律变异性的时域值,卧立位试验、瓦尔萨尔瓦(Valsalva)动作时的心律改变;交感肾上腺素能神经功能检查,如 Valsalva 动作时血压改变,直立倾斜试验中收缩压和舒张压的变化等;交感胆碱能神经功能检查,如包括定量泌汗轴索反射试验、温度调节泌汗试验肌电图的交感神经皮肤反应(sympathetic skin response,SSR)等。轻度的心血管自主神经功能损伤可通过更敏感的心脏碘-123-间位碘代苄胍(^{123}I-MIBG)或 11c-羟基苯丙啶闪烁图临床诊断。

胃肠道自主神经功能评估手段中较为经典的包括食管运动能力的评估,如食管高分辨率测压、改良的吞钡试验。胃排空能力的评估中,胃排空闪烁显像是测定胃排空时间的"金标准"。该技术的优点是有效和无创性,不干扰正常的胃运动;辐射性、高成本和有限的应用是主要缺点。闪烁造影显示糖尿病患者存在延迟或快速胃排空,提示自主神经受累差异性。通过非放射性同位素^{13}C 的食物,进行口服葡萄糖耐量试验(oral glucose tolerance test,OGTT),并记录呼吸道排出^{13}CO$_2$ 的速度,反映胃排空速度,并能有效识别糖尿病前期或早期患者。胃和小肠的运动能力可通过胃窦-幽门-十二指肠高分辨率测压完成。小肠和结肠运送能力可通过闪烁造影术、X 射线下标记物、氢气和甲烷呼气试验、结肠测压等方法明确。高分辨率直肠测压可检测直肠肛门的运动能力。另外包括各种影像技术对胃、肠腔等的评估,基于无线供能胃肠道微型机器人的评估,肠道微生物检测都被用于探索与自主神经功能异常间的关系。肠道黏膜下活检,也可以通过计数神经元水平来定量神经数量,但需要全层活检,另外缺乏可靠的计数、判定依据,并不建议临床常规使用。

泌尿系统超声、球海绵体肌和肛门外括约肌肌电图及尿动力学检查可共同用于间接反映膀胱自主神经功能。典型糖尿病神经源性膀胱病变,膀胱的传入神经在第一阶段容易受损,随后是传出神经功能紊乱。尿动力检查包括膀胱测压、尿流率、排尿研究、肌电图和尿道压力曲线等。糖尿病不伴肾病患者多表现为逼尿肌过度活化,收缩力正常,而伴肾病的糖尿病患者多表现为逼尿肌低活化。对存在阴茎勃起功能障碍的患者,其他阴茎勃起功能的特殊检查,如夜间膨大试验、阴茎海绵体测压、勃起功能神经电生理检查等都可以直接或间接地反映自主神经功能。

三 电生理检查

目前电生理检查对于诊断糖尿病 CKD 相关神经病尚缺乏定论,从其病理损伤的程度和临床经验来说,笔者倾向于更接近尿毒症性神经病电生理表现。现将糖尿病性神经病电生理表现和尿毒症性神经病电生理表现均做归纳(图 21-4-1 至图 21-4-4),供读者参考。

1. 尿毒症性神经病的电生理表现

随临床症状突然开始,表现为振动觉阈值上升,这是最早期信号之一。由于轴索变性为其主要表现,出现大量纤颤、正尖波及大运动单位电位(伴继发性节段性脱髓鞘)。严重患者四肢的感觉与运动传导都异常,但多数患者的下肢神经损害更重于上肢神经。大多数可有体感诱发电位及视觉诱发电位异常。

2. 糖尿病性神经病电生理表现

神经传导快的有髓纤维易累及,表现为四肢神经选择性的传导异常,一般是下肢神经影响比上肢严重、远端比近端重、感觉比运动敏感。胫神经 H 反射潜伏期延长,重者可引不出反射。检测神经感觉纤维的动作电位及定量测定振动觉可判断粗纤维完整性。测定痛、温觉和自主神经功能可判断神

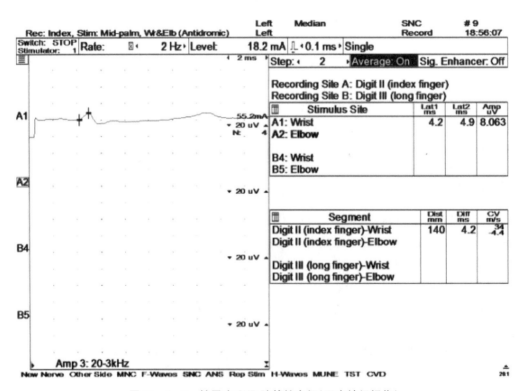

图 21-4-1　糖尿病 CKD 腕管综合征(正中神经损伤)

注　神经传导速度测定显示:左侧正中神经运动末端潜伏期延长,感觉传导速度减慢、SNAP 波幅降低。

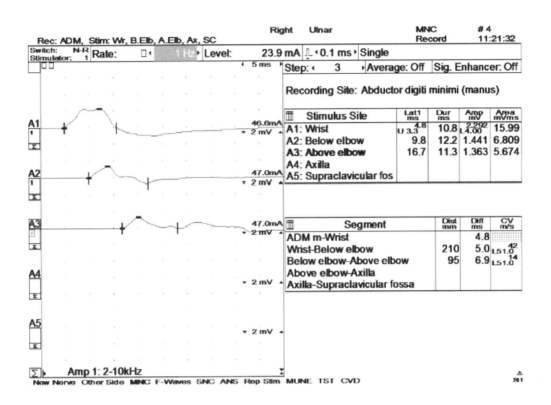

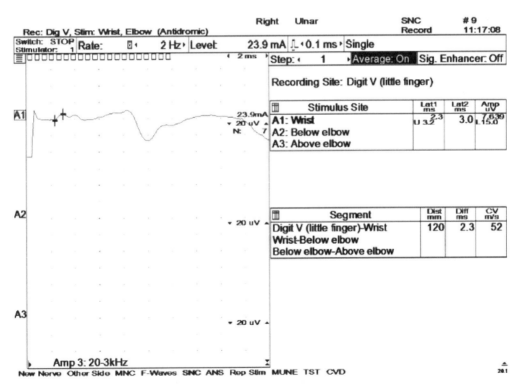

图 21-4-2　糖尿病 CKD 肘管综合征(尺神经损伤)

注　神经传导速度测定显示:右侧尺中神经运动末端潜伏期延长,CMAP 波幅降低(肘上/下);感觉传导速度减慢、SNAP 波幅降低。

481

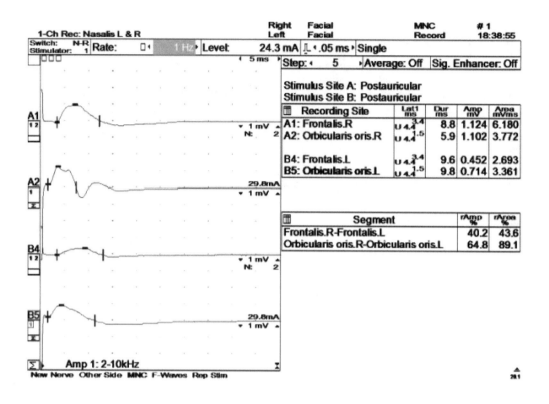

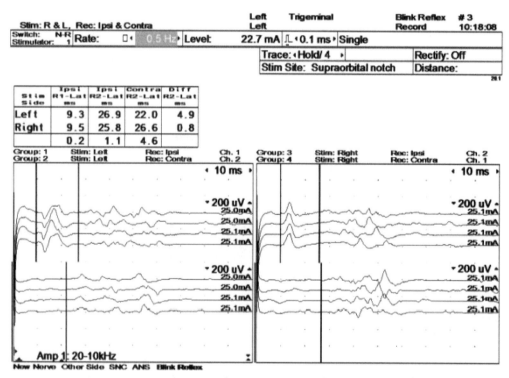

图 21 - 4 - 3　糖尿病 CKD Bell 麻痹(面神经损伤)

　　注　神经传导速度测定显示:左侧面神经额支及口轮匝肌支运动 CMAP 波幅较右侧下降。瞬目反射 BR(blink reflex, BR):左侧刺激 R1 波、R2 波潜伏期正常,R2′波潜伏期正常。右侧刺激 R1 波、R2 波潜伏期正常,R2′波潜伏期延长。提示:左侧面神经传出性损害。

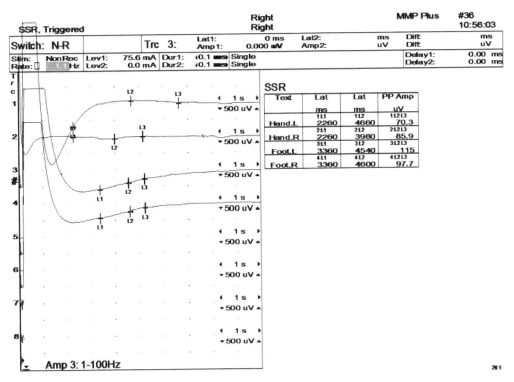

图 21-4-4　糖尿病 CKD 自主神经损害（交感神经节后纤维）

注　皮肤交感反应（sympathetic skin response，SSR）测定显示：SSR：双侧上下肢潜伏期延长、波幅降低。

经小纤维的完整性。躯体感觉诱发电位（somatosensory evoked potential，SEP）、脑干听觉诱发电位（brainstem auditory evoked potential，BAEP）可提示周围神经病变的存在。如神经有轴突变性，所支配肌有纤颤电位和正尖波。

3. 注意事项

（1）上下肢神经的运动神经传导速度（motor nerve conduction velocity，MNCV）、感觉神经传导速度（sensory nerve conduction velocity，SNCV）及波幅是临床大纤维节段性脱髓鞘的定量指标，胫神经及腓神经传导速度异常比正中神经、尺神经更重要，常用检测方法简单及重复性强。

（2）双下肢胫神经 H 反射潜伏期指标是周围神经病的灵敏指标之一，但当 S1 神经根病变时对它影响较大。

（3）QST：冷感觉阈值较早影响远端神经小纤维，振动觉的障碍比冷热觉更敏感，足趾振动觉在疾病早期就可累及，如果病变主要影响无髓纤维和有髓小纤维，QST 为一种很好的检查方法。

4. 自主神经检查

（1）交感神经皮肤反应：交感神经皮肤反应（SSR）可以检测交感神经节后 C 类纤维功能状态，有助于早期发现交感神经通路的异常，典型的表现为潜伏时延长、波幅降低或引不出波形（图 21-4-4）。

（2）球-海绵体反射和阴部神经体感诱发电位：球海绵体肌反射（bulobo cavernous reflex，BCR）是通过刺激阴部神经，经过低髓反射弧，引起球海绵体肌的收缩，其潜伏期、波形反映了周围神经、骶髓以及传出运动纤维等组成的反射弧的完整性。阴部神经体感诱发电位（pudenda nerve somatosensory evoked potential，PSEP）是刺激阴蒂背神经产生的神经冲动，经骶髓脊髓传至大脑皮层，经头皮记录电极收集的电位，潜伏期的长短以及波幅的高低除了反映脊髓功能的完整性外，还与周围传入神经的功能相关。两者结合对神经系统功能障碍的定位、定性诊断和鉴别诊断有一定的意义。

（3）心率变异性分析：心率变异性（heart rate variability，HRV）分析指标包括：①深呼吸 HRV：在深呼吸 1～2 min 期间进行心电图记录，以呼气期间最长 RR 间期除以吸气期间最短 RR 间期（E/I 比值）作为评估指标。②卧立位 HRV：患者从卧位开始起身记录，站立后第 20 次心跳和第 40 次心跳之间的最长 RR 间期除以站立后第 5 次心跳和第 25 次心跳之间的最短 RR 间期作为评估指标。正常人在深呼吸或体位改变时，心率会加快，HRV 增高，而在自主神经病变患者，其心率可能无变化，HRV 下降。③Valsalva 动作 HRV：嘱患者行 Valsalva 吸气屏息动作记录心电图，Valsalva 比值＝最大 RR 间期/最小 RR 间期。

四 临床皮肤神经检查

表皮神经纤维密度（ENFD）是糖尿病小纤维神经病临床诊断"金标准"，前文也已阐述推测糖尿病肾病尤其是终末期肾病患者中，表皮神经纤维受损可能更为明显，因此推荐采用作为临床病理诊断的依据之一。

活检选择部位为外踝上 10 cm 有毛发的皮肤和髂前上棘下 20 cm 大腿部皮肤，通过 3 mm 穿刺活检针取材，选择蛋白基因产物 9.5（PGP9.5）作为小神经可靠的标记物，重复性良好。该方法有助于判断长度依赖性的神经纤维的丢失。切片取材时由表皮-真皮方向切片，每片厚度为 60 μm，保留不连续 3～4 张切片，共聚焦显微镜下记数 ENFD，取均值计算。除此之外，考虑目前研究报道的血管壁晚期糖基化终末产物（AGE）及其受体（RAGE）与糖尿病肾病间关系，自主神经病理染色可以作为评判自主神经功能的定量标准之一，建议可考虑免疫染色作为临床观测指标，进一步丰富对疾病表型和病程的认识。由于单神经病中，腓肠神经活检不能有效区分血管炎、CIDP 等常见临床疾病，因此不建议作为常规临床病理检查。

五 角膜共聚焦检查

角膜共焦显微镜是新兴无创的应用于定量角膜 Aδ 和 C 型纤维损伤的检查方法。一项研究将临床 eGFR＜60 ml/min 界定为糖尿病 CKD 诊断阈值，发现糖尿病 CKD 患者神经纤维长度和分支复杂度较无 CKD 患者降低，且与年龄、糖尿病病程、神经病严重程度无关，提示这类患者 CKD 的发生和发展可能是神经病变严重程度的更主要因素（图 21-4-5）。由于 CKD 病因的复杂性，包括肾炎、高血压本身可导致独立于神经病变的角膜结构改变，因此本文不针对 CKD 和糖尿病角膜共聚焦显示的纤维差异做更多的探讨和比较。

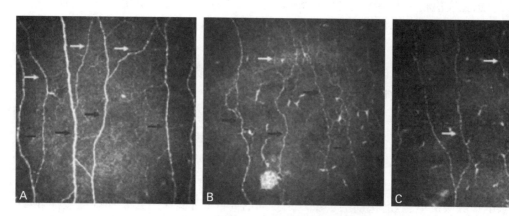

图 21-4-5 角膜共聚焦图像

注 A. 健康对照；B. 糖尿病基线期患者；C. 随访 6.5 年伴 CKD 损伤的糖尿病患者。箭头所示为有神经病变。

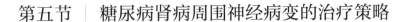

第五节 ｜ 糖尿病肾病周围神经病变的治疗策略

治疗方面,掌握 CKD 糖尿病患者的发病特点,提前做好预防工作,是延长患者生命和提高生存质量的首要任务。治疗措施应包括积极治疗原发病、营养神经、对症止痛及心理治疗等方面。

一、积极控制原发病

研究表明,糖尿病神经病变的发病率和严重程度与高血糖的持续时间和血糖水平呈正相关,高血糖所诱导的微血管病变及表观修饰改变在后期血糖控制良好的情况下依然存在,并且该损害不可逆。因此,早期控制血糖对于 CKD 糖尿病患者具有重要意义。

证据显示,强化血糖控制对降低 1 型糖尿病患者发生神经病变的作用是肯定的,血糖控制越严格,患者受益越多。良好的血糖控制不仅能降低 1 型糖尿病患者周围神经并发症的发生率,也能减少糖尿病自主神经病变的发生。

血糖控制在 2 型糖尿病中所起的作用尚存在争议。提示 2 型糖尿病神经病变的发病机制可能较 1 型糖尿病更为复杂,临床评估及治疗更加困难。针对有多种危险因素的 2 型糖尿病患者,建议制订综合管理的血糖控制目标以预防神经系统并发症的发生和发展。

但要注意在控制血糖的同时,要平衡血糖控制的益处与所致的不良风险,寻求最佳的血糖控制水平。控制血糖并非越低越好,血糖过低亦会导致相应机体损害。一般建议空腹血糖 7 mmol/L 以下,餐后 2 h 血糖 10 mmol/L 以下。控制血糖急性期可应用胰岛素泵,之后逐步调整胰岛素及口服药的剂量,最终达到平稳降糖的效果。

二、针对病因和发病机制治疗

目前针对 CKD 糖尿病神经病变的病因和发病机制治疗包括控制血糖、营养神经、抗氧化应激、抑制醛糖还原酶活性、改善微循环等。

1. 营养神经药物甲钴胺

甲钴胺是活性维生素 B12,更易进入神经细胞内,可促进神经元内核酸和蛋白质的合成,对髓鞘的形成和轴突的再生具有显著促进作用,可以修复受损的神经细胞,改善神经传导速度。推荐用法:甲钴胺注射针剂 500～1 000 μg/d 肌内注射或静脉滴注 2～4 周;之后给予甲钴胺片 500 μg,每日 3 次口服;建议疗程至少 3 个月。

2. 抗氧化应激药物 α-硫辛酸

α-硫辛酸(简称硫辛酸)是一种强有力的抗氧化因子,通过抑制脂质过氧化,增加神经营养血管的血流量,提高神经钠钾 ATP 酶活性,直接清除活性氧簇和自由基,保护血管内皮功能。研究表明,α-硫辛酸 600 mg/d 静脉滴注 3 周,可改善患者感觉症状(神经病变主觉症状问卷评分)和神经传导速度。此外,硫辛酸在改善糖尿病患者胃轻瘫、男性勃起功能障碍方面也有一定的疗效。推荐用法:α-硫辛酸 600 mg/d,疗程 3 个月;症状明显者先采用 α-硫辛酸针剂 600 mg/d 静脉滴注 2～4 周,其后 600 mg/d 口服序贯治疗。

3. 抑制醛糖还原酶活性药物依帕司他

依帕司他是一种醛糖还原酶抑制剂,可以抑制多元醇通路异常,改善代谢紊乱,有效改善糖尿病神经病变的主观症状和神经传导速度。单药治疗或联合 α-硫辛酸(600 mg/d)或甲钴胺均可以有效改善糖尿病神经病变的症状,并延缓疾病的进展。此外,研究证实,依帕司他还可以改善糖尿病相关自主神经病变、糖尿病胃轻瘫、糖尿病性功能障碍和瞳孔对光反射减退。推荐用法:成人每次 50 mg,每日 3 次,餐前口服,建议疗程至少 3 个月。

4. 改善微循环药物

(1) 前列腺素及前列腺素类似物:可增加血管平滑肌细胞内环磷酸腺苷(cyclic adenosine monophosphate,cAMP)含量、舒张血管平滑肌、降低血液黏度、改善微循环。此类药物单用或者联合甲钴胺或 α-硫辛酸治疗均可以改善 CKD 糖尿病周围神经病患者的症状、体征以及神经传导速度。推荐用法:前列腺素 E1 脂微球载体制剂 10 μg/d 静脉滴注 2 周,然后序贯给予贝前列腺素钠 20~40 μg,每日 2~3 次口服,连续治疗 8 周。

(2) 己酮可可碱:通过抑制磷酸二酯酶活性使 cAMP 含量升高,可扩张血管,改善微循环;并具有抗炎、抑制血小板黏附、聚集和预防血栓生成作用。有证据表明,己酮可可碱 400 mg/d 使用 2 个月可明显加快远端对称性多发性神经病变(distalsymmetric polyneuropathy,DSPN)患者神经传导速度,改善糖尿病神经病变的症状。推荐用法:静脉注射或静脉缓慢滴注,一次 0.1~0.2 g,每日 1~2 次,每日最大剂量不应超过 0.4 g,连续使用 8 周;口服的缓释片每日 1~2 次,一次 0.4 g,建议连续使用 8 周。

(3) 胰激肽原酶:可以扩张小动脉增加毛细血管血流量、激活纤溶酶、降低血液黏度、改善血液流变学和组织灌注;同时抑制血小板聚集、防止血栓形成,改善血液循环等。推荐用法:胰激肽原酶每日 40 U,肌内注射,连续 10 d,之后隔天肌内注射一次,连续 20 d 作为一个疗程。口服制剂为 120~240 U/次,每日 3 次,建议疗程 3 个月。

(4) 巴曲酶:具有降解纤维蛋白原,改善高凝、高黏状态和微循环障碍的作用。首次剂量 10 BU,以后隔日给 5 BU,30 BU 为 1 个疗程,可有效改善麻木、冷感等神经症状及神经传导速度。

5. 改善细胞能量代谢药物乙酰左卡尼汀

乙酰左卡尼汀由肉碱乙酰转移酶催化生成,可促进细胞能量合成。能有效缓解糖尿病神经病变患者的疼痛,促进神经纤维再生,改善振动觉,改善神经电生理参数。推荐用法:口服 250~500 mg,每日 2~3 次,疗程 6 个月。

三 疼痛的治疗

对于 CKD 糖尿病患者,周围神经病变的治疗可分别为针对潜在致病机制或缓解症状的治疗。

1. 中断致病机制疗法

目前唯一可用于预防糖尿病周围神经病变或减缓其进展的有效方法是严格血糖控制。

大型随机对照试验 DCCT 和 EURODIAB 表明,对 1 型糖尿病患者严格控制血糖是预防糖尿病肾病的最佳治疗方法。DCCT 队列的一项前瞻性观察性研究 EDIC 表明,强化治疗组和常规治疗组在治疗糖尿病周围神经病变方面存在差异。然而,没有类似的数据显示严格控制血糖对糖尿病周围神经病变的益处。因此,在 1 型糖尿病患者出现肾小球滤过率(GFR)显著下降之前,应积极进行严格的血糖控制。然而,尚不清楚这是否是晚期 CKD 或透析治疗患者的良好策略。

将良好的血糖控制与预防或延缓糖尿病神经病变进展联系起来的证据在 2 型糖尿病患者中更为有限。一项对 110 名日本 2 型糖尿病患者为期 6 年的随机前瞻性研究表明,强化胰岛素治疗可防止糖尿病周围神经病变的进展;在 UKPDS 中,强化治疗显著延缓了糖尿病周神经病变的进展;在退伍军人管理局对 2 型糖尿病的合作研究中,强化治疗组临床糖尿病周围神经病变未见明显改善。

总之,控制血糖预防 2 型糖尿病周围神经病变的干预证据不如 1 型糖尿病。然而,鉴于使用 HbA1c 水平测量的血糖控制与所有形式糖尿病神经病变的发生率、患病率和进展之间存在很强的关联，以及大量证据表明严格血糖控制对于糖尿病肾病的有益效果，使空腹和餐后血糖水平正常化的积极治疗仍然是治疗糖尿病和 CKD 早期(1～3 期)患者心脏自主神经病变和糖尿病周围神经病变的第一步，也是最重要的一步。

2. 缓解症状的治疗

可以通过使用非阿片类药物、阿片类药物和佐剂来控制疼痛(见表 21-5-1)。通常使用视觉模拟量表或 11 点数字评定量表上的疼痛强度减轻来评估治疗效果，范围从"否"到"最严重的疼痛"。该测量通常辅以类似量表上的疼痛缓解程度，可以添加各种生活质量测量和患者/评估者对变化的印象。

表 21-5-1　疼痛性糖尿病周围神经病变的药物治疗

药　　物	病例数	实验设计	疗　　效	CKD 证据
三环和四环抗郁药				
阿米替林	29	交叉，2×6 周，阿米替林＞安慰剂	疼痛减退 50%	需要剂量调整
地昔帕明	20	交叉，2×6 周，地昔帕明＞安慰剂	疼痛减退	需要剂量调整
选择性血清素再摄取抑制剂				
帕罗西汀	29	随机交叉，2×2×2 周，帕罗西汀＞丙咪嗪＞安慰剂	疼痛减退	需要剂量调整
血清素-去甲肾上腺素再摄取抑制剂				
度洛西汀	457	平行，12 周，度洛西汀(60、120 mg) vs 安慰剂	疼痛减退 50%	需要剂量调整
	348	平行，12 周，度洛西汀(60、120 mg) vs 安慰剂	疼痛减退 50%	无
	334	平行，12 周，度洛西汀(60、120 mg) vs 安慰剂	疼痛减退 50%	无
钙离子通道 $\alpha 2-\delta$ 激动剂				
加巴喷丁	165	平行，8 周，加巴喷丁 vs 安慰剂	疼痛减退 50%	需要剂量调整
普瑞巴林	146	平行，8 周，普瑞巴林 vs 安慰剂	疼痛减退 50%	需要剂量调整
普瑞巴林	338	平行，5 周，普瑞巴林(300、600 mg) vs 安慰剂	疼痛减退 50%	需要剂量调整
普瑞巴林	246	平行，6 周，普瑞巴林(600 mg) vs 安慰剂	疼痛减退 50%	需要剂量调整
μ 受体激动剂				
曲马多	127	平行，6 周，曲马多 vs 安慰剂	疼痛减退 50%	需要剂量调整

然而，对于 CKD 4～5 期或接受透析治疗患者的剂量和给药间隔通常需要调整，并且不良反应可能明显且严重。此外，关于接下来讨论的用于治疗透析患者和 4～5 期 CKD 患者疼痛性糖尿病周围神经病变的药物作用的临床证据几乎不存在。因此，在选择透析患者和 4～5 期 CKD 患者疼痛性糖尿病周围神经病变的药物方案时，建议考虑每种药物的具体剂量限制以及这些药物的潜在不良反应。

(1) 钙离子通道 $\alpha 2-\delta$ 激动剂：普瑞巴林是目前被批准用于治疗糖尿病周围神经病变相关疼痛的 2 种药物中的一种，它通过与 L 型电压门控钙通道的 $\alpha 2-\delta$ 亚基结合并减少钙内流来发挥作用。如 4 项随机安慰剂对照试验所示，300～600 mg/d 的普瑞巴林在缓解糖尿病周围神经病变方面有较好疗效。与加巴喷丁不同，普瑞巴林的胃肠道吸收更好，可以每天给药 2 次。其线性药代动力学提供了快速(2 周)的疼痛缓解作用。最近对 Cochrane 数据库的审查发现，与安慰剂相比，600 mg 普瑞巴林的疼痛缓解至少 50% 的所需的治疗次数获益是 5.0(95% CI：4.0～6.6)。同一审查发现 150 mg/d 的剂量通常是无效的。然而，诸如头晕、共济失调、镇静、欣快感、脚踝水肿和体重增加等不良反应可能会限制其使用。对于内生肌酐清除率(CCR)60 ml/min 的患者,应考虑调整普瑞巴林的剂量。与 CCR 60 ml/min 的患者相比,建议 CCR 30～60 ml/min 的患者将普瑞巴林的日剂量减少 50%。CCR 每降低 50%,每日剂量应进一步减少 50%。维持性血液透析的患者在每次血液透析后补充普瑞巴林剂量,以将稳态血浆普瑞巴林浓度维持在所需范围内。结果表明,每 4 h 的血液透析会从体内去除 50% 的药物;因此,每次透析后需要 50 mg。

加巴喷丁可能是治疗疼痛性糖尿病神经病变的最常用药物,因为它的有效且不良反应轻。加巴喷丁还通过与 L 型电压门控钙通道的 $\alpha 2 - \delta$ 位点结合产生镇痛作用。根据几项随机对照临床试验中获得的数据,加巴喷丁≤2 400 mg/d 剂量可有效治疗肾功能正常患者的糖尿病周围神经病变。然而,由于加巴喷丁仅通过肾脏排泄清除,因此不与血浆蛋白结合,对于 4～5 期 CKD 患者,根据 CCR 水平限制剂量。建议 CCR 为 30～60 ml/min 时,每日总剂量≤1 400 mg,分 2 次给药;CCR 为 16～29 ml/min,700 mg/d 分 1 剂或 2 剂给药;CCR 为 15 ml/min,300 mg/d 分 1 剂给药。对于 CCR<15 ml/min 的患者,剂量应随着 CCR 的降低而减少。建议接受维持透析治疗的患者接受初始 300～400 mg 加巴喷丁负荷剂量,然后每 4 h 血液透析后接受 200～300 mg 以维持血浆浓度。滴定至最大剂量应循序渐进以避免不良反应,包括头晕、共济失调、镇静、欣快感、踝关节水肿和体重增加。CKD 4～5 期透析患者因加巴喷丁引起肌阵挛和意识改变的风险增加。这些个体的肌阵挛比肾功能正常的患者更易致残,当肌阵挛发生时必须停止加巴喷丁的治疗。

(2) 三环类抗抑郁药(tricyclic antidepressant,TCA):通常是神经性疼痛的一线治疗药物,既便宜又有效。其治疗作用是通过抑制去甲肾上腺素和血清素的再摄取来介导的,因此这些药物可以控制疼痛和疼痛相关症状,例如失眠和抑郁。来自几项小型安慰剂对照试验的汇总数据表明,使用这些药物后,大约有三分之一的患者疼痛缓解至少 50%。然而,TCA 的使用受到其重要不良反应的限制。总体而言,二级胺(去甲替林和地昔帕明)比三级胺(阿米替林和丙咪嗪)耐受性更好;然而,老年患者对 TCA 的耐受性不佳。TCA 在心律失常、充血性心力衰竭、直立性低血压和尿潴留的患者中应慎用(或完全避免),这进一步限制了其在透析患者中的使用。开始治疗前必须进行心电图检查。此外,镇痛作用需要数周才能发挥,这限制了其对急性疼痛的效用。使用单胺氧化酶抑制剂的患者禁用 TCA。TCA 的常用剂量方案最初是睡前 10～25 mg,在耐受时逐渐滴定至 100 或 150 mg 单次睡前剂量,透析患者或 CKD 患者无须调整剂量。

(3) 选择性 5 -羟色胺选择性重摄取抑制剂(serotonin-selective reuptake inhibitor,SSRI):是较新的抗抑郁药,已在很大程度上取代了 TCA 用于治疗抑郁症,具有更好的耐受性。然而,与 TCA 相比,SSRI 对与糖尿病周围神经病变相关的神经性疼痛的影响是有限的。尽管大多数将糖尿病周围神经病变疼痛作为主要结果进行评估的研究规模小且持续时间短,但 SSRI 治疗糖尿病周围神经病变的汇总数据显示,SSRI 和安慰剂之间没有显著差异。度洛西汀是一种血清素-去甲肾上腺素再摄取抑制剂,是除普瑞巴林之外唯一被 FDA 批准用于治疗疼痛性糖尿病周围神经病变的药物。在 3 项大型随机安慰剂对照试验中,度洛西汀 60 和 120 mg/d 显著缓解了糖尿病周围神经病变。较高的剂量(120 mg/d)可以更好地缓解糖尿病周围神经病变的疼痛,但会增加不良反应,包括直立性低血压、震颤、焦虑和血压升高。肾功能损害的存在需要 30 mg 的较低起始剂量和更渐进的滴定,最大建议剂量为 60 mg/d。不建议对 CCR<30 ml/min 的患者使用度洛西汀。

(4) 抗惊厥药:通过阻断钠和/或钙通道来控制神经元兴奋性。最初开发用于预防癫痫发作,广泛用于治疗神经性疼痛。苯妥英和卡马西平主要阻断电压门控钠通道。与安慰剂相比,在 200～600 mg/d 的剂量下,两者都可以减轻与糖尿病周围神经病变相关的疼痛。然而,由于严重的不良反应,不建议在 4～5 期 CKD 患者或接受肾脏替代疗法的患者中使用这些药物。

(5) 阿片类药物：通过多种机制抑制有害传播，包括位于背角和大脑部位的外周、突触前和突触后阿片受体。几项随机对照试验表明，阿片类药物可有效缓解糖尿病周围神经病变患者的疼痛。最常见的不良反应是便秘、认知功能受损和恶心。药物滥用和免疫功能受损的风险是非恶性疼痛患者使用这些药物的限制因素。关于阿片类药物的给药方式尚无普遍共识；然而，通常每4～6小时服用一次短效阿片类药物，然后在1～2周后改用长效阿片类药物。

曲马多是一种弱μ受体激动剂，可抑制血清素的再摄取。一些小型、双盲、随机、安慰剂对照试验表明，短期服用曲马多（200～400 mg/d）可显著降低糖尿病周围神经病变患者的疼痛评分。曲马多效果良好，耐受性温和，不良反应包括恶心、便秘、头痛和消化不良。对于4～5期CKD患者，建议从较低剂量开始治疗，并小心滴定至最大剂量200 mg/d，给药间隔为12 h。由于血液透析仅去除了给药剂量的7%，因此透析患者可以在透析当天接受常规剂量。

短期临床试验报告称，20～80 mg/d的缓释羟考酮可缓解与糖尿病周围神经病变相关的疼痛。尽管阿片类药物是治疗糖尿病周围神经病变疼痛的有效替代品，但长期使用通常会导致副作用，包括便秘、尿潴留、认知功能受损、免疫功能受损以及与耐受性和成瘾相关的问题。一般而言，CKD患者和透析患者应使用较低剂量的阿片类药物，尽管羟考酮的最大日剂量尚未确定。

(6) 联合治疗：疼痛系统的动态和可塑性表明有几种机制参与了慢性疼痛的产生和维持。在神经性疼痛中，疼痛信号系统被扭曲，可塑性变化变得越来越复杂。因此，对这些疼痛进行多方面的治疗是一种合理的方法，但令人惊讶的是，很少有人尝试解决这个问题。最近的一项试验表明，与单独使用任何一种药物相比，阿片类药物和加巴喷丁联合治疗使糖尿病周围神经病变患者的疼痛缓解得到加强，从而成功减少阿片类药物的剂量。另一项最近的随机交叉试验评估了TCA去甲替林、加巴喷丁及其最大耐受剂量的组合口服对患有慢性疼痛并伴有疼痛性糖尿病神经病变者的治疗效果。结果显示，与单独使用每种药物相比，联合治疗的疼痛相关睡眠障碍较轻。尽管这些试验中没有4～5期CKD患者，但在疼痛管理中使用联合治疗有助于实现有益效果。

(7) 外用药物：如辣椒素和肉毒杆菌毒素等。辣椒素是辣椒的提取物，与瞬时受体电位阳离子通道、亚家族V、成员1（TRPV1）受体结合并消耗周围神经中的P物质以达到镇痛作用。在辣椒素研究组发表的研究中，0.075%辣椒素乳膏（每天涂抹3次、持续6周）在缓解糖尿病周围神经病变方面比安慰剂更有效。灼烧是最常见的不良反应，随着治疗的继续，这种不良反应趋于减少。然而，辣椒素的治疗作用不大，通常在涂抹乳膏后数周才显现出来。最近，一种含有高浓度辣椒素的贴剂在治疗疼痛性糖尿病周围神经病变方面显示出有前景的效果。

多项研究报告称，局部使用5%利多卡因贴剂可缓解糖尿病周围神经病变。利多卡因阻断电压门控钠通道，局部应用可能通过非特异性阻断钠通道来抑制小传入纤维上的异位放电。在一项开放标签研究中，患有疼痛性糖尿病周围神经病变的患者可以很好地耐受每天最多18 h的4片5%利多卡因贴剂。利多卡因贴剂显著改善了疼痛和生活质量评级，并且可能允许减少伴随的镇痛治疗。然而，没有关于疼痛性糖尿病周围神经病变和CKD患者的随机对照试验数据。

肉毒杆菌毒素已被证明可抑制香草素受体以抑制谷氨酸盐和P物质的释放，在一项针对疼痛性糖尿病周围神经病变者的随机试验中也具有缓解疼痛的作用。然而，没有4～5期CKD患者的相关数据。

(8) 神经性疼痛的非药物治疗：由于药物治疗与许多不良反应相关，并且可能对许多CKD患者和血液透析患者无效，因此非药物治疗策略，如电疗、理疗、经颅磁刺激（transcranial magnetic stimulation，TMS）治疗、高压氧等是可尝试应用的治疗方法。在各种形式的电刺激中，高音外部肌肉刺激可能是4～5期CKD患者和有疼痛性糖尿病周围神经病变透析患者的一种有前途的替代治疗方法。最近对 25 名接受维持性血液透析治疗并诊断为疼痛性糖尿病周围神经病变的患者进行的小型初步研究表明,高强度外部肌肉刺激可以改善与糖尿病和尿毒症神经病变相关的不适和疼痛,并且可能是对这些患者的疼痛和神经性不适的有价值的补充治疗。

四 自主神经病变的治疗

对于自主神经病变引起各系统受累的症状,可根据情况分别给予对症治疗,如胃肠道排空功能减退者,可选择胃肠动力药物,同时需注意降糖药的用量,防止低血糖的发生;对于存在直立性低血压者,可使用弹力袜,但需注意下肢的血液循环情况。应避免使用可能加重自主神经病症状的药物。

五 定期监测各项指标

英国的一项前瞻性研究表明,除了血糖控制外,神经病变的发生率与潜在的心血管危险因素有关,包括甘油三酯水平升高、BMI 增加、吸烟和高血压等。长期规律、合理的运动可减轻体重,改善脂质代谢,控制血糖、血压,降低糖尿病神经病变的发病率。建议患者每周至少进行 150 min 中等强度(如快步行走)的有氧运动,每周至少 5 d 分次进行,每次至少 30 min。重视各种早期症状,例如麻木、疼痛等,争取对神经损害尽早开始启动干预治疗。定期监测血糖、肾功能、血脂、血压、BMI 等。

1. 控制血脂

脂代谢异常是糖尿病患者最常见的内分泌异常,血脂异常尤其低密度脂蛋白升高,可导致动脉硬化,引起更多的并发症。首先清淡饮食,控制高脂类食物及动物内脏的摄入,此外,还可应用他汀及贝特类调脂药物,并注意监测肝功能。

2. 控制血压

高血压是心脑血管病的独立诱发因素,存在高血压的患者,应积极控制好血压。可选用钙离子拮抗剂和血管紧张素转换酶抑制剂,建议血压稳定控制在 130/80 mmHg 左右。对高龄患者,血压控制可适当放宽。

六 积极调整不良生活习惯

加强患者的健康教育,健康的生活方式可以降低 CKD 糖尿病神经病变的发病风险,延缓危险因素发展的进程,也是糖尿病神经病变的一级预防策略。因此,倡导在 CKD 糖尿病人群中积极开展健康教育,使患者保持健康的生活方式。戒烟戒酒、科学饮食、合理运动,避免应用神经损害药物等。指导患者记疼痛日记,定期复诊,适时调整治疗。

七 心理治疗及其他

由于 CKD 糖尿病周围神经病致病因素较多,往往治疗效果欠佳,部分患者存在抑郁及焦虑情绪,应重视患者的心理状况,及时给予适当的干预。对于内科治疗效果较差的患者,可考虑外科治疗,例如神经阻滞及神经减压术等。此外,亦有报道经皮电神经刺激、脉冲磁场、红外线等物理治疗,中医、针灸及埋线等传统医学疗法,也对 CKD 糖尿病周围神经病变有一定作用。

(谢春明,吴迪,张金华)

参考文献

1. Bharucha AE, Camilleri M, Forstrom LA, et al. Relationship between clinical features and gastric emptying disturbances in diabetes mellitus [J]. Clin Endocrinol (Oxf),2009,70(3):415 - 420.

2. Chao CC，Wu VC，Tan CH，et al．Skin denervation and its clinical significance in late-stage chronic kidney disease [J]．Arch Neurol，2011，68(2)：200 – 206.

3. Donadio V，Incensi A，Vacchiano V，et al．The autonomic innervation of hairy skin in humans：an *in vivo* confocal study [J]．Sci Rep，2019，9(1)：16982.

4. Hosseini F，Mohammadbeigi A，Aghaali M，et al．Effect of pentoxifylline on diabetic distal polyneuropathy in type 2 diabetic patients：a randomized trial [J]．J Res Med Sci，2019(24)：89.

5. Innis J．Pain assessment and management for a dialysis patient with diabetic peripheral neuropathy [J]．Cannt J，2006，16(2)：12 – 17.

6. Jiang DQ，Li MX，Ma YJ，et al．Efficacy and safety of prostaglandin E1 plus lipoic acid combination therapy versus monotherapy for patients with diabetic peripheral neuropathy [J]．J Clin Neurosci，2016(27)：8 – 16.

7. Majima T，Matsukawa Y，Funahashi Y，et al．Urodynamic analysis of the impact of diabetes mellitus on bladder function [J]．Int J Urol，2019，26(6)：618 – 622.

8. Nolano M，Provitera V，Caporaso G，et al．Quantification of pilomotor nerves：a new tool to evaluate autonomic involvement in diabetes [J]．Neurology，2010，75(12)：1089 – 1097.

9. Park SY，Kim YA，Hong YH，et al．Up-regulation of the receptor for advanced glycation end products in the skin biopsy specimens of patients with severe diabetic neuropathy [J]．J Clin Neurol，2014，10(4)：334 – 341.

10. Ponirakis G，Petropoulos IN，Alam U，et al．Hypertension contributes to neuropathy in patients with type 1 diabetes [J]．Am J Hypertens，2019，32(8)：796 – 803.

11. Savige J，Sheth S，Leys A，et al．Ocular features in Alport syndrome：pathogenesis and clinical significance [J]．Clin J Am Soc Nephrol，2015，10(4)：703 – 709.

12. Sawangjit R，Thongphui S，Chaichompu W，et al．Efficacy and safety of mecobalamin on peripheral neuropathy：a systematic review and meta-analysis of randomized controlled trials [J]．J Altern Complement Med，2020，26(12)：1117 – 1129.

13. Shtein RM，Callaghan BC．Corneal confocal microscopy as a measure of diabetic neuropathy [J]．Diabetes，2013，62(1)：25 – 26.

14. Spallone V，Ziegler D，Freeman R，et al．Cardiovascular autonomic neuropathy in diabetes：clinical impact，assessment，diagnosis，and management [J]．Diabetes Metab Res Rev，2011，27(7)：639 – 653.

15. Tesfaye S，Boulton AJ，Dyck PJ，et al．Diabetic neuropathies：update on definitions，diagnostic criteria，estimation of severity，and treatments [J]．Diabetes Care，2010，33(10)：2285 – 2293.

16. Tummanapalli SS，Issar T，Yan A，et al．Corneal nerve fiber loss in diabetes with chronic kidney disease [J]．Ocul Surf，2020，18(1)：178 – 185.

17. Wang X，Lin H，Xu S，et al．Alpha lipoic acid combined with epalrestat：a therapeutic option for patients with diabetic peripheral neuropathy [J]．Drug Des Devel Ther，2018(12)：2827 – 2840.

18. Yagihashi S，Yamagishi S，Wada R．Pathology and pathogenetic mechanisms of diabetic neuropathy：correlation with clinical signs and symptoms [J]．Diabetes Res Clin Pract，2007，77(Suppl 1)：S184 – S189.

19. Yang BB，Hong ZW，Zhang Z，Yu W，Song T，Zhu LL，et al．Epalrestat，an Aldose Reductase Inhibitor，Restores Erectile Function in Streptozocin-induced Diabetic Rats．Int J Impot Res．2019；31(2)：97 – 104.

20. Younger DS．Diabetic neuropathy：a clinical and neuropathological study of 107 patients [J]．Neurol Res Int，2010(2010)：140379.

21. Zhang L，Zhang HY，Huang FC，et al．Study on the clinical value of alprostadil combined with α – lipoic acid in treatment of type 2 diabetes mellitus patients with erectile dysfunction [J]．Eur Rev Med Pharmacol Sci，2016，20(18)：3930 – 3933.

22. Zochodne DW．The challenges of diabetic polyneuropathy：a brief update [J]．Curr Opin Neurol，2019，32(5)：666 – 675.

23. 李平，马建华，高佳麟，等．依帕司他治疗糖尿病周围神经病变安全性和有效性的随机、对照、多中心临床研究[J]．中华内分泌代谢杂志，2015，31(9)：743 – 747.

24. 仇艳玲，姜秀芳，陈淑峰，等．己酮可可碱联合甲钴胺治疗糖尿病周围神经病变的临床研究[J]．现代中西医结合杂志，2020，29(3)：264 – 267.

第二十二章　糖尿病肾病合并心血管病变

糖尿病患者血管疾病死亡风险较无糖尿病患者高 2 倍,其中心血管疾病大约占 60%。既往无心肌梗死病史的糖尿病患者死于冠心病的风险,与已患冠心病但无糖尿病者相当,所以,糖尿病曾作为冠心病的等危症。糖尿病是引起 CKD 的主要病因,与无肾病的糖尿病患者相比,糖尿病肾病患者有较高的心血管病风险。有临床研究证实,糖尿病肾病患者的全因死亡率较无肾病的糖尿病患者高近 30 倍,大量糖尿病肾病患者在进入 ESRD 时死于心血管疾病。糖尿病肾病为 CKD1 期时,就已达到动脉粥样硬化性心血管疾病(ASCVD)的高风险(平均 ASCVD 风险评分 10.9%)。

糖尿病肾病合并心血管病变的病理机制甚是复杂,目前还不是很清楚。传统的危险因素和非传统因素促使心血管疾病的发生,前者包括高血压、高血脂、肥胖等,后者包括钙磷代谢紊乱、动脉硬化、贫血、高醛固酮血症、慢性炎症、异常的一氧化氮代谢和内皮功能障碍。此外,有研究发现,糖尿病和 CKD 患者的血小板功能异常、血浆凝血因子和 I 型纤溶酶原激活剂抑制物增加、抗凝血酶Ⅲ水平降低均可导致动脉粥样硬化的形成。

第一节　合并心力衰竭

一　发病机制

流行病学和观察性研究均显示糖尿病增加新发心力衰竭的风险,独立于其他传统危险因素。糖化血红蛋白每增加 1%,1 型糖尿病患者发生心力衰竭的风险增加 30%,2 型糖尿病患者的心力衰竭风险增加 8%。1 型和 2 型糖尿病患者发生心功能不全的比例分别达 14.5% 和 35%。1 型糖尿病患者的心力衰竭是因免疫应答的失调形成,而对于大多数 2 型糖尿病患者,往往伴有超重/肥胖。

1 型糖尿病除了位于胰岛的 β 细胞因免疫介导的功能异常外,还可导致其他自身免疫异常,如心脏的自身免疫。长期高血糖可引起亚临床心肌损伤,导致 α-肌浆蛋白等心肌蛋白的泄漏和暴露;同时对心肌损伤的过度反应,又引起促炎症反应 CD4$^+$ T 细胞(对 α-肌动蛋白、MYH6 的自身抗体和其他心脏抗原具有特异性)的聚集,导致心肌和血管发生炎症反应,促使动脉粥样硬化和心力衰竭的形成。

肥胖和 2 型糖尿病患者循环脑钠肽水平较低,由于脑钠肽具有降低心室壁张力,促使利尿和排钠,扩张血管,降低心脏前后负荷,抗纤维化和逆转心室肥厚,抑制交感张力和肾素、醛固酮的分泌,促使脂肪溶解等有益作用,脑钠肽的缺乏可促使心力衰竭的发生。

糖尿病心肌病是指在糖尿病的前提下,无高血压和冠脉粥样硬化时发生的心室功能障碍。严重的症状性心力衰竭通常伴有高血压和冠心病,后两者也是导致心力衰竭的主要原因。高血糖和相关的代谢异常(如胰岛素抵抗、心脏胰岛素代谢信号受损、血脂异常),使糖尿病心肌易发生心力衰竭。高血糖导致氧化应激增加和葡萄糖代谢通路异常,包括非氧化葡萄糖通路的激活,其中晚期糖基化终末产物通路是引起心肌功能异常的主要介导者。胰岛素抵抗引起葡萄糖代谢失衡;血糖长期升高,可导致氧化应激和炎症反应,使细胞受损;胰岛素抵抗还可引起血脂异常,伴有内皮功能障碍时,有助于动脉粥样硬化斑块形成和心肌受损。高血糖通过刺激多种致纤维化通路,包括反应性氧簇形成、神经体液激素的放大效应、生长因子的激活、诱导促炎症细胞因子和趋化因子分泌等作用,使心肌僵硬度增加和心肌肥厚,从而发生心功能不全。糖尿病可引起整个心脏四腔的变化,右室和左室射血分数(left ventricular ejection fraction,LVEF)不变时,心腔缩小,左心室质量/容积比值增大,提示出现早期心脏重构。采用变形影像技术,可发现左心室功能轻微减退。同时右心房和左心房的容积也出现下降,其排空功能减退出现在心室功能下降前。

冠脉微血管功能障碍可引起因冠脉扩张异常不能增加冠脉血流,以及或者冠脉微血管痉挛使冠脉血流量下降。冠脉微循环障碍与心功能异常呈互为因果的关系。

糖尿病肾病是慢性肾病(CKD)最常见的病因,在系统性和慢性炎症下发展而成,促使血管和心肌重构,引起动脉粥样硬化、血管钙化、血管老化、心肌纤维化和瓣膜钙化。强化降糖、抑制肾素-血管紧张素系统激活,是预防和治疗糖尿病肾病的主要治疗靶点。

糖尿病患者的心力衰竭分为以下4个阶段。阶段A:无症状,糖尿病是主要危险因素,心脏结构和功能正常,偶有亚临床心脏结构和功能异常。阶段B:轻度/中度体力活动受限,有心脏结构和功能异常,但LVEF保持正常。阶段C:体力活动严重受限,由于存在合并症,出现心脏结构异常和LVEF下降。阶段D:静息时出现症状,死亡无法避免。

糖尿病患者出现心力衰竭时,心脏表现为左心室离心性重构和收缩性功能减退,也有表现为左心室向心性重构和舒张性功能减退。新发的心力衰竭是种异质性综合征,取决于多种因素,如高血压、冠心病、糖尿病肾病等。

治疗

当前的指南一致推荐改善生活方式和药物治疗(如降压、调脂、降糖等)预防糖尿病患者心力衰竭的发生。流行病学研究显示较高强度的体力活动和心肺耐量,以及较低BMI者,心力衰竭风险较低。减重手术可显著降低糖尿病患者发生心力衰竭的风险和肥胖患病率。

1. 药物治疗

随机对照研究结果显示,强化降糖治疗并不降低糖尿病患者心力衰竭住院率。近年来大型心血管结局试验结果表明,二甲双胍、胰高血糖素样肽-1受体激动剂(GLP1-RA)和钠-葡萄糖共转运蛋白2抑制剂(SGLT2i)可降低2型糖尿病患者主要心血管不良事件和肾病事件的风险。

二甲双胍可减少糖异生、阻止肝脏胰高血糖素介导的信号,增加骨骼肌对葡萄糖的摄入。UKPDS报道二甲双胍是第一个可以改善心血管结局的降糖药,因此成为降糖的标准治疗,但限于eGFR>30 ml/(min·1.73 m^2)的糖尿病患者。

GLP1-RA是非胰岛素的注射用降糖药,代表药物有利拉鲁肽、利西那肽、阿必鲁肽,模拟肠道激素肠促胰岛素,与其受体结合。餐后数分钟从回肠末端和结肠释放GLP-1,增强葡萄糖依赖的胰岛素合成和分泌,减少胰高血糖素的分泌,提高外周组织对葡萄糖摄取和糖原合成,延缓胃排空,增加饱腹感。利拉鲁肽、索马鲁肽、阿必鲁肽和度拉鲁肽都可以显著降低心血管不良事件的风险。

SGLT2i是新一代的降糖药,包括恩格列净、卡格列净、达格列净和艾格列净,通过抑制肾近曲小管对葡萄糖的吸收而发挥降糖作用。SGLT2,主要位于近曲肾小管的S1段,重吸收90%葡萄糖;而位于 S3 段的 SGLT1 重吸收剩余的 10% 葡萄糖。2 型糖尿病患者,代偿性上调 SGLT1/2 表达,增加葡萄糖的重吸收,加重高血糖,选择性抑制 SGLT2,可排出尿糖 80 g/d。临床研究发现 SLGT2i 不仅控制血糖,而且不论有无糖尿病,可降低主要心血管不良事件、因心力衰竭的住院和 ESRD 的风险,其作用机制可能与 SLGT2i 的利尿/利钠、降压、促红细胞生成、改善心脏能量代谢、减少炎症反应、抑制交感神经的激活、防止心脏重构、预防缺血/再灌注损伤、抑制 Na^+/H^+ 交换、降低高尿酸血症、减少蛋白尿、延缓终末期肾病(ESRD)的进展、降低心外膜脂肪质量、降低氧化应激、改善血管功能等作用有关。因失代偿性心力衰竭住院的 2 型糖尿病患者,在出院前或者出院后服用 SGLT1/2 抑制剂索格列净,与安慰剂相比,可显著降低心血管死亡率和因心力衰竭紧急住院率(SOLOIST - WHF 研究)。SGLT1 抑制是否增加 SGLT2 抑制的临床疗效,目前还在探索中。《欧洲心脏病学会指南》推荐,具有心血管疾病或者心血管高危人群,首选 SGLT2i 和 GLP1 - RA。

由于 SLGT2i 降低心力衰竭的风险,在遇到以下三类人群,首选使用 SLGT2i。①无心血管疾病或者 CKD 史,具有 3 个以上心血管危险因素;②有心血管疾病或者 CKD;③需要进一步降低心血管和 CKD 结局的风险。由于增加心力衰竭的住院风险,格列酮类和二肽基肽酶 4(DPP - 4)抑制剂沙格列汀在心力衰竭患者禁用。

对于射血分数下降的心力衰竭(heart failure with reduced ejection fraction,HFrEF)患者(LVEF<40%),血管紧张素转换酶抑制剂(ACEI)或血管紧张素 Ⅱ 受体阻滞剂(ARB)和 β 受体阻滞剂被推荐为一线药物,ACEI 使 CKD 1～3 期患者获益明显,但在晚期 CKD 患者的证据有限。一项瑞典心功能不全注册研究发现,HFrEF 伴 CKD(CCR<30 ml/min)患者服用 ACEI 或 ARB 1 年后,其总死亡率较对照组(未服用者)降低 24%。荟萃分析显示,β 受体阻滞剂在 CKD 3～5 期患者同样适用。

如果 HFrEF 患者(LVEF≤35%)经 ACEI 和 β 受体阻滞剂治疗后仍有症状,可加服盐皮质激素受体拮抗剂(MRA),但需注意肾功能不全的进展。螺内酯和依普利酮可以改善 HFrEF 患者的预后,对心力衰竭伴 CKD 1～3 期者也有效。由于螺内酯增加 CKD 4～5 期患者的高钾血症风险,所以常规情况下,在晚期 CKD 患者禁用。目前有新型的钾结合剂,为高钾血症患者提供了治疗机会。非奈利酮(finerenone)是新一代非甾体选择性 MRA,具有更高的选择性和更强的亲和力,均匀地分布在心脏和肾脏组织,通过抗炎、抗纤维化作用,阻止盐皮质激素受体过度激活导致的心肾系统多种损害。FIDELITY 研究结果显示,非奈利酮较安慰剂使心血管复合事件发生风险显著降低 14%;无论患者基线 eGFR 或 UACR 水平如何,是否接受 SGLT2i 或 GLP - 1RA 治疗,都表现出一致的心血管获益。在肾脏事件方面,非奈利酮组使该结局的风险比安慰剂降低 23%。亚组分析结果进一步证实非奈利酮可显著降低 2 型糖尿病合并 CKD 患者心力衰竭住院风险,其获益不受患者基线 eGFR 或 UACR 水平的影响。

利尿剂适用于有液体潴留的 NYHA Ⅱ 期心力衰竭患者和所有的 NYHA Ⅲ 和 Ⅳ 期心力衰竭患者,但不改善患者预后和死亡风险。

如果 ACEI(或者 ARB)、β 受体阻滞剂和 MRA 治疗后仍有症状,且能耐受 ACEI(或者 ARB),指南推荐血管紧张素受体/脑啡肽酶抑制剂(沙库巴曲缬沙坦,ARNI),该药抑制 RAAS 的同时升高利钠肽,具有降压、抗心力衰竭、保护心肾等作用。在 PARADIGM - HF(Prospective Comparison of ARNI with ACEI to Determine Impact on Global Mortality and Morbidity in Heart Failure)研究中,与依那普利相比,ARNI 可以使住院复合终点(心血管死亡和心力衰竭住院)风险降低 20%,且适用于 CKD 3～5 期患者。ARNI 禁止与 ACEI 联用;替换 ACEI 时,必须停止 ACEI 36 h 后才能使用。

SHIFT(Systolic Heart Failure Treatment with the IF Inhibitor Ivabradine Trial)的结果提示,伊伐布雷定较对照组显著降低心血管死亡的主要联合终点事件和心力衰竭住院率。所以,当 β 受体阻滞剂已达最大耐受剂量但心率≥70 次/min 时,可加服伊伐布雷定。

2. 其他治疗方法

若符合心脏再同步化治疗(cardiac resynchronization therapy，CRT)/植入式心脏复律除颤器(implantable cardioverter defibrillator，ICD)适应证者，指南推荐器械治疗。若仍持续有症状，可考虑加用地高辛。经上述治疗后病情进展至终末期，根据病情选择心脏移植、姑息治疗和左心室辅助装置治疗。

射血分数保留的心力衰竭(heart failure with preserved ejection fraction，HFpEF)的治疗，包括对症治疗和针对病理生理学的治疗。前者包括利尿剂纠正液体潴留；ACEI 或 ARB 和 β 受体阻滞剂逆转左心室肥厚，虽然临床试验未能证实改善预后和降低心血管病死率；血压目标值控制在130/80 mmHg 以下；有心肌缺血者，建议冠脉血运重建术；伴有房颤者，尽可能维持窦律，同时参照指南进行抗凝治疗。后者包括抗炎治疗(他汀类药物和抗细胞因子制剂)、抗代谢紊乱(SLGT2i、二甲双胍)。ARNI 在 PARAGON - HF 试验中并没有显著降低 LVEF≥45% 心力衰竭患者的心力衰竭住院和心血管死亡风险，只是在亚组分析发现女性患者风险降低 27%。推荐坎地沙坦和 β 受体阻滞剂可以在非卧床、有症状、窦性心律的射血分数中间值心力衰竭(heart failure with midrange ejection fraction，HFmrEF)患者使用。为了降低心血管死亡和心力衰竭住院风险，可以考虑在非卧床、有症状、没有禁忌证的 HFmrEF 患者使用螺内酯。

第二节　合并缺血性心脏病

对于糖尿病肾脏病合并缺血性心脏病者，按照相关的指南推荐，在生活方式改善的基础上，需同时控制血糖、血压、血脂和抗栓(抗血小板、抗凝)治疗。糖尿病患者应积极改善生活方式，推荐富含多不饱和和单不饱和脂肪酸的地中海饮食，中高强度体力活动，每周至少活动 150 min。糖尿病伴高血压、冠心病者，血压靶目标值低于 130/80 mmHg，但避免低于 120/70 mmHg。糖尿病肾脏病合并缺血性心脏病具有极高心血管不良事件风险，按照指南推荐其低密度脂蛋白胆固醇(LDL - C)低于 55 mg/dl(1.4 mmol/L)同时至少降低 50%。每天服用 75~100 mg 阿司匹林作为二级预防，如果不能耐受，可替换为 75 mg/d 氯吡格雷。对于发生急性冠脉综合征、冠脉介入治疗者，抗血小板治疗参照相关指南。

近年来，降糖药 SGLT2i 和 GLP1 - RA 被发现除了具有降糖作用外，还具有心血管保护作用。一项发表在《柳叶刀》(Lancet)杂志上的系统性回顾和荟萃分析结果表明，SGLT2i 对已患动脉粥样硬化心血管疾病患者，可以降低心肌梗死、脑卒中或者心血管死亡风险，还可以降低心力衰竭的住院风险，以及肾脏疾病的进展。LEADER 和 SUSTAIN - 6 研究也显示 GLP1 - RA 可降低主要心血管事件风险。研究发现 SGLT2i 与 GLP1 - RA 降低主要心血管事件风险程度相当。但 2020 年《ADA/EASD 指南》推荐，伴有已知的 ASCVD 或 CKD 的糖尿病患者，优先选择 SGLT2i，若不耐受，可选择 GLP1 - RA。

糖尿病患者的冠脉病变往往是多支血管病变，尤其同时伴有 CKD。国外的一项近 10 年的随访发现，eGFR 较低的冠心病伴有糖尿病患者，不论采用冠状动脉介入治疗还是冠状动脉搭桥术(coronary artery by pass graft，CABG)，都具有较高的主要心血管事件发生率和死亡率，但与介入治疗相比，CABG 术相对占优。但选择哪种再血管化治疗策略，还是由多学科心脏团队决定。

第三节　合并静脉血栓栓塞

静脉血栓栓塞(venous thromboembolism，VTE)包括深静脉血栓(deep vein thrombosis，DVT)

和肺栓塞(pulmonary embolism，PE)。糖尿病与 VTE 发生之间的关系存在不一致的观点。荟萃分析发现，糖尿病与 VTE 显著相关，但校正后不再存在相关性。在近期发表的一项校正模型分析显示，1 型糖尿病患者发生 VTE 风险增高，较对照组增加 46%($HR=1.46$，95% CI：1.11～1.92)，而 2 型糖尿病患者风险增高不显著($HR=1.06$，95% CI：0.98～1.14)。

慢性肾脏病(CKD)可增加 VTE 风险。一项平均随访 11.8 年的血栓栓塞病因学纵向调查(longitudinal investigation of thromboembolism etiology，LITE)结果显示，轻度肾功能不全的患者发生 VTE 风险较正常对照组增加 28%；而 CKD 3～4 期者，风险增加 1.09 倍。较低 eGFR 与较高水平的炎症指标(如 C 反应蛋白)和促凝因子(如 D 二聚体、Ⅷ因子)有关。

糖尿病肾病患者存在大量蛋白尿、内皮损伤等因素，容易合并 VTE，所以需要重视预防 VTE。对于所有明确诊断的近端 DVT 和高复发风险的孤立远端 DVT 应接受抗凝治疗；复发风险低的孤立远端 DVT 考虑短期(4～6 周)治疗，甚至降低抗凝药物剂量或者进行静脉超声监测。不合并癌症的急性 DVT 者，初始抗凝选择利伐沙班、达比加群酯或低分子肝素，长期抗凝治疗推荐利伐沙班或达比加群酯。合并癌症的急性 DVT，初始和长期抗凝治疗推荐应用低分子肝素。对于抗凝继发于可逆危险因素的近端 DVT，抗凝治疗 3 个月，若无诱发因素者，抗凝治疗时长≥3 个月。急性近端 DVT(髂、股、腘静脉)、全身状态好、预期寿命>1 年和低出血并发症风险者，推荐首选导管溶栓术(catheter-directed thrombolysis，CDT)。下肢 DVT 者，不推荐常规血管内治疗。对于有急性症状性髂静脉DVT 且出血风险低，进展的股腘静脉 DVT，低出血风险者出现静脉性坏疽或股青肿者，应考虑血管介入治疗。急性髂股 DVT 首次发作，症状持续时长<14 d 等，可行外科血栓清除术。

对于高或中度急性肺栓塞可能性患者，在等待诊断结果的同时给予抗凝治疗；所有明确诊断为急性肺栓塞，除外亚段肺栓塞(subsegmental pulmonary embolism，SSPE)，且无抗凝禁忌证，应立即开始抗凝治疗。SSPE，且无下肢近端 DVT 者，伴低 VTE 再发风险的患者，建议临床观察；而对于 SSPE 伴高 VTE 再发风险者，建议抗凝治疗。对于高危肺栓塞者，推荐立即静脉给予普通肝素抗凝治疗，大多数中低危肺栓塞者，推荐低分子肝素或磺达肝葵钠抗凝治疗，也可以用利伐沙班、达比加群酯治疗。有严重肾功能不全者，不推荐使用新型口服抗凝药。肺栓塞不合并恶性肿瘤且适用新型口服抗凝药者，长期抗凝推荐达比加群酯和利伐沙班；对于合并恶性肿瘤者，推荐应用低分子肝素作为长期抗凝。

2021 年关于静脉血栓栓塞抗栓治疗的 CHEST 指南和专家共识第二版，强烈推荐优选阿哌沙班、达比加群酯、艾多沙班或利伐沙班作为 VTE 最初 3 个月的抗凝治疗。对于肿瘤相关血栓形成者，强烈推荐口服Ⅹa 因子抑制剂(阿哌沙班、艾多沙班和利伐沙班)作为初始和持续抗凝治疗，但消化道肿瘤相关的静脉血栓形成者，推荐阿哌沙班或低分子肝素。伴有抗磷脂综合征者，推荐华法林优于新型口服抗凝药，要求国际标准化比值(INR)控制在 2.5 左右。不推荐急性下肢 DVT 安置下腔静脉滤器，除非急性下肢近端 DVT，抗凝有禁忌者。对于需要延长抗凝者，强烈推荐使用低剂量直接口服抗凝药，而不是用阿司匹林和不治疗。

有文献报道，他汀药可降低 CKD 发生 VTE 的风险。不论有无合并 CKD，阿司匹林均不降低 VTE 风险。较高强度的体力活动、口服华法林可以降低 VTE 风险。

(赵清)

| 参考文献

1. Batista DV，Hueb W，Lima EG，et al. Effect of diabetic kidney disease on therapeutic strategies for coronary artery disease：ten year follow-up [J]. Aging (Albany NY)，2021，13(16)：20081-20093.

2. Cheung KL，Zakai NA，Callas PW，et al. Mechanisms and mitigating factors for venous thromboembolism in

chronic kidney disease：the REGARDS study [J]. J Thromb Haemost，2018,16(9):1743 - 1752.

3. Hinton W，Nemeth B，de Lusignan S，et al. Effect of type 1 diabetes and type 2 diabetes on the risk of venous thromboembolism [J]. Diabet Med，2021,38(5): e14452.

4. Hoong CWS，Chua MWJ. SGLT2 inhibitors as calorie restriction mimetics：insights on longevity pathways and age-related diseases [J]. Endocrinology，2021,162(8): bqab079.

5. Jankowski J，Floege J，Fliser D，et al. Cardiovascular disease in chronic kidney disease：pathophysiological insights and therapeutic options [J]. Circulation，2021,143(11):1157 - 1172.

6. Kumric M，Ticinovic Kurir T，Borovac JA，et al. Role of novel biomarkers in diabetic cardiomyopathy [J]. World J Diabetes，2021,12(6):685 - 705.

7. Petrie JR，Rossing PR，Campbell IW. Metformin and cardiorenal outcomes in diabetes：a reappraisal [J]. Diabetes Obes Metab，2020,22(6):904 - 915.

8. Pitt B，Filippatos G，Agarwal R，et al. Cardiovascular events with finerenone in kidney disease and type 2 diabetes [J]. N Engl J Med，2021,385(24):2252 - 2263.

9. Pálsson R，Patel UD. Cardiovascular complications of diabetic kidney disease [J]. Adv Chronic Kidney Dis，2014，21(3):273 - 280.

10. Ren H，Zhao L，Zou Y，et al. Association between atherosclerotic cardiovascular diseases risk and renal outcome in patients with type 2 diabetes mellitus [J]. Ren Fail，2021,43(1):477 - 487.

11. Sagoo MK，Gnudi L. Diabetic nephropathy：an overview [J]. Methods Mol Biol，2020(2067):3 - 7.

12. Seferovic PM，Petrie MC，Filippatos GS，et al. Type 2 diabetes mellitus and heart failure：a position statement from the Heart Failure Association of the European Society of Cardiology [J]. Eur J Heart Fail，2018,20(5):853 - 872.

13. Solomon SD，McMurray JJV，Anand IS，et al. Angiotensin-neprilysin inhibition in heart failure with preserved ejection fraction [J]. N Engl J Med，2019,381(17):1609 - 1620.

14. Sousa GR，Pober D，Galderisi A，et al. Glycemic control，cardiac autoimmunity，and long-term risk of cardiovascular disease in type 1 diabetes mellitus [J]. Circulation，2019,139(6):730 - 743.

15. Stevens SM，Woller SC，Kreuziger LB，et al. Antithrombotic therapy for VTE disease：Second Update of the CHEST Guideline and Expert Panel Report [J]. Chest，2021,160(6): e545 - e608.

16. Tan Y，Zhang Z，Zheng C，et al. Mechanisms of diabetic cardiomyopathy and potential therapeutic strategies：preclinical and clinical evidence [J]. Nat Rev Cardiol，2020,17(9):585 - 607.

17. Vardeny O. The sweet spot：heart failure prevention with SGLT2 inhibitors [J]. Am J Med，2020,133(2):182 - 185.

18. Vinnakota S，Chen HH. The importance of natriuretic peptides in cardiometabolic diseases [J]. J Endocr Soc，2020,4(6): bvaa052.

19. Wattanakit K，Cushman M，Stehman-Breen C，et al. Chronic kidney disease increases risk for venous thromboembolism [J]. J Am Soc Nephrol，2008,19(1):135 - 140.

20. Zelniker TA，Wiviott SD，Raz I，et al. Comparison of the effects of glucagon-like peptide receptor agonists and sodium-glucose cotransporter 2 inhibitors for prevention of major adverse cardiovascular and renal outcomes in type 2 diabetes mellitus [J]. Circulation，2019,139(17):2022 - 2031.

21. Zelniker TA，Wiviott SD，Raz I，et al. Comparison of the effects of glucagon-like peptide receptor agonists and sodium-glucose cotransporter 2 inhibitors for prevention of major adverse cardiovascular and renal outcomes in type 2 diabetes mellitus [J]. Circulation，2019,139(17):2022 - 2031.

22. Zelniker TA，Wiviott SD，Raz I，et al. SGLT2 inhibitors for primary and secondary prevention of cardiovascular and renal outcomes in type 2 diabetes：a systematic review and meta-analysis of cardiovascular outcome trials [J]. Lancet，2019,393(10166):31 - 39.

23. 马青变,郑亚安,朱继红,等. 中国急性血栓性疾病抗栓治疗共识[J]. 中国急救医学,2019,39(6):501 - 531.

24. 中华医学会肾脏病学分会. 糖尿病肾脏疾病临床诊疗中国指南[J]. 中华肾脏病杂志,2021,37(3):255 - 304.

第二十三章 糖尿病肾病合并下肢血管病变

下肢动脉病变(lower extremity arterial disease，LEAD)是2型糖尿病常见的慢性并发症之一。下肢动脉病变是外周动脉疾病的一个组成成分，表现为下肢动脉的狭窄或闭塞。其主要病因是动脉粥样硬化，因此，糖尿病患者下肢动脉病变通常是指下肢动脉粥样硬化性病变。与非糖尿病患者相比，糖尿病患者发生LEAD的危险性高出2倍。我国在2004和2012年两次流调结果显示，糖尿病足合并LEAD者分别为62.9%和59.0%，表明糖尿病合并LEAD是糖尿病足溃疡(diabetic foot ulcer，DFU)发生的重要病因之一。中国2型糖尿病下肢动脉病变筛查研究(China-DiaLEAD)显示，我国50岁以上2型糖尿病患者中LEAD的患病率为21.2%，与糖尿病性神经病导致的足溃疡相比，LEAD导致的足溃疡复发率高，截肢率增加1倍。由于LEAD与冠状动脉疾病和脑血管疾病等动脉血栓性疾病在病理机制上有共性，如内皮功能的损害、氧化应激等，因此，在临床上这几种病变常同时存在，故LEAD对冠状动脉疾病和脑血管疾病有提示价值。LEAD对机体的危害除了导致下肢缺血性溃疡和截肢外，这类患者心血管事件的风险常明显增加，且死亡率更高。LEAD患者的主要死亡原因是心血管事件，在确诊1年后心血管事件发生率达21.1%，与已发生心脑血管病变者再次发作风险相当。

第一节 | 流行病学特征

China-DiaLEAD结果显示，我国50岁以上2型糖尿病患者中LEAD的患病率为21.2%，其中既往诊断10.6%，新诊断为11.8%。但是，糖尿病合并LEAD尤其是糖尿病肾病合并LEAD的真实患病率很难确定，因为多数患者因为下肢症状隐匿或无症状，因而相关数据的报道少见。例如，糖尿病外周神经病变可使得痛觉迟钝，因此使得LEAD的跛行及静息痛症状被掩盖。筛查方法也尚未达成统一，某些临床上被发现但症状较轻的LEAD患者常被忽略。临床最常用的诊断方法，包括跛行史及触诊外周动脉搏动消失，敏感性都稍差。踝肱指数(ankle brachial index，ABI)检查是一项有效且可重复的检查方法，使LEAD的诊断率得到提高。有调查显示用ABI检测50岁以上的糖尿病患者，LEAD的检出率达29%。从我国流行病学调查结果来看，糖尿病患者LEAD患病率高，与高龄、高血压、血脂异常及吸烟等多个危险因素簇集、风险增加有关。但糖尿病患者LEAD的诊断率和治疗率较低，达到指南推荐的血糖、血压和血脂控制目标的患者仅分别占55.0%、28.2%和42.5%。对于LEAD，目前存在着知晓率低、治疗率低、达标率低、致残率高、病死率高的状况，因此，LEAD仍然是被临床医护人员忽略的一个糖尿病并发症。

如前述，常见的外周神经病变对LEAD的临床表现有显著影响。外周神经病变使痛觉变迟钝，使诸如跛行等症状减轻或缺失，从而导致严重的合并LEAD患者较普通LEAD患者更晚得到诊断。这产生了一种恶行循环，LEAD 加重神经缺血、缺氧，也导致更严重的感觉神经病变。这些情况使得糖尿病合并 LEAD 的患者仅依靠病史及体格检查较难诊断，当诊断时通常已发展为较严重的肢体缺血表现。因此对 LEAD 的早期诊断和干预尤为重要。

第二节 ｜ 病理生理学特征

与糖尿病相关的促进动脉粥样硬化改变包括血液调节紊乱、血管成分异常，以及凝血和血液流变学的变化。这些紊乱状态还可激活炎症通路，促进动脉疾病进展，导致动脉粥样硬化形成的风险进一步增加，产生不良结局。

内皮功能障碍

动脉内皮细胞层作为生物感受器，通过调整凝血与纤溶之间的平衡来调节血液细胞成分和血管壁的相互作用，起到中间的整合作用。内皮细胞功能异常可使动脉系统更容易于粥样硬化，并导致相关不良结局。

多数糖尿病患者包括合并 LEAD 的患者，都表现出内皮功能及血管调节的异常。在糖尿病中，介导内皮功能能障碍的因子数量庞大，但重要的常见终末通路是 NO 生物利用紊乱。NO 通过调节白细胞与血管壁的相互作用，来调节血管舒张及限制炎症发展。而且，NO 能抑制血管平滑肌细胞（VSMC）迁移和增殖，并限制血小板活化。因而，正常 NO 稳态的丧失能导致动脉脉管系统级联反应发生的危险，从而导致动脉粥样硬化及其并发症的发生。

许多机制可以促进内皮细胞功能障碍，如高血糖、游离脂肪酸（FFA）产生，尤其是胰岛素抵抗。高血糖能阻断内皮型一氧化氮合酶（eNOS）的功能，并增加活性氧的产生，从而损害血管内皮的舒张稳态。在内皮细胞中，葡萄糖的转运是不依赖胰岛素且不因高血糖而下调的，因而炎症反应被放大。

胰岛素抵抗对正常的 NO 稳态的丧失也起到了重要作用。对存在胰岛素抵抗的患者，包括 2 型糖尿病的 1 级亲属、前期糖尿病以及合并代谢综合征的患者，内皮细胞功能障碍已有描述，这表明它在动脉粥样硬化发病机制中的首位作用，并解释了在高血糖发生之前血管疾病的启动机制。胰岛素信号刺激下的血管反应受损也能部分解释葡萄糖代谢的缺陷，这是因为转运到骨骼肌毛细血管床的养分不充足，从而导致胰岛素抵抗、内皮细胞功能障碍及心血管疾病，三者互为因果。

内皮细胞功能障碍产生的效应与晚期糖基化终末产物（AGE）的激活，加重了血管壁局部炎症状态，这其中部分由进一步产生的转录因子 NF‑κB 及活化蛋白 1 介导。这些炎症因子的局部增加与正常 NO 功能的丧失，导致白细胞进一步趋化、黏附、迁移并转化为泡沫细胞。后者的效应通过局部氧化应激增强而进一步升高。泡沫细胞形成是粥样斑块形成的最初形态。

炎症及其对外周动脉疾病的影响

动脉粥样硬化是一种活跃的病理过程，其中全身炎症状态的改变可导致巨噬细胞及细胞因子产生"不稳定斑块"的效应，即斑块可破裂并导致动脉粥样硬化血栓形成及急性事件，如心肌梗死或脑卒中。目前认为炎症可作为风险标志，并可能使动脉粥样硬化血栓形成疾病状态的危险因素。C 反应蛋白（CRP）上升水平与 LEAD 的发展密切相关。另外，血糖调节受损综合征患者，包括 IGT 与糖尿病患者，CRP 水平也可异常升高。

除了作为一种疾病存在状态的标志物，CRP 升高也可能是 LEAD 发生及恶化的原因。另外，研究发现 CRP 能与内皮细胞受体结合从而促进凋亡,而且还证实它与氧化低密度脂蛋白(Ox-LDL)共同定位于动脉粥样硬化斑块中。CRP 也能促进内皮细胞产生促凝血组织因子、白细胞黏附及趋化物质,并抑制 eNOS 的功能,这导致血管张力的调节出现异常。最后 CRP 也能增加局部化合物的产生,而这些化合物能损害纤溶作用。

糖尿病的表现与 VSMC 功能显著异常有关。糖尿病在 VSMC 中刺激并启动动脉粥样硬化的机制与内皮细胞相似,包括肌醇 1,4,5-三磷酸激酶减少、局部氧化应激加重,以及蛋白激酶 C、RAGE 和 NF-κB 的上调。另外,Akt-1 通路中的胰岛素抵抗与丝裂原活化蛋白激酶通路的信号转导导致了细胞增殖及炎症反应。这些变化的总和可能促进动脉粥样硬化病灶的形成。这些效应也促进了 VSMC 凋亡及纤维化形成。因而,这些事件加速了动脉粥样硬化,并与斑块不稳定及脱落导致的临床事件相关。

血小板在维系血管功能及血栓形成的两者关系中起到整合作用。血小板生物学异常不仅能促进动脉粥样硬化进展,还能影响斑块破裂及动脉粥样硬化血栓形成的结局。糖尿病患者的血小板还表现出糖蛋白 Ⅰb 及 Ⅱb/Ⅲa 受体的表达增强,这些受体能在黏附及聚集方面对血栓形成产生重大影响。

因此,糖尿病的高凝状态与内皮细胞及 VSMC 产生的组织因子增加以及凝血因子Ⅶ血浆浓度增加有关。高血糖症也导致抗凝血酶和蛋白 C 浓度下降、纤溶功能受损以及纤溶酶原激活物抑制物 1(PAI-1)过度产生。

最后,糖尿病还表现出血液流变学异常,如血液黏度及纤维蛋白原增加。这两者与 LEAD 患者 ABI 异常相关,纤维蛋白原(或其降解产物)升高还与 LEAD 的发展、临床表现及并发症相关。

总之,糖尿病通过对血管壁、血细胞及流变动力学的损害,使动脉粥样硬化形成的风险明显增高。

第三节　临 床 表 现

LEAD 的临床影响可通过两个方面来评价:一是其症状的发生或恶化及进展,二是与系统性动脉粥样硬化相关的心血管事件的高风险。病变早期常无明显症状,多数 LEAD 患者在临床上表现稳定。但是,5 年后 27% 的 LEAD 患者表现出症状进展,且出现 4% 的截肢率。同样,在患病 5 年后,全身动脉粥样硬化相关的心血管事件也显著增加:20% 的 LEAD 患者发生非致命性事件如心肌梗死、脑卒中,30% 患者死亡。可预测严重肢体缺血的患者,其结局和预后更差。在诊断后的半年时间内有 30% 患者面临截肢,20% 患者死亡。

高血压、吸烟等因素导致的 LEAD,下肢可表现为间歇性跛行、静息痛,严重者出现趾端溃疡和坏疽。另外可表现为皮肤干燥、弹性差等营养不良状况,肌肉萎缩,皮温下降,色素沉着,肢端动脉搏动减弱或消失。

糖尿病合并 LEAD 患者的与其他因素导致的 LEAD 患者的临床表现有所不同,这与疾病分布模式及神经病变有关。其他因素导致的下肢血管病变中,血管病变常发生在近端部位。糖尿病性 LEAD 病变广泛,不仅累及近端的大、中动脉,更多以膝关节以下中、小动脉为主,主要表现为血管中膜钙化、节段性狭窄或闭塞,这也是导致糖尿病患者足溃疡发生、致残、致死的主要原因之一。

糖尿病合并 LEAD 的患者常常伴有痛觉反馈受损的外周神经病变,从而使血管硬化闭塞在不知不觉中进展;导致合并糖尿病的 LEAD 常不表现出典型的跛行等自然病程,但患者可出现更加细微的症状,如小腿麻木、步行速度减慢,而患者常认为这只是人体衰老的表现。实际上,尽管缺乏典型症状,糖尿病合并 LEAD 的患者比单纯 LEAD 患者的远端肢体功能要差得多,部分患者在诊断时就已发生趾端坏疽。

无症状的糖尿病合并 LEAD 患者,更易因为动脉栓塞导致急性缺血。有研究数据表明糖尿病合并 LEAD 患者中急性动脉栓塞的发生率高于 30%,大截肢风险高于 20%,而不合并糖尿病的 LEAD 患者急性动脉栓塞的发病率仅为 19%,大截肢率也仅有 3%。糖尿病合并 LEAD 患者也可能突发缺血性溃疡及肢体坏死。

第四节 │ 筛查、诊断和治疗

一 筛查

LEAD 患者中只有 10%～20% 有间歇性跛行的表现,50 岁以上的人群对 LEAD 的知晓率只有 16.6%～33.9%,远低于冠心病和脑卒中;同样,China-DiaLEAD 结果显示,我国 50 岁以上 2 型糖尿病患者中 LEAD 既往诊断率为 10.6%,新诊断率为 11.8%,漏诊率为 55.7%。由于对 LEAD 的认识不足,导致治疗不充分,治疗力度显著低于冠状动脉疾病患者,并直接影响其预防性治疗。

1. 筛查人群

对于 50 岁以上的糖尿病患者,不管伴或不伴 LEAD 发病危险因素均应常规进行 LEAD 的筛查以进行全面评估。当糖尿病伴有 LEAD 发病危险因素(如高龄、合并心脑血管病变、血脂异常、高血压、吸烟或糖尿病病程 5 年以上)时,应该每年至少筛查 1 次。对于有足溃疡、坏疽的糖尿病患者,不论其年龄,均应进行全面的动脉病变检查及评估。

2. 危险因素评估

(1) 年龄:年龄是糖尿病性 LEAD 的重要危险因素,尤其是 50 岁以上的糖尿病患者。随着年龄的增加,糖尿病患者 LEAD 的发生率逐渐增加。年龄每增加 10 岁,LEAD 风险增加 1.64 倍。

(2) 高血压:糖尿病与高血压的并存会加速糖尿病合并 LEAD 的发生与发展。高血压病程每增加 1 年,LEAD 的风险就升高 1.02 倍,收缩压每增加 10 mmHg,LEAD 的患病率增加 1.19 倍,尤其是当收缩压>180 mmHg 时,ABI 异常率明显增加。

(3) 合并心脑血管疾病:糖尿病性 LEAD 的病理生理特点与心脑血管疾病类似,约 30% 的脑血管疾病患者同时合并 LEAD,约 25% 的缺血性心脏病患者同时合并 LEAD;心脑血管疾病的发生与低 ABI 密切相关。

(4) 血脂异常:血脂异常与糖尿病并发症的发生关系密切。总胆固醇水平,尤其是低密度脂蛋白胆固醇在动脉粥样硬化形成中具有关键作用。总胆固醇每增加 0.56 mmol/L,发生 LEAD 的风险增加 10%。

(5) 吸烟:吸烟是导致 LEAD 发生和发展的重要危险因素之一。烟草的使用量和持续时间与 LEAD 的发生、发展有直接关系,吸烟者较非吸烟者 LEAD 风险增加 1.69 倍。

(6) 既往有足坏疽病史:既往足坏疽史常伴有不同程度的下肢远端神经异常及 LEAD,会明显增加糖尿病性 LEAD 的发病概率。

3. 筛查方法

(1) 动脉触诊:系统全面的体格检查对于筛查无症状性 LEAD 患者极为重要。全面的踝部动脉搏动触诊及股动脉杂音听诊检查,对于诊断或排除 LEAD 的准确度高达 93.8%;若双下肢踝部动脉搏动正常以及听诊未发现股动脉杂音,则排除 LEAD 的特异度和阴性预测值分别高达 98.3% 和 94.9%。如果患者无下肢缺血症状、无阳性体征、动脉搏动正常则可排除 LEAD,但如果有某一项可疑或患者要求进一步检查,均应进行 ABI 及彩超检查。

(2) 踝肱指数和趾肱指数:ABI 是指踝部动脉收缩压与同侧肱动脉收缩压的比值;趾肱指数(toe brachial index,TBI)是指足趾动脉收缩压与同侧肱动脉收缩压的比值。ABI 与 TBI 是评估下肢缺血程度的常用指标,具有价廉、简便、可重复性高和特异性强的优点,因此常用于 LEAD 筛查。ABI 正常参考值为 1.00~1.30,0.91~0.99 为临界状态,ABI>1.30 通常提示动脉钙化,ABI≤0.90 可诊断 LEAD。ABI 为 0.71~0.90,提示轻度动脉病变;ABI 为 0.41~0.70,提示中度动脉病变;ABI≤0.40,提示重度动脉病变。

若临床上高度怀疑 LEAD 而静息 ABI 不能得出结论,应对患者进行运动后 ABI 检查。具体方法:先测定静息状态下的 ABI,然后患者以 3.5 km/h 速度在坡度 12° 的平板检测仪行走,老年或无条件的患者则采用 6 min 步行试验,步行速度约 3.2 km/h,当患者出现间歇性跛行症状,步行 6 min 时再次测定 ABI,运动后 ABI 较运动前降低 15%~20% 时考虑诊断 LEAD。ABI>1.30 时,则 ABI 结果不可靠,此时应行 TBI 检查,或行下肢动脉彩超检查,以明确 LEAD 诊断。因糖尿病患者常伴有动脉钙化,即胫后动脉或胫前动脉虽已狭窄、肢体供血已减少,但踝动脉压或 ABI 并不低,则出现"假性高压"。因此,ABI 虽然是作为诊断 LEAD 的最为简便的方法,但仍需要结合动脉彩超检查以明确 LEAD 诊断。

(3) 经皮氧分压测定:经皮氧分压作为一项无创检测下肢动脉缺血的方法,在糖尿病下肢血管病变程度、疗效判断中具有一定的临床意义。根据经皮氧分压检测结果将双下肢血管情况分为 2 级。1 级:经皮氧分压>40 mmHg 提示血管正常;2 级:经皮氧分压<40 mmHg 提示血管缺血病变。经皮氧分压<34 mmHg 的糖尿病足患者,有 9.7% 需要行截肢术;经皮氧分压>40 mmHg,只有 3% 需要截肢;经皮氧分压<20 mmHg,选择在肢体近端进行截肢;经皮氧分压>20 mmHg 可在远端截肢;其敏感度为 88.2%,特异度为 84.6%。

(4) 血管超声检查:对糖尿病性 LEAD 的诊断具有重要意义。因其具有简便、重复性好、价格低廉等优点,易为患者接受。彩超可以观察动脉血管内径、内中膜厚度、斑块大小、管腔狭窄或闭塞情况,同时还能显示动脉血流充盈情况及血流速度。当彩超提示管腔狭窄、彩色血流明显充盈缺损或动脉已闭塞时,则可诊断 LEAD。但彩超检查空间分辨率较差,倾向于高估血管的狭窄程度,不能对糖尿病下肢血管的整体结构及血供进行评价。

(5) 影像学检查。①数字减影血管造影技术(digital subtraction angiography,DSA):是诊断血管病变的"金标准",也是了解血管闭塞部位、程度及范围不可缺少的检查手段,在下肢血管病变的诊断中一直占据主导地位。DSA 不仅能明确下肢血管病变的部位及严重程度,还能为介入手术操作提供指导。②计算机体层血管成像(computed tomography angiography,CTA):是诊断 LEAD 常用的无创性检查,可以为 LEAD 的诊断、治疗提供可靠依据。CTA 图像可以清晰地显示斑块的分布、形态及血管的狭窄程度,在临床上应用广泛。③磁共振血管成像(magnetic resonance angiography,MRA):也是 LEAD 常用的无创性诊断方法。因为存在湍流,MRA 会高估血管狭窄的程度。体内有起搏器、除颤器等铁磁性金属植入物患者不适合行 MRA。

■ 诊断

诊断依据如下。①符合糖尿病肾病的诊断;②下肢动脉狭窄或闭塞的临床表现;③如果患者静息 ABI≤0.90,无论患者有无下肢不适的症状,应该诊断 LEAD;④运动时出现下肢不适且静息 ABI≥

0.90 的患者,如踏车平板试验后 ABI 下降 15%～20% 或影像学提示血管存在狭窄,应该诊断 LEAD;⑤患者超声多普勒、CTA、MRA 和 DSA 检查下肢动脉有狭窄或闭塞病变;⑥如果患者静息 ABI＜0.40 或踝动脉压＜50 mmHg 或趾动脉压＜30 mmHg,应该诊断严重肢体缺血。LEAD 一旦诊断,临床上应该进行 Fontaine 分期。

三　治疗

预防全身性动脉粥样硬化疾病的进展,预防心血管事件的发生,预防缺血导致的肢体远端溃疡、坏疽,预防截肢或降低截肢平面,改善间歇性跛行的下肢功能状态。治疗的基础包括纠正不良生活方式,如戒烟、控制体重和控制血糖、血压、血脂。治疗应根据危险因素、血管病变的严重程度评估后进行综合干预,仍不能改善症状和溃疡愈合时给予血管重建。

1. 改变生活方式

生活方式的改变在预防和延缓糖尿病并发症方面有着重要的作用。

吸烟是 LEAD 的重要危险因素,持续吸烟与肢体相关事件及心血管不良事件有密切联系,发展为严重肢体缺血以及截肢的风险增加。此外,持续吸烟的患者下肢动脉旁路术失败的风险增加至少 3 倍。与持续吸烟者相比,LEAD 患者戒烟后提高了总存活率。因此建议所有吸烟的 LEAD 患者应得到积极的戒烟辅导,并提供规范的戒烟计划。

步行锻炼是 LEAD 有效的治疗方法之一,可以增加步行距离,改善生活质量。因此,对于足部皮肤完整的缺血型或神经缺血型患者,运动锻炼能改善间歇性跛行患者的步行距离及行走时间。有计划的辅导性锻炼是治疗间歇性跛行的基础,最有效的运动为平板运动或走步,强度达到引发间歇性跛行后休息,每次 30～45 min,每周至少 3 次,连续 3 个月。有研究显示不同的运动方式对 LEAD 有不同的改善,以下肢规律运动为最佳;6 个月的运动结果显示可显著改善跛行的距离。与安慰剂或常规护理相比较,监督下的运动康复锻炼可显著提高 LEAD 患者的最大步行距离、无痛行走距离、6 min 步行距离。提示强化步行运动可以提高足部皮肤完整的缺血型或神经缺血型患者的运动耐受性,改善运动功能,且不增加不良事件的发生,是一种安全有效的治疗方式。

2. 药物治疗

下面介绍与 LEAD 相关的系统性动脉粥样硬化的治疗。

(1) 血糖控制:高血糖是 LEAD 患者发生心血管事件的促进因素。但是,通过控制血糖改善心血管疾病并发症而获益的证据还相当匮乏。有 3 项临床试验显示,严格控制血糖来预防心血管时间的假说显示了阴性结果,且其中 1 项研究还提出了低糖血症和死亡风险增加的隐患。但是这些研究没有对心血管疾病或者其他心血管危险因素的患者提出降低 HbA1c 水平的策略,所以这些结论不能在多数患者中推广。

(2) 降压治疗:高血压与动脉粥样硬化的发展及 2～3 倍的跛行发生率增加有关。建议对合并 LEAD 和糖尿病的患者积极控制血压(＜130/80 mmHg)以降低心血管事件的风险。有研究证实,应用 ACEI 或钙通道阻滞剂来严格控制合并 LEAD 及糖尿病而血压正常的患者,4 年间心血管事件的发生率较安慰剂对照组有显著降低。

(3) 调脂治疗:根据《ADA 指南》,建议所有糖尿病患者应该接受他汀类药物治疗,并把 LDL 目标值控制在低于 100 mg/dl 水平。根据这一指南,可以确信降脂治疗不仅可以降低心血管事件死亡率,而且能延缓糖尿病性 LEAD 的进展。

(4) 抗血小板治疗:根据《ADA 指南》及《美国心脏病学会指南》,建议糖尿病患者口服抗血小板药物(阿司匹林或氯吡格雷)。而由一项服用氯吡格雷或阿司匹林的比较研究(clopidogrel versus

aspirin in patients at risk of ischemic events，CAPRIE)亚组分析收集的数据表明,糖尿病合并LEAD患者能从服用氯吡格雷中获益更多(B级证据)。

3. 手术治疗

针对慢性严重肢体缺血的患者,通常表现为静息痛、坏疽、溃疡不愈合,且具有极高的截肢及心血管事件死亡风险,血管病变主要是股腘动脉狭窄闭塞。其治疗目标主要是降低心血管事件发生及死亡率,缓解肢体疼痛、促进溃疡愈合、保肢及改善生活质量。在内科保守治疗无效时,需要进行各种血管重建手术,包括外科手术和血管腔内治疗,可大大降低截肢率,改善生活质量。

外科手术包括动脉内膜剥脱术、人工血管和/或自体血管旁路术等。血管腔内治疗具有微创、高效、可同时进行多平面病变治疗、可重复性强等优势,是目前治疗 LEAD 的首选。特别适合高龄、一般情况较差不能耐受全麻手术、无合适可供移植的自体血管及流出道条件差的 LEAD 患者。腔内治疗的方法很多,目前认为药物涂层球囊和药物洗脱支架的应用可显著提高远期通畅率。但腔内治疗也存在一定的对比剂肾病风险。当出现不能耐受的疼痛、肢体坏死或感染播散,则应考虑行截肢手术。

总之,LEAD 的治疗需要临床上做到多学科合作,首先由糖尿病和肾脏病医生评估患者全身状况,尽可能减少心血管并发症的发生;同时评估下肢血管条件,在符合外科或腔内治疗指征时,创造经皮血管腔内介入治疗或外科治疗条件,由血管外科和或血管腔内介入治疗医生制订手术方案,并在手术后定期规律随访,及时进行用药方案的调整。

(胡海洋)

参考文献

1. American Diabetes Association. 2. Classification and Diagnosis of Diabetes：*Standards of Medical Care in Diabetes* - 2021[J]. Diabetes Care，2021,44(Suppl 1)：S15 - S33.

2. Aboyans V, Ricco JB, Bartelink MEL, et al. Editor's choice - 2017 esc guidelines on the diagnosis and treatment of peripheral arterial diseases, in collaboration with the european society for vascular surgery (ESVS) [J]. Eur J Vasc Endovasc Surg，2018,55(3)：305 - 368.

3. Li J, Luo Y, Xu Y, et al. Risk factors of peripheral arterial disease and relationship between low ankle-brachial index and mortality from all-cause and cardiovascular disease in Chinese patients with type 2 diabetes [J]. Circ J，2007,71(3):377 - 381.

4. Pang XH, Han J, Ye WL, et al. Lower extremity peripheral arterial disease is an independent predictor of coronary heart disease and stroke risks in patients with type 2 diabetes mellitus in China [J]. Int J Endocrinol，2017(2017):9620513.

5. Walker CM, Bunch FT, et al. Multidisciplinary approach to the diagnosis and management of patients with peripheral arterial disease [J]. Clin Interv Aging，2015(10)：1147 - 1153.

6. Zhang X, Ran X, Xu Z, et al. Epidemiological characteristics of lower extremity arterial disease in Chinese diabetes patients at high risk：a prospective, multicenter, cross-sectional study [J]. J Diabetes Complications，2018,32(2)：150 - 156.

第二十四章　糖尿病肾病患者的口腔问题

由于营养不良和尿毒症,口腔疾病在 CKD 患者中非常普遍,且多数症状严重。新的研究发现口腔疾病对 CKD 的预后也有明显影响,例如重度牙周炎考虑与血清高水平的 C 反应蛋白(CRP)和蛋白质能量消耗有关,被认为是血液透析(HD)患者病死率的独立预测指标。牙周炎与糖尿病肾病之间是双向关系,互为因果,当高血糖、肾损伤和牙周炎同时存在时,糖尿病患者的系统性前炎性细胞因子增多、胰岛素抵抗加剧,牙周炎症程度直接影响了血糖控制水平以及糖尿病并发症的发生、发展。

口腔疾病不但影响糖尿病肾病患者的身体健康,也可能与糖尿病肾病患者的预后密切相关。本章初步介绍糖尿病肾病患者临床常见口腔疾病,以期对糖尿病肾病相关常见口腔疾病的早发现、早诊断、早治疗,提高糖尿病肾病患者的生活质量。

第一节 │ 口 腔 疾 病

一、龋病

龋病(dental caries or tooth decay)是指在以细菌为主的多种因素影响下,牙体硬组织发生慢性进行性破坏的一种疾病。

1. 发病情况

龋病是人类的常见病、多发病之一,在各种疾病的发病率中,龋病位居前列。但由于其病程进展缓慢,在一般情况下不危及患者生命,因此不易受到人们重视。实际上龋病给人类造成的危害甚大,特别是病变向牙体深部发展后,可引起牙髓病、根尖周病、颌骨炎症等一系列并发症,以致严重影响全身健康。随着牙体硬组织的不断破坏,可逐渐造成牙冠缺损,成为残根,终至牙丧失,破坏咀嚼器官的完整性。这样不仅影响消化功能,而且在童年时期可影响牙颌系统的生长发育,使人体健康素质下降。此外,龋病及其继发病作为一个病灶引起远隔脏器疾病的案例也时有报告。研究表明,将接受血液透析治疗的尿毒症患者按是否患有糖尿病分为两组,进行对比研究发现,糖尿病患者的患龋率明显高于非糖尿病患者。

2. 病因

致龋的因素主要包括细菌和牙菌斑、食物、时间以及牙所处的环境等。就病因学角度而言,龋病也可称为是牙体硬组织的细菌感染性疾病。1958 年就有人提出了龋病病因的糖原学说(glycocgen theory)。该学说认为龋病的发生是由于食入过多的糖,使机体的糖量增高,大量的糖经血循环进入牙体组织形成糖原,使牙体对细菌的抵抗力降低引起龋病。糖尿病患者长期处于高血糖状态。因此,部分学者认为糖尿病的高血糖与龋病的发生、发展有关。

3. 病理学特征

患龋病时牙体硬组织的病理改变涉及釉质、牙本质和牙骨质,基本变化是无机物脱矿和有机物分解。当龋病波及牙髓-牙本质复合体(pulpo-dentinal complex),牙髓在细菌作用下产生炎性反应,之后可通过根尖孔波及至根尖组织。

4. 临床特征

龋病的临床特征是牙体硬组织在色、形、质各方面均发生变化。初期时牙龋坏部位的硬组织发生脱矿,微晶结构改变,牙透明度下降,导致釉质呈白垩色。继之病变部位有色素沉着,局部可呈黄褐色或棕褐色。随着无机成分脱矿、有机成分破坏分解的不断进行,釉质和牙本质疏松软化,最终发生牙体缺损,形成龋洞。龋洞一旦形成,则缺乏自身修复能力,进而发展成牙髓病、根尖周病、颌骨炎症等一系列并发症。基于糖尿病肾病患者龋病的易感性,应定期进行口腔检查,龋病的早期诊断和早期治疗对维护牙齿健康十分重要。对于牙髓病和根尖周病的牙齿,应该去除病变牙髓,控制炎症发展,保存患牙,以维持牙列完整,维护咀嚼功能。

牙周病

牙周病(periodontal diseases)包括牙龈病和牙周炎两大类疾病。牙龈病最多见的是牙菌斑引起的慢性炎症,还有一些是受全身因素(内分泌、血液疾病、药物等)以及局部刺激引起的慢性炎症。牙周炎是一组有着相似的临床表现和组织学改变、但致病因素和机体反应性不完全相同、病程进展不同、对治疗反应也不尽相同的多因素疾病。糖尿病肾病患者临床上常见慢性牙周炎。

1. 发病情况

牙周病作为糖尿病的危险因素,相较于心、脑血管疾病,呼吸系统疾病,牙周病与糖尿病关系更为密切,二者之间相互影响促进,形成恶性循环。临床对照研究结果表明,在局部刺激因素相似的情况下,有糖尿病者的牙周病发生率及严重程度均大于无糖尿病者。糖尿病本身并不引起牙周炎,而是由于该病的基本病理变化,如小血管和大血管病变、免疫反应低下、中性多形核白细胞功能低下、胶原分解增加而合成减少等,在引起肾、视网膜和神经系统病变之外,也可使牙周组织对局部致病因子的抵抗力下降,因而破坏加重、加速。大量流行病学研究表明,糖尿病患者的牙周炎范围和程度均高于无糖尿病者。一项多因素分析的结果在校正了年龄、性别、口腔卫生等干扰因素后显示,糖尿病患者患牙周炎的危险性要比无糖尿病患者高 2.8~3.4 倍。2 型糖尿病是仅次于年龄、牙结石的第三位牙周炎危险因素。

2. 病因

牙菌斑是牙周炎发病的始动因子,宿主对疾病的易感性是牙周炎发展、加重的决定性因素。和 HLA 关联的 1 型糖尿病是由 HLA 的 DR(DR3/DR4)与 DQ 分子间的相互作用所致,属于多基因遗传病。1 型糖尿病,由于免疫介导的胰腺 β 细胞功能缺陷导致胰岛素产生不足,又称胰岛素依赖型糖尿病。现已公认由于其自身免疫力的降低,可促进和加重牙周炎的发展。糖尿病是牙周炎的危险因素,而牙周炎又是糖尿病的并发症之一。

3. 病理学特征

糖尿病伴发牙周病的病理机制可能是白细胞趋化的吞噬功能缺陷,组织内血管基膜的改变,胶原合成减少,骨基质形成减少,以及免疫调节能力下降,使患者的抗感染能力下降,伤口愈合障碍。近年来发现,晚期糖化终末产物(AGE)与其受体(RAGE)作用的加强,是糖尿病患者牙周病加重的机制。RAGE 是细胞表面分子免疫球蛋白超家族成员,主要位于单核细胞和内皮细胞表面。AGE 是单核巨噬细胞的趋化物质,能刺激吞噬细胞释放炎症细胞因子 TNF-α、IL-β 和 IL-6。这些炎症介质能激活破骨细胞和胶原酶,导致骨和牙周组织破坏。AGE 的积累会影响单核细胞和中性多形核白细胞的移出和吞噬活性,不能有效杀死细菌,龈下菌丛继续成熟并逐渐转变为革兰氏阴性菌丛,这些细菌通过溃疡的袋内上皮构成激惹全身免疫系统的慢性感染原。另外,由于 AGE 的产生,非酶己糖加入蛋白质,使多种机体蛋白质(包括胶原、血红蛋白、血浆清蛋白,晶状体蛋白和脂蛋白)的结构发生改变,影响这些蛋白质的功能。患者伤口愈合能力受损可能与高血糖引起细胞外基质蛋白产生过多,导致基膜增厚和细胞功能改变有关。

在同样的牙周状况下,糖尿病患者龈沟液中 PGE_2 和 IL-1β 水平明显高于非糖尿病患者。糖尿病患者对牙龈卟啉单细胞菌脂多糖的刺激产生异常的单核细胞炎症反应,其单核细胞分泌的 PGE_2、IL-β 和 TNF-α 分别是非糖尿病患者的 4.2、4.4 和 4.6 倍;而无糖尿病的牙周炎患者,感染革兰氏阴性菌后不会引起全身单核细胞的过度反应,提示糖尿病患者较非糖尿病患者的炎症反应重。据报告,在菌斑计分相同的情况下,糖尿病患儿较无糖尿病儿童的牙龈炎症要重。还有学者研究发现,1 型糖尿病的青少年患者中,牙龈炎及牙周附着丧失和骨吸收等牙周病变可发生在视网膜病变的早期,先于其他几种并发症的出现;约 10% 的患儿有局限于第一磨牙和切牙的牙周炎,也有的患有广泛型牙周炎。患者的龈下部位可见伴放线聚集杆菌、嗜二氧化碳噬纤维菌。

4. 临床表现

牙周炎的主要临床特征为牙周溢脓、牙松动。在牙周炎的初期一般症状不明显,疾病的发展过程中可逐渐出现咀嚼无力,牙龈肿胀、出血,牙周袋溢脓,口臭,牙松动以及牙伸长、倾斜、移位等,严重者可发生牙脱落。影像学 X 线表现为牙槽嵴顶消失,牙槽骨的硬骨版可出现不同程度的吸收,牙周膜间隙增宽,严重者牙槽嵴部分或全部吸收、破坏、消失。

临床上糖尿病主要是影响牙周炎的发病和进程,尤其是血糖控制不良的患者,其牙周组织的炎症较重,龈缘红肿呈肉芽状增生,易出血和发生牙周脓肿,牙槽骨破坏迅速,导致深袋和牙松动。血糖控制后,牙周炎的情况会有所好转。近年来国内外均有报道,彻底有效的牙周治疗可使糖尿病患者的糖化血红蛋白显著降低,胰岛素的用量可减少。这从另一方面支持牙周炎与糖尿病的密切关系。

三　干燥综合征

舍格伦综合征(Sjogren syndrome)又称干燥综合征。是一种自身免疫病,其特征表现为外分泌腺的进行性破坏,导致口腔黏膜及结膜干燥,并伴有各种自身免疫病征。病变限于外分泌腺本身者称为原发性舍格伦综合征;而伴发类风湿关节炎、系统性硬皮病、系统性红斑狼疮,等其他自身免疫病者称为继发性舍格伦综合征。

1. 病因

舍格伦综合征的确切病因及发病机制尚不明确,其发病可能与病毒感染、遗传和性激素异常等多种因素有关,在这些因素的共同作用下,机体可因 T 淋巴细胞、B 淋巴细胞、树突状细胞和巨噬细胞等多种免疫细胞浸润攻击而使免疫系统受损,组织损伤。

目前研究结果表明以下 3 种情况可能与舍格伦综合征发病有关。

(1)遗传易感性:免疫防御基因 IRF5 为原发性舍格伦综合征的易感基因,患者的家庭成员较正常人群更易患自身免疫病或出现血清学上的异常。在自身抗体阳性和有腺外表现的原发性舍格伦综合征患者中,HLA-B8,HLADw-3 的频率高达 50%～80%。DRw52 和 DQA1*0501 与原发性舍格伦综合征也有一定的相关性。此外研究发现,Fas 基因 670 位核苷酸、Caspase3、MeL14 等基因的多态性和原发性舍格伦综合征有关。

（2）病毒作用：EB病毒（Epstein-Barr virus）、柯萨奇病毒（CVB4和CVA13型）、人类嗜T细胞病毒-1（human T-cell lymphotropic virus type-1，HTLV-1）等可能是其发病诱因。病毒改变唾液腺上皮细胞细胞表面的抗原性，成为获得性抗原刺激，刺激B细胞活化，致使免疫反应正反馈扩大，使疾病持续进展。产生抗体，引起炎症反应。

（3）B细胞异常：B细胞在舍格伦综合征发病过程中活化异常，包括聚集在炎性组织中参与形成异位发生中心、亚群分布及分化紊乱、产生多种特殊自身抗体以及异常繁殖产生单克隆B细胞。

2. 病理学特征

组织病理学表现包括腺实质萎缩、间质淋巴细胞浸润、肌上皮岛形成。根据炎症的严重程度，可将病变分为三期。①早期：导管周围淋巴细胞浸润，局灶性腺泡萎缩。②中期：淋巴细胞浸润及腺实质萎缩更为明显，导管系统出现上皮化生及肌上皮细胞增殖。③末期：肌上皮岛形成。开始时上皮岛内遗留导管腔，随着淋巴细胞浸润增加，残留的导管腔消失，上皮岛出现玻璃样变，外层的基膜逐渐破坏，即为末期病变。除大唾液腺以外，小唾液腺也出现类似的组织学改变（导管扩张、淋巴细胞浸润、腺泡萎缩、腺小叶破坏、腺体明显硬化）。肾间质淋巴细胞浸润可导致肾小管功能不全，尿浓缩能力降低，产生低渗尿。肌酐清除率降低，发生肾小管酸中毒，但极少单纯由于干燥综合征导致出现慢性肾衰竭。

3. 临床表现

由于唾液腺腺泡细胞萎缩，唾液分泌减少，出现口干。轻者无明显自觉症状，较重者感舌、颊及咽喉部灼热，口腔发炎，味觉异常。严重者言语、咀嚼及吞咽均困难。干性食物不易咽下，进食时需饮水。说话久时，舌运动不灵活。如患者戴有全口义齿时，常影响其就位。

口腔检查可见口腔黏膜干燥，口镜与口腔黏膜黏着而不能滑动。口底唾液池消失。唇舌黏膜发红，舌表面干燥并出现裂纹，舌背丝状乳头萎缩，舌表面光滑潮红呈"镜面舌"。易罹患白念珠菌感染。由于失去唾液的清洁、稀释及缓冲作用，龋齿的发生率明显增加，且常为猛性龋。

根据研究观察，与对照组未患病老年人相比，糖尿病肾病和慢性肾小球肾炎组的平均唾液流速显著降低，因糖尿病肾病而开始透析的患者比因肾小球肾炎而开始透析的患者口干症更严重。

第二节 | 拔牙禁忌证

对于糖尿病肾病患者需要拔除无法保留的患牙，在对病情充分了解、掌控的前提下，减少不良刺激，尽力减轻手术创伤，以及准确合理的术前、术后用药，可使拔牙术平稳的完成。牙拔除术的禁忌证亦具有相对性，受全身系统状况、口腔局部情况、患者精神心理状况、医师水平、设备药物条件等因素的综合影响。某些疾病经综合处理后，在一定的监控条件下可以实施拔牙手术。

一 糖尿病

作为代谢内分泌疾病，糖尿病患者手术后发生感染的可能性高于正常人，伤口的愈合因蛋白质合成障碍可能延迟。一般拔牙或小手术用局麻者，特别是术后能进食者，对糖尿病的影响较小，对糖尿病原有的治疗方案不必改变。拔牙时，空腹血糖以控制在8.8 mmol/L（160 mg/dl）以下为宜。未控制而严重的糖尿病，应暂缓拔牙。糖尿病患者接受胰岛素治疗者，拔牙最好在早餐后1～2 h进行，因此时药物作用最佳。术后应注意进食情况，尽量不影响正常进食时间；继续控制血糖，有学者提出1型糖尿病围手术期血糖应控制在100～200 mg/dl；可考虑预防性使用抗生素。

二　肾脏疾病

各类急性肾脏疾病均应暂缓拔牙。对各种 CKD,应判定肾的损害程度。如处于肾功能代偿期,即内生肌酐清除率>50%,血肌酐<132.6 μmol/L(1.5 mg/dl),临床无症状,则拔牙无问题。但应注意预防感染,因其可使肾功能恶化。对于慢性肾衰竭接受透析治疗的患者,患牙作为病灶具有较大危害时,可在完成一次透析后进行手术,应避免使用可能加重肾负担的药物,如某些抗生素、非甾体类抗炎镇痛药。

三　长期使用抗凝药物

对长期使用肝素的患者,如停药,药效须在 5 个半衰期后方可解除,通常肝素静脉注射 6 h 后、皮下注射 24 h 后,方可进行手术。如停药可能导致血栓形成因而不能停药的情况下,凝血酶原时间国际标准化比值(INR)应控制在 1.5～2 方可考虑拔牙。

(孙兆琦)

参考文献

1. Chuang SF, Sung JM, Kuo SC, et al. Oral and dental manifestations in diabetic and nondiabetic uremic patients receiving hemodialysis [J]. Oral Surg Oral Med Oral Pathol Oral Radiol Endod, 2005,99(6):689 - 695.
2. Deschamps-Lenhardt S, Martin-Cabezas R, Hannedouche T, et al. Association between periodontitis and chronic kidney disease: systematic review and meta-analysis [J]. Oral Dis, 2019,25(2):385 - 402.
3. Lalla E, Papapanou PN. Diabetes mellitus and periodontitis: a tale of two common interrelated diseases [J]. Nat Rev Endocrinol, 2011,7(12):738 - 748.
4. Teratani G, Awano S, Soh I, et al. Oral health in patients on haemodialysis for diabetic nephropathy and chronic glomerulonephritis [J]. Clin Oral Investig, 2013,17(2):483 - 489.
5. 樊明文,周学东. 牙体牙髓病学[M]. 4 版. 北京:人民卫生出版社,2012.
6. 孟焕新. 牙周病学[M]. 4 版. 北京:人民卫生出版社,2013.
7. 张志愿,俞光岩. 口腔颌面外科学[M]. 7 版. 北京:人民卫生出版社,2012.

第二十五章　糖尿病肾病的血糖控制和管理

严格合理的血糖控制可以有效延缓糖尿病肾病的发生和进展,而血糖监测是糖尿病管理中的重要组成部分,也是实现血糖控制达标的重要手段之一。血糖监测的结果有助于评估糖尿病患者糖代谢紊乱的程度,制订合理的降糖方案,同时反映降糖治疗的效果并指导治疗方案的调整。目前,临床常用的血糖监测方法包括利用血糖仪进行的毛细血管血糖监测、持续葡萄糖监测(CGM),以及糖化血红蛋白(HbA1c)、糖化白蛋白(glycated albumin,GA)和1,5-脱水葡萄糖醇(1,5-anhydroglucitol,1,5-AG)等指标检测,其中毛细血管血糖监测包括患者自我血糖监测(self-monitoring of blood glucose,SMBG)及在医院内进行的血糖床旁检测(point of care test,POCT)。

血糖监测方法构建了点、线及面相结合的血糖监测综合体系。毛细血管血糖监测是血糖监测的基本形式,HbA1c是反映长期血糖控制水平的"金标准",GA和1,5-AG则反映短期血糖控制水平,是HbA1c的有效补充。CGM能提供连续、全面、可靠的血糖信息,有助于糖尿病患者精细调整治疗方案。

第一节 ｜ 毛细血管血糖监测

毛细血管血糖监测包括SMBG及在医院内进行的POCT血糖监测两种模式,它能反映实时血糖水平,评估生活事件(饮食、运动、情绪及应激等)以及药物对血糖的影响,发现低血糖,有助于为患者制订个体化生活方式及优化降糖治疗方案,提高治疗的有效性和安全性,是糖尿病患者日常管理重要和基础的手段。

SMBG是糖尿病综合管理的重要组成部分。国际糖尿病联盟、美国糖尿病学会和英国国家卫生与临床优化研究所等机构发布的指南均建议所有糖尿病患者均进行SMBG。一方面,SMBG能实时反映患者血糖控制水平,为调整降糖治疗方案提供依据,同时也为患者日常饮食结构调整及个体化运动提供参考,以优化治疗方案。另一方面,SMBG能够让患者更好地融入血糖个体化管理治疗中,提高积极参与糖尿病管理的自我效能。临床研究证据表明,在接受胰岛素治疗的糖尿病患者中应用SMBG能够改善血糖控制,有可能减少糖尿病相关终点事件。

医院内血糖监测可以通过实验室采用自动生化仪对静脉血浆或血清葡萄糖进行检测,但更多的血糖监测是通过快速、简便、准确的POCT方法来完成的,使患者尽早得到相应处理。目前国家对于医疗机构内血糖监测主要以原卫生部(现国家卫生健康委员会)制定的《医疗机构便携式血糖检测仪管理和临床操作规范》(卫办医政发〔2010〕209号)作为指导文件,其中明确指出血糖仪属于POCT设备,其管理应当作为医疗机构POCT管理的一部分,并应建立血糖仪临床使用管理的相关规章制度,同时对院内使用血糖仪的性能也作了要求,原则上在同一病区或诊室内应当选用同一型号的POCT

设备。此外,POCT 方法只能用于对糖尿病患者血糖的监测,不能用于诊断。

血糖监测的频率和时间点

血糖监测的频率和时间要根据患者病情的实际需要来决定,兼顾有效性和便利性,一般选择一天中不同的时间点,包括餐前、餐后 2 h、睡前及夜间(一般为凌晨 2:00—3:00)。国内外各指南建议的各时间点血糖监测的适用范围见表 25-1-1。

表 25-1-1　毛细血管血糖监测时不同监测时间点的适用范围

时　间	适 用 范 围
餐前血糖	空腹血糖较高,或有低血糖风险时(老年人、血糖控制较好者)
餐后 2 h 血糖	空腹血糖已获良好控制,但 HbA1c 仍不能达标者;需要了解饮食和运动对血糖影响者
睡前血糖	注射胰岛素的患者,特别是晚餐前注射胰岛素患者
夜间血糖	经治疗血糖已接近达标,但空腹血糖仍高者;或疑有夜间低血糖者
其他	出现低血糖症状时应及时监测血糖;剧烈运动前后宜监测血糖

血糖监测的原则

(1)采用生活方式干预控制的糖尿病患者:可根据需要有目的地通过血糖监测了解饮食控制和运动对血糖的影响,并针对性地调整饮食和运动。

(2)使用口服降糖药者:可每周监测 2~4 次空腹或餐后 2 h 血糖。

(3)使用胰岛素治疗者:可根据胰岛素治疗方案进行相应的血糖监测。①使用基础胰岛素的患者应监测空腹血糖,根据空腹血糖调整睡前胰岛素的剂量;②使用预混胰岛素者应监测空腹和晚餐前血糖,根据空腹血糖调整晚餐前胰岛素剂量,根据晚餐前血糖调整早餐前胰岛素剂量,如果空腹血糖达标后,注意监测餐后血糖以优化治疗方案。

(4)特殊人群:对围手术期、低血糖高危、危重症、老年、1 型糖尿病、妊娠糖尿病等特殊人群的监测,除遵循以上血糖监测的基本原则外,应实行个体化的监测方案。此外,根据需要加测运动或特殊行为(如驾驶等)前的血糖。

血糖监测的准确性

通常所说的血糖仪的准确性包含准确度和精确度两方面。准确度是指血糖仪的测量结果与实验室血糖检测结果之间的一致程度,精确性是指同一样本多次重复测量后的一致程度。2021 年 4 月中华人民共和国国家卫生健康委员会发布了卫生行业标准《便携式血糖仪临床操作和质量管理指南》(WS/T781-2021),自 2021 年 10 月 1 日起实施。该卫生行业标准对血糖仪的准确度和精确度的要求沿用了国际标准 ISO15197(2013)。准确度要求:患者同一部位血样血糖仪测试的全血结果和生化仪测试的血浆结果之间的偏差应控制在如下范围:至少 95% 的测试结果满足,当血糖浓度<5.5 mmol/L 时,应在±0.83 mmol/L 偏差范围内;当血糖浓度≥5.5 mmol/L 时,应在±15% 偏差范围内。99% 的结果偏差在一致性网络误差分析栅格的临床可接受范围内。精确度要求:当血糖浓度<5.5 mmol/L 时,标准差(standard deviation,SD)<0.42 mmol/L;当血糖浓度≥5.5 mmol/L 时,变异系数

(coefficient of variation，CV)<7.5%。

四 血糖监测的控制目标

对于糖尿病患者毛细血管血糖监测后的血糖控制目标，建议根据《中国 2 型糖尿病防治指南(2020 年版)》的综合控制目标实施。推荐一般成人 2 型糖尿病患者的空腹血糖控制目标为 4.4～7.0 mmol/L，非空腹血糖目标为<10 mmol/L。然而，血糖水平的目标应个体化，某些特殊人群(围手术期、低血糖高危、危重症、老年、1 型糖尿病等)可适当放宽血糖控制标准。妊娠糖尿病患者应遵循2014 年《妊娠合并糖尿病诊治指南》的建议严格控制血糖水平。

五 血糖监测在糖尿病肾病中的应用

由于糖尿病肾病患者 GFR 下降，导致包括胰岛素在内的降糖药物的排泄延迟，易出现因降糖代谢产物在体内存留而发生低血糖。在终末期肾病(ESRD)患者中，尿毒症代谢物还可通过抑制肝脏葡萄糖输出和刺激胰岛素分泌而导致血糖紊乱。此外，血液透析本身也会导致低血糖，一方面是因为透析液中的葡萄糖会从血浆扩散至红细胞，加剧血糖下降；另一方面是由于治疗期间饮食结构的调整。近期一项队列研究表明，糖尿病肾病患者血液透析晚期发生严重低血糖的风险增加，随之其死亡风险也增加。因此，毛细血管血糖监测在糖尿病肾病患者，尤其是中重度肾功能不全的患者中具有重要作用，能够帮助临床医生及患者了解实时的血糖状况，及时发现低血糖。

然而，由于血糖仪采用的血样大多为全血，因此红细胞压积对检测值的影响较大。终末期糖尿病肾病患者的贫血可能会导致红细胞压积减少，在相同的血浆葡萄糖水平下，随着红细胞压积的降低，全血葡萄糖检测值会逐步增加。具有红细胞压积校正的血糖仪可使这一差异值降至最小。此外，既往有研究报道，基于吡咯喹啉醌葡萄糖脱氢酶原理的血糖仪无法区分麦芽糖、半乳糖、木糖与葡萄糖，可能会受到艾考糊精等腹膜透析液的影响，导致血糖结果的假性升高。目前该原理的血糖仪经改良后已无麦芽糖、木糖等糖类物质干扰，且含有麦芽糖等静脉注射的药物在国内糖尿病肾病患者中的应用也较少。

规范准确的毛细血管血糖监测可以改善糖尿病肾病患者的血糖控制水平，尤其是在 ESRD 患者中，可有效预防低血糖发作。然而，SMBG 的达标情况并不乐观，在不同国家和地区之间存在着较大差异。这可能与该监测方法的局限性相关，包括：耗材经济费用负担；反复针刺疼痛不适；有限次数的血糖监测不能全面反映血糖水平；过于频繁的监测可能导致一些患者的焦虑情绪等。

随着移动设备的广泛普及，移动医疗在提高糖尿病病人自我管理、健康行为和自我效能等方面具有显著作用。Kim 等开发 Diabetes Notepad 移动软件以折线图或表格形式呈现糖尿病患者血糖监测的历史数据，便于患者直观了解某一时间点血糖动态变化情况。此外，越来越多的智能手机软件除记录和管理 SMBG 数据的功能外，还涵盖疾病健康教育、社会支持、同伴交流等内容，能够进一步改善患者的血糖自我管理水平。近年来，无创葡萄糖监测设备的研究日趋增多，可利用近红外、红外等原理以夹手指方式获取血糖值，该方法有望提高糖尿病患者血糖自我管理的积极性，然而其准确性尚待进一步提高。

第二节 糖化血红蛋白

糖化血红蛋白(HbA1c)是指血红蛋白 β 亚基氨基末端缬氨酸氨基与葡萄糖分子的醛基进行非酶

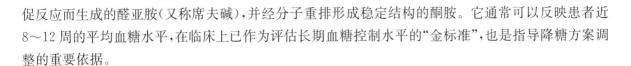

促反应而生成的醛亚胺(又称席夫碱),并经分子重排形成稳定结构的酮胺。它通常可以反映患者近8～12周的平均血糖水平,在临床上已作为评估长期血糖控制水平的"金标准",也是指导降糖方案调整的重要依据。

临床应用

1. 评估血糖控制水平

根据《中国2型糖尿病防治指南(2020年版)》的建议,在治疗之初至少每3个月检测1次,一旦达到治疗目标可每6个月检测1次。2型糖尿病的HbA1c的控制目标见《中国2型糖尿病防治指南(2020年版)》。

2. 诊断糖尿病

近年,HbA1c的标准化检测在全球不断完善,尤其是在2003年建立了一种更特异的新型检测参照方法,促进了对HbA1c作为糖尿病筛查和诊断方法的重新评估。2011年世界卫生组织(WHO)建议在条件具备的国家和地区采用HbA1c诊断糖尿病,诊断切点为HbA1c≥6.5%。随着我国的HbA1c检测标准化程度的不断提高,国内的一些横断面研究结果显示,在中国成人中采用HbA1c诊断糖尿病的最佳切点为6.2%～6.5%。为了与WHO诊断标准接轨,推荐在采用标准化检测方法且有严格质量控制的医疗机构,可以将HbA1c≥6.5%作为糖尿病的补充诊断标准。但是,在以下情况只能根据静脉血浆葡萄糖水平诊断糖尿病:镰状细胞病、妊娠(中、晚期)、葡萄糖-6-磷酸脱氢酶缺乏症、艾滋病、血液透析、近期失血或输血、促红细胞生成素(EPO)治疗等。尤其是在终末期糖尿病肾病患者中,血液透析导致的红细胞溶解以及EPO使用导致的红细胞生成加快,会使HbA1c值假性降低。此外,不推荐采用HbA1c筛查囊性纤维化相关糖尿病。

3. 在糖尿病肾病中的应用

(1)预测糖尿病肾病的发生、发展和预后:良好的血糖控制能延缓糖尿病肾病及其他微血管病变的发生。正如DCCT和UKPDS指出,HbA1c是预测1型及2型糖尿病微血管病变发生风险的有效指标。Schöttker等基于ESTHER的8年随访队列研究表明,糖尿病患者的肾功能减退,即估算肾小球滤过率(eGFR)<60 ml/(min·1.73 m²),其风险随着HbA1c水平(HbA1c>6.4%)的增加呈线性增加,当HbA1c≥10%时,肾功能减退的风险增加至3倍。近期,Lian等从REACTION研究队列中纳入8 932例患者以探索血糖水平与蛋白尿的关系,研究发现HbA1c≥5.5%与40岁以上中国人群的尿白蛋白与肌酐比值呈独立且正相关,提示有必要在高危人群中对糖尿病肾病进行早期血糖控制。

对于ESRD透析患者而言,HbA1c与该类人群的预后及生存状况的关系也受到广泛关注。在腹膜透析的糖尿病患者中,研究者发现,HbA1c平均值≥8%与较高的全因死亡风险相关,且在血红蛋白≥110 g/L的患者中尤为明显。感染对于HbA1c≥8%的患者可能是一个显著的死亡原因。同样地,对23 618例糖尿病维持性血液透析的患者的回顾性研究发现,HbA1c水平升高会增加死亡风险,且当HbA1c>10%时,全因及心血管死亡风险升高41%。与此同时,DOPPS的一项关于HbA1c和死亡率的研究表明,HbA1c与糖尿病血液透析患者的死亡率呈U型关联,在HbA1c为7%～7.9%时死亡率最低(图25-2-1)。然而,近期日本的一项大型队列研究表明,糖尿病血液透析患者在HbA1c为6.0%～7.0%时的死亡风险最低。这一结果与DOPPS的研究报告不同,提示推荐HbA1c控制目标时需要考虑种族差异。先前研究表明,与白种人相比,亚洲人的胰岛素敏感性高、反应性低,导致胰岛素分泌较少,而非洲裔美国人则与之相反。因此,亚洲糖尿病血液透析患者的目标血糖控制水平可能低于白种人或非洲裔美国人。

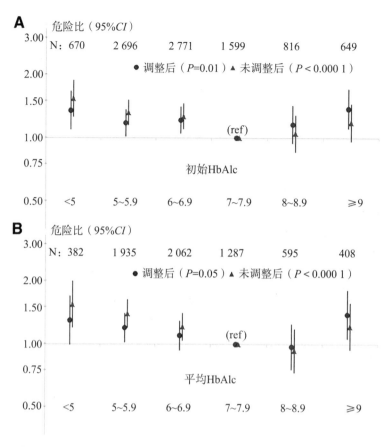

图 25-2-1　不同 HbA1c 水平与糖尿病血液透析患者死亡风险的关系

　　注　A. 初始 HbA1c 的死亡风险,根据年龄、性别、种族、BMI、透析年数、白蛋白、肌酐、10 种合并症、胰岛素使用、血红蛋白、高密度脂蛋白胆固醇、国家和研究阶段进行调整;B. 平均 HbA1c 的死亡风险,根据年龄、性别、种族、BMI、透析年数、白蛋白、肌酐、10种合并症、胰岛素使用、血红蛋白、高密度脂蛋白胆固醇、国家和研究阶段进行调整(引自:Ramirez SP, et al. Diabetes Care, 2012,35(12):2527-2532.)。

　　(2) 影响因素:虽然 HbA1c 是公认的反映血糖控制状态的"金指标",但是终末期糖尿病肾病的相关因素会影响 HbA1c。一方面是通过影响红细胞生成和寿命来改变 HbA1c。当终末期患者的铁和维生素 B_{12} 缺乏,或是代谢性酸中毒导致血红蛋白糖化加速等,均会导致 HbA1c 水平升高。与之相反,血液透析过程中导致的红细胞溶解以及 EPO、铁剂和维生素 B_{12} 的补充导致的红细胞生成加快等,均会降低 HbA1c 水平,从而低估患者的真实血糖水平。另一方面是与检测方法的特异性和抗干扰性有关,如 ESRD 患者常具有轻至中度高甘油三酯血症,可能导致 HbA1c 的水平降低。在血尿素氮升高和代谢性酸中毒的患者中,既往检测方法不能区分氨甲酰化血红蛋白和 HbA1c,会导致 HbA1c 假性升高。现今该测量方法逐渐被不受高尿素氮影响的免疫比浊法所取代,但是结果仍有偏差。

　　目前大量临床研究发现,在慢性肾脏病(CKD)进展期患者中,HbA1c 与平均血糖水平的测量结果存在偏差,往往低估了其真实血糖水平。美国肾脏病数据系统报道,CKD 1~2 期患者中 HbA1c>7% 比例较多,然而在 CKD 3~4 期则明显下降。对 307 例糖尿病患者的研究发现,透析患者的 GA 与 HbA1c 比值较高,提示 HbA1c 明显低估了真实血糖水平。同时对同一 HbA1c 水平的 CKD 3~4 期患者和无肾脏损伤患者的平均血糖的比较发现,CKD 3~4 期患者的日间平均血糖较高。也有研究发现,与非肾病患者相比,同等 HbA1c 值的血液透析患者平均血糖水平更高。一项分别以维持性血液透析合并 2 型糖尿病患者（19 例）和无肾脏损伤糖尿病患者（39 例）为对象的研究，记录 4 天 CGM，发现无肾脏损伤者的 CGM 监测结果与 HbA1c 水平显著相关，而在透析组相关性则较弱。

综上所述，对于糖尿病肾病患者特别是 CKD 4～5 期及透析的患者，多种因素（如 EPO 的使用、贫血、代谢性酸中毒等）均可影响 HbA1c 结果的真实性。因此 HbA1c 不能较好反映 ESRD 患者的血糖控制水平，无法有效预测相关并发症及死亡风险。而 SMBG 和 CGM 能够提供较为全面的血糖信息，且受 CKD 相关因素的影响较小，当考虑 HbA1c 不准确或患者的低血糖风险较高时，可选用 SMBG 或 CGM 进行评估。

控制目标

HbA1c 升高是中国糖尿病患者蛋白尿的独立危险因素，故严格控制血糖是防止糖尿病患者发生蛋白尿的有效措施。然而，为了避免低血糖，降糖策略应根据患者年龄、病程、并发症等因素综合考虑，进行个体化治疗。根据《糖尿病肾脏疾病临床诊疗中国指南（2021 年版）》的意见，推荐对糖尿病肾病患者的 HbA1c 目标值行分层管理（表 25 - 2 - 1）。

表 25 - 2 - 1　糖尿病肾病患者的 HbA1c 目标值

CKD 分期	危险因素	病程	HbA1c 目标值
G1～G3a 期	/	/	≤7.0%
G3b～G5 期	无	<10 年	≤7.5%
	无	≥10 年	≤8.0%
	任意一条	/	≤8.5%

注　HbA1c：糖化血红蛋白；CKD：慢性肾脏病；危险因素包括低血糖风险高、依从性不佳、预期寿命较短、合并心血管疾病、已存在微血管并发症等。

一些研究发现，HbA1c 无论是低于 6% 还是高于 9%，都会增加死亡风险。因此，对有低血糖风险者，不推荐 HbA1c 低于 7.0%；预期寿命较短且存在合并症和低血糖风险者，HbA1c 控制目标宜适当放宽至不超过 9%；对低血糖高危的人群或执行治疗方案较困难的情况，如高龄、独居、视力障碍、精神或智力障碍等，血糖控制目标应适当放宽，但 HbA1c 不应超过 9%。

总而言之，HbA1c 仍然是目前糖尿病患者应用最为广泛的重要血糖指标。HbA1c 在糖尿病肾病患者中的目标值应根据 CKD 分期进行分层管理，依据患者的年龄、病程、并发症等因素综合考虑，进行个体化治疗。然而，HbA1c 在终末期糖尿病肾病患者中应用的准确性却受到 EPO 以及透析治疗的影响，往往低估了患者的真实血糖水平。有研究表明 GA 较 HbA1c 更准确地反映 ESRD 患者的血糖控制水平。有研究者通过 48 h CGM 评估 25 例糖尿病肾病患者（CKD 4～5 期）与 25 例单纯糖尿病患者的血糖情况，结果显示，GA 与糖尿病肾病和非肾病患者的平均葡萄糖浓度均显著相关，而 HbA1c 在糖尿病肾病组中与葡萄糖的相关性较差，在非肾病组中相关性较显著。然而，近期的一项研究发现，在 eGFR<60 ml/(min·1.73 m²) 的糖尿病肾病患者中，与 CGM 相比，HbA1c、果糖胺及 GA 的结果均偏低，且后两者的偏差更大。因此，目前相关指南仍推荐将 HbA1c 作为糖尿病肾病患者长期血糖控制情况的评估方式，当考虑 HbA1c 不准确或患者的低血糖风险较高时，可选用 SMBG 或 CGM 进行评估。

第三节 | 糖化白蛋白

糖化血清蛋白(glycated serum protein，GSP)是血中葡萄糖与蛋白(约 70％为白蛋白)发生非酶促反应的产物。因其结构类似果糖胺,故将 GSP 测定又称为果糖胺测定。白蛋白在体内的半衰期较短(17～19 d),所以 GSP 水平能反映糖尿病患者检测前 2～3 周的平均血糖水平。GSP 测定方法简易、省时且不需要特殊设备,可广泛适用于基层医疗单位。但由于 GSP 测定是反映血浆中总的糖化血浆蛋白质,其值易受血液中蛋白浓度、胆红素、乳糜和低分子物质等的影响,尤其在低蛋白血症和白蛋白转化异常的患者;同时由于血清中非特异性还原物质也可发生此反应,加之不同蛋白组分的非酶糖化反应率不同,故 GSP 检测法特异性差,目前逐渐被糖化白蛋白(GA)取代。

GA 是在 GSP 基础上进行的定量测定,是利用血清糖化白蛋白与血清白蛋白的百分比来表示 GA 的水平,去除了血清白蛋白水平对检测结果的影响,因此较 GSP 更精确。GA 的检测方法经历了从离子交换高效液相色谱法、固体酶法,至近年的液态酶法,乃至新近的干性酶法等,其方法逐步趋于简便、迅捷、精确和实用。液态酶法检测的 GA 可在任何自动生化分析仪上进行,使其在临床的推广应用成为可能。

GA 作为新的监测方法,由于在临床上应用的时间相对较短,目前对于其正常值范围尚未达成一致。国内各地亦开展了 GA 正常参考值的研究,2009 年上海市糖尿病研究所采用全国 10 个中心的临床协作研究,最终入选了 380 名 20～69 岁正常人群并初步建立中国人 GA 正常参考值为 10.8％～17.1％。同期北京地区的研究显示 GA 正常参考值为 11.9％～16.9％。目前,依据《中国 2 型糖尿病防治指南(2020 年版)》的意见,推荐 GA 的正常参考值为 11％～17％。GA 的临床应用如下。

一 评价短期糖代谢控制情况

通常认为 GA 可反映患者近 2～3 周内的平均血糖水平,是评价患者短期糖代谢控制情况的良好指标,尤其是对于糖尿病患者治疗方案调整后疗效的评价,比如短期住院治疗的糖尿病患者,GA 可能比 HbA1c 更具有临床参考价值。GA 还可辅助鉴别急性应激如外伤、感染及急性心脑血管事件所导致的应激性高血糖。GA 和 HbA1c 联合测定有助于判断高血糖的持续时间,可作为既往是否患有糖尿病的辅助检测方法。

二 筛查和诊断糖尿病

有研究发现 GA≥17.1％时可以筛查出大部分未经诊断的糖尿病患者。GA 异常升高是提示糖尿病高危人群需行 75 g 口服糖耐量试验(OGTT)检查的重要指征,尤其对于空腹血糖正常者意义更为明显。对 1575 例既往无糖尿病史的社区人群研究发现,GA≥15.5％可以作为预测普通人群早期糖尿病的理想指标,其所对应的空腹血糖水平是 6.0 mmol/L。在意大利人群中的一项研究显示,当 GA 切点为 14％时,其诊断糖尿病患者的敏感度和特异度分别为 72.2％和 71.8％。由于不同的研究设计、种族、较低的疾病患病率等因素影响,GA 筛查和诊断糖尿病的切点尚具有争议。

三 与糖尿病并发症的关系

已有证据表明,GA 作为一种重要的糖基化产物与糖尿病肾病、视网膜病变、动脉粥样硬化、周围神经病变等慢性并发症具有良好的相关性。GA 水平的升高往往与免疫功能下降、氧化应激反应增多、胆

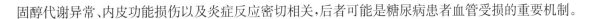

固醇代谢异常、内皮功能损伤以及炎症反应密切相关,后者可能是糖尿病患者血管受损的重要机制。

四　在糖尿病肾病中的应用

1. 预测糖尿病肾病的发生、进展及预后

近年来多数研究表明,GA 可作为早期糖尿病肾病发生风险的预测因子。一项回顾性队列研究纳入 449 例 2 型糖尿病患者,探究 GA 与早期糖尿病肾病的相关性,结果显示,血清 GA 水平的升高与微量白蛋白尿的发生和 eGFR 水平下降显著相关。通过受试者工作特征曲线分析发现,与 HbA1c 相比,GA 对早期糖尿病肾病具有更强的预测能力,其预测疾病的最佳切点为 17.7%,敏感度为 80.0%,特异度为 74.0%。另一项类似的研究也发现,GA 预测糖尿病肾病的曲线下面积显著大于 HbA1c。此外,GA 也是糖尿病肾病进展的独立影响因素。一项为期平均 2.8 年的随访研究表明,在 157 例 1 型糖尿病患者中,糖尿病肾病进展组的平均 GA 水平明显高于未进展组,其预测价值要优于 HbA1c。研究发现,在 2 型糖尿病患者中,相较于 HbA1c,平均 GA 水平与糖尿病肾病进展的相关性更为密切。

近来,许多研究报道称 GA 的升高与糖尿病肾病患者的不良结局相关,且优于 HbA1c。研究发现 GA 每增高 5%,糖尿病透析患者的各种病因的死亡率增加 14%,而在 HbA1c 中并没有发现两者有相关性。纳入 84 282 例维持性血液透析的糖尿病患者的研究发现,GA 与 1 年死亡风险之间呈线性或 J 型关联,GA 为 15.6%~18.2% 时的死亡率最低,且 GA 预测死亡率的效力优于 HbA1c。来自 40 417 例糖尿病血液透析患者的研究显示,仅在 GA≥18% 的患者中,3 年死亡率与 GA 水平之间存在线性关系。此外,GA≥22% 患者的感染或心血管死亡风险显著增高。近期,一项包含 12 项研究、25 932 例糖尿病血液透析患者的荟萃分析表明,无论透析类型如何,高 GA 水平与糖尿病透析患者的全因死亡风险相关,而与心血管死亡和心血管事件无关。

2. 评估 ESRD 透析患者的血糖水平

在 ESRD 患者尤其是透析患者中,GA 因其不受红细胞寿命及 EPO 使用的影响,可能较 HbA1c 更真实地反映血糖水平。Inaba 等共收集 538 例糖尿病肾病血透患者、828 例非糖尿病肾病血透患者及 365 例无严重肾功能损伤糖尿病患者的 HbA1c、GA 和随机血糖数据,结果发现,血液透析患者的 HbA1c 水平明显低于其血糖及 GA 监测结果所反映的血糖控制水平。Freedman 等也通过对 519 例糖尿病患者的研究(55 例腹透、415 例血透及 49 例肾功能正常)发现,腹膜透析或血液透析患者的 HbA1c 与 GA 与肾功能正常组有明显差异,HbA1c 较 GA 更为低估了真实血糖水平。另一项 81 例 CKD 4 或 5 期患者 GA 与血糖关系的研究结果表明,GA 是中重度贫血患者空腹血糖的重要预测因子,而 HbA1c 与空腹血糖无相关性。近期,一项纳入 24 项研究、共 3 928 例患者的荟萃分析表明,在 CKD 的早期阶段,GA、HbA1c 和平均血糖之间的相关系数分别为 0.61 和 0.71,而在晚期 CKD 患者中,GA、HbA1c 和平均血糖之间的相关系数分别为 0.57 和 0.49。因此,GA 在评估晚期 CKD 糖尿病患者的血糖控制方面可能优于 HbA1c。

然而,有研究发现在 eGFR<60 ml/(min·1.73 m²) 的糖尿病肾病患者中,与 CGM 相比,HbA1c、果糖胺及 GA 的结果均偏低,且后两者的偏差更大。因此,目前尚未有指南推荐 GA 可以完全取代 HbA1c 作为糖尿病肾病患者血糖控制情况的评估方式。此外,GA 是一种蛋白衍生物,无论血糖状态如何,仍会受到白蛋白代谢水平的影响。当蛋白质分解代谢增加时,如慢性炎症、血脂异常、高尿酸血症、甲状腺功能亢进和库欣综合征等,GA 水平会降低。当蛋白质分解代谢减少时,如甲状腺功能减退、慢性肝病和营养不良等,GA 水平会增加。BMI 也与 GA 水平呈负性相关,在体脂含量增多或中心型肥胖的人群中,GA 可能低估其实际血糖水平。此外,在以蛋白质显著丢失为特征的疾病(如肾病综合征)中,GA 也可能会低估其血糖值。尤其是在接受腹膜透析的糖尿病肾病患者中,蛋白质丢失量

可能比肾病综合征患者更多,平均蛋白质损失可达 6～7.8 g/d,故 GA 往往会低估这些腹膜透析患者的真实血糖水平。研究发现,GA 仅在血清白蛋白浓度较高(≥32 g/L),以及尿液、腹膜透析液蛋白质损失较低(<5.9 g/d)的患者中能较为真实地反映患者血糖控制水平。另有研究发现血液透析导致的白蛋白漏出会影响 GA 结果。

目前有研究着重于经白蛋白校正后的 GA,通过研究库欣综合征患者中经白蛋白线性回归曲线所得的校正公式代入后发现,校正后 GA 与根据平均血糖水平估计的 GA 值密切相关。一项针对腹膜透析患者的研究中也发现经白蛋白校正的糖基化血清蛋白与腹膜透析患者的生存率密切相关。近期在短期血液透析的患者中发现,校正 GA 较 GA 与平均血糖水平的关系更显著。然而这些研究中校正公式的样本量仍较小,需进一步完善并加以验证。此外,仍缺乏不同种族、CKD 分期、透析类型中的特定 GA 参考范围,未来仍需更多临床研究进一步探讨上述问题。

GA 主要反映短期 2～3 周的血糖水平,适用于血糖波动较大的情况。大量证据表明在终末期糖尿病肾病尤其是透析患者中,GA 对血糖及预后的评估价值优于 HbA1c,然而 GA 不适用于蛋白质代谢异常尤其是大量蛋白丢失的腹膜透析患者。目前针对 GA 在终末期糖尿病肾病患者的研究仍然较少,且尚未有相关指南推荐 GA 可以完全取代 HbA1c 作为糖尿病肾病患者血糖控制情况的评估方式。因而为更有效地将 GA 应用于临床,仍需要进一步就 GA 用于血糖监测的指征、不同种族间的参考区间、对应的血糖浓度、并发症风险预测及就医成本等方面深入研究。

第四节 | 1,5-脱水葡萄糖醇

1,5-脱水葡萄糖醇(1,5-AG)是吡喃葡萄糖的 1 号碳脱氧形式,在人体血清中的含量仅次于葡萄糖。其主要来源于食物,基本不被代谢,约 99.9％在肾小管被重吸收。近年来,血清 1,5-AG 作为反映近 1～2 周平均血糖水平的指标,其作用越来越受到重视。2003 年,美国食品药品管理局批准将 1,5-AG 作为评价短期血糖监测的新指标。我国也在 2015 年将其纳入了《中国血糖监测临床应用指南》,提出血清 1,5-AG 可作为辅助的血糖监测指标,用于指导糖尿病患者治疗方案的调整。

1,5-AG 正常参考值的建立是其临床推广应用的重要前提,但目前有关正常糖耐量人群的大样本研究仍较缺乏。对南京地区 576 名糖耐量正常者的研究显示,血清 1,5-AG 水平为(28.44±8.76)mg/L,且男性显著高于女性。近期对我国江苏省 646 例 20 至 70 岁健康人群的研究发现,血清 1,5-AG 水平在男性和女性中的正常参考范围分别是 15.8～52.6 mg/L 和 4.3～48.0 mg/L;此外,研究还观察到男性和女性的血清 1,5-AG 与尿酸水平呈正相关,仅在女性中与年龄呈正相关。除了与上述年龄、性别等临床特征有关外,多数研究表明血清 1,5-AG 水平可能还受饮食、药物、种族、肾功能等因素的影响。血清 1,5-AG 的临床应用如下。

一 评估短期血糖控制水平及血糖波动

血清 1,5-AG 在肾小管的重吸收过程可被尿葡萄糖竞争性抑制,致使 1,5-AG 经尿液排出增多,血清中的含量显著降低。因此与 HbA1c 和 GA 不同,血清 1,5-AG 水平与血糖水平呈负相关。既往有研究表明,血清 1,5-AG 能反映糖尿病患者 1～2 周内的平均血糖水平。此外,它在反映餐后高血糖及血糖波动方面也具有优势,与 CGM 计算得到的血糖波动指标显著相关。研究还发现,血清 1,5-AG 水平不仅与 2 型糖尿病患者基础胰岛素敏感性及胰岛素分泌有关,而且与胰岛素早期分泌相也密切相关,这可能是血清 1,5-AG 能较好反映餐后血糖波动的病理生理机制。

二 糖尿病筛查

近年来研究结果显示,血清 1,5‐AG 可用于筛查糖尿病,但其切点尚未有定论。1999 年,在 891 名 26～80 岁日本男性人群中的研究显示,血清 1,5‐AG 筛查糖尿病的切点为 17.06 mg/L,敏感度为 83.8%,特异度为 84.6%。2016 年,一项纳入了 117 例 10～18 岁的美国肥胖青少年(HbA1c< 7.5%)的研究结果表明,血清 1,5‐AG 筛查糖尿病的切点为 19.8 mg/L。2017 年,研究发现联合检测血清 1,5‐AG 和空腹血糖可使近 3/4 受试者避免行 OGTT,较单纯检测空腹血糖所需行 OGTT 者减少 43.9%,其切点为 15.9 mg/L。在此基础上,有学者在我国人群中进一步研究比较血清 1,5‐AG 和 GA 分别联合空腹血糖应用于糖尿病筛查的临床价值,发现与 GA 联合空腹血糖相比,1,5‐AG 联合空腹血糖判断需行 OGTT 者的比例进一步下降 2.57%,可能更具临床价值。

三 与糖尿病并发症的关系

近年研究发现,低水平的血清 1,5‐AG 可能与糖尿病视网膜病变和糖尿病肾病的发生密切相关。有学者从 ARIC 研究中纳入 10 072 例非糖尿病及 681 例糖尿病患者,结果显示,糖尿病患者血清 1,5‐AG 水平的降低与亚临床心血管疾病(高敏心肌肌钙蛋白 T 升高、颈动脉内膜中层厚度增厚及颈动脉斑块)有关,尤其是慢性亚临床心肌损伤。另有研究表明,当血清 1,5‐AG 水平<7.51× 10^{-3} mg/L 时,其诊断 2 型糖尿病亚临床心肌病的敏感度可达 85.7%,特异度为 75%。

四 唾液 1,5‐AG 的应用

近年来,唾液 1,5‐AG 在糖尿病筛查中的应用也逐渐开展。有研究发现质谱法检测的糖尿病患者的唾液 1,5‐AG 水平显著低于健康受试者,唾液 1,5‐AG 与血清 1,5‐AG 呈显著正相关,与血糖和 HbA1c 水平呈负相关,提示唾液 1,5‐AG 可能是筛查糖尿病的有效工具。基于液相色谱质谱检测,初步建立唾液 1,5‐AG 的正常参考范围为 0.09～1.63 mg/L。而在糖尿病筛查方面发现,唾液 1,5‐AG 可非空腹检测,联合检测空腹血糖或 HbA1c 可显著提高糖尿病筛查的效率,降低行 OGTT 者的比例,其筛查糖尿病的切点为 0.44 mg/L。

五 血清 1,5‐AG 在糖尿病肾病中的应用

多数研究表明血清 1,5‐AG 与糖尿病肾病的发生进展的风险相关。对 56 例糖尿病肾病患者的血浆进行非靶向代谢组学的分析发现,在校正基线肾功能后,低水平的血清 1,5‐AG 与糖尿病合并大量白蛋白尿患者的疾病进展有关。研究表明,血清 1,5‐AG<6 mg/L 的糖尿病患者发生 CKD 的风险是血清 1,5‐AG>10 mg/L 的非糖尿病患者的 3 倍;在调整 HbA1c 或空腹血糖后,低水平的血清 1,5‐AG 与糖尿病患者发生 CKD 之间的关联减弱但仍然显著。

由于 1,5‐AG 主要在肾小管重吸收,因此肾功能是否影响循环中的 1,5‐AG 一直受到关注。肾功能受损和透析治疗可能会导致 ESRD 患者的血清 1,5‐AG 水平降低,使得其在糖尿病肾病中的应用受到限制。一项研究纳入 377 例 2 型糖尿病患者,以评估早期肾病患者血清 1,5‐AG 水平与肾功能的相关性。结果表明,血清 1,5‐AG 水平与肾功能呈负相关。与中度肾功能损害患者(eGFR 30～59 ml/(min·1.73 m²))相比,eGFR>120 ml/(min·1.73 m²)患者的血清 1,5‐AG 平均降低 27.2%。因此,提示在分析血清 1,5‐AG 水平时仍需考虑肾功能情况。而对 269 例 2 型糖尿病患者的横断面研究显示,对照组、合并 CKD 1～2 期及 CKD 3 期的 2 型糖尿病患者血清 1,5‐AG 水平的差异可通过 HbA1c、年龄、糖尿病病程、空腹血糖等因素解释,表明在 CKD 1～3 期的 2 型糖尿病患者

中,血清 1,5 - AG 不受肾功能的影响。近期对 668 例糖尿病患者的研究结果显示,在 eGFR≥30 ml/(min·1.73 m²)的患者中,血清 1,5 - AG 对数转换值与 HbA1c 和空腹血糖之间仍存在显著负相关,提示 1,5 - AG 作为血糖控制标志物在轻度或中度肾功能障碍的糖尿病中仍然可靠。然而,目前尚无共识将 1,5 - AG 作为轻度或中度肾功能受损患者的血糖监测指标,因此不建议在糖尿病肾病中常规使用。

血清 1,5 - AG 可反映糖尿病患者短期血糖水平,尤其是在反映餐后高血糖及血糖波动方面具有一定优势,对于筛查糖尿病患者和识别慢性并发症具有一定价值。然而,由于血清 1,5 - AG 主要经肾脏代谢重吸收,随着肾功能的减退,血清 1,5 - AG 与血糖的相关性逐渐减弱,因此不建议在糖尿病肾病中常规使用,需联合其他指标共同评估血糖控制水平。

第五节 其他血糖监测技术

持续葡萄糖监测(CGM)是指通过葡萄糖传感器监测皮下组织间液的葡萄糖浓度变化的技术。与自我血糖监测(SMBG)相比,CGM 可以提供更全面的血糖信息,了解血糖波动的趋势,发现不易被传统监测方法所检测到的高血糖和低血糖(表 25 - 5 - 1)。目前,CGM 主要分为回顾性、实时和按需读取式(表 25 - 5 - 2)。2016 年国家食品药品监督管理总局批准上市的扫描式葡萄糖监测(flash glucose monitoring, FGM)是按需读取式 CGM 的代表,兼顾回顾性和实时 CGM 的核心功能,目前国内外大规模的临床研究数据较少,其临床价值有待进一步研究。

表 25 - 5 - 1 便携式血糖仪和持续葡萄糖监测技术比较

项目	便携式血糖仪监测血糖	持续葡萄糖监测技术
机制和性能	1. 通过一次性试纸检测血糖值 2. 部分血糖仪具有数据存储功能,可通过管理软件将血糖信息输入电脑	1. 通过植入一次性葡萄糖传感器连续监测葡萄糖水平 2. 记录仪或显示器可获得监测结果,通过分析软件获得监测图谱和数据
数据特点	1. 如"快照"即时反映某点血糖 2. 糖尿病管理方案的制订基于分散的数据,这些数据可以部分反映患者血糖随饮食、药物、运动等事件的变化 3. 血糖仪导出的记录可回顾性描述血糖谱,血糖谱由少数血糖值组成	1. 如"录像"反映血糖变化情况 2. 连续反映患者血糖随饮食、药物、运动等事件的变化 3. 反映血糖变化趋势的数据(如变化的速率和方向等),可以帮助患者了解血糖变化的整体趋势和个体化特征
测量方法	1. 测定毛细血管血中葡萄糖水平 2. 用采血针和试纸取血,一般采手指血,也可以使用其他部位	1. 测定皮下组织间液葡萄糖水平 2. 葡萄糖传感器埋植于腹部皮下,或手臂等其他部位

表 25 - 5 - 2 回顾性 CGM、实时 CGM 和扫描式葡萄糖监测系统的比较

类型	仪器性能及数据特点	使用要求
回顾性 CGM	1. 盲测,下载后回顾性分析 2. "大事件"功能记录血糖相关性事件 3. 科研应用性强 4. 时效性不足	1. 患者规律间歇性使用,坚持门诊随访及与医师积极沟通 2. 使用期间按要求监测血糖 3. 记录葡萄糖波动相关事件

（续表）

类型	仪器性能及数据特点	使用要求
实时 CGM	1. 时效性强，实时葡萄糖监测及显示 2. 具有高/低葡萄糖报警功能 3. 数据储存，可供下载进行回顾性分析 4. "大事件"功能记录血糖相关性事件 5. 可与持续皮下胰岛素输注系统整合为一体 6. 不适用于伴有抑郁症或焦虑症的糖尿病患者 7. 对患者教育要求高	1. 患者依从性好 2. 有效利用实时葡萄糖监测数据，及时对患者的急剧血糖波动及高、低血糖水平进行干预 3. 使用期间根据要求监测血糖，有能力处理高/低葡萄糖报警 4. 记录葡萄糖波动相关生活事件 5. 使用实时 CGM 胰岛素泵整合系统的患者，当发现葡萄糖水平的较大波动或出现高/低葡萄糖报警时，须在医师指导下进行毛细血管血糖检测确认后再进行降糖方案的调整
扫描式葡萄糖监测系统	1. 时效性欠佳，必须扫描才可获知当前葡萄糖数据 2. 提供既往 8 h 及 24 h 的动态葡萄糖曲线 3. 数据储存，可供下载并生成包括动态葡萄糖图谱、每日葡萄糖结果总结及葡萄糖波动趋势在内的多种报告 4. 采用工厂校准原理，无须指血校正 5. 对患者教育要求高	1. 患者依从性好 2. 规律间歇性使用，坚持门诊随访及与医师积极沟通 3. 有效利用葡萄糖监测数据，及时对患者的急剧血糖波动及高、低血糖水平进行干预

CGM 设备主要由葡萄糖传感器、发射器、记录仪或显示器、传感器辅助植入装置和分析软件等部分组成。不同 CGM 技术其监测原理存在差异，目前大多数为应用电化学反应原理。探测头的传感器由半透膜、葡萄糖氧化酶和微电极 3 层组成，植入到皮下组织。组织间液的葡萄糖渗透入半透膜囊腔中与葡萄糖氧化酶发生化学反应产生电信号，通过 CGM 的记录仪或显示器，经算法处理，将电信号转化为葡萄糖浓度，并最终形成 CGM 监测数据和图谱。

2017 年 2 月，国际糖尿病先进技术与治疗大会推荐 14 个参数作为 CGM 标准化报告中的核心指标。2019 年，根据国际共识小组的专家意见，为更贴近于临床实践，从中选取了最具临床价值的 10 个指标（表 25 - 5 - 3），并探讨葡萄糖在目标范围内时间（TIR）在不同人群中的推荐控制目标值（表 25 - 5 - 4）。

表 25 - 5 - 3　国际 CGM 共识推荐的 CGM 标准化报告核心参数

1. CGM 佩戴天数（推荐 14 d）
2. CGM 使用时间（推荐 14 d 中使用 70% 以上）
3. 平均葡萄糖
4. 葡萄糖管理指数（GMI）：通过平均葡萄糖得出的估算 HbA1c 值
5. 葡萄糖波动（变异系数百分比，%CV）≤36%
6. 高于目标范围时间（TAR）：葡萄糖水平 >13.9 mmol/L 的时间占比　2 级高血糖
7. 高于目标范围时间（TAR）：葡萄糖水平 10.1～13.9 mmol/L 的时间占比　1 级高血糖
8. 目标范围内时间（TIR）：葡萄糖水平 3.9～10.0 mmol/L 的时间占比
9. 低于目标范围时间（TBR）：葡萄糖水平 3.0～3.8 mmol/L 的时间占比　1 级低血糖
10. 低于目标范围时间（TBR）：葡萄糖水平 <3.0 mmol/L 的时间占比　2 级低血糖

表 25-5-4　TIR、TBR 以及 TAR 推荐目标值

人群	TIR		TBR		TAR	
	控制目标（%）	葡萄糖范围（mmol/L）	控制目标（%）	葡萄糖范围（mmol/L）	控制目标（%）	葡萄糖范围（mmol/L）
1 型及 2 型糖尿病	>70	3.9~10.0	<4	<3.9	<25	>10.0
			<1	<3.0	<5	>13.9
妊娠糖尿病或 2 型糖尿病合并妊娠	*	3.5~7.8	*	<3.5	*	>7.8
			*	<3.0		
1 型糖尿病合并妊娠	>70	3.5~7.8	<4	<3.0	<25	>7.8
			<1	<3.0		
高危糖尿病	>50	3.9~10.0	<1	<3.9	<10	>13.9

注　TIR:葡萄糖在目标范围内时间;TBR:葡萄糖低于目标范围时间;TAR:葡萄糖高于目标范围时间;高危糖尿病患者包括高龄、合并症多、预期寿命短的患者。＊缺乏 CGM 对妊娠糖尿病和 2 型糖尿病合并妊娠患者的证据,因此未给出推荐值。

回顾性 CGM 技术

糖尿病慢性并发症的发生和发展不仅与血糖整体水平升高有关,而且与血糖波动也有密切关系。CKD 进一步加重胰岛素抵抗及影响胰岛 β 细胞功能,从而使糖尿病肾病患者并发更为严重的血糖紊乱。与此同时,对于终末期糖尿病肾病的患者而言,透析治疗对于糖代谢也具有显著影响。回顾性 CGM 有助于评价患者血糖变化的趋势和特点,客观地反映日常生活状态下的血糖情况,从而为研究糖尿病肾病的血糖变化规律及血糖控制情况提供新途径。

王锋等应用回顾性 CGM 研究 2 型糖尿病肾病患者的血糖波动状态,对 30 例 2 型糖尿病肾病患者和 15 例单纯 2 型糖尿病患者进行连续 3d 的血糖监测,结果表明,前者的平均血糖水平较后者高,且高血糖持续时间长,日间血糖波动大。在接受血液透析的 2 型糖尿病患者中,透析日与非透析日的血糖水平也呈现不同的变化模式。另有研究者对 19 例血液透析的 2 型糖尿病患者进行 48 h 的 CGM,分别获得非透析日和透析日 24 h 的血糖变化。研究结果显示,在控制相同能量摄入的情况下,非透析日的平均 24 h 血糖水平明显高于透析日,两者平均血糖的差异为-2.1~10.4 mmol/L,且透析 24 h 内发生无症状低血糖的风险较高。有研究应用 CGM 观察 9 例维持性血液透析的糖尿病患者,也发现低血糖主要发生在血液透析日,且血糖下降主要发生于上机透析开始的时间段。此外,在 12 例胰岛素治疗的血液透析糖尿病患者中发现,透析日的平均血糖波动幅度(mean amplitude of glycemic excursion, MAGE)及葡萄糖 SD 均显著高于非透析日。有研究者通过 CGM 描述了 36 例 2 型糖尿病肾病血液透析患者和 10 例非透析肾脏病患者的血糖波动,发现前者的 MAGE 明显高于后者,且透析日的平均血糖降低而葡萄糖 SD 和 MAGE 升高。综上,CGM 能够直观揭示糖尿病肾病血液透析患者的血糖特点,即 2 型糖尿病肾病患者在血液透析期间的血糖波动较大,且易发生低血糖事件。在腹膜透析患者中,CGM 也同样具有其独特的应用价值。有研究者通过 CGM 观察糖尿病肾病腹膜透析患者的血糖控制水平,结果显示,应用含糖腹膜透析液患者的 24 h 平均血糖水平、血糖 CV 均显著高于氨基酸和艾考糊精腹膜透析液患者。含糖腹膜透液可显著影响机体的糖代谢水平,增加糖尿病患者的血糖控制难度。有研究纳入 30 例腹膜透析的患者,通过 CGM 评估血糖水平,并评估腹膜透析患者的腹膜通透性情况,结果发现,透析液的高葡萄糖浓度和高腹膜转运状态可能是导致血糖

升高的易感因素。高腹膜通透性增加葡萄糖转运入血,使得治疗后的血糖水平显著升高。

CGM 有助于揭示糖尿病肾病患者的血糖特征,调整降糖治疗方案、改善患者血糖控制水平。有研究在 28 例糖尿病血液透析患者中,依据 CGM 结果调整患者胰岛素治疗方案,随访 3 个月后再次通过 CGM 观察患者血糖控制情况变化。研究结果显示,3 月后患者 HbA1c 水平从(8.4±1.0)%显著下降至(7.6±1.0)%;同样,24 h 平均血糖水平从基线的(9.9±1.9)mmol/L 下降至(8.9±2.1)mmol/L,且血糖>10 mmol/L 的时间明显减少。胰岛素的用量也增加,从基线(70±51)IU/d 增加至(82±77)IU/d。在血糖明显改善的情况下,调整治疗后未增加低血糖事件风险,也未增加血糖<3.3 mmol/L 的时间。Jouber 等开展的 DIALYDIAB 前瞻性研究也得出类似结果。15 例糖尿病肾病透析患者进行为期 12 周的单中心研究,在前 6 周每天进行 3 次 SMBG,在后 6 周每隔 2 周进行 5 d 的 CGM。结果显示,与 SMBG 相比,CGM 期间的平均血糖水平显著下降,与此同时血糖>10 mmol/L 的时间减少,而血糖<3.3 mmol/L 的时间未增加。CGM 的应用使得治疗方案的调整更频繁,在有效降糖的基础上不增加低血糖的发生。因而,CGM 为透析患者降糖方案的制订及调整提供重要依据和保障。

综上所述,CGM 为糖尿病肾病相关临床的血糖研究提供新方法,为更深入了解血糖变化情况提供新手段。

实时 CGM 技术

相对于回顾性 CGM,实时 CGM 技术在提供即时葡萄糖信息的同时尚提供高、低血糖报警、预警功能,协助患者进行即时血糖调节,但在决定调整治疗方案前还应使用血糖仪自测血糖以进一步证实。有循证医学证据表明在实时 CGM 指导下进行血糖管理,可以达到更好的降糖效果,且 HbA1c 水平的下降幅度与 CGM 的使用频率呈正相关,即经常进行实时 CGM,血糖控制效果更佳。此外,基于实时 CGM 系统与连续胰岛素输注系统的结合,人工胰腺(又称为闭环胰岛素输注系统)在临床上逐渐推广应用。它是借助精密算法控制系统,通过接收到的实时葡萄糖监测数据,自动调节胰岛素泵的输注量,从而达到最为有效的血糖控制及减少低血糖事件发生。

糖尿病肾病患者存在糖代谢紊乱、血糖波动大的特点,尤其是 ESRD 透析患者面临低血糖的高风险。已有研究表明在胰岛素治疗的糖尿病患者中,实时 CGM 可以改善血糖控制,并降低低血糖的发生率。应用实时 CGM 观察早期糖尿病肾病患者的血糖波动情况的研究发现,应用实时 CGM 第 2 天的 24 h 平均血糖、SD、MAGE 和最大血糖波动幅度低于第 1 天,且实时 CGM 组的 MAGE、日间血糖平均绝对差和最大血糖波动幅度低于回顾性 CGM 组。然而,目前该技术在糖尿病肾病患者,尤其是 ESRD 透析人群中的应用,尚缺乏充分的临床研究证据。

FGM 技术

FGM 的主要技术原理与传统 CGM 相似,通过传感器监测组织间液的葡萄糖浓度,系统每 15 min 自动记录一次葡萄糖值,最长可佩戴 14 d。其显著特点是采用工厂校准原理,免指血校正,只需要扫描就可以获知即时葡萄糖值,并提供既往 8 h 及 24 h 的动态葡萄糖曲线。此外,监测数据下载后系统软件可生成数种报告,包括动态血糖谱(需要≥5 d 的监测数据才能形成)、每日葡萄糖结果总结及葡萄糖波动趋势等,为临床医师制订个体化治疗方案提供参考。多项研究表明,与 SMBG 相比,FGM 的应用与所有年龄组糖尿病患者的低血糖显著减少、生活质量和疗效的改善有关。

FGM 技术的准确性评估包括数值准确性和临床准确性。数值准确性是指监测结果与静脉血浆葡萄糖值的一致性分析,一般采用平均相对误差(mean absolute relative difference, MARD)来评价;临床准确性是指监测结果对于临床决策影响的评估,一般采用误差栅格分析来评价。目前一般以 MARD<15%作为上市标准,研究表明 FGM 系统满足上述准确性要求。近期,美国食品药品监督管理局对工厂校准、免指血校正的传感器的准确性提出了更高的要求,进一步强调了传感器准确性的重要性。

一项研究纳入 10 例接受血液透析的 2 型终末期糖尿病肾病患者,利用 FGM 分别记录了透析日和非透析日 12 h 的血糖变化。结果显示,透析日的平均血糖水平显著低于非透析日,血糖水平在血液透析时呈下降趋势,在透析后又上升至较高水平。这一结果与回顾性 CGM 呈现的血透患者的血糖特点相似。然而,FGM 在糖尿病肾病患者尤其是血液透析患者中的准确性尚存争议。有研究者对 16 例血液透析的糖尿病患者进行 14 d 的 FGM 血糖评估,并将 FGM 检测值与毛细血管血糖测量值进行比较。结果显示,FGM 测定值与毛细血管血糖测量值的相关系数为 0.936,MARD 为 23%,且在透析日时 MARD 增加至 29%。因此,研究者认为接受血液透析治疗的糖尿病患者的 FGM 准确性低于其他人群。研究者对 13 例血液透析的 2 型糖尿病患者同时进行 FGM、CGM 和 SMBG,以评估 FGM 在血液透析患者中应用的可行性和准确性。结果发现,SMBG 与 FGM 配对数据的结果分别有 49.0%和 51.0%落在误差分析栅格的 A 区和 B 区,而 SMBG 与 FGM 的 MARD 显著高于 SMBG 与 CGM。此外,在接受血液透析的 2 型糖尿病患者中,FGM 测得的平均葡萄糖水平低于 CGM,低血糖(<3.9 mmol/L)和正常血糖范围(3.9~10.0 mmol/L)组的 MARD 水平也较高。因此,FGM 在血液透析人群中应用的准确性较低,需结合其他血糖监测手段。

CGM 系统的主要优势在于可提供连续、全面、可靠的完整血糖信息,了解血糖波动的趋势,发现不易被传统监测方法所探测的隐匿性高血糖和低血糖,尤其是餐后高血糖和夜间无症状性低血糖,为达到有效血糖控制创造了有利条件。CGM 技术不仅客观地呈现糖尿病肾病患者的血糖特点,尤其是在透析患者中具有应用价值,还能评价指导 ESRD 患者降糖方案的调整,实现更优质的降糖效果。新版指南也推荐 HbA1c 联合 SMBG 和 CGM 作为糖尿病肾病患者血糖控制状况的评估方式,并制订个体化的控制目标。然而,CGM 目前仍存在成本高、耗材贵等问题;FGM 的准确性也需进一步优化。总而言之,CGM 是一项具有广泛的应用前景和实用价值的技术,有望为糖尿病肾病患者,尤其是处于进展期或终末期患者的血糖监测提供新手段。

第六节 | 血糖波动在糖尿病肾病研究中的作用

近年来研究表明,血糖波动异常是糖尿病慢性并发症的另一重要的独立影响因素。因此,理想的血糖控制不仅要力争 HbA1c 达标,还要注意减轻血糖波动。血糖波动是指血糖水平在其高峰和低谷之间变化的不稳定状态,包括日内血糖波动、日间血糖波动和长期血糖波动(见表 25-6-1)。

已有研究表明,血糖波动异常与糖尿病肾病的发生和发展的风险呈显著相关。周健等纳入 176 例血糖控制良好(HbA1c<6.5%)的 2 型糖尿病患者进行 CGM 分析血糖波动与微量蛋白尿的关系,结果表明,高水平 MAGE 组微量蛋白尿发生率更高,且 logistics 回归表明舒张压及 MAGE 与微量蛋白尿发生风险独立相关。有研究利用 DCCT 中患者的 SMBG 数据计算 TIR,发现 TIR 与蛋白尿的发生、进展均独立相关,每当 TIR 降低 10%,微量白蛋白尿的进展风险会增加 40%。近期一项纳入 400 例糖尿病患者的短期血糖波动与 CKD 发病风险的前瞻性队列研究显示,在 HbA1c≥7%的亚组中,基线的短期血糖波动异常(餐后 2 h 血糖与空腹血糖的差值,即 2hPG-FPG)与 3 年后的 eGFR 呈负相关,与 3 年后发生 CKD 的可能性呈正相关。因此,在血糖控制不达标的糖尿病患者中,2hPG-FPG 可能是发生 CKD 的独立危险因素。

表 25-6-1　短期和长期血糖波动评价参数的计算方法、优缺点及控制目标参考值

分类		参数名称	计算方法	优缺点	目标参考值
短期血糖波动	日内血糖波动	变异系数（CV）	（标准差/平均数）×100%	独立于均值的指标；易于计算	36%（国际CGM共识）33%（中国人群）
		标准差（SD）	离均差平方的算术平方根	血糖离散程度的常用指标；无法区分主要和细小波动	
		平均葡萄糖波动幅度（MAGE）	去除所有幅度未超过一定阈值（一般为 1 SD）的血糖波动后，根据第一个有效波动方向计算血糖波动幅度而得到的平均值	反映短期真实血糖波动；不能从 CGM 直接获得	
		平均绝对连续葡萄糖（MAG）	单位时间内绝对血糖的增加或减少	不能从 CGM 直接获得；计算复杂	
		连续重叠净血糖作用（CONGA）	n 小时与之前匹配 n 小时血糖变化的标准差	反映血糖波动持续时间和程度；计算复杂，不易临床应用	
		血糖变化百分比（GVP）	$GVP = (L/L_0 - 1) \times 100$ L 为该时间段内血糖波动的真实轨迹长度；L_0 为该时间段内无血糖波动的轨迹长度	依赖于 CGM 技术；综合血糖波动的幅度和时间频率	
		目标范围内时间（TIR）	24 h 内葡萄糖在目标范围内的时间占比	定义直观，易于临床解释；仅反映短期血糖变化	
	日间血糖波动	日间血糖平均绝对差（MODD）	连续 2 d 内相对应测定值相减所得差的绝对值再计算平均值	反映每日血糖波动的重复性	3.3 mmol/L
		持续葡萄糖监测的四分位间距（IQR of AGP）	使用非参数统计在给定时间点的血糖变化	反映在给定时间段内血糖波动是否存在日常同步性	
	日内日间血糖波动	日均风险（ADRR）	对血糖监测结果进行统计学转换为高血糖或低血糖风险值再计算均值	反映短期日内和日间血糖波动的综合情况	
	高血糖和低血糖风险	低血糖系数（LBGI）高血糖系数（HBGI）	对血糖监测结果进行统计学转换，根据转化结果计算高血糖或低血糖风险值再计算均值	计算复杂；注重对高血糖风险或低血糖风险的预测	
		平均葡萄糖和 CGM 梯度（MSG+Gradient）	$MSG = \dfrac{\sum_{i=1}^{N} G_i}{N}$，$$Gradient(i) = \begin{cases} G_{i+1} - G_i, & i = 1 \\ \dfrac{G_{i+1} - G_{i-1}}{2}, & 2 \leqslant i \leqslant N-1 \\ G_i - G_{i-1}, & i = N \end{cases}$$ G_i 是 CGM 的第 i 个数据，N 为 CGM 数据的总数	依赖于 CGM 技术；用于预测夜间低血糖；特异度和敏感度高	
		葡萄糖高于目标范围时间（TAR）	24 h 内葡萄糖高于目标范围的时间占比	定义直观，易于临床解释；仅反映短期血糖变化	

(续表)

分类	参数名称	计算方法	优缺点	目标参考值
	葡萄糖低于目标范围时间(TBR)	24 h 内葡萄糖低于目标范围的时间占比	定义直观,易于临床解释;仅反映短期血糖变化	
长期血糖波动	HbA1c 变异度	CV、SD、VIM、ARV 等表示;VIM=SD/均数$^\beta$,β 为 SD-均数拟合幂函数的标准化系数;ARV 指连续值之间差值的平均值	反映长期血糖波动情况;VIM 与 CV 相比,进一步消除了与均值的相关性;ARV 能够粗略地估计每次波动情况,而非单纯计算数据的离散程度	
	HbA1c 变异度评分(HVS)	HbA1c 较前次变化幅度≥0.5%占 HbA1c 测定次数的百分比	反映长期血糖波动情况;与 SD 和 CV 均具有相关性;易于临床解释	
	GA 变异度	CV、SD、VIM、ARV 等表示	GA 反映短时间内(2~3 周)血糖控制情况,且不受血红蛋白的影响	
	FPG、PPG 变异度	同上	反映长期空腹和餐后血糖波动情况	

注　CGM:持续葡萄糖监测;HbA1c:糖化血红蛋白;VIM:独立于均数的变异系数;ARV:平均真实变异;FPG:空腹血糖;PPG:餐后血糖。

以 HbA1c 变异度作为代表的长期血糖波动指标,被认为可以预测糖尿病患者肾脏并发症的发生和发展。DCCT 研究收集 1 441 例患者每季度的 HbA1c,其结果首次揭示在 1 型糖尿病患者中,HbA1c 变异度对于糖尿病肾病及视网膜病变具有重要预测价值。Sugawara 等首次证实 2 型糖尿病患者个体 HbA1c-SD 的升高是出现微量蛋白尿的独立危险因素。利用 FPG-CV 和 HbA1c-CV 对中国 31 841 例 2 型糖尿病患者的血糖波动与 ESRD 的关系研究发现,经多变量调整后,FPG-CV 和 HbA1c-CV 升高均是 ESRD 的独立预测因子。为明确 HbA1c 变异性与糖尿病肾脏病变的关系,研究者从 PubMed 及 Embase 数据中筛选纳入 8 项研究进行荟萃分析,共计 17 758 例糖尿病患者。荟萃分析结果显示,HbA1c-SD 的增加与肾病进展显著相关,与此同时,高水平的 HbA1c-SD 与新发微量蛋白尿密切相关。进一步亚组分析表明结果一致,且敏感性分析提示结论稳定。HbA1c 变异性除了代表长期血糖波动情况以外,可能也代表患者既往的血糖控制不佳。代谢记忆现象表明,若患者既往血糖不佳,即使后续血糖控制良好,仍会出现糖尿病血管并发症。其次,高 HbA1c 变异性与患者基本特征相关,诸如吸烟、高血压、周围神经病变及血管病变。因此,HbA1c 变异性在一定程度上综合反映患者生活方式、依从性及并发症的情况。

此外,GA 变异性是近年来备受关注的长期血糖波动指标。有研究者对 369 例 2 型糖尿病患者平均随访 33 个月,以评价 GA-CV 预测糖尿病肾病进展的能力,其主要终点是基于 CKD 进展、蛋白尿进展以及肾脏相关死亡的复合结局。研究结果发现,在平均 HbA1c<7.2% 的亚组中,GA-CV 的最高和第三四分位数组的复合结局累积发生率均高于最低四分位数组,在校正 HbA1c 水平和其他风险因素后,GA-CV 仍然与肾脏复合结局的发展显著相关。

综上所述,已有较多研究证实血糖波动异常与糖尿病肾病的发生和发展的风险密切相关,这提示早期将血糖波动降至最低可能有效抑制肾功能的恶化。因此糖尿病肾病人群的降糖方案不仅要达到

HbA1c 控制目标,还应关注血糖波动异常的改善。有研究者应用利拉鲁肽治疗维持性血液透析的 2 型糖尿病患者,通过 CGM 发现,与阿格列汀相比较,利拉鲁肽可以有效降低非透析日的葡萄糖 SD 和高血糖持续时间。然而,最近的一项研究表明,与对照组相比,利拉鲁肽增加了 2 型糖尿病透析患者低血糖事件的发生风险,尚需进一步研究其在 2 型糖尿病透析人群中的疗效和安全性。一项前瞻性研究评估了二肽基肽酶 4(DPP-4)抑制剂对 2 型糖尿病维持性血液透析患者血糖波动的影响,结果表明,DPP-4 抑制剂不仅可以降低日内血糖波动,还可以改善血液透析过程中血糖的快速下降,尤其是透析后夜间低血糖的发生风险。

此外,在血液透析的 2 型糖尿病人群中,较高的血糖波动还与死亡风险增加呈独立相关。因此,除控制平均血糖水平以外,减少血糖波动以及维持糖稳态同样是降糖治疗的重要组成部分。未来仍迫切需要进行大样本的前瞻性研究以明确降低血糖波动是否能减少肾病的发生,明确血糖波动与糖尿病肾病预后的相关性。

第七节　血糖控制和管理方法

血糖监测是糖尿病管理中的重要组成部分,可反映饮食控制、运动和药物综合治疗的效果,并指导降糖方案的调整。

毛细血管血糖监测是血糖监测的基本形式。有效及规范化的 SMBG 可以反映实时血糖水平,识别终末期糖尿病肾病患者的低血糖发作,有利于临床医生及时调整治疗方案。然而,日常的 SMBG 受限于血糖测定次数,不能全面反映个体的血糖变化情况。随着监测的技术发展,CGM 应运而生,它可以全面连续反映个体全天血糖变化情况,直观地揭示糖尿病肾病患者的血糖特征,特别是透析期间的低血糖变化,指导临床医生为患者设计更为个体化的降糖方案,从而达到更为有效的血糖控制,避免低血糖事件的发生。然而,CGM 目前仍存在成本高、耗材贵等局限性。未来,尚需更多临床研究进一步探讨 CGM 技术在糖尿病肾病的应用,尤其是在进展期及终末期患者中的临床获益。

HbA1c 通常可以反映患者近 8~12 周的血糖控制情况,是临床上反映长期血糖控制情况的"金标准"。然而研究发现,在肾脏病进展期患者中,HbA1c 准确性受到 EPO 的使用和透析治疗的影响,往往低估了患者的真实血糖水平。GA 主要反映 2~3 周的短期血糖水平。大量证据表明在终末期糖尿病肾病尤其是透析患者中,GA 在反映血糖控制情况、评估疾病预后上的价值优于 HbA1c,然而 GA 不适用于蛋白质代谢异常尤其是大量蛋白丢失的腹膜透析患者。此外,有研究发现,在 eGFR<60 ml/(min · 1.73 m^2) 的糖尿病患者中,与 CGM 相比,HbA1c、果糖胺及 GA 的结果均偏低,且后两者的偏差更大。因此,目前相关指南仍推荐将 HbA1c 作为糖尿病肾病患者长期血糖控制情况的评估方式,当考虑 HbA1c 不准确或患者的低血糖风险较高时,可选用 SMBG 或 CGM 进行血糖评估。血清 1,5-AG 可以反映近 1~2 周的血糖控制水平,可作为辅助的血糖监测参数用于指导治疗方案的调整。但由于肾功能的影响,仅在 CKD 1~3 期患者中见到血清 1,5-AG 水平与血糖具有良好的相关性,因此不推荐在糖尿病肾病中常规使用。糖尿病肾病血糖监测方法的优缺点详见表 25-7-1。

除平均血糖水平以外,血糖波动是血糖控制的另一重要方面。血糖波动包括日内血糖波动、日间血糖波动以及长期血糖波动,其中 HbA1c 变异度和 GA 变异度均与糖尿病肾病发生及疾病进展密切相关。因此,血糖监测不仅要关注平均血糖水平的变化,还要将血糖波动纳入糖尿病肾病的综合管理之中。

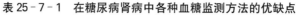

表 25 - 7 - 1　在糖尿病肾病中各种血糖监测方法的优缺点

血糖监测方法	优　点	局　限　性
毛细血管血糖监测	血糖监测的基本形式,可以反映实时血糖水平,评估生活事件及药物对血糖的影响	无法全面反映糖尿病肾病患者的血糖特征,不能及时发现透析期间无症状低血糖的发生 终末期肾性贫血会降低红细胞压积,影响血糖仪的准确性。具有红细胞压积校正的血糖仪可使这一差异值降至最小
CGM	呈现全面、连续的血糖信息,揭示糖尿病肾病患者的血糖波动规律 有助于精细调整患者的降糖治疗方法 提高患者治疗的依从性	耗材贵、成本高 FGM 的临床准确性有待提高
HbA1c	长期血糖控制水平的"金标准" 具有标准化的检测方法 是糖尿病肾病发生进展及预后的重要预测标志物	HbA1c 降低的影响因素: 红细胞寿命缩短、生成加快(EPO、铁、维生素B12 的补充,血液透析过程中红细胞的溶解) 检测干扰(高甘油三酯血症) HbA1c 升高的影响因素: 红细胞寿命延长、生成减慢(铁、维生素 B12 的缺乏,代谢性酸中毒导致的糖化加速) 检测干扰(氨甲酰化血红蛋白)
GA	短期血糖水平的监测指标 优于 HbA1c,更好地评估终末期患者的血糖控制水平(不受肾性贫血及 EPO 治疗的影响) 优于 HbA1c,更好地评估终末期患者的生存预后	GA 降低的影响因素: 蛋白质大量丢失(腹膜透析,肾病综合征等) 蛋白质分解代谢增加(慢性炎症,血脂异常,高尿酸血症,甲状腺功能亢进和库欣综合征等) 体质指数增加 GA 升高的影响因素: 蛋白质分解代谢减少(甲状腺功能减退,慢性肝病,营养不良等)
果糖胺	短期血糖水平监测指标 测定方法简易、省时且不需要特殊设备,可广泛适用于基层医疗单位	易受血液中蛋白浓度、胆红素、乳糜和低分子物质等的影响,尤其在低蛋白血症和白蛋白转化异常的患者 血清中非特异性还原物质的干扰 不同蛋白组分的非酶糖化反应率的影响
1,5 - AG	短期血糖水平的辅助监测指标 不受红细胞和蛋白质分解代谢的影响	1,5 - AG 与血糖的相关性随着肾功能下降而降低(可靠性限于 CKD 1～3 期)

注　CGM:持续葡萄糖监测;FGM:扫描式葡萄糖监测;HbA1c:糖化血红蛋白;GA:糖化白蛋白;1,5 - AG:1,5 -脱水葡萄糖醇;CKD:慢性肾脏病。

（周　健）

参考文献

1. Abe M, Kalantar-Zadeh K. Haemodialysis-induced hypoglycaemia and glycaemic disarrays [J]. Nat Rev Nephrol, 2015,11(5):302 - 313.

2. American Diabetes Association. 2. Classification and Diagnosis of Diabetes: Standards of Medical Care in Diabetes - 2021 [J]. Diabetes Care, 2021,44(Suppl 1): S15 - S33.

3. American Diabetes Association. Diabetes technology: standards of medical care in diabetes－2021［J］. Diabetes Care，2021,44(Suppl 1)：S85－S99.

4. Bai Y, Yang R, Song Y, et al. Serum 1,5-anhydroglucitol concentrations remain valid as a glycemic control marker in diabetes with earlier chronic kidney disease stages［J］. Exp Clin Endocrinol Diabetes，2019,127(4):220－225.

5. Battelino T, Danne T, Bergenstal RM, et al. Clinical targets for continuous glucose monitoring data interpretation: recommendations from the international consensus on time in range［J］. Diabetes Care，2019,42(8):1593－1603.

6. Beck RW, Bergenstal RM, Riddlesworth TD, et al. Validation of time in range as an outcome measure for diabetes clinical trials［J］. Diabetes Care，2019,42(3):400－405.

7. Bellia C, Cosma C, Lo Sasso B, et al. Glycated albumin as a glycaemic marker in patients with advanced chronic kidney disease and anaemia: a preliminary report［J］. Scand J Clin Lab Invest，2019,9(5):293－297.

8. Bellia C, Zaninotto M, Cosma C, et al. Clinical usefulness of glycated albumin in the diagnosis of diabetes: results from an Italian study［J］. Clin Biochem，2018(54):68－72.

9. Bomholt T, Idorn T, Knop FK, et al. The Glycemic effect of liraglutide evaluated by continuous glucose monitoring in persons with type 2 diabetes receiving dialysis［J］. Nephron，2021,145(1):27－34.

10. Chan CL, Pyle L, Kelsey M, et al. Screening for type 2 diabetes and prediabetes in obese youth: evaluating alternate markers of glycemia－1,5-anhydroglucitol, fructosamine, and glycated albumin［J］. Pediatr Diabetes，2016,17(3):206－211.

11. Chen C, Wang X, Tan Y, et al. Reference intervals for serum 1,5-anhydroglucitol of a population with normal glucose tolerance in Jiangsu Province［J］. J Diabetes，2020,12(6):447－454.

12. Copur S, Siriopol D, Afsar B, et al. Serum glycated albumin predicts all-cause mortality in dialysis patients with diabetes mellitus: meta-analysis and systematic review of a predictive biomarker［J］. Acta Diabetol，2021,58(1):81－91.

13. Gan T, Liu X, Xu G. Glycated albumin versus HbA1c in the evaluation of glycemic control in patients with diabetes and CKD［J］. Kidney Int Rep，2018,3(3):542－554.

14. Genua I, Sánchez-Hernandez J, Martínez MJ, et al. Accuracy of flash glucose monitoring in patients with diabetes mellitus on hemodialysis and its relationship with hydration status［J］. J Diabetes Sci Technol，2021,15(6):1308－1312.

15. Hoshino J, Abe M, Hamano T, et al. Glycated albumin and hemoglobin A1c levels and cause-specific mortality by patients' conditions among hemodialysis patients with diabetes: a 3-year nationwide cohort study［J］. BMJ Open Diabetes Res Care，2020,8(1): e001642.

16. Hoshino J, Larkina M, Karaboyas A, et al. Unique hemoglobin A1c level distribution and its relationship with mortality in diabetic hemodialysis patients［J］. Kidney Int，2017,92(2):497－503.

17. Ishikawa-Tanaka T, Hosojima M, Kabasawa H, et al. Effects of DPP－4 inhibitors on blood glucose variability in Japanese patients with type 2 diabetes on maintenance hemodialysis: a prospective observational exploratory study ［J］. Diabetes Ther，2020,11(12):2845－2861.

18. Javherani RS, Purandare VB, Bhatt AA, et al. Flash glucose monitoring in subjects with diabetes on hemodialysis: a pilot study［J］. Indian J Endocrinol Metab，2018,22(6):848－851.

19. Jian C, Zhao A, Ma X, et al. Diabetes screening: detection and application of saliva 1,5-anhydroglucitol by liquid chromatography-mass spectrometry［J］. J Clin Endocrinol Metab，2020,105(6): dgaa114.

20. Karter AJ, Parker MM, Moffet HH, et al. Association of real-time continuous glucose monitoring with glycemic control and acute metabolic events among patients with insulin-treated diabetes［J］. JAMA，2021,325(22):2273－2284.

21. Shehab-Eldin W, El-Ashmawy A, Ahmed MK, et al. The association of diurnal blood glucose variability with subclinical cardiac disease in patients with type 2 diabetes mellitus［J］. J Saudi Heart Assoc，2020,32(4):490－497.

22. Shi C, Liu S, Yu HF, et al. Glycemic variability and all-cause mortality in patients with diabetes receiving hemodialysis: a prospective cohort study［J］. J Diabetes Complications，2020,34(4):107549.

23. Tavares G, Venturini G, Padilha K, et al. 1,5-Anhydroglucitol predicts CKD progression in macroalbuminuric

diabetic kidney disease：results from non-targeted metabolomics［J］. Metabolomics，2018,14(4)：39.

24. Ueda S，Nagai K，Yokota N，et al. Influence of albumin leakage on glycated albumin in patients with type 2 diabetes undergoing hemodialysis［J］. J Artif Organs，2019,22(3)：264 - 267.

25. Yajima T，Takahashi H，Yasuda K. Comparison of interstitial fluid glucose levels obtained by continuous glucose monitoring and flash glucose monitoring in patients with type 2 diabetes mellitus undergoing hemodialysis［J］. J Diabetes Sci Technol，2020,14(6)：1088 - 1094.

26. Yajima T，Yajima K，Hayashi M，et al. Serum albumin-adjusted glycated albumin as a better indicator of glycemic control in type 2 diabetes mellitus patients with short duration of hemodialysis［J］. Diabetes Res Clin Pract，2017 (130)：148 - 153.

27. Ying L，He X，Ma X，et al. Serum 1,5-anhydroglucitol when used with fasting plasma glucose improves the efficiency of diabetes screening in a Chinese population［J］. Sci Rep，2017,7(1)：11968.

28. 菅朝慧,赵爱华,马晓静,等.血糖监测新指标:唾液1,5-脱水葡萄糖醇正常参考范围的研究[J].中华糖尿病杂志, 2020,12(7):480 - 485.

29. 牛心灵,张淼,张巧,等.糖尿病患者短期血糖波动与慢性肾脏病发病风险的前瞻性队列研究[J].中华糖尿病杂志, 2021,13(6):584 - 590.

30. 苏杭,马晓静,应令雯,等.1,5-脱水葡萄糖醇或糖化白蛋白联合空腹血糖筛查糖尿病的效率比较[J].上海交通大学学报(医学版),2019,39(9):1078 - 1082.

31. 王锋,李文卉,汪年松,等.动态血糖监测在糖尿病肾病的应用[J].中国中西医结合肾病杂志,2011,12(7):603 - 605.

32. 中华医学会糖尿病学分会.中国2型糖尿病防治指南(2020年版)[J].中华糖尿病杂志,2021,13(4):315 - 409.

33. 中华医学会糖尿病学分会微血管并发症学组.中国糖尿病肾脏病防治指南(2021年版)[J].中华糖尿病杂志, 2021,13(8):762 - 784.

第二十六章　超声技术在糖尿病肾病诊治中的应用

糖尿病肾病起病隐匿,临床诊断主要依据尿白蛋白和糖尿病视网膜病变来确诊,缺乏敏感性和特异性。糖尿病患者一旦进展为显性蛋白尿,其进展为 ESRD 的风险较微量蛋白尿患者(尿白蛋白与肌酐比值 30～299 mg/g)显著升高。因此,寻找准确且敏感的检查手段帮助糖尿病肾病的早期诊断具有十分重要的临床意义。近年来,影像学检查技术发展十分迅速。目前常用于肾脏疾病诊断的影像学技术包括超声、CT、MRI 等。超声具有操作方便、快捷、价格较低等特点,常作为疾病早期诊断的影像学检查手段。随着超声技术的创新与发展,超声造影、超声弹性成像等新技术被应用于临床,超声在糖尿病肾病的早期诊断和分期评估中将发挥越来越重要的作用。本章将对超声在糖尿病肾病诊治中的应用进行简单的介绍。

第一节 | 肾脏解剖概要及正常声像图

一 肾脏解剖概要

肾脏是腹膜后间隙内的实性器官,上极相当于第 11 或第 12 胸椎水平,下极相当于第 2 或第 3 胸椎水平,右肾较左肾低半个椎体。肾脏分为肾实质和肾窦两部分。实质边缘部为皮质,深部为髓质,由 8～15 个肾锥体构成,锥体尖端指向肾窦称为肾乳头,肾窦内有肾的动静脉分支、肾大盏、肾小盏、肾盂及脂肪等组织。肾盂在肾窦内向肾实质展开,形成 2～3 个大盏和 8～12 个小盏。肾门部为肾动脉、肾静脉、输尿管及神经和淋巴管出入之处。肾及其内上方的肾上腺由肾脂肪囊包绕,肾脂肪囊表面的筋膜称为肾周筋膜。

肾脏的血供极为丰富。肾动脉粗大,平第 2 腰椎水平起自腹主动脉,水平走向双肾,经肾门分出4～5 支段动脉进入肾段。在肾内,肾动脉依次分为肾段动脉、叶间动脉及弓形动脉。肾静脉起于肾门,是由 3～5 支较细的静脉汇成粗短的静脉干,双侧肾静脉水平向内走行并注入下腔静脉。

二 肾脏正常声像图

肾脏的超声检查一般无须特殊准备。检查时常规选用凸阵探头,患者根据需要取仰卧位、侧卧位或俯卧位进行检查,扫描过程中患者保持自然呼吸,必要时需呼吸配合。

在纵断面上,肾脏呈扁卵圆形,肾包膜细薄、清晰、光滑,呈高回声。肾包膜外有肾周筋膜及脂肪分布,呼吸时肾周脂肪与肾脏同步运动。肾皮质包绕在肾髓质外层,并有一部分伸入肾锥体之间,称为肾柱。正常肾皮质回声略高于肾髓质,较肝脏、脾脏的回声略低。肾锥体呈卵圆形或锥形放射状排列在肾窦周围,回声较皮质略低。肾中央部分为肾窦区包括集合系统、血管、脂肪及淋巴等组织,呈不规则的高回声区。

在横断面上,肾门部肾脏呈马蹄形,靠近上极或下极呈卵圆形或圆形,肾皮质呈均匀低回声,肾窦区呈高回声。

肾的冠状面声像图则能显示肾脏和肾周全貌。

检查时,在以上实时灰阶超声检查的基础上,根据需要进行多普勒超声成像、弹性成像、超声造影等检查。肾脏正常声像图如图 26-1-1 所示。

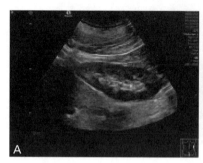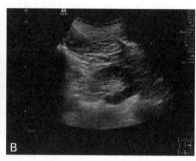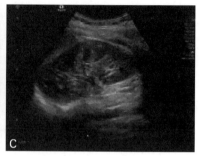

图 26-1-1　肾脏正常声像图

注　A. 右肾长轴切面;B. 右肾短轴切面;C. 右肾冠状切面。

第二节 | 二维灰阶超声

临床最常使用的 B 型(brightness mode)超声是基于脉冲回波法的超声成像技术,借助换能器或波束的动态扫描,获得多组回波信息,并将这些信息调制成灰阶显示,形成断面图像,完成病变的可视化过程。糖尿病肾病患者的肾脏由于多种组织病理学改变,其声学特性较正常肾脏发生了明显改变。这些改变使得通过向肾脏发射机械波,接受并分析回波信号,进一步反映组织病理学的改变成为可能。

糖尿病肾病的肾功能检查主要关注尿白蛋白和肾小球滤过率(GFR),在疾病早期,由于残余肾小球的代偿作用,尿白蛋白和 GFR 的检测可无异常,患者即被认为无肾脏疾病,导致错过糖尿病肾病的早期诊断。为了优化诊断和预后,相关专业的医师必须对肾脏结构给予更多关注。二维灰阶超声对于糖尿病肾病的主要价值在于测量肾脏的形态学参数、观察肾脏回声,帮助监测疾病进展。

所有测量应在标准切面上进行:寻找肾的最大冠状切面测出肾的长径和宽径,在肾门水平横断面测量肾的厚径,通过这三个径线可进一步计算肾脏体积。正常肾脏长径、宽径、厚径分别为 10～12 cm、5～7 cm、3～5 cm。肾皮质厚度是从皮、髓质连接处到肾包膜的距离,皮质正常厚约 1～1.5 cm,肾髓质厚度是从肾窦脂肪到皮、髓质连接处的距离,肾实质的厚度即皮质与髓质厚度之和,正常为 1.4～2.2 cm。见图 26-2-1。

肾脏结构与肾功能密切相关。在糖尿病肾病早期,GFR 未明显升高时,肾脏体积即可稍增大,这可能与糖尿病肾病早期的高滤过、高灌注状态有关。研究认为,糖尿病患者的肾脏体积一旦超过 170 cm^3,可以考虑其已发生早期糖尿病肾病。随病程进展,患者进入临床糖尿病肾病期,其肾脏体积仍然明显增大。晚期进展至 ESRD 时,双肾体积明显缩小。

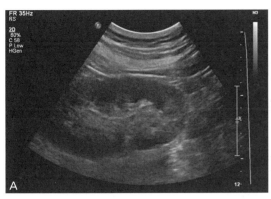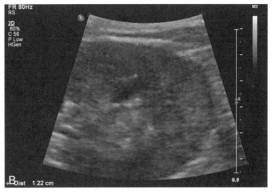

图 26 - 2 - 1　左肾大小 116 mm×51 mm，肾实质回声正常，肾皮质厚 12 mm

注　A. 左肾长轴切面；B. 左肾短轴切面。

有研究者通过超声检查测量肾脏的形态学参数，包括肾脏长径、皮质厚度、髓质厚度，并与患者的肾功能检查进行比较，发现皮质厚度与 GFR 下降相关，进而认为皮质厚度是肾功能不全的最强预测因子。

在糖尿病肾病早期，肾实质回声可正常或稍增强，随病程进展，肾实质回声明显增强，皮、髓质以及肾窦间的回声分界显示不清。

第三节 | 多普勒超声

■ 一 彩色多普勒血流成像

当声源、接收器、介质之间存在相对运动时，接收器接收到的超声频率与声源发射的声束频率之间会产生差异，这种现象称为多普勒效应（Doppler effect），由此产生的频移称为多普勒频移（Doppler shift），基于此原理衍生出了一系列多普勒检测模式，用于检测人体内的血流（或组织）的运动情况。其中，在二维超声的基础上，用彩色图像实时显示血流的方向和相对速度的技术，称为彩色多普勒血流成像（color Doppler flow imaging，CDFI）。在信号处理时，运动迟缓部位的低频信号被滤除，再将提取的信号转变为红色、蓝色、绿色的伪彩显示。通常将朝向探头的血流标定为红色，背离探头的血流标定为蓝色，湍流则以绿色表示，颜色的亮度与其相应的血流速度成正比。由彩色多普勒所显示的实时二维血流图能直观形象的显示血流的方向、流速和血流的性质。

在正常肾脏，CDFI 可清晰显示彩色肾血管树，从肾动脉主干、段动脉、大叶间动脉、弓状动脉直至小叶间动脉及各段伴行静脉均能显示，彩色血流充盈均匀，逐级变细。初级分支位于肾盂，段动脉位于肾窦内，叶间动脉走行与肾锥体之间，弓形动脉位于皮、髓质交界处，与肾包膜平行。肾动脉主干内径约 0.5～0.6 cm，走形迂曲，难以在同一切面上显示。肾静脉内径较宽，约 0.8～1.2 cm，较易显示全程。除肾内段动、静脉，检查时还可追踪肾外段动、静脉：左肾静脉向右穿过腹主动脉与肠系膜上动脉之间的夹角汇入下腔静脉，在同一水平适当加压探头，可在腹主动脉的 3～5 点位、9～11 点位分别见左肾动脉、右肾动脉发出。见图 26 - 3 - 1A。

对于糖尿病肾病患者，在二维灰阶超声检查的基础上，彩色多普勒超声检查可以实时动态观察肾脏五级血管灌注情况（图 26 - 3 - 1B）。有研究者曾尝试使用动态组织灌注测量（dynamic tissue perfusion measurement，DTPM）技术进行肾皮质灌注测量研究，即利用 Pixelflux 这一软件在标准化

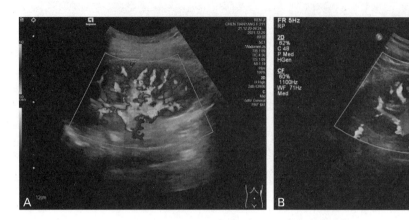

图 26 - 3 - 1　CDFI 声像图

注　A. 正常肾脏 CDFI 声像图；B. 糖尿病肾病 CDFI 声像图。

的彩色多普勒动态图像上的肾皮质绘制感兴趣区域(region of interest，ROI)，这一勾画出的区域包括了肾椎体外缘到肾包膜的完整肾皮质节段，再进一步定量分析肾皮质内的灌注强度，发现无微量白蛋白尿的 1 型糖尿病患儿与健康儿童相比，二维灰阶图像无明显差异，而肾皮质的灌注强度明显降低。另有研究者又利用 DTPM 技术对成人糖尿病患者的肾皮质血流灌注进行评估，但是在随访过程中，患者同一位置的测量结果存在明显的随机差异，可重复性不尽如人意。这可能与测量角度、成人患者的图像信噪比等因素有关，需要对 DTPM 技术进行进一步的研究。

另外，由于技术原理的原因，CDFI 本身也存在一定缺陷，比如 CDFI 所获得的是平均血流速度，对血流的定量分析不如频谱多普勒成像。彩色血流显示也会受到超声入射角度和频移的影响，当血流速度引起的频移超过尼奎斯特频率极限时，彩色信号会出现混叠，在图像上表现为彩色逆转。因此，对于糖尿病肾病的诊断还需要结合其他超声成像技术。

二　彩色多普勒能量图

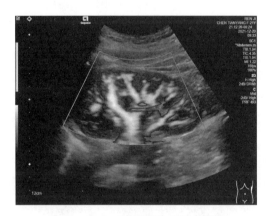

图 26 - 3 - 2　正常肾脏 CDE 声像图

彩色多普勒能量图(color Doppler energy，CDE)又被称为功率多普勒成像(power Doppler imaging，PDI)。根据超声原理，探头接收从血管内红细胞反射回来的多普勒信号，包括频移和振幅(能量)两类。CDE 仅利用频移信号，反映血流方向、速度和加速度。CDE 则利用了能量信号，根据血流中红细胞的密度散射强度或能量分布，即单位面积红细胞通过的数量及信号振幅大小进行成像。由于显示的是能量信号参数而非速度参数，即使血流平均速度为零，只要存在运动着的红细胞，就能进行显像，有助于显示低速血流，并且成像不受超声入射角度影响，不产生高速血流的彩色混叠(图 26 - 3 - 2)。

CDE 所示的肾脏血流分布图可分为四级。Ⅰ级：肾脏血供丰富，肾内血流信号分布从肾动脉主干逐级分支达到肾包膜下，呈"红色血管树"样，可清晰显示五级血管分支。肾包膜下充满细小血管网，呈"珊瑚样"，整个肾脏的切面显示丰富的彩色血流信号。Ⅱ级：肾脏血供较丰富，肾动脉主干、段动脉、叶间动脉和弓形动脉呈连续的树枝状，但小叶间动脉血流显示减少，在肾包膜下的区域血流信号缺损。Ⅲ级：肾脏血供减少，肾动脉主干、段动脉、叶间动脉显示尚清，但弓形动脉血流信号减少，小叶间动脉的血流信号不显示。Ⅳ级：肾脏血供明显减少，肾动脉主干、段动脉尚可显示，但段动脉粗细不均，叶间动脉远侧端血流信号小时，叶间动脉血流信号减少且不连续，整个肾脏的切面显示稀疏的血流信号散在分布。

频谱多普勒超声

频谱多普勒检测模式分为连续波多普勒（continuous wave Doppler，CWD）和脉冲波多普勒（pulse wave Doppler，PWD）两种模式。两者的区别在于，PWD获取血流信号是通过调节采样容积（sample volume，SV）的位置和大小来采样分析血流曲线的，在血流速度过高时会产生血流混叠现象，导致频谱的混叠：正性频谱错误地表现为负性频谱，反之亦然。CWD的脉冲重复频率实际上就是超声波发射的频率，理论上可以测出极高速血流而不出现频谱混叠，但连续多普勒无法采用时间延迟电路，接收到的多普勒信号是采样声束经过途径中所有血流信号的总和，不利于进行深度分析。因此，在实际应用频谱多普勒检测时，需要结合应用两种模式。

从频谱的波形来看，肾动脉血流频谱的形成与肾脏灌注压和肾内血管的顺应性相关。收缩早期波峰是心脏收缩早期血液直接在肾动脉管腔内流动所致，收缩晚期波峰是近端血管顺应性所致，故又称顺应性波峰，是由部分血液在收缩期存于近端扩张膨大的弹性动脉中，当血管收缩、远端动脉灌注压下降时再次释放所形成的。随着大动脉进一步回缩，产生舒张期的正向血流频谱。

糖尿病肾病患者肾内动脉阻力增高，血管压力增大，导致血管扩张和血管顺应性降低，收缩早期波峰增大，相应地收缩晚期波峰减低或消失，形成以收缩早期波峰为主的频谱。

测量频谱参数时，分别取肾门处肾动脉主干、肾窦部的段动脉、皮髓质交界处的叶间动脉进行测量。常用的血流动力学参数包括：收缩期峰值流速（peak systolic velocity，PSV）、舒张末期流速（end diastolic velocity，EDV）、搏动指数（pulsatility index，PI）、阻力指数（resistive index，RI）、收缩早期加速时间（acceleration time，AT）、收缩早期加速度指数（accelerated index，AI）。一般认为正常肾动脉 PSV$<$100 cm/s，AT$<$0.07 s，AI$>$3 m/s^2，RI$=$（PSV$-$EDV）/PSV，正常为 0.55$\sim$0.70。

PSV 主要反映肾血管充盈度和血流的供应程度，EDV 主要反映肾脏的血流灌注，而 RI 与血管弹性和肾间质改变有关，反映的是肾血管床的阻力状态。反映肾血管床阻力的 PI 和 RI 因不存在角度的影响，故能真实的反映肾血管的血流动力学状态。多普勒超声检测的糖尿病肾病不同阶段肾脏各级动脉血流频谱变化，符合其病理改变特点。图 26-3-3 为正常和糖尿病肾病的频谱多普勒超声图像。

肾动脉血流频谱的形态与糖尿病肾病的肾功能损害程度密切相关。糖尿病患者肾小球呈高滤过状态，但血管床仍可能保持低阻状态，GFR 升高和低 RI 可能共存。随着高灌注状态的持续，患者肾小球和肾小管基膜增厚，管腔变窄，血管内皮细胞受损，临床出现微量蛋白尿，多普勒频谱表现为 PSV、EDV 降低，PI 和 RI 测值升高，反映肾血管床阻力升高，肾实质损伤。当病程进一步进展至临床肾病期，肾小球硬化增多，肾动脉及其分支发生玻璃样变，肾脏的血供减少，多普勒频谱显示 PSV、EDV 降低更明显，沿基线可见持续的低速血流，PI 和 RI 测值升高。表现出典型的高阻力、低流速、低灌注特征。当病程进入肾功能不全期，PSV、EDV 显著降低，对应着 GFR 也减低。

众多研究发现，RI$>$0.7 可以作为早期识别糖尿病肾病的有效指标。但是，RI 不能鉴别不同 CKD 的组织病理学类型，并且 RI 还可受腹内压、脉率、药物和测量部位影响，因此，为了鉴别糖尿病肾病和糖尿病患者合并其他 CKD，还需要结合更多检查。

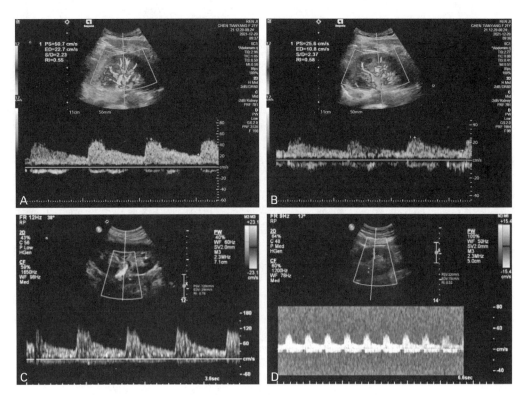

图 26-3-3　正常和糖尿病肾病的频谱多普勒超声图像

注　A. 正常肾段动脉,RI:0.55,PSV:50.7 cm/s,EDV:22.7 cm/s;B. 正常肾叶间动脉,RI:0.58,PSV:25.6 cm/s,EDV:10.8 cm/s;C. 糖尿病肾病肾动脉主干,RI:0.76,PSV:120 cm/s,EDV:29 cm/s;D. 糖尿病肾病肾叶间动脉,RI:0.75,PSV:32 cm/s,EDV:8 cm/s。

第四节　弹性成像和超声造影

一　弹性成像

1991 年由 Ophir 等首先提出了弹性成像(elastography)原理,近年来该技术发展迅速。弹性成像的基本原理是对组织施加力的激励,由于组织弹性力学等物理特性的存在,组织会产生位移、应变、形变等响应,在沿着探头的纵向压缩。通过收集被测体在力作用前后的形态、位置等变化信息,估算组织内部各部分的位移,对形变信息进行灰阶或彩色编码。通常情况下,弹性成像以彩色编码的形式叠加在二维声像图上。根据施加力的方式不同,弹性成像技术分为压迫性弹性成像(compression elastography of strain imaging)和瞬时弹性成像(transient elastography,TE)。

压迫性弹性成像是通过操作者手法施加一定的压力,比较组织受压前后的变化得到一幅相关的压力图。手法加压法人为影响因素较多,产生的应变与位移可因施加压力的大小不同而不同,也可因压、放的频率快慢而不同。瞬时弹性成像是应用一个低频率的间歇振动造成组织位移,然后用组织反射回来的超声波去发现组织的移动位置。通过这种方法可得到感兴趣区中不同弹性系数的组织的相对硬度图。检查时不依赖于操作人员,重复性好。超声激发振动声谱成像,又被称为振动性弹性成像,是用一个低频率的振动作用于组织并在组织内部传播,产生一个振动图像并通过实时多普勒超声图像表现出来。

基于剪切波的弹性成像技术近年来发展十分迅速,它的基本原理是当声波在传播途径上被反射或吸收时,产生的声辐射力使此处的组织粒子产生横向振动,从而产生剪切波。受剪切模量的影响,剪切波在不同组织内的传播速度差别显著,通过测量其传播速度即可直接计算组织的弹性值。目前已应用于临床的基于剪切波的成像技术有三种:瞬时弹性成像(TE)、声辐射力脉冲成像(acoustic radiation force impulseimaging,ARFI)和实时剪切波弹性成像(shear wave elastography,SWE)。

瞬时弹性成像(TE)的剪切波是由低频的机械源敲击患者皮肤振动激励而产生的,通过一维超声系统测量其传播速度,并进一步计算组织弹性。

声辐射力脉冲成像(ARFI)包括声触诊组织成像(virtual touch tissue imaging,VTI)和声触诊组织定量(virtual touch tissue quantification,VTQ)技术。通过超声换能器发射超声波在被测组织内部聚焦,对组织产生机械激励,使特定区域组织发生微小形变产生剪切波,然后利用该探头高帧频超声波束扫描微小形变,以纵向位移为基础进行成像,在通过剪切波相邻波峰时间差及波长计算剪切波速度(shear wave velocity,SWV),进一步定量估算生物组织弹性。

实时剪切波弹性成像(SWE)又称E成像,以二维形式结合传统超声成像定量、实时显示组织弹性值。超声探头在深部组织聚焦出局部声辐射力,推动组织产生剪切波,同时产生多个聚焦点,以垂直于患者体表的方向排成一线,制造出圆锥形的剪切波阵面,探头沿聚焦点两侧扫描整幅图像,使用快速接收技术来捕获剪切波的演变。

以SWE检查为例,检查时先采用灰阶超声观察患者双肾的形态和回声,测量肾脏的各个径线,利用多普勒成像观察肾脏的血流灌注情况后,选取一个肾脏长轴与声束垂直的切面并保持图像稳定,此时嘱患者屏住呼吸,启动SWE模式。将弹性成像取样框置于肾皮质区域,待取样框完全充填后冻结图像。将固定大小的感兴趣区域(ROI)置于取样框内,由后处理软件自动计算出ROI内肾皮质弹性模量平均值(E_{mean})、最大值(E_{max})、最小值(E_{min})。

组织的硬度以杨氏模量(kPa)或剪切波速度(m/s)标识,杨氏模量是弹性模量中最常见的一种,反映组织的形变能力,杨氏模量越大,剪切波传播速度越快,组织越不容易发生形变。杨氏模量和剪切波速度之间的换算公式是:

$$E = 2(1 + \gamma)\rho c^2$$

(E为杨氏模量,γ表示泊松比,ρ表示组织密度,c为剪切波传播速度)

在既往的多项研究中,研究人员对糖尿病肾病患者肾实质E_{mean}、E_{max}、E_{min}进行测量,发现患者的3项弹性测值均高于正常人,且随着患者尿蛋白/肌酐比值(ACR)、血清胱抑素C(cystatin C,CysC)水平不断升高、GFR水平不断降低,患者的肾实质弹性测值也呈逐渐升高的趋势。分析原因考虑是由于糖尿病肾病的肾小球基膜(GBM)增厚、系膜细胞增生、胶原纤维沉积、肾小球结节状弥漫性硬化及间质纤维化,这种继发性病理变化可引起实质硬度增加,随着病程进展,肾微循环损伤和肾动脉玻璃样变均会进一步降低肾灌注并影响组织硬度。

肾血流动力学改变会影响肾皮质的力学性质,利用磁共振弹性成像(magnetic resonance elastography,MRE)可以对这种改变进行评估,但MRE检查时间长、成本高,且部分患者体内存在金属植入物或有幽闭恐惧症,限制了MRE的应用。SWE凭借无创、便捷、低成本的优势,可以代替MRE进行检查。既往研究证实,大量补液时肾脏血流灌注增加,有研究者利用这一原理对健康志愿者肾皮质高灌注状态时的各项参数进行评估,发现在大量补液后,利用频谱多普勒测得的肾动脉PSV和EDV升高,RI无明显差异;利用SWE测得的剪切波传播速度加快。糖尿病肾病患者在早期也有类似的高灌注状态,提示SWE可能有助于糖尿病肾病的早期诊断。

但在其他应用声触诊组织定量(VTQ)的研究中,发现剪切波传播速度(SWV)随着肾实质损害程度的不断加重而逐渐减低,与慢性肝病中肝实质 SWV 随着肝纤维化程度的加重而不断增高呈现相反的趋势,肾实质 SWV 变化的机制尚未完全明确。通过与频谱多普勒测得参数进行比较发现,肾实质 SWV 与主肾动脉、段动脉 RI 呈负相关,与段动脉和叶间动脉的 PSV 以及各级肾动脉的 EDV 呈正相关,分析可能的原因是随着肾损害程度的不断加重,肾动脉血流阻力逐渐升高,肾内血流灌注逐渐减少,血流灌注压逐渐降低,肾实质反而相对较软。

弹性成像也存在一定的局限性,成像过程中对患者的呼吸配合要求较高,因为大幅呼吸可能导致图像上出现混杂信号,影响结果的准确性,部分体弱者可能无法配合完成检查。多个研究中都提到了 SWE 目前只能应用于距离体表不超过 8 cm 的肾,并且肾皮质厚度至少应达到 1 cm,这就使得现有的研究数据并不适用于肥胖和晚期肾皮质已萎缩的患者。此外,SWE 技术目前只在一些特定的肾脏疾病或学术研究中使用,评价正常人群和肾病患者的统一的标准尚未达成共识。正常肾脏和糖尿病肾病的超声弹性成像见图 26-4-1。

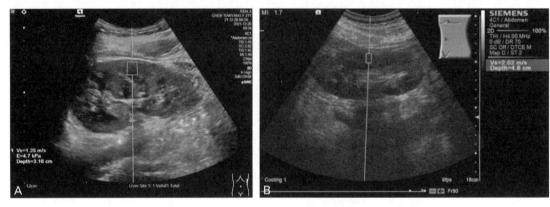

图 26-4-1　左肾超声弹性成像

注　A. 正常右肾,肾皮质 SWV=1.25 m/s,检测深度 3.2 cm;B. 糖尿病肾病,肾皮质 SWV=2.02 m/s,检测深度 4.6 cm。

二　超声造影

人体内某些相邻组织或病变与正常组织的声学特性接近,通过常规的灰阶成像无法在声像图上区分正常组织与病变。多普勒成像模式虽然能提供血流方面的信息,但仍然不能检测低速和低流量的血流,无法显示组织内细小的血管。在常规灰阶成像中,人体内的小界面会对入射声束产生散射现象,软组织的散射回声强度是血细胞(主要是红细胞)的 1 000~10 000 倍,因此血细胞在二维灰阶图像上呈"无回声"。超声造影(contrast-enhanced ultrasonography, CEUS)就是通过超声对比剂(ultrasound contrast agent, UCA)增强血液的散射信号强度,使得血流可以在二维图像上显示出来,以达到对疾病进行诊断和鉴别诊断的目的。

目前,临床常用的是以 SonoVue 为代表的第二代超声对比剂,SonoVue 由六氟化硫微泡的稳定悬浮液和磷脂壳组成,是一种微泡型对比剂,微泡直径一般为 3~5 μm。直径小于微米级的微泡散射强度过低,直径>10 μm 的微泡则无法通过微循环系统,无法应用于人体微循环显像,也因此,超声造影是纯血池显像,且可以顺利通过肺循环并经呼吸道代谢。理想的对比剂微泡应当有类似红细胞的血流动力学特性,有良好的散射性,在外周血液循环中可以稳定存在一段时间,并且不通过肾脏排泄,无肾毒性,可用于对于增强 CT/MRI 有禁忌证的患者。

在造影检查前,患者首先接受二维灰度超声检查,观察肾脏形态及回声,测量肾脏的长径、宽径、厚径以及皮、髓质厚度等形态学参数,接着用彩色多普勒成像观察肾脏各级血流灌注情况,用频谱多普勒测量肾动脉干、段动脉、叶间动脉的血流动力学参数,包括 PSV、EDV、RI、PI 等等。在超声检查医师选择好欲观察的切面之后,由负责注射的护士抽取对比剂并推注。对比剂注入后立即开始连续扫描,实时评估肾皮质内的灌注情况,持续 2~6 min。患者在检查过程中保持轻柔而规律的呼吸,见图 26-4-2。

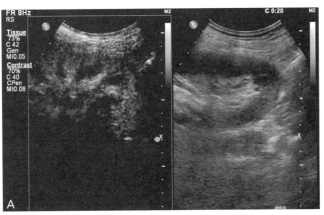

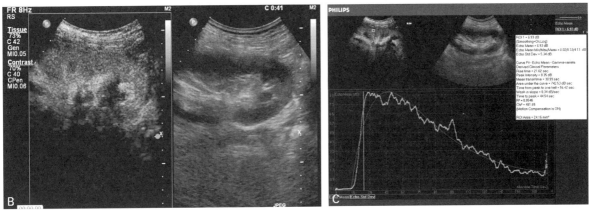

图 26-4-2　左肾 CEUS 图像

注　A. 左肾 CEUS 开始增强;B. 左肾 CEUS 强化达峰,肾皮质灌注减少;C. 左肾 CEUS 时间-强度曲线,WIS 0.34 dB/s,TTP 44.54 s、DPI 8.35 dB、AUC 743.53 dBs。

检查医师在肾皮质上绘制感兴趣区域(ROI),绘制时保持 ROI 大小相同,由后处理软件根据 ROI 中的信号强度自动生成时间强度曲线(time intensity curve, TIC)。该曲线包括一系列定量参数,包括上升曲线斜率、下降曲线斜率、曲线下面积(area under curve,AUC)、达峰时间(time to peak,TTP)、峰值强度(derived peak intensity, DPI)等。

糖尿病肾病患者肾脏高灌注状态在声像图上表现为肾脏皮质快速对比增强,从段动脉、小叶间动脉、弓形动脉到小叶间动脉,然后肾皮质增强,肾锥体逐渐被对比剂充填,回声强度接近肾皮质。随着对比剂浓度逐渐降低,肾脏增强程度下降。

在对时间强度曲线的定量分析中,糖尿病肾病患者的肾皮质灌注特点是增强时间延长、强度下降,即 AUC,DPI 减低。同时,上升曲线斜率和下降曲线斜率也发生相应变化,表现为上升曲线斜率逐渐增大,下降曲线斜率则减低,强化达到峰值强度所需的时间即 TTP 增大,表明单位时间内灌注进入糖尿病肾病患者肾皮质微血管的对比剂微泡减少。

多项研究将 AUC、TTP 和上升曲线斜率作为监测糖尿病肾病进展的独立因素,但对于这些参数的临界值尚未达成共识。有研究认为 DPI<12 dB,AUC>1 400 dB/s 具有诊断意义;另有研究认为

CEUS - AUC 的最佳截点是 AUC＞1 255 dB/s。

K - W 结节是糖尿病肾病的特征性病理改变之一，王一茹等在一项对病理证实为糖尿病肾病的患者的研究中，根据是否有 K - W 结节形成将患者分为两组并进行超声造影检查。在对获得的造影参数进行比较之后发现：有 K - W 结节形成的患者与无结节形成的患者相比，其肾皮质 DPI 更低，上升曲线斜率更低，提示在 K - W 结节患者，其肾皮质微泡灌注速度和单位时间内的灌注流量均较无结节患者更低，表明超声造影对糖尿病肾病患者是否有 K - W 结节形成及其肾脏皮、髓质的血流灌注提供定量评估的依据，对糖尿病肾病的进展程度具有提示意义。

前文中提到，彩色多普勒和频谱多普勒均为研究肾血流动力学的非侵入性方法，但前者无法对血流情况进行量化，后者测得的血流阻力指数(RI)反映的是血管床的阻力状态，与血管壁弹性和肾间质改变有关，且受到多种因素的影响。总的来说，多普勒模式对于微循环系统的显示效果以及定量分析不如超声造影。随着第二代超声对比剂的引入，超声造影能够对肾皮质血管实时血管成像，在定量分析软件的帮助下对感兴趣区域进行客观准确的分析。与 CT 或 MRI 增强扫描相比，超声对比剂主要通过呼吸道排泄，不具有肾毒性。这些都是超声造影所具有的优势，但是，超声造影也存在一些局限性：首先，在绘制 ROI 时需要主要深度和大小相同，其次，糖尿病患者服用的药物也可能影响肾皮质的血流灌注。检查过程中要求患者尽可能保持规律而平缓的呼吸，后处理软件也能进行一些运动补偿，但显然无法完全避免感兴趣区域在某一帧纳入了周围组织。

既往认为影像学检查对糖尿病肾病的早期诊断缺乏敏感性，当出现影像学改变时，患者的临床症状可能已十分明显。随着近年来影像学检查技术的发展，糖尿病肾病的早期诊断已成为可能。超声凭借其便捷、无辐射、无创、价格低廉、实时动态的独特优势，在糖尿病肾病诊断中将会发挥日益重要的作用。

二维灰阶超声是目前应用最广泛的成像模式，可以提供肾脏的形态学信息，包括肾脏的各个径线、体积、皮髓质厚度等；多普勒超声基于多普勒原理，实时动态显示肾内段及肾外段的肾动脉灌注情况，帮助判断疾病进展；弹性成像从组织形变能力的角度，评估肾小球硬化程度；超声造影通过注入无肾毒性的对比剂，弥补了多普勒超声在检测低速血流、观察细小血管方面的不足。这些超声检查技术均有各自的适用领域，可以从不同的角度提供疾病诊断信息，也各自存在一些不足，需要检查者在应用过程中，根据需要选择合适的成像模式从而获得有诊断价值的信息。

（姜立新）

参考文献

1. Di Nicolò P, Granata A. Renal intraparenchymal resistive index: the ultrasonographic answer to many clinical questions [J]. J Nephrol, 2019, 32(4): 527 - 538.

2. Drudi FM, Cantisani V, Granata A, et al. Multiparametric ultrasound in the evaluation of kidney disease in elderly [J]. J Ultrasound, 2020, 23(2): 115 - 126.

3. Gao J, Thai A, Lee J, et al. Ultrasound shear wave elastography and doppler sonography to assess the effect of hydration on human kidneys: a preliminary observation [J]. Ultrasound Med Biol, 2020, 46(5): 1179 - 1188.

4. Hoi S, Takata T, Sugihara T, et al. Predictive value of cortical thickness measured by ultrasonography for renal impairment: a longitudinal study in chronic kidney disease [J]. J Clin Med, 2018, 7(12): 527.

5. O'Neill WC. Structure, not just function [J]. Kidney Int, 2014, 85(3): 503 - 505.

6. Petrucci I, Clementi A, Sessa C, et al. Ultrasound and color Doppler applications in chronic kidney disease [J]. J Nephrol, 2018, 31(6): 863 - 879.

7. Scholbach TM, Vogel C, Bergner N. Color Doppler sonographic dynamic tissue perfusion measurement demonstrates significantly reduced cortical perfusion in children with diabetes mellitus type 1 without

microalbuminuria and apparently healthy kidneys[J]. Ultraschall Med，2014，35(5)：445－450.

8. Shi LQ，Sun JW，Miao HH，et al. Comparison of supersonic shear wave imaging-derived renal parenchyma stiffness between diabetes mellitus patients with and without diabetic kidney disease[J]. Ultrasound Med Biol，2020，46(7)：1630－1640.

9. Stoperka F，Karger C，Beige J. Limited accuracy of colour doppler ultrasound dynamic tissue perfusion measurement in diabetic adults[J]. PLoS One，2016，11(12)：e0168905.

10. Venables HK，Wiafe YA，Adu-Bredu TK. Value of Doppler ultrasound in early detection of diabetic kidney disease：a systematic review and meta-analysis[J]. Ultrasound，2021，29(3)：141－149.

11. 白静,刘建凤,白伟.糖尿病肾病患者血清和肽素、脂联素水平变化及其与肾动脉血流阻力指数的相关性[J].国际检验医学杂志,2019,40(12):1467－1470.

12. 樊文,何远明,李明星.声触诊组织定量技术对糖尿病肾病患者肾损害的评估价值[J].中华医学超声杂志(电子版),2020,17(12):1231－1235.

13. 姜世敏,方锦颖.糖尿病肾病多学科诊治与管理专家共识[J].临床医生杂志,2020,48(5):522－527.

14. 李楠,王一茹,田晓琦,等.超声技术在糖尿病肾病诊断中的应用现状[J].中华肾病研究电子杂志,2019,8(4):186－189.

15. 李强.超声剪切波弹性成像的技术进展[J].中国医疗设备,2017,32(7):101－105.

16. 刘红,徐辉雄.超声设备及检查技术.上海,同济大学出版社,2020:24－49.

17. 王海燕,王岩,王娟.彩色多普勒能量图对糖尿病患者肾血流动力学的研究[J].中国超声医学杂志,1999(7):49－52.

18. 王宓,左力.糖尿病肾病诊治专家共识解读[J].临床内科杂志,2020,37(9):675－678.

19. 姚爽,焦军东.剪切波弹性成像定量技术在早期诊断糖尿病肾病的应用价值[J].中国中西医结合肾病杂志,2021,22(5):464－465.

20. 种静,杨雪,武斌,等.剪切波弹性成像定量评估糖尿病肾病患者肾损害程度[J].中华医学超声杂志(电子版),2021,18(4):398－401.

21. 周永昌,陈亚青.泌尿系疾病超声诊断与介入治疗[M].北京:科学技术文献出版社,2008.

22. 周永昌,郭万学.超声医学[M].5版.北京:科学技术文献出版社,2006.

第二十七章 磁共振成像新技术在糖尿病肾病诊治中的应用

随着磁共振检查设备与技术的快速发展，特别是功能磁共振成像在临床中受到越来越多的重视，其在糖尿病肾病的早期诊断方面也起着越来越重要的作用。目前可运用于糖尿病肾病的功能磁共振技术主要包括水脂分离成像、扩散数量成像（diffusion tensor imaging，DTI）、血氧水平依赖（blood oxygenation level dependent，BOLD）成像和动脉自旋标记（arterial spin labeling，ASL）技术。此外，一些无需注射对比剂或造影剂的新型磁共振血管成像技术也越来越多地应用于肾功能不全患者。

第一节 常用功能磁共振成像技术

一 水脂分离成像

水脂分离成像技术是基于脂肪和水的化学位移，水质子和脂肪质子的进动相位周期性出现反相位和同相位，利用同-反相位的影像计算拟合单独"水"或"脂肪"分离影像的磁共振成像技术。糖尿病肾病患者肾脏异常脂肪沉积会加速慢性肾脏病（CKD）的进展，水脂分离成像序列（Dixon 序列和 PDFF 序列）可发现患者肾脏脂质水平高于对照组。

二 扩散张量成像

扩散加权成像（DTI）是在弥散散加权成像（diffusion weighted imaging，DWI）技术基础上改进和发展的一项新技术，可以在多个方向上测量水分子扩散程度的方向性。肾脏组织含水量丰富，血液灌注量大，具有滤过、重吸收和浓缩尿液的功能，并且肾脏管道系统在解剖上呈放射状规律排列，有明显的各向异性扩散。分数各向异性（fractional anisotropy，FA）是 DTI 的重要参数之一，FA 值反映了水分子扩散运动的方向性。研究表明，糖尿病肾病患者肾髓质 FA 值较健康者明显降低，而且随着病情的进展（如肾小管萎缩、基膜增厚、管腔扩张，甚至肾小管坏死），FA 值逐渐下降。表观弥散系数（apparent diffusion coefficient，ADC）是 DTI 的另一个重要参数，用于描述组织内水分子扩散运动的幅度。研究发现，1～2 期慢性肾脏病（CKD）患者的 ADC 值未显著降低，而 3～5 期 CKD 患者的 ADC 值显著低于对照组，提示 ADC 测量可能适用于检测中至重度 CKD。

三 血氧水平依赖成像

血氧水平依赖（BOLD）成像以顺磁性去氧血红蛋白作为内源性对比剂，可无创性地反映组织内血红蛋白的氧含量。慢性缺氧是包括糖尿病肾病在内的多种肾脏疾病共同的致病因素，BOLD 成像可

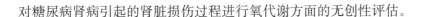

对糖尿病肾病引起的肾脏损伤过程进行氧代谢方面的无创性评估。

四 动脉自旋标记技术

动脉自旋标记(arterial spin labeling,ASL)技术以动脉血的水质子作为内源性示踪剂,获取组织血流灌注信息的成像技术,无须注射外源性对比剂,是对成像平面的上游血液进行标记,使其自旋弛豫状态改变,当标记血流到达肾脏并替代了未被标记的血流,磁共振信号强度会减低。控制像与标记像减影抑制了静态组织的信号,得到灌注加权像。ASL 技术可利用内源性对比剂无创性定量分析肾脏灌注水平,规避对比剂产生的一系列不良反应,ASL 技术区别糖尿病正常肾功能组与肾功能受损组的灵敏度为 76%,特异度为 82%。

第二节 常用磁共振血管成像技术

目前临床上尚缺乏在可在终末期肾衰竭患者中大范围使用的安全可靠的血管疾病影像学检查方法。临床上用于血管疾病诊断的检查方法主要有计算机体层血管成像(CTA)和对比增强磁共振血管成像(contrast enhanced magnetic resonance angiography,CE‐MRA),均需在静脉血管内注入一定量的对比剂,比如 CTA 需要注入碘对比剂,MRA 需要注入钆对比剂。非离子型碘对比剂约 90% 以原形由肾小球滤过排出,溶入水后不发生电离,对血液渗透压影响小;富含羟基而不含羧基,神经毒性和血脑屏障损害较轻,对于大多数患者来说是安全的,但是对于有严重肾功损害者应慎用。钆对比剂在肾功能不全的患者身上可能诱发肾源性系统性纤维化,也使其应用受到了限制。此外,据报道超顺磁性氧化铁纳米粒子(superparamagnetic iron oxide nanoparticle,SPION)具有不通过肾脏代谢的特点,可用于肾功能不全患者,但其制作特定大小和形状工艺难度大的特点也难以在临床上大规模使用。因此,非对比增强磁共振血管成像(non-contrast enhanced magnetic resonance,angiography,non‐CE‐MRA)在下肢动脉闭塞性疾病(peripheral arterial occlusive disease,PAOD)中的应用越来越受到人们的关注,如相位对比法(phase-contrast),时间飞跃法(time-of-flight),新鲜血液成像(fresh-blood imaging)等技术,各类不同的技术可运用于不同部位的血管,包括颅内血管、下肢动脉血管以及上肢透析通路等,本节主要就这三部分血管展开阐述。

一 颅内血管

颅内动脉狭窄是脑卒中的高危因素之一,国内脑卒中高达 30% 是由颅内动脉狭窄所致,颅内动脉狭窄在我国具有发生率高,脑卒中复发风险高等特点,是二级预防亟须关注的人群对象。颅内动脉狭窄中绝大多数是由于动脉粥样硬化导致血管狭窄所致,在肾功能不全患者中,肾小球滤过率(GFR)的下降经常伴随着其他一些病理生理的改变,如血液高凝状态,高同型半胱氨酸血症、高尿酸血症、钙磷代谢异常、炎症反应、血管内皮功能障碍等,这些因素也都可以加速动脉粥样硬化的进展。因此,在肾功能不全患者中进行颅内动脉狭窄的血管检查具有重要价值。可运用于颅内动脉血管成像的主要为时间飞跃法(time of flight,TOF),其原理是利用血管内流动血液与组织产生的信号差异,采用"流动相关增强",在血管成像时不需要注入对比剂,该血管成像技术可进行 2D 或 3D 血管成像。M 在该 MRA 序列中,通过射频(radio frequency,RF)脉冲的作用,使作用层面中的静止组织质子处于饱和状态,纵向磁化消失。而流入血液出现时,其质子处于非饱和状态,纵向磁化程度高。这样,已饱和的静止组织与未饱和的流入血液之间形成明显的差别来显示血管,是一种无创、安全的诊断血管疾病的方法,对于管径细小或者流速较慢的血管显示效果也同样清晰,目前在脑血管方面已广泛使用(图27-2-1和图27-2-2)。

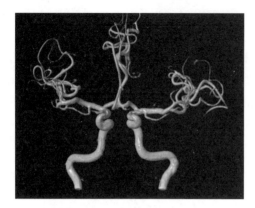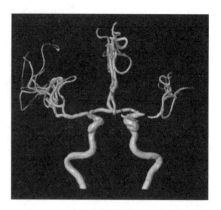

图27-2-1　正常颅内动脉　　　　　　图27-2-2　左侧大脑中动脉 M1 段重度狭窄

二　下肢动脉血管

下肢动脉闭塞性疾病(PAOD)是全身性动脉粥样硬化的主要血管并发症,与脑血管和心血管疾病的风险增加密切相关,因此 PAOD 的准确诊断对于该类疾病的治疗非常重要。CE-MRA 是一种基于钆对比剂的血管成像方式,被广泛应用于 PAOD 患者的评估,因为它具有诊断准确、不受钙化影响、没有辐射等优势。然而,使用钆对比剂存在引起肾源性系统性纤维化和肾功能受损的风险,导致该检查方式在肾功能不全患者中的应用受到了严格限制。临床工作中急需一种可为肾功能受损患者提供安全的 PAOD 成像技术。因此,非对比增强磁共振血管成像(non-CE-MRA)在 PAOD 中的应用越来越受到人们的关注,如相位对比法、时间飞跃法和新鲜血液成像等技术(图27-2-3)。不幸的

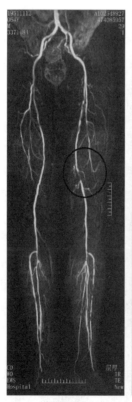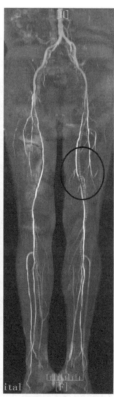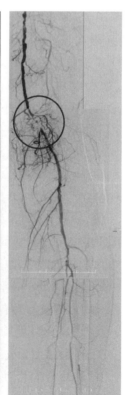

增强型 MRA　　　　　　　　QISS-MRA　　　　　　　　DSA

图27-2-3　下肢动脉闭塞性疾病的影像学诊断

是,由于过长的采集时间和运动敏感性差等原因,上述 non-CE-MRA 方法不能广泛用于 PAOD。

上肢透析通路

在血液透析患者长期的透析治疗过程中,因存在血管动脉硬化、反复穿刺、压迫、感染等因素会引起血管内膜增生、血栓形成,最终引起上肢透析通路的狭窄或闭塞。一旦怀疑患者存在血透通路狭窄或闭塞,则需要进行相关影像学检查明确其血管病变情况。超声检查在血管狭窄性疾病的诊断中具有明显的优势,可随时在屏幕操控,操作简便,对于血液透析患者产生的动静脉内瘘狭窄及血栓的测量十分有利。但是超声也存在一定缺陷,包括可能过度估计动静脉瘘狭窄程度,检测静脉流出道非血栓性闭塞准确性差,不能提供完整影像图像为介入手术做术前指导,以及对诊断质量会因操作者不同而存在差异。数字减影血管造影(DSA)是诊断血管疾病的"金标准",可以为进一步介入手术提供完整的影像图像,但其是一种侵入性检查,会对机体造成一定的损害,包括 X 射线及需要使用碘对比剂。因此,对于血液透析患者急需一种可安全可靠的影像学检查方法为诊断透析通路狭窄提供便利。

时间飞跃法磁共振血管造影(time of flight MRA, TOF - MRA)作为一种非增强型血管疾病的诊断方法,目前在脑血管方面已广泛使用。但目前常规使用的 TOF - MRA 仅能显示单向血流信号,一般不能显示静脉走行的血管成像,而对于动静脉瘘的血管成像不仅需要显示动脉血流走行方向信号,还需要显示瘘口以及静脉方向的血流信号。通过对常规 TOF - MRA 序列进行一定改良,将其静脉方向的预饱和序列予以删除,从而使得动脉和静脉方向血流信号都得以采集。因此,改良后 TOF - MRA 也可以运用于血液透析患者透析通路狭窄性血管病变的诊断,从而为终末期肾衰竭患者提供一种安全有效的血管影像诊断方法(图 27 - 2 - 4)。

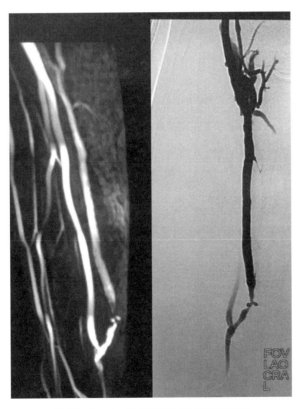

图 27 - 2 - 4 透析通路静脉端重度狭窄

(赵俊功)

参考文献

1. Jin WT, Zhang GF, Liu HC, et al. Non-contrast-enhanced MR angiography for detecting arteriovenous fistula dysfunction in haemodialysis patients [J]. Clin Radiol, 2015,70(8):852-857.

2. Lu L, Sedor JR, Gulani V, et al. Use of diffusion tensor MRI to identify early changes in diabetic nephropathy [J]. Am J Nephrol, 2011,34(5):476-482.

3. Wei LM, Zhu YQ, Zhang PL, et al. Evaluation of quiescent-interval single-shot magnetic resonance angiography in diabetic patients with critical limb ischemia undergoing digital subtraction angiography: comparison with contrast-enhanced magnetic resonance angiography with calf compression at 3.0 tesla [J]. J Endovasc Ther, 2019,26(1):44-53.

4. Yokoo T, Clark HR, Pedrosa I, et al. Quantification of renal steatosis in type II diabetes mellitus using dixon-based MRI [J]Magn Reson Imaging, 2016,44(5):1312-1319.

5. 章娜,彭茜,黄晓佳,等.磁共振动脉自旋回波序列在糖尿病肾病中的诊断价值初探[J].中外医学研究,2018,1(12):4-7.

第二十八章 糖尿病肾病的基础研究技术

糖尿病肾病临床样本的稀缺性突出了糖尿病肾病动物模型的重要,良好的动物模型对糖尿病肾病发病机制的研究和治疗药物的研发至关重要。其中小鼠作为目前应用最广的动物模型,每种品系有其独特的表型,小鼠基因组测序图谱可从互联网免费获得,利用基因工程技术所产生的模式小鼠模型,在动物模型研究中有着其他种属无可比拟的优势。同样,体外培养肾小球系膜细胞、肾小球内皮细胞、肾小球足细胞和肾小管上皮细胞为糖尿病肾病的研究提供了帮助。

现代分子生物学是一门旨在探讨核酸、蛋白质结构和功能的科学,已广泛应用到各个学科领域,在基础研究和临床研究中的作用至关重要,乃至成为现代医学的基础。随着基因组学、蛋白组学技术的发展,现代分子生物学技术在糖尿病肾病领域的研究越来越受到重视。在前文糖尿病肾病动物模型、肾脏组织学以及细胞培养技术的基础上,整合现代分子生物学,进一步从分子水平探讨糖尿病肾病发病的相关分子机制。

第一节 | 动物模型的建立

一 糖尿病肾病小鼠模型

目前糖尿病肾病小鼠模型包括诱导形成、自发形成和基因工程制备的模式动物模型 3 类。常用的糖尿病肾病小鼠模型如下。

1. 糖尿病肾病(1 型糖尿病)小鼠模型

(1) 经典链脲佐菌素链脲佐菌素(streptozotocin, STZ)诱导模型由葡糖胺-亚硝基脲组成,它能够被胰岛 β 细胞高表达的 GLUT-2 转运到细胞中,导致胰岛 β 细胞死亡。STZ 具有肾脏毒性,如采用小剂量多次注射(40~50 mg/kg 连续 5 d)可以避免;且能够避免严重的依赖外源性胰岛素的高血糖症,并且能最小化对其他脏器的毒性。值得注意的是不同品系的小鼠对 STZ 的敏感程度不同,有研究表明,敏感程度依次为 DBA/2>C57BL/6>MRL/MP>129/SvEv>BALB/c。STZ 诱导的糖尿病肾病小鼠模型 5 周内出现白蛋白尿,并伴有肾小球肥大,随着周期延长,出现系膜扩张。该模型成模率高,操作相对简便,在糖尿病肾病的发病机制及药效学研究中有较多应用;但缺点在于动物死亡率较高,肾脏病理改变较为缓和,难以形成与人类晚期糖尿病肾病类似的肾脏病理改变,且造模药物本身具有肾毒性,小鼠的肾脏病变可能会受此干扰而影响研究。

(2) STZ 诱导的 $eNOS^{-/-}$ 小鼠模型:对 $eNOS^{-/-}$ 小鼠注射 STZ 构建 1 型糖尿病肾病是目前应用较多的造模方法。虽然目前建模过程中 STZ 的用法有很多;AMDCC(The Animal Models of

Diabetic Complications Consortium)推荐连续 5 d 注射(每天 50 mg/kg)STZ 来诱导糖尿病。为了减缓 STZ 的非特性细胞毒性,对 8 周龄的小鼠连续 5 d 腹腔内注射小剂量(50 mg/kg)STZ 诱导建模。该模型的特点是:严重的高糖血症、蛋白尿显著增加、肾小球系膜溶解、GFR 明显降低、肾小球基膜(GBM)增厚以及足细胞丢失。有研究表明每天注射 STZ 100 mg/kg 连续 2 d,能够更快诱导出糖尿病,且出现系膜溶解、小动脉透明变、K-W 样结节、小管间质损伤等晚期糖尿病肾病病变。该模型的优点是能够表现出类似人类晚期糖尿病肾病的改变,缺点是 STZ 的用法没有统一的标准。

(3) C57BL/6-Ins2Akita 小鼠模型:该品系小鼠为常染色体胰岛素 2 基因显性突变导致小鼠胰岛素 2 基因错误折叠,选择性地对胰腺 β-细胞产生蛋白质毒性,最终导致胰岛 β 细胞缺乏。该小鼠胰腺内无 β 细胞,只有极少量的胰岛素。该小鼠产生适度的蛋白尿以及结构改变如系膜基质增多和基膜增厚。糖尿病肾病早期即可表现出足细胞丢失,可能与足细胞凋亡增加有关。该模型的优点是,与 STZ 诱导的 1 型糖尿病相比,该小鼠能够避免 STZ 带来的非特异组织毒性,并且表现更为显著和持久的高糖血症以及高血压等,可作为 STZ 诱导的胰岛素依赖型(1 型)糖尿病的替代模型;缺点是系膜区有不明原因的 IgA 沉积。

2. 糖尿病肾病(2 型糖尿病)小鼠模型

(1) db/db 小鼠模型:db/db 小鼠是位于 4 号染色体上的瘦素受体基因发生点突变所致的先天肥胖性 2 型糖尿病小鼠,该突变体起初是在 C57BLKS/J 品系中发现,后引入纯种 C57BL/6J 品系。db/db 小鼠 8 周龄开始血糖明显增高,GFR 升高,出现白蛋白尿;12 周时出现肾小球肥大,系膜区增宽,足细胞丢失以及 GBM 增厚等病理改变;28 周可出现局灶性肾小球硬化,其病程发展与人类较为相似,但人类糖尿病肾病晚期的肾脏病变如结节性肾小球硬化症或系膜溶解不易发生。因此 db/db 小鼠是研究糖尿病肾病早期病变的一个良好模型且广为应用。该模型的缺点是此小鼠为常染色体隐性遗传,繁殖力差且肾小管间质改变较轻。

(2) eNOS$^{-/-}$db/db 小鼠模型:糖尿病的内皮功能障碍与 NO 合成受损有关,一氧化氮合酶(eNOS)定位于人类 7 号染色体是内源性 NO 生成的限速酶,NO 利用率减少是糖尿病肾病等血管并发症发生的重要机制之一。将 db/db 小鼠 eNOS 基因敲除可形成 eNOS$^{-/-}$db/db 小鼠。该模型出现 2 型糖尿病、肥胖、高血压的同时,也表现明显的蛋白尿、系膜扩张以及系膜溶解,是少数能模拟人类晚期糖尿病肾病病理特点的模型之一,该模型的缺点是饲养困难。另有报道认为 eNOS$^{-/-}$db/db 小鼠被评价为是目前较好的模拟人类晚期糖尿病肾病结构和功能改变的动物模型。

(3) KKay 小鼠模型:该品系小鼠是在 KK 小鼠(小鼠 Kansukabe 与 C57BL/6J 杂交后再近交培育而成品系)的基础上,引入突变毛色基因(ay)培育而成的自发性 2 型糖尿病模型。ay 基因不仅影响小鼠的毛色而且可引起代谢紊乱,出现肥胖、高血糖、脂质代谢紊乱和高胰岛素血症等代谢综合征,与人类 2 型糖尿病表现极为相似。该小鼠存在胰岛素抵抗,8 周龄出现 2 型糖尿病表现,12 周龄尿白蛋白增加、系膜基质增多,20 周龄出现基膜增厚以及部分肾小球节段性硬化等,该小鼠是研究糖尿病肾病早期病变尤其是滤过功能病变的良好模型。该模型的缺点是随着年龄增长,出现自发性肾盂积水等且死亡率高,不适用于研究糖尿病肾病晚期病变。

(4) 高脂饮食诱导的小鼠模型:高脂饮食能导致肾小球内皮细胞损伤,系膜细胞增生,基膜增厚,基质增多,肾小管间质纤维化,大量脂肪沉积等典型的糖尿病肾病病理改变,并出现蛋白尿和进行性肾功能损害。雄性 C57BL/6J 小鼠高脂饲料喂养 12 个月后虽然表现出糖耐量受损,血清胰岛素水平代偿性增高,但空腹血糖升高不明显或仅有轻度升高,诱导高血糖所需时间更长。该模型的优点是病程与人类 2 型糖尿病的相似,表现为肥胖、糖耐量受损、胰岛素抵抗和脂代谢异常,缺点是诱导时间长。

(5) 小剂量 STZ 饲喂高脂饮食的小鼠模型:单纯 STZ 诱导形成的糖尿病模型虽然有高血糖、高血脂以及胰岛素分泌减少,但无胰岛素抵抗存在。高脂饮食可以诱导形成胰岛素抵抗。Luo 等用脂肪含量 35.5% 的高脂饲料喂养 C57BL/6J 雄性断乳小鼠,发现该模型出现胰岛素抵抗和血胰岛素增多,喂养 3 周后腹腔内注射 STZ(100 mg/kg)出现高糖血症。有报道表明,相对于单独用 STZ 或高脂饮食处理小鼠,对野生型小鼠使用 STZ 联合高脂饮食能够显著加重肾脏病变。现有研究用脂肪含量 35% 的高脂饲料喂养 6 个月龄成年 C57BL/6 小鼠并注射 3 次小剂量(40 mg/kg)STZ,观察到与人类胰岛 β 细胞数量减少程度类似的情况,而 4 或 5 次的小剂量注射将会对胰腺产生过度损害。这种轻到中度的糖尿病更接近人类 2 型糖尿病的发病过程,且造模所需不是那么昂贵。高脂饮食会引起胰岛素抵抗,产生高胰岛素血症,而 STZ 可以抑制机体升高胰岛素水平的能力,抵消高胰岛素血症带来的影响。该模型缩短了单纯高脂饮食诱导所需时间,并且提高了单纯 STZ 诱导造模的成功率和稳定性,目前应用广泛。

(6) ob/ob 小鼠:相对于 db/db 小鼠的瘦素受体基因突变,该隐性肥胖小鼠具有瘦素基因突变(瘦素受体的配体),虽然缺乏瘦素但是瘦素通道的完整性依然存在。该小鼠的特点是肥胖、多食、高血糖和胰岛素抵抗。瘦素 ob 基因突变存在于不同品系的小鼠,如 C57BL/6J、DBA2/J 以及 FVB。在 C57BL/6J ob/ob 小鼠中肾脏结构和功能的改变相对温和,而在 FVB ob 小鼠中发现系膜基质增生。ob/ob 小鼠相对于 db/db 小鼠肾脏疾病少,可能是因为 ob/ob 小鼠缺乏循环瘦素而瘦素可以刺激间质产生。另一可能是二者具有不同的遗传背景。该模型的肾脏病变表现为系膜基质增生和中度蛋白尿,肌酐清除率 5 月龄开始下降。该模型的缺点是糖尿病肾病晚期病变不明显。

3. 新培育的转基因小鼠模型

(1) 晚期糖基化终末产物(AGE)基因制备小鼠模型:AGE 是因长期的高血糖暴露而出现的一种非酶性糖基化蛋白,被认为是糖尿病的一个主要特征。糖尿病患者肾小球出现 AGE,特别是羧甲基赖氨酸修饰加合物的积聚。AGE 可通过受体依赖机制和受体介导的信号转导通路影响细胞功能。AGE 与其受体 RAGE 结合介导多种细胞反应。有研究表明,抑制 RAGE 能够削弱糖尿病对肾脏的改变,灭活 RAGE 基因的糖尿病小鼠与野生型糖尿病小鼠相比显著抑制了肾脏的改变:包括肾脏肥大,系膜区增宽,晚期的肾小球硬化症,蛋白尿和血肌酐增高;且肾脏损伤的程度与 RAGE 基因剂量成正比。将人类 RAGE 基因导入 1 型糖尿病小鼠使其血管内皮细胞 RAGE 过度表达,RAGE 转基因糖尿病小鼠 4 个月时表现出尿白蛋白和血肌酐显著增高,肾脏体积增大,肾小球肥大,基膜增厚,以及肾小球硬化症等改变。该模型的优点是能够模拟糖尿病肾病的晚期病变。

(2) 足细胞胰岛素受体敲除小鼠模型:人类足细胞对胰岛素有很强的应答,为了研究足细胞胰岛素信号对肾小球功能的影响,有研究将小鼠的足细胞胰岛素受体特异性敲除。该小鼠模型在胰岛素水平和血糖正常的情况下,5 周龄时出现蛋白尿,8 周龄表现为显著的蛋白尿和典型的糖尿病肾病组织学改变,包括足细胞的丢失、大量基质产生、基膜增厚和肾小球硬化症。随着年龄增长,其肾脏病变更为明显,但该模型不表现为肾脏体积增大。另有报道在足细胞中缺乏 Cdc42 的小鼠发展为先天性肾病并且出生 2 周之内死于肾衰竭。该模型的优点是在短时间内出现较重的肾脏病变,有助于研究足细胞在糖尿病肾病发病过程中的作用。

(3) BTBR ob/ob 小鼠模型:是一种由于瘦素基因发生点突变所致的肥胖型 2 型糖尿病小鼠,但其肾脏病变较轻。Clee 等将 ob/ob 基因变异引入到 BTBR(black and tan, brachyuric)小鼠品系中。BTBR ob/ob 小鼠起初表现为胰岛素抵抗伴有血胰岛素水平增高,胰岛肥大,6 周龄出现显著的高糖血症。早在 8 周龄就可以检测到蛋白尿出现,相应的可检测到足细胞丢失,且足细胞的丢失持续于整个疾病过程,蛋白尿出现 10 周后即可检测到系膜增厚。18 周龄时该小鼠出现糖尿病肾病晚期的典型特征,如显著的系膜增厚、肾小球系膜溶解、持续的足细胞丢失、基膜增厚、轻度间质纤维化。约有

10%的肾小球出现系膜溶解时同时出现系膜基质增生。BTBR *ob/ob* 小鼠是为数不多能模拟人类晚期糖尿病肾病病变的模型。无论是现有的糖尿病肾病模型还是 *db/db* 小鼠,发展为糖尿病肾病或相关肾损伤都需要 30~50 周或更长时间,而 BTBR *ob/ob* 小鼠能更快地发展为糖尿病肾病。BTBR *ob/ob* 小鼠作为糖尿病肾病模型十分接近 AMDCC 推荐的标准,无论在蛋白尿还是在病理改变方面均较现已存在的糖尿病肾病模型更具优势。最为重要的特点是,BTBR *ob/ob* 小鼠可能在一定程度上再现了人类糖尿病肾小球损伤结构和功能改变的本质特征。突出的优点是,病程短,缩短了建模时间,更适合应用在糖尿病的研究;局限是,与所有瘦素缺乏的小鼠模型类似,该小鼠繁殖力差且价格昂贵。

小鼠模型在糖尿病肾病研究中有很高的价值。随着基因工程技术的不断发展,越来越多的小鼠模型被用于糖尿病肾病的研究。虽然目前的小鼠模型难以全面复制人类糖尿病肾病的特征性病变,但分别模拟不同糖尿病肾病病理特征的小鼠模型联合应用是探索糖尿病肾病发病机制以及研究干预治疗措施的可行办法,这需要国内外研究者在此领域进一步探索。

糖尿病肾病大鼠模型

鉴于糖尿病肾病在全球发病率持续、迅速增加,已经成为继心脑血管疾病、肿瘤之后另一严重威胁人类健康的非传染性慢性疾病,严重威胁人类健康,因此如何防治糖尿病肾病已经成为业界的一个重要课题。在探讨糖尿病肾病发病机制的过程中,动物模型已经成为宝贵的资源,在第一节中,我们详细介绍了多种糖尿病肾病小鼠模型,由于小鼠体积小,实验操作技术要求高,难度大。而大鼠实验操作简单,因此糖尿病肾病大鼠亦是较为常用的动物模型。

1. STZ 诱导的糖尿病肾病(1 型糖尿病)大鼠模型

(1) 单纯 STZ 诱导大鼠模型:STZ 直接破坏胰岛 β 细胞(主要见于较大剂量 STZ 注射后),数量明显减少,残存的胰岛 β 细胞几乎完全脱颗粒,致使胰岛素分泌减少或者完全缺失,最终导致糖尿病。STZ 注射后激活自身免疫系统,进一步导致 β 细胞损害,常见于多次小剂量注射 STZ 诱发的糖尿病。腹腔注射建立糖尿病肾病模型需要增加 STZ 剂量,STZ 肾毒性风险增加,因此目前多采用单剂尾静脉注射的方法。

糖尿病肾病大鼠模型常用的品系为 SD(Sprague-Dawley)大鼠,WKY(Wistar-Kyoto)大鼠或者自发高血压大鼠(SHR)。一般选取雄性,8 周龄,体重 200~250 g 的大鼠,禁食 16 h,尾静脉单剂量注射新鲜配制 STZ(SD=55 mg/kg, WKY=60 mg/kg, SHR=45 mg/kg),对照组注射相同剂量枸橼酸缓冲液。STZ 注射导致胰岛破坏,大量胰岛素释放,因此 STZ 注射完成后,48 h 内需注意补充蔗糖水(15 g/L),可显著降低死亡率。1 周后,剪尾测定血糖(禁食)超过 15 mmol/L(280 mg/dl)即为糖尿病造模成功。有报道称,造模成功后,为了预防糖尿病酮症,使血糖维持在适当的水平(16~33 mmol/L,300~600 mg/dl)。STZ 引起的轻微肾毒性恢复时间大约需要 3 周,每只大鼠可每天皮下注射长效胰岛素 2~4 u。STZ 诱导 1 型糖尿病模型一般在 8 周时出现持续白蛋白尿,RAAS 激活,肾脏病理可出现早期的肾小球体积增大、肾小球毛细血管扩张、系膜区大量细胞外基质沉积;电镜可见 GBM 增厚、足细胞足突融合,符合早期人类糖尿病肾病肾脏病理特征。

人类糖尿病肾病疾病自然进程漫长,尽管 STZ 诱导的糖尿病肾病大鼠模型不能完全模拟人类糖尿病肾病疾病进程,然而糖尿病肾病典型病理改变,包括 K - W 结节、小管间质纤维化均与糖尿病初期肾脏组织结构病变密切相关,因此,糖尿病肾病大鼠肾脏组织结构病变是人类糖尿病肾病研究的重要基础。腹腔注射建立糖尿病肾病模型需要增加 STZ 剂量,STZ 肾毒性风险增加,因此目前多采用单剂尾静脉注射的方法。

(2) STZ 诱导联合单侧肾脏切除大鼠模型:常用大鼠品系为 SD、Wista、SHR,研究发现,STZ 联合并单侧肾脏切除能够加速肾脏病变进程,单侧肾脏切除导致残余肾体积增大,与糖尿病继发的糖尿病肾病病变相互叠加;Utimura 等的研究中,Wistar 大鼠右侧肾脏切除联合单剂注射 STZ(65 mg/kg),观察 8 个月,与单纯肾切除对照组相比较,大鼠尿白蛋白排泄率(UAER)增加 2 倍。然而此类复合型模型的实验数据仍然存在争议,认为不能解释肾脏病变是因为 STZ 诱导的高糖血症引起,还是由于一侧肾脏切除导致的血流动力学改变所致,抑或是两种因素的协同作用。因此限制了在糖尿病肾病研究中的应用。

2. 自发性 2 型糖尿病大鼠模型

目前,国内 2 型糖尿病大鼠建模多采用高脂饮食＋小剂量 STZ 方法,但此法形成稳定的 2 型糖尿病模型至少需 6 个月,且高脂饮食配方价格不菲,一定程度上限制了该模型的推广。GK 大鼠(Goto-Kakizakidiabetesprone rat)是国外应用较多的自发性 2 型糖尿病大鼠动物模型,1975 年由日本学者 Goto 等从白化 Wistar 大鼠中筛选高血糖个体逐步培育而成,表现为空腹血糖稍高,餐后血糖明显升高,病程晚期出现糖尿病视网膜病变、神经血管病变等并发症,且易于饲养,不需注射胰岛素即可存活较长时间,无明显肥胖、高脂血症以及高血压等症。此品系引入我国时间较短,相关生物特性和研究文献不多。2 型糖尿病发病机制较复杂,实验动物与人类间存在较多偏差,尚无一种动物模型与人类 2 型糖尿病特征完全符合。2 型糖尿病 GK 大鼠表现为病程早期出现胰岛增生肥大,随病程进展逐渐出现破坏萎缩,显示出早期胰岛素抵抗引起高胰岛素血症,以及晚期 β 细胞凋亡的增加。胰岛组织形态学变化反映了胰岛素抵抗和胰岛 β 细胞功能受损在 2 型糖尿病发病机制中的地位和作用。研究发现,GK 大鼠高血糖持续存在,虽然与蛋白尿无显著相关性,但与 Wistar 对照大鼠相比,长期持续高血糖导致 GK 大鼠(12 周)出现小管间质单核巨噬细胞浸润,35 周出现明显基膜增厚,肾小球肥大;足细胞损伤(表达 desmin)以及肾小球内巨噬细胞浸润。该研究结果与 2 型糖尿病患者并发的非显性糖尿病肾病类似。

由于 GK 大鼠空腹血糖稍高,餐后血糖明显高于正常,晚期可出现糖尿病视网膜病变、糖尿病肾病、大血管病变和周围神经病变等,不受肥胖、高血压等其他因素干扰,一定程度上可模拟临床 2 型糖尿病肾病患者病理生理改变,适用于对 2 型糖尿病长期持续高血糖并发的糖尿病肾病病理生理及诊疗研究。

3. 模式大鼠模型

糖尿病肾病发病机制复杂,醛糖还原酶作为多元醇途径的关键酶,是 NADPH 依赖的胞质酶,可将葡萄糖转化为山梨醇。研究发现,醛糖还原酶转基因大鼠显著降低糖尿病大鼠蛋白尿水平,因此模式动物已经成为现代医学研究的一个重要手段,弥补了抑制剂在研究中的缺陷。

STZ 诱导的大鼠和小鼠糖尿病肾病模型是目前实验室常用的动物模型,大、小鼠模式动物的建立提供了更多、更好的选择。尽管糖尿病肾病动物模型表现为白蛋白尿以及与人类糖尿病肾病患者早期相类似的肾脏病理变化,但迄今为止,完全模拟糖尿病肾病患者肾脏病理生理改变的糖尿病肾病动物模型还不存在,需要业内学者的不断研究和探索。

第二节 | 体外培养细胞的应用

一 肾小球系膜细胞

肾小球主要由 3 种固有细胞组成,包括系膜细胞(mesangial cell)、足细胞和内皮细胞。组织学上系膜细胞及其基质构成系膜区,位于肾小球毛细血管襻周围,对毛细血管襻发挥支撑作用;研究发现,系膜细胞具有平滑肌细胞的特性,通过其收缩和舒张调节肾小球的滤过面积;系膜细胞表面表达清道夫受体,清除血浆内的大分子物质;系膜细胞通过分泌细胞因子,调节细胞外基质的合成和降解。糖尿病高糖状态一方面可导致系膜细胞自身增殖以及肥大,获得肌纤维母细胞表型,即分泌大量细胞外基质(ECM);另一方面高糖刺激系膜细胞表达分泌致纤维化因子转化生长因子β_1(TGF - β_1)。ECM过量沉积在系膜区导致的系膜区扩张是糖尿病肾病早期特征性病理改变,病变持续进展最终导致肾小球硬化,即终末期肾病(ESRD)。肾小球系膜细胞作为糖尿病肾病主要的效应细胞之一,在糖尿病肾病的发病以及进展过程中至关重要;因此体外培养系膜细胞对深入了解糖尿病肾病病理生理变化,揭示糖尿病肾病发病机制至关重要。

系膜细胞体外成功分离、培养研究可追溯到20世纪70年代,Fish等首次报道成功体外原代培养系膜细胞。国内1987年由北京医科大学首例报道系膜细胞体外培养成功。在原代培养的基础上,应用一些特殊技术制备的永生性系膜细胞也陆续问世,为体外研究系膜细胞参与糖尿病肾病发病机制提供了载体。

(一) 原代培养及鉴定

1. 体外分离肾小球

体外自肾组织提取肾小球的方法有多种,包括梯度离心法、铁灌注法和分样筛法,其中分样筛法是目前最常用的获取高纯度肾小球的方法,其原理为利用肾小球与肾组织内其他成分体积的不同来提取肾小球。具体步骤为:新鲜无菌状态肾组织,取肾皮质部分,剪成匀浆状,予胶原酶消化后,依次通过60、100、200目筛网,PBS充分冲洗,在200目筛网上收集颗粒样组织即为高纯肾小球。

2. 肾小球系膜细胞培养

肾小球由多种肾脏固有细胞组成,那么如何从肾小球内获得高纯度的系膜细胞呢?方法包括:细胞克隆法和细胞优选法;细胞克隆法,能获得高纯度克隆细胞,但技术条件要求较高;细胞优选法,操作简便易行,且能够获得较高纯度的系膜细胞用于体外实验,因此目前此法常用于实验室系膜细胞原代培养。

3. 系膜细胞鉴定

系膜细胞无特异性标志蛋白,不宜采用单一方法鉴定。目前常用的方法为:相差显微镜下形态学、免疫组织化学以及电子显微镜相结合并排除肾小球内皮细胞、足细胞污染的方法。系膜细胞的特性如下:①在相差显微镜下,细胞形态呈不规则星形、梭形,类似血管平滑肌细胞;②在透射电镜下,可见胞质内有大量微丝束,在扫描电镜下,细胞表面可见微丝束隆起,微绒毛少;③免疫组织化学检测显示,alpha-actin、myosin、desmin等标志蛋白呈阳性表达,而cytokeratin、Ⅷ因子等上皮细胞、内皮细胞特异性蛋白则呈阴性表达;④功能检测显示,与AngⅡ共同孵育后,系膜细胞收缩。经过上述鉴定完全符合系膜细胞特点后,方可认为系膜细胞原代培养成功,并用于体外高糖诱导实验。

原代培养的系膜细胞最大程度保持了系膜细胞生物学行为模式,获得的实验数据最可靠。一般情况下,从获得离体肾小球到获得高纯度的系膜细胞,一般需要传代至第3代,大约需要7周的时间,耗时长,原代系膜细胞生长缓慢,易污染,因此制约了系膜细胞在实验室的推广。与原代细胞相比,系膜细胞细胞系(cell line)是无限生长繁殖的细胞株,体外生长迅速,易存活,极易培养,大大缩短了试验周期和成本。

(二) 系膜细胞系

如前文所述,系膜细胞极易存活、繁殖,但是该细胞株在一定程度上已经发生基因型/表型变化,某些原代系膜细胞的生物学行为丢失,如失去细胞接触抑制功能。因此,系膜细胞系获得的实验数据,应在原代系膜细胞中加以验证,如结果一致则最可靠。

1. 系膜细胞细胞系的制备

(1) 筛选突变细胞制备:系膜细胞系以物理、化学等方法人工诱发系膜细胞突变、克隆后,反复转种克隆细胞,筛选繁殖力旺盛的克隆细胞作为系膜细胞细胞系。

(2) 转染 SV40 大 T 抗原:由于 SV40 大 T 抗原与 DNA 多聚酶相互反应刺激 DNA 复制,且结合并抑制肿瘤抑制蛋白 P53、P105,因此转染 SV40 大 T 抗原后,系膜细胞获得永生化的特性。目前,人、大鼠、小鼠系膜细胞均成功制备细胞系。

(3) 条件永生化:系膜细胞系 SV40 突变体 tsA58 存在热敏感大 T 抗原,与小鼠主要组织相容性复合体 H - K^b 启动子(在 gamma 干扰素存在的情况下,体内几乎所有细胞均能够表达次启动子)。H - K^b - tsA58 转基因小鼠肾组织分离的系膜细胞在 37℃无干扰素时,细胞增殖低下;33℃干扰素存在条件下,则表现出无限繁殖的特性,因此,该类系膜细胞细胞系特称为条件永生化系膜细胞细胞系。

2. 常用的系膜细胞系

目前大多数系膜细胞系来自 ATCC,即美国模式培养物保藏所,包括人源 T - HMC、大鼠 1097、大鼠 CRL - 2573、小鼠 CSM、小鼠 MMC、小鼠 CRL - 1927 MES13、小鼠条件永生化系膜细胞等。国内已经有应用人源 T - HMC、大鼠 1097、小鼠 CRL - 1927 MES13 的实验报道。

(三) 在糖尿病肾病研究中的应用

系膜细胞是糖尿病肾病病理生理过程中重要的效应细胞之一,糖尿病肾病早期的病理特征表现为系膜细胞肥大、ECM 过量沉积导致的系膜区增宽,系膜区增宽是糖尿病肾病患者肾功能不全的关键性原因之一。糖尿病肾病时 Ang Ⅱ/AT1 受体、TGF - β$_1$/Smad 信号系统激活。不同种类的培养系膜细胞已经应用于糖尿病肾病肾小球病变的研究,结果发现:①高糖诱导系膜细胞表型发生改变,获得了肌纤维母细胞的特性,分泌大量 ECM;②高糖刺激系膜细胞上调 Ang Ⅱ、AT1 受体、TGF - β$_1$以及 TGF - β$_1$ 受体,通过氧化应激、TGF - β$_1$/Smad 细胞信号通路上调胶原蛋白、纤维连接蛋白等 ECM 主要成分的表达。③晚期糖基化终末产物(AGE)通过与系膜细胞表面受体结合,激活氧化应激机制,刺激系膜细胞分泌 ECM。④高糖下调 ECM 降解所需酶系统,如 MMP、t - PA;相反上调 ECM 降解酶系统抑制物的水平,如 TIMP、PAI 等。⑤高糖通过诱导细胞周期蛋白依赖酶抑制剂 P27 kip1 的表达,引起细胞 G$_1$/S 期阻滞,ECM 大量合成、分泌,*PTEN* 参与了高糖诱导的系膜细胞肥大表型改变。⑥高糖通过改变系膜细胞内 miRNA 表达谱,诱导系膜细胞表型改变、协同 TGF - β$_1$ 致纤维细胞化信号系统,促进糖尿病肾病发病与进展。

随着高糖诱导的系膜细胞损伤分子机制研究的进一步深入,为系膜细胞在糖尿病肾病肾小球硬化的发生、发展中的关键作用提供了坚实的理论基础,为糖尿病肾病的防治提供了新思路。

肾小球内皮细胞

肾小球内皮细胞(glomerular endothelial cell)位于肾小球毛细血管襻最内侧,构成肾小球滤过膜的第一道屏障,使血液中的大分子物质不被滤出;研究发现,肾小球内皮细胞表面带有负电荷,亦是肾小球滤过屏障的重要组成部分;内皮细胞释放内皮素。肾小球内皮细胞的进行性丢失是进展性肾病的特征性变化。糖尿病肾病是常见的肾脏内微血管病变,肾小球内皮细胞结构与功能损伤是微血管病变形成的基础。糖尿病肾病临床上微量白蛋白尿是糖尿病患者存在内皮屏障功能损伤的标志、糖尿病肾病诊断的早期线索,研究表明,持续高血糖启动细胞信号通路,涉及 VEGF、一氧化氮、血栓烷等细胞因子和介质等,众多因素共同介导糖尿病肾病肾小球内皮损伤;另有证据表明糖尿病肾病患者循环内皮祖细胞数显著下降,提示糖尿病肾病时内皮修复功能受损;糖尿病肾病肾小球内皮细胞通过内皮细胞-间充质转化机制参与了肾小球硬化的发病机制,因此阐明内皮功能损伤机制是研究糖尿病肾病微血管病变形成和进展的关键性科学问题,肾小球内皮细胞的体外培养对糖尿病肾病内皮功能损伤研究至关重要。

内皮细胞在体外原代培养不易生长,自1984年Striker研究小组首次报道成功培养肾小球内皮细胞,人们对内皮细胞培养技术进行了长期的探索,迄今为止,已经在体外进行了人、牛、鼠内皮细胞成功培养。国内由解放军总医院肾病实验室率先成功培养人肾小球内皮细胞。

(一) 原代培养方法及其鉴定

1. 体外分离

首先需要分离出高纯度的肾小球(具体方法和实验步骤同内皮细胞原代培养一节),即常用的方法为筛网滤过法、梯度离心以及酶消化法等。体外自肾组织提取肾小球的方法有多种,包括梯度离心法、铁灌注法和分样筛法,其中过滤筛法是目前最常用的获取高纯度肾小球的方法,其原理为利用肾小球与肾组织内其他成分体积的不同来提取肾小球。具体步骤为:新鲜无菌状态肾组织种,取肾皮质部分,剪成匀浆状,予胶原酶消化后,依次通过250、106、75 μm筛网,PBS充分冲洗,在75 μm筛网上收集颗粒样组织即为高纯肾小球。

2. 原代培养

自Castellot等1986年报道采用消化裂解离体肾小球联合细胞亚克隆方法培养大鼠内皮细胞,国外学者相继于1989、1992年建立了牛、人以及狒狒等不同种属肾小球内皮细胞培养方法。随着实验条件的改善,流式细胞仪器分选或免疫磁珠方法的应用,大大简化了实验程序,内皮细胞纯度显著提高。国内解放军总院肾病实验室于1995年首次报道体外肾小球内皮细胞培养成功,研究成果发表在1995年《中华医学杂志》。与系膜细胞相比较,内皮细胞培养难度大,在培养过程中,确保肾组织新鲜、无菌、实验中胶原酶浓度、温度、消化时间、离心速度、离心时间、条件培养基(20%胎牛血清添加100 μg/ml肝素钠和FGF 200 μg/ml)培养、包被了明胶和纤维连接蛋白的培养瓶等,均是内皮细胞培养过程中要谨记的。

3. 细胞鉴定

培养的内皮细胞在实验前需进行鉴定,同样,不宜采用单一方法鉴定,应采用多种方法相结合的方式,使结果更加可靠,亦更具说服力;目前常用的实验手段包括相差显微镜下形态学、免疫组织化学、电子显微镜以及细胞功能实验相结合的方式,并排除肾小球系膜细胞、足细胞污染。肾小球内皮细胞的特性如下:①在相差显微镜下,细胞形态呈多边形、环状、铺路石样排列,与上皮细胞相似,细胞生长至半汇合状态后,细胞排列呈单层,可见接触抑制。与系膜细胞在形态学上显著不同。②在透射电镜下,可见细胞紧密连接、胞体窗孔密集;在扫描电镜下,细胞表面可见少量微绒毛。③免疫组织化学检测显示,抗Ⅷ因子和抗CD144(VE-钙黏素)呈阳性表达。④功能检测:合成血管紧张素转换酶(angiotensin converting enzyme,ACE)。经过上述鉴定完全符合内皮细胞特点后,方可认为内皮细胞原代培养成功,并用于体外高糖诱导的实验研究。

原代培养的内皮细胞最大程度保持了内皮细胞生物学行为模式,获得的实验数据最可靠。但原代培养内皮细胞耗时长、生长缓慢、内皮细胞特性丢失等因素制约了其在糖尿病肾病研究中的应用。因此制备无限生长的内皮细胞系(cell line)十分必要。

(二) 内皮细胞系

内皮细胞细胞系的制备原理及建立方法与前文系膜细胞细胞系相似。本节着重介绍目前已经建立的内皮细胞系。值得注意的是内皮细胞细胞系在细胞基因型和表型方面发生了一定程度的变化,在使用时最好与原代培养内皮细胞相结合(在内皮细胞细胞系中获得的实验数据在原代内皮细胞中进行验证)的方式,使结果更可靠,增加说服力。目前已经建立的肾小球内皮细胞系如下。

1. 大鼠内皮细胞系

采用腺病毒 Ad31 转染大鼠肾小球内皮细胞的方式,得到永生化的细胞系,经鉴定,尽管该细胞系生物学行为发生了改变,如形态学、接触抑制消失,以及生长所需胎牛血清浓度明显下降,但仍然保留了内皮细胞的特征,包括传至 120 代,内皮细胞特异性蛋白Ⅷ因子阳性、对碱性成纤维细胞生长因子 (basic fibroblast growth factor,bFGF)刺激的反应性、在Ⅳ型胶原和纤维连接蛋白基质中形成毛细血管样结构的特性等。至此,研究者认为该大鼠内皮细胞系制备成功。

2. 牛肾小球内皮细胞系

采用脂质体转染法在第二代牛内皮细胞转染 SV40 大 T 抗原,随后再应用细胞克隆法继续培养,发现细胞增长快,倍增时间仅需 32 h,不需要细胞因子或者纤维连接蛋白依然生长良好;经过鉴定,该细胞表达Ⅷ因子,具有分泌 ACE 的功能。因此,研究者认为该细胞系保持了牛内皮细胞表型以及功能的特性,为永生化牛内皮细胞细胞系。

3. 人肾小球内皮细胞系

由人肾小球内皮细胞转染 SV40 大 T 抗原形成。研究发现,该细胞系表达 CD54、CD31、CD62E 等内皮细胞黏附分子,该细胞系传至 60 代仍保持人类内皮细胞形态学特征和功能。

4. 小鼠肾小球内皮细胞系

研究者从 $H-2K^b-tsA58$ 转基因小鼠中分离出内皮细胞,正如前文所述,tsA58 存在热敏感大 T 抗原,与小鼠主要组织相容性复合体 $H-K^b$ 启动子(在 γ 干扰素存在的情况下,体内几乎所有细胞均能够表达此启动子)。$H-K^b-tsA58$ 转基因小鼠肾组织分离的内皮细胞在 37℃ 无干扰素时,细胞增殖低下;33℃ 存在干扰素条件下,则表现出无限繁殖的特性。因此,该类内皮细胞进行克隆培养后,经过免疫标记以及功能性鉴定,证实该小鼠肾小球内皮细胞具有内皮细胞的特征,包括摄取乙酰化-LDL、形成毛细血管样结构、存在细胞裂隙。因此研究者认为该细胞系为条件永生化内皮细胞细胞系。

(三) 在糖尿病肾病研究中的应用

不同种类的培养肾小球内皮细胞已经用于评价其在糖尿病肾病发病中的作用。研究发现,体外高糖通过 ACE 激活大鼠肾小球内皮细胞内 RAAS,可能与高糖诱导的 Ang Ⅱ 底物和受体表达有关;人类肾小球内皮细胞在体外可合成基膜 ECM。系列研究发现,高糖上调人类肾小球内皮细胞 TGF-β_1 水平,与 mannose binding lectin 共同孵育后,上调 TGF-β_1 并激活一系列炎症相关因子,包括 NF-κB、IL-6 和 TNF-α;高糖抑制肾小球内皮细胞表面蛋白多糖(重要负电荷屏障)、内皮细胞核心蛋白 Sydecan-1 和 Glypican-1 表达,提示持续高糖可能与通过激活炎症相关的细胞信号通路损伤肾小球内皮细胞,临床上使糖尿病肾病患者出现蛋白尿。有研究报道,高糖可诱导人类肾小球内皮细胞上调 MCP-1,内皮细胞与糖尿病肾病进展过程中的肾小球纤维化密切相关。一氧化氮合成酶敲除 $eNOS^{-/-}$ 小鼠原代培养肾小球内皮细胞经过高糖或 Ang Ⅱ 刺激后,激活足细胞 RhoA,引起细胞损伤,高度提示小鼠肾小球内皮细胞与足细胞间交叉对话在糖尿病肾病发病机制中至关重要。近年来随着表观遗传学的深入研究,发现 miR-155 和 miR-146a 通过上调高糖培养人类肾小球内皮细胞中 TNF-α,TGF-β_1 以及 NF-κB 表达,介导了炎症相关的内皮细胞损伤。

随着肾小球内皮细胞培养方法的日趋完善,对内皮细胞损伤分子机制的研究将进一步深入,为临床糖尿病肾病的早期防治提供理论依据。

肾小球足细胞

肾小球足细胞属于肾小球脏层上皮细胞,由胞体、主足突和次级足突组成。肾脏内足细胞高度分化,缺乏增殖能力。足细胞依赖大量足突紧密附着于肾小球基膜(GBM)。肾小球滤过屏障由 3 层结构组成,由内到外依次为:肾小球内皮细胞、GBM 和足细胞。位于最外层的足细胞对维持肾小球滤过屏障正常结构至关重要,是肾小球滤过屏障的重要组成部分。对足细胞功能的研究表明,足细胞能够产生多种细胞因子,如 TGF-β₁、VEGF 等,TGF-β₁ 是公认的致纤维化因子;足细胞通过 VEGF 与肾小球内皮细胞和系膜细胞交叉对话,参与肾小球功能的调节。因此,足细胞在糖尿病肾病发病机制中的研究受到业界广泛关注。高糖血症对足细胞的影响是多方面的,主要包括细胞间的相互作用,对 GBM 的附着能力以及足细胞凋亡的影响等。对糖尿病肾病患者尿液中足细胞脱落分析表明:微量白蛋白尿患者 53% 足细胞阳性,显性蛋白尿患者尿中足细胞阳性率显著提高,达到 80%;健康对照和微量白蛋白尿阴性患者尿中未检测出脱落的足细胞。足细胞数目减少是导致肾小球硬化的决定因素,但足细胞数目丢失<20% 的肾小球硬化是可逆的。因此阐明高糖血症对足细胞分子结构、功能的影响,对糖尿病肾病的发病机制、诊断乃至治疗策略的探索均具有深远的影响,而培养的足细胞是体外糖尿病肾病研究的重要载体。

(一) 原代培养方法及其鉴定

1. 肾小球分离

包括机械分离和磁珠分离。从新鲜肾组织分离肾小球,去肾小囊,加入含有胎牛血清的培养液培养,致肾小球贴壁 5～7 d,卵石样细胞出现。培养方法、实验步骤、所需试剂和器材与前文所述的肾小球系膜细胞原代培养内容相同。

2. 克隆培养

肾小球贴壁 5～7 d 后,可见卵石样细胞出现,在相差显微镜下,用克隆环收集卵石样细胞,加 0.2 ml 胰酶(0.25%)到克隆环里,在 36.5℃下孵育 5 min。每隔 2～3 min 在显微镜下观察一次细胞,直到细胞开始变圆并脱离培养皿底部,加 1～2 滴培养液到克隆环中,轻轻用巴氏吸管或移液器吸出细胞,移至合适的培养器皿中并加适量的培养液,进行传代扩增培养。

注意事项:大一点的克隆可以选择用 6 孔板,小一点的克隆可以选用 24 孔板。过于稀释可能会导致细胞生长缓慢或不生长。

缺陷:壁层上皮细胞的污染;壁层上皮细胞生长速度快。

3. 尿中脱落足细胞培养

糖尿病肾病时足细胞脱落与微量白蛋白尿密切相关,收集脱落的细胞进行培养,结果表明脱落的足细胞重新获得了增殖能力,甚至能传至第 5 代,表达足细胞特异性标志蛋白,包括 WT-1、synaptopodin、podocalyxin 等,关于脱离基膜的足细胞重新获得增殖能力的原因和机制,目前还不清楚。

4. 足细胞鉴定

(1) 形态学:倒置相差显微镜下,最初具有增殖分化能力的足细胞呈卵石样。连续传代培养后,细胞形态逐渐发生变化,表现为胞体增大,形态呈现树状,细胞增殖能力丧失。目前认为两种形态的细胞相当于足细胞不同分化状态,树状细胞接近于体内分化成熟的足细胞。

(2) 免疫组织化学:主要通过免疫标记方法鉴定,去分化和分化成熟的足细胞均表达 WT-1 和 nephrin 蛋白,表明细胞的足细胞来源;而分化成熟的足细胞特异性表达 synaptopodin、podocalyxin、podocin、CD2AP 和 a-actinin-4 蛋白;而Ⅷ因子、desmin 的表达则呈阴性,排除了培养过程中肾小球内皮细胞和系膜细胞的污染;证实通过以上方法培养的细胞为高纯度的足细胞,该方法可靠。

(二) 条件永生化足细胞系

由于原代培养时容易出现壁层上皮细胞污染,而原代培养的足细胞属于终末分化细胞,失去了增

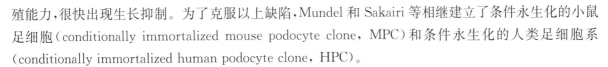

殖能力，很快出现生长抑制。为了克服以上缺陷，Mundel 和 Sakairi 等相继建立了条件永生化的小鼠足细胞（conditionally immortalized mouse podocyte clone，MPC）和条件永生化的人类足细胞系（conditionally immortalized human podocyte clone，HPC）。

1. 小鼠足细胞系

研究者从 $H-2K^b-tsA58$ 转基因小鼠中分离出足细胞，正如前文所述，tsA58 存在热敏感大 T 抗原，与小鼠主要组织相容性复合体 $H-K^b$ 启动子（在 gamma 干扰素存在的情况下，体内几乎所有细胞均能够表达该启动子）。$H-K^b-tsA58$ 转基因小鼠肾组织分离的足细胞在 37℃ 无干扰素时，细胞增殖低下；33℃ 存在干扰素条件下，则表现出无限繁殖的特性。免疫组化鉴定结果提示：增殖和分化条件下的细胞均表达 WT-1 蛋白，actin 纤维排列模式、微管延伸形成细胞伪足等特性与体内足细胞特性相吻合；分化成熟的细胞表达足细胞特异性标志蛋白 synaptopodin；细胞电生理实验结果显示：血管活性物质缓激肽使 MPC 胞质内钙离子浓度增高，提示足细胞对肾小球滤过屏障的调节作用。因此认为 MPC 保留了体内足细胞的生物学行为特征，是体外足细胞研究良好的载体，目前得到广泛应用。

2. 人类足细胞系

尿液中的足细胞具有增殖能力，为了证实人类尿液中细胞的表型特征，Sakairi 等收集了 2 名健康志愿者和 2 名局灶性节段性肾小球硬化症患者的尿液进行长达 3 周的培养，并共转染热敏 SV40 大 T 抗原（U19tsA58）和人类端粒酶；分别随机取出 2 个细胞克隆，发现所有克隆均表达足细胞标志蛋白 synaptopodin、nestin 和 CD2AP，提示利用人类尿液建立足细胞系的方法可靠，为研究足细胞与糖尿病肾病发病和进展提供了良好的平台

（三）足细胞损伤参与糖尿病肾病的发病机制

糖尿病肾病是众多因素参与的复杂的病理生理过程，包括持续高糖及 $TGF-\beta_1$、晚期糖基化终末产物（AGE）、ROS、Ang Ⅱ、$TGF-\beta$Ⅱ型受体表达上调，细胞表面整合素 $\alpha_3\beta_1$ 表达下调，整合素是足细胞贴附于 GBM 的主要受体，主要表达在足细胞基底部，介导足细胞与基膜的联系，它在足细胞中表达改变与足细胞丢失可能存在着一定的关系。研究表明，足细胞表达 VEGF，以自分泌的方式通过 VEGF 受体 1 信号通路，刺激Ⅳ型胶原 α_3 链蛋白合成，导致 GBM 增厚、抑制足细胞标志蛋白 nephrin 表达、引起足突融合、脱落以及足细胞凋亡。足细胞来源的 VEGF 亦可以旁分泌的作用方式与肾小球内皮细胞产生交叉对话，通过内皮由来的一氧化氮合酶（eNOS）信号通路，致使内皮通透性增加、肾小球入球小动脉松弛；肾小球内血流动力学变化亦可引起足细胞损伤。有研究表明，Ang Ⅱ抑制 nephrin，下调肾小球滤过负电荷屏障蛋白硫酸乙酰肝素蛋白多糖（heparan sulfate proteoglycans，HSPG）。有资料证实，Ang Ⅱ与高糖协同上调 $TGF-\beta$/Ⅱ型受体，放大系膜细胞来源的 $TGF-\beta$ 的作用强度，$TGF-\beta$/Ⅱ型受体相互作用一方面刺激足细胞 ECM 合成，加重 GBM 增厚；另一方面，进一步促进了系膜细胞合成 ECM，加重肾小球系膜区扩张；$TGF-\beta$ 信号系统对足细胞的损伤还表现在促进细胞凋亡、下调整合素的表达水平，最终导致足细胞脱落和足细胞尿的发生。越来越多的研究采用尿中足细胞及特异性分子检测评价糖尿病肾病进展，发现糖尿病肾病发展不同时期尿中足细胞数目有显著性差异，糖尿病肾病时随着微量蛋白尿到显性蛋白尿的形成，采用免疫组织化学法可检测出 podocalyxin 阳性细胞。

综上，在糖尿病状态下，众多因素共同参与了足细胞足突融合、nephrin 表达下调乃至缺失、GBM 增厚、负电荷屏障蛋白 HSPG 减少以及肾小球血流动力学应力改变；足细胞凋亡被认为是糖尿病肾病早期的标志性事件，与临床持续性白蛋白尿密切相关。蛋白尿和致纤维化因子 $TGF-\beta$ 协同作用，最终导致肾小球、肾小管间质纤维化及肾功能不全。

四 肾小管上皮细胞

肾小管上皮细胞根据在肾小管分布的部位不同,分为近曲小管(proximal convoluted tubule, PCT)、远曲小管(distal convoluted tubule, DCT)、集合管(cortical collecting duct, CCD)细胞。肾小管上皮细胞与小球内细胞不同,是有极性的细胞,分为管腔面和基膜面。细胞特异性连接蛋白 E-cadherin 被认为是小管细胞维持其特有细胞表型和功能的关键蛋白。

糖尿病肾病时除了前文所述肾小球特征性的病理改变外,还表现为过量细胞外基质 ECM 沉积在肾小管间质,导致肾小管间质纤维化,引起 ESRD;激活的成纤维细胞/肌纤维母细胞是 ECM 合成的主要细胞;研究发现大约 30% 的成纤维细胞来源于肾小管上皮细胞-间充质转化(EMT)。EMT 介导上皮细胞表型改变,即细胞特异性连接蛋白 E-cadherin 丢失或者重排,导致肾小管上皮细胞之间基膜接触、细胞极性丢失,转而获得了间质/成纤维细胞的形态和功能特征。作为关键的黏附受体,E-cadherin 在维持肾小管上皮细胞完整性和细胞极性方面具有至关重要的作用。E-cadherin 表达抑制是组织纤维化最早期改变,被认为是 EMT 的始动因素,并且 E-cadherin 下调程度作为监测 EMT 的进展标志。STZ 诱导的 1 型糖尿病糖尿病肾病小鼠和糖尿病肾病患者肾活检组织均提示 EMT 诱导 E-cadherin 丢失,且与糖尿病肾病进展呈显著正相关。在众多调控 E-cadherin 因素中,转录因子 snail 直接与其启动子序列结合,抑制 E-cadherin 表达,促进 EMT 发生。因此阐明高糖血症对肾小管上皮细胞分子结构、功能的影响,对糖尿病肾病的发病机制、诊断乃至治疗策略的探索均具有深远的影响,因此体外培养的肾小管上皮细胞是体外糖尿病肾病研究的重要载体。

(一) 原代培养

1. 细胞培养

采用 Gesek 等 1987 年建立的原代大鼠肾近端、远端小管上皮细胞培养方法。

(1) 提纯肾小管取新鲜肾组织,弃其包膜,将肾皮质在冰上剪碎,在 37℃ 条件下与胶原酶和透明质酸酶孵育 35 min,经过上述消化过程,肾组织内的肾小球裂解,将悬液过滤,收集滤过液体内以肾小管为主;接着将细胞悬液置于 45% 等渗 Percoll 细胞分离液中,离心后可见分层现象,最上层为 PCT 细胞,再下层为 DCT 细胞。

(2) 将纯化的肾小管转种于含胎牛血清的 DMEM/F12 培养基中进行培养,取生长各期细胞置倒置相差显微镜下观察,见生长第 5 d 细胞排列成铺路石状。

2. 细胞鉴定

肾小管上皮细胞角蛋白 18(cytokeratin 18)阳性,主要标志蛋白包括碱性磷酸酶(alkaline phosphatase, ALP)、γ 谷氨酰转肽酶染色阳性,透射电镜示细胞内富含线粒体、溶酶体等,细胞间呈紧密连接,证实为肾小管上皮细胞。

(二) 细胞系

由于原代培养耗时、细胞生长缓慢,将原代培养的小管细胞模式化,制备永生化细胞系克服了原代培养的缺陷,目前不同种鼠的小管上皮细胞系有多种,包括人源、大/小鼠源、猪源、狗源、负鼠源、牛、羊、兔、恒河猴源等,以上细胞系应用范畴不同,目前常用于糖尿病肾病小管间质病变研究的细胞系人源 PCT(HK-2)、小鼠 PCT(MCT)。

1. 人源 HK-2 细胞系

原代培养正常人 PTC 细胞转染含有 HPV 16 E6/E7 基因的重组逆转录病毒,引起细胞在不含胎牛血清的培养基中长时间持续生长,甚至可达 1 年之久。HK-2 细胞系生长依赖于表皮生长因子(epidermal growth factor, EGF),保留了原代 PCT 细胞的表型:ALP、γ 谷氨酰转肽酶、酸性磷酸酶、细胞角蛋白等阳性；HK－2 细胞系还具有 PCT 细胞功能特征，表现为钠敏感的葡萄糖转运。目前该细胞系在肾脏病研究领域广泛应用。

2. 小鼠 PCT(MCT)细胞系

美国学者 Haverty 等于 1988 年建立，建系时肾组织来源于 SJL 小鼠的 PCT 细胞，转染 SV－40 病毒(Rh 911)后长期培养所得。MCT 细胞生长迅速，在 RPMI1640 培养基中 48～72 h 传一代。MCT 保留了原代 PCT 表型特征：表达 EGF 受体、ALP 阳性、分泌 laminin、Ⅳ型胶原等，是研究肾小管间质纤维化常用的细胞系。

（三）在糖尿病肾病研究中的应用

糖尿病肾病时肾小球特征性的病理改变，与肾小管间质单核细胞浸润和纤维化共同导致糖尿病肾病进展至 ESRD。因此，阐明高糖血症对肾小管上皮细胞分子结构、功能的影响，对糖尿病肾病的发病机制、诊断乃至治疗策略的探索均具有深远的影响。肾小管间质纤维化是糖尿病肾病发展至 ESRD 重要的形态特征，与糖尿病肾病肾功能进展和预后密切相关。在肾小管间质纤维化发生和进展中，肌纤维母细胞对细胞外基质的合成和分泌具有重要作用。目前研究表明，上皮细胞 EMT 是肾小管间质肌纤维母细胞主要来源之一。

EMT 是指极化的上皮细胞失去上皮标志蛋白 E-cadherin，获得间充质细胞或肌纤维母细胞标志蛋白，如成纤维细胞特异性蛋白 1(fibroblast specific protein 1，FSP1)和 α－SMA，上调 ECM 合成分泌能力。在糖尿病肾病的发生和发展过程中，TGF－β/Smad、AGE、血管紧张素Ⅱ以及氧化应激等都是肾小管上皮细胞 EMT 的重要诱发因素。对糖尿病肾病大鼠的研究亦发现，肾小管 E-cadherin 表达下调，而 E-cadherin 表达抑制是肾组织纤维化最早期改变，被认为是 EMT 的始动因素。因此，体外培养的肾小管上皮细胞是体外糖尿病肾病研究的重要载体。

综上，在糖尿病状态下众多因素共同参与了肾小管上皮细胞 E-cadherin 表达下调、EMT 发生；EMT 被认为是糖尿病肾病早期的标志性事件之一，与糖尿病肾病的发展密切相关。

第三节　现代分子生物学技术的应用

常用研究技术的类型

1. 高通量测序

通过高通量(DNA、蛋白质、miRNA、lncRNA 芯片、核酸测序技术)分析，快速获得大量与糖尿病肾病密切相关的差异表达基因、蛋白质表达谱。

2. 生物信息学

以数学、信息学、计算机科学为主要手段，对高通量分析中海量的数据进行结构和功能注释，进一步找出更加有意义的研究对象。

3. 对生物信息学分析的结果进行个案研究

本部分所涉及的一些分子生物学技术包括 RT－PCR、Western blotting、原位杂交，RNA 干扰技术、质粒构建、基因转染。以上技术结合应用探索某些特定基因和蛋白质的功能改变在糖尿病肾病发病进展中的作用。

4. RNA 干扰(RNAi)技术

与早期的反义 RNA 探针技术相比，RNAi 技术具有特异性高，效率性高的特点，是目前常用糖尿病肾病体外研究技术，由于哺乳动物体内还未发现 RNAi 复制现象，因此转染外源性 RNAi 需依赖载体介导：包括质粒载体、慢病毒相关载体、腺病毒相关载体、MoMuLV 病毒载体等；转染方法可采用纤维注射法、脂质体法、电穿孔法等，检验转染效率可采用 GFP 荧光检测法。该技术主要用于基因功能研究，包括糖尿病肾病在内的疾病机制研究、新药开发与基因治疗等方面，RNAi 仍是科学研究的重点领域。

5. 转基因和基因敲除技术

研究特定基因在糖尿病肾病中的作用，该技术可以应用在体外培养的细胞研究中，也可用于制备动物模型。利用足细胞特异蛋白的启动子，采用 Cre-LoxP 原理，制备足细胞特异敲除某些特定基因的动物模型，可以避免一般转基因动物肾组织非特异性的缺陷。

目前国内、外模式动物中心可提供多种转基因或者条件转基因动物模型（武汉大学、美国缅因州 Jackson 实验室）。

6. 多组学技术

组学（omics）技术，是针对研究复杂疾病发生发展的一种高通量检测手段，通常包括基因组（genome）、转录组（transcriptome）、蛋白质组（proteome）、代谢组（metabolome）及脂质组（lipidome）等。利用组学分析，可以产生整个组（例如在代谢组学中，待测生物样本中所有可测量的代谢物组成一个组）的定性和/或定量关系，具有高通量、高分辨、高敏感性。组学会产生多维的、海量的数据，这其中包括冗杂因素如噪音，因此需对原始数据进行降维、降噪等处理，然后再转化为对研究有用的关键信息。相应计算机软件能够在不丢失相关信息的情况下处理数据，极大地减少数据的冗杂因素。如前述，随着基因组学的研究进展，目前蛋白组学和代谢组学也广泛应用于糖尿病肾病研究领域。蛋白质组学是对生物标本中蛋白质和多肽的一种系统测量，代谢组学则是对小分子代谢物的系统测量，例如糖、氨基酸、脂类、核苷酸等。这些代谢物位于基因和蛋白质的下游，可能为基因和蛋白质提供补充信息。蛋白质组和代谢组除了反映遗传编码信息外，还可反映环境暴露的影响，即来自饮食、环境和微生物群落整合变异源的直接输入，从而能够反映基因与环境之间的互作关系。蛋白质和代谢物的循环及组织水平是动态的、可改变的，因此有学者认为应用蛋白组学和代谢组学研究糖尿病肾病的发生与发展机制与当前"精准医学"导向契合。本节将进一步探讨蛋白质组学和代谢组学在糖尿病肾病中的研究与应用。

▋ 在糖尿病肾病研究中的应用

1. 模式动物

如前文所述，小鼠作为目前广泛应用的实验动物，其基因改造技术手段成熟，基因组测序图谱可从互联网免费获得，利用基因工程技术（转基因技术和基因敲除技术）建立的转基因和基因缺失小鼠是重要的模式动物。自 1981 年第一次成功地将外源基因导入动物胚胎，创立了转基因动物技术，1982 年获得转基因小鼠。利用小鼠模式模型可以研究特定基因在糖尿病肾病发生和进展中的作用，为临床治疗糖尿病肾病提供潜在靶点。目前常用的小鼠模式糖尿病肾病模型如下。

（1）*AGE* 转基因小鼠（AGE 受体，糖尿病双重转基因小鼠）：将人类 *RAGE* 基因导入 1 型糖尿病小鼠使其血管内皮细胞 RAGE 过度表达，AGE/RAGE 介导的氧化应激在糖尿病肾病发病机制中至关重要。*RAGE* 转基因糖尿病小鼠 4 个月时显著地表现出尿白蛋白和血肌酐增高，肾脏体积增大，肾小球肥大，基膜增厚，以及肾小球硬化症等改变。

（2）足细胞胰岛素受体敲除小鼠：研究表明，小鼠足细胞胰岛素受体特异性敲除诱导蛋白尿，合并典型的糖尿病肾病组织学改变，包括足细胞的脱落、大量 ECM 产生、基膜增厚和肾小球硬化症等，为研究糖尿病肾病提供了全新动物模型。

（3）*BTBR ob/ob* 小鼠：与现有的糖尿病肾病模型相比，该模型最重要的特点是在一定程度上模拟了人类糖尿病肾小球损伤的特征，并且蛋白尿出现早，缩短了建模时间，更适合糖尿病肾病研究。

（4）$eNOS^{-/-}$ *db/db* 小鼠：将 *db/db* 小鼠 *eNOS* 基因敲除可形成 $eNOS^{-/-}$/*db/db* 小鼠。该模型出现 2 型糖尿病、肥胖、高血压的同时，出现明显的蛋白尿、系膜扩张以及系膜溶解，目前认为 $eNOS^{-/-}$ *db/db* 小鼠是较好模拟人类晚期糖尿病肾病肾脏结构和功能改变的动物模型。

（5）醛糖还原酶转基因大鼠模型：醛糖还原酶作为多元醇路径的关键酶，将葡萄糖转化为山梨醇。研究表明，该大鼠模型糖尿病引起的蛋白尿明显减轻。

研究发现，$p27(Kip1)$ 基因敲除小鼠 STZ 诱导的 1 型糖尿病模型不出现蛋白尿，系膜区 ECM 沉积亦显著减轻，这一结果提示：控制 $p27(Kip1)$ 水平对糖尿病肾病可能具有保护作用。模式动物模型在糖尿病肾病的基因功能研究中发挥了独特的作用，利用外源性基因导入或者基因敲除，尤其是肾组织特异性基因敲除，研究糖尿病肾病发病过程中基因型、临床与肾脏病理表型的关系，有针对性地深入理解糖尿病肾病发病机制，为临床探寻糖尿病肾病治疗新靶点提供可靠依据。

2. 高通量分析技术

高通量分析技术是指一种快捷、高效并行的现代分子生物学技术，主要包括各种芯片技术和核酸测序技术，探讨正常对照和糖尿病肾病状态下肾脏结构、功能的改变以及可能的调控机制，探寻糖尿病肾病诊断标志物、潜在治疗靶点。高通量分析技术目前广泛应用于糖尿病肾病研究领域。取待比较的两种组织（糖尿病肾病，对照）或者细胞，提取核酸，通过高通量分析观察组织细胞基因表达谱的改变，能够快速发现糖尿病肾病相关的新基因，在此基础上采用生物信息学分析整合相关的在线数据库信息，对得到的数据进行存储、管理、注释、加工，在海量的数据中找到具有明确生物学意义的生物信息。最后在糖尿病肾病动物模型、体外培养肾脏细胞进行系统（细胞培养、PCR、Western blotting、RNAi 等技术的应用）研究，探讨糖尿病肾病的分子机制。

通过高通量方法研究发现：高糖诱导的系膜细胞中存在 16 条显著差异表达 cDNA 片段，其中包括 fibronectin，PAI-1 以及 CTGF 等。业已证实，以上差异表达基因与糖尿病肾病病理生理过程密切相关。miRNA 和长链非编码 RNA（lncRNA）在糖尿病肾病的研究中日益受到重视，采用 miRNA 芯片技术与生物信息学相结合的研究发现，目前已发现多种 miRNA，包括 miR-21、miR-93、miR-377、miR-216a、miR-192、miR-200 家族、miR-200a、miR-141、miR-195 在糖尿病肾病肾组织、高糖诱导的培养肾脏细胞中出现显著差异表达，与 TGF-β/Smad 信号系统偶联，共同调控系膜细胞肥大、ECM 合成、足细胞凋亡以及肾小管上皮细胞 EMT 等糖尿病肾病发病关键环节，与糖尿病肾病肾小球硬化以及小管间质纤维化密切相关。采用全基因组关联分析发现 PVT1 与糖尿病肾病 ESRD 密切相关。研究者采用代谢组学方法对糖尿病肾病患者血清和尿液进行分析，发现 19 种血清内代谢产物与糖尿病肾病密切相关，其中包括血肌酐、天门冬氨酸、γ-三甲氨基丁内盐、瓜氨酸、对称性二甲基精氨酸（SDMA）、犬尿氨酸、壬二酸以及半乳糖二酸；另有研究者分析了 1 型、2 型糖尿病肾病小鼠的尿液，发现尿中三羧酸循环、芳香族氨基酸分解代谢产物与糖尿病肾病时尿 UACR 呈显著负相关，关于糖尿病肾病体液代谢产物的分析方法为寻找糖尿病肾病诊断标志物以及研究糖尿病肾病机制提供了新思路。

糖尿病肾病是一种与遗传密切相关的疾病，目前获得糖尿病肾病基因序列的功能可以采用不同的研究策略：①应用信息生物学的方法，整合在线数据库信息间接获取；②通过糖尿病肾病动物模型、高糖诱导的体外培养细胞等实验手段直接获得基因的功能信息；③从遗传学的角度分析，采用临床大样本量基因测序分析，排除基因多态性，得到兴趣基因与糖尿病肾病的相关信息，再回到动物或者是体外培养的肾脏细胞证实高通量研究结果,得到可靠数据。现代分子生物学和大数据研究技术的飞速发展,为糖尿病肾病研究带来更多、更便捷的手段和思路,更加有助于研究者探寻糖尿病肾病相关新基因的结构和功能,为临床糖尿病肾病治疗找到新的潜在靶点,造福于糖尿病肾病患者。

3. 蛋白组学技术

(1) 基本策略:蛋白质是连接基因型与表型的重要纽带。蛋白质谱能反映细胞对基因组、表观遗传及环境变化的反应,通过蛋白质组学分析,可以深入了解疾病进展的机制,并可作为诊断和预后的生物标志物。在糖尿病患者中,微量白蛋白尿仍是早期检测糖尿病肾病的主要标准;然而它并不能作为糖尿病肾病风险的预测因子,早期微量白蛋白尿敏感性和特异性均较低,在一些情况下微量白蛋白尿会出现假阳性结果,例如无法控制的高血糖、高血压、尿路感染、应激、剧烈运动等因素。蛋白尿的产生可能是由于肾小球通透性增加、肾小管不完全重吸收和/或蛋白质异常分泌,从而导致多种蛋白质随尿排出,因此很有必要利用蛋白组学分析尿液中多种蛋白质标志物,以提高尿蛋白的特异性和敏感性。在此基础上,利用蛋白组学进行蛋白图谱分析,得到与肾损害相关的模式图像,预测早期糖尿病肾病的风险,预防晚期肾脏损害。

如前述,蛋白组学是指从个体的完整遗传密码中获得的所有蛋白质产品,是结合分子生物学、生物化学和遗传学技术来分析蛋白质的结构、功能及蛋白-蛋白的相互作用。这是在特定条件、特定时间下,于特定的细胞或生物样本中表达的一组蛋白质。通过应用蛋白组学,可以测量多肽的丰度,发现多肽修饰和研究蛋白质之间的相互作用。此外,多数蛋白质的功能可通过蛋白质水解、糖基化、磷酸化、硝基化及泛素化等翻译后修饰介导。这些修饰在细胞内信号转导、调节酶活性、蛋白质转换和转运以及维持细胞整体结构中起着关键作用。高通量蛋白质组分析能够评估生物样品中的蛋白质成分。据估计,来自基因组中的3.5万个基因编码超过50万种蛋白质。目前,蛋白组学使分析体液中广泛的蛋白质模式成为可能,从而得以在各种条件下鉴定多种蛋白质标志物。例如,无创采集的尿液和唾液是理想的生物样本,应用蛋白组学系统分析这些生物样本,从而鉴定、测量和区分所有可观察到与疾病相关蛋白质的功能。从理论上讲,蛋白质组学是研究分子机制的理想工具,因为它们能够弥补基因组编码和被翻译成蛋白质之间的鸿沟。

(2) 应用现状:有研究者等使用质谱法进行蛋白质组学研究,从2型糖尿病患者的尿液中鉴定出62个蛋白质。这些蛋白包括肝素辅助因子2(heparin cofactor 2)、Ig α-1链C区(Ig α-1 chain C region)和锌-α-2糖蛋白(zinc-α-2-glycoprotein)。此外,一些经质谱鉴定成功的蛋白,如锌-2糖蛋白、α-1-酸性糖蛋白、$α_1$-微球蛋白等,又可被Western blotting法验证。先前的功能研究表明,在高糖条件下,$ELMO1$基因的变异可导致ELMO1表达的变化;过表达$ELMO1$能抑制细胞黏附,同时促进转化生长因子β、I型胶原蛋白、纤维连接蛋白和整合素相关激酶的表达;这与细胞外基质(ECM)的完整性和基质金属蛋白表达的变化有关。ECM的完整性受基质金属蛋白酶和金属蛋白酶组织抑制物(tissue inhibitor of metalloproteinase,TIMP)之间的生理平衡调节,而TIMP是一种在肾脏中高表达的蛋白,它能下调胰岛素抵抗和炎症性代谢紊乱,缓解糖尿病肾脏损伤。Rossi等进行了蛋白质组学分析,以识别差异表达蛋白所代表的主要和功能生物学途径。他们发现肾脏胰岛素反应的丧失是导致胰岛素抵抗的主要原因,而功能的改变则与蛋白的差异表达及下游代谢通路改变有关,如那些影响氧化还原酶活性、脂质结合、脂肪酸的β-氧化等代谢通路的变化与某些蛋白质有关,这为糖尿病肾病的发生、发展提供了来自蛋白组学的依据。

4. 代谢组学技术

(1) 基本策略:代谢组学是研究细胞或生物标本中的小分子物质(通常<1 500 Da的糖、氨基酸、核苷酸、肉碱脂酰、脂质)的集合。在线数据库,如人类代谢组数据库(Human Metabolome Database)

和 METLIN 数据库,对生物样本中观察到的所有代谢产物进行了分析,共观察到 $10^3 \sim 10^4$ 种代谢产物。如前述,代谢产物的表达位于转录和翻译过程的下游,其水平反映了相应基因转录和蛋白质的水平与功能情况;此外,代谢组学还包括来自饮食、环境等因素。这种整合内源性和外源性变异源的能力是代谢组学研究复杂人类疾病的重要途径。

核磁共振(nuclear magnetic resonance,NMR)氢谱分析技术及质谱(mass spectrometry,MS)分析技术是目前代谢组学中使用的两种主要技术。NMR 无须大量的样品制备,可提供物质的绝对定量,但其检测的灵敏度低,所能检测代谢产物的最低浓度在 100 nmol/L~1 μmol/L。相比之下,基于质谱法的代谢组学通常具有更高的灵敏度,但在质谱分析前需进行色谱分离来降低样品的复杂性。由于不同的色谱条件适合不同种类的代谢物,许多代谢组学实验室会使用不止一种色谱-质谱组合,这就需要通过不同的方法对相同的实验样品进行不同的等份注射。脂肪酸、氨基酸、生物碱、类固醇可用气相色谱或液相色谱,核酸、有机酸等多采用液相色谱,而脂质、酯类、类胡萝卜素等则多采用气相色谱。代谢组学研究基本流程分为:研究对象的纳入,样本的收集及预处理,有机溶剂进行代谢产物的提取和分离,代谢产物的检测和原始数据的分析,采用生物信息方法获得差异代谢产物,随后进行代谢通路的分析。

(2)应用现状:糖尿病作为一种代谢性疾病,其循环代谢物的水平也有较大程度改变。糖尿病肾病发生与发展机制较为复杂,尚未完全明了,包括但不仅限于糖脂代谢紊乱、血流动力学及血液流变学的异常、基因易感背景、表观遗传修饰、炎症、氧化应激等多因素参与。迄今为止,大多数应用代谢组学进行糖尿病肾病的临床研究主要集中在患者血清或血浆的代谢物和/或脂质,只有少数研究纳入尿代谢物代谢组学分析。Makinen 等的横断面研究中,应用核磁共振法,发现一组血清代谢物与肾损害之间具有相关性;在纵向研究中,Barrios 等发现 1 型或 2 型糖尿病患者糖尿病肾病的进展与某些代谢物具有相关性。Liu 等应用质谱法检测代谢物和肾损害的研究也证实了 2 型糖尿病的横断面相关性。在代谢物与肾脏终点事件的相关性探究中,Sharma 等发现一组尿液代谢物与肾脏终点事件具有显著相关性,从而拓宽了 CKD 的病因学研究。通过液质色谱-质谱(liquid chromatography-mass spectrometry,LC-MS)分析,Sharma 等选取 158 位糖尿病肾病及 CKD 患者的尿液,以无 CKD 的糖尿病患者和健康人作为对照组。他们发现糖尿病肾病患者尿液中 13 种代谢物减少,同时采用了多种方法,包括肾组织细胞色素 C 氧化酶免疫染色、过氧化物酶体增殖物激活受体 γ 辅激活因子 1α(peroxisome proliferator-activated receptor γ coactivator-1α,PGC-1α)mRNA 谱分析和尿液外泌体线粒体糖尿病肾病 A 定量,以证实糖尿病肾病患者肾脏线粒体活性下降,尿液代谢物是反映糖尿病肾病中肾脏线粒体功能的潜在生物标志物。在另一项研究中,Sharma 等专注于三羧酸循环的一个中间产物——富马酸(fumarate)。他们发现 1 型糖尿病肾病小鼠尿液中富马酸的含量增加,除此之外,肾脏产生基础活性氧(ROS)的主要来源——还原烟酰胺腺嘌呤二核苷酸(NADPH)氧化酶 4(Nox4)在足细胞中特异性过表达,两者都具有糖尿病肾病小鼠的几个病理特征,后续作者验证肾皮质富马酸水合酶(富马酸水合酶催化富马酸水合成苹果酸)表达下调。相反,抑制 Nox4 能增加富马酸水合酶表达,导致较低的富马酸水平。值得注意的是,有文献报道富马酸能竞争性地抑制缺氧诱导因子 1α 脯氨酸羟基化,从而阻止其识别和靶向蛋白酶体降解。另外,富马酸可以共价修饰半胱氨酸残基,这是一种被称为琥珀酸化的反应,这一过程被证明可以影响细胞的抗氧化反应。综上所述,这些观察概述了富马酸的潜在功能作用,富马酸是线粒体三羧酸循环的中间体,在糖尿病肾病中介导氧化应激的影响。目前在糖尿病肾病临床研究中,应用代谢组学,最受关注的代谢物及代谢途径的改变可能与胰岛素抵抗相关的支链和芳香氨基酸、肾脏中积累的脂类(磷脂、脂肪酸和鞘磷脂),以及引起线粒体功能障碍的柠檬酸循环代谢物的改变有关。

（3）原位代谢组学：肾脏是一个高度异质性的器官，其结构由皮质、髓质和肾盂组成，每一个结构都包含特定的功能单元，以实现不同的基本生物学效应。因此，基于对肾脏的组织特异性理解的代谢分析对于理解糖尿病肾病的复杂病理过程至关重要。应用传统的代谢组学方法研究糖尿病肾病的发生与发展机制常常使用的标本为组织匀浆，这样得到的结果是组织"平均化"的代谢组学，而丢失肾脏原有的结构信息，难以将代谢产物与肾脏特有的结构功能结合分析。目前，质谱成像技术（mass spectrometry imaging，MSI）已经取得了很大的进展，可用于在空间水平上识别多种代谢物，具有高灵敏度和高分辨率，且无须标记。例如，在糖尿病肾病研究中，基质辅助激光解吸电离质谱成像（matrix-assisted laser desorption ionization mass spectrometry imaging，MALDI－MSI）已用于代谢物的原位分析，尽管这种方法通常需要高真空环境和基质辅助电离。解吸附电喷雾电离质谱成像（desorption electrospray ionization mass spectrometry imaging，DESI－MSI）是一种强大的工具，已被用于1型糖尿病小鼠模型的肾皮质脂质检测，但其空间分辨率相对较低。与 DESI－MSI 类似，通过气流辅助解吸电喷雾电离质谱成像（airflow-assisted desorption electrospray ionization mass spectrometry imaging，AFADESI-MSI）识别的组织具有很高的特异性、高灵敏度和空间代谢组学的广泛覆盖，可以绘制位于不同代谢途径的大量代谢物。笔者应用 AFADESI-MSI 联合传统代谢组学技术（气相色谱–质谱，超高效液相色谱质谱），发现 24 周龄的 db/db 小鼠肾脏出现明显的代谢重编程。与正常对照组相比，db/db 小鼠肾脏皮质的牛磺酸合成代谢通路、脂肪酸 β-氧化通路明显下调，而肾皮质和髓质的精胺/亚精胺乙酰化通路、不饱和脂肪酸合成通路及肾皮质的组氨酸合成通路明显上调；代谢通路的改变可能与代谢通路限速酶（rate-limiting enzyme）的表达量和/或活性改变有关，笔者随后在原位水平验证了以上5条代谢通路限速酶的表达情况。应用质谱成像技术，空间代谢组学能够揭示糖尿病肾病在分子水平上从代谢产物到代谢限速酶的变化，并为糖尿病肾病相关的代谢重编程提供了借鉴。

随着"后基因组"时代的飞跃发展，整合基因组学、转录组学、蛋白质组学和代谢组学，建立糖尿病肾病的多组学图谱，将更全面、深入地揭示糖尿病肾病的发病机制。糖尿病肾病作为糖尿病的主要并发症之一，其发病过程中会伴随糖、氨基酸及脂质代谢紊乱，发病机制错综复杂，代谢组学的高通量、覆盖面广的优势，使得这种研究方法非常适合该类疾病的研究，从而为疾病的早期诊断和精准分子分型及治疗提供理论基础。

（王筱霞，王彦哲）

参考文献

1. Cheng HT, Xu X, Lim PS, et al. Worldwide epidemiology of diabetes-related end-stage renal disease, 2000－2015 [J]. Diabetes Care, 2021,44(1):89－97.

2. Forbes JM, Thorburn DR. Mitochondrial dysfunction in diabetic kidney disease [J]. Nat Rev Nephrol, 2018,14(5): 291－312.

3. GBD Chronic Kidney Disease Collaboration. Global, regional, and national burden of chronic kidney disease, 1990－2017: a systematic analysis for the Global Burden of Disease Study 2017 [J]. Lancet, 2020,395(10225): 709－733.

4. Giralt-López A, Molina-Van den Bosch M, Vergara A, et al. Revisiting experimental models of diabetic nephropathy [J]. Int J Mol Sci, 2020,21(10):3587.

5. Hou Y, Gao Y, Zhang Y, et al. Interaction between ELMO1 gene polymorphisms and environment factors on susceptibility to diabetic nephropathy in Chinese Han population [J]. Diabetol Metab Syndr, 2019(11):97.

6. Huang Y, Liu Y, Li L, et al. Involvement of inflammation-related miR－155 and miR－146a in diabetic nephropathy: implications for glomerular endothelial injury [J]. BMC Nephrol, 2014(15):142.

7. Kim SW，Choi JW，Yun JW，et al. Proteomics approach to identify serum biomarkers associated with the progression of diabetes in Korean patients with abdominal obesity [J]. PLoS One，2019,14(9)：e0222032.

8. Linnan B，Yanzhe W，Ling Z，et al. In situ Metabolomics of metabolic reprogramming involved in a mouse model of type 2 diabetic kidney disease [J]. Front Physiol，2021(12)：779683.

9. Mambiya M，Shang M，Wang Y，et al. The Play of genes and non-genetic factors on type 2 diabetes [J]. Front Public Health，2019(7)：349.

10. Myint KM，Yamamoto Y，Doi T，et al. RAGE control of diabetic nephropathy in a mouse model：effects of RAGE gene disruption and administration of low-molecular weight heparin [J]. Diabetes，2006,55(9)：2510 – 2522.

11. Nakamura T，Ushiyama C，Suzuki S，et al. Urinary excretion of podocytes in patients with diabetic nephropathy [J]. Nephrol Dial Transplant，2000,15(9)：1379 – 1383.

12. Peng H，Xing YF，Ye ZC，et al. High glucose induces activation of the local renin-angiotensin system in glomerular endothelial cells [J]. Mol Med Rep，2014,9(2)：450 – 456.

13. Reddy GR，Kotlyarevska K，Ransom RF，et al. The podocyte and diabetes mellitus：is the podocyte the key to the origins of diabetic nephropathy? [J]. Curr Opin Nephrol Hypertens，2008,17(1)：32 – 36.

14. Saeedi P，Petersohn I，Salpea P，et al. Global and regional diabetes prevalence estimates for 2019 and projections for 2030 and 2045：Results from the International Diabetes Federation Diabetes Atlas，9(th) edition [J]. Diabetes Res Clin Pract，2019(157)：107843.

15. Sharma K，Karl B，Mathew AV，et al. Metabolomics reveals signature of mitochondrial dysfunction in diabetic kidney disease [J]. J Am Soc Nephrol，2013,24(11)：1901 – 1912.

16. Stec DF，Wang S，Stothers C，et al. Alterations of urinary metabolite profile in model diabetic nephropathy [J]. Biochem Biophys Res Commun，2015,456(2)：610 – 614.

17. Tesch GH，Allen TJ. Rodent models of streptozotocin-induced diabetic nephropathy [J]. Nephrology (Carlton)，2007,12(3)：261 – 266.

18. Udler MS，McCarthy MI，Florez JC，et al. Genetic risk scores for diabetes diagnosis and precision medicine [J]. Endocr Rev，2019,40(6)：1500 – 1520.

19. Utimura R，Fujihara CK，Mattar AL，et al. Mycophenolate mofetil prevents the development of glomerular injury in experimental diabetes [J]. Kidney Int，2003,63(1)：209 – 216.

20. Wendt T，Tanji N，Guo J，et al. Glucose，glycation，and RAGE：implications for amplification of cellular dysfunction in diabetic nephropathy [J]. J Am Soc Nephrol，2003,14(5)：1383 – 1395.

21. Yamamoto Y，Kato I，Doi T，et al. Development and prevention of advanced diabetic nephropathy in RAGE-overexpressing mice [J]. J Clin Invest，2001,108(2)：261 – 268.

22. You YH，Quach T，Saito R，et al. Metabolomics reveals a key role for fumarate in mediating the effects of NADPH oxidase 4 in diabetic kidney disease [J]. J Am Soc Nephrol，2016,27(2)：466 – 481.

23. Zhang B，Kuster B. Proteomics Is not an island：multi-omics integration is the key to understanding biological systems [J]. Mol Cell Proteomics，2019,18(8 Suppl 1)：S1 – S4.

24. Zhang L，Long J，Jiang W，et al. Trends in chronic kidney disease in China [J]. N Engl J Med，2016,375(9)：905 – 906.

25. Zheng L，Cardaci S，Jerby L，et al. Fumarate induces redox-dependent senescence by modifying glutathione metabolism [J]. Nat Commun，2015(6)：6001.

第二十九章　糖尿病肾病的临床研究策略

糖尿病肾病的临床表现分几个阶段。首先表现为肾小球高灌注、高滤过、肾小球肥大、肾小球滤过率(GFR)增加。病理上表现为肾小球基膜(GBM)增厚、系膜基质扩张。随后临床上出现微量白蛋白尿、蛋白尿，肾功能异常、GFR进行性下降，最后导致肾衰竭。糖尿病、高血压、慢性肾脏病(CKD)本身会增加心脑血管并发症的发生风险，它们是心血管疾病的高危因素，因此治疗糖尿病和高血压本身就可能会延缓慢性肾脏病的发生和发展。目前临床上治疗糖尿病肾病的依据大多数是根据既往已发表的临床试验，如低蛋白饮食延缓糖尿病肾病的恶化，严格降压、降糖保护肾脏，降脂治疗以及针对糖尿病肾病发病机制的干涉等措施，本章重点介绍糖尿病肾病的临床试验研究。

第一节 ｜ 低蛋白饮食对延缓糖尿病肾病肾功能恶化的价值

低蛋白饮食[动物蛋白质摄入 $0.28 \sim 0.8\,g/(kg \cdot d)$]在非糖尿病肾病方面的研究较多，在非糖尿病肾病中大多数文献已证实低蛋白饮食或低蛋白饮食＋α酮酸可以延缓慢性肾功能不全恶化的进程。但对于糖尿病肾病，临床上证据并不多。早期的临床观察研究和一项荟萃分析提示低蛋白饮食可能对糖尿病肾病有益，可以降低蛋白尿、延缓GFR下降，但这些研究主要是临床观察或回顾性分析。前瞻性、随机对照(RCT)研究的临床价值较大，但低蛋白饮食的RCT临床上很难实施，因患者对低蛋白饮食的顺应性较差，往往达不到低蛋白饮食的要求。实际上目前已发表的低蛋白饮食对糖尿病肾病肾功能影响的RCT甚少，如表29-1-1所示，有些结果显示低蛋白饮食能延缓糖尿病肾病肾功能下降的速度，但亦有些实验显示低蛋白饮食并不能延缓糖尿病肾病肾功能下降的速度，相反低蛋白饮食可能加重糖尿病肾病患者的营养不良状态。

表 29-1-1　低蛋白饮食对糖尿病肾病肾功能影响的 RCT

作　者	糖尿病类型	研究时间(月)	样本量	实际蛋白质摄入[g/(kg · d)]	基线 GFR[ml/(min · 1.73 m²)]	结局(蛋白尿或肾功能)
Ciavarella 等	T1DM	9	16	0.71	97±34	蛋白尿下降
Dullaart	T1DM	24	30	0.79	131±34	有效
Raal 等	T1DM	6	22	0.87	50±19	无效
Pijls 等	T2DM	12	121	0.93	81±19	蛋白尿降低
Hansen 等	T1DM	48	72	0.89	69±30	有效

作　者	糖尿病 类型	研究时间 （月）	样本量	实际蛋白质摄入 [g/(kg·d)]	基线 GFR [ml/(min·1.73 m²)]	结局(蛋白尿 或肾功能)
Pijls 等	T2DM	24	131	1.1	82±19	无效
Meloni 等	T1DM+T2DM	12	80	0.86	43.9±4.7	有效
Dussol 等	T1DM+T2DM	24	47	1.1	82±21	无效
Koya D 等	T2DM	60	112	0.8	63.5±26.9	无效

注　T1DM:1 型糖尿病;T2DM:2 型糖尿病。

从表 29-1-1 可以看出,患者实际蛋白质摄入均超过低蛋白饮食的标准 0.6 g/(kg·d),说明患者对低蛋白饮食的顺应性很差。同时,这些研究的缺点均是样本量太小,难以达到统计学对样本量的要求。针对此,有两项荟萃分析综合了上述的临床研究,均得出结论:低蛋白饮食不能延缓糖尿病肾病肾功能恶化的进程。当然上述的研究另一个缺点是仅观察了估算的肾小球(eGFR)滤过率的下降,而未观察肾脏硬终点如血肌酐翻倍、到达透析或移植的时间等。低蛋白饮食对糖尿病肾病肾功能的影响仍需大型多中心随机对照研究来进一步证实它的实际效果。

上述试验研究了低蛋白对延缓糖尿病肾病肾功能恶化的价值,而一项临床研究分析了高蛋白饮食对糖尿病前期老年人肾功能的影响,结果发现,较高的蛋白质摄入量与 UACR 显著增加有关(1 年后 $P=0.03$)和血尿素氮($P=0.05$)。蛋白质摄入量增加与内生肌酐清除率、eGFR、ACR 或血肌酐之间没有关联。作者没有观察到糖尿病前期老年人在蛋白质摄入量较高的情况下,一年后肾功能受损的迹象。

第二节　大豆蛋白与糖尿病肾病的临床研究

大豆蛋白属植物蛋白,早期就有国外的研究显示富含大豆的植物蛋白对保护糖尿病肾脏、减轻氧化应激、降低蛋白尿有益,但临床研究较少,表 29-2-1 总结了大豆蛋白对糖尿病肾病影响的研究。但这些研究的缺陷是样本量太小,实验设计是交叉对照或纵向随机,研究时间亦太短,目前临床上尚需要进一步的 RCT 证实。

表 29-2-1　大豆蛋白对糖尿病肾病影响的临床研究

作　者	糖尿病类型	研究时间	样本量	试验设计	观察指标	结　局
Anderson JW	T2DM	8 周	8	交叉对照	肾功能、蛋白尿	肾功能改善、尿蛋白减少
Azadbakht L	T2DM	7 周	14	交叉对照	肾功能、血脂	肾功能改善、血脂下降
Teixeira SR	T2DM	7 月	14	交叉对照	尿蛋白、血脂	尿蛋白下降、血脂改善
Azadbakht L	T2DM	4 年	41	纵向随机	血糖、血脂、CRP	血糖和血脂改善、血 CRP 下降
Azadbakht L	T2DM	7 周	14	交叉对照	蛋白尿、血磷	尿蛋白和血磷下降
Miraghajani MS	T2DM	4 周	25	交叉对照	D-二聚体、炎症因子	D-二聚体降低,对炎症因子无影响

注　T1DM:1 型糖尿病;T2DM:2 型糖尿病。

第三节 │ 饮食纤维对糖尿病肾病患者尿蛋白和肾功能的影响

先前已有许多报道关于饮食纤维摄入能降低血糖、改善胰岛素抵抗、降低微炎症状态、减少心血管疾病的死亡风险。但摄入富含纤维的饮食对糖尿病肾病的影响则报道甚少。纤维在海藻和全麦中含量较高。日本饮食中富含海藻，因此现仅有一篇文献关于饮食纤维对糖尿病肾病患者尿蛋白和肾功能影响的研究报道。对 4 399 例日本 2 型糖尿病患者的横断面研究显示，摄入富含饮食纤维的食物能明显降低尿蛋白、改善 eGFR，同时降低空腹血糖、糖基化血红蛋白和心血管风险因素，如血压降低、胰岛素抵抗下降、血脂的改善。这可能与可溶性纤维被吸收入胃肠后形成凝胶，从而降低肠腔对葡萄糖和胆固醇的吸收或纤维在小肠中发酵形成短链脂肪酸有关。当然，饮食纤维对糖尿病肾病患者肾功能的影响还需要更多临床随机对照研究证实。

第四节 │ 降糖治疗对糖尿病患者蛋白尿和肾功能进展的临床研究

一 严格降糖治疗对 1 型糖尿病患者肾功能的影响

长期慢性高血糖是导致糖尿病微血管并发症的主要原因，糖尿病肾病是糖尿病最常见的微血管并发症之一。引起肾损害的主要分子机制包括蛋白激酶 C（PKC）β 途径、氧化应激、多元醇旁路和氨基己糖通路的激活，以及 AGE 的聚集。此外，其他由高血糖产生的有害代谢产物的堆集、异常的血流、凋亡增加、炎症以及细胞外基质聚集等因素，均是导致糖尿病微血管并发症的原因。因此控制高血糖是治疗或减少其他微血管损伤的关键。DCCT 是研究严格降糖治疗是否减少 1 型糖尿病微血管并发症的第一个大型临床试验。入选了 1 441 例 1 型糖尿病患者，随机分成严格降血糖组和常规降糖组。经过 6.5 年的治疗，与常规治疗组比较，严格降糖组发生微量白蛋白的风险下降 39%，尿白蛋白降低 54%。同时其他微血管并发症如新增糖尿病视网膜病变的风险下降 76%，糖尿病视网膜病变的进展降低 54%，降低增殖型糖尿病视网膜或严重非增殖型视网膜病变 47%，但严格降糖组低血糖发生风险比常规降糖组要高 2～4 倍。DCCT 研究结束后不再严格控制血糖，两组糖基化血红蛋白值相似，7～8 年后再对这组患者分析的结果（EDIC）显示，在严格控制血糖组，新发生微量白蛋白尿和临床蛋白尿分别有 39 例（6.8%）和 9 例（1.4%），而在常规治疗组新发生微量白蛋白尿和临床尿尿分别有 87 例（15.8%）和 59 例（9.4%）；在严格控制血糖组，有较少的患者发生高血压和血肌酐超过 2 mg/dl，但两组到达肾脏终点如透析或移植的例数相似（4 vs 7）。18 年后的结果显示，虽然两组糖基化血红蛋白无差异，但 1～18 年的新发微量白蛋白病例数有差异，在严格降糖组有 71 例新出现微量白蛋白尿，而在常规治疗组有 120 例新发微量白蛋白尿，风险下降 45%。在严格降糖组有 31 例出现大量蛋白尿，而在常规治疗组有 86 例发生大量蛋白尿。在 EDIC 17～18 年，新发微量白蛋白的比例在严格降糖组和常规降糖组分别是 18.4% 和 24.9%（$P=0.02$）。在 EDIC 1～18 年，eGFR<60 ml/(min · 1.73 m^2)在严格降糖组和常规降糖组分别是 31 例和 53 例，风险下降 44%。对 DCCT 22 年的跟踪临床观察显示，在严格降糖组有 22 例出现了 eGFR<60 ml/(min · 1.73 m^2)，而在常规降糖组有 46 例 eGFR<60 ml/(min · 1.73 m^2)，肾功能下降风险降低 50%。ESRD 发生率亦有差异，严格降糖组 8 例、常规降糖组 16 例出现了 ESRD。eGFR 下降速率在两组间亦有差异，严格降糖组与常规降糖组

eGFR 每年下降分别是 1.27 和 1.73 ml/(min·1.73 m²)。

　　大型长期的随机对照 DCCT 已经说明严格降糖治疗在临床上可以减少新发微量白蛋白的风险、降低临床蛋白尿、减少进入 ESRD 的风险,但对于严格降低血糖治疗是否能改善 1 型糖尿病引起肾脏组织学的改善,对此已有临床研究观察到糖尿病引起的肾脏组织学早期改变就存在肾小球电荷选择性和筛系数异常,严格降糖治疗后能改善肾小球的电荷选择性和筛系数的异常。对肾脏组织学的观察显示,GBM 厚度经严格控制血糖治疗后明显低于常规降糖组[56 nm(27~86 nm) vs 140 nm(50~230 nm)]。当然此方面的研究病例数较少,大样本随机对照严格降糖治疗对糖尿病引起的肾脏组织学改变的研究尚需要进一步的证实。

■ 严格降糖治疗对 2 型糖尿病患者肾脏保护的临床研究

　　随着生活习惯、饮食结构变化以及运动或活动的减少,2 型糖尿病的发生率明显增加。因此如何减少由 2 型糖尿病所导致的微血管病变,特别是肾脏病变就显得尤为重要。严格降血糖治疗能减少 1 型糖尿病患者新发肾病的风险,那么是否严格降糖治疗亦能降低 2 型糖尿病肾病的风险? 对此已有许多大样本的临床随机对照研究,表 29-4-1 总结了目前已发表的大样本临床随机对照研究,最早和最著名的临床研究是 UKPDS 33。在 UKPDS 33 中,严格控制血糖组的平均糖基化血红蛋白水平是 7.0%,常规降血糖组是 7.9%,经过 10 年的随访,严格降糖组能降低糖尿病微血管并发症(包括肾病)风险 25%。

表 29-4-1　严格降糖治疗降低 2 型糖尿病肾病风险的临床研究总结

项目	UKPDS 33	UKPDS 34	VADT	VADT Feasibility Trial	ACCORD	ADVANCE	Kamamoto
研究时间	10 年	10.7 年	5.6 年	2 年	3.7 年	5 年	6 年
病例数	3 867 例新发糖尿病	4 075 例	1 791 例	153 例男性	10 251 例	11 140 例	110 例
严格降糖 HbA1c	7.0%	7.4%	6.9%	7.1%	6.4%	6.5%	7.5%
常规降糖 HbA1c	7.9%	8.0%	8.4%	9.1%	7.6%	7.2%	9.8%
降糖药	磺脲类、胰岛素	二甲双胍、胰岛素	二甲双胍、罗格列酮、格列美脲	胰岛素		格列齐特	胰岛素
肾结局	微量白蛋白降低 21%;大量蛋白尿降低 5%;肌酐加倍下降 1%;ESRD 降低 0.6%	微量白蛋白降低 23%;ESRD 降低 0.5%	发展至微量或大量蛋白尿下降(10% vs 14.7%);发展至微量到大量蛋白尿减少(2.9% vs. 5.1%);任何原因增加的白蛋白尿下降(9.1 vs 13.8%)	微量白蛋白下降 44%;大量蛋白尿下降 8.5%;无 ESRD 和透析结局	新发微量白蛋白下降 21%;新发大量蛋白尿下降 32%;进入肾衰竭或透析的患者无差异;全因死亡风险增加,试验提前终止	新发微量白蛋白下降 5%;进展到大量蛋白尿下降 30%;总肾结局下降 21%(包括新增微量白蛋白尿,肌酐加倍,肾替代治疗或因肾病死亡)	新发和进展到肾病的比例下降(7.7% vs 28%);无肾脏终点结局

注　UKPDS:UK Prospective Diabetes Study,VADT:Veterans Affairs Diabetes Trial,ACCORD:Action to Control Cardiovascular Risk in Diabetes,ADVANCE:Action in Diabetes and Vascular disease:Preterax and Diamicton MR Controlled Evaluation.

基于以上的临床研究,美国糖尿病协会(ADA)、改善全球肾脏病预后组织(KDIGO)和美国肾脏基金会肾脏预后质量倡议(KDOQI)均推荐治疗糖尿病中预防肾脏病的发生糖基化血红蛋白的靶目标应<7.0%。但从表29-4-1中可以看出,大多数临床试验仅观察到严格降糖治疗能降低发生微量白蛋白和减少从微量白蛋白到大量蛋白尿的进程,对于肾脏终点(透析或移植)的观察则甚少,没有临床研究观察严格降糖治疗在已有大量蛋白尿的糖尿病肾病或终末期肾病中是否能延缓肾功能恶化。

三 严格降糖治疗降低2型糖尿病患者肾脏终点事件风险的研究

2012年的一个荟萃分析(入选7个重要的RCT研究)显示,严格降血糖治疗可以降低2型糖尿病患者新发微量白蛋白的风险,可以减少大量蛋白尿的发生,但无证据说明严格降糖治疗能减少肾脏终点事件的发生,因大多数文献并未观察肾脏终点事件(血肌酐翻倍、进展至终末期肾衰竭、需要接受透析或移植治疗,或由于肾脏原因的死亡)。但是仅仅用尿微量白蛋白或尿蛋白的减少反映肾功能的改善或保护却有争议。一些糖尿病患者出现进展性肾病而没有微量白蛋白尿。根据美国的统计结果,透析对整个社会和经济发展是一个巨大的负担,美国每年花费于透析的费用约4亿美元,占美国整个健康保健的6%。因此预防糖尿病患者发展至ESRD或者透析就显得相当重要。为了探讨严格降糖治疗是否能减少2型糖尿病患者发展至ESRD或透析的终点事件,ADVANCE又对入选的11 140例2型糖尿病患者进行了再分析,结果显示,5年严格降糖治疗(平均HbA1c 6.5%,常规降糖组平均HbA1c 7.3%)可以降低ESRD风险65%,微量白蛋白尿下降9%,大量蛋白尿降低30%,白蛋白尿进展降低10%,15%的微量白蛋白尿逆转,此结果说明对2型糖尿病患者严格降糖治疗可以减少肾脏终点事件的发生。

四 严格降糖发生低血糖的风险

几个大型临床试验如ADVANCE、ACCORD和VADT已观察到在2型糖尿病中当平均HbA1c降至6.5%、6.4%和6.9%时,低血糖风险增加1.5~3倍,而且在这些研究中并未观察到严格降糖治疗能降低心血管事件的风险。相反在ACCORD研究中观察到,严格降糖治疗与常规降糖治疗比较,全因死亡风险增加,因此ACCORD研究提前中止。基于以上的研究,临床上严格降糖治疗要充分平衡有益/有害,尽量避免发生低血糖,HbA1c的靶目标亦要个体化,应充分考虑到患者的年龄、肾功能情况和其他的糖尿病所致的微血管情况。肾功能异常时,药物的代谢发生改变,排泄减慢,容易发生严重的低血糖。在肾功能不全时选择合适的药物降糖治疗是每个医生必须考虑的问题。

五 其他降糖药减少糖尿病患者肾病风险的临床研究

1. 二甲双胍对糖尿病患者肾脏的保护作用

二甲双胍是双胍类药的典型代表,作为一线抗糖尿病药,特别适合于超重或肥胖患者,已被许多指南列为治疗2型糖尿病的一线药物。它的优点是不易引起低血糖,可以有效降低体重,降糖效果确实,而且价格低廉、性价比较高。UKPDS已观察到长期服用二甲双胍严格降糖治疗组优于磺脲类药或胰岛素降糖组,可以明显降低心血管疾病风险、患者死亡率以及减少糖尿病相关的并发症。然而长期以来许多临床医生担心二甲双胍容易引起乳酸性酸中毒问题,特别是在慢性肾功能不全时可能增加乳酸性酸中毒的风险。近年来国际上针对二甲双胍乳酸性酸中毒问题已有许多争议,特别是在肾功能不全时能否使用争论很大,尽管美国药物说明书上注明:当血肌酐>1.5 mg/dl(男性),或>1.4 mg/dl(女性)时应避免使用双胍类药,但有不少的文献显示,当肾功能不全时,仍有相当比例的患者在使用,并未发生乳酸性酸中毒。2010年Cochrane图书馆杂志发表的一项荟萃分析已能充分说明其实二甲双胍引起的乳酸性酸中毒远少于人们以前想象的那么多。此荟萃分析入选了 347 个比较和队列研究,结果显示,在＞70 000 个二甲双胍病人年中并未发生一例乳酸性酸中毒,在入选的比较或队列研究中,作者并未排除合并有肾功能不全的前瞻性研究,综合结果显示,在二甲双胍和非二甲双胍两组中发生乳酸酸中毒的例数无明显差异,估计的发生乳酸酸中毒的上限是 4.3 例(二甲双胍组)和 5.4 例(非二甲双胍组)/每 100 000 个病人年。虽然二甲双胍在肾功能不全中的使用很有前景,动物实验中已观察到二甲双胍能保护 2 型糖尿病小鼠足细胞、肾小管上皮细胞,并不增加乳酸性酸中毒的风险,但临床上关于二甲双胍保护糖尿病患者肾脏的研究并不多。有限的几个在 2 型糖尿病肾病(轻-中度肾功能不全)中的小样本研究结果显示,二甲双胍并不增加肾功能不全恶化的风险,亦不增加乳酸性酸中毒的风险。2014 年法国的一个横断面的研究显示,在 3 704 例 2 型糖尿病患者中,有 63％和 33％的糖尿病肾病中度和重度肾功能不全患者仍在使用二甲双胍,平均剂量 2.0 g/d。REACH(Reduction of Atherothrombosis for Continued Health Registry)研究显示,二甲双胍可以降低 2 型糖尿病患者的心血管事件风险,同时亦降低中度肾功能不全患者的心血管事件风险。在这个大样本的观察研究中,入选了＞19 000 例既往有动脉血栓性疾病的患者,其中有 1 572 例 eGFR 30～60 ml/(min · 1.73 m^2)的患者使用二甲双胍,经调整基线水平和计算机匹配后的结果显示,二甲双胍 2 年后有效降低所有患者和肾功能不全患者的死亡风险。一个回顾性研究测定 51 675 例 2 型糖尿病患者红细胞内二甲双胍水平的结果显示,在糖尿病 CKD 3～5 期时仍有不少患者在使用二甲双胍,只是二甲双胍的剂量已下调,说明大多数医生并未按指南的要求停用二甲双胍,相反医生根据肾功能情况仅减量使用。在这个 4 年的回顾性研究中观察到与使用胰岛素和其他口服降糖药比较,二甲双胍能有效降低糖尿病肾病 eGFR 45～60 ml/(min · 1.73 m^2)患者的全因死亡、酸中毒和严重感染的风险,亦不增加 eGFR 30～45 ml/(min · 1.73 m^2)患者的全因死亡、酸中毒和严重感染的风险,说明二甲双胍在肾功能不全甚至严重肾功能不全时使用仍安全。对 93 577 例来自 VHA(Veterans Health Administration)的 2 型糖尿病患者的再分析显示,磺脲类口服降糖药的肾脏终点(eGFR 下降≥基线的 25％或到达 ESRD 或死亡)事件的发生率远高于二甲双胍治疗组(调整后的 $HR=1.2$,95％ CI:1.13～1.28),而二甲双胍与罗格列酮发生肾脏终点事件的比较相似,说明二甲双胍与 PPAR-γ 激动剂相似,能有效减少糖尿病肾损害。当然上述研究均是回顾性或横断面的研究,二甲双胍在肾脏功能不全时的应用还需要更多的 RCT 来证实其安全性和有效性。在 2019 年的一项临床试验中,有 591 人在基线时使用二甲双胍,3 447 人未使用。在倾向匹配的使用者中,二甲双胍使用者的死亡率、心血管疾病死亡率、心血管事件和综合终点的粗发病率低于非使用者,但 ESRD 略高(4.0％ vs 3.6％)。使用二甲双胍与降低全因死亡率($HR=0.49$,95％ CI:0.36～0.69)、心血管疾病死亡率($HR=0.49$,95％ CI:0.32～0.74)、心血管复合终点事件发生风险($HR=0.67$,95％ CI:0.51～0.88)和肾脏复合终点($HR=0.77$,95％ CI:0.61～0.98)与 ESRD 的关联($HR=1.01$,95％ CI:0.65～1.55)不显著。在对整个人群的调整分析中,结果在性质上相似。观察到 2 例乳酸性酸中毒。试验结论为二甲双胍用于 CKD 可能比以前认为的更安全,并且可能降低 3 期 CKD 患者的死亡和心血管事件发生风险。2021 年的一项随机对照试验 EMERALD,是一项对 48 名 12～21 岁 1 型糖尿病参与者进行为期 3 个月的二甲双胍治疗的双盲、随机、安慰剂对照试验,包括基线和随访评估血肌酐和胱抑素 C、eGFR、天冬氨酸氨基转移酶、丙氨酸氨基转移酶、高敏 C 反应蛋白、白细胞计数、血小板、脂联素、瘦素和 UACR。与安慰剂相比,eGFR 增加($P≤0.01$),多变量调整后仍有显著差异($P=0.03$)。尽管二甲双胍治疗后经血肌酐测量得到的 eGFR 显著增加,但在胱抑素 C、UACR 或全身炎症标志物方面没有观察到差异。需要进一步研究直接测量 GFR 以进一步证实二甲双胍对 1 型糖尿病肾脏的保护作用。

2. PPAR-γ激动剂对糖尿病患者肾脏的保护作用

过氧化物酶体增殖激活性受体γ(PPARγ)激动剂是外源性PPARγ的配体,对PPARγ有高度的亲和性,能增加胰岛素的敏感性,称为胰岛素增敏剂,能降低血糖、改善外周组织对胰岛素的敏感性,临床上应用较普遍。临床上使用的主要是罗格列酮(Rosiglitazone)和匹格列酮(Pioglitazone)。从表29-4-2中可以看到荟萃分析显示,罗格列酮和匹格列酮能有效降低糖尿病患者发生微量白蛋白的风险,降低微量尿白的排泄量,但目前尚缺乏对肾脏终点事件(如血肌酐翻倍、进入到ESRD、需要透析治疗或肾移植)的临床研究。TZD类药物减少尿蛋白有意义,因尿白蛋白不仅是糖尿病肾脏恶化的一个标志物,而且是导致肾脏炎症和肾小管间质纤维化的重要因素。由于GBM增厚,大量蛋白从肾小球滤过,导致足细胞损伤,产生所谓的"足细胞病",病理上表现为足细胞肥大、足突融合消失、凋亡,以及细胞从GBM脱落。PPARγ存在于肾小球足细胞和系膜细胞,在足细胞上高表达。PPARγ2的AIa12突变能减低2型糖尿病患者发生微量白蛋白尿的风险。虽然PPARγ激动剂有保护肾脏的作用,但它们的缺点限制了临床上的广泛使用。曲格列酮(Troglitazone)由于肝毒性较强,已经从市场上退出。罗格列酮可能会增加心血管疾病的风险,包括心力衰竭、心肌梗死,以及心源性死亡。临床及荟萃分析显示吡格列酮并不增加全因死亡或心血管事件的风险。TZD类药物临床上常见的不良反应包括体重增加、骨丢失、水肿、液体潴留、增加心力衰竭的风险。另外TZD可以通过液体潴留和非液体潴留机制而导致心肌细胞肥大和冠状动脉病变。荟萃分析显示TZD有增加骨折的风险。因此开发新的不良反应少的PPARγ激动剂显得尤为重要。

(1) 内源性PPARγ激动剂:内源性PPARγ的配体包括不饱和脂肪酸、氧化脂肪酸、氮化脂肪酸、二十烷类物和前列腺素。一些研究已显示15-脱氧-Δ12,14-前列腺素J2(15d-PGJ2)和硝基油酸(Nitro-Oleic Acid)是内源性PPARγ的配体,与内源性PPARγ有良好的亲和力。动物实验已观察到硝基油酸可以减轻小鼠肾脏缺血再灌注损伤。*db/db* 2型糖尿病小鼠输入硝基油酸后血糖正常,最重要的是体重并不增加,说明无液体潴留的不良反应,其可能通过抑制氧化应激和炎症使蛋白尿下降、足细胞损伤减轻。上述的动物实验显示了内源性PPARγ激动剂良好的应用前景,但目前尚缺乏内源性PPARγ激动剂的临床研究,将来的临床研究可能为预防和治疗糖尿病肾病提供新的思路和新的治疗方法。

(2) 选择性PPARγ激动剂:临床上已使用的TZD包括罗格列酮和吡格列酮属非选择性PPARγ激动剂,由于非选择性,所以常导致不良反应如水肿、水钠潴留、骨质丢失和骨折的发生风险。选择性PPARγ激动剂作为第二代新的PPARγ激动剂已成功研发。第二代PPARγ激动剂克服了第一代的缺点,理论上不会出现第一代PPAR-γ激动剂的不良反应。巴格列酮(Balaglitazone)是第二代选择性PPARγ激动剂的杰出代表,目前已在美国和欧洲进入三期临床试验。从已有的临床试验中观察到Balaglitazone除抗糖尿病外,并无明显的液体潴留和脂肪聚集现象。临床前的试验亦显示第二代的PPARγ激动剂较少引起液体潴留,不引起心肌细胞肥大,亦未观察到骨质的丢失。除了Balaglitazone外,INT131亦进入了对人类的研究,动物实验并未观察到INT131能引起液体潴留、体重增加、心肌细胞肥大和骨质的丢失。人类的研究亦显示,INT131(0.5~3 mg/d)能有效降低血糖而不引起水肿,但到目前为止尚缺乏在糖尿病肾病方面的研究,将来可能在预防和治疗糖尿病肾病方面发挥重要作用。

(3) PPARγ和PPARα双激动剂:PPARα分布于许多组织包括肾脏,PPARα激动剂主要其有调节脂质代谢、抑制炎症、改善心血管功能的作用。非诺贝特(Fenofibrate)是PPARα激动剂的典型代表,在2型糖尿病*db/db*小鼠中观察到Fenofibrate可以降低空腹血糖、空腹胰岛素水平,改善糖代谢,能减轻肾小球肥大和系膜基质扩张,降低微量白蛋白排泄,保护系膜细胞。一项临床试验研究了非诺贝特治疗 2 型糖尿病合并高甘油三酯血症患者微量白蛋白尿的疗效。在该项试验中,56 例 30～75 岁微量白蛋白尿和高甘油三酯血症的 2 型糖尿病患者随机分为非诺贝特治疗组($n=28$)和对照组($n=28$),试验为期 180 d。结果显示,180 d 后,两组空腹血糖和糖化血红蛋白(HbA1c)水平降低无差异。在治疗组中,尿酸(UA)、三酰甘油(TG)和 UACR 与基线相比显著降低;与基线相比,高密度脂蛋白胆固醇(HDL－C)水平显著增加。与对照组相比,治疗组 UACR 的降低显著更高。UACR 的降低与非诺贝特治疗后 TG 和 UA 的降低呈正相关。得出实验结论:在高甘油三酯血症和 2 型糖尿病患者中,非诺贝特可改善微量白蛋白尿,不加重 GFR 恶化。双 PPARα 和 β 激动剂理论上应比单个激动剂要有效,为了证实这个观点,动物实验中 Fenofibrate 和小剂量的罗格列酮联合使用,结果发现结合治疗比单个药治疗更能有效减轻糖尿病引起的肾脏损害。双激动剂 Tesaglitazar 在动物实验中观察到能减轻 2 型糖尿病 *db/db* 小鼠和肥胖 Zucker 糖尿病大鼠肾脏损害。从以上的研究可以看出,将来治疗糖尿病肾病的前景应该是新的第二代的 PPARγ 激动剂以及 PPARγ 和 PPARα 双激动剂,我们期待着临床试验的进一步证实。

表 29－4－2　TZD 类药物对糖尿病肾脏保护的临床研究

作　者	糖尿病类型	研究时间	方　法	样本量	治　疗	肾结局
Agarwal R 等	DKD	4 月	开放随机对照	44	吡格列酮 *vs* 格列吡嗪	蛋白尿无降低
Katavetin P 等	T2DKD	12 周	随机对照	40	吡格列酮 *vs* 安慰剂	尿蛋白下降;尿 TGFβ 和 Ⅳ 型胶原下降
Agarwal R	DKD	16 周	随机对照	44	吡格列酮 *vs* 格列吡嗪	血 CRP、IL－6 降低;血 TNFα 和氧化应激指标无变化
Pistrosch F 等	T2DKD	52 周	前瞻双盲	28	罗格列酮 *vs* 安慰剂	尿蛋白下降;GFR 和 RBF 无变化;肾内 NO 合成改善
Pistrosch F 等	T2DKD	12 周	双盲交叉	19	罗格列酮 *vs* 安慰剂	尿微量白蛋白尿下降;肾小球高灌注减轻;肾内 NO 合成改善
Jin HM 等	T2DKD	12 月	随机对照	60	吡格列酮＋氯沙坦 *vs* 氯沙坦	尿蛋白降低;GFR 下降延缓
Hu YY 等	T2DM	12 周	随机对照	98	吡格列酮 *vs* 磺脲类	UACR 下降;尿 MCP－1 和 TGF－β 下降
Ye S 等	T2DM	12 周	随机对照	98	吡格列酮 *vs* 磺脲类	UACR 下降;尿 MCP－1 下降
Wang Y 等	T2DM	12 周	随机对照	98	吡格列酮 *vs* 磺脲类	UACR 下降;尿 8－OHdG 下降
Xing Y 等	T2DM	12 周	随机对照	98	吡格列酮 *vs* 磺脲类	尿足细胞标志蛋白 podocalyxin 排泄降低
Lebovitz HE 等	T2DM	26 周	随机对照	493	罗格列酮 *vs* 安慰剂	尿白蛋白降低
Bakris G 等	T2DM	52 周	开放随机对照	121	罗格列酮 *vs* 格列本脲	UACR 降低
Bakris GL 等	T2DM	32 周	双盲对照	389	罗格列酮 *vs* 格列本脲	UACR 降低

(续表)

作者	糖尿病类型	研究时间	方法	样本量	治疗	肾结局
Davidson JA	T2DM	24周	随机双盲	245	罗格列酮＋格列本脲 vs 安慰剂	UACR 降低
Miyazaki Y 等	T2DM	12周	随机对照	29	罗格列酮 vs 安慰剂	UACR 降低;血游离脂肪酸和 TNFα 降低
Nakamura T 等	T2DKD	12周	随机对照	45	吡格列酮 vs 格列美脲或伏格列波糖	尿白蛋白排泄降低;尿内皮素-1降低
Nakamura T 等	T2DKD	24周	对照研究	28	吡格列酮 vs 对照	尿白蛋白排泄降低;尿足细胞排出减少
Aljabri K 等	T2DM	16周	随机对照	22	吡格列酮 vs 磺脲类和二甲双胍	尿微量白蛋白与对照无差异
Hanefeld M 等	T2DM	52周	随机双盲对照	639	吡格列酮 vs 二甲双胍	UACR 降低
Nakamura T 等	T2DKD	52周	随机对照	45	吡格列酮 vs 格列美脲,或伏格列波糖	尿白蛋白降低;颈动脉内膜厚度降低
Schernthaner G 等	T2DM	52周	随机双盲对照	1199	吡格列酮 vs 二甲双胍	UACR 降低
Matthews DR 等	T2DM	52周	随机双盲对照	630	吡格列酮 vs 格列齐特	UACR 降低
Nakamura T 等	T2DKD	52周	随机对照	68	吡格列酮 vs 格列美脲	尿微量白蛋白排泄降低

注 DKD,糖尿病肾病;T2DKD,2型糖尿病肾病;T2DM,2型糖尿病;8-OHdG-8,羟鸟苷;TGF-β,转化生长生子β;GFR,肾小球滤过率;RBF,肾血浆流量;UACR,尿白蛋白与肌酐比值。

3. 肠促胰岛素(incretins)对糖尿病肾脏的保护作用

肠促胰岛素类物包括需注射的胰高糖素样肽1(GLP-1)和口服的二肽基肽酶4(DPP-4)抑制剂。GLP-1是在1985年第一个出现的肠促胰岛素,它的主要功能主要是与GLP-1受体(GLP-1R)特异结合后抑制胃排空,延缓食物吸收,通过下丘脑调节食欲和对食物的摄取而发挥降血糖作用。艾塞那肽(Exenatide)由礼来和Amylin公司于2005年推出,它代表的是新一类注射剂"肠促胰岛素类似物",是GLP-1R的激动剂,该药模仿GLP-1而发挥降血糖作用。它有53%的氨基酸与全片段GLP-1同源,与GLP-1R结合的亲和力要大于GLP-1本身与其受体结合的能力,而DPP-4则能降解GLP-1。当口服降糖药不能很好控制血糖时,注射的GLP-1R激动剂常能发挥作用,给临床上提供了一种新的治疗方法。因为大多数GLP-1R激动剂的代谢产物至少部分从肾脏排出,因此大多数GLP-1R激动剂在肾功能不全时应用受到限制。最新一项关于艾塞那肽的临床试验,主要结果是干预24周后UAER相对于基线的百分比变化。92例患者被随机分配并服用了至少1剂研究药物。参与者的平均年龄为56岁。基线时,UAER中位数为1512.0mg/24h,平均eGFR为70.4ml/(min/1.73m^2)。治疗24周后,干预组的UAER百分比变化显著低于对照组($P=0.0255$)。艾塞那肽联合甘精胰岛素治疗24周导致2型糖尿病合并糖尿病肾病患者的蛋白尿减少。表29-4-3和表29-4-

4 总结了肠促胰岛素类物在肾功能不全时的推荐剂量用法。

表 29-4-3　促胰岛素在肾功能不全时的推荐用法

肠促胰岛素	AUC	按 eGFR 调整剂量	ESRD 或血透
GLP-1R 激动剂			
艾塞那肽	增加	≥60,调整剂量 30～60,慎用 <30,禁忌	不能使用
艾塞那肽-长效	增加	≥60,调整剂量 30～60,慎用 <30,禁忌	不能使用
利拉鲁肽	不变或轻微增加	≥50,调整剂量 <50,禁忌	不能使用
利西拉来	轻微增加	≥50,调整剂量 30～50,慎用 <30,禁用	不能使用
DPP-4 抑制剂			
磷酸西化列汀	增加	≥50,调整剂量 30～50,半量 <30,1/4 剂量	慎用
维格列汀	增加	≥50,调整剂量 <50,半量	慎用
沙格列汀	增加	≥50,调整剂量 30～50,半量 <30,慎用	不能使用
阿格列汀	增加	≥50,调整剂量 <50,减量	慎用
利格列汀	不变	不需调整剂量	能使用(需临床证据)
吉米格列汀	轻微增加	可能不需要调整	能使用(需临床证据)

注　AUC:药物时间-浓度曲线下面积(area under concentration-time curve);eGFR 的单位为"ml/(min·1.73m²)"。

表 29-4-4　肠促胰岛素在不同肾功能分期患者的建议使用剂量

肠促胰岛素	CKD 1～2 期 (eGFR≥50)	CKD 3 期 (eGFR 为 30～50)	CKD 4 期 (eGFR<30)	CKD 5 期 (透析)
艾塞那肽	2×10 μg/d	2×10 μg/d	不推荐	不推荐
艾塞那肽-长效	2 mg/周	2 mg/周	不推荐	不推荐
利拉鲁肽	1.2～1.8 mg/d	不推荐	不推荐	不推荐
利西拉来	1×20 μg/d	1×20 μg/d	不推荐	不推荐

(续表)

肠促胰岛素	CKD 1～2 期 (eGFR≥50)	CKD 3 期 (eGFR 为 30～50)	CKD 4 期 (eGFR＜30)	CKD 5 期 (透析)
磷酸西化列汀	100 mg/d	50 mg/d	25 mg/d	25 mg/d
维格列汀	2×50 mg/d	1×50 mg/d	1×50 mg/d	1×50 mg/d
沙格列汀	5 mg/d	2.5 mg/d	2.5 mg/d	不推荐
阿格列汀	25 mg/d	12.5 mg/d	6.25 mg/d	6.25mg/d
吉米格列汀	50 mg/d	50 mg/d	50 mg/d	50 mg/d
利格列汀	5 mg/d	5 mg/d	5 mg/d	5 mg/d

注　eGFR 的单位为"ml/(min · 1.73 m^2)"。

(1) GLP-1R 激动剂保护糖尿病肾脏的临床研究:临床上对于 Exenatide(2 次/d)或每周注射 1 次的 Exenatide 保护糖尿病患者肾脏的研究非常有限,在一个规模较大的回顾性研究中观察到,使用每天 2 次注射 Exenatide 对 eGFR 和 UACR 的作用与常规胰岛素比较并无差异。利拉鲁肽(Liraglutide)半衰期相当长(11～15 h),所以每天在正常肾功能患者只需要注射 1 次。轻度肾功能不全者不需要调整剂量,在轻度肾功能不全患者的效果和安全性没问题。目前仅有一项前瞻性的研究观察 Liraglutide 对 2 型糖尿病肾病患者肾脏的保护,23 例日本 2 型糖尿病肾病在已经限制钠盐摄入和使用血管紧张素系统抑制剂的基础上加用 Liraglutide,1 年后尿蛋白排泄减少、GFR 下降速度减慢,但这尚需大样本的临床随机对照研究证实。对 12 例健康人随机双盲交叉试验显示,GLP-1 输注 2 h 后,GFR 和肾血浆流量并无变化,但可以增加肾钠清除,同时血管紧张素Ⅱ在血浆中的浓度降低,而血肾素、醛固酮和尿血管紧张素原无改变。在一项研究中发现,与常用的降糖药物相比,艾塞那肽每周 1 次可降低 2 型糖尿病和蛋白尿升高患者的 UACR。在 DECREASE 试验预先指定的二级分析中发现,与单独治疗或安慰剂相比,艾塞那肽和达格列净联合治疗,对肥胖 2 型糖尿病患者的肾功能标志物可能具有协同作用。越来越多的临床证据表明 GLP-1R 激动剂对肾脏结局具有有益影响。主要试验的结果总结在表 29-4-5 中。

表 29-4-5　GLP-IR 激动剂保护糖尿病肾病和临床研究

临床试验	样本量 随访时间	研究对象	临床结果	统计结果
LEADER (n =9 340)	利拉鲁肽(1.8 mg)安慰剂,3.84 年	具有高 CV 风险的 T2DM	新发大量白蛋白尿、血肌酐水平加倍、ESRD、肾性死亡	HR 0.78 (95% CI:0.67～0.92)
SUSTAIN-6 (n=3 297)	司美格鲁肽(0.5 mg,1.0 mg) vs 安慰剂,104 周	T2DM 年龄＞50 岁,已确诊 CVD 或 CKD3～5 期年龄＞60 岁,有心血管危险因素	肾病新发或恶化(持续大量白蛋白尿、血肌酐水平加倍且 Ccr＜45 ml/(min · 1.73 m^2),RRT)	HR 0.64 (95% CI:0.46～0.88)
REWIND (n =9 901)	度拉糖肽(1.5 毫克)与安慰剂相比,5.4 年	具有先前心血管事件或心血管风险因素的 T2DM	新出现大量白蛋白尿、eGFR 持续下降(≥30%)或 RRT	HR 0.85 (95% CI:0.77～0.93)

临床试验	样本量 随访时间	研究对象	临床结果	统计结果
AWARD - 7 （$n=576$）	度拉糖肽（0.75 mg、1.5 mg）vs 安慰剂，52 周	伴有中度至重度 CKD 的 T2DM（3～4 期）	eGFR 下降和 UACR 相对于基线的变化	eGFR 下降：－1.1（1.5 mg）、－1.5（0.75 mg）、－2.9（甘精）UACR：无显著差异
ELIXA（$n=6068$）	利西拉肽（10～20 μg）vs 安慰剂，108 周	近期有急性冠脉综合征的 T2DM	UACR 和 eGFR 相对于基线的百分比变化	eGFR 下降：各组之间无显著差异 UACR： 在白蛋白尿正常的患者中：－1.69%（95% CI：－11.69%～8.30%） 在微量白蛋白尿患者中：－21.10%（95% CI：－42.25%～0.04%）

注　T2DM，2 型糖尿病肾病；CV，心血管；CVD，心血管疾病；ESRD，终末期肾病；CKD，慢性肾脏病；RRT，肾脏替代治疗；eGFR，估算的肾小球滤过率；UACR，尿血蛋白/肌酐比值。

　　（2）DPP-4 抑制剂：2014 年发表的 3 个动物实验显示，DPP-4 抑制剂可以减轻 Zucker 肥胖大鼠肾小球滤过屏障损害和氧化应激、减轻肾脏炎症和细胞凋亡，亦能减轻小鼠肥胖诱导的肾损伤。动物实验保护肾脏的结果给将来的临床研究提供了广阔的前景。与 GLP-1R 激动剂类似，DPP-4 抑制剂保护肾脏的临床研究亦较少，在中度到重度肾功能不全的 2 型糖尿病患者中观察到西格列汀（Sitagliptin）（50～25 mg/d）能降低糖基化血红蛋白水平，效果与对照组格列吡嗪（Glipizide）相似，但低血糖的发生率明显低于对照药，同时在血透的患者中亦观察到 Sitagliptin（25 mg/d）与对照药格列吡嗪降低 HbA1c 相似，低血糖的发生率远小于对照组。但目前尚缺乏 Sitagliptin 保护肾脏的临床研究。在 TECOS 试验中将 14 671 例患有冠状动脉疾病的 2 型糖尿病患者分配到他们现有的治疗中添加西格列汀或安慰剂。在中位随访 3.0 年后，对 TECOS 的子分析表明，两个治疗组的肾功能以相同的速度下降，eGFR 差异略低但恒定［－1.3 ml/（min·1.73 m²）］在随访期间分配给西格列汀而非安慰剂的参与者中，表明西格列汀对 eGFR 没有显著影响。一项单臂研究表明，在 36 名 2 型糖尿病受试者中，无论 UACR 类别如何（包括正常白蛋白尿），服用西格列汀 6 个月都会降低尿白蛋白排泄量。另一项包括 247 例 2 型糖尿病患者的研究表明，使用西格列汀 3 个月可降低 UACR。有趣的是，未显示 UACR 降低与 3 个月内 HbA1c 的降低相关。与这一观察结果一致，一项包括 85 名 2 型糖尿病患者的 RCT 显示，与对照组相比，服用西格列汀 6 个月显著降低了 UACR，而两组的血糖控制相当。维格列汀（Vildagliptin）主要通过肾脏排泄，因此严重肾功能不全时应减量使用。Vildagliptin（50 mg/d）在肾功能中度或重度损害或透析时使用能有效降低 HbA1c 水平，但目前尚缺乏保护肾脏的临床研究。一项纳入 47 名接受维格列汀治疗 8 周的 2 型糖尿病受试者的单臂研究导致低密度脂蛋白（LDL）水平（－8.8%）和 UACR（－44.6%）与基线相比降低。最近的一项 RCT 表明，与对照组相比，沙格列汀（Saxagliptin）和维格列汀给药 12 周后，UACR 分别显著降低了 57.9%（95% CI：66.1%～49.8%）和 55.2%（95% CI 64.9%～45.4%）。有趣的是，这些观察结果与 HbA1c 变化无关。Saxagliptin 在严重肾功能不全和透析时应剂量减半。大的前瞻性随机对照研究 SAVOR‐TIMI 53 2.1 年的研究显示,Saxagliptin 与对照组比较能降低 2 型糖尿病患者的微量白蛋白,但对肾脏硬终点肌酐翻倍、开始透析或移植并不优于对照组。同时,在 SAVOR‐TIMI 53 研究中,共有 16 492 名 2 型糖尿病患者有冠状动脉疾病病史(约占参与者的 80%)或多种心血管风险(大约 20%)被随机分配到沙格列汀组或安慰剂组。无论基线 eGFR 是多少,沙格列汀都能减少白蛋白尿,沙格列汀的使用导致 UACR 的改善,即使在白蛋白尿正常范围内,也不影响 eGFR。鉴于沙格列汀组的 HbA1c 在 2 年时显著降低(沙格列汀组为 7.5%,安慰剂组为 7.8%,$P < 0.01$),沙格列汀介导的白蛋白尿减少是由于降糖还是依赖肠促胰岛素的机制尚不清楚。阿格列汀(Alogliptin)主要由肾脏排泄,所以肾功能不全时应减量使用。对 36 例 2 型糖尿病肾病患者使用 Alogliptin 6 个月后并未观察到肾脏保护作用。在 EXAMINE 研究中,5 280 例 2 型糖尿病患者随机分成 Alogliptin 和安慰剂组,经 40 个月后,两组患者进入透析的病例数相似,并未观察到 Alogliptin 保护肾脏的结果。当然还需更多的 RCT 证实。在 EXAMINE 试验中,共有 5 380 名患有急性心肌梗死或不稳定型心绞痛的 2 型糖尿病患者在过去 15～90 d 内需要住院治疗,他们被分配接受阿格列汀或安慰剂治疗。结果表明,阿格列汀通过阻止 DPP‐4 降解 SDF‐1α 来抑制氧化应激,从而发挥肾脏保护作用。此外,据报道,2 型糖尿病患者服用阿格列汀 12 周后,UACR 降低,同时 AGE/RAGE 轴活性降低。利格列汀(linagliptin)主要经过胆道系统排泄,基本上不受肾脏功能的影响,因此在肾功能不全时并不需要减量或慎用。试验说明利格列汀在 2 型糖尿病正常肾功能、轻到中度肾功能不全、重度肾功能不全中的使用并不因肾功能的状况而发生不良反应增加,在重度肾功能不全亦不增加不良反应的发生。另一个一年的随机双盲安慰剂对照试验进一步说明 Linagliptin 在重度肾功能不全时的有效性和安全性。最近发表的 MARLINA‐2 型糖尿病研究提供了重要的新数据。在 MARLINA‐2 型糖尿病研究中,利格列汀与血糖控制显著改善相关,白蛋白尿没有显著降低,并且在 2 型糖尿病和早期糖尿病肾病患者的高风险人群中没有肾脏不良反应的证据。虽然没有确凿的证据表明有肾脏保护作用,先前的研究表明,长期治疗可能会产生临床上明显的肾脏益处。正在进行的主要肾脏终点试验的结果令人感兴趣。一项关于 MARLINA‐T 中的事后分析发现基线时的中等尿 DPP‐4 蛋白水平(在 5.5 和 7.5 自然对数 μg/g 肌酐之间)允许预测利格列汀治疗个体的 UACR 改善。对于基线时尿 DPP‐4 蛋白水平较低或较高的患者,利格列汀治疗与改善的 UACR 之间不存在关联。这可能表明 DPP‐4 作为 2 型糖尿病相关肾脏疾病的病理生理因素具有不同程度的重要性。总之,尿 DPP‐4 可能是利格列汀改善 UACR 的有效预测生物标志物。CARMELINA 是一项 DPP‐4 抑制剂利格列汀的心肾安慰剂对照结局试验,共有 6 979 名受试者[平均年龄 65.9 岁;eGFR 54.6 ml/(min·1.73 m²);80.1%蛋白尿]被随访 2.2 年。试验结论为:对患有 2 型糖尿病且心血管疾病和肾脏疾病风险较高的成人中,随访 2.2 年发现,在常规治疗中添加利格列汀导致复合心血管事件的风险显著低于安慰剂。对 217 例糖尿病肾病肾功能不全患者 24 周双盲安慰剂对照研究显示,UACR 降低与 HbA1c 和血压下降无关,但该研究可能时间较短未观察到肾脏终点事件的减少。在一项临床试验(DELIGHT)研究中,共筛选了 1 187 例患者,历时 24 周,在整个研究期间,达格列净和达格列净‐沙格列汀与安慰剂相比降低了 UACR。在第 24 周时,平均 UACR 变化与基线相比的差异,达格列净($n = 132$)与安慰剂($n = 134$)相比为 -21.0%($95\%\ CI$:-34.1～-5.2;$P = 0.011$),达格列净‐沙格列汀($n = 139$)与安慰剂($n = 134$)相比为 -38.0%($95\%\ CI$:-48.2～-25.8;$P < 0.0001$)。说明达格列净联合沙格列汀,再联合血管紧张素转换酶抑制剂或血管紧张素 II 受体阻滞剂治疗,是减缓 2 型糖尿病和中重度 CKD 患者肾脏疾病进展的潜在的选择性药物。吉格列汀(Gemigliptin)是 DPP‐4 的一个长效制剂,在欧洲和美国仍未上市,目前在 CKD 的研究中缺乏资料。近年来一项前瞻性的临床试验,研究人群包括 164 例患者(利格列汀组 90 例,其他组 74 例)。3～4 期 CKD 患者被随

机分为 2 组。在利格列汀组中,除了胰岛素治疗外,另加了 5 mg 利格列汀。在其他组中,患者继续接受胰岛素治疗。患者每 3 个月随访 1 次,随访 1 年发现,利格列汀组的 eGFR 显著增加,但在其他组中下降。利格列汀组胰岛素总剂量未见显著变化,但其他组胰岛素总剂量显著增加。两组的蛋白尿水平都有所下降,但变化无统计学意义。试验结果提示利格列汀在糖尿病 CKD 患者中能够延缓肾脏恶化进展,而对蛋白尿和血糖控制没有显著影响。在治疗糖尿病肾病方面,利格列汀可能是一种新的治疗方法。

4. SGLT2 抑制剂对糖尿病肾脏的保护作用

SGLT2 抑制剂,中文名为钠-葡萄糖协同转运蛋白 2 抑制剂,可以抑制肾脏对葡萄糖的重吸收,使过量的葡萄糖从尿液中排出,降低血糖。这是一类新型抗糖尿病药物。SGLT2 选择性抑制剂作为降糖药新靶点由于其特异性分布在肾脏,对其他组织器官无显著影响;胰岛素抵抗的糖尿病患者仍可受益;且具有不易发生低血糖风险、不增加糖尿病患者体重等优势。SGLT2 抑制剂成为国内外新兴起的一个研究热点。第 1 个发现的 SGLT2 抑制剂是天然产物根皮苷(Phlorizin),但由于它容易被体内的糖苷酶水解成糖苷和根皮素,而且对 SGLT1 和 SGLT2 的选择性差,不良反应较大,因此没有成为糖尿病的治疗药物。目前全球共有 6 种 SGLT2 抑制剂上市,分别为坎格列净(Canagliflozin)、达格列净(Dapagliflozin)、恩格列净(Empagliflozin)、依格列净(Ipragliflozin)、鲁格列净(Luseogliflozin)以及托格列净(Tofogliflozin)。其中,达格列净已经通过国家食品药品监督管理总局(The China Food and Dray Administration, CFDA)的批准在中国上市。SGLT2 主要在肾脏表达,而 SGLT1 部分在肾脏表达,主要表达于肠道。约 90% 的葡萄糖通过近曲小管 S1 段 SGLT2 的作用被重吸收,约 10% 的葡萄糖通过近曲小管 S3 段 SGLT1 的作用被重吸收。也就是说,SGLT2 在葡萄糖的重吸收中起主要的作用,SGLT2 转运肾重吸收葡萄糖的 90%,而 SGLT1 只占其余 10%。因此,SGLT2 的抑制剂可以阻断近曲小管对葡萄糖的重吸收而通过尿排出多余的葡萄糖,从而达到降低血糖的目的。SGLT2 抑制剂降低白蛋白尿的机制尚不完全清楚。在一项交叉试验的事后分析中评估了 SGLT2 抑制剂达格列净对肾小球标志物(IgG 至 IgG_4 和 IgG 至白蛋白)、肾小管标志物(尿液 KIM-1、NGAL 和 LFABP)和炎症标志物的影响(尿 MCP-1 和 IL-6)以更深入地了解肾脏保护作用。与安慰剂相比,达格列净使白蛋白尿降低 43.9%(95% CI:30.3%~54.8%),eGFR 降低 5.1(2.0~8.1) $ml/(min \cdot 1.73 m^2)$。与安慰剂相比,达格列净没有改变肾小球电荷或尿蛋白选择性指数。与安慰剂相比,达格列净使尿 KIM-1 排泄减少 22.6%(0.3%~39.8%;$P=0.05$),IL-6 排泄减少 23.5%(1.4%~40.6%;$P=0.04$),而观察到 NGAL、LFABP 和 MCP-1。在达格列净治疗期间,白蛋白尿的变化与 eGFR($r=0.36$;$P=0.05$)和 KIM-1($r=0.39$;$P=0.05$)的变化相关。总之,达格列净治疗 6 周的白蛋白尿降低作用可能是肾小球内压降低或肾小管细胞损伤减轻的结果。Luseogliflozin 是一种钠-葡萄糖协同转运蛋白 2 抑制剂,一项研究发现无论日本 2 型糖尿病患者 eGFR 发生急性变化如何,都能保护肾功能。最近一篇文章指出,钠-葡萄糖协同转运蛋白 2 抑制剂(SGLT2i)可改善 2 型糖尿病患者的肾结局。这可能是因为 SGLT2i 通过增加肾血管阻力使 eGFR 正常化。在一项随机,双盲 RED 试验中,比较了达格列净与格列齐特在 2 型糖尿病中的肾血流动力学效应。在试验中观察到 44 名接受二甲双胍单药治疗[HbA1c 7.4%,eGFR 113 $ml/(min \cdot 1.73 m^2)$]的 2 型糖尿病患者中,达格列净与格列齐特在连续阶段中分别使 eGFR 降低了 5、10 和 12 $ml/(min \cdot 1.73 m^2)$,而两种药物均同样改善了 HbA1c(-0.48% 对 -0.65%)。达格列净降低了滤过率且不增加肾血管阻力,并增加尿腺苷和前列腺素的浓度。格列齐特并未持续改变肾血流动力学参数。因此,除了血糖控制之外,SGLT2i 还降低了 2 型糖尿病的 eGFR。达格列净未增加肾血管阻力的事实表明,这是由于肾小球后血管舒张而不是肾小球前血管收缩所致。另一项研究从分子代谢角度研究了达格列净的靶向代谢途径,探索其肾脏保护作用的分子过程。结果发现代谢物和转录物的组合确定了受达格列净影响并与 eGFR 相关的四种富集途径:甘氨酸降解(线粒体功能)、TCA 循环Ⅱ(能量代谢)、L-肉碱生物合成(能量代谢)和瓜氨酸代谢超级途径(硝酸氧化物合酶和内皮功能)。并得出实验结论:达格列净靶向与糖尿病肾病相关的分子通路表明,改变与能量代谢、线粒体功能和内皮功能相关的分子过程可能有助于其肾脏保护作用。在最新的一项研究中,将 60 例合并微量白蛋白尿的糖尿病患者分为Ⅰ组 30 例,采用传统药物(RAAS 阻滞剂)治疗;Ⅱ组 30 例,在传统药物的基础上加用达格列净治疗。所有患者均随访 6 个月。Ⅱ组治疗 6 个月后 UACR 显著下降。两组之间没有显著的 eGFR 变化。两组的收缩压均降低,但Ⅱ组的降低非常显著。两组的舒张压均显著降低。此外,Ⅱ组的体重显著降低。故得出实验结论:达格列净添加到传统药物(RAAS 阻滞剂)中时,可显著减少微量白蛋白尿,而 eGFR 没有显著变化。一项为期 12 周的随机、开放标签、活性对照试验包括 30 名 2 型糖尿病患者,他们以 1∶1 的比例随机分配到伊格列净组和对照组(每组 15 名)。除了常规治疗外,伊格列净组每天一次接受 50 mg 伊格列净。结果发现伊格列净附加治疗导致血清尿酸水平的降低幅度更大,伊格列净治疗后 eGFR 的变化与伊格列净介导的尿酸变化相关。结论:伊格列净附加治疗与有益的肾脏作用相关,同时降低血清尿酸水平。在一项研究中,1575 名参加 inTandem1 和 inTandem2 试验的成人随机接受 SOTA 200、400 mg 或安慰剂,以及优化的胰岛素治疗。为期 52 周的汇总分析,评估了心肾生物标志物的变化。对索格列净(Sotagliflozin)200 和 400 mg 的反应,安慰剂校正的最小二乘平均值从基线 eGFR 变化分别是 $-2.0\,\text{ml}/(\text{min} \cdot 1.73\,\text{m}^2)$ 和 $-0.5\,\text{ml}/(\text{min} \cdot 1.73\,\text{m}^2)$。与安慰剂相比,在基线 UACR$\geqslant$30 mg/g 的参与者中,索格列净 200 和 SOTA 400 mg,使 UACR 降低了 23.7% 和 18.3%。两种索格列净剂量在整个 52 周内均可观察到血清白蛋白和红细胞压积增加以及尿酸减少。得出结论:索格列净与短期和长期肾脏血流动力学变化相关,这与 SGLT2i 在 2 型糖尿病中观察到的变化相似。最近有大量临床试验表明 SGLT2 抑制剂对糖尿病肾病具有保护作用,可以延缓糖尿病肾病的延缓,主要从尿蛋白和 GFR 方面阐述。见表 29-4-6。

表 29-4-6　SGLT2 抑制剂对 2 型糖尿病患者肾脏结局影响的关键研究

临床试验	年　份	治疗组	试验总人数	基线 eGFR (ml/(min·1.73m²))	基线时 UACR (mg/g)	主要肾脏复合终点	统计结果
EMPA-REG OUTCOME Trial	2016	恩格列净 10 mg/25 mg 或安慰剂	7 020	74	17.7	Scr 与 eGFR 45 加倍,启动 RRT,或肾死亡	$HR=0.54$(95% CI:$0.40\sim0.75$,$P<0.001$)
CANVAS Program	2013	坎格列净 100～300 mg 或安慰剂	10 141	76.5	12.3	eGFR 降低 40%,需要 RRT,或肾死亡	$HR=0.6$(95% CI:$0.47\sim0.77$,$P<0.001$)
CANVAS-R	2017	坎格列净 100～300 mg 或安慰剂	5812	76.5	12.3	蛋白尿的类别变化。	至少 90% 的功效($P=0.05$)检测到白蛋白尿进展风险降低 22% 或更多。

（续表）

临床试验	年　份	治疗组	试验总人数	基线 eGFR（ml/(min·1.73 m²))	基线时 UACR（mg/g)	主要肾脏复合终点	统计结果
NCT02413398	2018	达格列净 10 mg 或安慰剂	321	59	CKD 阶段 3A	第 24 周 HbA1c 相对于基线的变化。	显著降低 HbA1c（P<0.001），达格列净的 eGFR 从基线下降幅度大于安慰剂，但是 eGFR 在治疗后 3 周恢复到基线水平
CREDENCE Trial	2019	坎格列净 100 mg 或安慰剂	4 401	56.2	927.0	ESRD，Scr 水平翻倍，或肾死亡	HR=0.66(95% CI：0.53~0.81，P<0.001)
Y‐AIDA	2019	5 mg 达格列净作为现有治疗的附加治疗，并且达格列净的剂量可以在 8 周或 16 周内每天滴定至 10 mg	86	>45	≥30 mg/g	24 周内 UACR 自然对数的基线变化和第 24 周家庭血压曲线的变化	UACR 的对数下降(P<0.001)
DECLARE‐TIMI 58 Trial	2019	达格列净 10 mg 或安慰剂	17 160	86.1	13.1	ESRD 或肾/CV 死亡	HR=0.53(95% CI：0.43~0.66，P<0.001)
DIAMOND	2020	达格列净 10 mg 或安慰剂	58	25	无数据	24h 蛋白尿相对于基线的百分比变化	达格列净和安慰剂之间的平均蛋白尿变化与基线相比差异为 0.9%(95% CI：-16.6~22.1，P=0.93)
DAPA‐CKD	2021	达格列净 10 mg 或安慰剂	4 304	75(25)	200~5 000	eGFR 持续下降至少 50%，ESRD 或肾脏相关或心血管死亡	达格列净可降低糖尿病和非糖尿病肾病患者发生主要肾脏和心血管不良事件以及全因死亡的风险

在 DAPA‐CKD 试验中，达格列净降低了伴有和不伴有 2 型糖尿病的 CKD 患者的肾衰竭风险。在一项预先指定的分析中，评估了达格列净对 eGFR 变化率的影响，即 eGFR 斜率。结果发现与安慰剂相比，达格列净显著减缓 CKD 患者的长期 eGFR 下降。在 2 型糖尿病、较高 HbA1c 和较高 UACR 的患者中，接受达格列净治疗的患者与安慰剂治疗患者的 eGFR 斜率平均差异更大。在一项对 1 450 例接受二甲双胍治疗的 2 型糖尿病患者进行的临床试验的二次分析中，确定了卡格列净是否能降低白蛋白尿并延缓肾功能下降，而不受其血糖影响。终点是 2 年随访期间 eGFR 和蛋白尿的年度变化。

肾脏结局为格列美脲、卡格列净 100 mg 和卡格列净 300 mg 组的 eGFR 每年每 1.73 m^2 下降 3.3 ml/min(95% CI：2.8~3.8),0.5 ml/min(95% CI：0.0~1.0),0.9 ml/min(95% CI：0.4~1.4)(每个卡格列净组与格列美脲组比较 $P<0.01$)。在基线 UACR≥30 mg/g 的患者亚组中,与格列美脲相比,卡格列净 100 mg 组 UACR 降低更多[31.7%(95% CI：8.6%~48.9%);$P=0.01$],卡格列净 300 mg 组 UACR[49.3%(95% CI：31.9%~62.2%);$P<0.001$]。与格列美脲相比,卡格列净 100 或 300 mg/d 减缓了 2 型糖尿病患者 2 年内肾脏疾病的进展,并且卡格列净可能独立于其降血糖作用而赋予肾脏保护作用。

第五节 | 降压治疗保护糖尿病肾脏的临床研究

一 RAS 阻断剂

众所周知,RAS 在血压的调节、容量平衡以及心血管系统和肾脏代谢中起着关键的作用。在糖尿病肾脏疾病的发生、发展过程中,RAS 过度激活往往加剧肾脏的损害。因此,在过去的 20 多年中传统的 RAS 阻断剂,尤其是血管紧张素转换酶抑制剂(ACEI)和血管紧张素 Ⅱ 受体阻滞剂(ARB)已经被广泛地应用于临床。此外,其他的 RAS 治疗靶点如直接肾素抑制剂(DRI)和醛固酮受体拮抗剂(MRA)也有部分临床研究在不断开展。目前,还有如 ACE2 激动剂、血管紧张素 Ⅱ 受体 2(AT2)激动剂、醛固酮合成酶 CYP11B2 抑制剂等有望成为糖尿病肾脏疾病新的治疗靶点和手段。见表 29-5-1~表 29-5-4。

表 29-5-1 ACEI 保护糖尿病肾脏的临床研究

文　献	研究对象/设计	随访时间	肾脏结局
Mathlesen 等(BMJ, 1991)	T1DM 伴微量蛋白正常血压($n=44$)/卡托普列 vs 安慰剂	4 年	UAE 在治疗组下降、治疗组新出现肾病减少($P<0.05$)
Ahmad 等(Diabetes Care, 1997)	T2DM 正常血压($N=103$)/依那普利 vs 安慰剂	5 年	治疗组较少的患者发生新发白蛋白尿($P<0.001$)
Lewis 等(N Engl J Med, 1993)	T1DM 伴蛋白尿、血肌酐 < 2.5 mg/dl($n=409$)/卡托普列 vs 安慰剂	3 年	血肌酐翻倍在安慰剂组明显多于治疗组($P=0.007$)
Ravid 等(Ann Intern Med, 1993)	T2DM 伴微量白蛋白尿($n=94$)/依那普利 vs 安慰剂	5 年	治疗组尿蛋白降低($P<0.05$)
Ravid 等(Ann Intern Med, 1998)	T2DM 伴正常血压正常蛋白尿/依那普利 vs 安慰剂	6 年	治疗组降低新发微量白蛋白尿的风险 12.5%($P=0.042$)
EUCLID(Lancet, 1997)	T1DM 正常或微量蛋白尿($n=530$)/赖诺普利 vs 安慰剂	2 年	UAE 在治疗组下降($P=0.03$)、治疗组降低新发肾病($P=0.04$)
Viberti 等(JAMA, 1994)	T1DM 伴微量蛋白尿血压正常($n=92$)/卡托普列 vs 安慰剂	2 年	治疗组降低进展到蛋白的风险($P=0.05$)、降低 UAER($P<0.01$)

文　献	研究对象/设计	随访时间	肾脏结局
Sano 等（Diabetes Care，1994）	T2DM 伴微量白蛋白尿 Scr<1.2 mg/dl，BP<150/90 mmHg（n=52）/依那普利 vs 安慰剂	4 年	在正常血压组,治疗组降低 UAER（$P<0.005$）；在高血压组,治疗组降低 UAER（$P<0.05$），eGFR 无明显差异
Lebovitz 等（Kidney Int Suppl，1994）	T2DM 伴高血压（n=121）/依那普利 vs 安慰剂	3 年	治疗组降低新发白蛋白尿风险 7% vs 21%，eGFR 下降比对照组慢（$P<0.05$）
Nielsen 等（Diabetes，1997）	T2DKD 伴高血压（n=43）/赖诺普利 vs 阿替洛尔	42 个月	治疗组降低 UAER 55% vs 15%（$P=0.01$），eGFR 两组无差异
Fogari 等（J Hum Hypertens，1999）	T2DKD 伴高血压、肾功能损害（n=51）/雷米普利 vs 尼群地平	2 年	两组均降低尿 UAER，但 Ramipril 组在治疗 3 个月时就出现 UAER 下降,而 Nitrendipine 需 1 年才观察到尿 UAER 降低

注　UAER:尿白蛋白排泄率；T1DM:1 型糖尿病；T2DM:2 型糖尿病,T2DKD:2 型糖尿病肾病。

表 29-5-2　ARB 保护糖尿病肾脏的临床研究

文　献	研究对象/设计	随访时间	肾脏结局
Andersen 等（Kidney Int，2000）	T1DM 伴蛋白尿（n=16）/氯沙坦/依那普利 vs 安慰剂	2 月	ARB 与 ACEI 相似,能降低蛋白尿,eGFR 在 ARB 和 ACEI 组相似
Brenner 等（N Engl J Med，2001）	T2DKD（n=1513）/氯沙坦 vs 安慰剂	3.4 年	ARB 降低 Scr 翻倍和进展到 ESRD 的比例（$P=0.006$ 和 0.002），全因死亡两组相似
Lewis 等（N Engl J Med，2001）	T2DKD 伴高血压（n=1715）/厄贝沙坦,氨氯地平和安慰剂	2.6 年	与 CCB 和安慰剂比较，ARB 降低 Scr 翻倍和发展到 ESRD 病例数,三组间全因死亡无差异
Parving 等（N Engl J Med，2001）	T2DKD（n=590）/厄贝沙坦 150 mg，300 mg/d vs 安慰剂	2 年	厄贝沙坦 150、300 mg/d 能减少肾病的发展（$P=0.08$，<0.001）
Barnett 等（N Engl J Med，2004）	T2DKD（n=250）/替米沙坦 40~80 mg/d vs 依那普利 10~20 mg/d	5 年	替米沙坦与依那普利相似能保护肾功能（$P>0.05$）
Viberti 等（Circulation，2002）	T2DKD（n=332）/缬沙坦 80 mg/d vs 氨氯地平 5 mg/d	24 周	缬沙坦比氨氯地平更能降低尿 UAER（$P<0.001$），正常血压与高血压患者比较,尿 UAER 下降相似
Lacourciere 等（Kidney Int，2000）	T2DKD（n=92）/氯沙坦 50 mg/d vs 依那普利 5 mg/d	52 周	两组比较尿 UAE 均下降（$P<0.001$）
Mann 等（Ann Intern Med，2009）	心血管疾病或者无蛋白尿的糖尿病患者（n=5 927）/替米沙坦 80 mg/d vs 安慰剂	56 个月	替米沙坦组蛋白尿增加较少（$P<0.001$）

表 29-5-3　ACEI 联合 ARB 治疗糖尿病肾病的临床试验

文　献	研究对象/设计	随访时间	肾脏结局
Tutuncu 等(Acta Diabetol，2001)	正常血压的 2 型糖尿病伴微量白蛋白尿患者($n=34$)/依那普利 5 mg/d vs 氯沙坦 50 mg/d vs 结合	12 月	UAER 三组间无明显差异
Rossing 等(Diabetes Care，2002)	T2DKD(尿白蛋白>1.0 g/d，BP>135/85 mmHg，$n=18$)/随机双盲对照交叉试验	2 个月	增加 ARB 可降低尿白蛋白 25%($P=0.036$)
Jacobsen 等(Kidney Int，2003)	T1DKD($n=24$)/随机双盲对照交叉试验	8 周	与安慰剂比较，两阻断剂能降低尿白蛋白和 24 h 血压($P<0.001$ 和 $P<0.005$)
Rossing 等(Diabetes Care，2003)	T2DKD($n=20$)/随机双盲对照交叉试验	8 周	与单阻断剂比较，双阻断更能降低尿白蛋白($P<0.001$)
Fujisawa 等(Am J Hypertens，2005)	T2DKD($n=27$)/对照研究	3 个月	双阻断 RAS 尿白蛋白降低更显著($P=0.003$)
Cetinkaya 等(Int J Clin Pract，2004)	T2DKD($n=22$)/对照研究	12 周	与单治疗组比较，双阻断 RAS 降低尿白蛋白更显著($P<0.05$)
Mogensen 等(BMJ，2000)	T2DKD($n=199$)/随机双盲对照研究	24 周	与单治疗组比较，双阻断 RAS 降低尿白蛋白和血压更显著($P<0.001$)
Mann 等(Lancet，2008)	动脉硬化性疾病或糖尿病肾病($n=25\,620$)/多中心随机双盲对照研究	56 个月	双阻断 RAS 降低尿蛋白显著，但增加肾脏硬终点(血肌酐翻倍、ESRD 或透析)的风险

表 29-5-4　RAS 阻滞剂对肾功能影响的试验

临床试验	干预方法	试验时间	基线平均肌酐(mg/dL)或 eGFR [ml/(min・1.73 m²)] vs 安慰剂	血肌酐加倍，RR(95% CI)	进展至 ESRD、RR(95% CI)
IDNT ($n=1\,715$)	厄贝沙坦 vs 氨氯地平 vs 安慰剂	3	1.67 ± 0.53 与 1.69 ± 0.57	调整后的 RR 厄贝沙坦 vs 氨氯地平:$RR=0.77$(95% CI:0.57~1.03)$P=0.07$ 厄贝沙坦 vs 安慰剂:$RR=0.81$(95% CI:0.67~0.99)($P=0.03$)	厄贝沙坦 vs 氨氯地平:0.76(0.63~0.92)($P=0.005$)
RENAAL ($n=1\,513$)	氯沙坦 vs 安慰剂	3	1.9 ± 0.5 与 1.9 ± 0.5	21.6% 与 26.0%($RR=0.75$；$P=0.006$)ESRD 的风险:19.6% 与 25.5%($RR=0.72$；$P=0.002$)	$RR=0.72$(95% CI:0.58~0.89)$P=0.002$
CSG ($n=409$)	卡托普利 vs 安慰剂	4	1.3 ± 0.4 与 1.3 ± 0.4	$RR=0.52$；95% CI:0.31~0.84；$P=0.007$	无数据

（续表）

临床试验	干预方法	试验时间	基线平均肌酐 (mg/dL)或 eGFR [ml/(min·1.73 m²)] vs 安慰剂	血肌酐加倍，RR(95% CI)	进展至 ESRD，RR(95% CI)
ALLHAT 亚组分析 (n=31 350)	赖诺普利 vs 氨氯地平 vs 氯噻嗪	4.9	eGFR [ml/(min·1.73 m²)]：赖诺普利:50.1±8.6 氯噻嗪:50.1±8.7	无数据	赖诺普利 vs 氯噻嗪：RR=0.91(95% CI: 0.73~1.31)P=0.41
REIN 试验 (n=352)	雷米普利 vs 安慰剂	3	平均 Scr:2.4 mg/dl	雷米普利组 GFR 从0.34 ml/(min·1.73 m²)，安慰剂组:0.81~0.14 ml/(min·1.73 m²)	无数据
AASK 试验 (n=1 089)	雷米普利 vs 氨氯地平 vs 美托洛尔	3.8	GFR 46(20~65)ml/(min·1.73 m²)	慢性期 GFR 平均下降：雷米普利组减慢 36%(P=0.002)	雷米普利组与氨氯地平组的终点（GFR、ESRD 或死亡）风险降低为 38%(95% CI: 13%~56%) P=0.005
ONTARGET 试验 (n=25 620)	替米沙坦、雷米普利或两者兼而有之	4.6	Scr 93 μmol/L	肾脏终点事件的发生率没有显著差异	联合治疗 vs 雷米普利：RR=1.37(95% CI:0.94~1.98)
VANEPHROND 试验 (n=1 148)	氯沙坦 vs 氯沙坦和赖诺普利	2.2	Scr(1.5±0.5)mg/dl	eGFR 在 ESRD 和死亡间的变化:21.0% 与 18.2% HR=0.88；0.70~1.12；P=0.30	无数据

注　AASK:非洲裔美国人肾脏疾病和高血压研究;ALLHAT,抗高血压和降脂治疗以预防心脏病发作试验;CI:置信区间;CKD:慢性肾脏病;CSG:合作研究小组;DM:糖尿病;eGFR:估算肾小球滤过率;ESRD:终末期肾病;GFR:肾小球滤过率;HR:风险比;IDNT:厄贝沙坦糖尿病肾病试验;ONTARGET:正在进行的单独和与雷米普利联用的替米沙坦全球端点试验;RAAS:肾素-血管紧张素-醛固酮系统;REIN:雷米普利在肾病中的功效;RENAAL:使用血管紧张素Ⅱ拮抗剂氯沙坦减少 NIDDM 的终点;RR:相对风险;Scr:血肌酐。

1. 对新发 2 型糖尿病作用的临床研究

一个 12 项前瞻性随机对照临床研究,入选了 72 333 名患者的荟萃分析结果提示,使用 ACEI 或 ARB 分别可以减少 27% 和 23% 新发 2 型糖尿病的风险。然而,随后的 DREAM 研究,入选了 5 269 名糖耐量受损但不合并心血管风险因素的患者,给予 ACEI 雷米普利治疗随访 3 年,较安慰剂组相比,没有降低新发 2 型糖尿病风险。但是,与之相反,NAVIGATOR 研究,入选了 9 603 名糖耐量受损并合并至少一个的心血管风险因子的患者,给予 ARB 缬沙坦治疗,平均随访 6.2 年,结果提示 ARB 组降低 14% 的 2 型糖尿病发生的风险(95% CI:8~20,P<0.01)。

2. 降低尿微量白蛋白的临床研究

在过去的 20 多年间,相继报道的大型临床研究提示在糖尿病肾病治疗过程中,无论 ACEI 还是 ARB 均显示具有良好的降低尿微量白蛋白的作用。BENEDICT 研究入选了 1 204 例 2 型糖尿病患者,给予泉多普利(Trandolapril)治疗随访 3.6 年,结果提示,与安慰剂组比较 ACEI 具有延缓出现微

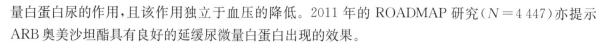

量白蛋白尿的作用,且该作用独立于血压的降低。2011 年的 ROADMAP 研究($N = 4\,447$)亦提示 ARB 奥美沙坦酯具有良好的延缓尿微量白蛋白出现的效果。

3. 降低大量白蛋白尿的临床研究

两项重要的研究 IRMA-2 和 INNOVATION 分别将 ARB 厄贝沙坦和替米沙坦与安慰剂进行比较。前者随访时间为 2 年,研究发现,厄贝沙坦具有延缓大量蛋白尿出现并呈现剂量依赖性,给予大剂量(300 mg/d)治疗其风险下降 3 倍。INNOVATION 研究提示替米沙坦具有良好的控制血压作用,除了降低大量蛋白尿风险,同时可以降低新发糖尿病风险。随后的 ADVANCE 研究($N = 11\,140$),随访 4.3 年,联合 ACEI(Perindopril)和利尿剂(吲达帕胺),与安慰剂比较明显降低患者血压和白蛋白尿的风险。然而,以上研究均未观察对 eGFR 的影响。

4. 延缓糖尿病肾病发展至 ESRD 的临床研究

由于糖尿病肾病发展至 ESRD 的疾病过程通常比临床研究的随访时间要长,因此,一项临床研究很难观察到整个过程。目前的研究中,主要将肌酐水平倍增作为观察指标。在 IDNT 研究中,厄贝沙坦组与安慰剂组比较,肌酐倍增风险下降 33%,然而未观察到降低 ESRD 风险。在之前的 RENAAL 研究也提示,氯沙坦可降低 16% 的肌酐倍增、ESRD 或死亡风险。对 RENAAL 研究进行 post-hoc 分析提示,在糖尿病肾病患者中,西班牙和亚洲人群发生 ESRD 的风险明显高于其他地区的白种人和黑种人。在日本人群和其他亚洲国家人群展开了 ORIENT 研究,样本量为 577 例 2 型糖尿病肾病患者,给予奥美沙坦治疗随访平均 3.2 年,结果提示治疗组肾脏联合终点事件(肌酐倍增、ESRD 或死亡)无明显下降($HR = 0.97$,95% CI 0.75~1.24)。而且,在 ORIENT 研究中,有 77% 的患者在整个随访期间使用了 ACEI 治疗。该结果提示,RAS 系统阻断剂无论是联合用药还是单独用药,对于终末期肾病的肾脏保护作用仍有待进一步的临床研究。此外,在 ORIENT 研究中,观察到奥美沙坦组心血管事件的发生率有所升高。此结果与另一项 ROADMAP 研究的结论相一致。

综上所述,尽管大型临床研究均观察到了 ACEI 和 ARB 可降低尿微量蛋白尿和大量白蛋白尿的风险,但是对降低 ESRD 的风险尚需进一步研究来证实。是否给予早期干预甚至预防治疗才能真正起到肾脏保护作用,降低联合终点事件的发生风险,亦有待进一步证实。

5. 对肾脏的保护机制

(1)血压控制:积极控制血压和调整血糖一直认为是治疗 2 型糖尿病肾脏并发症的主要措施和手段。然而,研究发现 RAS 阻断剂独立于降压作用外,表现出额外的肾脏保护的优势。那么,血压下降是 RAS 阻断剂直接作用还是其额外的作用?

早在 20 世纪 90 年代,人们就发现了 RAS 阻断剂具有额外的肾脏保护作用。在 BENEDICT 研究和 IDNT 研究中,提示 RAS 阻断剂与其他安慰剂比较,具有良好的降低蛋白尿、降低肌酐倍增风险的作用。然而,也有研究呈现出了不同的结果。在 UKPDS 研究中,入选了 1 148 名 2 型糖尿病和高血压患者,给予卡托普利治疗,与对照组 β 受体阻断剂阿替洛尔相比较,并未表现出肾脏保护作用。此后的一项小样本研究将依那普利与阿替洛尔相比较,也没有提示依那普利有肾脏保护作用。

这些截然相反的研究结果提示,研究人群的选择及不同的 RAS 阻断剂可能具有不完全相同的结果。此外,也有研究认为,β 受体阻断剂在不同程度上能够抑制肾素的释放,从而出现 RAS 阻断剂样的作用。

(2)控制蛋白尿:大量的临床研究报道,RAS 阻断剂具有降低蛋白尿作用,并一致认为降低蛋白尿对保护肾功能起着关键作用。进一步对临床研究进行 post-hoc 分析,提示在 RAS 阻断剂最初使用阶段具有良好的降低蛋白尿作用,并可降低 ESRD 的风险。对 IRMA-2 进行 post-hoc 分析,提示尿白蛋白水平是肾功能下降的一个独立预测因子,尿蛋白尿下降的幅度与肾功能下降的速度呈反比。

此结果提示我们,使用 RAS 阻断剂具有独立的降蛋白尿作用,由此表现出额外的肾脏保护作用。当然,临床上也观察到有些糖尿病肾病的患者出现肾功能恶化但没有明显的蛋白尿,是否除了蛋白尿还存在其他肾脏损害需要得到临床上的关注。

（3）对 GFR 的作用:尽管已有大量随机对照临床研究证实 RAS 阻断剂具有保护肾功能的作用,但是有研究者仍然质疑 RAS 阻断剂在初始阶段是否导致 GFR 的急剧下降。一般情况下,由于 RAS 阻断剂在开始使用阶段引起的 GFR 轻度下降,并不需要停药和减少剂量,除非出现血钾升高或者肌酐持续上升。进一步随访观察,使用 RAS 阻断剂最初出现 GFR 下降的这部分患者其长期 GFR 下降的速度相对更为缓慢。基于以上观察结果,对于所有糖尿病肾病患者应首先推荐使用 ARB。

6. 治疗剂量

（1）增加单用药物的剂量:为了更好地发挥控制血压和降低蛋白尿的作用,选择合适的 RAS 阻断剂的剂量尤为重要。有研究报道,高于推荐剂量的 ACEI 或者 ARB 具有更好的降低蛋白尿作用,而且不增加低血压的发生风险。例如,糖尿病肾病伴有微量蛋白尿的患者($n=52$)给予 900 mg/d 的厄贝沙坦治疗,较 300 mg/d 组蛋白尿下降 15%。此外,我国侯凡凡教授的研究结果显示,在非糖尿病肾病人群($n=360$)中,给予 ACEI 贝那普利平均 21mg/d 或者 ARB 氯沙坦平均 118 mg/d,与传统剂量贝那普利 10 mg/d 或氯沙坦 50 mg/d 比较,前者具有更好的降低蛋白尿作用,同时患者耐受性良性,随访至 3.7 年,大剂量组 ESRD 风险下降 50%。

由于类似研究样本量较少且随访时间比较短,目前尚缺乏较大样本的相关研究来进一步证实增加单用药物剂量是否能够更好地保护糖尿病肾病患者的肾脏。

（2）ACEI 和 ARB 联合用药:由于 ACEI 和 ARB 在 RAS 的作用位点不同,因此之前认为两者联合使用具有更好的肾脏保护作用。并且一系列小样本短期临床研究观察发现,双重 RAS 阻断具有更高的降压和降低蛋白尿的效果。然而,在这些研究中,也报道了联合用药可能增加不良反应产生,如 eGFR 的急剧下降和增加高血钾的发生。特别值得一提的是 ONTARGET 研究,共 25 620 名患者入选,其中 9 603 名 2 型糖尿病患者。给予双重 RAS 阻断剂包括雷米普利 10 mg/d 和替米沙坦（40 mg/d）,对照组单药治疗,结果提示:虽然联合用药具有更好地控制血压和降低蛋白尿的作用,但是联合治疗并不增加心血管保护作用,同时增加了肾脏病事件的发生。此外,对 ORIENT 研究进行 post-hoc 分析发现,在奥美沙坦组患者中,联合使用了 ACEI 患者（约 77%）的高血钾发生率升高,并没有发现有额外的心血管保护作用。为了进一步证实联合用药的安全性,VA NEPHRON - D 研究将患者随机分为氯沙坦（100 mg）+赖若普利组($n=724$)和氯沙坦+安慰剂组($n=724$),平均随访 2.2 年,由于安全性原因提前终止,联合用药组高血钾发生（$P<0.001$）和 AKI 发生（$P<0.001$）明显增加。最近一项临床研究比较了雷米普利单药治疗、依普利酮单药治疗和依普利酮/雷米普利联合治疗对 1 期高血压和 2 型糖尿病患者的抗白蛋白尿作用。在这项实验中 75 名患有 2 型糖尿病和微量白蛋白尿的高血压患者（1 期高血压）以 1∶1∶1 的比例随机分配至 3 组中的 1 组:雷米普利 10 mg 单药治疗（25 名患者）、依普利酮 50 mg 单一疗法（25 名患者）和依普利酮/雷米普利 50/10 mg（25 名患者）的联合疗法。治疗 24 周后,结果显示:雷米普利和依普利酮单药治疗组 UACR 与基线水平相比显著降低。与雷米普利和依普利酮单药治疗组相比,依普利酮/雷米普利联合治疗组的 UACR 反收缩压降低更为显著。3 组血清钾水平、血肌酐和 eGFR 变化不明显。试验结论:与依普利酮或 ACEI 相比,在 ACEI 中加入依普利酮显示出抗白蛋白尿作用增强,而血清钾水平没有显著变化。

7. 不同 RAS 阻断剂对糖尿病肾脏的保护作用

RAS 激活参与了高血压、充血性心力衰竭和慢性肾衰竭的病理生理过程。近年来,局部的 RAS 成为研究热点,值得一提的是胰腺的局部 RAS,它参与调节胰岛局部的血流、氧容量、胰岛素原的生物

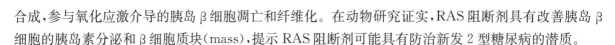

合成,参与氧化应激介导的胰岛 β 细胞凋亡和纤维化。在动物研究证实,RAS 阻断剂具有改善胰岛 β 细胞的胰岛素分泌和 β 细胞质块(mass),提示 RAS 阻断剂可能具有防治新发 2 型糖尿病的潜质。

(1) 氯沙坦(Losartan):20 世纪 80 年代,由 Furukawa 实验室发现了非肽类 AT1 受体阻断剂。于 1990 年,以氯沙坦为代表的 ARB 类药物登上了历史舞台。最早的临床研究要追溯到 LIFE(The Losartan Intervention for Endpoint Reduction in Hypertension,1997—2002)研究,首次比较了氯沙坦和阿替洛尔对高血压左心室肥大的患者联合终点事件包括心血管死亡、急性心肌梗死、脑卒中和新发糖尿病的影响。研究结果显示,氯沙坦明显降低终点事件和新发糖尿病风险。为了进一步证实氯沙坦对肾脏保护作用,RENAAL(The Reduction of Endpoints in NIDDM with the Angiotensin Ⅱ Recepton Antagonist Losartan 1998—2006)研究包括 1 500 例非胰岛素依赖型糖尿病伴有蛋白尿的患者、高血压及血压正常的患者,所有高血压患者均接受标准的降压治疗以达到目标血压(<140/90 mmHg)。研究结果显示,与安慰剂+常规治疗比较氯沙坦+常规治疗明显减少伴有早期肾病的 2 型糖尿病患者进展至血肌酐倍增、ESRD(透析、肾移植)或死亡的风险。由于氯沙坦缺少对糖尿病正常或微量蛋白尿的患者进行长期观察的研究,近期一项为期 6 年的前瞻随机对照研究,共纳入 169 例美国印第安人群的 2 型糖尿病患者,主要终点事件是 GFR 下降至 60 ml/(min・1.73 m²)或者基础水平下降一半,同时观察患者肾脏病理改变,结果显示:仅 9 例患者进入主要终点事件,两组相比(Losartan vs 安慰剂)$HR = 0.50(95\% CI:0.12～1.99)$,氯沙坦组患者肾脏病理改变较安慰剂组减轻。

(2) 缬沙坦(Valsartan):非杂环类 AT1 受体选择性拮抗剂缬沙坦,将氯沙坦上咪唑基替换成了乙酰化氨基酸。VALUE(The Valsartan Antihypertensive Long-Term Evaluation,1997—2004)研究是一个随机、双盲、前瞻性对照的平行研究,共入选了 15 313 例高危高血压患者(年龄≥50 岁),其中包括 333 名中国患者。首先服用 5 mg/d 氨氯地平或 80 mg/d 缬沙坦,如血压仍≥140/90 mmHg,则依次剂量加倍或者在此基础上加用双氢克尿噻。试验的主要终点观察缬沙坦和氨氯地平对发生首次心血管事件(包括猝死、致命/非致命心肌梗死等)的影响;致命/非致命性卒中、致命/非致命性心肌梗死和致命/非致命性心力衰竭属于二级终点;同时还观察了两种药物对总死亡率和新发糖尿病的影响。联合心脏病发病率和死亡率,两治疗组间差异无统计学意义。全因死亡的比例两组间无差别。缬沙坦组新发糖尿病患者明显少于氨氯地平组($P < 0.0001$)。另外一项研究 ABCD(the Appropriate Blood Pressure Control in Diabetes)研究的亚组(ABCD-2)共 129 例正常血压的 2 型糖尿病患者入选,随访 2 年目标血压定为 120/80 mmHg。与安慰剂比较,缬沙坦组患者血压明显下降($P < 0.01$),尿白蛋白排泄率(UAER)下降,但是两组患者内生肌酐清除率无明显差异。另外,MARVAL(The Microalbuminuria Roduction with Valsartan)研究共入选 322 例伴有微量白蛋白尿而血压正常的 2 型糖尿病患者,随机接受缬沙坦 80 mg/d 或氨氯地平 5 mg/d,随访 2 年。缬沙坦组蛋白尿转阴率较氨氯地平组高,分别为 29.9% 与 14.5%。提示,缬沙坦的肾脏保护作用是独立于其降压作用的。最新一项研究比较了缬沙坦单独或联合 α-硫辛酸(ALA)对炎症细胞因子指标的作用,包括过敏 C 反应蛋白(hs-CRP)、肿瘤坏死因子-α(TNF-α)和肾功能指标包括早期糖尿病肾病患者的尿白蛋白排泄率(UAER)、β_2-微球蛋白(β_2-MG)和胱抑素 C(Cys C)。102 例早期糖尿病肾病患者随机分为 A 组和 B 组,每组 51 例。A 组单独服用缬沙坦,B 组服用缬沙坦联合 ALA。研究表明,治疗后 14 d,与 A 组相比,B 组的 hs-CRP、TNF-α、UAER、β_2-MG 和 Cys C 均显著降低(均 $P < 0.001$)。

(3) 厄贝沙坦(Irbesartan):PRIME(The Program for Irbesartan Mortality and Morbidity Evaluations,)包括 IDNT 和 IRMA2(The Irbesartan Microalbuminuria Type 2 Diabetes Mellitas in Hypertensive Patients)两个同时评价厄贝沙坦对早期和晚期 2 型糖尿病的多中心随机双盲安慰试

验。IDNT 是来自 210 个临床中心,1 715 例 30～70 岁的 2 型糖尿病伴有 24 h 尿蛋白排泄量＞900 mg 及高血压患者入选。与对照组比较,厄贝沙坦治疗组血肌酐增高的相对危险降低 29%,比氨氯地平组降低 39%;发生 ESRD 的相对危险降低 17%,比氨氯地平组低 24%,且厄贝沙坦组的内生肌酐清除率下降速度减慢。IRMA 2 的研究对象为 590 例有 2 型糖尿病和持续性微量白蛋白尿的高血压患者,平均随访时间为 2 年。59 例患者发生了临床糖尿病肾病,其中安慰剂组 30 例,厄贝沙坦 150 mg 组 19 例(与安慰剂组比,$P = 0.08$),厄贝沙坦 300 mg 组 10 例(与安慰剂组比,$P < 0.001$);调整基础蛋白尿水平和血压以后,糖尿病肾病的风险率在厄贝沙坦 150 mg 组为 0.56,厄贝沙坦 300 mg 组为 0.32。此外,厄贝沙坦降低尿白蛋白排泄,150 mg 组降低 24%,300 mg 组降低 38%,而安慰剂组降低 2%。随着厄贝沙坦剂量增大,微量白蛋白尿转阴率,厄贝沙坦 300 mg 组 34%、150 mg 组 24%,安慰剂组 21%。说明厄贝沙坦可以显著阻止微量白蛋白尿向临床肾病的进展,随着剂量的增加,从微量白蛋白尿向临床肾病进展的风险逐渐降低。

(4) 替米沙坦(Telmisartan):替米沙坦是一种新型双苯并咪唑结构,两个苯并咪唑环组成的替代物,增加了亲脂性。INNOVATION 研究是一项日本人群的研究。共 160 个中心 1 855 名 2 型糖尿病患者伴有 UACR 100～300 mg/g,血肌酐＜1.5 mg/dl。平均随访(1.3 ± 0.5)年,随机分为替米沙坦 40 mg 组,替米沙坦 80 mg 组和安慰剂组。两替米沙坦治疗组患者 UACR 平均下降 37.9 mg/g 和 58.8 mg/g,安慰剂组上升 40.9 mg/g。微量蛋白尿转阴率,替米沙坦 80 mg 组为 21.2%、40 mg 组为 12.8%,安慰剂组 1.2%。进一步对 INNOVATION 进行 post-hoc 分析,集中观察了血压正常的 2 型糖尿病患者尿微量蛋白尿转阴率,发现替米沙坦 80 mg 组为 19.6%、40 mg 组 15.5%,安慰剂组为 1.9%。三组患者不良反应的差异无统计学意义。结果提示替米沙坦 80 mg 在血压正常的 2 型糖尿病中使用具有良好的安全性,且其对肾脏的保护作用独立于降压作用。

为了比较不同的 ARB 对血压控制和降低蛋白尿的效果。另一项研究入选了 860 名 2 型糖尿病伴有高血压、UACR≥700 mg/g 的患者,随机给予替米沙坦和氯沙坦,随访 52 周,结果显示:尽管两组患者降压效果相似,但是替米沙坦降低蛋白尿较氯沙坦更佳。这可能与替米沙坦的药理学作用有关,替米沙坦具有部分 PPARγ 激动剂作用,其亲脂性强,在体内有较强的分布容积,而且其半衰期是 ARB 中最长可达到 24 h,并主要通过胆道排泄(98%)。

(5) 奥美沙坦(Olmesartan):奥美沙坦于 2006 年进入中国市场,是目前较新的 ARB 药物,具有良好的控制血压效果。奥美沙坦治疗糖尿病肾病的研究数据主要来自 ROADMAP 研究,这是目前唯一一个以 2 型糖尿病出现首次微量蛋白尿作为终点事件的研究。此项多中心的随机双盲对照研究,共纳入 4 447 名 2 型糖尿病患者,治疗组给予奥美沙坦(40 mg/d),平均随访时间 3.2 年。奥美沙坦组新发微量白蛋白尿发生率为 8.2%(178/2 160),安慰剂组为 9.8%(210/2 139);出现新发微量白蛋白尿的时间延长 23%($HR = 0.77$,95% CI 0.63～0.94,$P = 0.01$)。提示奥美沙坦有延缓糖尿病发展至糖尿病肾病的作用。然而,奥美沙坦组出现致死性心血管事件较安慰剂组升高,此结果可能与基线两组患者合并冠心病的水平存在差异有关。

盐皮质激素受体拮抗剂

长期使用 ACEI 或者 ARB 类药物可能出现"醛固酮逃逸"现象,此时患者血浆中醛固酮出现代偿性升高。过去认为醛固酮仅是一个抗利尿激素,然而近年来认识到醛固酮具有促进炎症和纤维化作用,主要通过上调生长因子和炎症细胞因子,导致内皮功能破坏血管损伤,最终导致肾脏的硬化和纤维化。因此,由于醛固酮逃逸导致的 ARB 作用被削落进而加剧了肾脏损伤就变得容易理解。

使用盐皮质激素受体拮抗剂(MRA)抑制醛固酮水平同时可以放大 RAS 阻断剂的效应。诸多临床研究显示,无论是否合并 2 型糖尿病,联合使用 MRA 和 ACEI 或者 ARB 能够更好地降低白蛋白尿水平,提示联合用药可能具有长期的肾脏保护作用。目前市场上主要的 MRA 螺内酯(Spironolactone)和依普利酮(Eplerenone),均可能导致血钾的升高,这严重限制了 MRA 药物在临床上的使用。此外,目前关于 MRA 的大型前瞻性随机对照研究不多,阻碍了临床医师对 MRA 的正确评估。迄今为止,唯一的一项长期研究,共 87 名慢性肾功能不全患者随访(25±15)个月,给予在原来 RAS 阻断剂的基础上追加螺内酯 25 mg/d,在治疗初期患者出现了短期的 eGRF 的下降,但是随后 eGFR 恢复伴随着蛋白尿水平的持续降低,此研究提示使用螺内酯出现早期 eGFR 下降预示着一个更好的降蛋白尿的效果。另外一项研究主要观察了糖尿病患者($n=81$),在 ACEI 达到最大剂量以后加用螺内酯,或者加用氯沙坦,随访 4 周,结果显示:两组患者血压和血钾水平没有明显差异,但是螺内酯组较氯沙坦组降低蛋白尿的效果更好。在一项随机对照试验(PRIORITY)的多中心、前瞻性、观察性研究中,招募并随访了 1 775 名参与者,试验结论:在 2 型糖尿病和正常白蛋白尿的人群中,尿液蛋白质组学 CKD273 的高风险评分与中位 2.5 年进展为微量白蛋白尿的风险增加相关,且独立于临床特征。然而,螺内酯并不能阻止高危患者进展为微量白蛋白尿。

新的药物用于治疗高钾血症已有报道。在新型钾结合剂 RLY5016 的临床研究中($n=105$),分别给予 RLY5016 和螺内酯或安慰剂和螺内酯治疗 4 周,结果显示:RLY506 明显降低高血钾的发生率,但出现轻度胃肠道反应和低血钾的发生。因此,RLY5016 可能是相当有潜力的降血钾药物,可用于 RAS 阻断剂导致的血钾升高。另外,新型的高选择性非甾体类醛固酮阻断剂 BAY94-8862 目前已经进入二期临床,主要用于慢性心功能不全和轻中度肾功能不全。BAY94-8862 具有改善心功能、降低高血流动力学压力、降低蛋白尿的作用,此作用与螺内酯相当,但是发生高血钾的风险明显降低,同时可以延缓肾功能的恶化。除了 BAY94-8862,动物研究证实,另外一类新型非甾体类醛固酮阻断剂 SM-368229 具有良好的药代动力学,较螺内酯具有更好的降压效果和降蛋白尿作用,且高血钾风险更低。尽管以上的研究的结果听起来鼓舞人心,但是尚需大量长期的临床研究来进一步证实其在临床上使用的有效性和安全性。

抑制醛固酮合成酶的级联反应是另一条途径来抑制醛固酮导致的肾脏和肾外的损伤。11-脱氧皮质酮在醛固酮合成酶 CYP11B2 作用下合成醛固酮。目前已经运用到动物和临床研究的醛固酮合成酶抑制剂主要是 FAD286 和 LCI699。FAD286 和 LCI699 在动物和临床研究中均显示可以明显抑制血浆醛固酮水平。在血管紧张素 II(AngII)和高盐饮食诱导的大鼠,给予 FAD286 可抑制肾小球的肥大和间质的纤维化。在临床研究中,14 例原发性醛固酮增多症和 524 例原发性高血压患者,采用 LCI699 治疗 4 周后,患者血浆醛固酮水平明显下降,8 周后患者血压下降。然而,药物的安全性和导致高血钾的风险目前尚不清楚。

有综述阐述了现有的临床数据支持 MRA 在减少糖尿病肾病患者的蛋白尿和改善 CKD 患者的心血管结局方面的益处,以及 MRA 在肾移植中的益处。介绍了 MRA 对肾损伤影响的临床试验,以及高钾血症的风险。总而言之,现有的临床前和临床数据支持在 CKD 中使用 MRA 的好处,这种方法应该在未来的临床试验中进一步探索。该综述指出,从病理生理学的角度来看,称为醛固酮突破的现象有利于 MRA 和 ACEI 或 MRA 和 ARB 的组合。的确,RAS 阻滞剂最初会降低血浆醛固酮水平,但根据临床试验的结果,10%~53% 的患者长期服用后,这一现象不会持续。醛固酮水平以后可能达到或有时超过预处理值。醛固酮突破限制了 ACEI 和 ARB 的临床疗效,可能与糖尿病肾病患者较差的抗蛋白尿反应有关。据报道,醛固酮突破与 1 型糖尿病和糖尿病肾病患者在长期 ARB 治疗后 GFR 下降增强相关,这种联系可能与醛固酮的直接有害作用有关。然而,一项 AMADEO 研究(一项前瞻性、随机、双盲、多中心、平行的研究)比较了替米沙坦和氯沙坦在 2 型糖尿病合并显性肾病的高血压患者中的作用,后期分析发现,在 176 例 2 型糖尿病患者中,未观察到 6 个月时醛固酮突破与 6 个月至 1 年期间 GFR 下降之间的关联。在这项研究中,醛固酮突破被定义为在 6 个月和 12 个月的随访中,血清醛固酮水平比基线值增加 10%。1 年醛固酮突破的发生率为 28%。69% 的病例在 6 个月时醛固酮突破没有持续 1 年。在 CKD 中,所有可用的研究评估了在 ACEI 和/或 ARB 中加入 MRA 的效果,RAS 阻断是这些患者高血压或蛋白尿的"金标准"治疗。目前还没有针对不使用 RAS 阻断剂预防 CKD 进展的安慰剂对照研究。此外,在 CKD 中,还没有研究对 ACEI 或 ARB 与 MRA 的疗效进行正面对比。一项随机对照试验比较了螺内酯/ARB 与 ACEI/ARB 联合应用在 DN.178 患者中的疗效。半数 RAS 双阻断(ACEI/ARB)患者停用 ACEI,洗脱 2 周后开始使用螺内酯。18 个月后,接受螺内酯和 ARB 治疗的患者比接受 ARB 和 ACEI 治疗的患者蛋白尿减少更多。两组在随访期间 eGFR 均显著下降,下降率在两组间无显著差异。因此,临床数据支持了对 MRA 作为 CKD 患者减少蛋白尿和优化血压控制的附加治疗的建议。尽管有国际指南建议在心力衰竭和高血压抵抗的患者中加用 MRA,但是不少的医生仍然不愿意使用 MRA,担心有高血钾和肾功能恶化的风险。在 Currie 等的荟萃分析中(16 项试验;$n=1356$),评估了 CKD 患者在 ACEI 和/或 ARB 中加入 MRA 的影响,从基线到试验结束钾的平均增加仅为 0.19 mmol/L,95% CI(0.12~0.27)。值得注意的是,作者报告的基线肌酐水平对钾的增加或高血钾的风险没有影响。然而,在这些研究中,高钾血症的相对风险(根据研究,其阈值不同)为 3.02,95% CI(1.75~5.18),而由于 MRA 诱导的高钾血症而退出积极治疗的相对风险为 3.21,95% CI(1.19~8.71)。在 Bolignano 等的荟萃分析中,发现了 135 个类似的结果。与 ACEI 和/或 ARB 相比,螺内酯联合 ACEI 和/或 ARB 增加了 CKD 患者高钾血症的风险(相对风险 2.00)(11 项试验,$n=632$)。与单独使用 ACEI 或 ARB 相比,同时使用螺内酯也增加了高钾血症的风险(9 项试验,$n=483$):相对风险 1.80,95% CI(1.09~2.96)。螺内酯联合 ACEI 和/或 ARB 可提高血清钾含量(平均差异 0.26 mmol/L)。有文献综述指出:MRA 适应证(心力衰竭,CKD)的患者通常有较高的高钾血症风险,这与 MRA 处方无关。一些观察到的高血钾事件可能与治疗无关。因此,RCT 中高血钾的频率必须相对于安慰剂组进行解释。然而,需要专门的研究来精确评估 MRA 在 CKD 中的长期风险和收益平衡。Finerenone 是一种非甾体类、选择性 MRA,在涉及慢性肾脏病(CKD)和 2 型糖尿病患者的短期试验中减少了蛋白尿。在一项双盲对照试验中,对 5 674 名试验对象的 2.6 年随访发现,在 CKD 和 2 型糖尿病患者中,用 Finerenone 治疗导致 CKD 进展和心血管事件的风险低于安慰剂组。一项研究发现,Finerenone 在动物模型中可预防 CKD。Finerenone 的第 3 阶段试验显示:Finerenone 减少糖尿病肾病的肾衰竭和疾病进展(FIDELIO-DKD)。在 FIDELIO-DKD 中,Finerenone 降低了肾衰竭的主要复合终点事件风险,肾病导致的死亡率从 21.1% 降至 17.8%,具有良好的安全性。很多专家认为 Finerenone 是一种有效的 MRA,可用于治疗糖尿病肾病。最近,胰高血糖素样肽 1(GLP-1)受体激动剂和钠-葡萄糖协同转运蛋白 2(SGLT2)抑制剂已被添加到用于患有这种疾病的受试者的药物清单中。尽管 Finerenone 与这些药物的作用机制不同,但在广泛使用之前,需要对其进行测试并证明在这些药物存在下对糖尿病肾病有效。艾沙利酮(Esaxerenone,CS-3150)也是一种非甾体 MRA,在临床前研究中显示出肾脏保护作用,是治疗糖尿病肾病的潜在附加疗法。一项多中心、随机、双盲、安慰剂对照试验评估了 Esaxerenone 在日本 2 型糖尿病和微量白蛋白尿患者中的疗效和安全性。共招募了 365 名患有 2 型糖尿病和微量白蛋白尿(UACR≥45 mg/g 至 <300 mg/g)并且正接受肾素-血管紧张素系统抑制剂治疗,eGFR≥30 ml/(min·1.73 m²)。参与者被随机分配接受 0.625、1.25、2.5 或 5 mg/d Esaxerenone 或安慰剂治疗 12 周。主要终点是 UACR 从基线到第 12 周(最后一次观察结果)的变化。在治疗结束时与安慰剂(7%;所有 $P<0.001$)相比。UACR 减少率 1.25、2.5 或 5 mg/d Esaxerenone 组分别为 38%、50% 和 56%,UACR 缓解率(定义

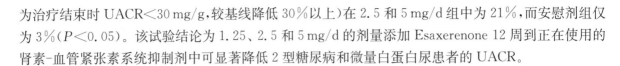

为治疗结束时 UACR<30 mg/g,较基线降低 30%以上)在 2.5 和 5 mg/d 组中为 21%,而安慰剂组仅为 3%($P<0.05$)。该试验结论为 1.25、2.5 和 5 mg/d 的剂量添加 Esaxerenone 12 周到正在使用的肾素-血管紧张素系统抑制剂中可显著降低 2 型糖尿病和微量白蛋白尿患者的 UACR。

三 肾素抑制剂(DRI)

长期使用 ACEI 或者 ARB 类药物,会出现血浆肾素水平升高,从而抵消了部分 ACEI 或 ARB 的作用。通常肾素通过其前体发挥作用,肾素前体同时结合肾素和前体无活性的蛋白。理论上,肾素作为 RAS 级联反应上游的成员,阻断肾素就可以抑制 AngⅡ和醛固酮水平,有效改善肾脏的血流动力学和结构改变。因此,长期以来肾素抑制剂(DRI)受到广泛关注。

早期的研究显示,使用 DRI 雷米克林(Remikiren)可以降低高血压伴有肾脏损害的患者的血压和蛋白尿。认为该类药物可以抑制肾脏局部的 RAS 活性。随后研发了阿利吉仑(Aliskirin),经过一系列动物研究和临床试验,已经应用于临床治疗。在转基因的糖尿病伴有严重肾小球硬化和纤维化小鼠中,阿利吉仑具有控制血压、降低蛋白尿和改善肾脏结构的作用。最初的临床试验显示,在糖尿病肾病患者中,阿利吉仑具有降低蛋白尿和血压的作用,且两者作用相互独立。post-hoc 分析提示阿利吉仑联合氯沙坦治疗的降蛋白尿作用独立于血压的改变。

AVOID 是主要观察阿利吉仑用于改善糖尿病肾病伴有大量蛋白尿的研究。此项随机双盲安慰剂研究共纳入了 599 名患者,随访 24 周。结果显示,阿利吉仑(300 mg/d)联合氯沙坦(100 mg/d)较安慰剂组蛋白尿下降 20%,阿利吉仑组 eGFR 下降 2.4 ml/(min · 1.73 m²),对照组下降 3.8 ml/(min · 1.73 m²)($P=0.07$),两组患者不良反应相似。

为进一步明确阿利吉仑降低蛋白尿的作用,Persson 等研究纳入 26 例 2 型糖尿病伴有高血压蛋白尿的患者,随访 2 个月,患者随机分配到安慰剂组及阿利吉仑 300 mg、厄贝沙坦 300 mg、阿利吉仑 300 mg+厄贝沙坦 300 mg 组。结果显示,与安慰剂组比较,阿利吉仑组白蛋白尿下降 48%,厄贝沙坦组下降 58%,联合使用组下降 71%,但是阿利吉仑组和厄贝沙坦组相比没有显著差异。进一步 Persson 等将阿利吉仑的剂量增大,分别观察 150 mg/d、300 mg/d 和 600 mg/d 对白蛋白尿的影响,结果发现,与安慰剂比较,三组白蛋白尿分别下降 36%、48%和 52%。600 mg/d 与 300 mg/d 组相比没有统计学差异。

ALTITUDE (Aliskiren Trial in Type 2 Diabetes Using Cardiovascular and Renal Disease Endpoints)研究是阿利吉仑的多中心研究,计划观察 4 年,观察在传统降压治疗(ACEI+ARB)基础上加用阿利吉仑 300 mg 对 2 型糖尿病患者心血管事件和肾脏事件的影响。8 606 名 2 型糖尿病伴有肾脏损害(不)伴心血管事件患者入选。主要终点事件包括首次发生心血管死亡、猝死、非致死性心肌梗死、非致死性卒中、心力衰竭接受主要治疗、肌酐倍增、进入终末期肾病或者肾脏疾病相关的死亡。但是 ALTITUDE 研究提前被终止,主要原因是患者并没有从阿利吉仑治疗中获益,治疗组患者的非致死性卒中、AKI、高血钾和低血压发生率明显升高。与安慰剂组相比较,致死或非致死卒中发生率为 2.6% vs 2.0%,肾脏事件(AKI 和 CKD)4.7% vs 3.3%,高血钾 36.9% vs 27.1%,低血压 18.4% vs 14.6%。目前,FDA/EMEA 已经禁止阿利吉仑联合 ACEI 或者 ARB 用于糖尿病肾病的治疗。

聚焦 4 个大型临床研究,完全来自独立的样本,ONTARGET、ALITUDE、VA-NEPHENRON—D 和 ORIENT 研究的结果,提示 RAS 阻断剂联合使用均未使得更多肾脏获益,由此《KDIGO 指南》不推荐在糖尿病肾病患者中联合使用 RAS 阻断剂。

四 限制每日钠盐的摄入

一系列研究显示,根据 WHO 推荐的目标每天盐摄入量 5～6 g,将提高单用 RAS 阻断剂的效果。

一项短期临床研究共 52 名非糖尿病 CKD 患者入选，一组单用 ACEI 药物并控制每日钠盐摄入至 6 g，另一组 ACEI 加用 ARB，结果显示单用 ACEI 组患者的血压控制和蛋白尿的控制均优于 ACEI＋ARB 组。另一项研究，给予一组患者氯沙坦并限制钠盐的摄入，另一组患者给予氯沙坦加用利尿剂，结果显示两组降低蛋白尿和控制血压的效果相当。而且，在糖尿病肾病患者，严格控制钠盐的摄入有利于心血管的长期保护。对 RENAAL 研究和 INDT 研究进行 post-hoc 分析，治疗组的效果和心血管事件发生风险与患者是否控制钠盐的摄入有密切的关系。值得注意的是，对每日钠盐摄入分成四分位，在四分位最低组 ARB 的治疗效果最好，四分位最高组出现肾脏事件＞43％，而最低组是 37％。当然，WHO 亦不推荐更低的钠盐摄入。

五 新型 RAS 阻断剂

在 RAS 中，尚存在其他成员可能在糖尿病和糖尿病肾病的病理过程中起着重要的作用。例如，ACE2 可将血管紧张素 I 转换成无活性 Ang(1～9)，更重要的是将血管紧张素 II 转换成具有扩血管和抗增殖作用的 Ang(1～7)。动物研究提示 Ang(1～7)具有缓解 STZ 诱导的肾脏损伤蛋白尿形成，其机制可能与抑制 $TGF\beta_1$/Smad3 和 VEGF 的促增殖和促进纤维化作用有关。此外，血管紧张素 II 受体 2(AT2)和 AT1 具有相反的作用，因此，AT2 激动剂可能也是治疗靶点。

六 同时严格降糖和降压治疗保护糖尿病肾脏的临床研究

理论上讲，单独严格降血糖或降压治疗能降低糖尿病肾病患者尿白蛋白排泄，延缓肾功能不全恶化的进程，可能减少肾脏病硬终点如进入 ESRD、透析或移植。如果两者结合，同时严格控制血糖，又严格降压，可能对肾脏的保护作用更好。但事实是否这样？目前并不完全清楚，针对此问题，仅有少量的文献报道。UKPDS 是研究 2 型糖尿病患者严格降糖治疗是否能减少大血管和微血管并发症的经典研究，结果已显示，严格降糖治疗可以减少新发肾病的风险、减少白蛋白尿。UKPDS 的一个亚组研究在严格控制血糖的基础上，把血压仍未控制好的患者随机分成二组，严格降压和常规降压组。严格降压组的血压控制在 144/82 mmHg 以下，结果显示，在严格降糖的基础上如再严格降压治疗，新发微量白蛋白尿减少 29％，但并不减少大量蛋白尿和肾衰竭的风险。ACCORD-BP 平均 4.7 年的研究显示，严格降糖(HbA1c＜6％)联合严格降压(收缩压＜120 mmHg)治疗组大量蛋白尿和肾脏终点的风险并不优于单纯严格降糖或严格降压组，原因并不清楚，可能与低血糖和低血压风险增加有关，亦有可能本身肾衰竭的发生率不高或观察的时间较短。另外一个易忽视的原因是在这些观察的 2 型糖尿病中其中有部分不是糖尿病肾病患者。根据肾活检报告显示，在糖尿病患者出现每天超过 2.0 g 以上白蛋白尿的患者中，约有 23％的患者并不是真正的糖尿病肾病患者。因此将来的研究可能要排除以上原因或研究时间再延长，观察是否严格降糖和严格降压结合后能进一步减少糖尿病肾病患者肾脏终点事件的发生。

第六节 调脂治疗保护糖尿病肾脏的临床研究

UKPDS 研究显示，低密度脂蛋白胆固醇(LDL-C)和高密度脂蛋白胆固醇(HDL-C)是糖尿病患者心血管事件风险的前两位预测因素。LDL-C 每降低 1 mmol/L，糖尿病患者血管事件风险显著降低。糖尿病肾病是糖尿病主要并发症之一，患者常伴随有脂代谢异常，表现为甘油三酯(TG)、LDL-C 升高和 HDL-C 水平降低，属于混合血脂异常。研究表明混合血脂异常患者较单纯 LDL-C 升高患者冠心病的发生率升高 15.1％。

脂代谢异常导致的肾脏硬化,其病理过程类似于动脉粥样硬化的形成。临床研究显示降脂治疗有利于降低蛋白尿、降低心血管事件风险,但降脂治疗是否能改善肾脏预后的证据尚不足。近年来,炎症反应在糖尿病肾病中的作用也得到广泛证实。各种炎症因子包括细胞因子、黏附分子和前炎症因子在血管病变中起着关键作用。

脂代谢异常与糖尿病肾病预后的关系

20 世纪 90 年代,有研究者对 53 例 1 型糖尿病患者进行为期 10 年的随访,发现血清胆固醇和 LDL-C 水平与微量白蛋白的出现存在密切的关系。对 1 型糖尿病肾病患者前瞻性 10 年的研究结果显示,血清胆固醇水平与肾功能异常的进展密切相关。在 2 型糖尿病中,基线血清胆固醇水平是患者发展至糖尿病肾病的独立预测因子。流行病学调查显示,在糖尿病肾病和慢性肾脏疾病个体,高脂血症预示着快速的肾功能丧失。RENAAL 研究显示,基线胆固醇每升高 100 mg/dl,发展至终末期肾病的风险 $HR=1.96$,LDL-C 每升高 50 mg/dl 发展至终末期肾病的风险 $HR=1.47$。2014 年的一项研究对 2 535 例 2 型糖尿病患者的随访发现 1 218 例出现肾损害。Logistic 回归分析提示 TG 每升高 0.5 mmol/L,出现微血管病变的风险增加($HR=1.16$,95% CI:1.11~1.22),LDL-C 每下降 0.2 mmol/L,出现微血管病变的风险降低($HR=0.92$,95% CI:0.88~0.96)。

糖尿病肾病患者的调脂治疗

1. 他汀类药物

他汀类药物为羟甲基戊二酰辅酶 A(HMG-CoA)还原酶抑制剂,主要用于降低 LDL-C 和总胆固醇。他汀类药物还有调脂以外的作用如保护血管内皮、抗氧化、抗炎、稳定斑块等。有研究认为他汀具有抑制炎症因子(如蛋白 1 MCP-1、IFN-γ)和抑制氧化应激的作用。

由于缺乏大型前瞻性随机对照研究,各种他汀类调脂药物对糖尿病肾病预后的影响现在并不完全清楚。早期的研究显示使用 HMG-CoA 还原酶抑制剂普伐他汀可降低 2 型糖尿病患者的白蛋白尿水平。随后研究显示,辛伐他汀有利于降低 1 型和 2 型糖尿病患者的白蛋白尿水平。这些研究样本较小、随访时间较短,因此,尚不足以评估调脂治疗对糖尿病肾病长期预后的影响。2012 年的一个随机对照研究显示,2 型糖尿病肾病患者(Scr<1.4 mg/dl, UACR 30~600 mg/g),随机给予匹伐他汀(Pitavastatin, $n=44$)或普伐他汀(Pravastatin, $n=44$),随访 1 个月,结果提示匹伐他汀组 UACR 明显降低($P=0.004$),两组 GFR 无明显变化。另一个瑞舒伐他汀的前瞻开放平行研究显示,104 例 2 型糖尿病肾病患者,LDL-C>120 mg/dl。随访时间 6 个月,研究显示,与对照组比较,瑞舒伐他汀组患者的 LDL-C 和总胆固醇水平明显降低($P<0.05$),且血清胱抑素 C 和蛋白尿水平也明显下降,同时尿氧化应激指标 8-OHdG 水平明显下降,但两组患者 eGFR 没有明显区别,提示在糖尿病肾病患者中他汀类药物可能除了调脂作用,还具有其他肾脏保护功能。阿托伐他汀(Atorvastatin)的重要研究(CARD 研究)共入选 2 838 名 2 型糖尿病不伴有心血管事件患者,随机分为阿托伐他汀组(10 mg/d)和安慰剂组,其中基线水平 34% 的患者 MDRD 估计 eGFR 为 30~60 ml/(min·1.73 m²),随访 3.9 年。阿托伐他汀组患者 eGFR 出现轻度改善,上升 0.18 ml/(min·1.73 m²)($P=0.01$),主要的心血管事件下降 42%,脑卒中事件下降 61%。提示阿托伐他汀具有改善糖尿病肾病的肾功能及心血管保护作用。PANDA 研究是阿托伐他汀的安全性研究,通过采用随机双盲的方法,观察大剂量 80 mg/d 和小剂量 10 mg/d 对糖尿病患者早期肾损伤患者 GFR 的影响,随访 2 年,分别采用 MDRD 和 Cockcroft-Gault 公式评估 GFR,结果提示两组患者无明显差异,证实了阿托伐他汀 80 mg 具有较好的临床耐受性。post-hoc 分析显示,进行透析的 2 型糖尿病患者治疗前 LDL-C>145 mg/dl

(3.76 mmol/L),阿托伐他汀治疗可以显著降低致死或非致死心血管事件,以及全因死亡的风险。PLANET Ⅰ试验研究了两种他汀类药物对有蛋白尿的糖尿病患者的肾脏影响。招募了353名患者,为期52周,主要终点是每个治疗组从基线到第52周平均尿蛋白/肌酐比值(urine protein-to-creatinine,UPCR)的变化,post-hoc分析发现,阿托伐他汀80 mg降低UPCR显著优于瑞舒伐他汀10 mg(-15.6%,$95\%\ CI$:$-28.3\sim-0.5$;$P=0.043$)和瑞舒伐他汀40 mg(-18.2%,$95\%\ CI$:$-30.2\sim-4.2$;$P=0.013$)。故得出试验结论,尽管与高剂量阿托伐他汀相比,大剂量瑞舒伐他汀降低血脂浓度的程度更大,但阿托伐他汀似乎对所研究的CKD人群具有更强的肾脏保护作用。关于他汀类肾脏保护的机制研究目前报道不多。

2. 贝特类药物

贝特类亦称苯氧芳酸类药物,此类药物激活过氧化物酶体增殖物激活受体α(PPARα),通过基因调控,增加血中apoAⅠ、apoAⅡ、脂蛋白脂酶和HDL的浓度,使得血液中乳糜微粒及极低密度脂蛋白(VLDL)的降解加速,降低血液中TG水平,进而降低小而密的低密度脂蛋白(LDL)水平。近年来,研究发现PPARα激活具有抑制脂毒性和炎症因子诱导的血管损伤的作用。贝特类药物主要通过肾脏排泄。值得注意的是长期使用贝特类药物可能会引起血肌酐和同型半胱氨酸水平升高,但原因尚不明确。

DAIS是主要观察调脂治疗对延缓2型糖尿病患者冠状动脉病变进展的研究,为与WHO协作完成的随机双盲安慰剂的多中心研究,来自4个国家11个中心,共入选了418例40~65岁血糖控制良好的伴有中度脂代谢异常的2型糖尿病患者。随机分为非诺贝特200 mg/d或者安慰剂组,随访3年,结果显示:非诺贝特组患者血脂明显改善,对其中214例正常UAER的患者和97例UAER在20~200 μg/min的患者进行观察,结果显示非诺贝特能够降低UAER,同时延缓糖尿病发展至微量白蛋白的进程。另一个由63个中心联合进行的大规模、随机、双盲、安慰剂对照试验(FIELD)观察了200 mg非诺贝特在糖尿病患者中预防心血管疾病的有效性和安全性。入选9795例2型糖尿病患者,年龄50~75岁。平均随访时间为5年。研究设计的一级终点事件为冠心病死亡和非致死性心肌梗死。二级终点事件为总心血管事件、冠状动脉和外周血管重建、脑卒中、冠心病导致的死亡、所有心血管疾病导致的死亡、全因死亡。三级终点事件为肾脏疾病进展、糖尿病视网膜病变的激光治疗、血管性和神经性截肢术、因心绞痛住院。研究结果显示,非诺贝特治疗使二级终点总心血管事件减少11%($P=0.035$),主要是非致死性心肌梗死减少24%($P=0.01$),需要冠状动脉血管重建的患者减少21%($P=0.003$),肾脏终点显示非诺贝特能降低白蛋白尿14%。

3. 其他类调脂药物

依折麦布(Ezetrol)是属新一类的降脂药物胆固醇吸收抑制剂,通过抑制胆固醇的吸收而达到其有效作用,它不通过细胞色素P450同工酶代谢,与他汀和贝特类药物无相互作用,因而可单用或联合应用。小样本研究发现在糖尿病肾病患者($n=32$)中具有降低LDL-C作用,同时降低尿蛋白水平、下调MCP-1水平。

流行病学调查显示n3多不饱和脂肪酸(n-3 PUFA)具有保护2型糖尿病患者心血管的作用。荟萃分析提示糖尿病肾病患者补充n-3 PUFA能降低尿蛋白水平,但对改善GFR无统计学意义。

关于是否需要调脂药如他汀类、依折麦布等联合使用,已有证据提示在2型糖尿病患者中联合用药可以降低心血管疾病风险,特别是延缓微血管并发症。然而,有关糖尿病肾病特别是肾功能受损的患者的相关研究尚缺乏。

ACCORD-Lipid研究是首个比较贝特联合他汀与他汀单用对2型糖尿病患者心血管事件影响的大型研究。其主要目的是了解在血糖和LDL-C得到良好控制的情况下,加用针对TG和HDL-C的治疗策略是否可以带来更多的大血管和微血管益处。结果显示联合用药具有心血管保护作用,两组不良事件发生情况相类似。

在 FOURIER 研究的一项临床试验中发现,在 CKD 患者中,依伏库单抗与安慰剂的降低 LDL - C 以及相对临床疗效和安全性是一致的。对于更晚期的 CKD 患者,依伏库单抗对心血管死亡、心肌梗死或卒中复合终点事件的绝对减少优于对照组。

对于其他调脂药物如烟酸类和胆酸结合剂,目前糖尿病肾病的临床研究较少,故临床疗效及安全性不详,有待进一步研究。

三 糖尿病肾病患者调脂治疗的指南推荐

根据《KDIGO 指南》,对成人非透析的 CKD 合并糖尿病的患者,建议使用他汀类药物治疗(2A)。2011 年《ESC/EAS 血脂异常指南》推荐糖尿病患者合并血脂异常应严格控制 LDL - C<1.8 mmolL(<70 mg/dl)和/或降幅≥50%。他汀被推荐用于适度延缓肾功能减退,从而预防发展到需要透析治疗的 ESRD(Ⅱa/C);CKD 患者的调脂治疗需依据 GFR,优先选择经肝脏代谢的他汀类药物,如氟伐他汀、阿托伐他汀、匹伐他汀和依折麦布。新指南还明确指出,他汀具有延缓肾功能减退、心肾同时获益的优点。2013 年 ACC/AHA《降低成人动脉粥样硬化性心血管疾病胆固醇治疗指南》建议临床上无动脉粥样硬化性心血管疾病(ASCVD)的糖尿病患者,年龄 40~75 岁,LDL - C 70~189 mg/dl(1.8~4.9 mmol/L),若无禁忌证,启动中等-高等强度他汀治疗。2013 年《美国糖尿病学会糖尿病诊疗指南》推荐,伴明显心血管疾病的糖尿病患者 LDL - C<70 mg/dl(1.8 mmol/L),无明显心血管疾病的糖尿病患者 LDL - C<100 mg/dl(2.6 mmol/L)。

四 糖尿病肾病患者他汀类药物使用的安全性及注意事项

他汀类药物诱发的肝酶升高、肾脏损伤及肌病一直是临床医生担心的问题,临床需要权衡他汀类治疗的风险获益比。根据 2013 年 ACC/AHA《降低成人动脉粥样硬化性心血管疾病胆固醇治疗指南》建议,如果他汀类药物治疗期间出现不明原因严重肌肉症状或者疲劳,首先停药,进一步检查肌酐激酶、肌酐,尿液分析有无肌红蛋白尿,再评估患者可能引起的肌肉症状风险的其他情况。值得一提的是美国 FDA2007 版提到,在亚洲患者,瑞舒伐他汀使用起始剂量为 5 mg/d。2011 年 1 月瑞舒伐他汀(可定)的产品说明强调重度肾功能损害(内生肌酐清除率<30 ml/min)的患者禁用。目前,未见报道阿托伐他汀对肾脏有不良影响。其中,CARD 研究显示,在糖尿病伴有肾功能不全的患者中,阿托伐他汀 10 mg 组 eGFR 较安慰剂对照组上升 0.18 ml/(min·1.73 m²)(P=0.01)。2011 年《ESC/EAS 血脂异常指南》推荐的他汀类药物临床应用,CKD 1~2 期患者可以耐受常规剂量他汀;3~5 期患者的他汀类药物不良反应与用药剂量和血药浓度呈正相关,需调整用量;GFR<15 ml/(min·1.73 m²)患者要严格控制、小剂量使用,可应用 n-3 脂肪酸降低甘油三酯。越来越多的证据表明,贝特类可升高血肌酐、同型半胱氨酸而增加心血管病风险,因此非诺贝特不能用于 GFR<50 ml/(min·1.73 m²)的患者。

第七节 │ 降低血尿酸治疗保护糖尿病肾脏的临床研究

多个纵向队列研究已经显示,升高的血尿酸水平与糖尿病新发肾病和肾病进展或 GFR 下降密切相关。这种相关性不仅在 1 型糖尿病中观察到,而且在 2 型糖尿病中亦观察到。表 29 - 7 - 1 总结了几个流行病学的研究结果。RENAAL 事后分析显示,氯沙坦降低血尿酸水平占肾脏保护的 20% 左右,进一步说明降低尿酸水平对保护糖尿病肾脏的重要性。

表 29-7-1　血尿酸与糖尿病肾病风险的相关研究

研究项目	糖尿病类型	随访时间(年)	肾结局	相对风险(HR)
Joslin 肾脏病研究	T1DM	4～6	每年 GFR 下降＞3.3％	1.5
Steno 糖尿病中心	T1DM	18	大量蛋白尿	1.66
CACTI	T1DM	6	微量或大量蛋白尿	1.8
Verona 糖尿病研究	T2DM	5	临床肾病或 GFR＜60 ml/(min·1.73m²)	1.2

动物和人类的实验已说明尿酸肾损害的机制包括影响一氧化氮通路、激活 RAS、诱导促炎细胞因子产生、增加氧化应激、促纤维化等。使用黄嘌呤氧化酶抑制剂别嘌呤醇能减轻尿酸引起的上述作用如抑制 RAS 激活、降低炎症和氧化应激、改善一氧化氮生物平衡、降低尿炎症因子和改善血管内皮功能等作用。

早期有两项使用别嘌呤醇降尿酸保护肾脏的研究。第一项研究包括 51 例高尿酸伴蛋白尿和肾功能异常的患者(25％有糖尿病),使用的别嘌呤醇剂量为 100～300 mg/d,1 年后在别嘌呤醇组($n=25$)有 4 例患者出现肾功能恶化(血肌酐升高超过基线的 40％),而在对照组($n=26$)有 12 例患者出现肾功能恶化($P=0.015$)。第二项研究入选了 113 例 GFR＜60 ml/(min·m²)的患者,其中 37％有糖尿病,别嘌呤醇使用剂量是 100 mg/d,2 年后结果显示,使用别嘌呤醇治疗的患者中 GFR 平均增加 1 ml/(min·1.73m²),而对照组 GFR 平均下降 3 ml/(min·1.73m²)。2010 年发表的一个对 40 例 2 型糖尿病肾病患者使用低剂量的别嘌呤醇和安慰剂的随机双盲试验亦显示,4 个月的别嘌呤醇治疗(100 mg/d)能有效降低蛋白尿。综合以上的实验,别嘌呤醇在预防和治疗糖尿病肾病方面有优势,但需注意其不良反应,在肾功能不全时应减量使用。别嘌呤醇本身价格便宜,将来在糖尿病肾病的治疗中尚需更多大规模的多中心临床随机对照研究进一步证实它的有效性和安全性。Preventing Early Renal Function Loss (PERL)是一个国际多中心临床随机双盲安慰剂对照实验,主要探讨别嘌呤醇对 1 型糖尿病患者肾脏保护作用的研究,拟入选 400 例 1 型糖尿病患者(存在进入肾病的高风险)。GFR 评估使用血浆碘海醇(iohexol)清除率,并观察肾脏硬终点事件如进入 ESRD、透析或移植。结果显示别嘌呤醇并不能降低肾脏硬终点事件的发生。在一项双盲试验中,共有 267 例患者被分配接受别嘌呤醇治疗,263 名患者接受安慰剂治疗。在干预期间,别嘌呤醇组的平均血清尿酸水平从 6.1 mg/dl 降至 3.9 mg/dl,而安慰剂组则保持在 6.1 mg/dl。洗脱后,基于碘海醇的平均 GFR 的平均组间差异为 0.001 ml/(min·1.73m²)(95％CI：-1.9～1.9；$P=0.99$)。别嘌呤醇组基于碘海醇的 GFR 平均降低为-3.0 ml/(min·1.73m²·年),安慰剂组为-2.5 ml/(min·1.73m²·年)(组间差异,-0.6 ml/(min·1.73m²·年))(95％ CI,-1.5～0.4)。别嘌呤醇组洗脱后的平均尿白蛋白排泄率比安慰剂组高 40％(95％ CI,0～80)。该实验没有证据表明别嘌呤醇降低血清尿酸对 1 型糖尿病和早中度糖尿病肾病患者的肾脏结局有临床意义的益处。

尿酸对肾功能的影响以及降尿酸治疗的意义尚不清楚。阿托伐他汀(ASUCA)试验对 CKD 患者临床有效性评估的子分析的目的是评估血清尿酸水平对日本 CKD 高脂血症患者肾功能的影响。在另一项研究中,共有 65 名患有高尿酸血症和糖尿病肾病伴微量白蛋白尿的患者被纳入,并被分配到托吡司他(Topiroxostat)组或安慰剂组。Topiroxostat(40～160 mg/d,逐步给药)或匹配的安慰剂以 BID 给药 28 周。结果发现在第 28 周时,两组之间 UACR 相对于基线的百分比变化没有显著差异,但

eGFR($P=0.0303$)和血清尿酸水平($P<0.0001$)有差异。安慰剂组有1例患者发生痛风性关节炎，而托吡司他组没有患者发生痛风性关节炎。该试验结论：糖尿病肾病合并高尿酸血症可能与肾功能障碍有关，Topiroxostat严格控制血清尿酸水平，防止eGFR下降。

第八节 │ 内皮素受体拮抗剂保护糖尿病肾脏的临床研究

内皮素1(ET-1)含21个氨基酸残基，首先是从猪主动脉内皮细胞上清提取的一个强有力收缩血管物质。ET-1发挥作用主要通过2个受体——内皮素受体-A(ET_AR)和内皮素受体B(ET_BR)。内皮素受体在多种细胞上表达如内皮细胞和血管和气道平滑肌细胞、心肌细胞、成纤维细胞、肾脏系膜细胞和集合管细胞。现已明确激活ET_AR可以导致血管强烈收缩，而激活ET_BR则引起血管舒张。体内和体外实验显示，ET-1与许多疾病相关，如高血压、心血管疾病、肺动脉高压、糖尿病和非糖尿病性肾脏疾病，以及肿瘤性疾病。因此通过抑制ET_AR治疗这些疾病应该有良好的应用前景。表29-8-1列出了近年来ET_AR拮抗剂治疗糖尿病肾病的5个随机对照双盲试验，可以看出，不同剂量的ET_AR拮抗剂能降低尿微量白蛋白，但由于时间较短，很难观察到肾脏硬终点事件的结果，同时使用ET_AR拮抗剂由于不良反应而提前退出而中止试验的亦较常见。

表29-8-1 内皮素受体拮抗剂(ERA)在2型糖尿病肾病患者中的临床研究

作 者	ERA	试验方法	eGFR基线[ml/(min·1.73 m²)]	随访时间（周）	总例数	肾脏结局
Andress DL等	阿曲生坦组（0.25、0.75、1.75 mg，$n=22$例）vs 安慰剂组（$n=25$）		>20	8	89	uACR下降；尿NGAL下降；血CRP、IL-2无变化
de Zeeuw D等	阿曲生坦组（0.75 mg/d，$n=78$；1.25 mg/d，$n=83$）vs 安慰剂组（$n=50$）	随机双盲安慰剂对照	30～75	12	211	0.75、1.25 mg阿曲生坦组分别降低尿ACR 35%和38%；GFR无变化
Kohan DE等	阿曲生坦组（0.25、0.75、1.75mg/d）vs 安慰剂组	随机双盲安慰剂对照	>20	8	89	0.25、0.75、1.75 mg阿曲生坦组平均降低UACR 21%、42%和35%
Wenzel RR等	阿伏生坦组（5、10、25、50 mg）vs 安慰剂组	随机双盲安慰剂对照	糖尿病肾病大量蛋白尿	12	286	4个剂量的阿伏生坦组均降低UACR；GFR变化
Mann JF等	阿伏生坦组（25、50mg）vs 安慰剂组	随机双盲安慰剂对照	临床糖尿病肾病	16	1392	2个剂量的阿伏生坦组均降低UACR；血肌酐翻倍或ESRD或透析无差别；治疗组心血管事件增加，提前中止试验增加

（续表）

作 者	ERA	试验方法	eGFR 基线 [ml/(min·1.73m²)]	随访时间（周）	总例数	肾脏结局
Heerspink HJL	阿伏生坦组(0.75 mg/d)vs 安慰剂组	随机双盲安慰剂对照	25～75	110	11 087	阿曲生坦组 6.0%（79/1 325）和安慰剂组 7.9%（105/1 323）的患者发生主要复合肾脏终点事件（HR＝0.65，P＝0.004 7）；先前被归因于内皮素受体拮抗剂的体液潴留和贫血不良事件在阿曲生坦组中比在安慰剂组中更常见；阿曲生坦组 3.5%（47/1 325）和安慰剂组 2.6%（34/1 323）的患者因心力衰竭入院（HR＝1.33，P＝0.208）；阿曲生坦组 4.4%（58/1 325）和安慰剂组 3.9%（52/1 323）的患者死亡（HR＝1.09，P＝0.65）
Heerspink HJL	阿伏生坦组(0.75 mg)vs 安慰剂组	随机双盲安慰剂对照	25～75	6	3 668	应答者的 UACR 变化为 −48.8%（95% CI：−49.8%～−47.9%），无应答者的 UACR 变化为 −1.2%（95% CI：6.4%～3.9%）
Koomen JV 等	阿伏生坦组(0.75 mg)vs 安慰剂组	随机双盲安慰剂对照	25～75	6	3 668	在平均阿曲生坦暴露量下，肾脏保护作用大于支持该人群中阿曲生坦 0.75 mg/d 剂量的心力衰竭的增加

ET$_A$R 拮抗剂最常见的不良反应是引起浮肿、水钠潴留。ASCEND 试验观察到心血管事件和全因死亡在 ET$_A$R 拮抗剂组增加，因此将来对糖尿病肾病的治疗使用 ET$_A$R 拮抗剂尚需进一步的 RCT 证实，进一步观察对肾脏硬终点的影响以及此类药的安全性如对心血管事件以及全因死亡的影响。

第九节 | 蛋白激酶 C 抑制剂保护糖尿病肾脏的临床研究

蛋白激酶 C(PKC)属丝氨酸/苏氨酸激酶家族中的成员，至少含 12 个同工酶，最常见的有 PKCα、PKCβ、PKCγ 和 PKCδ。糖尿病时的高血糖是导致糖尿病微血管并发症的重要因素。PKC 同工酶在肾脏的分布主要有 α、β1、β2、δ、ε、η、ζ、μ 亚单位，而与糖尿病肾脏损害相关的主要是 α、β 和 δ。Ro-32-0432 是 PKCα 抑制剂，可以减轻 STZ 诱导的糖尿病大鼠肾脏氧化应激和肾损害。PKCα 敲除的糖尿病小鼠较少出现微量白蛋白尿，蛋白聚糖丢失减少。Ruboxistaurin(Ly33351)是选择性

PKCβ1 和 PKCβ2 抑制剂,动物实验已显示能减轻 STZ 诱导的糖尿病大鼠(1 型糖尿病)和 db/db 小鼠(2 型糖尿病)的肾脏损害。在 $PKC\beta$ 敲除的小鼠中观察到肾脏和肾小球肥大减轻、转化生长因子 β 和结缔组织生长因子分泌减少、肾脏纤维化程度减轻。

目前临床上应用 PKCβ 抑制剂治疗糖尿病肾病并不多见,仅有 3 个临床试验。第一个是一个多中心随机双盲安慰剂对照研究,入选了 123 例糖尿病肾病患者,一年后结果显示,32 mg/d Ruboxistaurin 能有效降低尿白蛋白排泄,eGFR 在治疗组下降速度比安慰剂对照组慢,为 (-2.5 ± 1.9) ml/(min·1.73 m²) vs (-4.8 ± 1.8) ml/(min·1.73 m²)($P=0.009$),说明 PKCβ 抑制剂能保护肾脏。第二个亦是一个随机双盲安慰剂对照研究,52 周的 Ruboxistaurin(32 mg/d)治疗能有效降低尿转化因子 β 的排泄。第三个临床研究是长时期的一个随机安慰剂对照研究,入选了 1 157 例糖尿病肾病患者,经过 33~39 个月的观察显示,Ruboxistaurin(32 mg/d)与对照组相似,并不减少肾脏硬终点事件的发生率,血肌酐翻倍 6%,4.1% 进入到 ESRD,4.1% 发生全因死亡。对于 PKCβ 抑制剂保护糖尿病肾脏的研究尚需更多大规模的临床试验进一步证实它的效果和安全性。

既然 PKCα 和 PKCβ 均参与糖尿病肾损害过程,是否同时阻断 PKCα 和 PKCβ(双阻断剂)能进一步减轻肾脏损害? 在同时敲除 $PKC\alpha$ 和 $PKC\beta$ 基因的小鼠中观察到,糖尿病 8 周后高糖诱导的肾脏和肾小球肥大减轻、肾脏转化因子 β 表达下降、细胞外基质产生减少,同时 UACR 下降,但未消失。使用双阻断剂 CGP41252 同时抑制 PKCα 和 PKCβ 能够预防白蛋白尿的出现,同时降低 STZ 诱导的糖尿病小鼠(1 型糖尿病)和 db/db 小鼠(2 型糖尿病)早先已出现的白蛋白尿。但目前为止仍缺乏关于 PKCα 和 PKCβ 双阻断剂在人类的研究。

第十节 | 抑制糖基化终末产物受体治疗糖尿病肾病的前景

长期高血糖导致微血管并发症的另一个重要通路是晚期糖基化终末产物-受体(AGE-RAGE)通路的激活,动脉硬化病变和增厚的肾小球基膜(GBM)上 AGE 沉积已在实验中观察到。RAGE 过度表达的糖尿病小鼠显示进展性肾小球硬化,而在 $RAGE$ 基因敲除的糖尿病 OVE26 小鼠则观察到肾小球硬化减轻、肾功能稳定。AGE 和 RAGE 结合后导致细胞内反应性氧代谢产物(ROS)聚集增多、随后激活 NF-κB,引起细胞因子和细胞黏附分子等分泌增多,最后导致器官衰竭。同时 AGE 和 RAGE 结合后还能增加血管紧张素 Ⅱ 引起的细胞和组织损害,加速糖尿病微血管并发症的产生。应用重组的可溶性 RAGE 可以抑制 $ApoE$ 敲除糖尿病小鼠动脉硬化的发展,还可稳定已存在的动脉硬化病变,说明应用外源性重组的可溶性 RAGE 可以捕获和清除循环的 AGE,阻止 AGE 和 RAGE 的进一步结合引起的组织损害。

一 RAS 抑制剂对 RAGE 的影响

血管紧张素 Ⅱ 受体拮抗剂(ARB)临床应用已有多年的历史,替米沙坦(Telmisartan)具有 PPARγ 受体激动作用,能通过激活 PPARγ 而下调 RAGE 表达。奥美沙坦(Omesartan)亦能抑制内皮细胞 RAGE 表达而抑制 AGE 信号转导、抑制氧化应激和减轻 AGE 诱导的系膜细胞 ACE2 表达。ACE 抑制剂雷米普利(Ramipril)可能通过抑制氧化应激通路降低肾和血清 AGE 水平。在人类的研究中观察到雷米普利可以降低非糖尿病肾脏病患者血非羧基甲基赖氨酸-AGE 和丙二醛浓度;在 2 型糖尿病患者中观察到低剂量的缬沙坦可以降低血 AGE 水平,而与降低血压无关。

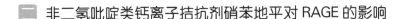

非二氢吡啶类钙离子拮抗剂硝苯地平对 RAGE 的影响

在 AGE 作用后的内皮细胞中观察到硝苯地平可以抑制或下调 RAGE 的过表达,主要通过抑制 ROS 产生。在培养的系膜细胞中观察到,硝苯地平亦能抑制 AGE 诱导刺激的单核细胞趋化蛋白-1 的表达。但目前尚缺乏此方面的临床研究,特别是在糖尿病肾病方面的临床研究。

第十一节　醛糖还原酶抑制剂保护糖尿病肾脏的临床研究

多元醇旁路激活在糖尿病引起微血管并发症中起重要作用。醛糖还原酶在该通路中非常重要,而抑制醛糖还原酶理论上应该能保护肾脏。依帕司他(Epalrestat)是目前维一上市的醛糖还原酶抑制剂。临床上 Epalrestat 保护糖尿病肾脏的试验并不多,最早的一个是在 2001 年发表的结果,35 例 2 型糖尿病伴微量白蛋白尿患者分为治疗组(Epalrestat 150 mg/d)和对照组,5 年后结果显示,Epalrestat 治疗组尿蛋白排泄与治疗前相似,而对照组尿蛋白明显增加;血肌酐下降在 Epalrestat 组优于对照组。第二个研究结果发表在 2012 年,Epalrestat 治疗组有 52 例,对照组 57 例,3 年后的结果显示,Epalrestat 能有效降低 2 型糖尿病患者视网膜病变/肾脏病变的发生风险($OR=0.323$,$P=0.014$)。对于醛糖还原酶抑制剂保护肾脏硬终点事件的作用尚需进一步的临床大样本的研究证实。

第十二节　抗炎和抗氧化应激治疗保护糖尿病肾脏的临床研究

炎症和氧化应激与糖尿病微血管并发症密切相关。理论上讲抗炎和抗氧化应激能保护糖尿病引起的肾脏损伤,同时亦是预防和治疗糖尿病肾病有前景的方向。

维生素 C/维生素 E、B 族维生素和叶酸

研究发现,维生素 C(VitC)单独或结合维生素 E(VitE)应用能降低蛋白尿,1 型糖尿病患者使用大剂量的 VitE(1800 IU/d)已能保护肾脏功能,但该研究的时间仅 8 个月,且样本量亦小($n=36$)。经典的 HOPE(Heart Outcomes Prevention Evaluation)研究入选了 3 600 例糖尿病患者,4 年的研究结果并未显示 VitE(400 IU/d)能降低心血管疾病风险。VitC 在糖尿病肾病的研究甚少,2005 年的一项研究结果显示,VitC 结合 VitE 和其他矿物质能保护 2 型糖尿病患者的肾小球功能,但对肾小管功能并无保护作用。B 族维生素在糖尿病肾病中的研究亦并不多,唯一的一个多中心、随机、双盲对照研究在加拿大入选了 238 例 1 型和 2 型糖尿病合并有肾病的患者,治疗组给予 B 族维生素(含叶酸 2.5 mg/d, VitB6 25 mg/d, VitB$_{12}$ 1 mg/d,),36 周后治疗组 GFR 平均降低 16.5 ml/(min・1.73 m^2),而安慰剂对照组 GFR 平均降低 10.7 ml/(min・1.73 m^2),硬终点需要透析的发生病例数在两组间无明显差异,其他血管事件发生率如急性心肌梗死、脑卒中、血管成形术、全因死亡,在治疗组明显高于安慰剂对照组。叶酸对糖尿病肾病肾功能影响的研究亦甚少,一个小样本(28 例 2 型糖尿病肾病)的临床研究显示,5 mg/d 的叶酸不能改善糖尿病肾病患者内皮功能,亦不降低尿白蛋白排泄率。

二 抑制单核细胞趋化蛋白 1 及其受体

糖尿病时单核细胞趋化蛋白 1(MCP-1)及其受体在肾组织中明显增多或表达上调。在 1 型糖尿病小鼠中观察到,糖尿病 12 周时肾系膜基质扩张、炎症巨噬细胞浸润,转化生长因子表达增强,而应用 CCR2 拮抗剂有效减轻肾脏损害、减少促纤维化因子的表达及炎症细胞因子浸润,说明 MCP-1/CCR2 在糖尿病肾病发生中起重要作用。CCR2 拮抗剂能减轻 2 型糖尿病小鼠胰岛素抵抗、改善脂代谢、降低微量白蛋白排泄率、减轻系膜扩张和肾脏纤维化。但目前为止并没有抑制 MCP-1/CCR2 的临床研究报道。

三 己酮可可碱

己酮可可碱(Pentoxifylline)能抑制 TNF-α 的表达。TNF-α 主要由单核巨噬细胞分泌,在糖尿病肾病患者中观察到血 TNF-α 水平比正常对照要高 3~4 倍。己酮可可碱与 ACE 抑制剂和 ARB 拮抗剂结合治疗可以降低糖尿病肾病患者蛋白尿水平。一个荟萃分析进一步说明己酮可可碱可以降低糖尿病肾病患者白蛋白尿/蛋白尿,但在降低血肌酐和 eGFR 方面,与对照组比较并无优势,对降低血压亦无帮助,对此临床上尚需大样本的 RCT 进一步证实己酮可可碱治疗糖尿病肾病的有效性和安全性。

四 阿司匹林和 COX-2 抑制剂

阿司匹林和 COX-2 抑制剂能抑制炎症,临床上已广泛应用于预防心脑血管并发症,对于预防和治疗糖尿病肾病的临床研究尚不多。一个小样本的研究显示,应用阿司匹林和双嘧达莫能降低糖尿病肾病患者蛋白尿。对 1 型糖尿病小鼠的研究显示,阿司匹林与 ARB 结合能延缓糖尿病肾病肾功能恶化进程、减轻炎症、抑制 TGF-β$_1$/Smad 信号通路。在 2 型糖尿病小鼠中观察到 COX-2 抑制剂可以减轻肾小球和肾小管损伤;然而在小样本的双盲安慰剂对照的交叉试验中并未观察到 COX-2 抑制剂能降低 1 型或 2 型糖尿病肾病患者的蛋白尿。

五 胰岛素

动物实验显示,外源性胰岛素能抑制 TNF-α 激活;体外实验显示胰岛素能抑制内皮细胞 MCP-1 表达和 NF-κB 激活。在 2 型糖尿病患者中观察到外源性胰岛素治疗能降低炎症细胞因子和黏附分子的表达。

六 霉酚酸酯

霉酚酸酯(mycophenolate mofetil,MMF)是霉酚酸(mycophenolic acid,MPA)的酯类衍生物,现通称替麦考酚酯。早在 2003 年就有报道 MMF 对实验性糖尿病小鼠和大鼠肾病的预防作用,能减少肾小球损害、减少足细胞丢失、减轻肾间质炎性细胞浸润。但目前尚缺乏相关的临床研究,MMF 是预防糖尿病肾病的一个有前景的方向,可能今后对糖尿病肾病的治疗提供新的治疗靶点。

第十三节 | 其他有潜在价值的治疗糖尿病肾病新方向

一 维生素 D 受体激活

刺激或激活维生素 D(VitD)受体对机体的保护包括抑制 RAS、调节增殖和分化、降低蛋白尿、抗炎和抗纤维化。在一个多中心、随机安慰剂对照 24 周的研究中已观察到,应用选择性 VitD 受体激活剂 Paricalcitol(1 μg/d 和 2 μg/d)能有效降低 2 型糖尿病肾病患者残存蛋白尿。在另一个研究同样观察到口服活性 VitD 受体激动剂 Cholecalciferol 降低 2 型糖尿病肾病患者尿白蛋白排泄率和尿 TGF-$β_1$ 水平。800 IU/d 的 Cholecalciferol 亦能降低 2 型糖尿病肾病中国人群的微量白蛋白排泄率。一项荟萃分析进一步说明应用活性 VitD 可以降低糖尿病肾病患者残存蛋白尿。有报道称尿血管紧张素原水平是肾内肾素-血管紧张素-醛固酮系统(RAAS)状态的一个特定指标,与高血压患者的 UACR 显著相关。故一项临床研究评估用骨化三醇激活维生素 D 受体对蛋白尿和尿血管紧张素原的影响。98 名接受 RAAS 抑制剂 ACEI 或 ARB 治疗的 2 型糖尿病和蛋白尿患者参加了该研究。患者随机接受安慰剂($n=50$)或 0.25 μg/d 骨化三醇($n=48$)治疗。在治疗 24 周后,糖尿病肾病患者的平均 UACR 和尿血管紧张素原/肌酐比值显著高于正常对照组。尿血管紧张素原/肌酐比值与 UACR 呈显著正相关。所以得出试验结论:维生素 D 受体激活剂联合 RAAS 抑制剂在降低糖尿病肾病患者的蛋白尿方面具有额外的益处。骨化三醇组中与血管紧张素原/肌酐比值呈正相关的 UACR 的更显著降低表明,VitD 受体激活可能通过降低反映肾内 RAAS 状态的尿血管紧张素原水平来减轻白蛋白尿。在最近一项临床研究中,将 eGFR 超过 30 ml/(min·1.73 m^2)的糖尿病肾病患者(UACR>30 mg/g)随机分配到两组,6 个月后,治疗组和对照组的 UACR 平均降低 51.8 mg/g 和 22.4 mg/g。在治疗组中观察到 eGFR 显著增加,而在对照组中 eGFR 保持不变。治疗组和对照组的血浆肾素平均降低 5.85 pg/mL 和 0.95 pg/mL。故得出试验结论:VitD 50 000 IU 每个月肌肉注射给药 6 个月,可降低糖尿病肾病患者的尿白蛋白、血肌酐和肾素水平。

新的降尿酸药非布司他

非布司他(Febuxostat)是一种新的非嘌呤选择性黄嘌呤氧化酶抑制剂,与别嘌呤醇比较不良反应较轻,是具有良好前景的治疗痛风药物。在一个小的队列($n=73$)为期 12 个月的研究中观察到,非布司他能有效降低 CKD3 期以下的慢性肾脏疾病的血尿酸水平,同时能有效延缓 eGFR 的下降速率。对 CKD4～5 期患者($n=70$)24 周的观察显示,非布司他在严重肾功能不全时的安全性好,除降低血尿酸外,还能降低尿蛋白、延缓 eGFR 的下降速度。日本的一个大样本的多中心随机双盲安慰剂对照研究仍在进行中,其观察非布司他对肾功能的影响,结果值得期待。非布司他在糖尿病肾病中的应用研究目前仅有一个,312 例糖尿病患者[eGFR>30 ml/(min·1.73 m^2)]随机接受 40 mg/d 和 80 mg/d 的非布司他和 200～300 mg/d 的别嘌呤醇治疗,6 个月的结果显示,非布司他对糖尿病肾病轻度肾功能不全患者的安全性良好,但目前尚缺乏在糖尿病肾病严重肾功能不全患者的应用研究,将来可能是治疗糖尿病肾病的一个具有良好前景的药物。

Rho 激酶抑制剂

Rho 家族和它们的下游 Rho 激酶(ROCK)是近年来研究的热点。Rho 家族含 RhoA、RhoB 和 RhoC。RhoA/ROCK 在肾脏有一些功能,可以增加钙离子依赖的血管平滑肌收缩,调节血管张力;Ang II 可以激活平滑肌细胞 ROCK。法舒地尔(Fasudil)是一个相对特异的 ROCK 抑制剂,大剂量(100 mg/kg)的法舒地尔能改善胰岛素抵抗的糖尿病大鼠的代谢参数,降低糖尿病导致的蛋白尿,减轻肾小球硬化、间质纤维化和炎症细胞的浸润。10 mg/kg 的法舒地尔虽然不能改善 STZ 糖尿病大鼠的血糖,但能减少尿微量白蛋白,降低尿氧化应激指标 8 羟鸟苷的排泄,降低肾组织 TGF-β、结缔组织生长因子和 NADPH 氧化酶的表达。在 *db/db* 小鼠中亦观察到 10 mg/kg 的法舒地尔能降低白蛋白尿、减轻系膜扩张和 IV 型胶原的聚集,亦能抑制 GBM 增厚。对系膜细胞的研究进一步显示,高糖诱导的系膜细胞 NF-κB 激活能被 ROCK 抑制剂 Y27632 所阻断,说明 RhoA/ROCK 激活信号通过 NF-κB 而引导肾脏损伤。但目前为止仍还无 Rho 激酶抑制剂保护糖尿病肾脏的临床研究,通过阻断 RhoA/ROCK 可能是今后临床研究和治疗糖尿病肾病的一个新的靶点。

四 Bardoxolone Methyl

Bardoxolone Methyl 是一种合成的三萜类化合物,被认为是一种抗氧化剂、抗增殖促凋亡剂,在肿瘤及心脑血管疾病的治疗中有显著疗效。慢性肾脏疾病常伴炎症和氧化应激,而增加的炎症和氧化应激常与受损的核 E2 因子相关因子 2(Nnf 2)相关。Bardoxolone Methyl 和它的类似物是 Nrf 2 的激动剂,能激活和增强 Nrf 2 转录因子的活性。最早的一项研究 2011 年发表在《英格兰医学杂志》(*The New England Journal of Medicine*)。该研究是一个随机双盲安慰剂对照研究,入选了 227 例 2 型糖尿病肾病[eGFR 20~45 ml/(min·1.73 m²)]患者,Bardoxolone Methyl 的剂量分为 25、75 和 150 mg/d 三组,24 周和 52 周的结果显示,3 个剂量的 Bardoxolone Methyl 能有效延缓糖尿病肾病患者 eGFR 下降,而肌痛、低镁、胃肠道不良反应在 Bardoxolone Methyl 治疗组较常见,但大多数患者能耐受。但 2013 年《新英格兰医学杂志》(*The New England Journal of Medicine*)又发表了另一个 Bardoxolone Methyl 治疗糖尿病肾病的临床结果,观察到该药物对 2 型糖尿病伴 CKD 4 期患者肾功能并无改善作用。在这个平均 9 个月的研究期间,Bardoxolone Methyl 治疗组有 69 例(对照组 69 例)到达主要观察结局(ESRD 或心血管原因导致的死亡),$HR=0.98$,$P=0.29$。在 Bardoxolone Methyl 治疗组有 43 患者发生 ESRD,27 例因心血管原因死亡;而在对照组有 51 例病人发生 ESRD,19 例因心血管疾病死亡。在 Bardoxolone Methyl 治疗组共有 96 例,而对照组仅 55 例患者因心力衰竭住院或死于心力衰竭($HR=1.83$,$P<0.001$),同时治疗组因不良反应而提前退出的患者亦较多。此研究结果提示应用 Bardoxolone Methyl 治疗糖尿病肾病伴中重度肾功能不全患者的安全性和有效性有待今后进一步大样本的 RCT 证实。是否 Bardoxolone Methyl 不良反应增多与剂量有关? 针对此问题,国外学者在 STZ 诱导的 1 型糖尿病脂蛋白 E(*ApoE*)敲除的小鼠中观察到低剂量而不是大剂量的 Bardoxolone Methyl 能有效减轻实验小鼠的动脉硬化、降低血和尿的炎症因子和氧化应激标志物水平,同时能减少蛋白尿,减轻肾脏系膜扩张、肾小球和肾小管损伤,能上调肾脏组织 *Nrf* 2 基因表达,下调促纤维化因子 TGF-β₁ 和 Ⅳ 型胶原表达。如何选择 Bardoxolone Methyl 的剂量减少其不良反应、同时又能有效发挥其治疗作用,可能是今后临床研究的一个重要方向。

五 减肥手术治疗 2 型糖尿病

减少糖尿病肾病最有效的方法是减少糖尿病的发生或治愈糖尿病。肥胖常与胰岛素抵抗和 2 型糖尿病相伴随,而部分糖尿病患者亦有明显的肥胖。2 型糖尿病肥胖患者往往通过运动、饮食控制和药物难以达到减重和控制血糖到靶目标的水平。其实早在 50 年前就有通过手术方式改善糖尿病的报道。欧美国家认为手术的适应证:重度肥胖,即 BMI≥40 kg/m² 或 BMI≥35 kg/m²,并发一个或以上肥胖相关的严重健康问题,需要选择手术治疗。由于人种的差异,在亚洲人较低的 BMI 即可形成严重危害。因此亚洲的手术标准是 BMI≥37 kg/m² 或 BMI≥32 kg/m²,并发一个或以上肥胖相关的严重健康问题应考虑外科手术治疗。减肥手术后患者能得到最大的获益是除体重降低外,心血管疾病的风险明显下降、女性中癌症的风险下降以及糖尿病相关的病死率下降。一个系统综述的结果显示,与常规药物治疗比较,减肥手术能明显降低肥胖患者体重、改善生活质量,并能减少肥胖相关的合并症如 2 型糖尿病、脂代谢异常、睡眠呼吸暂停等发生率。减肥手术改善肥胖或 2 型糖尿病合并症的机制并不单纯与体重下降有关,其机制包括改善胰岛素抵抗、改善胰岛 β 细胞功能,以及改变患者的饮食习好，如从以前喜欢高糖指数、高脂肪饮食变成喜欢低糖指数、低脂肪饮食。减肥手术与传统药物治疗肥胖的主要临床研究的比较见表29-13-1。一般减肥手术常见的有4种术式：Roux-en-Y胃转流术(RYGB)、腹腔镜胃可调节束带术(laparoscopic adjustable gastric band，LAGB)、胆胰转流术并十二指肠转位术(biliopancreatic diversion with duodenal switch，BPD/DS)和袖状胃切除术(SG)，前二种是世界上使用较多的术式。4种手术方式的特点见表29-13-2。

表 29-13-1　比较减肥手术与传统药物治疗肥胖的主要临床研究

研究方法及年份	研究方法	2型糖尿病	BMI (kg/m^2)	术式	随访时间(年)	手术例数	对照例数	主要结局定义	手术组达到主要结局	对照组达到主要结局
Dixon 等(2008)	RCT	是	30~40	LAGB	2	30	30	HbA1c < 6.2%，FBG<7.0 mmol/L，不使用降糖药物	73%	13%
Sjöström 等(2004)	前瞻性病例对照	是	>35	混合	2	342	248	FBG<7.0 mmol/L，不使用降糖药物	72%	21%
Sjöström 等(2004)	前瞻性病例对照	否	>35	混合	2	1 489	1 402	FBG≥7.0 mmol/L，使用降糖药物	1%	8%
Sjöström 等(2004)	前瞻性病例对照	是	>35	混合	10	118	84	FBG<7.0 mmol/L，不使用降糖药物	36%	13%
Sjöström 等(2004)	前瞻性病例对照	否	>35	混合	10	517	539	FBG≥7.0 mmol/L，使用降糖药物	8%	24%
Adams 等(2010)	前瞻性病例对照	是	>35	RYGB	2	61	50	FBG<126 mg/dl，不服用降糖药	79%	0%
Pontiroli 等(2005)	前瞻性病例对照	是	>35	LAGB	4	73	43	新发2型糖尿病	0%	17%
Hofsø 等(2010)	前瞻性病例对照	是	>35	RYGB	1	20	18	HbA1c<6.5%	70%	33%
Iaconelli 等(2011)	前瞻性病例对照	是	>35	BPD	10	22	28	2型糖尿病消退	所有糖尿病消退	肾和心血管并发症增加
Scopinaro 等(2011)	前瞻性病例对照	是	25~35	BPD	1	30	38	HbA1c 升高	6.5%	7.7%
MacDonald 等(1997)	回顾性病例对照	是	>35	RYGB	9	154	78	全因死亡	1%	4.5%
Leslie 等(2012)	回顾性病例对照	是	>35	RYGB	2	152	115	HbA1c<7.0%，收缩压<130 mmHg	38.2%	17.4%

注　表中 BPD 包括 BPD 和 BPD/DS。

表 29‑13‑2　4 种减肥手术的特点

手术方法	减重(%)	术后30 d病死率	营　养	随　访	并发症
RYGB	25%～35%	0.3%～0.5%	中度缺乏:缺铁、VitB$_{12}$、叶酸、钙、VitD、铜和锌	终身随访和营养支持	腹痛、瘘、胃溃疡、小肠梗阻、营养缺乏、体重反弹
LAGB	20%～30%	0.05%～0.1%	轻度缺乏:缺铁、VitB$_{12}$ 和叶酸	终身随访	胃扩张、瘘、体重反弹
BPD 或 BPD/DS	30%～40%	0.75%～1.0%	重度缺乏:缺铁、VitB$_{12}$、叶酸、钙、VitD、铜、锌和脂溶性维生素	终身随访和营养支持	腹痛、瘘、胃溃疡、小肠梗阻、营养缺乏、体重反弹、吸收不良、低蛋白血症、肝损
SG	20%～30%	0.4%	中度缺乏:铁、VitB$_{12}$、叶酸、钙、VitD、铜和锌	终身随访和营养支持	瘘、胃食道反流、胃扩张、营养缺乏、体重反弹

注　RYGB:Roux‑en‑Y胃转流术;LAGB:腹腔镜胃可调节束带术;－Roux‑en‑Y gastric bypass,BPD/DS:胆胰转流术并十二指肠转位术;SG:袖状胃切除术。

　　从以上的研究可以看出,大部分临床研究是前瞻对照研究,样本量亦小,为了证实减肥手术对肥胖或2型糖尿病治疗的效果和安全性,尚需要今后更多和大样本的RCT研究。

　　最近一项随机对照研究比较两组接受药物或手术治疗的2型糖尿病严重肥胖青少年在5年随访期间的糖尿病肾病发生率,对接受减肥手术青少年纵向评估(Teen-LABS)和青少年2型糖尿病治疗方案的年龄和种族分布相似的肥胖参与者收集的数据进行了二次分析。研究发现,与MBS(Teen-LABS参与者接受了减肥手术)相比,接受药物治疗的2型糖尿病肥胖青年5年内发生糖尿病肾病的概率更高。

六　钠‑葡萄糖共转运子 2 抑制剂

　　1型或2型糖尿病早期引起肾脏改变的是肾小球高灌注,表现为GFR上升,按照文献定义的GFR≥135 ml/(min·1.73 m^2)称为高灌注,人类的研究和荟萃分析已证明高灌注是发展到糖尿病肾病的高危因素,其机制与长期慢性高血糖引起肾脏近曲小管葡萄糖重吸收增加有关;此过程依赖近端小管上的钠-葡萄糖协同转运蛋白2(SGLT2),最后导致远端肾小管和致密斑的氯化钠减少,刺激肾小球旁器,引起入球肾小动脉扩张,即球管反馈机制。早期的研究使用非特异性钠-葡萄糖协同转运蛋白抑制剂phlorizin(同时抑制SGLT1和SGLT2)能减轻实验动物的肾小球高灌注,但在人类的观察中却因抑制了SGLT1而出现了严重的胃肠道不良反应和口服后生物利用度差而中止。随后由于生物合成技术的发展,现已研制出了几个特异性SGLT2的抑制剂,这些特异抑制剂主要抑制SGLT2,而不影响SGLT1,而且能口服,生物利用度高,只需要每天一次口服治疗剂量,在2型糖尿病中观察到这些新合成的特异抑制剂口服耐受性好,具有改善空腹血糖、减轻体重和降低血压作用,在肾功能不全时亦无明显不良反应。对1型糖尿病肾小球高灌注患者的观察显示,SGLT2特异性抑制剂恩格列净(empagliflozin)能减轻正常糖钳夹和高糖钳夹的肾小球高灌注33%～44%,同时肾血浆流量和一氧化氮下降、肾血管阻力增加,而在正常GFR的患者中并未观察到恩格列净能降低GFR,说明特异性SGLT2抑制剂能有效减轻糖尿病引起的肾脏早期改变——肾小球高灌注,而发挥其保护肾脏的作用。目前尚缺乏SGLT2特异性抑制剂对糖尿病肾病肾脏硬终点的研究,今后可能是治疗和预

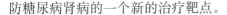

防糖尿病肾病的一个新的治疗靶点。

七 舒洛地特

舒洛地特是一个高度纯化的糖胺聚糖化合物,保护肾脏的明确机制并不完全清楚,但已有很多文献证实能改善 GBM 的成分。Di. N. A. S 是第一个舒洛地特与安慰剂随机对照治疗 1 型和 2 型糖尿病肾病的临床研究,入选了 223 例 1 型和 2 型糖尿病肾病患者,4 个月治疗后,舒洛地特与安慰剂比较 UAER 下降 74%。但随后的一个多中心随机双盲安慰剂对照研究却并未观察到舒洛地特能降低 2 型糖尿病肾病伴蛋白尿患者的 UAER。随后对肾脏硬终点(血肌酐翻倍、发展至 ESRD 或血肌酐≥6.0 mg/dl)的观察显示,舒洛地特与安慰剂比较并不减少 2 型糖尿病肾病肾脏硬终点事件的发生。当然尚需要更多大样本多中心的临床随机对照研究进一步证实舒洛地特的临床疗效和安全性。

八 吡哆胺

吡哆胺是 VitB 家族的一个成员,可以抑制 AGE 产生。动物实验显示吡哆胺有保护肾功能的作用,Ⅱ期临床试验在 1 型和 2 型糖尿病肾病伴轻到中度肾功能不全的患者中亦完成,结果显示吡哆胺能延缓糖尿病肾病肾功能恶化的进程,特别是在 2 型糖尿病肾病、血肌酐>1.3 mg/dl 的患者中效果较好;另外与安慰剂比较,吡哆胺能有效降低血 AGE 水平。但是随后的 RCT 并未观察到吡哆胺能有效延缓慢性肾功能不全恶化的进程,在这个随机双盲、安慰剂对照的试验中,入选了 317 例 2 型糖尿病肾病伴蛋白尿患者,分别给予安慰剂、吡哆胺 150 mg/d 和 300 mg/d,52 周后的结果显示,各组间血肌酐并无明显差异。与其他有前景的药物相似,吡哆胺是否能保护肾脏值得进一步探讨。

九 吡非尼酮保护糖尿病肾脏的治疗前景

吡非尼酮(Pirfenidone)是一种小分子量的合成分子,由美国 Marnac 公司生产,能抑制 TGF-β 产生,所以在肾脏病治疗方面有广阔的前景。动物实验已显示吡非尼酮能减轻 2 型糖尿病 db/db 小鼠肾小球硬化。目前为止,仅有一个临床随机对照研究观察吡非尼酮对糖尿病肾病肾功能的影响,该研究入选了 77 例 2 型糖尿病肾病患者,随机分为安慰剂对照组、小剂量吡非尼酮组(1 200 mg/d)和大剂量吡非尼酮组(2 400 mg/d),观察时间 1 年。结果显示:小剂量的吡非尼酮能有效延缓糖尿病肾病肾功能不全恶化的进程,安慰剂组有 4 例患者进入透析,大剂量组有 1 例患者进入透析,而在小剂量组无进入透析的患者;大剂量组的不良反应较重,主要为胃肠道症状(恶心、消化不良和腹泻),此临床结果提示吡非尼酮治疗糖尿病肾病可能有潜在的前景。

十 抗 CTGF 单克隆免疫球蛋白 G 抗体

结缔组织生长因子(CTGF)主要参与细胞外基质聚积和促纤维化作用。在 1 型糖尿病中观察到血和尿 CTGF 水平与尿白蛋白水平和 CKD 的进展密切相关。FG-3019 是重组的人抗 CTGF 免疫球蛋白 G 抗体,在动物实验中已观察到 FG-3019 能保护 1 型和 2 型糖尿病鼠肾脏。在临床上亦观察到 FG-3019 能降低糖尿病肾病患者 UACR,但随后的临床试验可能出于商业原因被生产厂商停止。抗 CTGF 单抗将来可以是治疗糖尿病肾病的一个靶点。

十一 抗 TNF-α 单抗

抗 TNF-α 单抗英夫利昔单抗(infliximab)治疗自身免疫性疾病已有多年的历史。在糖尿病大鼠中已观察到英夫利昔单抗能降低尿白蛋白排泄,TNFR1 和 TNFR2 敲除的糖尿病小鼠则肾脏纤

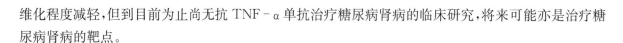

维化程度减轻,但到目前为止尚无抗 TNF-α 单抗治疗糖尿病肾病的临床研究,将来可能亦是治疗糖尿病肾病的靶点。

十二　JAK1/2 抑制剂

抑制 JAK1/2 是治疗糖尿病肾病的另一个战略,糖尿病肾病中 JAK1/2 通路上的许多基因被激活,所以理论上抑制 JAK1/2 应该能减轻糖尿病对肾脏的损害。LY3009104 是一个口服 JAK1/2 抑制剂,现已有临床试验观察 LY3009104 对糖尿病肾病蛋白尿和肾脏保护的作用(ClinicalTrials. gov Identifier：NCT01683409，A Multicenter，Randomized，Double-Blind，Placebo-Controlled，Dose-Ranging，Phase 2 Study to Evaluate the Safety and Renal Efficacy of LY3009104 in Patients With Diabetic Kidney Disease)。巴瑞克替尼(Baricitinib)是一种口服、可逆、选择性的 JAK1 和 JAK2 抑制剂,一项临床试验研究测试了巴瑞克替尼与安慰剂对患有进展性糖尿病肾病高风险的 2 型糖尿病成人患者白蛋白尿的疗效。在该项研究中,参与者($n=129$)按 1∶1∶1∶1∶1 随机接受安慰剂或巴瑞克替尼(0.75 mg/d;每天 2 次,0.75 mg；1.5 mg/d；或 4 mg/d),持续 24 周,然后是 4～8 周的冲洗。研究结论:巴瑞克替尼降低了 2 型糖尿病和糖尿病肾病患者的 UACR。但是否能延缓糖尿病肾病进展,仍需要进一步研究来确定。

十三　移植疗法

1. 胰腺或胰岛移植

胰腺或胰岛移植应该是治疗或根治糖尿病肾病的最好方法。在糖尿病大鼠中观察到胰岛移植后肾小球病变很快逆转,在糖尿病程较长和进展性糖尿病肾病中亦观察到胰岛移植后肾脏病变的逆转。对 8 例糖尿病肾病患者胰岛移植后重复肾活检显示,胰岛移植后 5 年即使正常血糖肾脏病变无改善(肾小球和肾小管基膜厚度不变、细胞外基质不减少),但移植后 10 年临床白蛋白尿正常,重复肾活检结果肾小球和肾小管基膜变薄、K-W 结节消失、细胞外基质减少,表明肾脏病变逆转。为什么保持正常血糖 5 年肾脏病变仍无改善,而到 10 年后肾脏病变才逆转的原因并不清楚,可能是肾脏细胞长期处于高糖状态而产生了记忆,即使短时间内通过胰岛移植保持正常血糖,但肾脏细胞仍对高糖产生了记忆,短时间内仍处于对高糖环境的应答中。随后的胰岛移植后人类肾活检的结果亦显示,肾间质、肾小管病变在移植后 10 年能够逆转,但肾小动脉病变则不可逆转。在一个前瞻交叉队列研究中观察到胰岛移植与严格降糖治疗比较,糖尿病微血管病变(包括肾脏)进展较慢,GFR 在胰岛移植组下降速率比严格降糖治疗组要慢。由于胰岛供体较少,所以临床关于胰岛移植改善糖尿病肾脏病变的研究并不多。另外供体胰岛的大小和质量亦影响移植的效果,在大多数情况下,较大的胰腺 β 细胞密度(mass)较高,然而胰腺重量并不是选择合适供体的绝对条件,在对 345 例供体胰腺的研究中观察到 BMI 与胰腺重量相关,但体表面积与胰腺重量的关系相关性更强。BMI 与胰岛移植后胰岛的结局密切相关。这容易让人误解,就是肥胖的供体能够提供更大的胰腺,移植容易成功。事实上目前为止理想的胰腺供体的标准并不清楚。另外脑死亡和心脏死亡的供体对胰岛移植的效果亦有区别,日本对心脏死亡供体的研究较多,根据日本移植协会的统计,心脏死亡供体的胰岛移植存活率在第 1、2、3 年分别是 76.5%、47.1% 和 33.6%。

2. 经门静脉肝内胰岛输注

胰岛输注是临床上最常使用的方法,而经皮门静脉直接输注胰岛应该是创伤性较小的方法之一,但可能引起门静脉血栓形成和出血的风险。理想的移植位置一直在探索,皮下空间可能是将来胰岛移植的理想位置,优点是容易操作,同时又方便活检。包括植入前放入血管化装置、胰岛的封装包被或两者相结合的方法,但皮下空间技术的缺点是血供较少,胰岛不易存活。新近又提出可植入的生物人工胰腺的技术有较大的前景,这种皮下植入的生物人工胰腺含可再充的氧库有益于保持胰岛的功能,而且还不具有免疫原性,移植后不需要使用免疫抑制剂。

3. 干细胞移植

与胰岛移植相似,干细胞移植亦是减少或逆转 1 型糖尿病引起肾脏损害最好的方法之一。由于胰岛移植供体来源较少,干细胞移植可能是将来治愈 1 型糖尿病最有前景的方法。干细胞包括:诱导性多能干细胞(induced pluripotent stem cell,iPS cell)、胚胎干细胞(embryonic stem cell,ESC)和组织源性干细胞(tissue-derived stem cell)以及骨髓、脂肪和脐带血源性干细胞。ESC、iPS 细胞及骨髓、肝和胰腺源性干细胞能分化成胰岛 β 细胞。ESC 主要从胚泡中分离出,能够分化成内胚层、中胚层和外胚层细胞,进而分化成产生胰岛素的细胞。iPS 细胞主要从小鼠胚胎和成人成纤维细胞中诱导产生。1 型糖尿病的小鼠移植 iPS 细胞后,血糖得到有效控制。骨髓源性干细胞在体内有能力分化成有功能的 β 细胞。有个案报道输注脂肪源性间充质干细胞(mesenchymal stem cell,MSC)和羊膜干细胞能有效降低 1 型糖尿病患者的高血糖水平。人类 ESC 能分化成内分泌细胞,但是 ESC 可能增加新发肿瘤的风险。肝源性干细胞移植亦有报道能有效治疗 1 型糖尿病,移植后血糖正常,且不依赖胰岛素治疗。目前尚无关于移植 iPS 细胞治疗人类 1 型糖尿病患者的报道。当然干细胞移植治疗糖尿病还有许多的问题需要进一步完善,将来可能不仅是治疗 1 型糖尿病的手段,可能亦能治疗 2 型糖尿病,将对预防糖尿病肾病的发生起重要作用。

十四 其他

1. 瑟隆舍替

瑟隆舍替(Selonsertib)是一种凋亡信号调节激酶 1(ASK1)的选择性抑制剂,是糖尿病肾病潜在的治疗剂。在糖尿病肾病中,持续的氧化应激导致 ASK1 激活,然后磷酸化并激活 p38 MAPK 和 c-JNK 激酶,促进炎症、肾小管上皮细胞和足细胞的凋亡,以及肾小管间质和肾小球内的纤维化。在糖尿病肾病的动物模型中,ASK1 抑制肾脏中 ASK1、p38 和 JNK 的激活,减少进行性肾损伤、炎症和纤维化,从而改善肾功能并阻止 GFR 下降。一项评估 Selonsertib 在成人 2 型糖尿病和难治性中晚期糖尿病肾病患者中的安全性和有效性的 II 期临床试验中,将 333 名成人患者以 1:1:1:1 的比例随机分配至 Selonsertib(口服每日剂量 2、6 或 18 mg)或安慰剂。主要结果是 48 周时基线 eGFR 的变化。试验结果为 Selonsertib 和安慰剂对 UACR 的影响没有差异。虽然试验没有达到其主要终点,但探索性事后分析表明 Selonsertib 可能会延缓糖尿病肾病的进展。

2. 多因素强化治疗

研究表明,多因素干预可以预防与微量白蛋白尿相关的 2 型糖尿病患者的糖尿病肾病的进展。然而,目前尚不清楚强化多因素治疗能否阻止晚期糖尿病肾病进展为 ESRD。为了阐明强化多因素干预对晚期糖尿病肾病进展的疗效,日本糖尿病肾病缓解和消退团队开展了一项临床研究。随访期为 5 年,样本为 164 名晚期糖尿病肾病患者(UACR≥300 mg/g;血肌酐水平,男性 1.2~2.5 mg/dl,女性 1.0~2.5 mg/dl),主要复合结局是终末期肾衰竭、血肌酐加倍或任何原因导致的死亡。与常规治疗相比,多因素强化治疗倾向于降低主要终点风险。肾脏事件的风险倾向于通过多因素强化治疗降低,尽管没有统计学意义。进一步的后续研究可能会显示多因素强化治疗对晚期糖尿病肾病患者的影响。

3. 抗 TGF-β$_1$ 抗体治疗

TGF-β 被认为是包括糖尿病肾病在内的各种类型 CKD 的重要致病因子。TGF-β 超家族由超过 30 个进化保守的蛋白质成员组成,这些蛋白质有助于不同的发育和调节过程。肾纤维化是进行性糖尿病肾病的主要组织学特征之一,与肾脏 TGF-β 表达增加有关。已有研究显示抑制 TGF-β 可减轻糖尿病动物模型中的纤维化。因此,靶向 TGF-β 似乎是一个合乎逻辑的过程。一项随机、双盲、Ⅱ 期研究评估了用 TGF-$β_1$ 特异性、人源化、中和单克隆抗体(TGF-$β_1$ mAb)调节 TGF-$β_1$ 活性在减缓肾功能方面的安全性。虽然数据监测委员会没有发现安全问题,但研究者根据他们的建议提前 4 个月终止了试验,因为试验无效。从试验数据得出安慰剂组从基线到治疗结束的 Scr 变化为(0.33±0.67)mg/dl。此试验结论是 TGF-β 结合肾素-血管紧张素系统抑制剂不会延缓糖尿病肾病的进展。

4. 棕榈油

棕榈油天然存在于许多植物油、小麦胚芽、大麦和某些类型的坚果和谷物中。棕榈油(Tocovid)中的富含生育三烯酚的维生素 E 已被证明可以通过其在糖尿病大鼠中的卓越抗氧化、抗高血糖和抗炎特性来改善糖尿病。为了进一步探究其在治疗糖尿病肾病中的疗效,一项临床试验招募到患有糖尿病肾病或尿微量白蛋白尿阳性定义为 UACR>10 mg/mmol 的受试者,干预组($n=22$)每天 2 次接受 Tocovid 200 mg,而对照组($n=23$)每天 2 次接受安慰剂,持续 8 周。发现血清 Nε-CML 与微量白蛋白尿的严重程度显著相关。故认为血清 Nε 羧甲基赖氨酸(Nε-carboxymethyl lysine,Nε-CML)是糖尿病肾病的潜在生物标志物,其中血清 Nε-CML 每增加 1 ng/mL,糖尿病肾病的概率增加 1.476 倍。与安慰剂相比,Tocovid 显著降低血肌酐,但不降低 eGFR、UACR、HbA1c、血压和血清生物标志物 Nε-CML 水平。总之,Tocovid 治疗显著降低了血肌酐;因此,Tocovid 可能是目前治疗糖尿病肾病的潜在药物。在另一项试验中发现,在 2 个月和 3 个月时补充富含生育三烯酚的维生素 E 可改善肾功能。

5. 中药唐山方

研究表明,某些中草药有肾脏保护作用,提高肾小球滤过率(GFR)、降低蛋白尿(尤其是微量白蛋白尿)。唐山方(Tangshen Formula,TSF)是一种治疗糖尿病肾病的中药。为了探讨 TSF 是否可能减缓早期 2 型糖尿病肾病的进展,一项多中心、随机、双盲、安慰剂对照试验共招募了 180 名糖尿病肾病患者。除了使用 ACEI 或 ARB 进行常规治疗外,122 名参与者被随机分配接受 TSF 治疗,58 名参与者接受安慰剂治疗 24 周。主要结果是尿蛋白水平,测量微量白蛋白尿参与者的尿白蛋白排泄率(UAER)和大量白蛋白尿参与者的 24 h 尿蛋白。试验结果显示:治疗 24 周后,在 TSF 组和安慰剂组之间发现 UAER 无统计学差异。然而,TSF 组显示出 24 h 尿蛋白的显著降低。微量白蛋白尿和大量白蛋白尿患者的 eGFR 均有所改善,试验结论为:基于常规治疗,与安慰剂相比,TSF 似乎有助于减少蛋白尿和改善糖尿病肾病大量白蛋白尿患者的 eGFR。然而,需要进一步研究来评估 TSF 治疗微量白蛋白尿患者的效果。基于上述临床试验进行的事后分析结果为:①在微量白蛋白尿患者中,TSF 组 UAER 在治疗 24 周后显著降低。12 周和 24 周后,TSF 组的尿肝脏型脂肪酸结合蛋白(liver-type fatty acid binding protein,L-FABP)水平显著低于安慰剂组。②在大量白蛋白尿患者中,TSF 组第 12 周和第 24 周与基线相比,24 h 尿蛋白水平显著降低。故得出结论为:TSF 联合常规治疗似乎可有效降低尿蛋白和尿 L-FABP 水平。且尿 L-FABP 水平似乎与糖尿病肾病的严重程度相关。当然中草药对糖尿病肾病的疗效还有待于今后进一步的研究,其对肾脏的保护是否为单体或者复方制剂的作用值得进一步探索。

6. 白藜芦醇

白藜芦醇是一种在葡萄皮和红酒中发现的天然化合物,具有抗氧化作用。一项临床试验将 60 名患有 2 型糖尿病和蛋白尿的患者随机分配接受白藜芦醇(500 mg/d)或安慰剂治疗。90 d 后,白藜芦醇组与安慰剂组的平均 UACR 显著降低,而 eGFR 和血肌酐水平没有变化。白藜芦醇显著增加血清

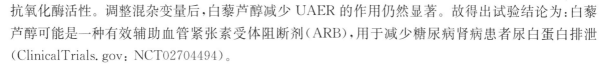

抗氧化酶活性。调整混杂变量后,白藜芦醇减少 UAER 的作用仍然显著。故得出试验结论为:白藜芦醇可能是一种有效辅助血管紧张素受体阻断剂(ARB),用于减少糖尿病肾病患者尿白蛋白排泄(ClinicalTrials. gov：NCT02704494)。

7. 白芍总苷

白芍总苷(TGP)是一种从白芍干燥根中提取的活性化合物,具有抗炎作用。一项涉及 76 名糖尿病肾病患者的临床研究,患者被随机分为两组:氯沙坦组($n = 38$),服用氯沙坦 100 mg/d,持续 6 个月;TGP 组($n = 38$),服用 TGP 1 800 mg/d 和氯沙坦 100 mg/d,持续 6 个月。结果显示:与基线相比,TGP 组的 UAER 降低;氯沙坦组的 UAER 降低至低于治疗前的水平;氯沙坦组下降率明显低于TGP 组。在终点时,TGP 组和氯沙坦组之间的血肌酐和尿白蛋白水平没有显著差异。得出试验结论为 TGP 治疗可以降低 2 型糖尿病合并糖尿病肾病患者的蛋白尿和炎症标志物水平。

8. 益生菌

为了评估食用益生菌豆浆与传统豆浆相比对糖尿病肾病患者肾脏相关指标的影响,在一项研究中,44 名患者被随机分配接受 200 ml/d 的含植物乳杆菌 A7 的豆浆或常规豆浆 8 周。结果显示,与常规豆浆相比,服用益生菌豆奶患者蛋白尿、血肌酐、血清 IL - 18 和血清唾液酸显著降低。与对照组相比,益生菌豆浆补充剂还可显著改善 eGFR,提示益生菌豆奶是安全的。益生菌豆浆还改善了 2 型糖尿病肾病患者的肾功能指标。同样的在另一项临床试验中也发现摄入益生菌豆奶可能对糖尿病肾病患者的肾功能有益。

9. 中药复归散

目前根据糖尿病肾病的致病因素开发了许多新疗法,例如强化血糖控制、精确控制高血压、改变生活方式(包括运动和限制能量饮食)以及许多新药。中药用于糖尿病肾病患者也因其可得性广泛、不良反应小、治疗机制和益处得到证实而受到越来越多的关注。为了探究中药复归散(还原甘露提取物)的作用,在一项试验中,选择了 2 期或 3 期糖尿病肾病患者,给予还原甘露提取物(7.5 g/d)治疗,每天给药 3 次,持续 6 个月,在 6 个月的随访中,GFR 增加。血肌酐水平下降。躯体和主观症状部分消失。故此试验提出证据表明,中药复归散对糖尿病肾病患者具有肾脏保护作用。

10. 甲基巴多索隆

甲基巴多索隆通过诱导核因子红细胞衍生的 Nrf2 和抑制 NF - κB 来减轻炎症。为了探究甲基多巴索隆对 2 型糖尿病及 4 期 CKD 患者 UACR 的影响,进行了一项名为 BEACON 的临床试验,涉及 2 185 名 2 型糖尿病和分期 4 CKD 患者。由于安全问题,BEACON 被终止,这主要与随机接受甲基巴多索隆的患者早期心力衰竭事件显著增加有关。甲基巴多索隆导致 eGFR 和 UACR 增加。在第 12 周之前每 4 周评估一次 UACR 和 eGFR,然后每 8 周评估一次,最后一次服用甲基巴多索隆后 4 周评估一次。在随机接受甲基巴多索隆治疗的患者中观察到的 UACR 的初始增加在 6 个月后减弱。当以 eGFR 为指数时,甲基巴多索隆导致蛋白尿显著降低。但是由于试验提前中止,故没有最终的实验结果。而在另一项研究中发现接受甲基巴多索隆治疗的患者血清镁显著降低,这与细胞内和尿镁水平的变化无关,表明镁降低不是由于肾镁消耗或全身镁耗竭。重要的是,甲基巴多索隆治疗的患者血清镁的降低与 QT 间期的不良影响无关。

11. 低强度冲击波疗法

低强度冲击波疗法(low-intensity extracorporeal shockwave therapy, LI - SWT)被建议作为促进组织再生的疗法。在猪中,最近发现 LI - SWT 可改善缺血性损伤后的肾功能。为了研究 LI - SWT 治疗后糖尿病肾病的 GFR 和蛋白尿的变化,一项临床试验总共招募了 14 例糖尿病和 3 期 CKD 的患者。患者在 3 周内接受了 6 次 LI - SWT 治疗。在每次治疗中,对每个肾脏施加 3 000 次冲击波,频率为 0.265 mJ/mm²,扩展焦距,频率为 4 Hz。在第 1、3 和 6 个月进行随访。在 LI-SWT 后,立即在 3 例患者中观察到一过性肉眼血尿。大多数患者在治疗后经历了长达 2 d 的腰部压痛,不需要镇痛治疗。LI-SWT 对 GFR 和蛋白尿没有负面影响。基线时,GFR 为 33.5 ml/(min·1.73 m²)(27.8～43.8),而在 6 个月随访时为 36.0 ml/(min·1.73 m²)(27.5～52.0)。同时,基线时白蛋白尿中位数为 256 mg/24 h,并在 LI-SWT 后 6 个月趋于降低至 137 mg/24 h。试验结论为 LI-SWT 是一种安全的糖尿病肾病治疗方法。需要纳入更多患者以确定 LI-SWT 是否可以改善肾功能。非药物治疗是糖尿病肾病有前景的治疗方法,特别是利用物理方法,将来的研究应该集中在此类非创伤性、安全可靠的方法。

12. 雷公藤多苷治疗

雷公藤(TwHF)提取物是一种中药,已用于治疗肾小球肾炎和器官移植近 40 年。研究表明,TwHF 可以抑制肾脏组织中炎症细胞介导的反应,稳定 GBM 的通透性,并在糖尿病状态下保护足细胞。TwHF 越来越多地用于糖尿病肾病的治疗,TwHF 联合 ACEI 和 ARB 代表了一种新的、潜在有效且潜在安全治疗方法。但肾脏保护的确切机制尚不清楚。并且 TwHF 的疗效和不良反应因人而异。此外,仍然没有证据表明 TwHF 的长期疗效。为了证实雷公藤多苷治疗糖尿病肾病的有效性和安全性,一项临床研究招募了 70 例诊断为早期糖尿病肾病的参与者并按 1∶1 随机分为两组:ARB 联合 TwHF 组和单用 ARB 组。治疗期为 48 周。对 4 期(Mogensen 分类)糖尿病 CKD 患者进行的 RCT 分析表明,在考虑 24 h 蛋白尿和血清白蛋白时,TwHF 联合 ARB 比单用 ARB 更有效,但不良事件增加,发生率为 8%。同样在另一项关于雷公藤苷治疗糖尿病肾病研究中发现对于明显蛋白尿且 eGFR 正常的糖尿病患者,TWHF 比缬沙坦单药降低蛋白尿更有效,但不良反应更多。

13. 羟苯磺酸钙

羟苯磺酸钙(CaD)广泛用于治疗糖尿病视网膜病变。糖尿病肾病和视网膜病变常常共存,并且具有相似的发病机制。CaD 可通过减轻炎症状态和改善内皮细胞功能来治疗糖尿病肾病。为了研究其在治疗糖尿病肾病中的疗效,一项临床试验招募了 100 例 2 型糖尿病患者。将患者随机分为治疗组(500 mg CaD,口服,每日 3 次)和对照组。CaD 治疗 3 个月后,24 h 尿白蛋白和 24 h 尿蛋白水平显著下降,但基于胱抑素 C 的 GFR 保持不变。此外,与治疗前水平相比,炎症标志物(PTX3、MCP-1、hsCRP、ICAM)和内皮功能障碍标志物(VEGF、NO、ET-1)的水平显著降低。实验结论为 CaD 可安全有效地用于治疗糖尿病肾病。

14. 阿米洛利

阿米洛利是一种吡嗪化合物,通过肾上皮细胞中的钠通道抑制钠的重吸收,已在临床实践中用作利尿剂。之前的研究发现,在 5/6 肾切除术大鼠模型和 LPS 小鼠瞬时蛋白尿模型中,阿米洛利抑制足细胞尿激酶型纤溶酶原激活物受体(uPAR)诱导并降低蛋白尿。此外,阿米洛利可以抑制尿 uPAR 活性,从而减弱体内纤溶酶原的激活。这些结果表明阿米洛利可能具有降低白蛋白尿的潜在作用。为了研究阿米洛利在降低糖尿病肾病患者白蛋白尿方面的安全性和有效性,临床试验中发现阿米洛利可显著降低糖尿病肾病患者的 uPAR。与使用氢氯噻嗪作为对照组的患者相比,阿米洛利/氢氯噻嗪(HCTZ)组血清和尿可溶性 uPAR(suPAR)的降低也显著。相关性分析表明,尿 suPAR 水平与 UPCR、UACR 呈正相关。阿米洛利/HCTZ 组与对照组的血压、体重、血钠、血钾、胆固醇、甘油三酯、尿酸无显著差异。故得出结论:在糖尿病肾病患者中,阿米洛利可降低蛋白尿,且无严重不良反应,同时伴有尿 suPAR 显著下降。

15. 保肾方

保肾方(Baoshenfang,BSF)是一种中药复方,由黄芪、丹参、女贞子、水蛭和蝎子等一组草药组成。在临床实践中,BSF 已被广泛用于治疗糖尿病肾病。并且发现 BSF 可以显著减少蛋白尿并延缓糖尿病肾病的进展。更重要的是,黄芪甲苷是 BSF 的主要活性成分,在先前的研究中对糖尿病肾病治疗中的足细胞表现出抗氧化特性和抗凋亡作用。然而,BSF 对足细胞损伤、氧化应激和糖尿病肾病中 p38 通路的影响尚未探索。最近一项研究评估了 BSF 对体内和体外足细胞损伤的影响并探讨了 NADPH 氧化酶 4/活性氧(Nox-4/ROS)激活的 p38 通路。发现 BSF 显著降低糖尿病肾病患者的 24 h 尿蛋白、血肌酐和血尿素氮。在高糖培养的足细胞和或糖尿病大鼠中,BSF 治疗增加了 nephrin 表达,减轻了氧化应激导致的细胞损伤,并抑制了 Bcl-2 家族相关的足细胞凋亡。更重要的是,BSF 还降低了磷酸化 p38。而在培养的足细胞中,高葡萄糖介导的细胞凋亡被 p38 丝裂原活化蛋白激酶抑制剂阻断,表明 BSF 的抗凋亡作用是 p38 通路依赖的。BSF 使高葡萄糖诱导的 Nox-4 上调正常化,Nox-4 siRNA 抑制 p38 的磷酸化,表明激活的 p38 通路至少部分由 Nox-4 介导。总之,BSF 可以减少蛋白尿并保护足细胞免受糖尿病肾病损伤,部分是通过抑制 Nox-4/ROS/p38 通路。

16. 阿帕拉酮

醛固酮受体存在于肾的足细胞、系膜细胞、血管内皮细胞和成纤维细胞中,这表明醛固酮受体拮抗剂(MRA)可能通过预防纤维化而具有肾脏保护作用。阿帕拉酮(Apararenone, MT-3995)由日本东京田边三菱制药公司发现,是一种具有高度选择性 MRA 活性的非甾体化合物。非临床研究表明,阿帕瑞酮可能比类似药物具有更好的疗效和安全性(存档数据)。已经证实其他非甾体 MRA 的临床研究,如 Finerenone 和 Esaxerenone 的 UACR 降低作用,但这些研究受到治疗时间短的限制。最近一项临床研究在 CKD 2 期患者中 UACR 作为微量白蛋白尿的指标,研究了阿帕瑞酮与安慰剂的疗效,以及 Aparrenone 的长期治疗(52 周)的有效性和安全性。得出试验结论为:阿帕瑞酮对 CKD 2 期患者 24 周每天 1 次给药的 UACR 降低效果得到证实,52 周给药是安全且可耐受的。总之将来可能还有更多针对糖尿病肾病的临床试验,我们期待着更好治疗糖尿病肾病的药物应用于临床,造福于糖尿病肾病患者。

（金惠敏,杨秀红,王云霞）

参考文献

1. Bjornstad P, Hughan K, Kelsey MM, et al. Effect of surgical versus medical therapy on diabetic kidney disease over 5 years in severely obese adolescents with type 2 diabetes [J]. Diabetes Care, 2020,43(1):187-195.

2. Charytan DM, Solomon SD, Ivanovich P, et al. Metformin use and cardiovascular events in patients with type 2 diabetes and chronic kidney disease [J]. Diabetes Obes Metab, 2019,21(5):1199-1208.

3. Cherney DZI, Dekkers CCJ, Barbour SJ, et al. Effects of the SGLT2 inhibitor dapagliflozin on proteinuria in non-diabetic patients with chronic kidney disease (DIAMOND): a randomised, double-blind, crossover trial [J]. Lancet Diabetes Endocrinol, 2020,8(7):582-593.

4. Chertow GM, Pergola PE, Chen F, et al. Effects of selonsertib in patients with diabetic kidney disease [J]. J Am Soc Nephrol, 2019,30(10):1980-1990.

5. Doggrell SA. Finerenone-are we there yet with a non-steroidal mineralocorticoid receptor antagonist for the treatment of diabetic chronic kidney disease [J]. Expert Opin Pharmacother, 2021,22(10):1253-1256.

6. El Mokadem M, Abd El Hady Y, Aziz A. A prospective single-blind randomized trial of ramipril, eplerenone and their combination in type 2 diabetic nephropathy [J]. Cardiorenal Med, 2020,10(6):392-401.

7. Gerstein HC, Colhoun HM, Dagenais GR, et al. Dulaglutide and cardiovascular outcomes in type 2 diabetes (REWIND): a double-blind, randomised placebo-controlled trial [J]. Lancet, 2019,394(10193):121-130.

8. Heerspink HJL, Jongs N, Chertow GM, et al. Effect of dapagliflozin on the rate of decline in kidney function in patients with chronic kidney disease with and without type 2 diabetes: a prespecified analysis from the DAPA-CKD trial [J]. Lancet Diabetes Endocrinol, 2021,9(11):743-754.

9. Hussein N, Abdelrahman F, Khedr A, et al. Value of sodium-glucose co-transporter 2 inhibitor versus traditional medication in microalbuminuric diabetic patients [J]. Curr Diabetes Rev, 2021,17(6): e101120187809.

10. Ito S, Shikata K, Nangaku M, et al. Efficacy and safety of esaxerenone (CS - 3150) for the treatment of type 2 diabetes with microalbuminuria: a randomized, double-blind, placebo-controlled, phase II trial [J]. Clin J Am Soc Nephrol, 2019(14):1161 - 1172.

11. Kinguchi S, Wakui H, Ito Y, et al. Improved home BP profile with dapagliflozin is associated with amelioration of albuminuria in Japanese patients with diabetic nephropathy: the Yokohama add-on inhibitory efficacy of dapagliflozin on albuminuria in Japanese patients with type 2 diabetes study (Y-AIDA study) [J]. Cardiovasc Diabetol, 2019,18(1):110.

12. Klein T, Tammen H, Mark M, et al. Urinary dipeptidyl peptidase - 4 protein is increased by linagliptin and is a potential predictive marker of urine albumin-to-creatinine ratio reduction in patients with type 2 diabetes [J]. Diabetes Obes Metab, 2021,23(8):1968 - 1972.

13. Kohagura K, Yamasaki H, Takano H, et al. Luseogliflozin, a sodium-glucose cotransporter 2 inhibitor, preserves renal function irrespective of acute changes in the estimated glomerular filtration rate in Japanese patients with type 2 diabetes [J]. Hypertens Res, 2020,43(9):876 - 883.

14. Lajara R. The MARLINA-T2D trial: putting the results into clinical perspective [J]. Expert Rev Endocrinol Metab, 2018,13(3):173 - 176.

15. Lengnan X, Ban Z, Haitao W, et al. Tripterygium wilfordii hook F treatment for stage IV diabetic nephropathy: protocol for a prospective, randomized controlled trial [J]. Biomed Res Int, 2020(2020):9181037.

16. Li R, Xie Z, Zhang L, et al. The effect of amiloride in decreasing albuminuria in patients with diabetic kidney diseases: a prospective, crossover, open-label study [J]. Ren Fail, 2021,43(1):452 - 459.

17. Mohsen M, Elberry AA, Mohamed Rabea A, et al. Saxagliptin and vildagliptin lowered albuminuria in patients with diabetes and hypertension independent on glycaemic control [J]. Clin Pract, 2021,75(3): e13769.

18. Mosenzon O, Wiviott SD, Cahn A, et al. Effects of dapagliflozin on development and progression of kidney disease in patients with type 2 diabetes: ananalysis from the DECLARE-TIMI 58 randomised trial [J]. Lancet. Diabetes Endocrinol, 2019,7:606 - 617.

19. Mulder S, Hammarstedt A, Nagaraj SB, et al. A metabolomics-based molecular pathway analysis of how the sodium-glucose co-transporter - 2 inhibitor dapagliflozin may slow kidney function decline in patients with diabetes [J]. Diabetes Obes Metab, 2020,22(7):1157 - 1166.

20. Møller G, Rikardt Andersen J, Ritz C, et al. Higher protein intake is not associated with decreased kidney function in pre-diabetic older adults following a one-year intervention-a preview sub-study [J]. Nutrients, 2018,10(1):54.

21. Park CH, Hiratani K, Natazuka T, et al. Therapeutic effect of Chinese prescription Kangen-karyu in patients with diabetic nephropathy [J]. Drug Discov Ther, 2020,14(2):84 - 88.

22. Perkovic V, Jardine MJ, Neal B, et al. Canagliflozin and renal outcomes in type 2. diabetes and nephropathy [J]. N Engl J Med, 2019(380):2295 - 2306.

23. Pfeffer MA, Claggett B, Diaz R, et al. Lixisenatide in patients with type 2 diabetes and acute coronary syndrome [J]. N Engl J Med, 2015,373(23):2247 - 2257.

24. Pollock C, Stefánsson B, Reyner D, et al. Albuminuria-lowering effect of dapagliflozin alone and in combination with saxagliptin and effect of dapagliflozin and saxagliptin on glycaemic control in patients with type 2 diabetes and chronic kidney disease (DELIGHT): a randomised, double-blind, placebo-controlled trial [J]. Lancet Diabetes Endocrinol, 2019,7(6):429 - 441.

25. Rosenstock J, Perkovic V, Johansen OE, et al. Effect of linagliptin vs placebo on major cardiovascular events in adults with type 2 diabetes and high cardiovascular and renal risk: the CARMELINA randomized clinical trial [J]. JAMA, 2019,321(1):69 - 79.

26. Rossing P, Block GA, Chin MP, et al. Effect of bardoxolone methyl on the urine albumin-to-creatinine ratio in patients with type 2 diabetes and stage 4 chronic kidney disease [J]. Kidney Int, 2019,96(4):1030 - 1036.

27. Sattarinezhad A, Roozbeh J, Shirazi Yeganeh B, et al. Resveratrol reduces albuminuria in diabetic nephropathy: A randomized double-blind placebo-controlled clinical trial [J]. Diabetes Metab, 2019,45(1):53 - 59.

28. Shikata K，Haneda M，Ninomiya T，et al. Randomized trial of an intensified，multifactorial intervention in patients with advanced-stage diabetic kidney disease：Diabetic Nephropathy Remission and Regression Team Trial in Japan (DNETT-Japan) [J]. J Diabetes Investig, 2021,12(2):207 - 216.

29. Skov-Jeppesen SM，Yderstraede KB，Bistrup C，et al. Low-intensity shockwave therapy in the treatment of diabetic nephropathy：a prospective phase 1 study [J]. Nephrol Dial Transplant, 2020,35(8):1385 - 1392.

30. Sun X，Liu J，Wang G. Fenofibrate decreased microalbuminuria in the type 2 diabetes patients with hypertriglyceridemia [J]. Lipids Health Dis, 2020,19(1):103.

31. Tanaka M，Yamakage H，Inoue T，et al. Beneficial effects of ipragliflozin on the renal function and serum uric acid levels in japanese patients with type 2 diabetes：a randomized，12-week，open-label，active-controlled trial [J]. Intern Med, 2020,59(5):601 - 609.

32. Tiryaki Ö，Usalan C，Sayiner ZA. Vitamin D receptor activation with calcitriol for reducing urinary angiotensinogen in patients with type 2 diabetic chronic kidney disease [J]. Ren Fail, 2016,38(2):222 - 227.

33. Tommerdahl KL，Bjornstad P，Kendrick J，et al. Results from the Effects of MEtformin on cardiovaculaR function in AdoLescents with type 1 Diabetes (EMERALD) study：A brief report of kidney and inflammatory outcomes [J]. Diabetes Obes Metab, 2021,23(3):844 - 849.

34. Tuttle KR，Brosius FC 3rd，Adler SG，et al. JAK1/JAK2 inhibition by baricitinib in diabetic kidney disease：results from a Phase 2 randomized controlled clinical trial [J]. Nephrol Dial Transplant, 2018,33(11):1950 - 1959.

35. van Bommel EJM，Muskiet MHA，van Baar MJB，et al. The renal hemodynamic effects of the SGLT2 inhibitor dapagliflozin are caused by post-glomerular vasodilatation rather than pre-glomerular vasoconstriction in metformin-treated patients with type 2 diabetes in the randomized，double-blind RED trial [J]. Kidney Int, 2020,97(1):202 - 212.

36. van der Aart-van der Beek AB，van Raalte DH，Guja C，et al. Exenatide once weekly decreases urinary albumin excretion in patients with type 2 diabetes and elevated albuminuria：Pooled analysis of randomized active controlled clinical trials [J]. Diabetes Obes Metab, 2020,22(9):1556 - 1566.

37. van Raalte DH，Bjornatad P，Persson F，et al. The impact of sotagliflozin on renal function，albuminuria，blood pressure，and hematocrit in adults with type 1 diabetes [J]. Diabetes Care, 2019,42(10):1921 - 1929.

38. van Ruiten CC，van der Aart-van der Beek AB，IJzerman RG，et al. Effect of exenatide twice daily and dapagliflozin，alone and in combination，on markers of kidney function in obese patients with type 2 diabetes：A prespecified secondary analysis of a randomized controlled clinical trial [J]. Diabetes Obes Metab, 2021,23(8):1851 - 1858.

39. Wada T，Inagaki M，Yoshinari T，et al. Apararenone in patients with diabetic nephropathy：results of a randomized，double-blind，placebo-controlled phase 2 dose-response study and open-label extension study [J]. Clin Exp Nephrol, 2021,25(2):120 - 130.

40. Wheeler DC，Stefánsson BV，Jongs N，et al. Effects of dapagliflozin on major adverse kidney and cardiovascular events in patients with diabetic and non-diabetic chronic kidney disease：a prespecified analysis from the DAPA-CKD trial [J]. Lancet Diabetes Endocrinol, 2021,9(1):22 - 31.

41. Yagoglu AI，Dizdar OS，Erdem S，et al. The effect of linagliptin on renal progression in type-2 diabetes mellitus patients with chronic kidney disease：A prospective randomized controlled study [J]. Nefrologia (Engl Ed),2020,40(6):664 - 671.

42. Zhou Y，Qi C，Li S，et al. Diabetic Nephropathy can be treated with calcium dobesilate by alleviating the chronic inflammatory state and improving endothelial cell function [J]. Cell Physiol Biochem, 2018,51(3):1119 - 1133.

中英文对照索引